Krankenpflegehilfe

Ein kurzgefaßtes Lehrbuch

Irmgard Frey, Lenore Schmid
und Walther Wenzel

Unter Mitarbeit von Rainer Kortus

Begründet von L. Haaf, E. Engelmann, M. Heyn

9., neubearbeitete Auflage
119 Abbildungen, 60 Tabellen

1993
Georg Thieme Verlag Stuttgart · New York

Adressen:

Irmgard Frey, Krankenpflegeschule, Psychiatrisches Landeskrankenhaus der Universität Ulm, 7980 Ravensburg-Weißenau.
Rainer Kortus, Gerontopsychiatrische Klinik, Chefarzt R. Kortus, Auf dem Sonnenberg, 6600 Saarbrücken.
Lenore Schmid, Jägerhausstraße 26, 7100 Heilbronn
Dr. med. Walther Wenzel, Hoffmannstraße 129, 7250 Leonberg

1.–8. Aufl. unter Haaf, Engelmann, Heyn

1. Auflage 1971	3. Auflage 1976	6. Auflage 1984
2. Auflage 1973	4. Auflage 1978	7. Auflage 1987
1. span. Auflage 1975	5. Auflage 1981	8. Aufl. 1990

Dieses Taschenbuch ist auch offizielles Lehrbuch für die Schwesternhelferinnen-Ausbildung im Malteser-Hilfsdienst e. V. Ferner benützt die Johanniter-Unfall-Hilfe e. V. das Taschenbuch zur Ausbildung der Schwesternhelferinnen.

Die Deutsche Bibliothek – CIP-Einheitsaufnahme

Frey, Irmgard:
Krankenpflegehilfe : ein kurzgefaßtes Lehrbuch / Irmgard
Frey, Lenore Schmid und Walther Wenzel. – 9., neubearb. Aufl.
– Stuttgart ; New York : Thieme, 1993
   Bis 8. Aufl. u. d. T.: Haaf, Lilienne: Krankenpflegehilfe
   ISBN 3-13-475909-8
NE: Schmid, Lenore:; Wenzel, Walther:

Wichtiger Hinweis: Medizin als Wissenschaft ist ständig im Fluß. Forschung und klinische Erfahrung erweitern unsere Kenntnisse, insbesondere was Behandlung und medikamentöse Therapie anbelangt. Soweit in diesem Werk eine Dosierung oder eine Applikation erwähnt wird, darf der Leser zwar darauf vertrauen, daß Autoren, Herausgeber und Verlag größte Mühe darauf verwandt haben, daß diese Angabe genau dem **Wissensstand bei Fertigstellung des Werkes** entspricht. **Dennoch ist jeder Benutzer aufgefordert**, die Beipackzettel der verwendeten Präparate zu prüfen, um in eigener Verantwortung festzustellen, ob die dort gegebene Empfehlung für Dosierungen oder die Beachtung von Kontraindikationen gegenüber der Angabe in diesem Buch abweicht. Das gilt besonders bei selten verwendeten oder neu auf den Markt gebrachten Präparaten und bei denjenigen, die vom Bundesgesundheitsamt (BGA) in ihrer Anwendbarkeit eingeschränkt worden sind. Benutzer außerhalb der Bundesrepublik Deutschland müssen sich nach den Vorschriften der für sie zuständigen Behörde richten.

© 1971, 1993 Georg Thieme Verlag, Rüdigerstraße 14, D-7000 Stuttgart 30
Printed in Germany
Satz: Gulde-Druck GmbH, D-7400 Tübingen (Linotype System 4 LTC 300)
Druck: Claussen & Bosse, D-2262 Leck
ISBN 3-13-475909-X   1 2 3 4 5 6

Vorwort zur 9. Auflage

Das von Frau Dr. L. Haaf, Frau E. Engelmann und Frau M. Heyn herausgegebene Lehrbuch „Krankenpflegehilfe" wurde in der 9. Auflage von einem neuen Autorenteam überarbeitet und teilweise neu verfaßt. Das Buch erscheint nun schon seit 22 Jahren und hat sich zu einem Standardwerk entwickelt. Den Begründerinnen des Buches sagen wir herzlichen Dank dafür, daß sie uns das Vertrauen ausgesprochen haben, ihr Werk weiterzuführen.

Durch das rasche Voranschreiten neuer Entwicklungen in der Pflege und Medizin sowie die momentane und voraussehbare weitere Aufwertung des Berufsbildes der Krankenpflegerin/des Krankenpflegers wurde die Aktualisierung des Lehrstoffes für diese Berufsgruppe dringend erforderlich. Die Inhalte des vorliegenden Buches orientieren sich an den Vorgaben der Ausbildungs- und Prüfungsverordnung für die Berufe in der Krankenpflege von 1985.

Die allgemeinen medizinischen Grundlagen, die die Themen Anatomie, Physiologie, allgemeine und psychiatrische Krankheitslehre beinhalten, wurden gestrafft und aktualisiert. Das kurzgefaßte Kapitel Erste Hilfe wurde neu hinzugefügt.

In dem Kapitel „Krankenpflegehilfe" wurde, im Sinne eines ganzheitlichen Pflegeverständnisses, die Krankenpflegehilfe fast durchgängig mit dem Pflegemodell der „Aktivitäten des täglichen Lebens" völlig neu bearbeitet.

Im psychiatrischen Teil wurde die „Krankenpflegehilfe in der Psychiatrie" von der „psychiatrischen Krankheitslehre" getrennt und dem Gesamtkomplex „Krankenpflegehilfe" angegliedert. Das Kapitel „Umwelt und Gesundheit" vermittelt durch die neue Gliederung dem Lernenden eine bessere Übersicht über die Problematik.

Frau Olga Hanus und Frau Brigitte Benzinger-König, beide Lehrerinnen für Pflegeberufe, haben mittels kritischer Durchsicht und Verbesserungen einen entscheidenen Beitrag zum Gelingen des Kapitel „Krankenpflegehilfe" hier vor allem im Abschnitt Chirurgie, den Frau Benzinger-König verfaßt hat, „Medikamentenlehre" sowie „Ernährungs- und Diätlehre" geleistet. Dafür ist ihnen an dieser Stelle besonders zu danken.

Für die Durchsicht und die Erfassung der umfangreichen weiteren Kapitel im EDV-Programm danken wir Frau Cornelia Wenzel herzlich.

Wir wünschen uns, daß mit der Neufassung der Beliebtheitsgrad noch weiter ansteigt und bitten daher die Leser um Kritik und Anregungen.

Allen beteiligten Mitarbeitern des Thieme Verlages sei für die beständige konstruktive Mitarbeit bei der Neufassung des Buches herzlich gedankt.

Ravensburg, Heilbronn, Leonberg   *Die Verfasser*

IV

Vorwort zur 1. Auflage

Der Beruf der staatlich geprüften Krankenpflegehelfer und Krankenpflegehelferinnen besteht erst seit dem Jahre 1965. Schon in dieser kurzen Zeit hat
sich erwiesen, daß eine ordnungsgemäße Krankenversorgung ohne Absol-
venten der Ausbildung in der Krankenpflegehilfe nicht mehr möglich ist; sie
sind aus dem Stationsteam nicht mehr wegzudenken.

Der Ausbildungsrahmen ist durch Krankenpflegegesetz, Durchführungs- und
Prüfungsordnung gegeben. Ihn sinnvoll und berufsgerecht mit Inhalt zu
füllen bleibt weitgehend jeder Schule selbst überlassen.

Auf Bitte des Thieme Verlages haben wir nach mehrjähriger Unterrichtspra-
xis an Schulen für Krankenpflegehilfe den Leitfaden für die Ausbildung
verfaßt. Dabei wurde versucht, die Stoffauswahl an der kurzen Ausbildungs-
zeit und der durchschnittlichen Vorbildung der an diesem Beruf Interessier-
ten zu orientieren und dennoch nicht zu vergessen, daß die Lehrgangsabsol-
venten häufig sehr verantwortungsvoll auf den Stationen mitarbeiten.

Wir waren bemüht, ein möglichst breites Grundwissen besonders im Bereich
der Inneren Medizin und Chirurgie zu vermitteln, da die Lernenden vorwiegend auf diesen Gebieten ihre praktische Ausbildung erfahren. Einsätze in
Spezialabteilungen erfordern spezielle Informationen und können unseres
Erachtens erst nach der Ausbildung vermittelt werden.

Der Verleger hat bewußt den Umfang des Buches begrenzt gehalten. Im
anatomisch-physiologischen Teil haben wir immer dort auf gedächtnisbela-
stende Darstellungen verzichtet, wo Details für das Verständnis biologischer
Zusammenhänge überflüssig sind. Dagegen haben wir Wert darauf gelegt,
physiologische Vorgänge verständlich zu beschreiben.

Im Sinne des Ganzheitsunterrichts haben wir Anatomie, Physiologie und
Krankheitslehre der Organsysteme zusammen besprochen. Die Beschrän-
kung auf wichtige Krankheitsbilder war erforderlich, Behandlungsmethoden
konnten nur angedeutet werden.

Die Stoffauswahl für den krankenpflegerischen Teil war schwer, da in
Deutschland keine gültigen Regeln für die Tätigkeitsbereiche verschiedener
Krankenpflegepersonen bestehen. Die hier beschriebenen Übungen resultie-
ren teils aus einer Umfrage an Krankenhäusern unterschiedlicher Größe im
Bundesgebiet, teils aus eigenen praktisch-klinischen Erfahrungen.

Der verhältnismäßig große Umfang des Kapitels „Berufs- und Gesetzeskunde" entstand aus der Erfahrung, daß auch Krankenpflegehelfer/innen für
ihr späteres Berufsleben mehr als bisher über sozialpolitische und gesetzliche
Bestimmungen orientiert sein müssen.

In Klammern geschriebene Erklärungen und Übersetzungen sowie in Klein-
schrift Gedrucktes sind für besonders Interessierte gedacht.

Das vorliegende Buch sollte nicht mit einem Lehrbuch für Krankenpflegeschulen verglichen werden, denn es wendet sich an eine andere Schüler-

gruppe. Es soll und kann den Unterricht nicht ersetzen. Wir hoffen aber, den Schülern das Lernen damit zu erleichtern und den Lehrenden einen Leitfaden für die Gestaltung des Unterrichts an die Hand gegeben zu haben.

Keinesfalls sollte der gesamte Inhalt als Pflicht-Prüfungsstoff für die staatliche Prüfung angesehen werden.

Für jede Anregung, für jeden Verbesserungsvorschlag, die in einer weiteren Auflage berücksichtigt werden können, sind wir sehr dankbar.

Stuttgart und Leonberg, im Juli 1971   Die Verfasser

Inhaltsverzeichnis

2. Krankenpflegehilfe   263

3. Medikamentenlehre   599

4. Ernährungs- und Diätlehre

1. Allgemeine medizinische Grundlagen

Gewebelehre

Die Zelle

Jeder Organismus ist aus kleinen Bausteinen, den Zellen, aufgebaut. Diese haben die Fähigkeit, sich zu ernähren, zu wachsen, auf Reize zu antworten und sich zu vermehren.
Jede einzelne Zelle besteht aus dem *Zelleib* (Zytoplasma oder Protoplasma) und einem *Kern*. Die Zellen sind von ihrer Umgebung durch die *Zellmembran* abgegrenzt.

Der **Zelleib** besteht zu etwa ¾ aus Wasser; der Rest setzt sich aus Eiweißen, Fetten und fettähnlichen Stoffen, Kohlenhydraten und Salzen zusammen. Im Zelleib können außerdem Glykogen und Pigmente eingelagert werden.

In den Zellen befinden sich sogenannte *Zellorganellen* (s. Abb. 1.**1**). Sie sind je nach Aufgabe der Zellen in verschiedener Anzahl vorhanden. Die *Mitochondrien* sind die Energielieferanten für den Zellstoffwechsel. In ihnen finden die chemischen Reaktionen der Atmungskette statt. Das *endoplasmatische Retikulum* ist die Bezeichnung für alle Membransysteme in der Zelle. Die Membranen grenzen die einzelnen Stoffwechselräume im Zytoplasma gegeneinander ab. An den Membranen finden sich die *Ribosomen*. In ihnen werden die Zelleiweiße aufgebaut. Der *Golgi-Apparat* hat hauptsächlich die Funktion, Sekrete, z. B. Hormone, zu transportieren. Er ist am Aufbau von *Lysosomen* beteiligt. Sie enthalten zahlreiche Enzyme der Zellverdauung für zelleigene und zellfremde Stoffe. In den Lysosomen finden die Zellverdauungsvorgänge statt.

Der **Zellkern** (Nukleus) kann verschiedene Form und Größe haben und ist von einer Membran umgeben. Er ist verantwortlich für alle Stoffwechselvorgänge der Zelle. Die chemisch wichtigsten Substanzen des Kernes sind die Kernsäuren: Ribonukleinsäure (RNA im Kernkörperchen) und Desoxyribonukleinsäure (DNA im übrigen Zellkern). Im Kern befinden sich zudem die Träger der Erbeigenschaften, die Chromosomen.

Die Zunahme des Zytoplasmas über eine gewisse Grenze hinaus veranlaßt den Kern, sich in 2 Hälften zu teilen, wobei die einzelnen Chromosomen durch Halbierung in der Längsrichtung in 2 genau gleiche Teile zerfallen. Auf die Kernteilung erfolgt die Teilung des Zelleibes, so daß aus einer Zelle schließlich 2 genau gleiche Tochterzellen entstehen, die wieder aus Zelleib und Zellkern aufgebaut sind.

Die *Chromosomen* bestehen aus langen Ketten einzelner Desoxyribonukleinsäure-Bausteine. Sie sind in einer genau festgelegten Reihenfolge ange-

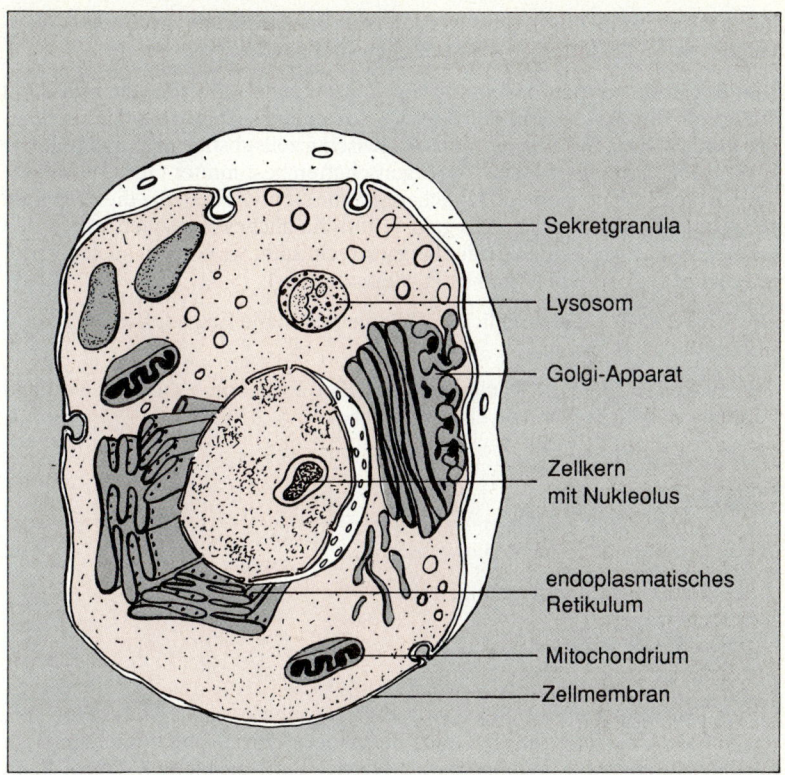

Sekretgranula

Lysosom

Golgi-Apparat

Zellkern
mit Nukleolus

endoplasmatisches
Retikulum

Mitochondrium

Zellmembran

Abb. 1.1 Zelle

ordnet. Im Chromosom liegen sie als parallele Stränge einander gegenüber und werden bei der Zellteilung voneinander getrennt (Reißverschluß). Nach der Aufspaltung kann die Erbinformation der beiden Eltern abgelesen und vermischt werden. In der Zelle wird die Erbinformation während des Wachstums immer wieder aufgespalten und abgelesen. Dies geschieht durch Anlagern von Ribonukleinsäuren. Kleine Abschnitte auf diesen Ketten legen ein *Gen* fest. Es beinhaltet die Information für eine *Erbeigenschaft*, z.B Haarfarbe. Beim Ablesen der Gene ereignen sich Fehler. Sie können einerseits von sog. Reparaturgenen korrigiert werden, andererseits entstehen bei mangelnder Korrektur Erberkrankungen, z.B. Mongolismus.

Heute lassen sich mit Hilfe der Gentechnik Erbinformationen auf andere Lebewesen oder Organismen (z.B. Bakterien) übertragen. Als Beispiel sei die Insulinproduktion erwähnt. Bakterien stellen mit Hilfe der Gene, die in ihren Organismus übertragen worden sind, menschliches Insulin her. Gentechnische Veränderungen am Menschen sind gesetzlich verboten.

Von der Zelle werden bestimmte Substanzen ausgeschieden, die sich dann außerhalb der Zellen befinden und die Zellen eines Zellverbandes aneinander kitten. Diese Substanzen werden Zwischenzellsubstanzen (Interzellularsubstanzen) genannt. Sie sind für Eigenschaften bestimmter Gewebe mitverantwortlich (s. Knorpel- und Knochengewebe). Die Zellen, die die einzelnen Gewebe aufbauen, können ein ganz unterschiedliches Aussehen haben. Sie können zylindrisch, kugelig oder langgestreckt sein, sie können auch kürzere oder längere Fortsätze tragen (z. B. Nervenzellen).

Die größte Zelle im menschlichen Organismus ist die Eizelle. Ihr Durchmesser beträgt ca. 0,25 mm.

Treten Zellen gleicher Bauart und gleicher Funktion zu einem Verband zusammen, spricht man von einem Gewebe.

Gewebe

Wir unterscheiden folgende Gewebsarten:

– Epithelgewebe und Drüsengewebe,
– Stützgewebe,
– Muskelgewebe,
– Nervengewebe.

Unter **Epithelgewebe** verstehen wir ein flächenhaft ausgebildetes Gewebe, das äußere Oberflächen (die Haut) und innere Oberflächen (Schleimhäute am Verdauungstrakt, Atemapparat, Harnsystem) auskleidet. Dabei kann das Epithel verschiedene Aufgaben erfüllen, z. B.

– Schutzfunktion (Oberflächenepithel),
– Aufnahme von Stoffen = Resorption (Epithel der Darmzotten),
– Absonderungsfunktion (Drüsenepithel),
– Sinnesfunktion (Sinnesepithel, z. B. Netzhaut des Auges);

je nach der Form einer Epithelzelle spricht man von Plattenepithel, kubischem Epithel und Zylinderepithel. Die Zellen können in einer Schicht oder mehrschichtig übereinanderliegen. Außerdem können sie Flimmerhaare tragen (wie z. B. die Epithelzellen der Nasenschleimhaut, der Luftröhrenschleimhaut und des Eileiters).

Die *Drüsen* sind Anhangsgebilde der Haut oder Schleimhaut, die ganz bestimmte Stoffe – Sekrete – absondern. Eine Drüse kann aus einer Zelle bestehen, wie dies bei den Becherzellen der Magenschleimhaut, die den Schleim absondern, der Fall ist; meist aber sind die Drüsen komplizierter aufgebaut.

Die Drüse entleert ihr Sekret durch einen Ausführungsgang an eine innere (Darm) oder äußere (Haut) Oberfläche. Man spricht von einer Drüse mit äußerer Sekretion (exokrine Drüse). Hat eine Drüse keinen Ausführungsgang, gibt sie ihr Sekret direkt ins Blut ab, spricht man von einer Drüse mit innerer Sekretion (endokrine Drüse oder Hormondrüse).

Das **Stützgewebe** findet sich dort im Körper, wo Zug-, Druckfestigkeit und Elastizität gefordert sind. Die verschiedenen Arten sind: *Bindegewebe, Fettgewebe, Knorpel-* und *Knochengewebe*.

Die Zellen des Stützgewebes mit Ausnahme des Knorpelgewebes zeigen reiche Verästelungen, so daß sie mit ihren Fortsätzen wie ein Netzwerk zusammenhängen. Die Zwischenzellsubstanz hat je nach der Aufgabe des Gewebes verschiedene Eigenschaften.

Beim *Bindegewebe* sind kollagene oder elastische Fasern in die Zwischenzellsubstanz eingelagert (Kollagen – gr. „Leimbildner", weil die Fasern beim Kochen quellen und Leim geben). Das lockere Bindegewebe füllt im wesentlichen die Räume zwischen den Organen aus und enthält den Großteil des extrazellulären Wassers. Abnorme Wasseransammlungen in diesem Gewebe, wie sie bei Herz- und Nierenkrankheiten vorkommen, werden Ödeme genannt. Das straffe Bindegewebe baut Sehnen und Bänder auf.

Die Zellen des *Fettgewebes* enthalten zahlreiche kleine oder einen großen Fetttropfen. Das Fettgewebe ist vor allem ein Nährstoffdepot. Es findet sich besonders im Unterhautfettgewebe, wo es auch die Aufgabe der Wärmeisolation hat, sowie im großen Netz. Es dient aber auch als Polster an mechanisch stark beanspruchten Stellen (Fersen und Gesäß). Die Fettkapsel der Niere dient der Fixierung der Niere.

Die Zellen des besonders zug- und druckfesten *Knorpelgewebes* sind groß und rund. Ihre Zwischenzellsubstanz ist stark entwickelt (Chondrin). Wir finden Knorpelgewebe als Überzug der Knochen und an den Gelenken, als Knorpelspangen in der Luftröhre und den Bronchien, als Verbindung zwischen Rippen und Brustbein; außerdem baut Knorpel das äußere Ohr und die Nase auf. Die Zwischenwirbelscheiben und die Menisken bestehen aus dem aus Bindegewebe und Knorpelgewebe zusammengesetzten Faserknorpel.

Das *Knochengewebe* besteht aus Knochenzellen und einer Zwischenzellsubstanz, die aus kollagenen Fasern und Kalksalzen (phosphorsaurer und kohlensaurer Kalk) aufgebaut ist.

Die Außenschicht der Knochen ist aus kompaktem Knochengewebe (Kortikalis) aufgebaut. Im Innern findet man das Bälkchenknochengewebe (Spongiosa). Die Bälkchen sind nach Zug- und Drucklinien angeordnet. So ist bei einem Minimum an Baumaterial, Masse und Gewicht ein Maximum an Festigkeit gegeben. Die Hohlräume des Bälkchenknochengewebes enthalten rotes (blutbildendes) Knochenmark. Der Knochen ist von der Knochenhaut (Periost) überzogen, die Blutgefäße und Nerven mit sich führt und deshalb schmerzempfindlich ist.

Die Zellen des **Muskelgewebes**, auch Muskelfasern genannt, sind langgestreckt und spindelförmig und haben die Fähigkeit, sich zusammenzuziehen (Kontraktionsfähigkeit). Durch Bindegewebshüllen werden einzelne Muskelfasern zu Muskelbündeln zusammengefaßt. Viele solcher Bündel treten zum Muskel zusammen, der seinerseits wieder von einer bindegewebigen Hülle (Muskelfaszie) umgeben ist. Im Bindegewebe zwischen den Muskelbündeln verlaufen Nerven und Blutgefäße. Wir unterscheiden nach ihrem mikroskopischen Bild und ihrer Funktionsweise *quergestreifte Muskelzellen*, *glatte Muskelzellen* und *Herzmuskelzellen*.

Die *quergestreiften Muskeln* bilden den sog. aktiven Bewegungsapparat, die Skelettmuskeln, die dem Willen auf dem Weg über das Zentralnervensystem unterworfen sind. Die Muskeln werden meist durch kürzere oder längere Sehnen mit dem Knochen verbunden. Ringförmige Muskeln (Schließmuskeln) setzen nicht an Knochen an und haben auch keine Sehnen.

Die *glatten Muskelzellen* bilden die flächenhaft ausgebreitete Muskulatur der inneren Organe (Muskulatur des Magens, Darmes, der Blase, der Blutgefäße usw.). Ihre Kontraktionen führen zu den peristaltischen Bewegungen und werden vom autonomen Nervensystem ausgelöst. Sie können vom Willen also nicht beeinflußt werden.

Die *Herzmuskulatur* zeigt Besonderheiten. Sie ist im Aufbau der quergestreiften Muskulatur ähnlich, ist aber vom Willen unabhängig wie die glatte Muskulatur.

Das **Nervengewebe**, zu dem das Gehirn, das Rückenmark sowie das autonome Nervensystem gehören, ermöglicht einem Organismus, sich in seiner Umgebung zu orientieren, anzupassen und auf sie einzuwirken. Es besteht aus *Nervenzellen* und *Nervenfasern*. Die Zellen haben einen Zelleib mit speziellen Ausläufern. Man unterscheidet die kurzen Protoplasmafortsätze (Dendriten) und einen langen Fortsatz (Neurit). Die Dendriten empfangen die Erregung anderer Nervenzellen, der Neurit dient im wesentlichen der Reizleitung von der Nervenzelle zum Erfolgsorgan (z. B. einem Muskel). Die Muskelfasern bilden die weiße Substanz des Zentralnervensystems, die Nervenzellen die graue Substanz. Eine große Anzahl von Neuriten (Nervenfasern) ist zu Kabeln zusammengebündelt, die dann die eigentlichen Nerven darstellen. Ein Nerv kann mechanisch, thermisch, chemisch oder elektrisch gereizt werden. Der Reiz muß eine bestimmte Intensität haben und eine gewisse Zeit einwirken. Die Nervenerregung ist von elektrischen Erscheinungen begleitet. Die Registrierung bzw. Aufzeichnung solcher elektrischen Erscheinungen z. B. im Gehirn wird als EEG (Elektroenzephalogramm) bezeichnet.

Organe und Organsysteme

Wenn verschiedene Gewebe zu einer Einheit mit bestimmten Aufgaben zusammentreten, sprechen wir von einem *Organ*. Muskelfasern, Bindegewebe, Gefäße und Nerven bilden zusammen das Organ *Muskel*. Mehrere Organe können nun zu einem System zusammengeschaltet werden, zu einem Organsystem. So bilden z. B. die Nieren mit Harnleiter, Blase und Harnröhre das Harnsystem, Knochen mit Gelenken und Bändern das Skelettsystem.

Das Blut

Aufgaben des Blutes

Das Blut, das im Mittelpunkt aller Lebensvorgänge steht, kann als *flüssiges Organ* aufgefaßt werden. Aufgrund seiner Zusammensetzung erfüllt es vielfältige Aufgaben.

- Es bringt Sauerstoff, Nähr- und Wirkstoffe wie Hormone, Enzyme und Vitamine zu den Zellen des Körpers und schafft die Abbauprodukte des Stoffwechsels wie Kohlendioxid, Harnstoff und Wasser zu den Ausscheidungsorganen (Lunge, Niere, Haut).
- Es bewirkt durch Wärmeausgleich eine gleichbleibende Körpertemperatur.
- Es hat die Aufgabe, in den Körper eingedrungene Krankheitserreger und schädliche Stoffe abzuwehren.
- Es verbindet alle Organe des Körpers zu einer funktionellen Einheit.

Aus dem täglichen Leben ist bekannt, daß das Blut gerinnt, wenn es z. B. nach einer Verletzung aus der Blutbahn tritt. Diese Eigenschaft ist ein natürlicher Schutz des Organismus gegen Verbluten. Man kann jedoch die Gerinnung durch bestimmte Substanzen verhindern.

Blutgerinnung

Die Gerinnung kommt letztlich durch einen Faserstoff zustande, der *Fibrin* genannt wird. Die Bildung von Fibrin ist das letzte Glied einer langen und komplizierten Kette von Vorgängen, die bei der Gerinnung ablaufen. Sie beginnt normalerweise in dem Augenblick, in dem das Blut aufgrund einer Verletzung aus dem Gefäß austritt und mit dem umliegenden Gewebe in Kontakt kommt. In diesem Moment wird aus Gewebe, Blutplättchen und Plasma ein Stoff freigesetzt, den man Thrombokinase nennt. Unter seiner und der Einwirkung anderer Faktoren (Kalzium) bildet sich aus einem im Plasma vorhandenen Stoff (Prothrombin) das Thrombin (Prothrombin wird in der Leber unter Mitwirkung von Vitamin K gebildet; das Vitamin K selbst entsteht aus Darmbakterien). Dieses Thrombin bildet ein Fasergerüst, in dem sich die Blutzellen fangen. Dadurch bildet sich ein Pfropfen, der das geöffnete Gefäß verschließt und die Blutung zum Stehen bringt. Eine Blutpfropfenbildung kann auch im nichtverletzten, geschlossenen Blutgefäß vorkommen, wenn die Gefäßinnenhaut geschädigt ist. Es bildet sich ein sog. Thrombus, der die Gefäßlichtung verlegen kann. Wird ein Thrombus losgerissen und weiter in den Kreislauf gespült, spricht man von einer Embolie (Lungenembolie, Hirnembolie oder Apoplexie) (Abb. 1.2).

Bestandteile des Blutes

Läßt man Blut über längere Zeit in einem Glasgefäß stehen, so kann man sehen, daß sich nach einiger Zeit eine helle Flüssigkeitsschicht (Blutplasma) von einer darunter befindlichen dunklen Masse (Blutzellen) abgetrennt hat. Demnach besteht das Blut aus *Blutplasma* und *Blutzellen*. Entfernt man aus dem Blutplasma das Fibrin, erhält man Blutserum.

Blutserum

Das gelbliche, durchsichtige Serum besteht zu 90% aus Wasser. Die übrigen Bestandteile sind:

– *Eiweißkörper:* Diese haben die Fähigkeit, viele Stoffe an sich zu binden (Vitamine, Hormone) und so an den Ort des Bedarfs zu transportieren. Auch Wasser wird an die Eiweißkörper gebunden. Dadurch werden Wasserverschiebungen zwischen Gewebe und Gefäßsystem ermöglicht. Zu den Eiweißkörpern gehören schließlich noch Schutzstoffe (Antikörper), die dann gebildet werden, wenn fremdartige Stoffe (Antigene) in den Organismus eindringen. Diese Antigene können Bakterien, ihre Gifte, artfremdes Eiweiß oder artfremde Zellen sein. Die Antikörper stellen eine Schutzvorrichtung des Organismus dar, sie heben die schädliche Wirkung der Antigene auf. Diese Tatsache macht man sich bei Schutzimpfungen gegen Infektionskrankheiten zunutze (Näheres s. auch Immunsystem).
– *Fette* (Cholesterin),
– *Kohlenhydrate* in Form von Traubenzucker, der aus der Nahrung bzw. aus der Leber stammt (Glykogen s. Leber),
– *Farbstoffe*: Sie stammen aus der Nahrung (Eigelb, Mohrrüben) und vom Blutfarbstoff zugrundegegangener und abgebauter Erythrozyten (Bilirubin),
– *Stoffwechselprodukte*,
– *Mineralien* (z. B. Kochsalz und Kalium),

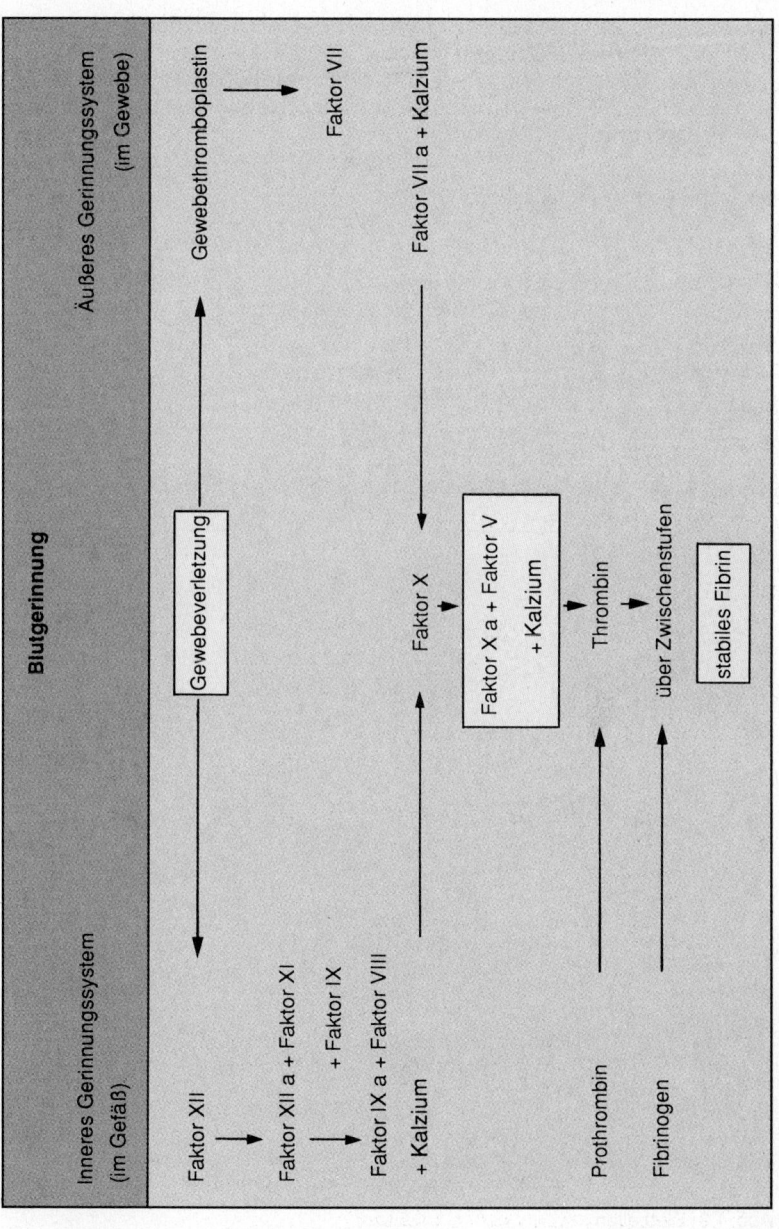

Abb. 1.2 Schema der Blutgerinnung

- *Hormone:* Das sind Wirkstoffe, die von den Drüsen mit innerer Sekretion direkt an das Blut abgegeben werden.
- *Enzyme:* Diese werden von den Verdauungsdrüsen gebildet. Durch ihre Anwesenheit werden chemische Umsetzungen ermöglicht, z. B. die Spaltung der Stärke in Traubenzucker.

Blutzellen oder Blutkörperchen

Man unterscheidet

- rote Blutkörperchen = Erythrozyten
- weiße Blutkörperchen = Leukozyten (Granulozyten, Lymphozyten, Monozyten),
- Blutplättchen = Thrombozyten (Abb. 1.**3**)

Die **roten Blutzellen** (**Erythrozyten**) stellen die Hauptmasse der Blutzellen dar. In einem mm^3 befinden sich 4,5−5 Mill. Erythrozyten. Reife rote Blutzellen haben keinen Kern und eine begrenzte Lebensdauer von ca. 3 Monaten. Sie müssen deshalb stets neu gebildet werden. Die Neubildung

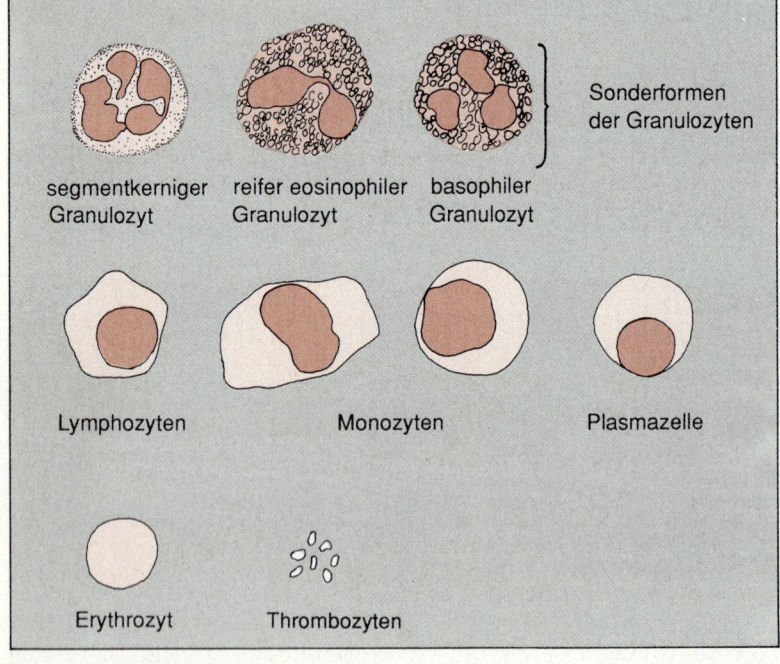

Abb. 1.**3** Blutzellen

findet im roten Knochenmark statt, das sich in den ersten Lebensjahren in allen Knochen findet, im Erwachsenenalter nur mehr in den platten, kurzen Knochen (Brustbein, Schulterblätter, Rippen usw.). Das rote Knochenmark der Röhrenknochen ist in späteren Jahren durch Fettmark ersetzt. Die kernlosen reifen Erythrozyten entstehen aus kernhaltigen unreifen Vorstufen im Knochenmark. Normalerweise findet man im strömenden Blut keine kernhaltigen Erythrozyten.

Der Abbau der zugrundegegangenen Erythrozyten findet in der Leber und in der Milz statt. In der Leber entsteht aus den Abbauprodukten der roten Blutzellen der Gallenfarbstoff Bilirubin (s. Leber). In den Erythrozyten findet sich ein Farbstoff, *Hämoglobin* genannt, der dem Blut die rote Farbe verleiht. Das Hämoglobin ist ein Stoff, der u. a. auch Eisen enthält. Seine besondere Aufgabe ist, Sauerstoff in der Lunge aus der Einatmungsluft aufzunehmen, ins Gewebe zu transportieren und dort den Gewebezellen abzugeben. Aus den Gewebezellen nimmt das Hämoglobin das im Stoffwechsel entstandene Kohlendioxid (CO_2) auf, befördert es zu den Lungen und gibt es im Austausch gegen Sauerstoff an die Atmungsluft ab. Durch die Bindung mit dem Sauerstoff wird das Hämoglobin hellrot, durch die Bindung mit dem Kohlendioxid dunkelrot. So erklärt sich das verschiedene Aussehen des arteriellen und venösen Blutes.

Die **weißen Blutzellen (Leukozyten)** sind im Gegensatz zu den roten Blutzellen farblos, unterscheiden sich außerdem von ihnen durch Zahl, Größe, Bauart und Aufgabe.

Ihre Anzahl schwankt zwischen $6000-8000/mm^3$. Sie haben einen Zellkern, der in Form und Größe verschieden sein kann. Auch der Zelleib der Leukozyten weist Unterschiede auf. So zeigen beispielsweise manche Leukozyten eine feine Körnelung ihres Zelleibes, andere nicht. Die weißen Blutzellen haben die Fähigkeit, sich selbständig fortzubewegen, indem sie kleine lappenartige Fortsätze aussenden. Sie werden deshalb auch Wanderzellen genannt. Mit den Fortsätzen können sie Zelltrümmer und eingedrungene Fremdkörper umfließen, in sich aufnehmen und unschädlich machen.

Unter den Leukozyten unterscheidet man verschiedene Typen, je nach Form und Größe des Kerns und nach der Färbbarkeit und Körnelung des Zelleibes. Die Zellen mit gekörntem Zelleib werden auch *Granulozyten* genannt und werden wie die Erythrozyten im roten Knochenmark gebildet. Sie haben die Aufgabe, Bakterien, Fremdkörper und andere schädliche Stoffe abzubauen. Neben den Granulozyten gibt es noch die *Lymphozyten*. Sie werden im lymphatischen Gewebe gebildet (Milz, Lymphknoten). Sie sind kleiner als die Granulozyten, der Zelleib ist körnchenfrei und der Kern relativ groß und rundlich. Sie sind ein wichtiger Bestandteil des Lymphsystems (s. dort). Sie finden sich nicht nur im Blut, sondern auch in der Lymphflüssigkeit. Verwandt mit den Lymphozyten sind die *Monozyten*. Sie sind die größten Blutzellen, haben einen nierenförmigen Kern und sind ganz besonders in der

Lage, Bakterien „aufzufressen". Alle Leukozyten können die Blutbahn verlassen und ins Gewebe einwandern, um dort schädliche Stoffe unschädlich zu machen. Deshalb findet man stets in Entzündungsgebieten eine Anhäufung von Leukozyten. Auch steigt ihre Zahl bei Infektionen im strömenden Blut an.

Die **Blutplättchen (Thrombozyten)** sind winzige, farb- und kernlose Zellkörperchen, die, wie bereits erwähnt, eine Rolle bei der Blutgerinnung spielen. Sie stammen aus dem Knochenmark und finden sich im strömenden Blut in einer Zahl von ca. $200\,000-500\,000/mm^3$.

Blutgruppen

Zu den oben erwähnten Antikörpern des Serums gehören auch die sog. Agglutinine. Das sind Stoffe, die eingedrungene fremde rote Blutzellen zum Verklumpen bringen. Diese Tatsache ist für die *Blutübertragung* von großer Bedeutung; es würde zu schweren Störungen oder zum Tode führen, wenn das Serum des Empfängers durch seine Agglutinine die Erythrozyten des Spenderblutes zum Verklumpen brächte.

Die Agglutinine des Serums sind gegen bestimmte, an den Erythrozyten befindliche Stoffe ausgerichtet. Sie reagieren mit ihnen im Sinne einer Verklumpung. Diese Stoffe oder Eigenschaften bezeichnet man willkürlich mit A oder B. In den menschlichen Erythrozyten ist entweder der Stoff A vorhanden, dann gehört der betreffende Mensch zur *Blutgruppe A* oder es ist der Stoff bzw. die Eigenschaft B vorhanden, dann gehört der Betreffende der *Blutgruppe B* an. Sind beide Stoffe oder Eigenschaften kombiniert vorhanden, hat der Mensch die *Blutgruppe AB*, besitzen seine Erythrozyten keinen dieser Stoffe oder Eigenschaften, gehört er zur *Blutgruppe 0*.

Gehört ein Mensch der Blutgruppe A an (haben also seine Erythrozyten die Eigenschaft A), so befindet sich in seinem Serum ein Agglutinin (ein Stoff, der Erythrozyten zum Verklumpen bringt), das natürlich nicht gegen seine eigenen Erythrozyten mit der Eigenschaft A gerichtet sein darf. Es würde sonst sein eigenes Blut verklumpen. Wohl aber reagiert dieses Agglutinin mit den Erythrozyten der Blutgruppe B. Man nennt das Agglutinin, das sich im *Serum der Blutgruppe A* befindet, *Anti B*. Mit anderen Worten: ein Träger der Blutgruppe A besitzt in seinen Erythrozyten die Eigenschaft A und in seinem Serum ein Agglutinin, das gegen die Eigenschaft B gerichtet ist. Bringt man rote Blutzellen der Gruppe B im Serum der Blutgruppe A zusammen, so tritt prompt eine Verklumpung (Agglutination) ein.

Umgekehrt gilt dasselbe für einen Träger der Blutgruppe B. In seinem Serum ist ein Agglutinin, das gegen die Eigenschaft A der Erythrozyten der Blutgruppe A gerichtet ist und diese zum Verklumpen bringt. Der Träger der *Blutgruppe B* besitzt in seinem Serum also das Agglutinin *Anti A*.

Aus dem Gesagten wird ersichtlich, daß ein Mensch mit der Blutgruppe A niemals Blut der Blutgruppe B erhalten darf und umgekehrt.

Bei Trägern *der Blutgruppe AB* sind in den Erythrozyten die Eigenschaften A und B enthalten. Diese Menschen haben in ihrem Serum *kein Anti-A-* oder *Anti-B-Agglutinin*. Sonst würden ja die eigenen Erythrozyten zum Verklumpen gebracht werden. Da keine Agglutinine vorhanden sind, können diese Menschen theoretisch das Blut aller Blutgruppen erhalten, ohne daß es sich zusammenballt (Universalempfänger). Umgekehrte Verhältnisse finden sich bei den Trägern der *Blutgruppe 0.* In ihren Erythrozyten befindet sich *keine* Substanz oder Eigenschaft, die mit den genannten Agglutininen reagieren könnte. Dies ist gut so, denn in ihrem Serum finden sich *beide* Agglutinine *Anti A und Anti B.* Aus diesem Grunde können die Träger der Blutgruppe 0 nur gruppengleiches Blut erhalten. Bekämen sie z. B. Blut der Blutgruppe B, würde das vorhandene Agglutinin Anti B mit den Erythrozyten des Blutes im Sinne einer Verklumpung reagieren. Sinngemäß gilt dies auch für den Fall, daß sie Blut der Gruppe A oder auch AB erhielten. Im ersten Fall reagiert Anti A, im zweiten Fall reagieren beide (Anti A und Anti B). Es wurde deutlich gemacht, daß die Erythrozyten des Blutes der Blutgruppe 0 keine Substanzen enthalten, die mit einem der beiden Agglutinine reagieren könnten. Aus diesem Grunde kann das Blut der Blutgruppe 0 theoretisch den Trägern aller anderen Blutgruppen gespendet werden (Universalspender). In ihren Erythrozyten ist ja nichts vorhanden, was mit dem Anti B der Blutgruppe A oder dem Anti A der Blutgruppe B reagieren könnte.

Obwohl die Träger der Blutgruppe 0 als Universalspender gelten, macht man von dieser Möglichkeit nur im äußersten Notfall Gebrauch. Um Zwischenfälle zu vermeiden, wird in der Regel nur gruppengleiches Blut übertragen (transfundiert).

Für *Bluttransfusionen* ist neben den Blutgruppen das Blutkörperchenmerkmal Rh (Rhesusfaktor) von Wichtigkeit.

Der **Rhesusfaktor** wurde zufällig entdeckt. Man injizierte rote Blutkörperchen von Rhesusaffen in die Bauchhöhle von Meerschweinchen, worauf diese einen Antikörper gegen das Affenblut entwickelten, der im Serum der Meerschweinchen nachweisbar war. Wird nun solches Meerschweinchenserum zu menschlichem Blut gegeben, so reagieren 85% der Menschen mit einer Hämolyse (Auflösung der roten Blutkörperchen), 15% der Menschen reagieren nicht. Die ersteren nennt man rhesuspositiv (Rh), die letzteren rhesusnegativ (rh). (Beachte die Groß- und Kleinschreibung des Symbols!) Diese Tatsache erhält nicht nur bei Bluttransfusionen, sondern auch bei Schwangerschaft von rh-Frauen praktische Bedeutung. Empfängt eine rh-Frau ein Kind von einem Rh-Mann, so *kann* der Fetus Rh sein. Die Mutter bildet, ohne entsprechende Behandlung, gegen die Rh-Eigenschaft des Kindes Antikörper, die das Blut des Kindes zum Zerfall bringen können, was sich in einer schweren Gelbsucht und Anämie äußert. Früher konnten solche Kinder nur durch eine Austauschtransfusion gerettet werden. Heute besteht die Möglichkeit, eine Zerstörung der kindlichen roten Blutkörperchen erst gar nicht aufkommen zu lassen. Die Rh-Sensibilisierung der Mutter kann nämlich durch Gaben von Rh-Immunglobulin gleich nach der Entbindung, nach Abort usw. und auch nach Rh-unverträglichen Bluttransfusionen verhindert werden.

Nach demselben Mechanismus kann es zu Schädigungen kommen, wenn rh-Menschen wiederholt Rh-Blut bei Transfusionen erhalten.

Immunsystem

Um schädigende oder krankmachende Einflüsse der Umwelt abzuwehren, steht dem Menschen, wie allen Wirbeltieren, ein höchst kompliziertes Abwehrsystem, das Immunsystem, zur Verfügung (Abb. 1.**4**).

Mit Hilfe bestimmter Zellen kann der Organismus nicht nur feststellen, daß „etwas Fremdes" in ihn eingedrungen ist, sondern er kann „das Fremde" bis ins einzelne unterscheiden (differenzieren) und somit ganz gezielt (spezifisch) reagieren.

Eine spezifische Reaktion, die Immunantwort, setzt das Erkennen eines Schadstoffes und sein späteres Wiedererkennen voraus, d. h., das Immunsystem muß ein „Gedächtnis" an frühere Auseinandersetzungen haben.

Fremdstoffe, wie z. B. Bakterien und Viren und deren Gifte (Toxine), die eine Immunantwort auslösen, werden Antigene genannt.

Das Immunsystem hat die Aufgabe, die Gesundheit eines Organismus zu erhalten. Es muß also in der Lage sein, Antigene zu erkennen und mit ihnen so zu reagieren, daß sie keinen Schaden anrichten können. Dazu dienen Abwehrmechanismen, die Antigene entgiften, eliminieren oder abtöten können, falls lebende Organismen im Spiele sind.

Immunreaktionen müssen aber auch begrenzt und steuerbar sein. Nach Ausschaltung des Antigens darf ein Abwehrmechanismus nicht weiter aktiv sein, er darf sich auch nicht gegen körpereigene Strukturen, d. h. gegen sich selbst, richten. Um diese vielfältigen Aufgaben bewältigen zu können, muß das Immunsystem kontrolliert werden. Heute ist bekannt, daß für die Einzelfunktionen des Abwehrsystems verschiedene Zellgruppen verantwortlich sind, die zur Familie der Lymphozyten gehören. Lymphozyten sind die einzigen Zellen des Abwehrsystems, die Antigene erkennen und darauf reagieren. Somit sind allein sie für eine gezielte, spezifische immunologische Reaktion verantwortlich.

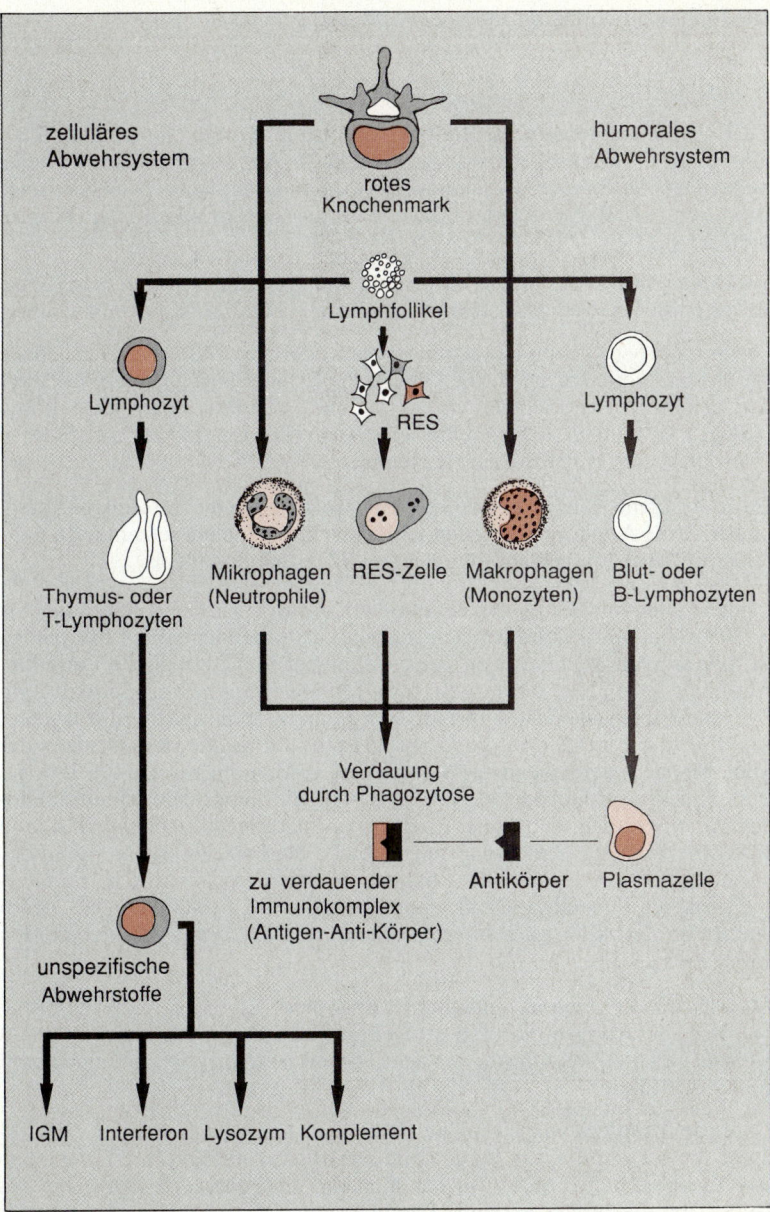

zelluläres
Abwehrsystem

humorales
Abwehrsystem

rotes
Knochenmark

Lymphfollikel

RES

Lymphozyt

Lymphozyt

Thymus- oder
T-Lymphozyten

Mikrophagen
(Neutrophile)

RES-Zelle

Makrophagen
(Monozyten)

Blut- oder
B-Lymphozyten

Verdauung
durch Phagozytose

zu verdauender
Immunokomplex
(Antigen-Anti-Körper)

Antikörper

Plasmazelle

unspezifische
Abwehrstoffe

IGM   Interferon   Lysozym   Komplement

Abb. 1.4 Abwehrsystem

Die Immunantwort kann auf zweierlei Weise erfolgen:

1. humoral,
2. zellulär.

Zu 1. Ein Antigen kann zur Bildung von Eiweißkörpern (Immunglobuline) führen, die in spezifischer Weise mit diesem Antigen reagieren. Die Proteine werden als Antikörper bezeichnet. Sie werden in die Körperflüssigkeit wie Blut, Lymphe, Rippenfell- und Bauchfellflüssigkeit, in Nasen- und Darmsekrete abgegeben.

Sie können ihre Wirksamkeit nur in der Lösung einer der genannten Flüssigkeiten entfalten (deshalb Ausdruck „humoral"; humor (lat.) = Flüssigkeit).

Die Antikörper können Krankheitserreger oder ihre Gifte auf verschiedene Weise unschädlich machen. Sie können die Erreger untereinander oder mit den Leukozyten verkleben (Agglutinine und Präzipitine) oder sie auflösen (Lysine), sie können sie für Freßzellen (Phagozyten) „mundgerecht" machen (Opsonine) und Giftstoffe neutralisieren.

Zu 2. Antigene können auch direkt zur Sensibilisierung von Zellen führen, ohne daß die Antikörper beteiligt sein müssen. Die Zellen setzen sich unmittelbar mit dem Antigen auseinander (zelluläre Immunantwort).

Lymphozyten mit bestimmten Funktionen entwickeln sich nach der Geburt im Knochenmark. Sie teilen sich, bis ein ausreichender Vorrat entstanden ist. Diese Stammzellen haben keine erkennbar immunologische Funktion. Aus ihnen gehen aber die sog. B- und T-Lymphozyten hervor. Spezialisierte B-Lymphozyten entwickeln sich im Knochenmark (bone marrow) und gelangen über die Blutbahn in die Lymphknoten und in die Marksubstanz der Milz. Sie sind weitgehend ortsständig und zirkulieren nur zu 10−15% im Blut. Kurz gesagt sind die B-Lymphozyten für die humoralen Immunreaktionen verantwortlich, d.h. nach Bindung eines Antigens wandeln sie sich in antikörperbildende Zellen um und reifen zu Plasmazellen heran. Die Plasmazellen sind die eigentlichen, aktiven Antikörperproduzenten. Es übersteigt fast die Vorstellungskraft, daß für alle nur möglichen Antigene, deren Anzahl in die Millionen geht, ein spezifischer Antikörper gebildet werden kann.

B-Gedächtnis-Lymphozyten behalten über lange Zeiträume hinweg, oft lebenslang, die Antigeninformation und können bei erneutem Antigenkontakt zu einer raschen Vermehrung der spezifischen Antikörperbildner und damit Immunität führen.

Unter dem Einfluß von Hormonen reifen aus Stammzellen in der Thymusdrüse die T-Lymphozyten heran. Mit dem Blut erreichen die T-Lymphozyten Lymphknoten, Milz, Rachenmandeln und das Drüsengewebe des Darms. Im Gegensatz zu den B-Lymphozyten sind sie weniger ortsständig.

Sie können über das Lymphsystem wieder in die Blutbahn eintreten. 60—80% der Lymphozyten des Blutes bestehen aus T-Lymphozyten.

Diese verrichten verschiedene Aufgaben:

T-Killer-Lymphozyten können eingedrungene Fremdorganismen nach „Erkennen" direkt angreifen und durch Zellauflösung unschädlich machen. T4-Helferzellen können Antigene als solche erkennen und durch ein chemisches Signal eine starke Vermehrung von B- und T-Lymphozyten auslösen. Zudem fördern sie die Antikörperbildung in B-Lymphozyten durch deren rasche Umwandlung in aktiv produzierende Plasmazellen.

Werden Helferzellen, z. B. durch das AIDS-Virus, geschädigt, so bleiben die Reaktionen des Immunsystems aus. Die körpereigene Abwehr des Kranken ist sozusagen blind geworden.

T8-Suppressorzellen kontrollieren die Antikörperproduktion und können durch deren Drosselung Überreaktionen verhindern. Sie können gleichzeitig die Helferzellenaktivitäten einschränken. Gehen T-Helferzellen an einer Infektion, z. B. AIDS, nach und nach zugrunde, überwiegen die Suppressorzellen im Blut. Dadurch wird das Immunsystem des Kranken weiter gebremst.

Erkrankungen des Blutes

Anämien (Blutarmut)

Anämien werden Krankheitsbilder genannt, bei denen entweder die Zahl der im Kreislauf zirkulierenden roten Blutkörperchen oder aber der in ihnen befindliche Blutfarbstoff vermindert ist oder beides zugleich. Die Gründe für diese Veränderungen können mannigfaltig sein. Man unterscheidet:

Blutungsanämien: Hier ist die Zahl der Erythrozyten durch akuten oder chronischen Blutverlust vermindert. Ein akuter Blutverlust kann z. B. bei einer schweren blutenden Verletzung eintreten; ein chronischer Blutverlust durch länger dauernde mäßige Blutungen, wie z. B. bei längeren oder stärkeren Genitalblutungen, blutenden Magengeschwüren, blutenden Hämorrhoiden u. a.

Anämien, die durch Blutzerfall entstanden sind (hämolytische Anämien). Diese können bei Rh-Unverträglichkeit auftreten (s. Rhesusfaktor, S. 13). Aber auch Bakteriengifte, bestimmte chemische Stoffe und Arzneimittel können die Erythrozyten zum Zerfall bringen.

Anämien, die infolge verminderter Blutbildung entstanden sind, z. B. die perniziöse Anämie. Sie tritt im höheren Lebensalter auf und ist verursacht durch einen Mangel an Vitamin B_{12} (= Extrinsic factor), das in Leber, Eiern, Hefe und Weizenkeimen enthalten ist. Bei Fehlen eines der in der Magenschleimhaut gebildeten Enzyme (Intrinsic factor) kann das Vitamin B_{12}, das für die Erythrozytenbildung im Knochenmark unerläßlich ist, nicht resorbiert werden. Andere Resorptionsstörungen im Magen-Darm-Bereich (z. B. infolge von Krebserkrankungen, Lebererkrankungen oder Alkoholismus) führen ebenfalls zu Anämien.

Anämien infolge gestörten Hämoglobinaufbaues. Dazu gehören die sog. Eisenmangelanämien. Sie entstehen durch einen Salzsäuremangel. Salzsäure ist für die Eisenresorption aus den Nahrungsstoffen nötig (s. Verdauungstrakt S. 55). Andere Ursachen können chronische Durchfälle, chronische Infekte, Entzündungen oder Krebserkrankungen sein.

Die *Symptome* der Anämie sind: Blässe, leichte Ermüdbarkeit, Schwäche, Herzklopfen, Atemnot, Schwindelanfälle, Ohrensausen usw. Sie werden hervorgerufen durch die mangelhafte Sauerstoffversorgung der Gewebe.

Die *Behandlung* richtet sich nach der Ursache.

Bei akuten schweren Blutverlusten sind Bluttransfusionen notwendig (s. Schockbekämpfung S. 252), bei chronischen Anämien Gaben von Vitamin B_{12}, Folsäurepräparaten und Eisenpräparaten, die i. v. und i. m. gegeben werden.

In erster Linie muß jedoch die krankmachende Ursache beseitigt werden.

Blutgerinnungsstörungen

Es gibt Krankheitsbilder, bei denen die abnorme Blutungsneigung das führende Symptom ist (hämorrhagische Diathesen).

Ursachen: Störungen in den verschiedenen Phasen des Gerinnungsmechanismus, Verminderung oder Funktionsstörung der Thrombozyten, Wandschädigungen der Blutgefäße (altersbedingt, infektiös, allergisch, durch Vitamin-C-Mangel).

Erkrankungen der weißen Blutzellen

Die normale Zahl der Leukozyten liegt zwischen 6000 und 8000/mm³. Sie kann sich bei fieberhaften Erkrankungen, bestimmten Infektionen u. a. erhöhen und ist ein Zeichen der normalen Reaktions- und Abwehrlage des Organismus. Die Zahl der weißen Zellen kann jedoch ganz außerordentlich erhöht sein (100000/mm³ und mehr). Es sind *unreife* Zellen, die hier so massenhaft im strömenden Blut auftreten. Liegt dies vor, spricht man von *Leukose*.

Wie beschrieben, befinden sich normalerweise nur reife Zellen im strömenden Blut, die verschiedenen noch unreifen Entwicklungsstadien sind nur in den Blutbildungsstätten vorhanden.

Man unterscheidet **myeloische (Myelose) und lymphatische Leukosen (Lymphome)** (akute und chronische Formen), je nachdem, ob die weißen Blutzellen der Knochenmarksreihe oder die der lymphatischen Reihe krankhaft vermehrt sind.

Bei den Myelosen gibt es die akute und die chronische Form (früher als akute und chronische myeloische Leukämie bezeichnet).

Im Blut selbst kommen die Granulozyten in einer Vielfalt von unreifen Stadien vor (buntes Bild). Sie werden unmittelbar aus dem Knochenmark abgegeben und befallen Organe wie Leber und Milz. Die Organe können sich daraufhin extrem vergrößern.

Die **Lymphome** (Non-Hodgkin-Lymphome) werden nach ihrer Bösartigkeit (Malignität) eingeteilt. Bei den Formen mit niedrigem Malignitätsgrad unterscheidet man 5 Stufen. Darunter fallen z. B. die chronisch-lymphatische Leukämie, das Immunozytom Morbus Waldenström und das Plasmozytom. Die Lymphome mit hoher Malignität werden in 3 weitere Stufen eingeteilt (akute lymphatische Leukämie, Burkitt-Lymphom, Retikulosarkom).

Symptome: Die Krankheitsbilder der einzelnen Formen sind sehr vielgestaltig. In vielen Fällen treten Lymphknotenschwellungen auf. Häufig findet man Anämie, Neigung zu Blutungen, Anfälligkeit für Infekte, unklare Fieberzustände, nicht erklärbare Müdigkeit und körperliche Schwäche.

Therapie: Zytostatika, Strahlentherapie, ggf. Milzentfernung (Splenektomie). Als Faustregel gilt: Bei den chronischen Lymphadenosen sollte die Behandlung so schonend und so spät wie möglich einsetzen, bei den akuten Leukosen so intensiv und früh wie möglich. Bei den chronischen Myelosen liegt das therapeutische Vorgehen in der Mitte.

Hodgkinsche Erkrankung: häufigste bösartige Lymphknotenerkrankung aus der Gruppe der malignen Lymphome, tritt oft schon zwischen dem 15. und 30. Lebensjahr auf. Die Erkrankung wird in 4 Stadien eingeteilt.

Symptome: nicht druckschmerzhafte Lymphknotenschwellung zunächst am Hals, dann in den Achselhöhlen, in den Leistenbeugen, im Bauchraum, Juckreiz und wellenförmige Fieberschübe über 38 °C.

Therapie: lokale Röntgenbestrahlung, Zytostatika. Die Bestrahlung kann in den frühen Stadien 1−3 eine vollständige Heilung erbringen. In den Stadien 3−4 kann durch die Zytostatikatherapie eine Lebensverlängerung aber keine Heilung mehr erreicht werden.

Bei der **Agranulozytose** besteht ein extremer Mangel an weißen Blutkörperchen. Die Erkrankung wird verursacht durch bestimmte Medikamente, gewebliche Gifte sowie Röntgen- und Radiumstrahlen bei vorliegender besonderer Empfindlichkeit des Patienten.

Symptome: sich rasch entwickelnde und überhandnehmende Infektionen an den Schleimhäuten, extreme Müdigkeit und Schwäche.

Behandlung: Sie ist nur möglich, wenn die Ursache ausgeschaltet wird (Bluttransfusionen, Kortisone).

Herz und Kreislauf

Aufgabe und Funktion

Die Aufgabe des Blutkreislaufes ist es, den Organismus mit allen zum Leben notwendigen Stoffen zu versorgen und die im Stoffwechsel entstehenden Abfallprodukte den Ausscheidungsorganen zuzuführen. Das Blut durchströmt den Organismus in einem geschlossenen Gefäßsystem, das aus Arterien, Kapillaren und Venen besteht (Abb. 1.5). Man unterscheidet den großen oder Körperkreislauf, den kleinen oder *Lungenkreislauf und den Pfortaderkreislauf* (S. 63).

Unter **Arterien** versteht man allgemein die Gefäße, die das Blut vom Herzen wegführen. Sie transportieren im großen Kreislauf sauerstoffreiches Blut. Sie sind muskelkräftig und besonders elastisch gebaut.

Die **Venen,** die zur Verbesserung ihrer Funktion mit Klappen ausgestattet sind, führen zum Herzen und bringen im großen Kreislauf sauerstoffarmes und schlackenbeladenes Blut zum Herzen zurück (Körperkreislauf).

Umgekehrt verhält es sich bei den vom Herzen zu den Lungen ziehenden Lungenarterien, die sauerstoffarmes, venöses Blut führen, wie auch bei den zum linken Herzen führenden Lungenvenen, durch die sauerstoffreiches arterielles Blut fließt (kleiner oder Lungenkreislauf).

Kapillaren nennt man die feinsten Aufzweigungen der Blutgefäße, in denen sich der Stoffaustausch in den Geweben abspielt. Sie bilden den Übergang zwischen Arterien und Venen. Motor des Kreislaufes ist das Herz, das als Druck- und Saugpumpe die gleichmäßige Zirkulation des Blutes im Körper ermöglicht.

Herz

Anatomie

Das *Herz* ist ein Hohlmuskel. Er liegt innerhalb des Brustkorbes im sog. Mittelfellraum (Mediastinum). Dies ist der Raum, der seitlich von den

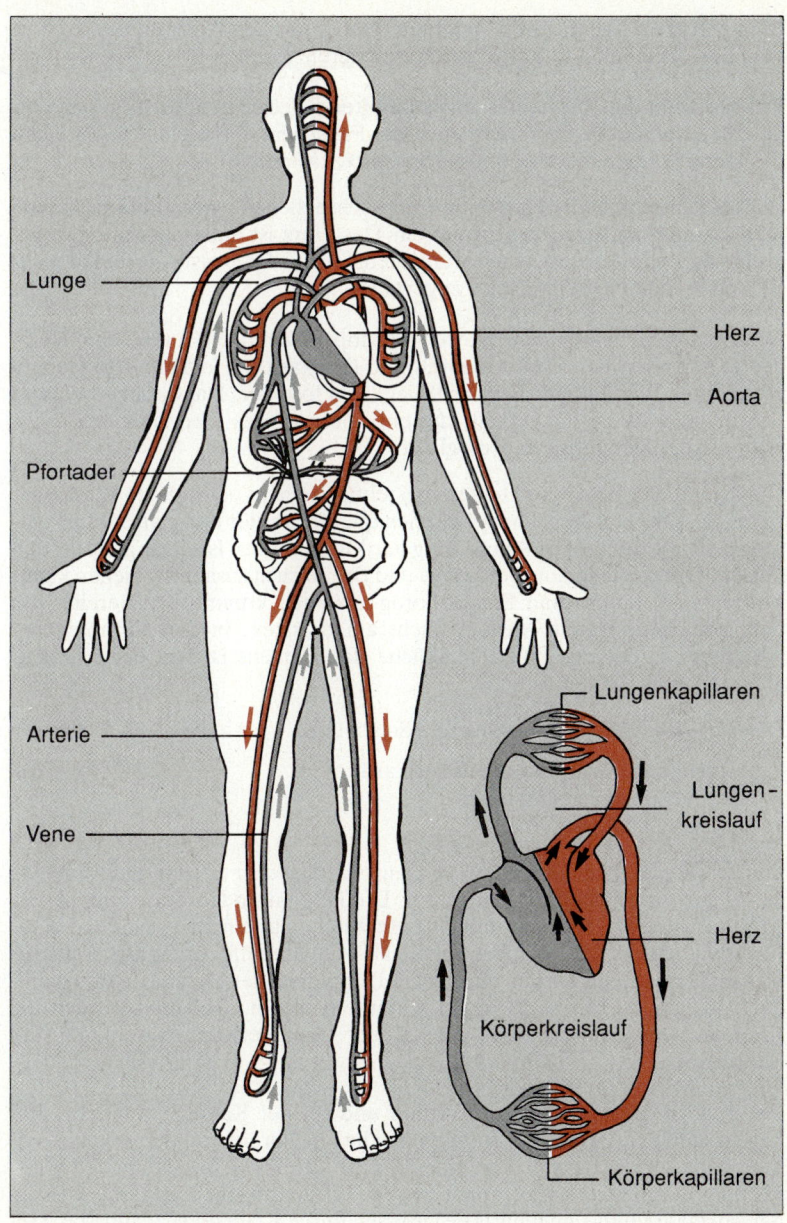

Abb. 1.5 Kreislaufschema

Lungenflügeln, unten vom Zwerchfell, hinten von der Wirbelsäule und vorn vom Brustbein mit den Rippenansätzen begrenzt wird.

Das Herz hat die Form eines abgestumpften Kegels mit abwärts gerichteter Spitze. Seine Größe entspricht etwa der Faust seines Trägers. Die Tätigkeit des Herzens können wir über der Herzspitze tasten.

Würde man durch das Herz eine Längsachse ziehen, so verliefe diese von rechts hinten nach rechts vorn unten. Das Herz ist außerdem noch so gedreht, daß sein rechter Anteil weitgehend vorn, der Brust , der linke weitgehend hinten, der Wirbelsäule zugewandt, liegt.

Das Herz ist von einem bindegewebigen doppelwandigen Beutel, dem Herzbeutel umgeben. Die innere Beutelwand (Epikard) ist fest mit dem Herzen verwachsen, die äußere (Perikard) liegt ihm lose auf. Dazwischen befindet sich etwas wäßrige Flüssigkeit, die ein reibungsloses Übereinandergleiten während der Herztätigkeit ermöglicht.

Die eigentliche Wand des Herzens besteht aus einem besonderen Muskelgewebe, das eine Sonderstellung zwischen quergestreifter und glatter Muskulatur einnimmt. Durch die Anordnung der Muskelfasern ist sichergestellt, daß sich das Herz gleichmäßig der Länge und Breite nach zusammenziehen kann, wodurch die Pump- und Saugwirkung zustande kommt. Im Bereich des linken Herzens ist die Muskelschicht am dicksten, in den Vorhöfen am schwächsten. Die gesamte Innenfläche des Herzens ist von einer feinen, glänzenden Haut überzogen.

Die Wand des Herzens besteht aus 3 Schichten:

– Herzaußenhaut (Epikard und Perikard),
– Herzmuskelschicht (Myokard),
– Herzinnenhaut (Endokard).

Durch eine *längsverlaufende Scheidewand (Septum)* ist das Herz in eine *rechte* und eine *linke Hälfte* eingeteilt. Die Hälften sind ihrerseits durch sog. *Klappen* quer unterteilt, so daß jede Herzhälfte aus einem *Vorhof* und einer *Kammer* besteht. Die Klappen regeln als Ventile die Richtung des Blutstromes im Herzen. Sie werden durch eine Doppelung der Herzinnenhaut gebildet und hängen wie Segel in die Kammern hinein. Gehalten werden die Klappen von Sehnenfäden, die in der Kammerwand verankert sind (Abb. 1.**6**).

Die Klappe zwischen rechtem Vorhof und rechter Kammer wird von drei Segeln gebildet, zwei Segel trennen den linken Vorhof von der linken Kammer. Man spricht deshalb von einer 3- bzw. 2zipfligen *Segelklappe (Trikuspidalklappe, Mitralklappe)*. Auch die vom Herzen abgehenden Gefäße (Körperschlagader und Lungenarterie) müssen durch Klappen verschlossen wer-

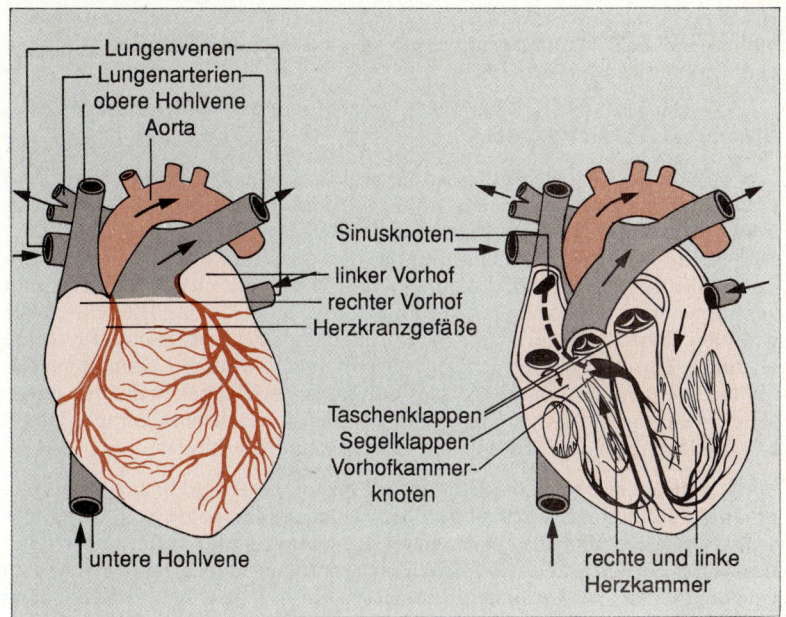

Abb. 1.6 Herz

den können. Hier sind die Klappen aus drei halbmondförmigen Taschen gebildet, die wie Schwalbennester an der Innenwand der genannten Arterien hängen. Sie werden deshalb *Taschenklappen oder Semilunarklappen* genannt. Das Herz zieht sich rhythmisch zusammen und erschlafft wieder. Man spricht von *Systole* (Zusammenziehung) und *Diastole* (Erschlaffung).

Der Herzmuskel arbeitet automatisch, d. h., die Reize für die Herztätigkeit werden im Herzen selbst gebildet, und zwar von einem spezifisch umgeformten System von Muskelfasern, dem *Reizleitungssystem*. Es gliedert sich in mehrere Abschnitte:

Sinusknoten (Keith-Flack-Knoten). Er ist der Ausgangspunkt aller Reize für die Herzkontraktion und wird deshalb auch Schrittmacher genannt. Er liegt im oberen Abschnitt der rechten Vorhofwand. Von hier aus werden die Reize ohne besondere Bahnen zum **Vorhof-Kammer-Knoten** (Atrioventrikularknoten = AV-Knoten oder auch Aschoff-Tawara-Knoten) geschickt, der am Boden des rechten Vorhofes liegt. Die Erregung läuft weiter über die beiden Schenkel des Hisschen Bündels in der Herzscheidewand zur Herzspitze. Von hier aus gelangt die Erregung über feine Verästelungen des **Hisschen**

Bündels (Purkinje-Fasern) zur Kammermuskulatur. Die Art der Erregungs-bildung und Ausbreitung bringt es mit sich, daß sich die Vorhöfe zeitlich vor den Kammern zusammenziehen.

Blutzirkulation im Herzen

Wir wollen den Weg des Blutes im Herzen verfolgen und beginnen mit dem rechten Vorhof, in dem sich das venöse, d. h. sauerstoffarme, kohlendioxid-reiche Blut sammelt. Die zuführenden Gefäße sind die obere und untere Hohlvene, die das verbrauchte Blut aus den oberen (Kopf und Arme) bzw. unteren Körperabschnitten transportieren. Während sich der rechte Vorhof zusammenzieht (kontrahiert, Vorhofsystole), preßt er das Blut durch die geöffnete 3zipflige Segelklappe (Trikuspidalklappe) in die erschlaffte rechte Kammer. Ist sie gefüllt, kontrahiert sich die rechte Kammer (Kammersysto-le) und treibt das Blut durch die geöffneten Taschenklappen in die Lungenar-terie. Während dieses Vorgangs schließt sich die Trikuspidalklappe. Damit ist ein Rückstrom des Blutes in den rechten Vorhof verhindert.

Die Lungenarterie führt das Blut in die Lungen. Dort wird Sauerstoff aufge-nommen und Kohlendioxid abgegeben. Über die Lungenvenen gelangt das sauerstoffreiche Blut in den erschlafften linken Vorhof. Durch seine Kon-traktion befördert er das Blut durch die geöffneten 2zipfligen Segelklappen (Mitralklappen) in die linke Kammer. Während sich diese anschließend kontrahiert, strömt das sauerstoffreiche Blut durch die Taschenklappen der Aorta in die große Körperschlagader (Aorta), von der alle arteriellen Gefäße abgehen.

Rechte und linke Herzhälfte arbeiten seitengleich, d. h. während der rechte Vorhof über die Hohlvenen gefüllt wird, erhält der linke Vorhof sauerstoff-reiches Blut aus der Lungenvene. Beide sind erschlafft.

Während die Vorhöfe sich kontrahieren, strömt in beide Kammern gleichzei-tig Blut aus den Vorhöfen. Auch diese kontrahieren sich zur selben Zeit und befördern Blut in die von ihnen abgehenden Gefäße (Lungenarterie und Aorta).

Füllung und Entleerung sind *ein* Herzschlag und wiederholen sich beim Erwachsenen in der Minute ca. 60−70mal. Bei körperlicher Belastung steigt der Sauerstoffbedarf des Körpers und verlangt deshalb eine gesteigerte Herztätigkeit. Auch auf psychische Einflüsse (Freude, Schreck) reagiert das Herz mit einer veränderten Schlagtätigkeit. Diese Veränderung wird vom vegetativen Nervensystem beeinflußt.

Gefäße

Bau und Funktion

Die Gefäße, Arterien und Venen, zeigen wie die Herzwand einen 3schichtigen Aufbau:

äußere Schicht (Adventitia): sie besteht aus kollagenen und elastischen Fasern.

mittlere Schicht (Media): sie besteht aus elastischen Lamellen und glatten Muskelfasern,

innere Schicht (Intima): sie besteht aus plattem, einschichtigem Endothel.

Bei den Venen sind die 3 Schichten nicht so klar voneinander abgesetzt wie bei den Arterien. Zudem befinden sich in den Venen an zahlreichen Stellen *Klappen*, die ein Absacken des Blutes verhindern.

Die *Kapillaren* sind sehr feine Blutgefäße, ihre Wand ist dünn, besteht nur aus einer Zellschicht und gestattet den Durchtritt von Blutbestandteilen.

Das Stammgefäß aller Arterien ist die *Aorta* (große Körperschlagader). Sie entspringt aus der linken Herzkammer. Noch im Bereich der Klappen entspringen die beiden *Herzkranzgefäße*, die der Ernährung des Herzmuskels dienen. Die Aorta bildet dann den Aortenbogen, von dem die Gefäße für Kopf, Hals und Arme abgehen und verläuft entlang der Wirbelsäule abwärts. Hier entspringen die Schlagadern für den Brustkorb, die Eingeweide und die Nieren. Am unteren Ende gabelt sich die Aorta in 2 Äste (rechte und linke gemeinsame Beckenschlagader), die die Beckenorgane und Beine versorgen.

Die Venen entsprechen in ihrem Verlauf den Arterien, jedoch erfolgt der Rückfluß zum Herzen in 2 Hauptsammelröhren, der oberen und unteren Hohlvene, die beide in den rechten Vorhof münden.

Das *venöse* Blut aus den Bauchorganen wird über einen besonderen Venenstamm, die Pfortader, gesammelt und zur Leber geführt. Dort werden die im Darm aufgenommenen Nahrungsbestandteile verarbeitet und die Abbauprodukte entgiftet. Das Pfortaderblut verläßt die Leber über die Lebervene und mündet in die untere Hohlvene. Man nennt diesen gewissermaßen zwischengeschalteten Kreislauf den Pfortaderkreislauf.

Lymphatisches System

Neben dem Blutgefäßsystem verfügt der Organismus noch über ein weiteres Gefäßsystem, das *Lymphgefäßsystem*. Es nimmt seinen Anfang in Lymphkapillaren, die zwischen den Zellen beginnen. Diese vereinigen sich zu den Lymphgefäßen. Sie besitzen wie die Venen Klappen und bilden ein

weit verzweigtes kleines Netz. Die großen Lymphgefäße begleiten die Blutgefäße und münden mit zwei Hauptstämmen, dem *Lymphgang* und dem
Milchbrustgang, in die obere Hohlvene. Auf diese Weise gelangt die Lymphe
in den Blutkreislauf.

Die *Lymphe* ist eine Flüssigkeit, die ähnlich wie das Blutplasma zusammen-
gesetzt ist. Sie enthält wie das Plasma Kohlenhydrate und Eiweiße, jedoch
mehr Fett als dieses. Dies gilt besonders für die aus dem Darmgebiet stam-
mende Lymphflüssigkeit. An festen Bestandteilen finden sich Lymphozyten.

In den Verlauf der Lymphbahnen sind wie Filter *Lymphknoten* eingeschaltet, die bei der *Infektabwehr* eine Rolle spielen und für die Bildung der
Lymphozyten mitverantwortlich sind. Jeder Körperabschnitt benötigt eine
bestimmte Anzahl von Lymphknoten als Schutzorgane. So finden wir sie an
den Beugeseiten großer Gelenke, im Bindegewebe des Beckens, im Magen-
Darm-Kanal, am Hals, im Rachen (als Mandeln bezeichnet) und an den
Gefäßeinmündungsstellen (Hili) der großen Organe (z. B. an der Lungenwurzel) in größerer Zahl. Bei Entzündungen werden die oberflächlich liegenden Lymphgefäße als rote Streifen durch die Haut sichtbar (Lymphbahn-
entzündung). Entzündete Lymphknoten schwellen an und sind druckempf-
findlich.

Krebserkrankungen (Karzinome) breiten sich auf dem Lymphweg aus und
können in Lymphknoten Tochtergeschwülste (Metastasen) setzen.

Milz

Man ordnet sie dem lymphatischen System zu. Sie befindet sich im linken
Oberbauch. Ihre Oberfläche liegt dem Zwerchfell an. An ihrer Unterfläche
bildet sich der Milzhilus, die Stelle, an der die Milzgefäße ein- bzw. austreten. Die Milz ist von einer derben Bindegewebskapsel überzogen, die ihrerseits von Bauchfell bedeckt ist. Die Aufgaben der Milz sind folgende:

– Abbau der gealterten roten Blutkörperchen (Funktion, wie sie auch die
  Leber ausübt). Das hierbei freiwerdende Eisen wird von der Milz gespei-
  chert und zum Neuaufbau von Erythrozyten zur Verfügung gestellt.
– Speicherung von funktionstüchtigen Erythrozyten, die unter besonderen
  Umständen (vermehrte körperliche Arbeit, Sauerstoffmangel) wieder ins
  strömende Blut abgegeben werden.
– Bildung von Lymphozyten und
– Bildung von Abwehrstoffen.

Erkrankungen des Herzens und der Gefäße

Untersuchungsmethoden für Herz und Kreislauf

Palpation: Betasten des Herzspitzenstoßes.

Perkussion: Beklopfen der Brustwand. Eine Veränderung des Klopfschalles über dem Herzen gibt Auskunft über Lage und Größe des Herzens.

Auskultation: Abhorchen der Brustwand über dem Herzen mit Hilfe eines Hörrohres (Stethoskop). Es werden die Herztöne abgehört, die durch Muskelkontraktion und Klappenverschluß verursacht werden.

Messung des Blutdrucks

EKG (Elektrokardiogramm): Durch die Herzarbeit entstehen im Herzen elektrische Ströme, die abgeleitet und mit Hilfe einer Apparatur in Form von Kurven sichtbar gemacht werden können. Aus ihrem Verlauf kann der Zustand des Herzens beurteilt werden.

Ergometrie (mit Hilfe eines Fahrradergometers wird die Arbeitsleistung der Muskulatur gemessen): Es wird eine kontrollierte und dosierte Belastung unter Kontrolle von EKG, Herzfrequenz, Blutdruck und Sauerstoffaufnahme durchgeführt. Diese Untersuchung ist Voraussetzung für die Aufstellung von Trainingsprogrammen, wie sie zur Rehabilitation nach Herzinfarkt durchgeführt werden. Eine ärztliche Überwachung ist dabei erforderlich.

Langzeit-EKG: EKG-Signale werden über 24 Stunden auf ein tragbares Magnetband aufgezeichnet und geben die unterschiedlichen Herzaktivitäten unter veränderten Lebensbedingungen wieder.

Phonokardiographie: Registrierung von Herztönen und -geräuschen (im Frequenzbereich 10−800 Hz).

Mechanokardiographie (Karotispulskurve): äußerliche Aufzeichnung aller Pulsaktionen, die durch die mechanische Herzaktion ausgelöst werden (wichtig für die Diagnose einer Aortenstenose, Leberpulskurve usw.).

Ultraschalldiagnostik (Echokardiographie): Schallwellen im Frequenzbereich oberhalb 20 000 Hz können vom Menschen nicht gehört werden; sie werden u. a. in der Medizin nach dem Echolotprinzip angewendet. Es werden zwei Verfahren unterschieden, je nach Art der Schallerzeugung:

1. das Impulsechoverfahren (Sonographie),
2. das Dauerschallverfahren (Dopplerverfahren),vgl. auch die Angaben im Fremdwörterverzeichnis.

Röntgenuntersuchungen: Durchleuchten und Thoraxaufnahmen geben Auskunft über Form und Größe des Herzens sowie der herznahen Gefäße.

Computertomographie: Dies ist ein röntgendiagnostisches Verfahren, das ursprünglich für die Schädel- und Hirndiagnostik konstruiert wurde. Mit dieser Methode kann am Herzen eine Vermehrung der Herzmuskelmasse (Hypertrophie) von einer Erweiterung der Herzkammer (Dilatation) unterschieden werden. Das Herz kann dreidimensional dargestellt werden, so daß ein räumliches Bild des Herzens entsteht. So können Fehlbildungen außergewöhnlich gut dargestellt werden.

Kernspintomographie: Abbilden des Herzens ohne Kontrastmittel über ein Magnetfeld.

Angiokardiographie (Darstellung der Herzhöhlen und der großen Gefäße mit Röntgenkontrastmittel): Ein Herzkatheter wird durch die Leistenschlagader bis in die linke Herzkammer vorgeschoben und diese mit einem Kontrastmittel gefüllt. Die Untersuchung gibt wichtige Informationen über Form, Größe und Funktion der Herzkammern und -klappen. Außerdem können Kurzschlüsse (Septumdefekte) zwischen beiden Herzhälften festgestellt werden.

Koronarangiographie: Mittels eines speziell gestalteten Katheters wird ein Kontrastmittel direkt in die Herzkranzarterien injiziert, wodurch diese röntgenologisch dargestellt und eventuelle Verengungen sichtbar gemacht werden. Die Koronarangiographie ist eine wichtige Untersuchungsmethode bei der Entscheidung über eine konservative oder chirurgische Behandlung der KHK (koronare Herzkrankheit).

Myokardszintigraphie: Dies ist ein nuklearmedizinisches Verfahren. Es wird für die Darstellung der Durchblutung des Herzmuskels verwendet. Ein Radioisotop (z. B. Thallium 201) wird i. v. injiziert. Seine Verteilung im Herzen läßt eine Beurteilung der Durchblutungs- und Stoffwechselverhältnisse zu.

Anpassungsfähigkeit des Herzmuskels

Wie alle Organe des Körpers kann sich auch das Herz vermehrten Anforderungen des Organismus in bestimmten Grenzen anpassen. Bei schwerer körperlicher Arbeit steigt der Bedarf an Sauerstoff und Nährstoffen in der Muskulatur an, der über den Blutkreislauf gedeckt werden muß.

Während der Ruhe durchströmen pro Minute ca. 3 Liter Blut das Herz, bei mäßiger körperlicher Arbeit sind es ca. 14 Liter, bei körperlichen Höchstleistungen können 21 Liter durch das Herz in Umlauf gesetzt werden. Dies bedeutet, daß sich das Herz stärker und häufiger kontrahieren muß. Bei einer länger bestehenden vermehrten Arbeitsleistung des Herzens, wie sie auch bei manchen noch zu schildernden krankhaften Zuständen vorkommt, reagiert es in ähnlicher Weise wie die Skelettmuskulatur: seine Muskelmasse nimmt zu, und zwar in der Weise, daß die einzelnen Muskelzellen dicker und länger werden. Eine zahlenmäßige Vermehrung der Muskelzellen gibt es am Herzen nicht.

Herzinsuffizienz

Die Vermehrung der Herzmuskelmasse (*Hypertrophie*) ist nur so lange möglich, wie die Blutversorgung der Herzzellen durch die Herzkranzgefäße gewährleistet wird. Das ist bis zu einem Herzgewicht von ca. 500 g der Fall. Wird diese kritische Grenze überschritten, läßt die Leistungsfähigkeit, die Kontraktionsfähigkeit des Herzens nach, da wegen der ungenügenden Sauerstoffversorgung Muskelzellen untergehen. Das Herz ist nicht mehr in der Lage, während einer Systole die Menge des angebotenen Blutes in den Kreislauf zu pumpen. Diesen Zustand nennt man allgemein **Herzversagen** oder **Herzinsuffizienz**. Die Störung entwickelt sich meist langsam und tritt zunächst nur unter besonderen Bedingungen wie körperlicher Belastung, Fieber und bei Operationen auf. Das Stadium der Herzschwäche wird deshalb *Arbeits- oder Belastungsinsuffizienz* genannt. Bei fortschreitender Schädigung des Herzens tritt die Insuffizienz schon unter Ruhebedingungen auf: *Ruheinsuffizienz*.

Die Beeinträchtigung der Herzleistung, die zum Versagen führt, kann auf einer Schädigung des gesamten Herzens oder auf einer solchen des linken oder rechten Herzanteils beruhen (Linksinsuffizienz, Rechtsinsuffizienz).

Nehmen wir an, der linke Ventrikel muß gegen einen erheblichen Widerstand Blut auswerfen. Dieser Widerstand kann durch eine *verengte Aortenklappe (Aortenstenose)* bedingt sein. Da die Stenose sich meist langsam entwickelt, hat das Herz Zeit, sich diesem Zustand anzupassen. Es tut dies, wie erwähnt, durch Hypertrophie seiner Muskulatur. Schließlich erreicht die Muskelmasse die kritische Grenze, danach läßt die Kontraktionsfähigkeit des vergrößerten linken Ventrikels nach. Von Systole zu Systole bleibt eine größere Menge von Restblut in der linken Herzkammer zurück, wodurch sich die linke Kammer zunehmend erweitert (Dilatation). Die Überfüllung der linken Kammer behindert die Entleerung des linken Vorhofes, der sich infolgedessen ebenfalls erweitert und das Blut in den Lungenkreislauf aufstaut. Solange der rechte Ventrikel unter diesen Bedingungen das Blut weiter in normaler Menge in das Lungengefäßsystem hineinpumpt, kommt es zu einer Überfüllung der Lungenkapillaren, die den Gasaustausch behindert. Die Folge ist Atemnot und mangelnde Sauerstoffsättigung des Blutes, die sich in bläulicher Verfärbung der Lippen (Zyanose) äußert (*Herzasthma*).

Die Überfüllung der Lungengefäße bewirkt schließlich den Austritt von Blutserum in die Lungenbläschen, ein Geschehen, das man *Lungenödem* nennt. Ein Lungenödem ist an schwerer Atemnot und an brodelnden, kochenden Atemgeräuschen sofort erkennbar. Dabei kann es zum Austritt von blutig-schaumiger Flüssigkeit aus dem Munde kommen. Die Lungenstauung bewirkt eine dauernde Mehrbelastung der rechten Herzkammer, die schließlich auch insuffizient wird. Die Folge ist, daß sich das Blut von der rechten Herzkammer über den rechten Vorhof und über die Hohlvenen in den venösen Kreislauf zurückstaut. Dies ist zunächst an den deutlich hervortretenden Halsvenen zu erkennen. Die Stauung kann schließlich auch hier, wie bei der Lunge geschildert, zu einem Austritt von Blutserum aus den venösen Haargefäßen in das Gewebe hinein führen. Dies zeigt sich zunächst an Flüssigkeitsansammlungen an *Knöcheln* und *Beinen* (Ödem). Drückt man derartig ödematöses Gewebe mit dem Finger ein, bleibt eine deutlich sichtbare Delle, die sich nur langsam zurückbildet. Später kommt es zu einer Ansammlung von Flüssigkeit in den *Körperhöhlen* (*Aszites* = Flüssigkeitsansammlung in der Bauchhöhle). Der Rückstau des Blutes setzt sich natürlich auch in die anderen Bauchorgane hinein fort und beeinträchtigt ihre Funktion. Die Leber ist vergrößert und verursacht Druck- und Schmerzgefühl im rechten Oberbauch. Die Stauung im *Magen-Darm-Bereich* führt zu einer Beeinträchtigung der Verdauungstätigkeit und äußert sich in Beschwerden wie Appetitmangel, Übelkeit und Verstopfung. Die *Niere* schließlich ist nicht mehr in der Lage, ausreichend Urin zu produzieren, die Urinmenge vermindert sich. Die Schädigung des Nierengewebes durch den Stau äußert sich u. a. in einer Eiweißbeimengung im Urin.

Die koronare Herzkrankheit (KHK). Sie ist die häufigste Todesursache in den Zivilisationsgesellschaften Westeuropas und der USA. Der Krankheit liegen Einengungen der Herzkranzgefäße zugrunde, die dazu führen, daß der Herzmuskel nicht mehr ausreichend mit Sauerstoff versorgt wird. Es treten anfallsweise charakteristische beklemmende und krampfartige Schmerzen am Herzen auf, die häufig in den linken Arm ausstrahlen (Angina pectoris = Herzenge). Die Einengungen der Herzkranzgefäße sind meist durch eine Gefäßverkalkung verursacht. Es können auch bestimmte Gefäßgifte (Nikotin) zu einer momentanen, evtl. zusätzlichen Verengung dieser Gefäße führen. Die Schmerzanfälle werden oftmals durch körperliche Anstrengungen, die zu einem höheren Sauerstoffbedarf des Herzens führen, oder durch Aufregungen ausgelöst.

Es bestehen deutliche Zusammenhänge zwischen der KHK und den sog. *Risikofaktoren:* hoher Blutdruck, Rauchen, Erhöhung der Blutfette (Triglyzeride und Cholesterin), Übergewicht. Entsprechend gestaltet sich auch die Vorbeugung, die möglichst frühzeitig (in der Jugend!) einsetzen sollte. Junge Menschen zu vernünftiger Lebensweise zu motivieren ist eine wichtige Aufgabe.

Die *Diagnose* wird mit Hilfe der Koronarangiographie gestellt (s. o.), wodurch eine Aussage über Lokalisation, Ausdehnung und Schweregrad der Einengung gemacht werden kann.

Behandlung des Angina-pectoris-Anfalls: z. B. Nitrate (als Zerbeißkapseln, Lutschtabletten, in Sprayform und für i. v. Anwendung usw.). Erfolgreichste medikamentöse Behandlung der KHK: Betarezeptorenblocker und Nitratpräparate. Die chirurgische Behandlung besteht in der Gefäßbypassoperation. Ein Stück einer Unterschenkelvene (V. saphena) oder der inneren Brustwandschlagader (A. mammaria interna) wird entnommen und mit ihm eine Gefäßverbindung zwischen Körperschlagader und dem (den) verengten Herzkranzgefäß(en) hergestellt. Dabei wird der verengte Anteil des Gefäßes umgangen. Ziel ist die Verbesserung der Herzdurchblutung und damit Verhinderung von Angina-pectoris-Anfällen.

Eine weitere Behandlungsmethode besteht in einer mechanischen Erweiterung der Herzkranzgefäße mit Hilfe eines Ballonkatheters (Verfahren nach Dotter).

Herzinfarkt

Der Herzinfarkt ist ein totaler Verschluß der Herzkranzarterie. Ursache ist meist ein Blutgerinnsel (Thrombus), das sich an krankhaft veränderten Gefäßwänden bildet und festsetzt. Dadurch wird der von diesem Gefäß versorgte Gewebsabschnitt des Herzens von der Ernährung ausgeschlossen, er stirbt ab, wird nekrotisch. Dies wird Herzinfarkt genannt. Der Patient fühlt plötzlich einen vernichtenden Schmerz, wagt nicht, sich zu bewegen, hat Todesangst; kalter Schweiß bricht aus, die Haut wird blaß und der Puls schwach (s. Schock S. 37 f.). Die Schwere des Zustandes hängt von der Größe des abgestorbenen Gebietes ab. Bleibt der Patient am Leben, heilt der Defekt durch Narbenbildung aus. Diese Narbe besteht aus Bindegewebe, das ja kein Herzmuskelgewebe ist, und verursacht so eine dauernde Verminderung der Leistungskraft des Herzens. Unter ungünstigen Verhältnissen kann es beim Entstehen eines Herzinfarktes zu einem Riß in der Herzwand kommen und damit zu einer tödlichen Blutung in den Herzbeutel.

Behandlung des Herzinfarktes: grundsätzlich Intensivüberwachung/Monitorüberwachung, Beheben des kardiogenen Schocks (z. B. Dopamin, Dobutrex), Beheben von evtl. auftretenden Rhythmusstörungen (z. B. Xylocain). Heute wird in zunehmendem Maße in frühen Stadien eine Lysetherapie (Auflösen der Blutgerinnsel) durchgeführt, um den frischen Thrombus wieder aufzulösen durch Streptokinase, Urokinase oder tPA (tissue plasminogen activator). Damit können ausgedehnte Herzmuskelnekrosen vermieden werden. Wichtig sind Schmerzbekämpfung, Gabe von Sauerstoff und gerinnungshemmenden Mitteln, absolute Bettruhe, sorgfältigste Pflege und konsequente Rehabilitation.

Die *Rehabilitation* nach einem Herzinfarkt ist von großer Wichtigkeit. Sie beginnt schon mit der schrittweisen, individuell angepaßten Mobilisierung des Patienten im Krankenhaus. Später kommt ein zunehmendes **Herz-Kreis-**

lauf-Training unter ärztlicher Überwachung hinzu, am besten in einem Rehabilitationszentrum für Kreislaufkranke. Wichtig ist weiterhin, daß der Patient sich auch in Zukunft cholesterin- und kalorienarm ernährt, nicht raucht und genügend Schlaf und Erholung hat. Für übergewichtige Patienten ist es von Bedeutung, das Normalgewicht zu erreichen und auch zu halten. Des weiteren können bestehende Gefäßengen durch Bypassoperationen überbrückt werden, um am Herzen die O_2-Versorgung zu verbessern.

Entzündliche Erkrankungen des Herzens

Entzündliche Erkrankungen der Herzaußenhaut (Perikarditis) treten im Zusammenhang mit rheumatischen Erkrankungen, Infektionskrankheiten usw. auf, auch bei Entzündungen des Herzmuskels und bei Herzinfarkt. Die Perikarditis kann trocken oder mit Bildung eines Ergusses ablaufen, durch Kalkablagerungen zwischen den beiden Perikardblättern kann sich ein „Panzerherz" bilden.

Entzündliche Herzmuskelerkrankungen (Myokarditis) können im Verlauf jeder Infektionskrankheit akut auftreten (Virusinfektionen, Diphtherie, Scharlach und andere Staphylokokken- oder Streptokokkenerkrankungen), sie können auch chronisch verlaufen. Es treten umschriebene oder diffuse Entzündungsherde im Herzmuskelgewebe auf, in denen Herzmuskelzellen durch die Ansiedlung der Erreger direkt oder durch ihre Gifte (Toxine) geschädigt werden. Besonders betroffen ist das Reizleitungssystem, was sich in Unregelmäßigkeiten des Herzrhythmus bemerkbar macht. Es kann sich rasch eine Herzinsuffizienz entwickeln, da die geschädigten Herzmuskelzellen ihre (Kontraktions-)Aufgabe nicht ausreichend erfüllen können.

Eine **Entzündung der Herzinnenhaut (Endokarditis)** wirkt sich besonders an den Klappensegeln aus, die ja vom Endokard gebildet werden. Sie führt zu Veränderungen an den Klappen, die eine Schlußunfähigkeit (Insuffizienz) oder eine Öffnungsunfähigkeit (Stenose) bewirken. Je nachdem, an welcher Klappe sich das krankhafte Geschehen abspielt, entsteht eine Mitralinsuffizienz oder -stenose, eine Aorteninsuffizienz oder -stenose. Die Klappenveränderungen, die im Laufe der Zeit zu einer Herzinsuffizienz führen können, nennt man erworbene Herzklappenfehler.

Es werden 2 Formen unterschieden:

1. die *rheumatische Endokarditis*. Sie kann nach einer Mandelentzündung auftreten im Sinne einer infektallergischen Mitbeteiligung;
2. die *bakterielle Endokarditis*. Hierbei werden die meist vorgeschädigten Klappen direkt von Bakterien besiedelt. Sie kann bei allgemeiner Abwehrschwäche, nach schweren Operationen und auch nach Zahnextraktionen auftreten.

Für eine gezielte antibiotische Behandlung (z. B. Penizillin) ist der Erreger-nachweis Voraussetzung.

Herzfehler

Angeborene Herzfehler werden von den **erworbenen Herzfehlern** unter-schieden. Wie oben näher dargelegt, sind die erworbenen Herzfehler als Folge von Narbenzuständen und nach entzündlichen Erkrankungen aufzu-fassen, während die angeborenen Herzfehler durch eine Fehlentwicklung des Herzens beim noch ungeborenen Kind (Embryo, Fetus) entstehen. Manche Fehler können so schwer sein, daß das Kind gar nicht lebensfähig ist, andere Kinder sind schwer krank und sterben frühzeitig, wieder andere haben nur geringe oder keine Beschwerden. Der Herzfehler wird manchmal rein zufällig entdeckt.

Zu den **angeborenen Herzfehlern** gehören, um nur einige zu nennen:

Offenes Foramen ovale: Das beim Fetus vorhandene ovale Loch zwischen den beiden Vorhöfen hat sich nicht geschlossen, Vermischung von venösem und arteriellem Blut.

Septumdefekt: unvollständige Bildung der Kammerscheidewand, auch hier Vermischung von venösem und arteriellem Blut.

Offener Ductus Botalli: Die im embryonalen Leben offene Verbindung zwischen Körperschlagader und Lungenarterie schließt sich nicht.

Aortenstenose, Pulmonalstenose: Manche der Herzfehler, besonders die Stenosen, lassen sich heute operativ beseitigen, auch ein Klappenersatz ist Routine.

Ziel *jeder Herzbehandlung* muß es sein, den Schaden, der zur Herzinsuffizi-enz führt, auszuschalten oder wenigstens zu verringern, das Herz zu stärken und seine Durchblutung zu verbessern.

Dazu gehören:

– Ruhe, flüssigkeitsarme, kochsalzfreie oder kochsalzarme Ernährung, ggf. Änderung der Lebensgewohnheiten (kein Nikotin, keine Aufregung), Gewichtsabnahme, gefäßerweiternde Mittel und spezifische Herzmittel, z. B. Digitalispräparate und Diuretika.
– Bei bestimmten Herzrhythmus- und Reizleitungsstörungen ist durch die Implantation eines elektrischen Pulsgebers eine Dauerbehandlung mög-lich (*Herzschrittmacher*). Dieser ersetzt die Funktion des Reizleitungssy-stems, wenn die autonome Erregungsbildung schwer gestört ist oder ausfällt, die Kontraktionsfähigkeit des Herzens jedoch erhalten ist. Alle gegenwärtigen Schrittmachersysteme bestehen aus dem eigentlichen Schrittmachergerät (Impulsgeber, Batterie) und der Elektrode (Impuls-überträger). Die Elektrode wird in Form eines Stimulationskatheters über

eine Vene in die rechte Herzkammer geführt. Diese Methode, die in Lokalanästhesie vorgenommen wird, ist ihrer Einfachheit wegen heute allgemein üblich. Die Batterie, die die Elektrode speist, wird im linken Teil des Abdomens oder unter dem Schlüsselbein, oberhalb der Brustmuskulatur, subkutan verlegt. Es ist möglich, eine feste, unbeeinflußbare Impulssteuerung zu wählen oder eine, die durch ein internes Kammer-EKG „dirigiert" wird (festfrequent oder demand).

Venenthrombose

Bei einer Venenthrombose hat sich an der Gefäßwand ein Pfropf aufgelagert, der aus Fibrin und Blutzellen besteht. Dieser Pfropf engt die Gefäßlichtung ein und kann sie ganz verschließen. Normalerweise gerinnt das Blut nicht innerhalb der Blutgefäße. Für eine Gerinnung sind *Veränderungen an der Gefäßwand, eine Strömungsverlangsamung des Blutes in den Venen, erhöhte Gerinnungsbereitschaft des Blutes*, besonders nach Geburten und Operationen, Bewegungsmangel, Überernährung, Ovulationshemmer („die Pille") und Viruserkrankungen verantwortlich zu machen.

Krankheitszeichen bei oberflächlich liegenden Venen: Die betroffene Vene ist als schmerzhafter, harter Strang tastbar; lokale entzündliche Reaktion.

Bei tiefer liegenden Venen: Weichteilschwellung mit Wadenschmerzen. Die Verlegung größerer Venen führt zu einer starken Schwellung des ganzen Beines oder Armes.

Die *Gefahr* der tiefen Venenthrombosen besteht in der Möglichkeit, daß ein Teil des Blutpfropfes losgelöst wird (*Embolie*); er kann dann über das rechte Herz in die Lunge verschleppt werden (*Lungenembolie*). Verlegt ein solcher Embolus die Lichtung einer Lungenarterie, so kann ganz plötzlich unter starker Atemnot, Angstgefühl und kaltem Schweißausbruch der Tod eintreten. Ist das Blutgerinnsel kleiner und verlegt einen Nebenast der Lungenarterie, so sind die Erscheinungen nicht so schwer. Der Patient klagt über stechende Schmerzen in einer Lungenseite und hat mäßige Atemnot. Diesen Zustand nennt man *Lungeninfarkt*. Das Leben des Kranken ist nicht unmittelbar bedroht.

Eine genaue *Diagnose* wird mit Hilfe folgender Untersuchungsverfahren gestellt: Phlebographie (röntgenologische Darstellung der Venen durch Kontrastmittelinjektion), Ultraschall (Doppler), Radiofibrinogentest (markiertes Fibrinogen wird injiziert und in den Thrombus eingebaut). Ein sog. Szintillationszähler registriert die Gammastrahlen.

Die *Behandlung* der Venenthrombose besteht in Gaben von gerinnungshemmenden Substanzen wie Heparin und Marcumar. Streptokinase und Urokinase sind Medikamente, die Thromben aufzulösen vermögen. Die venöse Thrombektomie ist ein chirurgisches Verfahren, um die Gerinnsel zu entfernen.

Thromboseprophylaxe: Wichtig ist eine wirksame Vorbeugung durch gewichtsreduzierende Diät (die Thrombose ist häufig bei Übergewichtigen anzutreffen), Einbinden der Beine von den Zehen bis zum Oberschenkel, besonders vor Operationen und Entbindungen, Gaben von Heparin. Bei Marcumar ist eine dauernde Kontrolle der Gerinnungsfähigkeit des Blutes unerläßlich (Quick-Wert).

Arterielle Embolie

Entsteht ein Thrombus im linken Herzen, wird das Gerinnsel über den arteriellen Kreislauf verschleppt, bis es steckenbleibt und eine Arterie verschlossen hat.

Der Kranke spürt plötzlich einen stechenden Schmerz, der nicht nachläßt. Im weiteren Gebiet des Gefäßverlaufes, meist unterhalb der betroffenen Stelle, wird das Gewebe nicht mehr durchblutet, es wird weiß und kalt. In den meisten Fällen gelingt es heute, den Embolus zu beseitigen, indem man ihn chirurgisch mittels eines speziellen Ballonkatheters entfernt oder ihn mittels Lysetherapie (s. Herzinfarkt) auflöst. Erreicht der Patient erst nach mehreren Stunden die Klinik, kommen o. g. Maßnahmen zu spät, und es bleibt nur die Amputation der betroffenen Gliedmaße.

Arterienverkalkung (Arteriosklerose)

Sie ist ein Blutgefäßleiden mit chronischem Verlauf. Dabei sind die Gefäßwände betroffen. Durch Verdickung, Verhärtung (Verkalkung) und Verlust der Elastizität kommt es zu einer Verengung der Gefäßlichtung. Ganz besonders sind die *Herzkranzgefäße*, die *Hirnarterien* und die *peripheren Arterien* betroffen. Die Gefahr der Arteriosklerose liegt in der mangelhaften Gewebsdurchblutung und in der Möglichkeit einer Thrombenbildung, aufgelagert auf den veränderten Gefäßwänden, die ihrerseits die schon eingeengte Gefäßlichtung gänzlich verschließen können. Dieses Ereignis führt dann zum Absterben des Gewebes, das von der Blutzufuhr abgeschnitten ist. Es kann zum

- *Herzinfarkt* (S. 31),
- *Hirnschlag* (Apoplexie S. 258) und zum
- *Absterben von Gliedmaßen*, z. B. der Zehen, Füße, Beine, Arme (Gangrän S. 36) kommen.

Die arterielle Verschlußkrankheit (AVK): In den Zivilisationsgesellschaften in Westeuropa und den USA nehmen die Erkrankungen der Gefäße durch arteriosklerotische Veränderungen (Gefäßwandverkalkung) nach wie vor noch zu. Fördernd für die Arterien sind erhöhte Blutfette, Bluthochdruck, Nikotin, Diabetes, Bewegungsmangel und psychischer Streß. Die arteriellen Durchblutungsstörungen werden nach Fontaine in 4 Stadien eingeteilt.

Stadium 1: Frühstadium, oft noch keine Symptome,
Stadium 2: Hinken bzw. Stehenbleiben nach kurzer Gehstrecke, sog.
    Schaufensterkrankheit (Claudicatio intermittens)
Stadium 3: Ruheschmerzen in der Wade bzw. Oberschenkel, keine Pulse an
    den Füßen mehr tastbar
Stadium 4: Absterben (Gangrän und Nekrosen) der Extremität.

Therapie: Meiden der Auslöser wie Nikotin, Überernährung usw. Verbesserung und Wiederherstellung der Durchblutungsverhältnisse. Dies kann in begrenztem Maße durch Medikamente unterstützt werden, ab Stadium 2 sollte operativ vorgegangen werden. Es gibt die Möglichkeit, die Verkalkungen auszuschälen (Endarteriektomie), kleine kurze Engstellen mit einem speziellen Ballonkatheter aufzudehnen, langstreckig verschlossene Gefäße mit einem Bypass (Vene oder spezielle schlauchförmige Kunststoffprothese) zu überbrücken. Versagen die o. g. Methoden und kommt es zum Absterben der Gliedmaße, bleibt nur die Amputation.

Bluthochdruck (Hypertonie)

Die arterielle Hypertonie zählt in der ärztliche Praxis zu den häufigsten Erkrankungen. Sie steht in engem Zusammenhang mit der Entstehung von Herzinfarkt, Hirnschlag und Niereninsuffizienz. Diese Krankheiten treten besonders bei unbehandelten Hochdruckkrankheiten auf. In der Beurteilung der Blutdruckwerte richtet man sich nach der WHO-Definition:

Normbereich:	systolisch:	bis 139 mmHg
	diastolisch:	bis 89 mmHg
Grenzbereich:	systolisch:	140−159 mmHg
	diastolisch:	90−94 mmHg
Hypertonie:	systolisch:	160 mmHg und höher oder
	diastolisch:	95 mmHg und höher

Es werden zwei Hauptformen unterschieden:

1. Die primäre, essentielle Hypertonie, ohne erkennbare organische Ursachen. Sie kommt am häufigsten vor (über 80%); eine angeborene Veranlagung scheint für ihre Entstehung eine große Rolle zu spielen.
2. Die sekundäre, symptomatische Hypertonie, als Folge bestimmter Grundkrankheiten (z. B. bei Störungen im Nierenbereich, im Herz-Gefäß-System, bei bestimmten endokrinen Erkrankungen, in der Schwangerschaft als Schwangerschaftshochdruck).

Man unterscheidet ferner zwischen:

– labilem Hochdruck (die Blutdruckwerte schwanken zwischen normal und erhöht) und
– stabilem und fixiertem Hochdruck (die Werte sind dauernd, wenn auch unterschiedlich erhöht).

Der Schweregrad einer Hypertonie hängt von den Organveränderungen ab, die als Folge der Blutdrucksteigerung auftreten:

– am Herzen: Hypertrophie und Insuffizienz, Dilatation, Herzinfarkt;
– an den Extremitäten: arterielle Verschlußkrankheit;
– an den Nieren: arteriosklerotische Schrumpfniere;
– am Gehirn: Hirninfarkt infolge Gefäßverschluß, Massenblutung, Hirnschlag (Apoplex).

Die Hirnveränderungen gehören zu den häufigsten Todesursachen des Hypertonikers.

Symptome: Hochdruckkranke Menschen können lange Zeit beschwerdefrei sein. Erst wenn Veränderungen am Herzen, Gehirn und an den Nieren entstanden sind, treten deutliche Symptome auf (s. o.).

Behandlung: Die Therapie richtet sich stufenweise nach dem Schweregrad der Blutdruckerhöhung. Zusätzlich werden eventuelle Begleiterkrankungen wie Herzinsuffizienz, koronare Herzerkrankung, Rhythmusstörungen und Stoffwechselerkrankungen berücksichtigt.

Im Vordergrund stehen Gewichtsnormalisierung, salzreduzierte Kost, Regulieren der Lebensweise (wenig Alkohol, Rauchen aufgeben, Streßbewältigung), Beseitigung von Risikofaktoren, wie erhöhte Blutfette, Einstellen des Diabetes mellitus usw.

Bei ständiger Blutdruckerhöhung müssen zu o. g. Maßnahmen Medikamente verabreicht werden. Zur Zeit werden hauptsächlich 4 Medikamentengruppen angewandt (Diuretika, Betablocker, Kalziumantagonisten und ACE-Hemmer). In leichten Fällen reicht eine sog. Monotherapie (Verabreichung eines dieser Medikamente). Führt dies nicht zur Blutdrucksenkung, muß der Arzt unter Berücksichtigung der Nebenerkrankungen Kombinationen individuell für den Patienten zusammenstellen.

Schock

Dieser Begriff wird in der Bevölkerung meist fälschlicherweise für die banale körperliche Reaktion (Zittern, Schweißausbruch, momentaner Verlust der Konzentrationsfähigkeit) auf ein plötzlich eingetretenes schreckliches Ereignis gebraucht. Es heißt: „Er erlitt einen Schock."

Medizinisch gesehen ist der Schock ein lebensbedrohliches Krankheitsbild. Es handelt sich um eine *akute Minderdurchblutung lebenswichtiger Organe.* Daraus entsteht ein Mißverhältnis zwischen Sauerstoffangebot und Sauerstoffbedarf. Es kommt zur Anhäufung von Abbauprodukten des Zellstoffwechsels, da diese nicht mehr in ausreichendem Maße abtransportiert werden können.

Wir unterscheiden nach der Art der Entstehung und der betroffenen Organsysteme verschiedene Schockformen (4 Hauptgruppen):

– *Volumenmangelschock* (Blutverlust, Wasserverlust),
– *kardiogener Schock* (Herzversagen bei Herzinfarkt oder Lungenembolie),
– *septischer Schock* (schwere Infektionskrankheit),
– *allergischer Schock* (schwere Unverträglichkeitsreaktion bei Allergien).

Das Schockgeschehen soll hier anhand des Volumenmangelschocks (Blutverlust) erklärt werden:

Eine der wesentlichen Aufgaben des Blutes ist die Versorgung des Organismus mit dem lebensnotwendigen Sauerstoff. Geht eine größere Menge Blut verloren, ist die ausreichende Versorgung des Gewebes mit Sauerstoff nicht mehr sichergestellt. Besonders empfindlich gegen Sauerstoffmangel sind gerade die wichtigen Organe des Körpers: das Gehirn und das Herz. Um diesen Organen ausreichend Sauerstoff zur Verfügung zu stellen, muß die noch vorhandene Blutmenge so verteilt werden, daß Gehirn und Herz auf Kosten weniger lebenswichtiger Organe ausreichend durchblutet werden. Diese Verschiebung der Durchblutung zugunsten von Gehirn und Herz wird *Zentralisation des Kreislaufs* genannt. Sie wird durch Ausschüttung von Adrenalin und Noradrenalin aus dem Nebennierenmark erreicht. Diese Hormone bewirken neben einer Beschleunigung der Herztätigkeit eine Verengung der kleinen Blutgefäße (Arteriolen) der Haut, der Muskulatur, der Nieren, des Magen-Darm-Kanals und der Leber. Durch die Verengung der Arteriolen in den genannten Bezirken wird deren Durchblutung stark gedrosselt, das „eingesparte Blut" steht Herz und Gehirn zur Verfügung. Den bisher geschilderten Vorgängen entsprechen die Symptome, die der Schockkranke zeigt. Infolge der Verengung der Arteriolen ist die Haut fahl, blaß und kalt. Als Zeichen des Sauerstoffmangels bestehen Lufthunger und Unruhe. Der Puls ist beschleunigt, um das noch vorhandene Blut schneller durch den Kreislauf zu treiben und schneller mit Sauerstoff zu beladen.

Kann die Blutung nicht rechtzeitig gestillt oder das verlorene Blut nicht durch Transfusionen ersetzt werden, so wird auch das Herz durch den Sauerstoffmangel geschädigt. Seine Kraft läßt nach, der Blutdruck sinkt ab. Dieser Zustand ist für den Patienten bereits lebensgefährlich.

Bleibt der Zustand der oben beschriebenen Zentralisation des Kreislaufs bestehen, so können schon nach Stunden weitere schwerwiegende Komplikationen eintreten. Durch die Drosselung der Arteriolen fließt das Blut sehr langsam durch die Kapillaren. Dies kann zur Zusammenballung von roten Blutkörperchen und Blutplättchen führen, die Kapillaren werden verstopft. Die Minderdurchblutung der Leber und der Nieren schädigt diese Organe in ihrer Funktion. Stoffwechselprodukte werden nicht mehr vollständig abgebaut bzw. entgiftet und ausgeschieden. Die Folge ist eine Übersäuerung des Blutes (Azidose), ein Zustand, der weitere Komplikationen nach sich zieht.

Sinkt der Blutdruck unter einen systolischen Wert von 80 mmHg, so kann die Niere infolge mangelnden Druckes keinen Primärharn mehr filtrieren, die Urinproduktion kommt zum Erliegen (Anurie). Dadurch häufen sich weitere giftige Stoffwechselprodukte im Blut an (Urämie). Hat der Schockzustand dieses Stadium erreicht, ist das Schicksal des Patienten in der Regel besiegelt.

Die Komplikationen, die ein Schockzustand hervorruft, sind noch um vieles zahlreicher, als sie hier dargestellt werden können. Es wurde jedoch an einem Beispiel versucht, einen Einblick in die komplizierten Geschehnisse, die den ganzen Organismus betreffen, zu geben.

Behandlung des Schocks siehe Kap. Erste Hilfe, S. 252.

Atmungsorgane

Äußere und innere Atmung

Die Atmung ist ein lebensnotwendiger Vorgang. Sie dient dem Gasaustausch. Sauerstoff wird aus der Luft aufgenommen und das vom Körper gebildete Abbauprodukt Kohlendioxid (CO_2) wird abgegeben. Man unterscheidet die äußere Atmung (Lungenatmung) und die innere Atmung (Gewebeatmung).

Äußere Atmung oder Lungenatmung: Die sauerstoffreiche Einatmungsluft gelangt über die Atemwege in die Lunge. Dort wird der Sauerstoff an die roten Blutkörperchen abgegeben. Umgekehrt wird Kohlendioxid, das mit dem venösen Blut zur Lunge gelangt, an diese abgegeben, ausgeatmet und damit aus dem Körper entfernt.

Innere Atmung oder Gewebeatmung: Die mit Sauerstoff (O_2) beladenen roten Blutkörperchen bringen den Sauerstoff zu den Gewebezellen. Diese nehmen ihn auf und geben das während der Zellarbeit entstandene Abfallprodukt Kohlendioxid an das Blut ab.

Obere und untere Atemwege (Bau und Funktion)

Die Atemwege werden in obere (Nasenhöhle, Rachen) und untere Atemwege (Luftröhre, Bronchien) eingeteilt. Zwischen beiden liegt der Kehlkopf, das stimmbildende Organ.

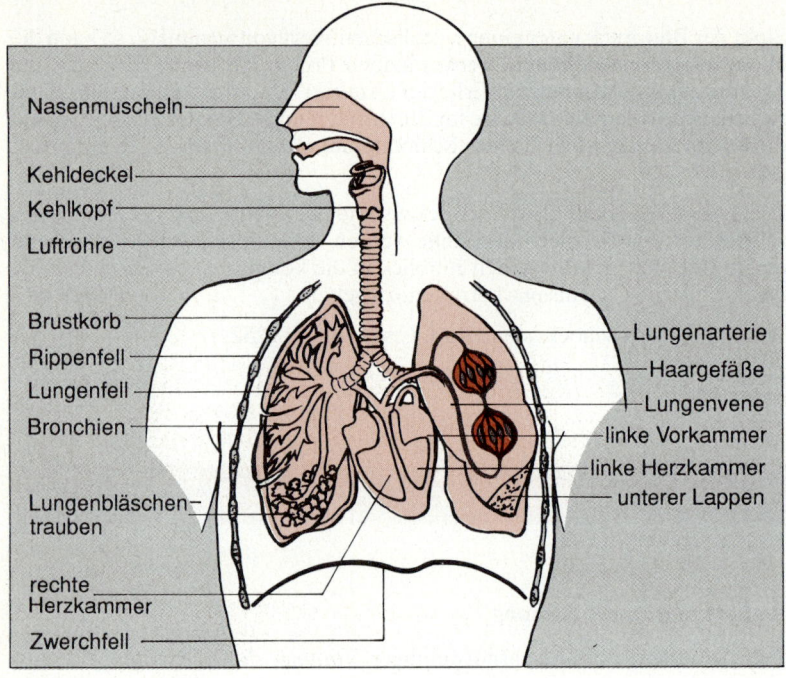

Nasenmuscheln

Kehldeckel
Kehlkopf
Luftröhre

Brustkorb
Rippenfell
Lungenfell
Bronchien

Lungenbläschen-
trauben

rechte
Herzkammer
Zwerchfell

Lungenarterie
Haargefäße
Lungenvene
linke Vorkammer
linke Herzkammer
unterer Lappen

Abb. 1.7 Atmungsorgane

Nase

Die Nasenhöhlen, durch die die eingeatmete Luft in den Organismus eintritt, sind durch die Nasenscheidewand voneinander getrennt. Die Scheidewand ist im hinteren Abschnitt knöchern, im vorderen Abschnitt knorpelig. Durch das knöcherne Dach der Nasenhöhlen treten die Riechfäden, die in den Riechzellen der Nasenschleimhaut enden, ein. Die Nase ist das Riechorgan des Menschen. Der Boden der Nasenhöhle liegt über der Gaumenplatte. An den Seitenwänden befinden sich die 3 Nasenmuscheln. Sie sind durch zarte Knochenleisten gebildet, die mit einer dicken gefäßreichen Schleimhaut überzogen sind. Zwischen den Nasenmuscheln verlaufen die 3 Nasengänge.

Im unteren Nasengang mündet der Tränennasenkanal, der Abflußkanal der Tränendrüsen (Naseputzen beim Weinen). In den mittleren Nasengang münden die Nasennebenhöhlen (Stirnhöhle, Oberkieferhöhle). Diese enge Beziehung erklärt die Tatsache, daß Entzündungen der Nasenschleimhaut auf die Nebenhöhlen übergreifen können. Die Nebenhöhlen sind von einer Schleimhaut ausgekleidet. Zahlreiche Becherzellen und kleine Drüsen produzieren den Nasenschleim und feuchten damit die Einatmungsluft an. Die bindegewebige Schicht der Schleimhaut ist sehr reich an Gefäßen. Diese können die Schleimhaut rasch zum Anschwellen bringen. Sie sind auch verantwortlich für die Erwärmung der Einatmungsluft. Der Schleimüberzug ermöglicht zusammen mit den borstigen Haaren am Naseneingang die Reinigung der Luft, da die Staubpartikel haften bleiben.

Rachen

Die Atemluft gelangt aus den Nasenhöhlen in den Rachen (Pharynx). Hier kreuzt sie den Speiseweg, der von der Mundhöhle zur hinten gelegenen Speiseröhre zieht. Die Atemluft nimmt ihren weiteren Weg zum vor der Speiseröhre gelegenen Kehlkopf. In den Nasen-Rachen-Raum mündet die Ohrtrompete, eine Verbindung zwischen Paukenhöhle (Mittelohr S. 191) und Rachenhöhle. Sie ermöglicht einen Luftdruckausgleich zwischen beiden Hohlräumen. Am Rachendach befindet sich die Rachenmandel, die aus lymphatischem Gewebe besteht und der Infektabwehr dient (Gaumenmandeln s. Mundhöhle, S. 56).

Kehlkopf

Er ist das Stimmorgan des Menschen. Sein Gerüst besteht aus den Kehlkopfknorpeln. Hinzu kommen Muskeln und Bänder, die für die Beweglichkeit des Kehlkopfes und für die Stimmbildung verantwortlich sind.

Die Kehlkopfknorpel heißen:

Ringknorpel: Er liegt an unterster Stelle und trägt die übrigen Knorpelplatten. Er gleicht einem Siegelring, dessen Bogen vorn, dessen Platte hinten liegt.

Schildknorpel: Er ist mit dem unter ihm liegenden Ringknorpel gelenkig verbunden. Er liegt vorn und besteht aus zwei viereckigen Platten, die vorn in einem spitzen Winkel zusammenstoßen. Dieser ist beim Mann stärker ausgeprägt als bei Frauen und Kindern („Adamsapfel").

Die *paarigen Stellknorpel:* Auch sie sitzen dem Ringknorpel gelenkig auf. Sie haben einen nach vorn gerichteten Fortsatz (Stimmfortsatz). An ihm sind die beiden Stimmbänder befestigt, die an der Innenseite des Schildknorpels entspringen.

Der *Kehldeckelknorpel* verschließt den Kehlkopf nach oben und verhindert, daß Speisen durch den Kehlkopf in die Luftröhre gelangen. Geschieht dies doch einmal (Verschlucken), tritt ein starker Hustenreflex auf, durch den die Atemwege wieder freigehustet werden.

In die Muskulatur des Mundbodens ist das Zungenbein eingelassen. Mit ihm ist der ganze Kehlkopf durch eine bindegewebige Membran verbunden, wodurch beim Schlucken der Kehlkopf mitbewegt wird.

Zwischen den beiden Stimmbändern befindet sich die Stimmritze, die bei der Atmung weit, bei der Stimmgebung eng ist. Beim Sprechen und Singen geraten durch den Luftstrom die Stimmbänder in Schwingung und erzeugen Töne. Die Tonhöhe jedoch wird durch den Spannungszustand der Stimmbänder gegeben. Dieser kann durch entsprechende Einstellungen der Stellknorpel verändert werden. Der Kehlkopf ist mit einer zarten empfindlichen Schleimhaut ausgekleidet. Der Überzug der Stimmbänder jedoch besteht wegen der mechanischen Beanspruchung nicht aus Schleimhaut, sondern aus Plattenepithel und hat deswegen eine weiße Farbe.

Das Innere des Kehlkopfes kann durch Spiegelung untersucht werden.

Luftröhre (Trachea)

Die Luftröhre ist der erste Abschnitt der unteren Luftwege. Sie liegt vor der Speiseröhre, teils im Halsgebiet, teils im Brustraum. Die Wand der Luftröhre besteht aus Bindegewebe und Muskelschichten und ist durch eingelagerte Knorpelspangen verstärkt, so daß die Lichtung immer offen gehalten wird und die Luftzufuhr zu den Lungen gewährleistet ist. Innen ist die Trachea von Schleimhaut ausgekleidet.

Bronchien

In der Höhe des 5. Brustwirbels gabelt sich die Luftröhre in einen rechten und einen linken Ast, die Stammbronchien. Der linke Bronchus verläuft weniger steil abwärts als der rechte. Der linke wird vom Aortenbogen überquert. Die Stammbronchien treten an den Lungenwurzeln unmittelbar in die Lungen ein. Hier beginnt das weitverzweigte System des Bronchialbaumes.

Der rechte Stammbronchus verzweigt sich in 3 Hauptäste, der linke in 2 Äste. Diese teilen sich dann immer weiter auf wie die Äste eines Baumes. Die einzelnen Ästchen werden dabei immer zahlreicher und feiner. Die Endbronchien schließlich gehen unmittelbar in das atmende Lungengewebe über.

Alle Bronchien entsprechen in ihrem Bau mit dem inneren Schleimhautüberzug dem der Luftröhre. In den feinsten Verzweigungen, den sog. Bronchioli, fehlen allerdings die Knorpeleinlagerungen. Statt dessen findet sich reichlich glatte Muskulatur. (Ein Krampf dieser Muskelfasern liegt beim Asthma bronchiale vor, S. 48.)

Lungen

Die Lungen sind paarig angelegt. Man spricht von der rechten und linken Lunge bzw. vom *rechten und linken Lungenflügel.* Sie liegen im Brustraum und sind durch den Mittelfellraum voneinander getrennt. Sie folgen in Form und Größe elastisch jeder Vergrößerung oder Verkleinerung des Brustraumes. Die Lungenunterfläche liegt dem Zwerchfell auf und macht seine Bewegungen mit, was für die Atmung von Bedeutung ist. Von der Mittelfellseite her treten die Hauptbronchien, Blut- und Lymphgefäße und Nerven in die Lungen ein. Auch befinden sich hier viele Lymphknoten. Bei entzündlichen Erkrankungen der Lungen vergrößern sie sich und sind dann röntgenologisch nachweisbar. Man bezeichnet diese Stelle als Lungenwurzel oder Hilus.

Das luftleitende Bronchialsystem geht mit den Endbronchien in das System der Lungenbläschen (Alveolen) über. Hier findet der Gasaustausch statt.

Sämtliche Lungenbläschen, die von einem Bronchiolus abhängen, bilden ein Lungenläppchen (mit einem Durchmesser von ca. 1−1,5 cm). Ein einzelnes Lungenbläschen hat einen Durchmesser von ca. 0,2 mm. Beide Lungen zusammen haben 2 Mill. Lungenbläschen und damit für den Gasaustausch eine Fläche von ca. 200 m^2 zur Verfügung.

Die Wand eines Lungenbläschens besteht aus einem flachen Epithel, das für die Atemgase durchlässig ist. Durch ein Netz feinster elastischer Bindegewebsfasern erhält die Bläschenwand die nötige Elastizität. Außen sind die Bläschen von einem Netz feinster Haargefäße umsponnen. Dieses Haargefäßnetz ist Anfangs- und Endstation des Lungenkreislaufes. In ihm wird zum einen dem vom rechten Herzen kommenden Blut das Kohlendioxid entzogen. Es diffundiert von den Kapillaren in die Alveolen, von wo es mit der Atmungsluft nach außen gelangt. Zum anderen wird das Blut nach demselben Mechanismus mit Sauerstoff beladen. Er stammt aus der Einatmungsluft und diffundiert durch die Alveolenwand in die Kapillaren hinein, von wo er schließlich mit dem Blutkreislauf über das linke Herz zu allen Organen gebracht wird.

Außer diesem dem Gasaustausch dienenden Kapillarnetz besitzen die Lungen noch Eigengefäße, die der Versorgung der Bronchien und des gesamten Lungengewebes dienen. Das Lungengewebe muß, wie alle übrigen Organe, mit Sauerstoff versorgt und von Kohlendioxid befreit werden. Diese Gefäße werden Bronchialarterien und Bronchialvenen genannt.

Schließlich sind die Lungen von Lymphgefäßen durchzogen, in denen Staubpartikel, Bakterien usw. zu den Lymphknoten transportiert werden, die am Hilus als Filter wirken.

Brustfell

Die Lungenoberfäche einschließlich der Lungenwurzel ist von einer dünnen, glatten Membran, dem Lungenfell, überzogen. Am Lungenhilus schlägt sich dieses Lungenfell auf die innere Brustwand um und überzieht auch diese. Es entsteht so ein doppelwandiger Sack, in dem die Lungen stecken. Man nennt ihn Brustfell oder Pleura. Die Membran, die der Lunge aufliegt, wird Lungenfell genannt, die Membran, die der inneren Brustwand aufliegt, Rippenfell. Zwischen beiden befindet sich ein feiner Spalt, der von einer klaren Flüssigkeit ausgefüllt ist. Diese Flüssigkeit wird von den Deckzellen des Brustfelles abgesondert. Dadurch ist eine reibungslose Verschieblichkeit der Lungenoberfläche gegen die Brustwand gewährleistet, denn die Lungen folgen bei der Atmung jeder Bewegung des Brustkorbes.

Im Brustfell verlaufen zahlreiche schmerzleitende Nervenfasern. So erklärt sich, daß das Brustfell im Gegensatz zum Lungengewebe schmerzempfindlich ist.

Beim Einatmen erweitert sich der Brustraum. Damit dehnen sich die Lungen aus. Frische Luft gelangt in die Alveolen. Beim Ausatmen wird verbrauchte Luft aus den Lungen ausgepreßt, der Brustraum zieht sich zusammen, das Lungenvolumen verkleinert sich.

Die Weite des Brustraumes wird von der Stellung der Rippen und der Spannung des Zwerchfelles bestimmt. Das Gerüst des Brustkorbes läßt sich aufgrund seiner gelenkigen Verbindung zu Wirbelsäule und Brustbein sowohl zur Seite als auch nach vorn anheben. Zur Erweiterung des Brustraumes bei der Einatmung werden die Rippen angehoben. Dies geschieht durch die äußeren Zwischenrippenmuskeln, die in der Außenwand des Brustkorbes zwischen den Rippen verlaufen. Gleichzeitig senkt sich die Zwerchfellkuppel, das Zwerchfell wird angespannt.

Ist die Einatmung beendet, beginnt unwillkürlich die Ausatmung. Es läßt der Zug der äußeren Zwischenrippenmuskeln nach, der Brustkorb sinkt infolge seiner Elastizität in sich zusammen, die inneren Zwischenrippenmuskeln vervollständigen als Gegenspieler der äußeren Zwischenrippenmuskeln die Senkung der Rippen. Das Zwerchfell entspannt sich, seine Kuppel tritt hoch, der Brustraum verkleinert sich.

Bei vertiefter Einatmung werden benachbarte Muskelgruppen des Halses, des Rumpfes und des Schultergürtels eingesetzt; bei verstärkter Ausatmung vor allem die Bauchmuskeln. Auch die Wirbelsäule bewegt sich bei der Atmung mit. Deutlich sichtbar wird dies bei der tiefen Einatmung, bei der man sich aufrichtet und den Oberkörper nach hinten legt. Bei tiefer Ausatmung beugt man sich etwas vor.

Das *Zwerchfell* ist ein flächenhafter, in der Mitte sehniger Muskel, der die Brusthöhle von der Bauchhöhle trennt.

Erkrankungen der Atmungsorgane

Untersuchungsmethoden

Perkussion: Darunter versteht man das Beklopfen des Brustkorbes, um aus der Verschiedenheit des Schalles die Lungen- und Herzgrenzen zu bestimmen. Auch krankhafte Zustände wie Lungenentzündung, Pleuraergüsse usw. können auf diese Weise erkannt werden.

Auskultation: Behorchen der im Brustraum entstehenden Schallzeichen wie Atemgeräusche und Herztöne. Rassel- und Reibegeräusche entstehen bei krankhaften Veränderungen des Lungengewebes, zusätzliche Herzgeräusche vorwiegend bei Erkrankungen der Herzklappen.

Sputumuntersuchung: Beurteilung der Beschaffenheit und der Menge des von der Lunge abgesonderten Schleimes (Sputum). Üblicherweise wird das Sputum in einem Sputumbecher gesammelt. Sollen im Sputum krankmachende Keime nachgewiesen werden, muß es in ein steriles Gläschen oder Schälchen gehustet und dann im Labor untersucht werden.

Abstriche: Von Belägen der Mundschleimhaut und der Mandeln können mit einem sterilen Watteträger vorsichtig Abstriche gemacht werden, die ebenfalls auf krankmachende Keime untersucht werden.

Tuberkulintest: Hauttest am Unterarm zum Nachweis einer Tuberkuloseerkrankung.

Sonographie (Ultraschalluntersuchung): Heute schonendste Untersuchung zum Feststellen von Flüssigkeitsansammlungen in der Pleurahöhle. So können unter sonographischer Kontrolle diese Ergüsse punktiert werden.

Pleurapunktion: Mit einer Nadel wird der Pleuraraum, in dem sich bei verschiedenen Erkrankungen eine übermäßige Flüssigkeitsansammlung befinden kann (Pleuraerguß), punktiert. Anschließend kann die Flüssigkeit z. B. auf Krankheitserreger oder bösartige Zellen untersucht werden. Es wird das spezifische Gewicht bestimmt. Man spricht von Exsudat, wenn das Gewicht > 1015 g/l (mehr Eiweiß) ist und von Transsudat, wenn es niedriger ist (weniger Eiweißstoffe).

Lungenfunktionsprüfung: Mit ihr werden die Mechanik und der Gasaustausch der Lungen in Ruhe und unter Belastung geprüft (u. a. werden folgende Geräte dabei verwendet: Spirometer, Ganzkörperplethysmograph). Mit Hilfe von Labortests (Blutgasanalysen) wird der Gehalt des Blutes an Atmungsgasen bestimmt.

Röntgenuntersuchung der Lunge: Durchleuchtung und Röntgenaufnahmen.

Bronchoskopie: Durch ein Spezialendoskop ist eine direkte Betrachtung des Bronchialsystems von innen möglich.

Thorakoskopie: Spiegelung des Lungenfellraumes mit der Möglichkeit, kleine Gewebeproben zu entnehmen.

Mediastinoskopie: Spiegelung des Lungenmittelfellraumes.

Bronchographie: Durch die Bronchographie kann das Bronchialsystem röntgenologisch dargestellt werden. Ein leicht resorbierbares Kontrastmittel wird in den betroffenen Bronchialabschnitt mittels Schlauch eingebracht.

Lungenszintigraphie: Sie ermöglicht die Beurteilung der Lungenbelüftung (Ventilationsszintigraphie) und der Lungendurchblutung (Perfusionsszintigraphie). Sie ist ein nuklearmedizinisches Verfahren und von besonderer Bedeutung bei der Diagnose der Lungenembolie und des zentralen Bronchialkarzinoms.

Computertomographische Untersuchung: schichtweise durchgeführte Röntgenaufnahmen, die eine Übersicht über Veränderungen im ganzen Brustraum geben.

Kernspintomographie: Darstellung besonders der Weichteilgewebe im magnetischen Feld.

Gefäßdarstellung (Angiographie): Kontrastmitteleinspritzung in die Lungenschlagader, in die große Hohlvene und in die Körperschlagader. Die Gefäße werden dann röntgenologisch dargestellt.

Nasenbluten

Nasenbluten tritt meist an der Stelle im Naseninnern auf, wo Haut und Schleimhaut vorn an der Nasenscheidewand ineinander übergehen. Dort befinden sich starke, oberflächlich liegende Venen, die bei plötzlich erhöhtem Blutdruck, aber auch bei Nasenbohren und sonstigen Verletzungen zu bluten beginnen.

Behandlung:

– festes Zusammendrücken der äußeren Nase,
– Tamponade (Ausstopfen der Nase mit einem sterilen Gazestreifen),
– Verschorfung des blutenden Gefäßes mit Elektrokauter.

Schnupfen

Der am häufigsten auftretende Schnupfen ist durch ein Virus verursacht.

Die *Symptome* sind jedem hinlänglich bekannt: Kratzen und Brennen im Nasen-Rachen-Raum, Niesen, wäßrig-schleimige Absonderung (Sekretion), herabgesetztes Geruchs- und Geschmacksvermögen, Behinderung der Nasenatmung durch Schwellung der Nasenschleimhaut, Kopfschmerzen, Druck auf den Ohren.

Behandlung: Abschwellen der Nasenschleimhaut durch Dampfbäder mit Kamillenzusatz und schleimhautabschwellende Medikamente (Nasentropfen).

Die banale Erkrankung heilt meist binnen weniger Tage ab. Sie kann aber auch zu Komplikationen führen, so z. B. zu den sog. Nebenhöhlenentzündungen, die durch starke Stirnschmerzen gekennzeichnet sind. Die Nebenhöhleneiterungen gehen mit hohem Fieber und starken Stirn- oder Oberkieferschmerzen einher. Sie bedürfen intensiver Behandlung.

Heuschnupfen

Der Heuschnupfen ist eine allergische Erkrankung, die durch eine Überempfindlichkeit gegenüber dem Blütenstaub bestimmter Pflanzen verursacht wird. Dementsprechend tritt der Heuschnupfen während der Blüte der jeweiligen Pflanze auf, nach Beendigung der Blütezeit klingt er wieder ab.

Die *Symptome* sind dieselben wie beim Virusschnupfen, jedoch stärker ausgeprägt. Hinzu kommt oft eine starke Augenbindehautentzündung.

Behandlung: Sie kann sehr schwierig sein und gehört in die Hand eines auf allergische Krankheiten spezialisierten Arztes. Besserung kann durch schleimhautabschwellende Mittel, allergiemindernde Mittel (Mastzellenblocker und Kortisonpräparate) erreicht werden. Nach genauer Austestung kann eine Desensibilisierungstherapie unter ärztlicher Kontrolle durchgeführt werden.

Angina

Die Entzündung der Gaumenmandeln (Tonsillitis) gehört zu den häufig auftretenden Erkrankungen und kann Menschen jeden Lebensalters befallen, sehr oft jedoch Kinder und Jugendliche.

Ursache: meist Streptokokken und Staphylokokken.

Symptome: Die Entzündung der Mandeln kann verschiedene Schweregrade aufweisen. Zur Rötung und Schwellung können eitrige Stippchen und festhaftende Beläge hinzukommen.

Die Angina geht meist mit hohem Fieber einher, der Patient fühlt sich sehr krank und klagt über Schluckbeschwerden und Halsschmerzen. Seine Sprache ist kloßig. Die Lymphknoten am Kieferwinkel sind geschwollen und druckschmerzhaft.

Behandlung: Bettruhe, feuchtwarme Halswickel, Mundspülungen, Antibiotika bei hohem Fieber oder drohenden Komplikationen. Jede Angina muß ernst genommen werden. Durch die Gifte (Toxine) der Bakterien können auch an besonders lebenswichtigen Organen wie an Herz, Nieren und Gelenken schwerwiegende Schäden entstehen. Eitrige Anginen können am Herzen sowohl zu Entzündungen des Herzmuskels als auch zu Entzündungen der Herzinnenhaut führen. Als Folge einer Entzündung an den Herzklappen können Narbenveränderungen zurückbleiben, die zum Herzfehler werden (erworbener Herzfehler). Daraus ergibt sich eine erhebliche Beeinträchtigung von Funktion und Leistung des Herzens (S. 32 f.).

Die Komplikation einer entstehenden Nierenschädigung kann akut (beidseitige Nierenentzündung) oder chronisch mit darauffolgender Schädigung und Auswirkung auf Blutdruck und Kreislauf sein.

Eine Entfernung der Tonsillen ist bei gehäuft auftretenden Anginen oder bei chronisch veränderten Gaumenmandeln, die als Herde wirken, angezeigt.

Akuter Luftröhrenkatarrh (Tracheitis, Bronchitis)

Es handelt sich hierbei um eine Schleimhautentzündung der Luftröhre und der Bronchien, die durch krankmachende Erreger oder auch durch chemisch-physikalische Reize, z. B. bestimmte Chemikalien (Säuredämpfe) und Nikotin, verursacht wird.

Symptome: Husten, Gefühl von Wundsein hinter dem Brustbein, Brust- und Rückenschmerzen durch die dauernde Beanspruchung der Brust- und Rückenmuskulatur beim Husten. Der Husten kann zunächst trocken, später von Auswurf begleitet sein. Fieber und allgemeine Abgeschlagenheit kommen hinzu.

Behandlung: im akuten Stadium Bettruhe, fiebersenkende Mittel, heiße Getränke, Hustensäfte, feuchte Luft im Krankenzimmer, bei eitrigem Schleim Antibiotika.

Chronische Bronchitiden können bei Herzinsuffizienz auftreten, ebenso bei der Lungenblähung (S. 50 f.)

Asthma bronchiale

Damit wird ein Krankheitsbild bezeichnet, bei dem es zu anfallsweise auftretender Atemnot kommt, wobei besonders die Ausatmung erschwert ist. Zugrunde liegt ein Krampf der Bronchialmuskulatur und eine Schwellung der Bronchialschleimhaut. Diese produziert einen zähen Schleim, wodurch eine weitere Einengung der Atemwege zustande kommt.

Ursache: Überempfindlichkeit (Allergie) gegen bestimmte Stoffe („Hausstaub", Tierhaare, Arzneimittel, Fisch, Primeln, Erdbeeren usw.). Man bezeichnet die auslösenden Stoffe als Allergene. Die Bereitschaft zu allergischen Erkrankungen ist erblich. Außerdem spielt bei vielen Asthmatikern eine psychische Komponente eine nicht unerhebliche Rolle.

Behandlung: Suche nach den Stoffen, die die Überempfindlichkeit hervorrufen. Am besten wäre es, wenn der Kontakt mit entsprechenden Stoffen ausgeschaltet werden könnte. Dies ist oft sehr schwer (z. B. Hausstaub). Unter solchen Umständen muß eine sog. Desensibilisierung versucht werden.

Der akute Asthmaanfall wird durch Gaben von krampflösenden Mitteln (in Sprayform) und Kortisonpräparaten behandelt. Auch Medikamente, die den zähen Schleim verflüssigen, sowie beruhigende Maßnahmen erweisen sich als hilfreich.

Lungenentzündung (Pneumonie)

Die Lungenentzündung ist eine akute Infektion des Lungengewebes. Ist ein ganzer oder sind mehrere Lungenlappen befallen, so spricht man von einer lobären Pneumonie (Lappenpneumonie), sind nur einzelne Läppchengruppen befallen, von einer herdförmigen Pneumonie. Bronchopneumonie nennt man den Zustand, wenn die den Bronchien unmittelbar benachbarten Lungenbläschen befallen sind.

Als *Erreger* kommen Bakterien in Frage wie verschiedene Kokkenarten (Staphylokokken, Streptokokken und besonders Pneumokokken), aber auch Viren.

Disponierende Faktoren, d. h. Bedingungen, unter denen die Krankheit leicht Fuß fassen kann, sind Erkältungen, Unterernährung, chronischer Alkoholmißbrauch, Fremdkörper in den Atemwegen (z. B. durch Aspiration von Erbrochenem bei frisch operierten Patienten, bei Bewußtlosen, aber auch durch unvorsichtiges Einführen eines Magenschlauches) oder schlechte Beatmung der unteren Lungenpartien (bei Bettlägerigen).

Die Erreger dringen gewöhnlich auf dem Luftweg in die Lunge ein (in manchen Fällen auf dem Blutwege) und setzen sich in den Lungenbläschen fest, wo sie sich vermehren und durch ihre Stoffwechselprodukte eine Entzündung hervorrufen.

Symptome: häufig Schüttelfrost, Fieber, Nasenflügelatmen, Kopfschmerzen, heftige Schmerzen in der betreffenden Brustseite, Husten mit anfänglich rosa, später rostbraunem Sputum (infolge Beimengung roter Blutkörperchen).

Bei alten oder streng bettlägerigen Patienten besteht die Möglichkeit der Entstehung einer hypostatischen Pneumonie. Durch die Bewegungseinschränkung des Patienten sind die unteren Lungenpartien schlecht belüftet, was einer Infektion Vorschub leistet. Dasselbe gilt auch für operierte Patienten, die infolge Schmerzen tiefe Atembewegungen scheuen. Deshalb sind Gaben von Schmerzmitteln und regelmäßiges Aufrichten, Abklatschen und Atemgymnastik wichtig.

Behandlung: erregerspezifische Antibiotika, die im allgemeinen erst nach Durchführung einer Bakterienkultur im Sputum verabreicht werden.

Die Herz-Kreislauf-Funktion ist zu überwachen, ggf. ist der Einsatz von Herzmitteln erforderlich.

Lungenblähung (Lungenemphysem)

Man versteht darunter eine Erweiterung der Lungenbläschen. Das Lungenemphysem tritt vor allem im Alter auf (Altersemphysem) und ist verursacht durch Elastizitätsverlust des Lungengewebes. Auch Wirbelsäulenveränderungen und chronische Bronchitiden sowie Asthma bronchiale können zu einem Lungenemphysem führen.

Symptome: Da die Lungenbläschen (Alveolen) erweitert und ihre Wände unelastisch geworden sind, bleibt bei der Ausatmung eine größere Restluftmenge zurück. Es kann weniger Luft eingeatmet werden; dies äußert sich in der für diesen Zustand typischen oberflächlichen Atmung. Um den Sauerstoffbedarf decken zu können, muß der Emphysemkranke rascher atmen (Steigerung der Atemfrequenz). Die schlecht belüfteten Lungenbläschen sind ein günstiger Boden für Infektionen, die sog. Emphysembronchitis. Durch die stark gedehnten Wände der Lungenbläschen kommt es zu einer Ausziehung und damit Einengung der in ihnen verlaufenden Gefäße. Diese Einengung hat zur Folge, daß das Herz mehr Druck und Kraft aufwenden muß, um das Blut durch die verengten Gefäße hindurchzutreiben. Der gesteigerte Arbeitsaufwand des rechten Herzens führt zu einer Zunahme seiner Muskulatur (Hypertrophie des rechten Herzens), im Endstadium nennt man sie Cor pulmonale.

Behandlung: Atemübungen, Herzbehandlung, Bekämpfung der Bronchitis.

Lungentumoren

Im Vordergrund stehen die Bronchialkrebse, die in den letzten Jahrzehnten stark zugenommen haben (25% aller Krebsarten).

Als *Ursache* kommen vor allem Zigarettenrauch, Auspuffgase von Benzinmotoren, Asbest usw. in Frage, die krebserzeugende Stoffe enthalten.

Symptome: Reizhusten, Gewichtsverlust, allgemeines Krankheitsgefühl, Auswurf, Brustschmerzen, Luftnot.

Die endgültige Diagnose wird mit Hilfe von Röntgenuntersuchungen einschließlich Tomographie und Computertomographie (CT) sowie Bronchoskopie gestellt.

Behandlung: operative Entfernung der Geschwulst, wenn dies noch möglich ist, und Chemotherapie als Nachbehandlung, sonst Bestrahlung und Chemotherapie. Die Prognose ist im allgemeinen schlecht. Von 100 Erkrankten leben nach 5 Jahren noch ca. 10.

Lungentuberkulose

Sie ist eine Infektionskrankheit, die vorwiegend die Lunge, aber auch andere Organe befallen kann (Darm, Nieren, Knochen).

Ursache: Der Erreger ist das Tuberkelbakterium, ein säurefestes, sehr widerstandsfähiges Stäbchen, das von Robert Koch im Jahre 1882 entdeckt wurde.

Bei der Lungentuberkulose erfolgt die Ansteckung durch Auswurf und Hustenstöße (Tröpfcheninfektion) von Patienten mit sog. offener Tuberkulose. Selbst im eingetrockneten und mit Straßenstaub vermischten Sputum bleibt das Tuberkelbakterium lebensfähig.

Wird solcher Staub aufgewirbelt und eingeatmet, kann auch auf diesem Wege eine Infektion erfolgen (Staubinfektion). Bei Tuberkulose der Niere und des Darmes können Tbc-Bakterien im Urin und Stuhl nachgewiesen werden. Somit kommen diese Ausscheidungen auf dem Wege der Schmierinfektion auch als Infektionsquelle in Betracht.

Die Tuberkuloseanfälligkeit des Menschen wird erhöht durch Minderung der Abwehrkräfte (Mangelernährung, soziales Elend, vorausgegangene Erkrankungen).

Die Erstinfektion erfolgt meist in der Kindheit. Es entwickelt sich eine für die Tuberkulose charakteristische Entzündung in der Lunge, von der Keime in die Lymphknoten, vor allem in die an der Lungenwurzel gelegenen, gelangen. Die geschilderte tuberkulöse Entzündung von Lungengewebe und Lymphknoten nennt man den Primärkomplex. Er kann in diesem Stadium unter bindegewebiger Abkapselung und Verkalkung ausheilen, kann aber noch lebensfähige Tbc-Bakterien enthalten. Die Kalkherde sind als runde Schatten im Röntgenbild sichtbar. Durch diese Erstinfektion, die meist unbemerkt entsteht und ausheilt, wird eine gewisse Immunität gegen eine Neuinfektion bewirkt. Ist jedoch eine Neuinfektion sehr massiv, sind die Abwehrkräfte des Organismus geschwächt oder erfolgt die Erstinfektion erst im Erwachsenenalter, so beobachten wir einen Verlauf der Krankheit, der als fortschreitende Tuberkulose bezeichnet wird. Die von Tbc-Bakterien befallenen Lungenabschnitte zerfallen. Das abgestorbene Gewebe „verkäst" und wird bei Einbruch in die Bronchien ausgehustet. In der Lunge entsteht ein Loch, das Kaverne genannt wird. Die vielen Tbc-Bakterien in den Kavernen werden nun über die Atemwege im Sputum mit ausgehustet. Diese Form der Tuberkulose nennt man offene Tbc, sie ist sehr ansteckend. Beim Einschmelzen des Gewebes bekommt die Kaverne nicht nur Anschluß an das Bronchialsystem, sondern sie kann auch in das Blut- und Lymphgefäßsystem einbrechen. Erfolgt das erstere, werden die Tbc-Bakterien im ganzen Organismus verstreut, wodurch neue Infektionsherde in der Lunge selbst, in der Niere, in den Knochen und sogar in den Hirnhäuten entstehen können. Erreicht der Einschmelzungsprozeß größere Gefäße und eröffnet er sie, kann es zu schweren Blutungen kommen (Bluthusten). Auch auf dem Bronchialweg kann es durch Einatmung des erregerhaltigen Sputums zur Infektion solcher Lungenabschnitte kommen, die bisher von der Krankheit noch nicht befallen waren. In jedem Stadium kann die Tuberkulose durch Narbenbildung und Verkalkung zum Stillstand kommen, wenn die Abwehrkräfte gesteigert werden und eine gezielte Behandlung durchgeführt wird.

Symptome: Hüsteln, Husten, Auswurf und Bluthusten, Appetitlosigkeit, Gewichtsabnahme, Nachtschweiß, erhöhte Temperaturen.

Behandlung: speziell auf Tuberkelbakterien wirkende Medikamente (Tuberkulostatika), bei offener Tuberkulose Krankenhausbehandlung, körperabwehrsteigernde Therapie. Als *Vorbeugung* für Nichterkrankte steht der BCG-Impfstoff zur Verfügung, wobei die Impfung keinen lebenslangen Schutz bewirkt und keinen 100%igen Schutz gegen die Infektion gewährleistet.

Brustfell- und Rippenfellentzündung (Pleuritis)

Sie entsteht häufig als „Begleitpleuritis" bei Erkrankungen der Lunge (Pneumonie, Lungenkrebs). Bei Brustwandverletzungen können Brustfellentzündungen durch Infektionen von außen her auftreten. Am häufigsten tritt sie jedoch bei der Lungentuberkulose auf.

Die Entzündung der Pleurablätter bedingt eine vermehrte Sekretion von Flüssigkeit, die sich in der Pleurahöhle als Erguß ansammeln kann. Dieser Erguß kann sich von allein zurückbilden (resorbieren). Wenn dies nicht geschieht, muß er abpunktiert werden. Folgenschwer ist die Bildung von Verklebungen und Verschwartungen aufgrund der Entzündung, weil sie zur Beeinträchtigung der Lungenbeweglichkeit führen.

Behandlung: Sie richtet sich nach der Grundkrankheit.

Verletzungen des Brustkorbs

Je nach Unfallmechanismus – Schuß, Stich, Aufprall (z.B. Absturz aus größerer Höhe, Aufprall auf das Lenkrad, Sturz auf Möbelkanten) – kann der Brustkorb eröffnet werden oder – äußerlich gesehen – unversehrt bleiben. Wichtig ist eine Unterscheidung zwischen offenen, penetrierenden und geschlossenen, stumpfen Verletzungen. Stumpfe Gewalteinwirkungen können folgende Verletzungen verursachen:

1. Prellungen der Rippen und der Brustkorbmuskulatur,
2. Brüche des Brustbeins, Brüche einzelner Rippen,

3. Brüche mehrerer Rippen (Rippenserienfrakturen) und Rippenstückbrüche.

   Mit diesen Verletzungen wird die natürliche elastische Festigkeit der Brustkorbwand herabgesetzt (instabiler Thorax s. u.). Es treten schwere Atembehinderungen auf. **Außerdem können Rippenbruchstücke die Pleurahöhle und das Lungengewebe verletzen (Pneumothorax, Hämatothorax s. u.)**

4. Die auf den Brustkorb einwirkende Gewalt kann sich fortpflanzen und zu Ein- und Abrißverletzungen der Bronchien und der großen Gefäßstämme führen oder auch Quetschungen des Lungen- und Herzgewebes (Herz-Lungen-Kontusion) verursachen.

Folgende Verletzungen sollen näher beschrieben werden: der einfache Rippenbruch, Rippenserienfraktur mit instabiler Thoraxwand, Pneumo- und Hämatothorax.

Rippenbrüche sind die häufigsten Verletzungen am Thorax. Je nach Art und Intensität der Gewalteinwirkung kann nur eine Rippe oder mehrere Rippen gebrochen sein. Bei mehr als drei gebrochenen Rippen spricht man von einer Rippenserienfraktur.

Die einfache, unkomplizierte Fraktur einer Rippe ist harmlos, wenn auch schmerzhaft.

Symptome: Druckschmerzen über der Bruchstelle, Schmerzen beim Atmen, besonders beim Husten und Niesen.

Behandlung: Evtl. Schmerzmittel, sonst keine Behandlung notwendig.

Die **Rippenserienfraktur** ist eine schwerwiegende, lebensbedrohliche Verletzung, besonders dann, wenn einzelne Rippen mehrfach in Stücke zerbrochen sind. Es besteht eine schwere Beeinträchtigung der Atemmechanik des Brustkorbes: Beim Einatmen zieht das tiefertretende Zwerchfell und der stärker werdende Unterdruck die zerstörte Brustwand nach innen und bewirkt eine Kompression der Lunge. Beim Ausatmen wölbt sich die Thoraxwand nach außen vor; das bewirkt eine Mangeldurchlüftung der Lunge. Ein solcher Brustkorb wird als instabil, die Atembewegungen werden als paradox bezeichnet. Die paradoxen Atembewegungen bewirken eine schwere Beinträchtigung der Lungenfunktion, außerdem ein Hin- und Herflattern des Mittelfellraumes (Mediastinum), in dem das Herz und die großen Blutgefäße gelegen sind. Das führt zu schweren Störungen der Herzfunktion. Weitere Komplikationen sind möglich, wenn Rippenbruchstücke Lungen- und Rippenfell durchspießen und das Lungengewebe verletzen (s. unter Pneumothorax und Hämatothorax).

Als Folge des instabilen Thorax kann nach Tagen eine Lungenentzündung in den schlecht durchlüfteten Lungengebieten auftreten.

Behandlung: kontrollierte Beatmung des intubierten Patienten durch Beatmungsgerät, operative Stabilisierung der Brüche durch Drähte oder Schrauben.

Pneumothorax: Zwischen Lungen- und Rippenfell befindet sich ein schmaler Spalt, der mit Flüssigkeit gefüllt ist. Dadurch haften beide Pleurablätter fest aneinander. Bei Atembewegungen können sie sich gegeneinander verschieben, aber nicht voneinander abheben. Gegenüber der Außenluft besteht im Pleuraspalt ein Unterdruck von −4 bis −12 cm Wassersäule. Dringt infolge einer Verletzung Luft in den Pleuraspalt ein, so wird der Unterdruck aufgehoben, das Lungengewebe fällt zusammen, es kollabiert, und es entsteht ein Pneumothorax, auch Pneu genannt.

Er kann auf zweierlei Weise entstehen:

1. Die Brustwand wird von außen durch einen Schuß oder Stich verletzt. Durch den Verletzungskanal dringt Luft in den Pleuraspalt ein und verursacht einen Pneu. Bleibt der Kanal offen, so strömt bei jedem Einatmen mehr Luft in die betroffene Brustkorbseite ein. Bei der Ausatmung verschließt sich häufig der Verletzungskanal durch die Wundränder, die angesaugte Luft kann nicht mehr entweichen (Ventilmechanismus). Man spricht von Ventil- oder Spannungspneumothorax. Mit jedem Atemzug wird die Luftspannung in der verletzten Brustseite größer, das Herz und die großen Gefäße werden zur gesunden Seite hin verdrängt. Dadurch wird die durch das Zwerchfell hindurchlaufende untere Hohlvene zunehmend abgeklemmt. Das bedeutet, daß immer weniger venöses Blut zum Herzen und über den kleinen Blutkreislauf zur Sauerstoffaufnahme in die Lungen gelangt, es entsteht eine extreme Sauerstoffnot, es kommt zum Schock.
   Symptome: rapide Verschlechterung des Allgemeinzustandes, Atemnot, Blaufärbung der Haut (Zyanose), Hervortreten der Halsvenen; akute Lebensgefahr, wenn der schnelle, fliegende Pulsschlag plötzlich in einen langsamen unregelmäßigen Puls überwechselt. Wird in dieser Situation der Überdruck nicht „abgelassen", stirbt der Verletzte.
2. Die Brustwand, äußerlich geschlossen, wird durch ein Rippenbruchstück von innen her verletzt, indem es beide Pleurablätter durchspießt und die Lunge verletzt. Außenluft gelangt über den Nasen-Rachen-Raum, Bronchialraum und durch das verletzte Lungenfell in den Pleuraspalt. Dringt nur wenig Luft in den Pleuraspalt ein, spricht man von einem Mantelpneu; die Lunge ist nur teilweise kollabiert und von einer mantelförmigen Luftansammlung umgeben. Dringt viel Luft in den Pleuraspalt ein, so fällt die betroffene Lunge ganz zusammen, der entsprechende Brustraum ist gänzlich von Luft ausgefüllt.

Auch bei einer geschlossenen Thoraxverletzung kann ein Spannungspneumothorax entstehen: Bei jedem Atemzug gelangt Außenluft durch den Nasen-Rachen-Raum über die Bronchien in das zerstörte Lungengewebe und von dort in den Pleuraraum, aus dem er bei der Ausatmung nicht mehr entweichen kann.

Ein sog. Spontanpneumothorax kann bei angeborenem und erworbenem Lungenemphysem auftreten, indem im Lungengewcbe spontane Einrisse auftreten.

Hämatothorax: Durch Rippenbrüche, Schuß- und Stichverletzungen können Blutgefäße verletzt werden, die dann in den Brustraum hineinbluten. Je nach Ausmaß der Verletzung und Gefäßgröße kommt die Blutung von selbst zum Stehen oder sie muß durch operative Eröffnung des Thorax gestillt werden. Das sich in der Brusthöhle ansammelnde Blut komprimiert die Lunge und behindert damit ihre Funktion.

Therapie des Pneumothorax bzw. Hämatothorax: Je nach Ausprägung wird eine Thoraxdrainage (Bülau-Drainage) gelegt. Ein Schlauch wird in den Pleuraspalt eingeführt und ein Dauersog angeschlossen. Luft bzw. Blut wird abgesaugt, so daß sich die Lungenhälfte wieder entfalten kann. Die Lungen-blätter verkleben im Bereich der Verletzung nach wenigen Tagen von selbst. Danach kann die Drainage wieder entfernt werden.

Verdauungsorgane

Allgemeine Aufgaben (Bau und Funktion)

Die Aufgabe der Verdauungsorgane besteht darin, die Nahrung aufzuneh-men, zu zerkleinern und chemisch in eine Form zu bringen, in der sie vom Körper aufgenommen werden kann, während die unverdaulichen Anteile der Nahrung im Kot und Urin ausgeschieden werden. Es sind bei der Ver-dauungsarbeit mechanische und chemische Vorgänge miteinander gekop-pelt. Die Verarbeitung der Nahrungsstoffe in körpereigene Substanzen be-zeichnet man als *Stoffwechsel*.

Die Grundnahrungsstoffe sind:

– Kohlenhydrate (Zucker, Stärke usw.),
– Fette,
– Eiweiße,

dazu kommen Mineralstoffe, z. B. Natrium, Kalium, Kalzium (Salze),

Phosphor, Eisen, Kupfer, Magnesium (Spurenelemente) und Vitamine.

Zusammen mit dem eingeatmeten Sauerstoff gewinnt der Körper aus diesen Stoffen die Energie zum Aufbau und Erhalt des ganzen Organismus.

Mundhöhle

Der Verdauungsapparat beginnt mit der Mundhöhle. Sie ist von den Lippen, den Wangen, dem Mundboden und durch den harten und weichen Gaumen begrenzt und von Schleimhaut überzogen. Nach hinten geht die Mundhöhle in den Rachenraum über. An diesem Übergang befinden sich die Gaumenbögen, zwischen denen die Gaumenmandeln liegen. Die Gaumenmandeln bestehen aus lymphatischem Gewebe (S. 25), das durch eine bindegewebige Kapsel von der Umgebung abgegrenzt und von Schleimhaut überzogen ist. Die Mandeln haben eine Abwehrfunktion gegen das Eindringen schädigender Stoffe (s. Angina, S. 47).

Von der Mitte des weichen Gaumensegels hängt das Zäpfchen herab, das sich beim Schlucken auf die Zungenwurzel legt.

In der Mundhöhle befinden sich die *Zähne*, die *Zunge* und die *Speicheldrüsen*.

Die *Zähne*, deren Aufgabe das Abbeißen, Zerkleinern und Zerquetschen der Nahrung ist, sind aus Zahnbein, Schmelz und Zement aufgebaut. An jedem Zahn unterscheidet man drei Teile: Krone, Hals und Wurzel.

Die Krone ragt äußerlich sichtbar aus dem Zahnfleisch heraus. Hier ist das Zahnbein von Zahnschmelz, der härtesten Körpersubstanz, überzogen. Er hat eine weiße Farbe mit gelblichem oder bläulichem Ton.

Der Zahnhals ist von Zahnfleisch umgeben. Hier ist das Zahnbein mit Zahnzement überzogen.

Die Wurzel steckt im Unter- bzw. Oberkieferknochen und ist durch die Wurzelhaut in ihm befestigt. Auch hier besteht der Zahnbeinüberzug aus Zahnzement. Die kegelförmigen Wurzeln sind in der Einzahl oder Mehrzahl vorhanden. An der Wurzelspitze befindet sich eine feine Öffnung, die in das Innere des Zahnes führt, in die Markhöhle. Hier trifft man ein lockeres Bindegewebe mit feinen Blutgefäßen und Nerven durchsetzt an (Zahnpulpa).

Man unterscheidet verschiedene Zahntypen, die entsprechend ihren Aufgaben ein bestimmtes Aussehen haben: Schneidezähne, Eckzähne, Backenzähne (vordere Mahlzähne) und Mahlzähne (Molaren).

Das Milchgebiß ist im Alter von 2 Jahren normalerweise vollständig und besteht aus insgesamt 20 Zähnen, das Dauergebiß besteht aus 32 Zähnen (Abb. 1.**8**).

Milchgebiß	Dauergebiß
2 1 2	2 1 2 3

Abb. 1.8 Zahnformel

Die *Zunge* ist ein muskulöses Organ, das von Schleimhaut überzogen und außerordentlich formbar ist. Sie ist wesentlich am Kauen und Schlucken, Saugen und Sprechen sowie an der Reinigung der Mundhöhle beteiligt. Die charakteristisch aufgerauhte Zungenschleimhaut trägt verschiedenartige kleine Erhebungen. Ein Teil von ihnen trägt die Geschmacksknospen, die der Wahrnehmung der Geschmacksqualität dienen (süß, salzig, bitter, sauer). Der Mundspeichel ist für die Verarbeitung und Durchfeuchtung der Nahrung wichtig. In ihm befindet sich u. a. das Ferment Ptyalin, das die Kohlenhydratverdauung einleitet. Der Mundspeichel wird von vielen kleinen Speicheldrüsen, die über die gesamte Mundschleimhaut verteilt sind, und von den paarig angelegten großen Speicheldrüsen gebildet. Es sind dies die *Ohrspeicheldrüse*, die *Unterkieferspeicheldrüse* und die *Unterzungendrüse*.

Die Ohrspeicheldrüse (Glandula parotis) liegt vor dem Ohr auf dem Kaumuskel bzw. dem aufsteigenden Ast des Unterkieferknochens. Sie besitzt einen Ausführungsgang, der den Wangenmuskel durchzieht und in die Mundhöhle, im Bereich des 2. oberen Mahlzahns einmündet. Ihr Sekret ist dünnflüssig und enthält das Ferment Ptyalin, das für die Andauung der Stärke notwendig ist.

Verbleibt ein gut zerkautes und eingespeicheltes Stück Brot längere Zeit im Mund, so ist ein süßer Geschmack wahrnehmbar. Dies ist ein Zeichen dafür, daß durch die Wirkung des Ptyalins die im Brot befindliche Stärke zu einem sog. einfachen Zucker abgebaut wurde.

Die *Unterkieferspeicheldrüse* (Glandula submandibularis) liegt unterhalb des Unterkiefers und mündet unterhalb der Zungenspitze in die Mundhöhle. Sie produziert Speichel und Schleim. Die Unterzungendrüse (Glandula sublingualis) liegt seitlich der Zunge und produziert nur Schleim. Im Mund-Rachen-Raum kreuzen sich Speisewege und Luftwege. Der Speisebrei gelangt vom Rachenraum zur Speiseröhre.

Speiseröhre (Ösophagus)

Die Speiseröhre ist ein 22−25 cm langer Muskelschlauch. Sie verläuft im Mittelfellraum hinter der Luftröhre und vor der Wirbelsäule abwärts, zieht durch das Zwerchfell und gelangt in die Bauchhöhle. Hier erreicht sie den Mageneingang. Die Wand der Speiseröhre ist durch eine Schicht glatter Muskulatur aufgebaut, die in Längsrichtung und ringförmig verläuft. Das Zusammenziehen (Kontraktion) dieser Muskelschicht ermöglicht die Weiterbeförderung der Bissen. Innen ist die Speiseröhre mit Schleimhaut ausgekleidet, die jedoch nur eine Schutzfunktion hat und nicht an der Verdauungsarbeit beteiligt ist. Die Aufgabe der Speiseröhre besteht also in der Weiterbeförderung der Speisen.

Magen

Er ist ein mit Schleimhaut ausgekleideter muskulöser Sack. In ihm wird die Verdauungsarbeit, die in der Mundhöhle begonnen wurde, weitergeführt. Man unterteilt ihn in verschiedene Abschnitte (Abb. 1.9):

- Mageneingang mit Magenmund (Kardia). Hier mündet die Speiseröhre
- Magengrund (Fundus). Er besteht aus einer Wölbung links des Mageneinganges.
- Magenkörper (Korpus)
- Magenausgangsteil (Antrum)
- Magenausgang. Er ist aus einem starken ringförmig verlaufenden Muskel gebildet (Pylorus).

Außerdem unterscheidet man am Magen noch die große und die kleine Magenrundung (Kurvatur).

Die Muskelschichten der Magenwand verlaufen in Querrichtung, Schräg- und Längsrichtung. Durch entsprechende Kontraktionen kann sich der Magen dem Füllungszustand anpassen, den Speisebrei mit dem Magensaft durchmischen und ihn in rhythmischen Wellen zum Magenausgang hin befördern (Peristaltik). Hier wird er durch kräftige peristaltische Kontraktionen des Pylorusmuskels portionsweise in den Darm befördert.

Die Magenschleimhaut ist in Längsfalten gelegt. Dadurch kommt eine Vergrößerung der Oberfläche zustande. Die Oberflächenvergrößerung ist für die Verdauungsarbeit und Resorption wichtig. Die Schleimhautzellen produzieren im ganzen Magenbereich Schleim. Dazwischen sind zahlreiche schlauchförmige Drüsen in die Tiefe der Schleimhaut eingelassen, die besonders im Bereich des Magenkörpers und Fundus verdauenden Magensaft produzieren. Die Drüsen bestehen aus 4 Zellarten, den Haupt-, Beleg-, Nebenzellen und G-Zellen.

- Die Hauptzellen produzieren die Vorstufen der eiweißspaltenden Enzyme, die Pepsine.
- Die Belegzellen bilden die Magensalzsäure, außerdem ein Enzym (Intrinsic factor), das zur Resorption von Vitamin B_{12} notwendig ist.
- Die Nebenzellen geben den Schleim ab, der die Magenwand schützt.
- Die G-Zellen dienen der Gastrinproduktion.

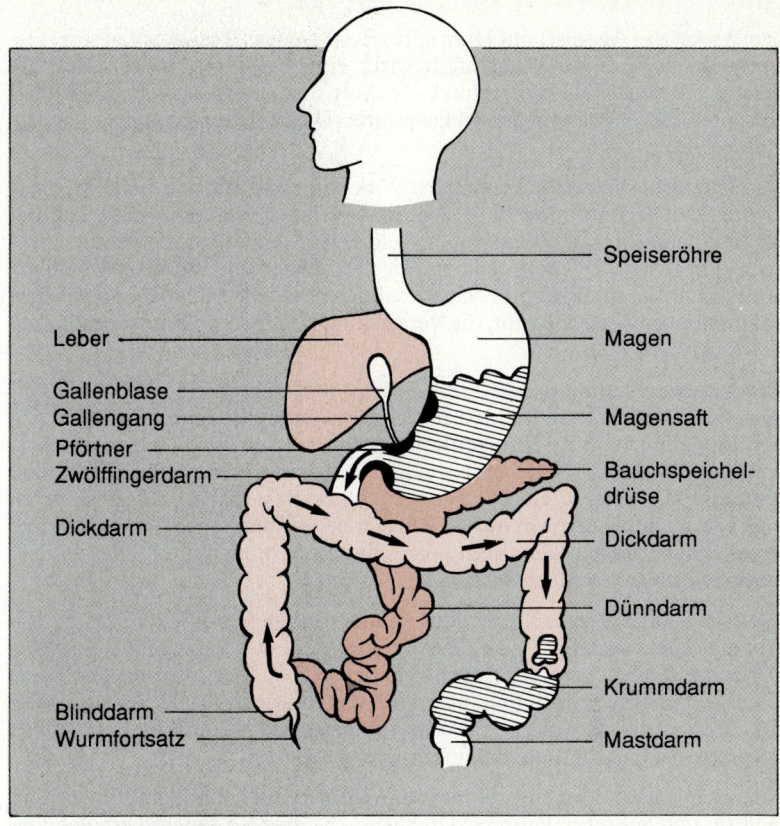

Abb. 1.9 Verdauungsapparat

Der Magensaft ist ein Gemisch der Drüsensekrete der Magenschleimhaut. Im nüchternen Magen ist er nur in kleinen Mengen als neutral reagierender Schleim vorhanden. Als verdauungswirksamer Saft ist er stark sauer, klar und farblos und wird in einer Menge von $8-15\,\text{cm}^3$ pro Stunde gebildet.

Die Produktion des Magensaftes kommt durch nervöse und hormonale Anregung (Stimulation) durch die Hormone Gastrin und Somatostatin in Gang. Sie erfolgt durch psychische Reize wie Appetit, Geruch, Anblick von Speisen („das Wasser läuft einem im Munde zusammen") und vor allem beim Eintritt der Speisen in die Mundhöhle und in den Magen. Die säurebildenden Belegzellen werden auf nervösem Weg durch den Vagusnerv (S. 202f.), auf dem Blutweg (humoral) durch das Hormon Gastrin angeregt. Die Stimulation ist ein komplizierter Vorgang. Die Erregung des N. vagus wird durch einen Wirkstoff (das Azetylcholin) auf die Zelle übertragen. Die Zelle bindet den Wirkstoff (Agonist) mit Hilfe eines Empfängers (Rezeptor) an sich. Die Verbindung Rezeptor-Wirkstoff bewirkt eine bestimmte Zelleistung. Im Falle der Belegzellen erfolgt durch die Aufnahme des Azetylcholins an den Rezeptor die Sekretion der Magensäure. Diese Rezeptoren werden H_2-Rezeptoren genannt.

Nun gibt es bestimmte körpereigene Wirkstoffe und Substanzen in Medikamenten, die sich mit den Zellrezeptoren verbinden können, ohne daß dadurch eine bestimmte Zellarbeit ausgelöst wird. Solche Stoffe werden Antagonisten (wörtl. Gegner) genannt. Sie verdrängen oder besetzen den Platz des Wirkstoffes am Rezeptor, eine Reaktion der Zelle findet aber nicht statt (während, wie oben erwähnt, die Verbindung Zelle–Agonist eine bestimmte Zellarbeit bewirkt).

In den letzten Jahren haben Antagonisten in der Behandlung des Ulkusleidens, wie überhaupt in der Medizin, eine besondere Bedeutung erlangt. Bei der Entstehung von Zwölffingerdarmgeschwüren spielt die Überproduktion von Magensäure (S. 66) eine besondere Rolle. Sie kann durch Gaben von Histamin-H_2-Rezeptoren-Antagonisten blockiert werden. Dann hemmen die H_2-Antagonisten nicht nur die Histamine, sondern auch die gastrin- und vagusstimulierenden Säuresekretionen und unterbinden damit alle drei sekretionsfördernden Mechanismen im Magen.

Die von den Belegzellen gebildete Salzsäure ist für die Verdauung von großer Bedeutung. Sie führt die Vorstufen der eiweißspaltenden Enzyme, Pepsine, die von den Hauptzellen gebildet werden, in ihre wirksame Form über. Die Salzsäure beeinflußt aber auch das Nahrungseiweiß, indem es dies zur Quellung bringt und so die Enzyme besser angreifen läßt. Schließlich bekämpft sie Gärungs- und Fäulniserreger im Magen.

Hemmende Hormone auf die Salzsäurebildung sind Somatostatin, das im Gehirn, und Sekretin, Pankreozymin u. a., die im Zwölffingerdarm gebildet werden.

Die Nahrungseiweiße werden im Magen nicht bis in die kleinsten Bausteine zerlegt, dies geschieht erst im Darm. Die Blutversorgung des Magens ist durch 2 Äste der Bauchhöhlenschlagader (Aorta) gewährleistet. Die Magennerven entstammen dem autonomen Nervensystem (S. 195), welches das gesamte Eingeweidesystem versorgt.

Dünndarm

Dieser Darmabschnitt schließt sich dem Magen an und hat eine Länge von ca. 4 m. Im Dünndarm erfolgt die weitere Aufspaltung der Nahrungsstoffe in ihre kleinsten Bausteine und deren Aufnahme durch die Darmwand (Resorption) in das Blut.

Der Dünndarm wird in 3 Abschnitte unterteilt:

- *Duodenum* oder *Zwölffingerdarm* (so lang wie 12 Finger breit),
- *Jejunum* (Leerdarm),
- *Ileum* (Krummdarm).

In den ersten Abschnitt des Dünndarms, das Duodenum, münden der gemeinsame Gallengang und der Ausführungsgang der Bauchspeicheldrüse (S. 62).

Abgesehen von einem Teil des Zwölffingerdarms ist der Dünndarm außen von Bauchfell überzogen. Die in Längsrichtung und ringförmig angelegte Muskelschicht der Darmwand ermöglicht wie am Magen durch ihre rhythmischen Kontraktionen (Peristaltik) die Durchmischung des Darminhaltes mit den Verdauungssäften und seine Weiterbeförderung.

Die Schleimhaut ist hier zur Oberflächenvergrößerung in ringförmige Falten gelegt. Zusätzlich trägt sie eine Unzahl winziger, fingerförmiger Ausstülpungen, Darmzotten genannt. In den Zotten befindet sich ein stark verzweigtes Netz von Haargefäßen, die die aufgespaltenen Kohlenhydrate und Eiweißstoffe aufnehmen. Die hier ebenfalls vorhandenen Haargefäße der Lymphbahnen sind für die Resorption der Fette verantwortlich. Auch enzymproduzierende Drüsen befinden sich in der Dünndarmschleimhaut. Sie bauen die im Magen angedauten Eiweiße bis in ihre Grundstoffe (Aminosäuren) ab. Kohlenhydratspaltende Enzyme beenden die im Mund begonnene Kohlenhydratandauung. Fettspaltende Enzyme sind ebenfalls vorhanden.

Die Blutversorgung des Dünndarms erfolgt von Ästen der Bauchhöhlen- und Gekröseschlagader (A. mesenterica), die nervöse Versorgung über das autonome Nervensystem.

Dickdarm

Er ist der nächste Darmabschnitt nach dem Dünndarm und läßt sich in folgende Abschnitte gliedern:

- Blinddarm mit Wurmfortsatz (Zäkum mit Appendix),
- aufsteigender Abschnitt (Colon ascendens),
- querverlaufender Abschnitt (Colon transversum),
- absteigender Abschnitt (Colon descendens),
- S-förmiger Abschnitt (Sigmoid),
- Mastdarm mit After (Rektum).

Der Mastdarm ist durch einen ringförmig verlaufenden Muskel nach außen hin abgeschlossen. Er erschlafft bei der Stuhlentleerung.

Innen ist der Dickdarm ebenfalls von Schleimhaut ausgekleidet. Die Schleimhautzellen haben die Aufgabe, dem Darminhalt Wasser zu entziehen. Daneben gibt es schleimbildende Zellen. Die in der Darmwand befindlichen ringförmig- und längsverlaufenden Muskeln ermöglichen auch hier den Weitertransport des Darminhaltes. Unverdaubare Nahrungsbestandteile werden nicht durch Enzyme, sondern durch Bakterien zerlegt und in Kot umgewandelt.

Bauchspeicheldrüse (Pankreas)

Sie liegt im Bauchraum in Höhe des Zwölffingerdarms und wird in Kopf, Körper und Schwanz eingeteilt.

Das Pankreas enthält Drüsengewebe, dessen Sekrete in einen Ausführungsgang fließen, der zusammen mit dem Gallengang im Duodenum mündet.

Diese Sekrete sind verdauungswirksame Säfte, die Vorstufen des eiweißspaltenden Enzyms *Trypsin*, *Chemotrypsin*, enthalten. Im Duodenum erst werden sie durch Einwirkung des Darmsaftes in ihre wirksamen Formen umgewandelt und spalten dann die Eiweißkörper in die resorbierbaren Aminosäuren auf. Im Pankreassekret sind außerdem noch kohlenhydratspaltende Enzyme, *Amylase*, *Maltase* und *Laktase* enthalten und das fettspaltende Enzym *Lipase*.

Im Bauchspeicheldrüsengewebe befinden sich außerdem noch besondere Zellgruppen, die inselförmig angeordnet sind. Sie werden *Langerhanssche Inseln* genannt. Die Inseln bestehen im wesentlichen aus 2 Zelltypen, den A- und den B-Zellen, wobei die letzteren zahlenmäßig überwiegen. In den B-Zellen wird das *Hormon Insulin* gebildet. Es wird direkt in die Blutbahn abgegeben. Das Insulin ist verantwortlich für die Konstanterhaltung des Blutzuckergehaltes. Auf der einen Seite fördert es die Aufnahme von Glukose in die Zelle, auf der anderen Seite wird überschüssiger Blutzucker in Glykogen umgewandelt. Glykogen ist die Depotform der Kohlenhydrate. In den A-Zellen wird das *Hormon Glukagon* gebildet. Es hat die Aufgabe, die Glykogenvorräte in Leber und Muskulatur bei Bedarf in Traubenzucker umzuwandeln. Beide Hormone sind ihrer Wirkung nach also Gegenspieler:

– *Insulin* bewirkt eine Speicherung von überflüssigem Traubenzucker in Glykogen (Stärke).
– *Glukagon* mobilisiert bei Bedarf diese Kohlenhydratvorräte und wandelt sie in Traubenzucker um.

Leber (Hepar) und Gallenblase (Vesica fellea)

Die **Leber** ist das größte Organ des Menschen mit einem Gewicht von 1500 g. Sie ist von dunkelbraun-rötlicher Farbe, ganz von Bauchfell überzogen und liegt hauptsächlich im rechten Oberbauch unter der rechten Zwerchfellkuppe. Man unterscheidet einen rechten und einen linken Leberlappen. An der Unterfläche der Leber, die eher flach ist und den Bauchorganen aufliegt, lassen sich außerdem 2 kleinere Lappen, der viereckige und der geschwänzte

Lappen, erkennen. In der Mitte der Leberunterfläche findet sich eine Nische, die sog. Leberpforte (Hilus). Durch sie treten die Leberschlagader, die Pfortader und Nerven in die Leber ein; durch sie verlassen der rechte und der linke Gallengang die Leber. Diese beiden Gänge vereinigen sich zu einem gemeinsamen Kanal, dem Leber-Gallen-Gang, der zum Zwölffingerdarm führt. Vom Leber-Gallen-Gang zweigt der Gallenblasengang ab. Er führt zur **Gallenblase**, die an der Unterfläche des rechten Leberlappens liegt und mit Bauchfell überzogen ist. Sie besitzt eine Muskel- und Schleimhautschicht. Durch die Muskelschicht ist sie in der Lage, sich bei Bedarf zu kontrahieren.

Die Leberschlagader ist ein Ast der Bauchhöhlenschlagader. Sie hat die Aufgabe, die Leber mit Sauerstoff und Nährstoffen für den Eigenbedarf zu versorgen. Die Pfortader (V. portae) bringt venöses Blut in die Leber hinein, das aus dem gesamten Magen-Darm-Kanal sowie aus Bauchspeicheldrüse und Milz stammt. Dieses Blut ist mit den aus dem Darm resorbierten Nährstoffen sowie mit giftigen Produkten aus dem Stoffwechsel beladen, die von den Leberzellen entsprechend verarbeitet werden. Die Nährstoffe werden zu körpereigenen Substanzen umgewandelt (z. B. Aminosäuren zu arteigenem Eiweiß) oder nach Umbau (z. B. einfache Zucker in Stärke bzw. Glykogen) gespeichert, auch werden lebensnotwendige Stoffe (z. B. die Gerinnungsfaktoren) hergestellt. Während der Verbrennungsvorgänge im Körper entstehen giftige Produkte, die, um Schaden zu verhüten, entgiftet werden müssen. Diese weitere Aufgabe erfüllen die Leberzellen, indem sie beispielsweise das im Eiweißstoffwechsel entstehende giftige Ammoniak in ungiftigen Harnstoff überführen, der durch die Nieren ausgeschieden wird. In das Blut geratene Eiweißabbauprodukte, wie sie durch Bakterieneinwirkung im Dickdarm entstehen, werden durch Bindung an bestimmte Säuren in der Leber unschädlich gemacht.

Eine weitere wesentliche Aufgabe der Leber ist die Bildung von täglich ca. 1 Liter Galle, einer gelblich-bräunlichen bis grünlichen Flüssigkeit.

Die *Galle* verdankt ihre Farbe dem Bilirubin, das beim Abbau von roten Blutkörperchen aus dem Blutfarbstoff in der Leber entsteht. Mit der Galle gelangt das Bilirubin in den Darm, wo es schließlich in braunes Sterkobilin umgewandelt wird, das dem Kot die typische Farbe verleiht. Ein wichtiger Bestandteil der Galle sind die Gallensäuren, die für die Verdauung der Fette wichtig sind. Sie vermögen die großen, wasserunlöslichen Fetttropfen in feinste Tröpfchen aufzuteilen (emulgieren). In dieser Form sind die Fette den spaltenden Enzymen (Lipase und Steapsin) viel besser zugänglich. Von den Gallensäuren werden die eben genannten Enzyme erst aktiviert, d. h. aus unwirksamen Enzymvorstufen in solche Enzyme umgewandelt, die Fette in Glyzerin und Fettsäuren spalten.

Die Galle wird laufend in der Leber gebildet und fließt durch ein immer größer werdendes Röhrensystem in den Leber-Gallen-Gang. Von hier aus gelangt sie über den Gallenblasengang zur Gallenblase. Gelangt Speisebrei vom Magen in den Zwölffingerdarm, so zieht sich die Gallenblase zusammen und preßt die Galle durch den Gallenblasengang (Ductus cysticus) zurück in den Leber-Gallen-Gang, der in den Zwölffingerdarm mündet.

Zusammenstellung der im Verdauungstrakt wirkenden Verdauungsenzyme:

- *Ptyalin*,
- *Magensaft*, bestehend aus Pepsin, Salzsäure, Lipase, Gastrin,
- *Pankreassaft*, bestehend aus Trypsin, Chymotrypsin (= Pankreaslipase),
- *Darmsaft*, bestehend aus Dipeptidasen, Maltasen.

Bauchfell (Peritoneum)

Der Bauchraum wird von der Muskulatur der Bauchwand, des Rückens, vom Zwerchfell und vom Beckenboden begrenzt. Diese Höhle wird vom Peritoneum, dem Bauchfell, ausgekleidet. Die in ihr liegenden Organe werden ganz oder teilweise von ihm überzogen. Das Bauchfell besteht aus einer Bindegewebsdeckzellenschicht, deren Zellen etwas wäßrige Flüssigkeit absondern. Durch diese feine Flüssigkeitsschicht ist das reibungslose Gegeneinanderverschieben der vom Peritoneum überzogenen Organe möglich.

Das Peritoneum bildet einen luftdicht abgeschlossenen Sack innerhalb des Bauchraumes. Die in diesem Sack gelegenen und ganz von Peritoneum überzogenen Organe sind:

- der Magen-Darm-Trakt (mit Ausnahme des Duodenums),
- der querverlaufende Abschnitt des Dickdarmes,
- die Leber,
- die Milz,
- Teile der weiblichen Geschlechtsorgane.

Zwischen dem Bauchfellraum und der rückwärtigen Wand des Bauchraumes, also vor der Wirbelsäule, befindet sich der rückwärtige Bauchfellraum, der Retroperitonealraum. Die meisten im Retroperitonealraum gelegenen Organe (Bauchspeicheldrüse, Duodenum, Harnleiter, Harnblase) sind nur an ihrer Vorderseite von Bauchfell überzogen. Die Nieren und der Mastdarm haben jedoch keinerlei Beziehung zum Bauchfell. Der Boden des Bauchfellsackes hängt zwischen Harnblase und dem im kleinen Becken verschwindenden Mastdarm etwas nach unten durch. Dieser Bezirk wird *Douglas-Raum* genannt. Bei der Frau haben Gebärmutter, Eileiter und Eierstöcke eine gewisse Beziehung zum Douglas-Raum. Bei Entzündungen dieser Organe besteht die Gefahr des Übergreifens der Entzündungsvorgänge auf das Bauchfell und zur Eiteransammlung in diesem Gebiet (Douglas-Abszeß).

Untersuchungen des Magen-Darm-Traktes

1. *Magenspiegelung* (Gastroskopie):
   Diese Untersuchung steht heute an erster Stelle. Die Betrachtung des Magens und des ersten Doudenalabschnittes wird mit Hilfe eines flexiblen Endoskops ermöglicht. Es wird durch die Speiseröhre in den Magen eingeführt. Verengungen und Erweiterungen der Magen-Darm-Lichtung können direkt gesehen werden, ebenso Wandveränderungen (Erosionen, Geschwüre und Tumoren) und Blutungsquellen. Durch das Instrument können mit Hilfe einer kleinen Zange Gewebeproben entnommen (Biopsie) und histologisch untersucht werden. Diese Methode ermöglicht beispielsweise die Beantwortung der Frage, ob ein Magenulkus bereits bösartig ist und dient der Früherkennung des primären Magenkarzinoms, also eines Krebses, der nicht auf dem Boden eines Geschwürs entsteht.

2. *Röntgenuntersuchung* (Magen-Darm-Passage):
   Die Röntgenuntersuchung des oberen Verdauungstraktes ist gegenüber der Magenspiegelung in den Hintergrund getreten. Sie behält ihre Bedeutung bei ausgeprägten Verengungen, die mit dem Instrument nicht überwunden werden können und bei der Diagnose von Zwölffingerdarmgeschwüren.
   Zur Röntgenkontrastuntersuchung trinkt der Patient eine Flüssigkeit, die für die Röntgenstrahlen nicht durchgängig ist (Bariumsulfat, Gastrografin). Der Röntgenologe beobachtet den Schluckakt und die langsame Füllung des Magens. Dabei lassen sich Geschwüre in Form von Nischen und Ausbuchtungen in der Magen-Duodenal-Wand erkennen. Karzinome, die in den Magen hineinwachsen, werden vom Kontrastbrei umflossen und als Aussparungen sichtbar.

3. *Sonographie*:
   Sie ist heute als Routineuntersuchung bei Karzinomen zur Suche nach Metastasen (Tochterabsiedlungen) die Methode der 1. Wahl.

4. *Computertomographie*:
   Mit ihrer Hilfe kann die genaue Lokalisation von Lymphknotenmetastasen, Leberbefall und Ausdehnung von Karzinomen festgelegt werden.

5. *Magensaftuntersuchung*:
   Die noch vor Jahren routinemäßig durchgeführte Analyse des Magensaftes und die Bestimmung seiner Säurewerte wird heute nur noch zur Klärung spezifischer Fragen durchgeführt.

Erkrankungen der Verdauungsorgane

Die akute Magen- und Darmschleimhautentzündung (Gastroenteritis, Gastritis)

Unter einer akuten Gastroenteritis versteht man eine plötzlich auftretende Entzündung der Schleimhäute von Magen und Dünndarm. Folgende *Ursachen* kommen in Betracht:

- übermäßiger Alkoholgenuß,
- das Virus der Darmgrippe,
- Infektionskrankheiten wie Typhus, Bakterienruhr usw.,
- chemische Reizstoffe (Arsen, Blei, Quecksilber, bestimmte Medikamente,
- Nahrungsmittelvergiftungen.

Letztere treten nach Genuß von Speisen auf, die durch gewisse Bakterien oder deren Gifte verdorben sind, z. B. Salmonellengruppe, Staphylokokken-Entero-Toxine (s. Infektionskrankheiten S. 109).

Symptome: Sie hängen in Art und Stärke von der Menge der Reizstoffe ab und von der Dauer ihrer Einwirkung. Auch die Widerstandskraft des Patienten spielt eine Rolle. Es werden plötzliches Auftreten von Übelkeit, Erbrechen, Bauchkrämpfen und Durchfällen, häufig von Fieber begleitet, beobachtet. Bei einer schweren Entzündung der Darmschleimhaut findet sich Blut im Stuhl. Durch starken Wasserverlust infolge des Erbrechens und der Durchfälle trocknet der Patient aus, ein Zustand, der schließlich zum Schock führen kann.

Behandlung: Sie besteht in Nahrungsenthaltung solange Übelkeit und Erbrechen bestehen. Danach wird eine leichte flüssige Kost gegeben, die allmählich weiter aufgebaut wird. Wichtig ist der rechtzeitige und ausreichende Ersatz der verlorenen Flüssigkeit und der Mineralstoffe im Blut durch Infusionen.

Beschränken sich die Veränderungen der Schleimhaut auf den Magen, spricht man von einer **Gastritis**. Diese Diagnose kann durch Magenspiegelung (Gastroskopie) erhärtet werden. Bei der Inspektion der Magenschleimhaut werden an verschiedenen Stellen Gewebeproben entnommen und feingeweblich untersucht, woraus sich die endgültige Diagnose ergibt.

Magen- und Zwölffingerdarmgeschwüre (Ulcus ventriculi und duodeni)

Aus großen Statistiken geht hervor, daß in Deutschland etwa 2% der Bevölkerung an einem Magen- oder Zwölffingerdarmgeschwür leiden. Das Ulcus duodeni tritt 4mal so häufig auf wie das Ulcus ventriculi. Männer erkranken 2- bis 3mal häufiger als Frauen. Die Ursachen, die zu einer Ulkuskrankheit führen, sind vielfältig und bis heute noch nicht völlig geklärt. Mit Sicherheit spielen vererbbare Faktoren (familiäre Prädisposition) eine Rolle sowie das Wechselspiel zwischen schleimhautangreifenden und schützenden Faktoren und seelische Belastungen. Das Geschwür beginnt mit einem kleinen Gewebsdefekt (Erosion) in der Schleimhaut des Magens oder Zwölffingerdarms. Heilt dieser nicht ab, weil die krankheitserregende Ursache (Noxe) weiterbesteht, so breitet sich die Gewebszerstörung in die tieferen Schichten der Organwand aus. Dabei können Blutgefäße eröffnet werden. Es kommt zu einer mehr oder minder heftigen Blutung. Durchdringt das Geschwür alle Wandschichten, einschließlich des Bauchfellüberzuges (Serosa), so entsteht, wenn das Geschwür an der Duodenumvorderwand sitzt, ein Loch (Perforation). Durch dieses entleert sich Magen- bzw. Darminhalt in die freie Bauchhöhle. Die Folge ist eine Bauchfellentzündung (Peritonitis), falls es dem Organismus nicht gelingt, die Perforation durch Teile des großen Netzes oder benachbarte Darmteile abzudecken (gedeckte Perforation). Geschwüre an der Hinterwand des Magens oder Zwölffingerdarms penetrieren in die Bauchspeicheldrüse. Die durch die Geschwüre entstandenen Gewebsdefekte versucht der Organismus durch Bildung von Bindegewebe zu verschließen und damit zur Abheilung zu bringen. Die Heilungstendenz ist beim Zwölffingerdarmgeschwür günstiger als beim Magengeschwür. Etwa 50% der unkomplizierten Duodenalgeschwüre heilen innerhalb von 4 Wochen von allein ab.

Bei chronischem Verlauf gelingt die Abheilung unter Narbenbildung erst nach längerer Zeit oder überhaupt nicht. Die Ränder des Geschwürs sind dann von narbigem Bindegewebe umgeben, das steinhart sein kann. Ein solches Ulkus wird als kallöses Ulkus bezeichnet.

Jede Narbe hat die Neigung zu schrumpfen. Durch die Schrumpfung eines kallösen Ulkus oder auch eines abgeheilten großen Geschwürs können Einengungen (Stenosen) der Magen-Darm-Lichtung entstehen. Geschwüre im Magen können das Organ so verändern, daß es die Gestalt einer Sanduhr (Sanduhrstenose) annimmt. Duodenalgeschwüre und solche im Bereich des Pförtners können den Magenausgang nahezu verschließen (Pylorusstenose). Eine weitere Gefahr des chronischen, über lange Zeit bestehenden Magengeschwürs ist die karzinomatöse (maligne) Entartung. Zwölffingerdarmgeschwüre entarten äußerst selten.

Magengeschwür

Mit zunehmendem Lebensalter tritt es häufiger auf: In der Vorgeschichte wird oft eine seit Jahren immer wieder auftretende Magenschleimhautentzündung erwähnt. Sie führt zu atrophischen Veränderungen der Schleimhaut, der Magensaft wird subazid (der Säuregehalt verringert sich). Diese Magengeschwüre finden sich meist im Bereich der kleinen Magenrundung (Kurvatur) und können bis zum Mageneingang reichen (klassischer Typ in fast 60% aller Fälle). Normale oder erhöhte Säurewerte sind bei Geschwüren anzutreffen, die kurz vor dem Magenausgang sitzen (präpylorische Ulzera).

Symptome: Druck- und Völlegefühl nach den Mahlzeiten, Schmerzen im Oberbauch, Aufstoßen, bei übersäuertem Magensaft Sodbrennen und saures Erbrechen.

Zwölffingerdarmgeschwür

Folgende Faktoren scheinen bei seiner Entstehung eine Rolle zu spielen: zu hohe Säure- und Pepsinkonzentration im Anfangsteil des Zwölffingerdarms, verminderte Widerstandsfähigkeit der Schleimhaut gegenüber diesen aggressiven Substanzen, Fehlen von körpereigenen zellschützenden Substanzen (Prostaglandine), psychische Streßsituationen (Aufregungen, berufliche Überforderungen, Enttäuschungen und Sorgen; sie bewirken eine Übererregung des Vagusnerven und bestimmter Zentren im Stammhirn).

Symptome: Nüchtern- bzw. nächtlicher Hungerschmerz (wird meist zwischen Nabel und Mitte des rechten Rippenbogens lokalisiert); bei Penetration des Ulkus an der Hinterwand des Duodenums in den Rücken ausstrahlende Schmerzen.

Streßulkus: Man versteht darunter einen akut auftretenden Schleimhautdefekt im Magen und Zwölffingerdarm; er kann sich in verschiedenen Tiefen der Magen- und Zwölffingerdarmwand ausbreiten. Das Ulkus tritt bei schwerer Belastung des Organismus auf: bei schweren Verbrennungen, Verletzungen und Blutverlusten, nach chirurgischen Eingriffen, besonders bei Karzinomkranken, bei schwerer Herz- und Ateminsuffizienz, bei langer Kortisonbehandlung und Antirheumatikagabe.

Behandlung: Im Vordergrund steht heute die konservative Therapie. Meist kann die Behandlung außerhalb des Krankenhauses stattfinden. Der Patient sollte normale Mahlzeiten einnehmen, dabei aber Scharfgebratenes und -gewürztes meiden. Wichtig ist, daß auf Alkohol, Rauchen, Kaffee verzichtet wird. Medikamentös werden Antazida (schleimhautschützend durch Säurebindung), H_2-Rezeptorenblocker (Tagamet, Sostril, Zantic, Pepdul u. a.) verabreicht. Die psychischen Faktoren sollten ebenfalls beeinflußt werden.

Magenkrebs (Magenkarzinom)

Symptome: Die Magenkarzinome verursachen leider anfangs nur sehr wenig Beschwerden. Sie werden gewöhnlich erst dann entdeckt, wenn sie sehr groß geworden sind und oft nicht mehr operativ entfernt werden können. Dies ist dann der Fall, wenn Zellen des Karzinoms in die Lymphbahnen des Magens eingebrochen sind und mit dem Lymphstrom in andere Organe (Leber, Lungen, Knochen) gelangt sind. Die verschleppten Zellen wachsen dort zu sog. Tochtergeschwülsten (Metastasen) des ursprünglichen Magenkarzinoms heran. Ein Magenkarzinom kann polypenartig in die Magenwand hineinwachsen (infiltrieren) oder sich wie zerfallendes Krebsgewebe dort ausbreiten. Karzinome am Magenausgang, die frühzeitig zu einer Einengung führen, machen den Kranken eher auf sein Leiden aufmerksam.

Behandlung: Als einzig wirksame Therapie kommt nur die frühzeitige Operation in Frage.

Darmverschluß (Ileus)

Das Krankheitsbild eines Ileus liegt dann vor, wenn der Transport des Darminhaltes durch den Darmkanal behindert oder überhaupt nicht möglich ist.

Ist die Lichtung des Darmrohres eingeengt, die Passage also noch beschränkt möglich, spricht man von einem inkompletten Ileus oder Subileus. Ist der Durchgang ganz versperrt, von einem kompletten Ileus.

Als *Ursachen* eines Darmverschlusses seien zunächst mechanische Hindernisse **(mechanischer Ileus)** genannt.

Verschluckte Fremdkörper aller Art können im Darm, besonders am Übergang Dünndarm-Dickdarm, steckenbleiben und einen Verschluß bewirken. *Bösartige Tumoren*, die in die Lichtung des Darmrohres einwachsen, sind vor allem im Bereich des Dickdarmes besonders bei älteren Menschen eine häufige Ursache des Ileus. Verwachsungsstränge (Briden), wie sie sich nach Bauchoperationen oder abgelaufenen Entzündungen in der Bauchhöhle zu bilden vermögen, können Dünndarmschlingen abschnüren oder einklemmen (*Brideníleus*).

Bei Kleinkindern kann es vorkommen, daß sich Teile des Darms ineinanderschieben (*Invagination*) und so das Darmlumen verlegen. Als *Volvulus* bezeichnet man einen Verschluß, der dann entsteht, wenn sich eine Dünndarmschlinge mehrmals um die eigene Achse dreht und dabei die in die Drehung hineinlaufende zuführende Darmschlinge verschließt. Eine weitere Ursache eines mechanischen Ileus ist die *Einklemmung* (Inkarzeration) des Darmes in Bauchwandbrüchen (s. Hernien, S. 77f.)

Beim sog. **paralytischen Ileus** (*Darmlähmung*) ist der Weitertransport des Darminhaltes infolge Fehlens der Darmbewegung (Peristaltik) nicht möglich. Diese Form des Ileus wird nach Operationen, bei entzündlichen Prozessen in der Bauchhöhle, bei Peritonitis, Bauchspeicheldrüsenentzündung, nach Nieren- und Gallenkoliken sowie bei Verletzungen der Nieren und bei Wirbelbrüchen beobachtet und entsteht durch Lähmung der Darmnerven.

Symptome: Bei mechanischem oder paralytischem Ileus wird der Leib zunehmend gebläht und aufgetrieben, Stuhl und Winde gehen nicht mehr ab, häufig erbricht der Patient. Zusätzlich bestehen bei mechanischem Ileus krampfartige Schmerzen; im fortgeschrittenen Stadium kann der Kranke Kot erbrechen.

Beim Abhören des Leibes mit dem Stethoskop sind „metallisch" klingende Darmgeräusche zu hören, während beim paralytischen Ileus „Totenstille" im Leibe herrscht.

Behandlung: Patienten, die an einem mechanischen Ileus leiden, müssen in der Regel operiert werden. Bei der Operation wird das vorliegende Hindernis beseitigt. Beim paralytischen Ileus wird die auslösende Ursache behandelt (z. B. Entzündungen im Bauchraum), außerdem werden Mittel gegeben, die die Peristaltik anregen (z. B. Prostigmin, Infusionen von Elektrolytlösung), kombiniert mit Anwendung von Wärme und hohen Einläufen. Zurückgestauter Darminhalt wird durch eine Sonde (Magensonde), die durch den Magen in das Duodenum eingelegt wird, ständig abgesaugt.

Entzündungen des Wurmfortsatzes (Appendizitis)

Bei der Darstellung der Anatomie des Darmes wurde der Wurmfortsatz (*Appendix*, im Volksmund „Blinddarm" genannt) bereits erwähnt, der als durchschnittlich 8−10 cm langer, etwa bleistiftdicker Anhang vom Ende des Blinddarms (Zäkum) abgeht. Die Entzündung des Wurmfortsatzes ist die Baucherkrankung, die am häufigsten chirurgischer Behandlung bedarf.

Ursachen: Die Appendizitis entsteht durch Übergreifen von Darmentzündungen, z. B. einer Enteritis auf die Appendix sowie durch Kotstauung im Wurmfortsatz, durch Druck von sog. Kotsteinen (harter kernähnlicher Kot) oder Fremdkörpern (Kirschensteine, Gräten usw.) auf die Schleimhaut der Appendix. Bei raschem Fortschreiten der Entzündung kann sich die Appendix mit Eiter füllen. Wird die dünne Wand des Wurmfortsatzes durch Eitereinwirkung zerstört (Platzen (Perforation) der Appendix) und gelangt Eiter in die Bauchhöhle, ist eine Bauchfellentzündung die Folge.

Symptome: Die Erkrankung beginnt in der Regel plötzlich, entweder mit sofortigen Schmerzen im rechten Unterbauch oder mit Schmerzen im Oberbauch oder in der Nabelgegend, die sich erst nach einigen Stunden im rechten Unterbauch lokalisieren. Appetitlosigkeit, Brechreiz und Erbrechen können weitere Merkmale sein. Die Körpertemperatur ist meist nur leicht erhöht, die rektal gemessene Temperatur ist etwa um 1 °C höher als die in der Achselhöhle gemessene. Beim Betasten der Bauchdecke gibt der Kranke einen besonders starken Schmerz am sog. McBurney-Punkt an, der zwischen dem vorderen oberen Darmbeinstachel und dem Nabel gelegen ist. Ist der Wurmfortsatz durchgebrochen, finden sich die typischen Zeichen einer lokalisierten oder generellen Bauchfellentzündung (S. 76f.).

Die *Behandlung* besteht in der operativen Entfernung des Wurmfortsatzes (Appendektomie).

Spezielle entzündliche Darmerkrankungen

Morbus Crohn – Enteritis regionalis

Die Entstehung dieser Erkrankung ist noch nicht eindeutig geklärt. Es kann an allen Stellen des Verdauungstraktes von der Speiseröhre bis zum After zu entzündlichen Schleimhautveränderungen kommen. Bevorzugte Stellen sind das Ende des Dünndarms und der Dickdarm. Die entzündliche Veränderung betrifft die gesamte Darmwand.

Symptome: Durchfall (3–6mal pro Tag), kolikartige Bauchschmerzen, leicht erhöhte Temperaturen, Auftreten von Darmverschluß und Darmfisteln.

Therapie: gemischte faserreiche Kost, Medikamente (z.B. Azulfidine), Kortisonbehandlung. Bei Komplikationen, wie Fisteln und Darmverschluß, chirurgisches Entfernen der befallenen Darmabschnitte und Ausräumen der Fisteln.

Colitis ulcerosa

Es handelt sich um eine spezielle Art von Schleimhautentzündung mit geschwürigen oberflächlichen Veränderungen.

Symptome: oft blutige Durchfälle bis 20mal pro Tag, krampfartige Leibschmerzen, Gewichtsverlust, Fieber, Gelenkentzündung, Augenerkrankungen, Hautveränderungen.

Therapie: psychosomatische Behandlung, spezielle Diät, Azulfidine, Kortison; bei schwerem Krankheitsverlauf künstliche Ernährung mit Infusionen. Bei Versagen der konservativen Therapie muß rechtzeitig eine chirurgische Sanierung erfolgen, da bei Fortschreiten des Leidens aus dieser Entzündung ein Krebsleiden entstehen kann.

Leberentzündung (Hepatitis)

Es handelt sich um eine akute Leberzellentzündung, die durch Viren (Hepatitis A-F, s. Infektionskrankheiten, S. 104f.), Bakterien, Protozoen (Malaria), Parasiten (Fuchsbandwurm), toxische Substanzen wie Alkohol und Arzneimittel hervorgerufen wird.

Zunächst spricht man von einer Fettleberhepatitis, wenn mehr als 50% der Leberzellen verfettet sind.

Die *Therapie* besteht darin, die Grundkrankheiten zu behandeln.

Bei chronischen Leberzellveränderungen kommt es zur Leberzirrhose.

Leberzirrhose

Die Leberzirrhose ist eine chronische Erkrankung, bei der die Leberzellen durch Bindegewebe ersetzt werden. Dies äußert sich in einem allmählich einsetzenden Versagen der Leberfunktion. Die Leber ist in ihrem Aussehen stark verändert, sie ist knotig, derb und narbig. Diese Krankheit kommt häufiger bei Männern im mittleren und höheren Lebensalter vor als bei Frauen.

Ursache: Mangel- bzw. Fehlernährung, Alkohol oder eine chronische Virushepatitis.

Symptome: Auftreten diffuser Leibschmerzen, Appetitlosigkeit, Übelkeit, Gewichtsverlust, übler Mundgeruch, Gelbsucht, Anschwellen der männlichen Brüste (Gynäkomastie) infolge gestörten Östrogenabbaus, Blutungsbereitschaft infolge mangelnder Bildung bestimmter Gerinnungsfaktoren. Durch die veränderte Leber kommt es zur Stauung im Pfortaderkreislauf (S. 63). Dieses Geschehen zeigt sich zuerst in Meteorismus (Blähungen), dann in Aszites (Bauchwassersucht), erweiterten Bauchdeckenvenen und Ösophagusvarizen (Venenerweiterungen im Bereich der Speiseröhre). Platzen diese Venen kommt es zu einer lebensbedrohlichen Blutung, der Ösophagusvarizenblutung.

Die *Behandlung* beruht in der Ausschaltung der schädigenden Faktoren und dem Versuch, die gesund gebliebenen Leberanteile zu stützen. Die Stauung im Pfortaderkreislauf kann durch operative Umleitung des Blutstromes behandelt werden (z. B. portokavaler Shunt). Bei der Ösophagusvarizenblutung werden die Venen unter endoskopischer Sicht mit blutstillenden Medikamenten unterspritzt und so die Blutung gestoppt.

Entzündung der Gallenblase (Cholezystitis)

Normalerweise sind in der Gallenblase keine Krankheitserreger (Keime) enthalten. Bei Gallensaftstauungen, wie sie beim Verschluß des Gallenblasenhalses und des Gallengangs (Ductus cysticus) durch Steine vorkommen, wandern Bakterien aus dem Darm ein und verursachen eine Entzündung der Gallenblase (Cholezystitis) und der ableitenden Gallenwege (Cholangitis). Die Entzündungsvorgänge sind unterschiedlich schwer, sie reichen von der sog. katarrhalischen Form bis zu schweren Eiterungen (Gallenblasenempyem) mit schließlicher Zerstörung der Gallenblasenwand (Cholecystitis gangraenosa). Eine Gangrän der Gallenblasenwand hat eine Peritonitis mit all ihren lebensbedrohlichen Komplikationen zur Folge (S. 76).

Symptome: Die Beschwerden hängen von der Schwere der Entzündung ab. Sie äußern sich in einem Druckgefühl im rechten Oberbauch mit Unverträglichkeit fetter Speisen bis hin zu heftigen Schmerzen unter dem rechten Rippenbogen mit hohem Fieber und Schüttelfrost.

Behandlung: Bei Gaben von breit wirksamen Antibiotika, krampflösenden Medikamenten, Anwendung feuchter Wärme, Bettruhe und Diät bildet sich in der Regel das akute Krankheitsbild in 1−2 Wochen zurück. Verbirgt sich hinter der Entzündung ein Steinleiden, so ist die Operation (Cholezystektomie) angezeigt. Bei einem freien Durchbruch der Gallenblasenwand muß sofort operiert werden, um dem galligen Eiter durch Drainage nach außen Abfluß zu verschaffen.

Gallensteinkrankheit (Cholelithiasis)

Gallensteine kommen bei ungefähr 10% der weißhäutigen Menschen vor, und zwar bei Frauen weitaus häufiger als bei Männern. Die *Ursachen* ihrer Entstehung sind vielfältig: Schwangerschaft, Fettsucht, mangelnde Bewegung, Darmträgheit, Gallenstauung und Entzündungen der Gallenblase und Gallenwege.

Es gibt Menschen mit Gallensteinen, die nie Beschwerden haben (Steinträger). Ihnen steht die Vielzahl der wirklich Steinkranken gegenüber. Das klassische Bild der Gallensteinkrankheit ist das der Gallensteinkolik. Sie ist auf Einklemmung eines Steines im Gallenblasenhals oder im Gallenblasengang (Ductus cysticus) zurückzuführen.

Symptome: Durch krampfartiges Zusammenziehen versucht die Gallenblase den steckengebliebenen Stein durch das Hindernis zu treiben. Dabei entstehen heftige, oft unerträgliche Schmerzen im rechten Oberbauch, die zur rechten Schulter hin und in die Gegend zwischen den Schulterblättern ausstrahlen. Häufig beginnt eine Kolik, die von Übelkeit und Erbrechen begleitet ist, 1−2 Stunden nach einem fettreichen Essen. Die Gallensteinkolik hört dann spontan auf, wenn der den Gallenblasenhals verschließende Stein in die Gallenblase zurückfällt oder der Stein durch den Gallenblasengang in den gemeinsamen Gallengang (Ductus choledochus) hineingetrieben wird und von da schließlich in den Zwölffingerdarm gelangt. Der Stein kann aber auch im Ductus choledochus, besonders an seiner Mündung in das Duodenum erneut und endgültig steckenbleiben. Dann ist der Abfluß der Galle in den Zwölffingerdarm nicht mehr möglich. Die Galle staut sich in die Leber zurück, tritt dort schließlich in das Blut über, was zu einer Gelbfärbung (Gelbsucht, Ikterus) des Kranken führt. Gelingt es dem Organismus nicht, die im Gallenblasenhals oder im Ductus cysticus eingekeilten Steine zu entfernen, so hören mit der Zeit die Koliken dennoch auf. Die Gallenblase kann sich jedoch nicht mehr entleeren und es besteht durch vom Darm aufsteigende Bakterien die Gefahr einer Infektion der Gallenblase (s. Gallenblasenentzündung, S. 72) und ihres Inhaltes (Gallenblasenempyem). Des weiteren kann die Bauchspeicheldrüse mit in die Entzündung einbezogen werden (gemeinsamer Ausgang in den Zwölffingerdarm!). Man nennt dies eine Begleitpankreatitis.

Die *Diagnose* der Gallensteinkrankheit stützt sich im wesentlichen auf die
Vorgeschichte (Angaben über durchgemachte Gallenkoliken) und auf die
Ultraschalluntersuchung (Sonographie). Diese Untersuchungsmethode hat
sich heute vor der Röntgendiagnostik durchgesetzt. Gallensteine, Stauungen
in der Gallenblase und Entzündungen sind weitaus besser zu diagnostizieren
als durch die früher angewandte Röntgenuntersuchung. Die Sonographie hat
keine Nebenwirkungen für den Patienten und kann, sooft erforderlich, wiederholt werden.

Behandlung: Bei einer Gallensteinkolik bringen krampflösende Medikamente sofortige Erleichterung. Da aber immer die Gefahr einer Steinein-
klemmung und einer Entzündung der Gallenblase mit all ihren Komplikationen besteht, ist die Entfernung der Gallensteine angezeigt. Steine, die den
Gallengang verschlossen haben, müssen entfernt werden.

Therapie: 4 verschiedene Verfahrensarten sind gängig, wobei z. Zt. die chirurgische Gallenblasenentfernung nach wie vor das führende Verfahren ist.

1. *Auflösen (Lyse)* der Steine durch Medikamente: Die Therapie erstreckt
   sich über mindestens 1 Jahr. Der Nachteil ist, daß Gallensteine wieder in
   der Gallenblase auftreten können, wenn die Medikamente nicht mehr
   eingenommen werden. Außerdem haben die Medikamente Nebenwirkungen.

2. *Zertrümmern (Lithotrypsie):* Mit einem Stoßwellenapplikator (Lithotryp-
   ter) werden die Steine mit Ultraschallwellen zerkleinert. Das Gerät wird
   außen auf die Bauchwand aufgesetzt. Dieses Verfahren gelingt nur bei
   wenigen und kleineren Steinen (kleiner 2 cm). Anschließend werden zusätzlich auflösende Medikamente verabreicht. Wichtig ist, daß die Gallenblase funktionstüchtig ist; sie muß sich entleeren können, um die Steinre-
   ste auspressen zu können.

3. *Entfernen mit einer Schlinge:* Gallengangssteine lassen sich mit einem
   Endoskop, das über den Magen in den Zwölffingerdarm vorgeschoben
   wird, nach dem Eindringen in den Gallengang mit einer kleinen Netz-
   schlinge herauszuziehen.

4. *Operation:* Entfernen der Gallenblase und der Steine. Bisher wurde diese
   Operation routinemäßig von einem Bauchschnitt aus durchgeführt. In
   den letzten Jahren wird zunehmend die Gallenblase laparoskopisch entfernt. Es werden über mehrere kleine Schnitte (1−2 cm groß) Instrumente
   in den Bauchraum eingeführt. Ein Instrument beinhaltet ein Sichtgerät
   (Laparoskop), das nach Auffüllen des Bauchraumes mit Kohlendioxidgas
   die Bilder von innen auf einen Bildschirm überträgt. Mit den anderen
   Instrumenten wird die Gallenblase herausgetrennt und entfernt.

Gallenblasenkrebs

Bei Steingallenblasen, die über viele Jahre hinweg bestehen, ist, wohl infolge chronischer Reizungen der Gallenblasenwand, die Gefahr gegeben, daß sich ein Karzinom entwickelt. Der Gallenblasenkrebs wuchert meist schnell auf die Leberpforte zu und verschließt die ableitenden Gallenwege, die aus der Leber kommen. Die Folge ist ein Rückstau der Galle in die Leber hinein und das Auftreten einer Gelbsucht. Leider wird gewöhnlich der Gallenblasenkrebs erst dann entdeckt, wenn er bereits nicht mehr operativ entfernt werden kann. Die Prognose ist schlecht. Die 5-Jahres-Überlebensrate ist kleiner 5%.

Milz- und Leberrisse (Milz- und Leberrupturen)

Ursache: Durch stumpfe Gewalteinwirkung gegen die Bauchwand kann es zu einer Verletzung der Bauchorgane kommen. Die Bauchdecke kann völlig unverletzt bleiben. In erster Linie werden Milz und Leber betroffen, denn sie haben infolge ihrer Befestigung nur geringe Ausweichmöglichkeiten und sind wegen der prallen Blutfüllung nur wenig elastisch. Ein Leber- oder Milzriß führt zu einer bedrohlichen Blutung in die Bauchhöhle. Die rasche Erkennung solcher Blutungen ist wichtig, damit keine wertvolle Zeit bis zur Operation verstreicht. Auch bei einer kleineren Verletzung dieser Organe kann mit einem spontanen Stehen der Blutung nicht gerechnet werden.

Symptome: blasses Aussehen, eingefallenes Gesicht, kalte Extremitäten, Puls klein und schnell, Absinken des Blutdrucks; Druckschmerz und Abwehrspannung der Bauchdecke. Die *Diagnose* wird durch die Ultraschalluntersuchung erhärtet.

Behandlung: Schockbekämpfung (s. Schock, S. 252), Bluttransfusionen, Operation. Heute steht die organerhaltende Operation im Vordergrund. Bei größeren Milzrissen wird meist das ganze Organ entfernt. Da dies bei der Leber nicht möglich ist, muß der Riß genäht werden.

Magen- und Darmrisse (Magen- und Darmrupturen)

Bei stumpfen Bauchverletzungen kann es auch zum Zerreißen von Magen und Darm kommen, besonders dann, wenn die Organe gefüllt sind. Hier steht weniger die Blutung im Vordergrund als vielmehr die Gefahr der Bauchfellentzündung (s. Peritonitis, S. 76) durch den Austritt von Magen- und Darminhalt in die freie Bauchhöhle.

Die *Symptome* sind ähnlich denen bei einer Blutung in die Bauchhöhle. Auch hier sind die rasche Erkennung des Zustandes und Einlieferung in ein Krankenhaus zur operativen Behandlung äußerst wichtig.

Bauchfellentzündung (Peritonitis)

Ursachen: Eine Bauchfellentzündung (Peritonitis) wird entweder durch bakterielle Infektionen (Kolibakterien, Streptokokken, Staphylo- und Gonokokken) hervorgerufen oder durch chemische Reizung des Bauchfelles ausgelöst. Als chemische Reize wirken Magensaft, Galle oder Urin, die bei einer Perforation des Magens, der Gallenblase oder einer Zerreißung der Harnblase infolge eines Unfalls in die Bauchhöhle ausfließen können.

Bakterielle Infektionen können auf dem Wege bakterieller Durchwanderung geschädigter Organwände oder bei deren Perforation zustande kommen. Wandschädigungen entstehen durch Überblähung der Darmwände beim Ileus oder durch entzündliche Prozesse z. B. bei der Appendizitis, der eitrigen Entzündung der Gallenblase, der Entzündung der Eileiter usw. Bei Schuß- und Stichverletzungen des Bauchraumes sowie beim sog. stumpfen Bauchtrauma (schwerer Stoß oder Schlag gegen die Bauchwand ohne sichtbare äußere Verletzung) können Darmteile zerrissen werden. Ihr Inhalt entleert sich in die Bauchhöhle und verursacht durch bakterielle Infektion eine Peritonitis. Eine weitere Entstehungsursache der Bauchfellentzündung ist die Verschleppung von Bakterien auf dem Blutweg von anderenorts gelegenen Eiterherden.

Breitet sich die Entzündung über das Peritoneum des ganzen Bauchraumes aus, spricht man von einer *allgemeinen, generalisierten* oder *diffusen Peritonitis.* Hat dagegen bei einer etwas langsamer verlaufenden Entzündung, z. B. am Wurmfortsatz oder an der Gallenblase, der Organismus Zeit, die Stelle drohender Perforation mit Netz abzudichten, so wird bei erfolgter Perforation nur das in der Nähe liegende Bauchfell infiziert, es entsteht eine lokale, d. h. *begrenzte Peritonitis* (gedeckte Perforation).

Symptome: Bei einer allgemeinen Peritonitis klagt der Patient über Schmerzen im ganzen Leib, die Bauchdecken sind „bretthart" gespannt (Abwehrspannung), es bestehen Fieber, Unruhe, Benommenheit, die Zunge ist trokken, der Puls schnell, die Haut kühl und mit Schweiß bedeckt, das Gesicht eingefallen und spitz, die weißen Blutkörperchen sind zahlenmäßig erhöht.

Die Entzündung des Bauchfelles greift auch auf den Darm über. Es tritt eine Störung der Darmtätigkeit auf, ein paralytischer Ileus entsteht (S. 69).

Bei einer lokalisierten Peritonitis bestehen meist starke Schmerzen im Entzündungsbereich. Hier sind die Bauchdecken lokalisiert gespannt. Der Kranke hat Fieber, die Leukozyten sind vermehrt.

Die *Behandlung* der allgemeinen Bauchfellentzündung ist operativ. Die Infektionsquelle wird beseitigt (z. B. die entzündete Appendix oder Gallenblase), Eiteransammlungen werden durch Einlegen von Drainagen nach außen abgeleitet. Es besteht Nahrungskarenz, die Ernährung erfolgt durch Infusionen. Gaben von breit wirksamen Antibiotika und evtl. Kreislaufmittel ergänzen die Therapie. In schweren Fällen muß mehrmals hintereinander an den folgenden Tagen der Bauchraum gespült werden. So lange bleibt der Patient künstlich beatmet.

Bei einem bestehenden paralytischen Ileus werden Magen- und Darminhalt durch Sonden abgesaugt, die in den Magen und Zwölffingerdarm geschoben werden. Durch peristaltikanregende Mittel (Prostigmin, Bepanthen u. a.) wird versucht, die Motorik des gelähmten Darmes wieder in Gang zu bringen.

Bauchwandbrüche (Hernien)

Kräftige Muskeln und Sehnenplatten bilden die Bauchwand. Normalerweise kann sie deshalb dem Druck der Baucheingeweide selbst dann noch genügend Widerstand entgegensetzen, wenn der Bauchinnendruck erhöht ist, wie es beim Husten, Niesen, Pressen, bei der Stuhlentleerung und beim Heben von schweren Lasten der Fall ist. An einigen Stellen ist jedoch die Bauchwand nicht ganz so fest gefügt. Die Stelle z. B., an der die Leistenschlagader unter dem Leistenband verlaufend, die Leibeshöhle verläßt, oder wo der Samenstrang mit seinen Gefäßen in der Leiste, von den Hoden kommend, in den Bauchraum eintritt, ist besonders anfällig.

Ursachen: Bei angeborener Bindegewebsschwäche, aber auch im Alter oder nach länger dauernden Krankheiten können diese etwas schwächer konstruierten Teile der Bauchwand dem Druck der ständig andrängenden Eingeweide nachgeben. Es entsteht dadurch eine Ausstülpung des Bauchraums durch die Bauchwand hindurch bis unter die Haut. Eine solche Ausstülpung, die im Laufe der Zeit immer größer wird, wird als *Bauchwandbruch oder Hernie* bezeichnet. Die Lücke in der Bauchwand wird Bruchpforte oder Bruchring genannt. Die Bauchwand ist innen mit Bauchfell überzogen. Die durch die Bruchpforte drängenden Bauchorgane schieben diesen Bauchfellüberzug vor sich her und liegen schließlich in ihm wie in einem Sack (Bruchsack). Die im Bruchsack liegenden Organe, meistens Dünndarmschlingen, sind der Bruchinhalt.

Können die Darmschlingen nicht mehr zurückweichen, kommt es zur Einklemmung (Inkarzeration). Dabei können die Darmschlingen absterben, sie werden nekrotisch. Es entsteht das Bild eines Darmverschlusses (Ileus) und einer lokalen Bauchfellentzündung.

Hernien, die oberhalb des Leistenbandes, dem Samenstrang folgend, austreten, werden als *Leistenhernien* (Hernia inguinalis) oder indirekte Hernien bezeichnet, wobei der Bruchsack sich bis in den Hodensack (Skrotum) schieben kann (Skrotalhernie). Hernien, die „direkt" durch die Bauchwand austreten und nicht dem Samenstrang oder Mutterband (Aufhängeapparat des Uterus) folgen, nennt man *direkte Hernien.* Bei älteren Frauen sind *Schenkelhernien* (Hernia femoralis) häufig, die sich entlang der Beingefäße vorschieben und unter dem Leistenband liegen. *Nabelhernien*, die meist angeboren sind, benützen den Nabel als Austrittspforte.

Symptome: Bei der Entstehung einer Bauchwandhernie klagt der Patient über ziehende, brennende oder stechende Schmerzen im Bereich der Bruchpforte. Bald ist der Bruchsack als eine weiche Vorwölbung zu tasten, dessen Größe beim Husten und Pressen zunimmt. Eine Brucheinklemmung macht sich durch plötzlich einsetzende heftige Schmerzen, begleitet von Übelkeit und Erbrechen, bemerkbar. Die oben geschilderte weiche Vorwölbung wird immer härter und zunehmend schmerzhaft.

Die *Behandlung* der Hernien ist operativ. Durch die Operation wird der Bruchsack freigelegt und sein Inhalt in die Bauchhöhle zurückverlagert. Schließlich wird die Bruchpforte stabil verschlossen. Das Wiederauftreten eines Bruches nach der Operation ist je nach Operationsmethode verschieden. Es schwankt zwischen 5 und 20%.

Anus praeternaturalis (künstlich angelegter Darmausgang)

Unter dem Anus praeternaturalis, kurz Anus praeter, versteht man eine künstliche, operativ angelegte, in die Bauchhaut mündende Darmöffnung, die sich *vor* dem natürlichen After (Anus naturalis) befindet und durch die der Kot entleert wird.

Diese Operation, die den Patienten vor allem psychisch stark belastet, kann aus folgenden Gründen nötig werden:

1. Der Patient leidet an einem Karzinom des End- oder S-Darmes (Rektum oder Sigmoid). Der befallene Darmabschnitt wird operativ entfernt (reseziert). Dadurch entsteht eine Lücke im Darmtrakt, die durch eine Wiedervereinigung der jeweiligen Darmenden nicht mehr geschlossen werden kann. Ein künstlicher After muß angelegt werden.
   Oft ist der Operateur auch gezwungen, den ganzen Enddarm einschließlich des natürlichen Afters zu entfernen. Dabei wird der künstliche Darmausgang an der Bauchwand angelegt und während der Operation der gesamte Enddarm mit dem natürlichen After entfernt.
   Eine solche Operation hat also sowohl eine abdominelle als auch eine Operationswunde am After.
   In beiden beschriebenen Situationen wird der Anus praeter, der künstliche Darmausgang, vom S-Darm oder vom absteigenden Dickdarm gebildet und kommt in den linken Unterbauch zu liegen.
2. Das Karzinom des Enddarms ist nicht operabel. Es ist so weit in das umgebende Gewebe eingewachsen, daß es nicht mehr radikal entfernt werden kann. Um das Leben des Patienten zu verlängern, ihn vor einem Verschluß des Darmes (Ileus) zu bewahren, wird ebenfalls ein Anus praeter angelegt.

3. Der Patient leidet an einer chronischen Entzündung des End- oder S-Darmes (z. B. Divertikulitis). Um den Prozeß zum Abheilen zu bringen, kann der betroffene Darmabschnitt durch Anlage eines Anus praeter vorübergehend aus der normalen Passage ausgeschaltet werden. Ist durch diese Maßnahme das gewünschte Ziel erreicht, die Entzündung ausgeheilt, wird die künstliche Darmöffnung geschlossen und der normale Zusammenhang der betreffenden Darmabschnitte wiederhergestellt.

4. Der Patient leidet an einem mechanischen Verschluß des Darmes im Bereich des Dickdarmes und ist in einem so schlechten Zustand, daß ihm eine große Operation, die das Hindernis radikal beseitigt, nicht zugemutet werden kann. Eine vorübergehende Ableitung des aufgestauten Darminhaltes ist nötig. Hat sich der Zustand des Patienten gebessert, wird zunächst die Ursache des Darmverschlusses entfernt. Erst in einer dritten Operation wird der künstliche After wieder geschlossen.

Hämorrhoiden

Als Hämorrhoiden werden Erweiterungen des Gefäßgeflechtes am After, die unter der Schleimhaut liegen, bezeichnet. Das Leiden ist anlagebedingt, chronische Verstopfung (Obstipation) fördert sein Entstehen.

Symptome: Die Hämorrhoiden machen sich durch Juckreiz und durch starke Schmerzen am Afterrand während und nach dem Stuhlgang (Defäkation) bemerkbar. Als Komplikationen des Leidens sind Infektionen, Thrombose der Gefäße oder ihr Aufplatzen möglich. Letzteres führt dann zu einer mehr oder weniger starken Blutung.

Behandlung: Hämorrhoiden werden zunächst mit entsprechenden Salben, Zäpfchen und Sitzbädern behandelt. Für einen weichen Stuhlgang ist Sorge zu tragen. Sind die Hämorrhoidalknoten stark ausgeprägt, führen sie zu Blutungen, klemmen sie sich in den Afterschließmuskel ein, so müssen sie operativ entfernt werden.

Wurmerkrankungen

Auch in unseren Breiten spielt die Infektion mit Würmern immer noch bzw. wieder eine Rolle. Würmer gehören in die Gruppe der Parasiten, ein- oder mehrzelliger Lebewesen, die von einem Wirtsorganismus (z. B. Mensch) abhängig sind.

Von den zahlreichen Wurmarten sollen nachstehend die Spulwürmer und Madenwürmer sowie der Rinder-, Schweine- und Fuchsbandwurm besprochen werden.

Spulwürmer (Askariden)

Sie gehören zur Gruppe der *Fadenwürmer*, ähneln den Regenwürmern und kommen überall vor. Die Wurmeier sind zunächst nicht infektiös, zuerst muß sich im Ei der Embryo entwickeln und das geschieht in feuchter Wärme, wie z. B. unter Fingernägeln, in der Gesäßspalte, in feuchten Böden und im Wasser. Die Ansteckung durch reife Eier erfolgt auf dem Weg der Schmierinfektion (beschmutzte Finger), durch fäkaliengedüngte Salate und Gemüse.

Die Entwicklung vom Ei zum Wurm geht auf recht sonderbare Weise vor sich: Im Darm schlüpfen aus den Eiern Larven, treten durch die Darmwand in den Blutstrom über, gelangen in das rechte Herz und von dort zur Lunge. Vom Lungengewebe bohren sie sich in die Atemwege (Bronchien) vor und gelangen schließlich durch die Luftröhre zur Stimmritze. Von hier geht ihre Wanderung, durch Schlucken aktiv unterstützt, über die Speiseröhre zum Magen und wieder in den Darm. Hier entwickeln sie sich zu geschlechtsreifen Spulwürmern, die 14–20 cm lang werden können. Das Weibchen legt täglich ca. 200 000 Eier.

Symptome: Bauchschmerzen, Blähungen und manchmal allergische Hauterscheinungen. In einzelnen Fällen tritt eine atypische flüchtige Lungenentzündung auf. Im Stuhl können Eier nachgewiesen werden. Der Befall der Lunge mit Larven kann durch eine röntgenologische Untersuchung deutlich gemacht werden.

Behandlung: Wurmkur (Medikamente).

Madenwürmer (Oxyuren)

Die reifen Eier werden durch Schmierinfektionen übertragen und stammen immer von infizierten Personen und nie von infizierten Nahrungsmitteln. Auch sie entwickeln sich im Dünndarm zu geschlechtsreifen Tieren und leben im Dünn- und Dickdarm.

Symptome: Häufig, besonders nachts, verlassen die Oxyuren den Darm und verursachen dann am After und in seiner Umgebung heftigen Juckreiz. Die dabei entstehenden entzündlichen Erscheinungen können bei der Frau auf die Scheide und Vagina übergreifen. Die Eier sind besonders auf der Haut der Analgegend zu finden. Durch Kratzen und mangelnde Hygiene findet dann eine laufende Selbstinfektion statt.

Behandlung: Wurmkur.

Bandwürmer (Taeniae)

Bandwürmer sind flache Darmwürmer ohne Verdauungskanal. Sie halten sich mit Häkchen oder Saugnäpfen an der Dünndarmwand fest und nehmen als Nahrung unverdauten Darminhalt auf. An den Wurmkopf schließt sich eine größere oder kleinere Kette von Gliedern an. Die einzelnen Glieder verhalten sich wie selbständige Lebewesen. Jedes Glied ist zwittrig gebaut, enthält also Hoden mit Samenzellen sowie Eierstöcke, Uterus, in dem sich die Eier entwickeln und eine Geschlechtsöffnung. Gelangen Eier in den Magen eines Zwischenwirts (Rind oder Schwein), so entwickeln sie sich dort zu blasigen Gebilden, den sog. Finnen. Diese durchbohren die Magen- oder Darmwand und können mit dem Blutstrom in alle Organe gelangen. Wird nun Fleisch, das mit Finnen infiziert ist, roh gegessen, entwickelt sich aus den Finnen im Darmkanal des Wirts (Mensch) ein Bandwurm.

Der **Rinderbandwurm** kommt in Deutschland relativ häufig vor, kann bis zu 30 m lang werden und hat eine Lebensdauer von ca. 20 Jahren. Die Finnen finden sich im Muskelfleisch von Rindern und werden mit rohem oder ungenügend gekochtem Fleisch vom Menschen aufgenommen. Aus jeder Finne entwickelt sich im menschlichen Darm ein Bandwurm.

Der **Schweinebandwurm** wird ca. 6 m lang und lebt 20 Jahre. Die Finnen gelangen nach Genuß von rohem Schweinefleisch in den menschlichen Darm.

Symptome: Abgang von Bandwurmgliedern im Stuhl, Bauchschmerzen, Durchfälle, Gewichtsverlust und Nervosität.

Behandlung: Wurmkur. Zur Vorbereitung der Kur 2 Tage schlackenarme Kost, anschließend abführen. Eine Bandwurmkur gilt nur dann als erfolgreich, wenn der Kopf des Bandwurmes abgegangen ist.

Hunde- und Fuchsbandwurm (Echinokokkose)

Bei dieser Erkrankung ist der Mensch neben verschiedenen Säugetierarten Zwischenwirt, der Hund bzw. Fuchs ist der Endwirt. Der Bandwurm selbst lebt jeweils im Darm des Hundes bzw. des Fuchses.

Man unterscheidet 2 Arten:

1. Echinococcus granulosus oder cysticus (Hundebandwurm),
2. Echinococcus multilocularis (Fuchsbandwurm).

1. Echinococcus cysticus (Hundebandwurm)

Die Eier des Echinokokkus werden über die Nahrung aufgenommen und gelangen über Darmwand – Pfortaderkreislauf in Leber (70%) und Lungen (20%). Dort bilden sich einzelne Zysten (Hydatide), die im Lauf der Jahre Kindskopfgröße erreichen können

(Hauptgebiete: Mittelmeerländer, Mecklenburg, Pommern).

Symptome: Jahrelang kann der Patient beschwerdefrei sein. Es treten dann Oberbauchbeschwerden, Appetitlosigkeit und Gelbsucht auf.

Diagnose: Sonographie, Computertomographie, Blutserumuntersuchungen.

Therapie: chirurgische Entfernung.

2. Echinococcus multilocularis (Fuchsbandwurm)

Zwischenwirt ist hier Nagetier und Mensch. Er ist viel seltener als der Echinococcus granulosus (Hauptvorkommen: Schwäbische Alb, Tirol, Rußland und Alaska).

Er wächst organüberschreitend zerstörend und bildet keine großen abgegrenzten Zysten und hat keine Kapsel.

Die *Symptome* sind wie oben beschrieben, diagnostisch wird ebenso verfahren. Die Abgrenzung gegen einen bösartigen Tumor ist schwierig.

Therapie: Chirurgisch lassen sich die Herde schwieriger entfernen. Es müssen Teile der Organe entfernt werden. Leber-Lungen-Resektionen, wenn diese durchführbar sind. Eine medikamentöse Zusatzbehandlung ist möglich. In fortgeschrittenem Stadium ist eine Heilung ausgeschlossen.

Harnorgane

Zu den Harnorganen gehören die beiden Nieren, die beiden Nierenbecken, die beiden Harnleiter, die Harnblase und die Harnröhre (Abb. 1.**10**).

Nieren

Die paarig angelegten Nieren liegen im rückwärtigen Bauchfellraum, rechts und links der Wirbelsäule in Höhe des 11.−12. Brustwirbels und reichen etwa bis zum 2.−3. Lendenwirbel. Die rechte Niere liegt etwas tiefer als die linke. Eine Niere wiegt ca. 150 g und ist ca. 12 cm lang, 6 cm breit und 3 cm dick. Die äußere Form entspricht der einer Bohne. An der eingedellten Seite befindet sich der Nierenhilus. Es ist die Stelle, an der die Nierenschlagader und die Nerven in die Niere eintreten, die Nierenvene und der Harnleiter die Niere verlassen. Umgeben ist die Niere von einer derben bindegewebigen Kapsel. Darauf folgt eine Fettkapsel mit einer weiteren Bindegewebshülle. Die Oberfläche der Niere ist glatt, die Farbe braunrot. Schneidet man eine Niere längs durch, so sieht man, daß das Nierengewebe aus zwei deutlich voneinander abgegrenzten Schichten besteht.

Außen, unter der Nierenkapsel, befindet sich die etwa 7 mm breite, körnige Rindenschicht. Innen liegt die Marksubstanz in Form von feinstreifigen pyramidenförmigen Kegeln, deren Basis der Rinde aufsitzt. Die Rindenschicht ragt in die Marksubstanz vor. Die Spitzen der 10−12 Markpyramiden ragen in die Nierenkelche hinein. Diese fangen den im Nierengewebe gebil-

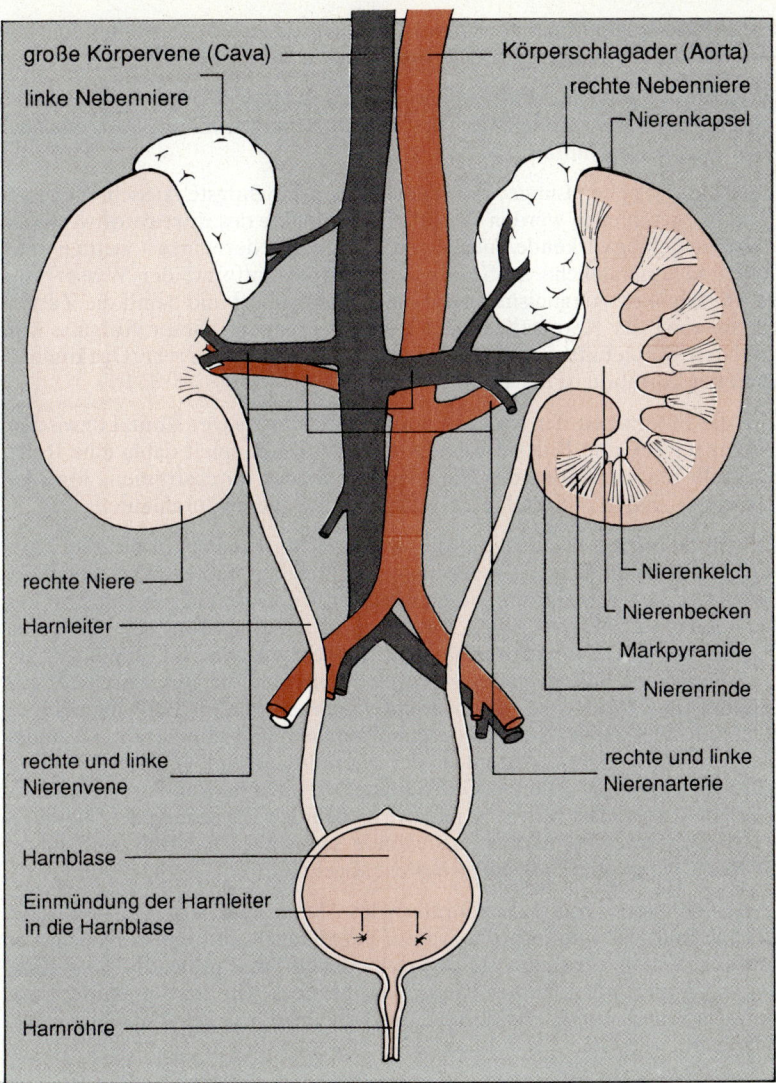

große Körpervene (Cava)

linke Nebenniere

Körperschlagader (Aorta)

rechte Nebenniere

Nierenkapsel

rechte Niere

Harnleiter

Nierenkelch

Nierenbecken

Markpyramide

Nierenrinde

rechte und linke
Nierenvene

rechte und linke
Nierenarterie

Harnblase

Einmündung der Harnleiter
in die Harnblase

Harnröhre

Abb. 1.10 Harnorgane

deten Urin auf und erweitern sich zum Nierenbecken. Das Nierenbecken seinerseits geht in den Harnleiter über.

Das unterschiedliche Aussehen von Rinde und Mark ist durch ihren Feinbau bestimmt. Dieser wird leichter verständlich, wenn wir uns die Aufgaben der Niere vor Augen führen.

Die Niere ist neben Lunge, Darm und Haut das wichtigste Ausscheidungsorgan. Ausgeschieden werden Wasser, Endprodukte des Eiweißstoffwechsels, Salze und giftig wirkende Substanzen. Durch die Nierenarbeit werden nutzlose und unschädliche Stoffe aus dem Körper entfernt; der Wasser- und Salzhaushalt des Organismus wird durch sie reguliert und damit die Zusammensetzung der Körperflüssigkeit konstant erhalten. Dieser Aufgabe wird die Niere durch Filtration des Blutes bzw. Blutplasmas gerecht. Das Endprodukt der Filtration ist der Urin.

Für die Filterarbeit der Niere ist ein möglichst intensiver Kontakt zwischen Nierengewebe und Blut notwendig. Der Blutdruck spielt dabei eine Rolle. Deshalb muß das Blut die Niere immer wieder durchströmen. Man hat errechnet, daß in 24 Stunden ca. 1500 l Blut die Nieren durchlaufen.

Durch die Nierenschlagader strömt sauerstoffreiches Blut in die Niere hinein. Sie verästelt sich zu immer kleineren Gefäßen und erreicht schließlich die Größe von Kapillaren. Diese arteriellen Kapillaren geben zunächst keinen Sauerstoff ab und gehen nicht, wie in anderen Geweben, in venöse Kapillaren über. Sie bilden Schlingen, die sich zu Knäueln aneinanderlegen und von einer feinen bindegewebigen Membran, die mit einschichtigem Epithel ausgekleidet ist, umgeben sind. Die Membran wird Bowman-Kapsel genannt. Die Knäuel heißen Nierenkörperchen oder Glomeruli. Sie finden sich in einer riesigen Anzahl in der Nierenrinde und verursachen deren körniges Aussehen. Die das Gefäßknäuel verlassende Kapillare enthält immer noch arterielles Blut, erst jetzt wird es für die Ernährung des Nierengewebes genutzt. Das daraus entstehende sauerstoffarme Blut wird in der üblichen Weise über das venöse System abgeleitet.

In den Glomeruli findet die Filtration des Blutplasmas statt. Der hier gebildete Primärurin wird von der Kapsel aufgefangen und einem System von Harnkanälchen zugeleitet. Die verschiedenen Abschnitte der Kanälchen verlaufen gewunden (in der Rinde) und gestreckt (in den Pyramiden) und verursachen dadurch vorwiegend das verschiedenartige Aussehen der 2 Schichten.

Die Harnkanälchen haben nicht nur die Aufgabe, den Urin weiterzuleiten, sondern in bestimmten Strecken auch zu verändern, indem Wasser, Glukose und Salze rückresorbiert und andere Stoffe abgegeben werden. Die Rückresorption des Wassers ist beträchtlich, denn aus ca. 180 l Vorharn (Primärharn) werden schließlich 1,5–2 l Urin. Die Kanälchen vereinigen sich mit den anderen zu den Sammelröhrchen und enden in den Harnporen auf den Papillen der Pyramiden, die von den Nierenkelchen umgeben sind.

Die trichterförmigen Nierenkelche vereinigen sich zum Nierenbecken. Dieses ist ein bindegewebiger Sack, der von Epithelzellen ausgekleidet und in dessen Wand glatte Muskulatur eingelagert ist. Nach unten zu verjüngt sich das Nierenbecken und geht in den Harnleiter über.

Harnleiter

Die Harnleiter sind die Verbindungsrohre zwischen Nierenbecken und Harnblase. Jeder Harnleiter ist ca. 30 cm lang und von einer Epithelzellenschicht ausgekleidet. Die Wand enthält Muskelfasern, die durch regelmäßige Kontraktionen den Urin in Richtung Blase befördern.

Harnblase

Die beiden Harnleiter münden von hinten unten in die Harnblase. Sie verlaufen schräg durch die Blasenwand.

Die Harnblase liegt vorn im kleinen Becken hinter der Schamfuge. Ihre Form hängt vom Füllungszustand ab. Den höchsten Punkt der Harnblase bezeichnet man als Blasenscheitel, den tiefsten als Blasengrund oder Blasenboden. Der Blasenscheitel ist von Bauchfell überzogen. Die Blasenwand enthält mehrere Schichten glatter Muskulatur. Durch ihre unwillkürliche Zusammenziehung wird die Blase entleert. Innen ist die Blase von Schleimhaut ausgekleidet, die bei leerer Blase in Falten liegt. Die Schleimhautfalten glätten sich, wenn sich die Blase füllt.

Am Blasenboden befinden sich die schlitzförmigen Mündungen der Harnleiter, durch die rhythmisch Urin in die Blase gelangt, den die Nieren laufend produzieren. Sie bilden zusammen mit dem Abgang der Harnröhre das Blasendreieck. In diesem Bereich bilden die Muskelfasern der Blasenwand den sog. inneren Blasenschließmuskel. Ein weiterer Ringmuskel umfaßt die Harnröhre etwas weiter unten. Dieser besteht jedoch aus quergestreifter Muskulatur und bietet so die Möglichkeit, willkürlich die Blase zu verschließen.

Harnröhre

Die ebenfalls mit Schleimhaut ausgekleidete Harnröhre ist bei der Frau kurz und mündet in den Vorhof der Scheide. Beim Mann ist sie sehr viel länger, durchzieht die Prostata und das männliche Glied und mündet an der Spitze der Eichel.

Untersuchungsmethoden

Die *Menge* des ausgeschiedenen Urins wird gemessen.

Die *Farbe* des normalen Urins, die je nach Konzentration wasserhell bis dunkelgelb und klar ist, wird festgestellt. Der Urin reagiert sauer oder alkalisch. Die Reaktion wird mit Teststreifen festgestellt.

Das *spezifische Gewicht* wird mit dem Urometer gemessen. Es gibt die Dichte der im Urin ausgeschiedenen Substanzen an; Menge und spezifisches Gewicht stehen im umgekehrten Verhältnis zueinander.

Die *festen Bestandteile* des Urins werden mit einer mikroskopischen Methode untersucht. Zu dem Zwecke muß der Urin zentrifugiert werden. Der dabei entstehende Bodensatz wird auf einen Objektträger geträufelt, mit einem Deckgläschen bedeckt und durch ein Mikroskop betrachtet.

Normale Bestandteile: einige Epithelien, vereinzelt Leukozyten, Kristalle wie Phosphate und Oxalate.

Krankhafte Bestandteile:

- *Leukozyten* in größerer Zahl, sie treten bei entzündlichen Veränderungen der Harnwege auf.
- *Erythrozyten:* Ihr Auftreten beruht auf einer vermehrten Durchlässigkeit der Glomerulikapillaren und ist immer ernst zu nehmen.
- *Zylinder:* Es sind scharf konturierte Eiweißausgüsse der Nierenkanälchen, denen Zellen (Epithelien, weiße und rote Blutkörperchen) aufgelagert sein können. Sie sind z. B. bei akuter und chronischer Nephritis nachzuweisen und deuten auf eine schwere Schädigung der Niere hin.

Weiterhin wird in den Kliniklaboratorien der Urin auf Eiweiß, Zucker, Azeton, Blut und Gallenfarbstoffe untersucht. Blutuntersuchungen auf Harnstoff, Kreatinin, Elektrolyte.

Mit *Clearance-Methoden* wird die Funktion des Glomerulus- und Tubulusapparates der Niere geprüft:

Bestimmte Substanzen wie z. B. Harnstoff, Inulin, Kreatinin, Renin u. a. werden i. v. injiziert. In bestimmten Zeitabständen wird Urin auf den Gehalt dieser injizierten Substanzen hin untersucht. Auf diese Weise kann man feststellen, in welcher Zeit das Blutplasma durch die Nierenarbeit von diesen Stoffen gereinigt worden ist.

Die *Ultraschallsonographie* ist heute die gängige Untersuchungsmethode zur Organuntersuchung.

Röntgenuntersuchung, Ausscheidungsurogramm: Ein Kontrastmittel wird intravenös gespritzt und seine Ausscheidung über die Nierenhohlräume und ableitenden Harnorgane röntgenologisch verfolgt.

Nierenszintigraphie: eine Ergänzung zur Röntgendiagnostik. Sie kann Hinweise geben auf Mißbildungen der Nieren, diffuse Veränderungen, Tumoren usw.

Computertomographische Untersuchung

Nierenangiographie: Ein Katheter wird über die Körperschlagader in die Nierenschlagader eingeführt und Kontrastmittel eingespritzt. Auf den Röntgenbildern sieht man Veränderungen an den Nierengefäßen, z. B. bei Tumoren, Zysten usw.

Erkrankungen der Harnorgane

Angeborene Anomalien der Nieren sind relativ häufig. Sind die beiden Nieren vor der Wirbelsäule miteinander verwachsen, spricht man von einer *Hufeisenniere.*

Es ist möglich, daß nur eine Niere normal angelegt ist, die andere kann gar nicht oder als sog. *Zwergniere* vorhanden sein. Bei einer *Zystenniere* ist das Nierengewebe weitgehend von Hohlräumen durchsetzt. Diese vergrößern sich im Laufe der Jahre und führen dann durch zunehmende Verdrängung des normalen Nierengewebes zum Nierenversagen.

Verletzungen des Harntraktes

Der Harntrakt kann durch Gewalteinwirkungen verletzt werden. Das führende *Symptom* solcher Verletzungen ist blutiger Urin, die sog. Hämaturie.

Nierenverletzungen können durch Geschosse, Quetschungen (z. B. bei Autounfällen) oder durch direkten Schlag entstehen. Dabei sind häufig andere innere Organe mitverletzt.

Eine operative Behandlung ist nur bei bedrohlichen Blutungen angezeigt.

Harnleiterverletzungen treten aufgrund ihrer anatomischen Lage meist nur bei schwersten Verwundungen auf.

Harnblasenverletzungen: Eine gefüllte Harnblase kann schon durch einen leichten Schlag zerreißen. Urin fließt in die Umgebung und löst eine Entzündung aus, die Urinphlegmone. Der Harn kann auch in den Peritonealraum gelangen. Dies führt zum Schock. Durch unsachgemäßes Einführen von Instrumenten kann es zum Harnröhrenriß kommen, ebenso bei Beckenverletzungen und bei Frakturen des Schambeines. Bei den sog. Pfählungsverletzungen dringt ein spitzer Gegenstand (z. B. bei einem Fall auf einen Zaun) in den Damm ein und verletzt die beim Mann dort verlaufende Harnröhre. Symptom ist die Blutung aus der Harnröhre, unabhängig vom Wasserlassen.

Die *Behandlung* besteht in der operativen Versorgung.

Verengungen (Strikturen) entstehen nicht selten aus den Verletzungen der Harnröhre. Auch Infektionen (besonders die Gonorrhö, S. 113) und chemische Reizungen können zu Harnröhrenstrikturen führen.

Die *Behandlung* besteht in der Dehnung der verengten Stelle oder bei entsprechender Indikation in der Operation.

Nierensteine, Blasensteine

Steine können sich in den Nieren, in den Harnleitern, in der Blase und in der Harnröhre finden. Ihre Entstehungsursache ist nicht sicher bekannt.

Die Größe eines Steines variiert zwischen feinem Harngrieß und einem großen sog. Ausgußstein, der das ganze Nierenbecken ausfüllt.

Symptome: Die Wanderung eines Steines kann eine Engstelle der abführenden Harnwege verursachen, die zu einer Urinstauung oberhalb der Engstelle und zu einer Infektion führt. Gelangt ein Stein in den Harnleiter, so kommt es zur Harnleiterkolik mit quälenden Schmerzen im Bereich des Rückens, des Bauches und in der Leistengegend, die meist zur Innenseite der Oberschenkel ausstrahlen. Dazu kommen Übelkeit, Erbrechen, Schweißausbruch sowie Harndrang.

Blasensteine können symptomlos vorhanden sein oder aber eine Blasenreizung hervorrufen. Der Abgang solcher Steine durch die Harnröhre geht meist ohne Schwierigkeiten vor sich.

Behandlung: Oft gehen die Steine von selbst ab. Die Koliken werden durch Gabe von Spasmolytika (z. B. Buscopan) gelindert. Der Patient soll größere Mengen Flüssigkeit (3−4 l) trinken.

Harnleitersteine, die nicht innerhalb weniger Tage von selbst abgehen, können endoskopisch mit einer Schlinge entfernt werden.

Nierenbeckensteine und Harnleitersteine können mit Hilfe der Ultraschalllithotrypsie (Zertrümmerung) zerkleinert werden, so daß sie ohne Operation abgehen.

Große Nierenbeckenausgußsteine müssen operativ nach Eröffnen der Niere entfernt werden.

Akute Nierenentzündung (Glomerulonephritis)

Die akute Glomerulonephritis ist eine Entzündung der Niere, bei der in der Hauptsache die Nierenkörperchen, die Glomeruli, betroffen sind. Es gibt verschiedene Ursachen der Entstehung. Glomerulonephritis kann z. B. nach Entzündung der Mandeln auftreten.

Symptome: Die Erkrankung beginnt meist plötzlich 1–3 Wochen nach Ausbruch des abgelaufenen infektiösen Prozesses mit Fieber, Kopfschmerzen, Erbrechen und Schmerzen in der Nierengegend. Charakteristisch ist außerdem das sofortige Auftreten von Wasseransammlungen im Gewebe, die sich zuerst als Lidödeme (Lidschwellungen) und gedunsenes Gesicht bemerkbar machen. Der Blutdruck ist meist erhöht.

Die tägliche Harnmenge ist gering, der Urin ist dunkel, trüb, evtl. deutlich blutig und enthält Eiweiß, d. h., der Urin schäumt stark.

Im Urinsediment finden sich infolge krankhafter Durchlässigkeit der Kapillarwände an den Glomerulusschlingen Erythrozyten, Leukozyten und Zylinder. Letztere entstehen dadurch, daß das krankhaft abgegebene Eiweiß in den Harnkanälchen ausfällt und zusammen mit Epithelien und Bakterien im Urin ausgeschieden wird. Auch die Blutzellen können sich im Sediment in Zylinderform aneinandergelegt finden.

Chronische Nierenentzündung

Die chronische Glomerulonephritis entsteht aus der akuten Form, auch wenn kein akutes Stadium bemerkbar wurde.

Die *Symptome* sind dieselben, nur weniger deutlich ausgeprägt, abgesehen von erhöhtem Blutdruck und Eiweißausscheidung. Die Patienten sind auffällig blaß und klagen über starke Müdigkeit.

Die Krankheit kann über Jahre und Jahrzehnte verlaufen und endet schließlich mit einem Nierenversagen (Urämie).

Nierenversagen

Das Nierenversagen ist dadurch bedingt, daß die Niere ihre Aufgabe, die Ausscheidung von harnpflichtigen Stoffen, nicht mehr erfüllen kann. Nachweisbar steigen die harnpflichtigen Stoffe im Blut an und verursachen Kopfschmerzen, Übelkeit und Erbrechen, Durchfälle, Blutungsneigung, gestörte Atemtätigkeit und Ödeme.

Die *Behandlung* eines Nierenversagens hat zum Ziel, die harnpflichtigen Substanzen aus dem Blut zu entfernen. Dies kann durch eine sog. künstliche Niere (*Dialyse*) geschehen. Das arterielle Blut des Patienten läuft durch einen Apparat, wird darin von den harnpflichtigen Substanzen befreit und kehrt nach der „Blutwäsche" über eine Vene in den Kreislauf des Kranken zurück. Diese Methode wird *extrakorporale Hämodialyse* genannt.

Die *peritoneale Dialyse* beruht auf der Tatsache, daß der Körper in Selbsthilfe versucht, die harnpflichtigen Substanzen über das Bauchfell auszuscheiden. Durch eine Waschung des Bauchfelles können diese dann aus dem Organismus entfernt werden. Dazu werden Lösungen bestimmter Zusammensetzung in den Bauchraum eingelassen und nach kurzer Verweildauer wieder entfernt.

Weitere Methoden zur Entfernung giftiger Substanzen aus dem Blutplasma sind die *Hämofiltration* und *Hämoperfusion*:

Mit der *Hämofiltration* werden die Stoffwechselendprodukte durch einen Ultrafiltrationsprozeß aus dem Blut ausgeschieden, entsprechend den Vorgängen im Nierenkörperchen. Dieses Verfahren wird besonders bei älteren Patienten mit Gefäßsklerose und labilem Kreislauf angewendet.

Bei der *Hämoperfusion* wird das Blut durch einen Behälter mit Aktivkohle geleitet, wo toxische Substanzen an die Kohleteilchen absorbiert werden. Diese Methode wird hauptsächlich bei Vergiftungen angewendet.

Akute Nierenbeckenentzündung (Pyelonephritis)

Die akute Pyelonephritis ist die häufigste Nierenerkrankung. Es handelt sich um eine akute bakterielle Entzündung des Nierenbeckens mit Beteiligung des angrenzenden Nierengewebes.

Die Infektion kann auf dem Blut- oder Lymphweg entstehen, aufsteigend von der Blase aus, oder aber durch Ausbreitung von benachbarten Geweben. Harnabflußhindernisse erhöhen die Infektionsgefahr, ebenso Eingriffe an der Harnröhre und Blase, Katheterisierungen, Blasenspülungen usw.

Symptome: Die Krankheit beginnt mit allgemeinen Erscheinungen wie Unbehagen, Frösteln, Fieber, Schmerzen beim Wasserlassen und häufigem Harndrang. Die Nierengegend ist druckempfindlich. Im Urin finden sich Bakterien und Leukozyten in sehr großen Mengen, in einzelnen Fällen Erythrozyten.

Die *Behandlung* besteht in Bettruhe, Gaben von Antibiotika, reichlicher Flüssigkeitszufuhr (z. B. Nierentee). Die antibakterielle Chemotherapie sollte nur nach Resistenzbestimmung erfolgen.

Chronische Nierenbeckenentzündung

Bei ungenügender Behandlung der akuten Pyelonephritis besteht die Gefahr des Überganges in eine chronische Form. Sie kann über viele Jahre verlaufen und zwischen akuten Fieberschüben nur wenig Allgemeinsymptome verursachen. So wird die Diagnose manchmal erst im Stadium des Nierenversagens gestellt.

Behandlung der chronischen Pyelonephritis wie bei der akuten Form.

Nierentransplantation

Viele Patienten mit dialysepflichtiger chronischer Niereninsuffizienz können heute durch eine Nierentransplantation wieder in ein Leben zurückkehren, in dem sie von der maschinellen Blutreinigung unabhängig sind. Die Transplantationschirurgie hat vor allem auf dem Gebiet der Nierentransplantation einen hohen Routinestandard erreicht. Das vieldiskutierte Problem der Transplantation ist die Verfügbarkeit von Organen. Als Spenderorgane werden vor allem Organe von zuvor Verstorbenen (meist Unfallopfer) verwandt. Der Todeszeitpunkt entspricht dem Zeitpunkt des Hirntodes. Kreislauf, Atmung, Stoffwechsel sowie Nierenausscheidungsfunktionen werden künstlich aufrecht erhalten. Ein Organ kann nur explantiert werden, wenn der Verstorbene selbst (Organspenderausweis) vor oder die nächsten Verwandten nach dem Tode seine/ihre Zustimmung gegeben haben.

Transplantationsvorgang: Steht ein Organ (z. B. Niere) zur Verfügung, werden die genetischen Daten festgestellt. In Europa wird über *Eurotransplant* in Leyden/Holland ein genetisch geeigneter Empfänger gesucht (Überprüfung der Histokompatibilität). Der Empfänger und das zu transplantierende Organ werden auf schnellstem Wege in ein Transplantationszentrum verbracht.

Der *technisch-operative Vorgang* ist dort heute bei der Niere Routine. Sie wird als 3. Organ oberhalb der rechten oder linken Leiste eingesetzt. Die beiden ursprünglich vorhandenen Nieren werden belassen. Nierenarterie und -vene werden an die Beckenarterie bzw. -vene angeschlossen, der Harnleiter direkt in die Blase eingenäht. Nach Minuten bis Stunden übernimmt das transplantierte Organ seine Funktion.

Ob des Transplantat einheilt und vor allem nicht als „fremd" abgestoßen wird (Transplantatabstoßung), hängt von vielen Faktoren ab. Seit einigen Jahren gibt es ein Medikament (Cyclosporin A), das diese Abstoßungsreaktion vermindert. Bei der Nierentransplantation arbeiten nach einem Jahr noch 70–80% der Organe.

Akute Blasenentzündung (Zystitis)

Sie wird durch verschiedene Bakterien hervorgerufen.

Symptome: Brennen beim Wasserlassen und häufiger Harndrang. In manchen Fällen bestehen Fieber und Störung des Allgemeinbefindens.

Bei der *chronischen Zystitis* finden sich dieselben Symptome, jedoch in abgeschwächter Form. Wichtig ist eine weiterführende Diagnostik, die abklären muß, ob anlagebedingte oder krankhafte Veränderungen vorliegen, die eine Blasenentzündung unterhalten.

Behandlung: Antibiotikagaben, reichliche Flüssigkeitszufuhr.

Bösartige Geschwülste der Harnwege

Hypernephrom

Von den bösartigen Nierentumoren ist das Hypernephrom das häufigste. Der Tumor sitzt meist im oberen Nierenpol und bricht ins Nierenbecken ein. Er wächst oft zapfenförmig in die Nierenvene ein und von dort aus in die untere Hohlvene. Das Eindringen in die Venen ist für das Hypernephrom charakteristisch.

In den meisten Fällen kommt es zur Verschleppung von Geschwulstzellen auf dem Blutweg, frühzeitig zur Bildung von Tochtergeschwülsten in beiden Lungen. Von hier aus gelangen auf demselben Wege Geschwulstzellen ins Gehirn und bilden Gehirnmetastasen.

Das erste *Symptom* eines Hypernephroms ist häufig eine starke Blutung, die sich im Urin bemerkbar macht.

Behandlung: operative Entfernung der befallenen Niere.

Blasenpapillom, Blasenkarzinom

Blasenpapillome sind zunächst gutartige Wucherungen der Blasenschleimhaut. Sie können jedoch entarten.

Das Blasenkarzinom tritt bei Männern viel häufiger als bei Frauen auf und hat die Neigung, rasch die Blasenwand zu durchwachsen.

Symptom: als erster Hinweis häufig blutiger Urin.

Behandlung: lokale Elektroresektion oder Lasertherapie, Bestrahlung. Im fortgeschrittenen Stadium auch Entfernen der Blase und Ausleiten der Harnleiter in den Darm oder eine aus Darm gebildete Ersatzblase.

Prostatakarzinom

Es ist der zweithäufigste bösartige Tumor beim Mann über 40 Jahren.

Bei 25% der Männer über 50 Jahren findet man ein Prostatakarzinom, das Leiden selbst wird jedoch nur in 5% der Fälle manifest.

Symptome: Frühe Warnzeichen fehlen völlig. Im fortgeschrittenen Stadium treten Beschwerden beim Wasserlassen auf. Beide Harnleiter können durch große Tumorausdehnung abgedrückt werden, daraus resultieren Harnstauungsnieren und Niereninsuffizienz. Metastasen treten hauptsächlich in den Knochen auf.

Diagnose und Therapie: Tastbefund bei der rektalen Untersuchung im Rahmen der Vorsorgeuntersuchung. Sonographische Untersuchung mit Hilfe der Endosonde, die rektal eingeführt wird, und Feinnadelbiopsie verdächtiger Knoten.

Das klinisch nachweisbare Karzinom der Prostata kann je nach Ausdehnung operativ entfernt werden. Bestrahlung und medikamentöse Therapie (Hormone und Zytostatika) sind weitere Möglichkeiten der Behandlung.

Infektionskrankheiten

Einführung

Alle Gegenstände, alle Lebewesen unserer Umwelt sind mit Kleinstlebewesen (Mikroben, Krankheitserreger, Keime) besiedelt. Manche dieser Mikroben können Krankheiten auslösen, wenn sie sich im Menschen ansiedeln und vermehren. Diese Krankheiten werden *Infektionskrankheiten* genannt. Sie zeichnen sich durch einen mehr oder weniger charakteristischen Krankheitsablauf aus und zeigen folgende Merkmale:

– Übertragbarkeit,
– seuchenhafte Ausbreitung,
– Inkubationszeit und
– meist zurückbleibende Immunität.

Den akuten generalisierten Infektionskrankheiten gegenüber steht die Lokalinfektion, bei der es an der Eintrittstelle der Bakterien zu einer örtlichen Reaktion, *Entzündung*, kommt. Wird eine Wunde mit pathogenen Keimen infiziert, spricht man von Wundinfektion. Diese Infektionen hinterlassen keine Immunität.

Man unterscheidet folgende Arten von Krankheitserregern:

Protozoen. Dies sind einzellige tierische Organismen. Dazu gehören u. a. die Erreger der Amöbenruhr, der Malaria, der Schlafkrankheit, die durch den erweiterten Reiseverkehr bei uns eine größere Rolle spielen als früher.

Der Erreger der Toxoplasmose, einer durch Tiere übertragbaren chronischen Krankheit, kann bei schwangeren Frauen Schädigungen des ungeborenen Kindes hervorrufen. Die Trichomonaden bewirken unangenehme Entzündungen an der Scheide sowie der Harnröhre bei Frau und Mann.

Pilze. Faden- und Sproßpilze sind die Erreger von Hautpilzerkrankungen (s. Mykosen, S. 175 f.), die in den letzten Jahren stark an Bedeutung zunehmen.

Bakterien sind pflanzliche Lebewesen (Spaltpilze). Nach ihrer äußeren Form werden sie eingeteilt in:

Stäbchenbakterien (Bazillen). Manche bilden unter für sie ungünstigen Umweltbedingungen Dauerformen, Sporen, aus denen später wieder reaktionsfähige Stäbchen werden. Kolibakterien sind lebenswichtige, normalerweise im Darm vorhandene Stäbchenbakterien. Sie werden nur unter bestimmten Bedingungen krankmachend. Die Erreger von Typhus, Paratyphus, Diphtherie, Tetanus und Tuberkulose sind Stäbchenbakterien.

Kugelbakterien (Kokken). Viele eitrige Erkrankungen werden von Staphylokokken hervorgerufen; weitere von Kokken (Diplokokken, Streptokokken) ausgelöste Erkrankungen sind Scharlach, Gonorrhö, Lungenentzündung, Endokarditis, Nephritis.

Schraubenbakterien (Spirochäten). Die Syphilis wird beispielsweise von Spirochäten hervorgerufen.

Rikettsien leben als Schmarotzer in den Zellen eines Lebewesens. Das Fleckfieber, das glücklicherweise in unseren Gegenden kaum mehr vorkommt, wird von Rikettsien verursacht.

Viren (Virus, lat. = Gift) sind wegen ihrer geringen Größe (20- bis 300-millionstel Millimeter = nm) nur im Elektronenmikroskop sichtbar. Sie dringen in lebende Zellen ein, wo sie sich vermehren, und rufen im Wirtsorganismus vielfältige Krankheitsbilder hervor (z. B. Grippe, Masern, Mumps und Windpocken).

Von anderen Mikroorganismen wie Bakterien, Pilzen und Protozoen (s. o.) unterscheiden sie sich durch folgende Merkmale: Viren besitzen zur Weitergabe der Erbmerkmale nicht wie die anderen Mikroorganismen die beiden Nukleinsäuren DNA und RNA (S. 2 f.), sondern nur eine von beiden. Sie verfügen nicht über Stoffwechselenzyme für biologische Synthesen. Sie können sich nicht durch Teilung vermehren, sondern werden ausschließlich mit Hilfe ihrer Nukleinsäure reproduziert. Dies bedeutet, daß zur Fortpflanzung das Virus in eine geeignete, meist spezifische Wirtszelle eindringen muß, wo es sein eigenes genetisches Material in die DNA der Wirtszelle einbaut. Dadurch wird die Entstehung der nächsten Virusgeneration durch Verdoppelung der Virusnukleinsäure und die Synthese von Virusproteinen erreicht. Erkrankungen wie Pocken, Windpocken und Herpes beispielsweise werden durch DNA-Viren, Grippe (Influenza), Mumps und Tollwut durch RNA-Viren verursacht.

Symbionten. Dazu gehören die Kolibakterien. Sie sind für den Wirtsorganismus wertvoll, da sie ihm lebenswichtige Stoffe abgeben, was eine Symbiose (= Zusammenleben) darstellt.

Kommensalen sind Organismen, die in einem Wirt leben, ihn nicht schädigen, ihm aber auch nicht nützen. Bei allgemeiner Abwehrschwäche des Wirtsorganismus können diese Keime jedoch krankmachend wirken (z. B. Herpes labialis).

Parasiten sind Schmarotzer, die den Wirt schädigen. Sie zählen somit zu den Krankheitserregern und können tierischer (z. B. Würmer) oder pflanzlicher (z. B. Pilze) Herkunft sein.

Die Krankheitserreger stammen von einem sog. Wirt (Mensch oder Tier). Von ihm werden sie direkt oder indirekt auf den Empfänger übertragen. Die Übertragungsmöglichkeiten sind zahlreich: Tröpfcheninfektion, Kontakt- und Schmierinfektion, Infektion durch Nahrungsaufnahme.

Es ist wichtig zu wissen, daß der Wirt, von dem die Erreger stammen, selbst nicht krank zu sein braucht. Man bezeichnet solche Menschen als Keimträger. Wie gefährlich diese Tatsache sein kann, geht daraus hervor, daß z. B. die Kinderlähmung häufiger von Keimträgern als von erkrankten Personen übertragen wird.

Für viele Krankheiten sind Tiere die Vermittler. Zum Teil erkranken diese selbst (z. B. die Läuse, die die Erreger des Fleckfiebers übertragen), zum Teil sind sie nur Keimträger (Rinder als Paratyphusbakterienträger, die Stechmücke, die die Erreger der Malaria überträgt).

An der Eintrittsstelle der Erreger (Schleimhäute der Atemwege und Verdauungswege, geschädigte Haut) reagiert der Organismus mit einer Entzündung. Diese stellt eine Abwehrmaßnahme des Körpers dar. Bei jeder Entzündung bestehen eine lokal vermehrte Durchblutung, eine Rötung, Schwellung, Hitzegefühl und Schmerz. Durch die starke Durchblutung werden zahlreiche Leukozyten herangebracht, die zusammen mit den Bindegewebszellen die Fähigkeit haben, eingedrungene Keime unschädlich zu machen. Gelingt dies nicht in ausreichendem Maße, so kommt es zur weiteren Verbreitung der Erreger im Organismus. Dies kann auf 3 Wegen geschehen:

Auf dem **Lymphweg:** Die Erreger gelangen in den Lymphstrom und bewegen sich dort weiter fort bis zu einem Lymphknoten. Hier versucht der Körper erneut, die Erreger zu vernichten. Wie im Kapitel Lymphgefäßsystem beschrieben (S. 25 f.), sind im gesamten Lymphgefäßnetz Lymphknoten eingeschaltet, die diese Abwehrfunktion ausüben können. Dabei schwellen sie an und sind in manchen Fällen tastbar und schmerzhaft. Sind die Erreger aber so zahlreich und so aggressiv, daß die Lymphknoten sie nicht unschädlich machen können, gelangen sie nach Überwindung der letzten Lymphknoten in die Blutbahn.

Auf dem **Blutweg:** Manche Erreger (z. B. Streptokokken) dringen gleich von der Eintrittsstelle aus in die Blutbahn ein.

Auf dem **Nervenweg:** Manche Erreger, wie z. B. die Erreger der Kinderlähmung, haben eine besondere Neigung zum Nervengewebe und wandern entlang der Nerven zum Gehirn.

Andere Erreger breiten sich auf keinem dieser Wege aus. Sie vermehren sich an Ort und Stelle und geben von hier aus Giftstoffe (Toxine) ab, die auf dem

Blutwege an die verschiedenen Stellen im Organismus gelangen (Tetanus und Diphtherie). Sie können in bestimmten Fällen schwere Fernschädigungen am Herzen oder am Nervensystem verursachen.

Eine Infektion kommt um so leichter zustande, je größer die Zahl der Eindringlinge ist. Mit wenigen Keimen wird der Körper unter Umständen fertig; er vernichtet sie, ohne daß es zum Ausbruch einer Krankheit kommt. Dringen sehr viele Erreger ein, können manche Krankheiten sehr rasch und heftig auftreten (z. B. Darminfektionen).

Es spielt aber auch die *Virulenz* der Erreger eine Rolle. Darunter versteht man die Fähigkeit des Erregers, sich zu vermehren und schädigende Stoffe zu bilden. Diese krankmachende Eigenschaft einzelner Stämme einer Erregergruppe kann unterschiedlich stark ausgeprägt sein, wie es bei Epidemien (Grippe-, Diphtherie-, Polioepidemien) zu beobachten ist, die einmal schwerer und einmal leichter verlaufen.

Dem gegenüber steht die Abwehrkraft des Menschen. Sie hängt von vielen Faktoren ab. Wesentlich ist der Allgemeinzustand, der weitgehend durch eine vernünftige Ernährung und Lebensweise bedingt ist. Schwere körperliche oder seelische Belastungen beispielsweise setzen die Abwehrkraft herab, so daß die Krankheitsbereitschaft groß ist.

Besonders wichtig für die Abwehr von Infektionen ist die Fähigkeit des menschlichen Organismus, Schutzstoffe, sog. Immunkörper, gegen bestimmte Erreger oder deren Gifte (Toxine) zu bilden.

Diese Immunkörper vermögen die Krankheitserreger oder die Toxine auf verschiedene Weise unschädlich zu machen, indem sie die Erreger untereinander oder mit den Leukozyten verkleben (Agglutinine und Präzipitine) oder sie auflösen (Lysine). Die Toxine der Erreger werden durch Antitoxine neutralisiert. Diese werden von Plasmazellen und Lymphozyten gebildet und ins Blut abgegeben und sind deshalb im Serum nachzuweisen. Alle derartigen Schutz- und Immunkörper werden auch *Antikörper* genannt, während alle körperfremden Substanzen, die die Bildung von Schutzstoffen auslösen, *Antigene* genannt werden.

Mit dem Überstehen einer Infektionskrankheit entwickelt sich häufig eine *Immunität*, d. h., der Mensch ist durch Bildung von Immunkörpern gegen eine neuerliche Erkrankung gefeit. Die Immunität kann wochenlang, jahrelang oder lebenslang bestehen bleiben. Die Immunität ist aber streng spezifisch, d. h., sie richtet sich nur gegen die durchgemachte Krankheit.

Auch wenn die Infektionskrankheit in leichter Form, manchmal sogar „stumm" verläuft, hinterläßt sie Immunität. In letzterem Fall hat der Körper sich mit den Erregern auseinandergesetzt und sie überwunden, ohne erkennbare Krankheitssymptome zu zeigen. Eine latente Infektion jedoch besteht dann, wenn die Erreger nicht vernichtet wurden, sondern sich, ohne Erscheinungen zu machen, im Körper halten, bis sie eines Tages die Krankheit wieder aufleben lassen.

Dem Eindringen der Erreger in den Empfängerorganismus (Ansteckung) folgt nicht sofort der Ausbruch der Krankheit. Die dazwischen liegende Zeitspanne wird *Inkubationszeit* genannt. Sie ist für die verschiedenen Infektionskrankheiten unterschiedlich lang und hat ihre besondere Bedeutung für die Erkennung der Krankheit und für die Prophylaxe (Vorbeugung). Manche Infektionskrankheiten sind schon in der Inkubationszeit ansteckend. Beim Tetanus hängen die Aussichten auf Heilung von der Länge der Inkubationszeit ab. Je kürzer diese Zeitspanne, desto schwerwiegender ist die Erkrankung. Die Diagnose kann aufgrund typischer und für die spezielle Erkrankung charakteristischer Symptome, wie z. B. Fieber, Ausschläge usw., gestellt werden. Sie sollen beim Aufzählen der wichtigsten Infektionskrankheiten mitgenannt werden.

Impfung

Die Kenntnis von der Bildung der Antikörper hat zur Entwicklung von Impfstoffen geführt. Durch vorbeugende Impfung kann eine Infektionskrankheit entweder verhütet oder aber ihr Verlauf gemildert werden.

Wir kennen die aktive, passive und Simultanimpfung.

Bei der **aktiven Impfung** wird dem Organismus des Impflings künstlich Antigen zugeführt, worauf dieser die Antikörper selbst bilden muß. Sie ist die eigentliche Schutzimpfung, da nur durch sie ein jahre- bis jahrzehntelang anhaltender Schutz gewährleistet ist. Als Impfstoffe werden die Erreger selbst oder ihre Giftstoffe (Toxine) verwendet. Man unterscheidet:

– *Lebendimpfstoffe*: Hier werden die Erreger in ihrer vollen oder abgeschwächten Wirkung verwendet.
– *Totimpfstoffe*: Die Erreger werden durch Hitze oder chemische Stoffe abgetötet. Alle Impfstoffe aber behalten ihre Fähigkeit, Antikörperbildung zu bewirken, bei.
– *Toxoide*: Dies sind entgiftete Bakterientoxine (z. B. Tetanustoxoid).

Bei der **passiven Impfung** werden dem schon erkrankten oder dem krankheitsgefährdeten Menschen Seren übertragen, die bereits die gewünschten Antikörper enthalten. Diese sog. Heilseren stammen von Menschen, die eine entsprechende Erkrankung überstanden haben, oder von Tieren, die künstlich aktiv immunisiert wurden.

Der Vorteil der passiven Impfung besteht darin, daß in kurzer Zeit eine große Menge an Schutzstoffen verabreicht werden kann. Ein Nachteil ist, daß diese Schutzstoffe rasch abgebaut werden. Die erreichte Immunität ist also nur von kurzer Dauer. Bei neuerlichen passiven Impfungen muß zudem darauf geachtet werden, daß das Serum nicht vom selben Tier (z. B. Pferd) stammt, sondern vom Rind oder Hammel, da es sonst zu schweren Überempfindlichkeitsreaktionen kommen kann (Allergie).

Bei **Simultanimpfung** werden aktive und passive Immunisierung miteinander kombiniert (z. B. Tetanusimpfung bei frischer Verletzung, sofern kein Impfschutz vorliegt).

Impfkalender

1. Lebenswoche:
– Tuberkulose (BCG) bei erhöhter Ansteckungsgefahr in Tbc-gefährdeter Umwelt;

ab Beginn des 4. Monats:
– Diphtherie-Wundstarrkrampf (3mal im Abstand von 4–8 Wochen),
– Keuchhusten bei Empfehlung durch den Kinderarzt,
– Kinderlähmungsschluckimpfung, 2mal im Abstand von 8 Wochen, günstig im Winter;

ab Beginn des 2. Lebensjahres:
– Masern-Lebendimpfung, evtl. in Kombination mit Mumps und Röteln,
– Kinderlähmungsschluckimpfung, 3. Impfgang;

im 6. Lebensjahr:
– Diphtherie-Auffrischungsimpfung,
– Nachimpfung auf Empfehlung durch den Arzt;

im 10. Lebensjahr:
– Kinderlähmungsschluckimpfung zur Auffrischung,
– Wundstarrkrampfauffrischung;

vor dem 14. Lebensjahr:
– Rötelnimpfung für Mädchen, die die Erkrankung nicht hatten;

Wiederholungsimpfungen: Kinderlähmungsschluckimpfung alle 5–10 Jahre, Wundstarrkrampfimpfung alle 10 Jahre.

Masern (Morbilli)

Die Masern sind eine sehr ansteckende (infektiöse) Krankheit, die lebenslängliche Immunität hinterläßt und meist in Epidemien im Frühjahr auftritt.

Der *Erreger* ist ein *Virus*, das durch Tröpfcheninfektion verbreitet wird. Neugeborene besitzen eine relative Immunität, wenn die Mütter Masern gehabt haben. Nach dem 1. Lebensjahr jedoch ist die Empfänglichkeit sehr groß. Zirka 98% der Bevölkerung macht irgendwann, meist im Kindesalter, die Masern durch. Erkrankt eine Frau während der ersten 3 Monate der Schwangerschaft, so kann dies zu Mißbildungen des Kindes oder zum Abort führen.

Inkubationszeit: 7−21 Tage.

Symptome: Beginn mit Fieber, Schnupfen, Husten und Augenbindehautentzündung (Lichtscheu) sowie weißlichen Flecken auf der Wangenschleimhaut, besonders gegenüber den unteren Backenzähnen (Kopliksche Flekken), 3−5 Tage danach tritt der Masernausschlag auf, der sich über das Gesicht, an Hals, Rumpf und Gliedern ausbreitet. Er ist hellrot und kleinfleckig und blaßt mit Abklingen des Fiebers ab. Danach erfolgt meist eine kleieförmige Abschuppung der Haut.

Komplikationen: Vor allem werden Mittelohrentzündung, Bronchopneumonie und Enzephalitis beobachtet.

Behandlung: Die aktive Impfung mit Masernimpfstoff ist anzuraten, da als Folgeerkrankung eine schleichende Gehirnentzündung zu völligem Schwachsinn führen kann. Durch passive Impfung kann die ausgebrochene Krankheit gemildert werden. Bettruhe bis zum Abblassen des Ausschlags, Behandlung der Allgemeinsymptome.

Röteln (Rubeola)

Ein den Masern ähnliches Krankheitsbild, das weniger ansteckend ist und mit geringeren Krankheitserscheinungen verläuft, ist als Röteln bekannt. Der Erreger ist ein Virus, das durch Tröpfcheninfektion übertragen wird. Die Krankheit hinterläßt Immunität. Erkrankt eine Frau während der ersten 3 Monate einer Schwangerschaft an Röteln, kann dies zu Mißbildungen des Neugeborenen führen, daher wird heute etwa im 14.−15. Lebensjahr die Impfung empfohlen.

Inkubationszeit: 14−21 Tage.

Symptome: Fieber und Unbehagen. Dann Auftreten eines masernähnlichen Ausschlags auf Gesicht, Hals, Rumpf und Gliedern, der nach 3 Tagen wieder verblaßt.

Charakteristisch für Röteln ist eine Schwellung der Lymphknoten hinter den Ohren, am Hinterkopf und am Hals.

Komplikationen sind selten.

Behandlung: Sie richtet sich nach den Allgemeinsymptomen, evtl. Linderung des Juckreizes durch entsprechende Lösungen oder Puder.

Windpocken, Wasserpocken (Varicella)

Sie sind sehr ansteckend. Die Epidemien treten meist im Winter und Frühjahr auf. Die Krankheit hinterläßt Immunität. Der Erreger ist ein Virus, das durch Tröpcheninfektion verbreitet wird, sich aber auch für kürzere Zeit in der Luft frei halten kann.

Inkubationszeit: 14—21 Tage.

Symptome: Mit allgemeinem Unbehagen und Fieber beginnend, dann Auftreten eines Ausschlags in Form von roten, linsengroßen Flecken, die sich in Bläschen mit zentralen Dellen umwandeln. Diese Bläschen treten zuerst am oberen Teil des Rumpfes und am Kopf, selten an den Gliedern auf und können auf die Schleimhäute übergreifen. Juckreiz besteht.

Komplikationen: Hauteiterungen, hervorgerufen durch Kratzen, Mittelohrentzündung, Nierenentzündung und Hirnhautentzündung.

Behandlung: Stillung des Juckreizes mit bestimmten Lösungen und Pudern. Dadurch kann Kratzen vermieden werden. Sonst Allgemeinbehandlung.

Keuchhusten (Pertussis)

Keuchhusten ist sehr ansteckend und durch anfallsweisen krampfartigen Husten charakterisiert. Er kann in jedem Lebensalter auftreten, doch liegen 50% der Fälle in der Altersgruppe bis zu 2 Jahren. Die überstandene Krankheit hinterläßt Immunität.

Erreger sind Bakterien, die durch Tröpcheninfektion verbreitet werden. Inkubationszeit: 7—14—21 Tage.

Symptome: Im katarrhalischen Stadium (1.—3. Woche) treten auf: Niesen, Augentränen, Husten, allgemeine Abgeschlagenheit.

Im Krampfstadium (4.—6. Woche): typische Keuchhustenanfälle, häufig nachts mit schnell aufeinanderfolgenden Hustenstößen und anschließendem tiefem, laut ziehendem Einatmen. Austritt von zähem, glasigem Schleim. Kennzeichnend für das Vorliegen eines Keuchhustens ist Erbrechen im Anschluß an einen Hustenanfall. Blutungen in die Augenbindehaut, Blauwerden und Unruhe kommen hinzu.

Im 3. Stadium beobachtet man Husten ohne Krampfcharakter.

Komplikationen: Bronchitis, Lungenentzündung, Mittelohrentzündung.

Behandlung: gute Pflege, frische Luft, u. U. Milieuwechsel und Sedierung. Im Bedarfsfall Antibiotika. Häufige kleine Mahlzeiten. Wenn erbrochen wurde, nach 15—20 Minuten nachfüttern (wichtig für Kleinkinder). Immunserum (Heilserum) in schweren Fällen und bei Säuglingen.

Prophylaxe: aktive Impfung (S. 97f.).

Mumps (Parotitis epidemica)

Sie befällt meist Kinder zwischen 5 und 15 Jahren und ist gekennzeichnet durch eine entzündliche Schwellung der Ohrspeicheldrüse. Sie hinterläßt meist Immunität. Der Erreger ist ein Virus. Es wird durch Tröpfcheninfektion oder Kontakt mit Gegenständen, die mit infiziertem Speichel verunreinigt wurden, übertragen.

Inkubationszeit: 18–21 Tage.

Symptome: allgemeines Unbehagen, Fieber, schmerzhafte Schwellung der Ohrspeicheldrüse, evtl. Kieferklemme.

Komplikationen: Besonders bei Auftreten der Krankheit im Erwachsenenalter sind die Patienten durch eine Hodenentzündung, Frauen durch Eierstockentzündungen gefährdet. Nicht selten kommen Mitbeteiligungen der Bauchspeicheldrüse sowie Entzündungen der Hirnhäute und des Gehirns vor.

Behandlung: Therapie symptomatisch.

Prophylaxe: Impfung mit Lebendimpfstoff ab 14. Lebensmonat.

Rheumatisches Fieber

Als sog. Zweitkrankheit tritt das rheumatische Fieber häufig nach einer Streptokokkeninfektion (bes. der oberen Atemwege, s. Angina) auf. Die vorausgegangene Streptokokkeninfektion kann durch eine spezielle serologische Untersuchung nachgewiesen werden (Antikörperreaktionen gegen bestehende Stoffwechselprodukte der Bakterien).

Symptome: Zwischen der Vorkrankheit und der Zweitkrankheit liegt meist ein beschwerdefreies Intervall von 1–3 Wochen. Dann tritt erneut Fieber auf mit Kopfschmerzen, Schweißausbrüchen, Schwellung, Rötung und Schmerzen an den mittleren und großen Gelenken. Die Gelenkerscheinungen sind meist flüchtig und können nacheinander die verschiedenen Gelenke befallen.

Gefahren: Sie bestehen darin, daß sich eine rheumatische Entzündung an der Herzinnenhaut entwickeln kann (S. 32 f.) mit allen daraus entstehenden Konsequenzen wie Klappenfehlern usw.

Behandlung: Penizillin, Salizylpräparate (z. B. Aspirin, wirkt schmerzlindernd, fiebersenkend und entzündungshemmend), Nebennierenrindenpräparate (entzündungshemmend), besonders bei Beteiligung des Herzens. Ruhigstellung der Gelenke zur Schmerzlinderung, Wattepackungen. Bei Herzbeteiligung sind keinerlei Anstrengungen erlaubt. Durch Vermeidung von Streptokokkeninfektionen und eine gezielte Behandlung können Rückfälle und wiederholte Erkrankungen vermieden werden (Langzeitpenizillintherapie über Jahre).

Scharlach

Diese akute Infektionskrankheit tritt besonders im Kindesalter, selten aber im 1. Lebensjahr auf. Eine Infektion Erwachsener aller Altersstufen ist jedoch möglich. Die Empfänglichkeit für Scharlach ist im allgemeinen nicht groß. Heute werden besonders leichte und leichteste Formen beobachtet. Die Krankheit hinterläßt weitgehende, jedoch nicht absolute Immunität.

Erreger sind hämolysierende *Streptokokken*, die durch direkten Kontakt (Tröpfcheninfektion) mit Kranken, Keimträgern und Rekonvaleszenten übertragen werden. Eine Ansteckung durch infizierte Gegenstände (Spielzeug) oder Nahrungsmittel ist selten.

Die Eintrittspforte ist meist der Nasen-Rachen-Raum, manchmal jedoch auch verletzte Haut.

Inkubationszeit: 2−8 Tage.

Symptome: plötzlicher Krankheitsbeginn mit Übelkeit, Erbrechen, Schüttelfrost, hohem Fieber, Kopf- und Gliederschmerzen, Schluckbeschwerden. Die Tonsillen sind rot, geschwollen und mit grau-gelben oder weißen Streifen auf ihrer Oberfläche versehen. Am weichen Gaumen erscheinen dunkelrote Flecken, die Zunge ist belegt, aber an Rändern und Spitze auffallend rot, die Lymphdrüsen am Kieferwinkel schwellen an. Am 2. Krankheitstag tritt der charakteristische Hautausschlag auf: stecknadelgroße, dichtstehende rote Flecken. Er beginnt an Hals, Brust und Rücken, ist besonders deutlich an der Innenseite der Oberschenkel und breitet sich dann über die ganze Körperoberfläche aus. Das Gesicht ist hochrot, die Umgebung von Mund und Kinn, das sog. Munddreieck, jedoch auffallend blaß. Der Zungenbelag stößt sich ab und die Zungenpapillen treten deutlich als Wärzchen hervor. Man spricht von Himbeerzungen. Häufig ist die Leber vergrößert.

Ohne Behandlung entfiebert der Patient am Ende der 1. Krankheitswoche, auch der Ausschlag blaßt ab und es beginnt die oft wochenlang dauernde Abschuppung der Haut, kleieförmig an Stamm und Gliedern, lamellenförmig (blättchenförmig) an Hand- und Fußsohlen. (Diese Abschuppung ist oft das einzige Zeichen einer durchgemachten Infektion.)

Komplikationen: Mittelohrentzündung, Nierenentzündung, Herzmuskelentzündung. Manchmal tritt der Scharlach auch in Kombination mit Diphtherie, Masern, Windpocken, Erysipel und Tuberkulose auf.

Sonderformen: Diese entstehen durch Eindringen des Erregers in verletzte Haut und Schleimhaut: Wund- und Verbrennungsscharlach, Puerperalscharlach (Wochenbettscharlach).

Schwere Verlaufsformen: toxischer Scharlach mit bläulich-rotem Ausschlag, Haut- und Schleimhautblutungen, Erbrechen, Durchfällen, Herz- und Kreislaufversagen (heutzutage sehr selten).

Therapie: Gabe von Antibiotika (Penizillin). Dadurch wird der gesamte Krankheitsverlauf deutlich abgeschwächt, und Komplikationen treten sehr selten auf.

Diphtherie

Diese Infektionskrankheit ist in den letzten Jahren extrem selten geworden. Durch konsequente Impfung im Kindesalter spielt der schwere Verlauf bei uns keine wesentliche Rolle mehr.

Erscheinungsformen sind *Tonsillen-* oder *Rachendiphtherie* und die *Wund-* und *Hautdiphtherie*, die schwere Form der *Kehlkopfdiphtherie*.

Wichtig ist das frühe Erkennen der Krankheit und bei Verdacht Gabe des antitoxischen Diphtherieserums. Davon ist der Verlauf der Erkrankung entscheidend abhängig. Bei geimpften Personen tritt eine Erkrankung nur in schwacher Form auf.

Wundrose (Erysipel)

Diese Infektionskrankheit hinterläßt keinerlei Immunität. Sie neigt im Gegenteil dazu, immer wieder auszubrechen (Rezidivgefahr).

Erreger: Streptokokken. Sie gelangen über verletzte Haut oder Schleimhaut (Kratz- oder Schürfwunden, Unterschenkelgeschwüre) in den Organismus. Es scheint beim Auftreten dieser Krankheit eine besondere Abwehrschwäche des Patienten vorzuliegen.

Inkubationszeit: wenige Stunden bis Tage.

Symptome: plötzlicher Beginn mit schwerem Krankheitsgefühl, Schüttelfrost, hohem Fieber. Von der betreffenden Hautstelle aus breitet sich eine flächenhafte Rötung flammenförmig aus, die Abgrenzung gegenüber der gesunden Haut ist jedoch scharf. Die betroffenen Hautbezirke sind geschwollen, schmerzhaft, heiß, die regionären Lymphknoten sind geschwollen.

In schweren Fällen entsteht eine toxische Kreislaufschädigung.

Nach 4–5 Tagen ist der Höhepunkt der Krankheit erreicht, danach blaßt die entzündliche Rötung ab, das Fieber geht zurück und die Haut beginnt sich leicht abzuschuppen.

Komplikationen: Abszeß und Phlegmonen, die dann chirurgisch behandelt werden müssen. Glomerulonephritis.

Behandlung: Penizillin in hohen Dosen, Schmerzmittel und evtl. Kreislaufmittel.

Tollwut (Rabies, Lyssa)

Sie ist eine Infektionskrankheit, die unbehandelt tödlich verläuft.

Erreger: Viren, die von der Bißstelle aus, den peripheren Nerven entlang, ins Gehirn und Rückenmark wandern, wo sie sich vermehren. Die Übertragung erfolgt durch infizierten Speichel (Tierbisse, auch Lecken im Bereich verletzter Haut und Schleimhaut). Infektionsquellen sind Tiere wie Katzen und Hunde, die mit erkrankten Wildtieren, vor allem Füchsen, Mardern, Eichhörnchen in Berührung gekommen sind.

Inkubationszeit: 1−3 Monate.

Symptome: zuerst uncharakteristisch, leichtes Fieber, Kopfschmerzen, Niedergeschlagenheit (Stadium der Melancholie), dann starke Reizbarkeit, Krämpfe, besonders der Schluck- und Atemmuskulatur, die durch geringste äußere Reize hervorgerufen werden können (Erregungsstadium), schließlich Lähmungsstadium mit fortschreitender Benommenheit und Tod.

Behandlung: Eine spezifische Behandlung ist, von der Immunisierung abgesehen, nicht bekannt. Deshalb ist die Früherkennung der Tollwut bei verdächtigen Tieren wichtig. Bis zu 72 Stunden nach der Infektion kann die aktive Impfung (mit abgeschwächten Viren) mit der passiven Impfung (mit Hyperimmunserum) kombiniert werden.

Virushepatitis

Es handelt sich um eine nichteitrige Leberentzündung, die durch 5 bekannte Viren hervorgerufen werden kann. Sie werden mit den Buchstaben A-E bezeichnet (HAV, HBV, HCV, HDV, HEV).

Symptome: Die Erscheinungsformen der einzelnen Hepatitiden unterscheiden sich nicht wesentlich. ⅔ aller Erkrankungen verlaufen asymptomatisch, d. h., Symptome treten nicht auf. Im Anfangsstadium treten Temperaturerhöhung, Abgeschlagenheit, Appetitlosigkeit, Übelkeit, Druckschmerz im rechten Oberbauch durch Lebervergrößerung, evtl. Durchfall und Hautausschlag auf (Dauer ca. 2−10 Tage). Danach erfolgt die Organerkrankung (Dauer ca. 4−8 Wochen). ⅓ der Patienten haben dabei eine Gelbsucht. Der Urin färbt sich dunkel, der Stuhlgang ist entfärbt. Die Augen werden gelb, der Patient klagt über Juckreiz.

Laborchemisch steigen die Leberwerte (Transaminasen GPT und GOT) deutlich an.

In seltenen Fällen kommt es zu einer sehr schweren Leberentzündung, die zum Tode führen kann.

Nach Abheilen der Entzündung kann die Infektion, besonders bei der Hepatitis HB, HC und HD, wieder auftreten (rezidivierende Hepatitis).

Eine weitere Verlaufsform ist die chronische Hepatitis. Die chronische Entzündung kann zur Leberzirrhose (s. S. 72) führen.

Hepatitis A (20% aller Infektionen), Virus HAV:

Die Übertragung erfolgt durch verunreinigtes Wasser und Nahrungsmittel. Sie kommt meist in Ländern mit niedrigem Hygienestandard vor.

Behandlung: Der Patient ist infektiös, solange er den HA-Virus im Stuhl ausscheidet (ca. 4 Wochen). Eine eigentliche Therapie gibt es nicht. Der Patient soll Bettruhe einhalten. Es besteht Alkoholverbot, möglichst keine Medikamentengabe, die nicht notwendig ist.

Die *Prognose* ist gut. Die Ausheilung beträgt nahezu 100%, eine chronische Form gibt es nicht. Es besteht lebenslange Immunität. Bisher ist eine passive Immunisierung (Immunglobulin) möglich, ein Impfstoff wird zur Zeit erprobt.

Hepatitis B (55% aller Infektionen), Virus HB:

Die Übertragung erfolgt durch Blut oder Blutprodukte, durch Geschlechtsverkehr und perinatal von der Mutter auf das Kind.

Die Inkubationszeit beträgt 30–180 Tage. Im Blut lassen sich die Virusantigene nachweisen.

Der Verlauf der Erkrankung spielt eine große prognostische Rolle. Es gibt asymptomatische Verläufe, bei denen 65% der Patienten nach durchgemachter Erkrankung geheilt sind. Bei ca. 25% der Patienten treten die Symptome akut auf, sie sind sichtbar erkrankt, aber die Hepatitis heilt ebenfalls durch Viruselimination aus. Wird das Virus nicht aus dem Körper entfernt, kommt es zur Viruspersistenz. Man bezeichnet die Patienten als Virusträger. Sie können gesund sein (ca. 80%). Eine chronische Hepatitis entwickelt sich bei 10–30% der Virusträger. Hier unterscheidet man die chronisch aggressive und die chronisch persistierende Form. Hieraus kann sich eine Leberzirrhose (S. 72) oder ein Leberzellkrebs entwickeln.

Therapie: Es gibt heute den HBV-Impfstoff. Alle Personen, die im Gesundheitsdienst tätig sind, sollten geimpft werden, ferner Patienten, die zu den Risikogruppen gehören (Dialysepatienten, Patienten mit Immunschwäche und Personen, die sich in Endemiegebieten aufhalten).

Hepatitis C (früher Non-A-non-B-Hepatitis genannt):

Sie wird hauptsächlich durch Blut und Blutprodukte übertragen. 70–90% der Bluttransfusionshepatitiden werden durch das Virus C verursacht. Betroffen sind auch Patienten nach Organtransplantationen, Dialysepatienten und Fixer. Es gibt noch keine Impfung.

Hepatitis D:

Sie wird wie die Hepatitis B übertragen und tritt nur in Kombination mit ihr auf, weil das HD-Virus ein unvollständiges Virus ist und erst zusammen mit dem HB-Virus krankheitserregend wirkt. In Deutschland ist das Vorkommen noch selten.

Hepatitis E:

Sie ist in Europa sehr selten. Sie kommt in Indien und Pakistan häufig vor. Das Virus wird durch Wasser und Lebensmittel übertragen. Bei schwangeren Frauen kommt es relativ häufig zu sehr schweren Erkrankungen, die zum Tode führen.

Kinderlähmung (Poliomyelitis)

Bei dieser anzeigepflichtigen Infektionskrankheit kommt es nur bei einem bestimmten Prozentsatz der Patienten, besonders bei Kindern, zu deutlichen Krankheitssymptomen. Die klinisch gesunden Keimträger aber sind ebenso ansteckend wie die Erkrankten.

Erreger ist ein *Virus*. Die Übertragung geschieht auf dem Wege der Schmierinfektion, wobei sich die Viren zuerst in der Wand des Rachens und des Verdauungstraktes festsetzen und sich vermehren. Sie sind im Rachen wie im Blut und Stuhl nachweisbar. Poliomyelitisviren haben eine spezielle Neigung, das Nervengewebe zu schädigen, und führen zum Untergang bestimmter Bezirke der grauen Substanz des Rückenmarks und des Gehirns.

Die Krankheit und die aktive Impfung führen zur Immunität.

Inkubationszeit: 4−14 Tage, auch länger.

Symptome: Zuerst tritt ein allgemeines Krankheitsgefühl auf, dann folgen Nackensteifigkeit und Muskelschwäche; schließlich schlaffe Lähmungen bestimmter Muskeln, die nach Lokalisation und Ausmaß sehr verschieden sein können. Gefürchtet ist das Auftreten von Atemlähmungen. Bleiben die Lähmungen bestehen, kommt es zum Muskelschwund der betreffenden Muskulatur und, je nach Alter des Patienten, zu Wachstumsstörungen der gelähmten Gliedmaße.

Eine *Prophylaxe* ist durch aktive Immunisierung möglich. Die Schluckimpfung ist am besten wirksam und sollte unbedingt durchgeführt werden (S. 97f.). Der Erwachsene muß diese Impfung weiterführen, da die Immunität ca. 5−10 Jahre beträgt.

Entzündung der Hirn- und Rückenmarkshäute (Meningitis)

Diese Krankheit kann durch verschiedene Erreger – Viren, Bakterien, Protozoen und bestimmte Pilze – hervorgerufen werden. Sie gelangen von anderen Körperstellen mit dem Blutstrom in die Hirn- oder (und) Rückenmarkshäute.

Die Meningitis kann auch als Komplikation einer anderen Krankheit auftreten (z. B. Mittelohrentzündung, Mumps). Offene Schädelbrüche können zu einer direkten Infektion der Hirnhäute führen.

Im Rahmen diese Buches soll nur die **epidemische Hirnhautentzündung** (Meningitis **cerebrospinalis epidemica**) besprochen werden.

Erreger sind *Meningokokken*, die durch Tröpfcheninfektion übertragen werden. Für eine Ansteckung sind besonders Keimträger gefährlich, die in ihrem Nasen-Rachen-Raum ansteckungsfähige Keime beherbergen, selbst aber keine Zeichen einer Meningitis aufweisen.

Die Krankheit tritt in kleineren oder größeren Epidemien, aber auch vereinzelt auf und hinterläßt keine Immunität.

Inkubationszeit: 2–5 Tage.

Symptome: Die Krankheit beginnt meist mit einer Entzündung des Nasen-Rachen-Raumes. Dann aber treten plötzlich heftige Kopf- und Rückenschmerzen, Schüttelfrost, hohes Fieber und Unruhe auf. Hinzu kommen die typischen meningitischen Zeichen: Nacken- und Rückensteife (Opisthotonus), starke Schmerzempfindlichkeit der Haut und der Gliedmaßen, später Benommenheit und schließlich Bewußtlosigkeit.

Zeichen des Opisthotonus: Der Kopf wird maximal nach rückwärts gebeugt und in die Kissen gebohrt. Jeder Versuch, ihn nach vorn zu bringen, verursacht starke Schmerzen und damit Widerstand.

Bei älteren Kindern besteht eine deutliche Überempfindlichkeit gegen Licht und Geräusche. Bei Säuglingen ist die Fontanelle gespannt.

Komplikationen: Erkrankung des Innenohres (die zur Taubheit führen kann), der Augen (die zur Blindheit führen kann), bei Säuglingen und Kleinkindern Wasserkopfbildung (durch Verklebung des Subarachnoidalraumes) und Beeinträchtigung der geistigen Fähigkeiten bis zu schwerster geistiger Behinderung.

Behandlung: sofortige Krankenhauseinweisung, Lumbalpunktion. (Die Rückenmarksflüssigkeit steht unter erhöhtem Druck, ist trüb bis eitrig.) Sicherung der klinischen Diagnose durch Erregernachweis im Liquor. Hochdosierte Gabe von Antibiotika, ausreichende Flüssigkeitszufuhr, fiebersenkende Mittel.

Enzephalitis (Gehirnentzündung)

Umfassende Bezeichnung für Erkrankungen des Gehirns, die durch Viren, Rikettsien und Bakterien hervorgerufen werden. Die Entzündung kann auf das Rückenmark und die Hirnhäute übergreifen.

Virusbedingte Enzephalitiden sind z. B. die Mumps- und Masern-Enzephalitis und die durch Zeckenbiß übertragene Enzephalitis FSME (Frühjahr-Sommer-Meningoenzephalitis) (s. S. 177 f.).

Symptome: Sie gleichen zunächst häufig einer uncharakteristischen fieberhaften Erkrankung. Später treten zentralnervöse Symptome auf. Diese sind: Kopfschmerzen, besonders der Stirn- und Augengegend, Benommenheit, Störungen im Wach- und Schlafrhythmus, Erbrechen, Lichtscheu, Lähmungen einzelner Hirnnerven, epileptische Anfälle, erhöhter Hirndruck.

Behandlung: bei den viralen Entzündungen lediglich symptomatische Therapie. Im Vordergrund steht die Vorbeugung in Form der Impfung, sofern ein Impfstoff zur Verfügung steht (z. B. FSME-Impfstoff, s. Zeckenbiß).

Wundstarrkrampf (Tetanus)

Der Tetanus ist eine Wundinfektion, hervorgerufen durch das Gift des Tetanuserregers, das über die motorischen Nerven in das Zentralnervensystem einwandert und eine krampfartige Muskelstarre verursacht. Die *Erreger* finden sich in Erde, Straßenstaub, Darminhalt von Rind, Pferd und Hund.

Inkubationszeit: 4–28 Tage oder länger. Je kürzer die Zeit, desto schwerer der Verlauf.

Symptome: Zuerst werden Kopfschmerz, Reizbarkeit und Schluckbeschwerden beobachtet. Dann kommt es zur zunehmenden Steifheit der Nackenmuskulatur, der Kau-, Rücken-, Bauch- und Brustmuskulatur. Krämpfe der Gesichtsmuskeln führen zur grinsenden Grimasse; Speichelfluß besteht. Schwere Muskelkrämpfe können durch geringe äußere Reize hervorgerufen werden (z. B. durch Lärm). Das Bewußtsein ist völlig klar.

Behandlung: Chirurgische Wundversorgung (Exzision) ist notwendig. Ruhigstellung, Reizabschirmung, krampfverhütende Mittel und starke Sedierung können zum Erfolg führen.

Prophylaxe: Die aktive Immunisierung schützt für ca. 10 Jahre. Bei verdächtigen Wunden wird eine passive Immunisierung, die einen Schutz für 14 Tage gewährt, durchgeführt (S. 97 f.).

Bewährt hat sich im Falle der Tetanusgefahr die Simultanimpfung, bei der der Schutz durch die aktive Immunisierung dann in Kraft tritt, wenn die Schutzstoffe der passiven Immunisierung unwirksam werden. Immunität nach überstandener Krankheit ist nur vorübergehend vorhanden.

Durchfallerkrankungen

Durchfälle können auf mannigfache Ursachen zurückgeführt werden. Dazu gehören übermäßiger Alkoholgenuß, Überempfindlichkeit gegenüber bestimmten Bestandteilen in der Nahrung und in Getränken, starke Abführmittel, Schwermetalle wie Arsen und Blei, die zum Spritzen von Obst und Gemüse verwendet werden, Quecksilber und das Virus der „Darmgrippe" (s. Erkrankungen der Verdauungsorgane, S. 66 f.).

Die Durchfallerkrankungen, die auf der Wirkung bestimmter Bakterien beruhen, sollen im folgenden kurz besprochen werden.

Lebensmittelvergiftungen

Eine akute Magen-Darm-Störung kann durch den Genuß von Nahrungsmitteln ausgelöst werden, die durch *Staphylokokken* verunreinigt sind. Dadurch entsteht die häufigste Form der Lebensmittelvergiftung. Diese Staphylokokken, deren Toxine (Enterotoxin) die Ursache des Durchfalls sind, gedeihen besonders gut auf Eiscreme, cremegefüllten Backwaren, Milch, Fleischwaren und Fisch. Die Krankheit wird durch Bakterienträger verbreitet, die mit diesen Lebensmitteln zu tun haben und an Staphylokokkeninfektionen der Haut leiden.

Symptome: 2–4 Stunden nach Genuß der Speisen plötzlicher Krankheitsbeginn mit Übelkeit, Erbrechen, Bauchkrämpfen, Durchfällen und Kopfschmerzen. Manchmal kommt Fieber dazu.

Behandlung: Die Krankheit ist nur von kurzer Dauer und heilt am besten durch diätetische Maßnahmen (Tee, Zwieback) aus.

Salmonellenerkrankungen

Die meisten Erreger der Salmonellengruppe rufen eine akute Gastroenteritis hervor. Sie treten häufig in Fleischprodukten, Geflügel, Eiern und Milchprodukten auf. Die Erkrankung tritt erst auf, wenn viele Keime aufgenommen werden. Unsachgemäß gelagerte Lebensmittel stellen einen guten Nährboden dar. Massentierhaltung (Schweine- und Geflügelproduktion) begünstigen ebenfalls die Vermehrung der Salmonellen.

Inkubationszeit: wenige Stunden bis zu 1 Tag.

Symptome: akuter Brechdurchfall mit wäßrigen, schleimigen Stühlen, 39–40 °C Fieber. In schweren Fällen Kreislaufschwäche durch Wasser- und Elektrolytverlust. Hier sind Säuglinge und alte Menschen bei geminderter Resistenz bedroht.

Therapie: Die Maßnahmen richten sich nach dem Schweregrad der Erkrankung. Die meisten Infektionen verlaufen harmlos. Bei geschwächten Patienten werden Infusionstherapie und Gabe von Antibiotika notwendig.

Prophylaxe: strenge Beachtung der Lebensmittelbestimmungen. Dauerausscheider (Personen, die nicht oder nicht mehr selbst erkrankt sind) dürfen im Gesundheitswesen und in der Lebensmittelindustrie für die Dauer der Ausscheidung nicht arbeiten. Ob eine Person Ausscheider ist, wird über regelmäßige Stuhlproben kontrolliert.

Typhus

Typhus ist eine schwere Allgemeinerkrankung, die durch einen bestimmten Erreger der Salmonellengruppe verursacht wird.

Die *Inkubationszeit* beträgt 10–14 Tage. Der Erreger findet sich in Stuhl und Urin von Kranken und von Keimträgern bzw. Dauerausscheidern und kann dort nachgewiesen werden. Er wird durch Wasser, Milch und Nahrungsmittel verbreitet. Auch Fliegen können die Erreger vom Stuhl auf Nahrungsmittel übertragen. Die Typhusbakterien gelangen dann durch den Mund in den Dünndarm, von dort über das lymphatische System in die Blutbahn.

Symptome: Sie entwickeln sich allmählich: Frösteln, Unwohlsein, Kopfschmerzen, Rückenschmerzen, Durchfall oder Verstopfung. Das Fieber steigt treppenförmig an und erreicht nach 7–10 Tagen seinen Höhepunkt, bleibt für einige Tage hoch, um dann langsam wieder abzufallen. Dabei besteht ein im Vergleich zur Höhe der Temperatur langsamer Puls (Bradykardie). An Brust und Bauch treten rötliche Flecken auf. Häufig werden Bewußtseinstrübung und ein schlechter Allgemeinzustand beobachtet.

Komplikationen sind vor allem Darmblutungen und Darmperforationen (Darmdurchbrüche).

Behandlung: Isolierung des Patienten, Gaben von Antibiotika, Infusionstherapie, gute Allgemeinpflege sowie Behandlung der Allgemeinsymptome.

Patienten, die zu Dauerausscheidern werden, müssen gemeldet werden. Der berufliche Umgang mit Nahrungsmitteln ist ihnen nicht gestattet, bis sie durch energische Behandlung keimfrei geworden sind.

Prophylaxe: sanitäre Überwachung des Trinkwassers, Pasteurisierung der Milch. Aktive Impfung mit Typhusimpfstoff all der Personen, die mit Typhuskranken Kontakt haben oder die in Gegenden mit nicht ausreichender Wasserhygiene reisen. Notwendig sind Impfungen während auftretender Epidemien.

Paratyphus

Seine Erreger sind bestimmte Salmonellen. Bei dieser Krankheit kommen auch Tiere als Infektionsquelle in Betracht, besonders Geflügel. Die Übertragung erfolgt durch direkten oder indirekten Kontakt mit infizierten Tieren, deren Ausscheidungen und durch infizierte Nahrungsmittel.

Inkubationszeit: 12–48 Stunden.

Symptome: Sie können einer akuten Magen-Darm-Störung gleichen und rasch verschwinden oder aber auch länger andauern und zu choleraähnlichen Zuständen führen.

Behandlung: Bei leichtem Krankheitsbild empfehlen sich nur Nahrungsenthaltung und ausreichende Flüssigkeitszufuhr. In anderen Fällen Gaben von Antibiotika.

Trotz entsprechender Behandlung können Patienten zu Dauerausscheidern werden. Im Gegensatz zum Typhus werden die Bakterien nur einige Wochen oder Monate ausgeschieden.

Cholera

Sie ist eine akute schwere Infektionskrankheit. Der Erreger ist ein kurzes, gebogenes, bewegliches Stäbchen, das Vibrio comma. Es bildet Toxine. Die Verbreitung erfolgt durch Wasser und Nahrungsmittel, die durch Ausscheidungen von Patienten verunreinigt wurden. In Asien ist die Cholera in wechselnden Bezirken ständig nachweisbar; jedoch brechen auch immer wieder große Epidemien aus, z. Zt. in Südamerika. Durch den vermehrten Reiseverkehr besteht für Europäer die Gefahr der Infektion und Verbreitung der Krankheit.

Inkubationszeit: 2–3 Tage.

Symptome: Übelkeit, Erbrechen, Fieber, Unterleibsschmerzen, starke wasserähnliche Durchfälle, die in einer Menge von 1–20 Litern ausgeschieden werden. Durch den enormen Flüssigkeitsverlust kommt es zu erheblichem Durstgefühl, verminderter Urinausscheidung, Muskelkrämpfen, eingesunkenen Augen, Fältelung der Haut und Schock.

Behandlung: Bekämpfung der Austrocknung durch Flüssigkeitszufuhr in Form von Infusionen; später orale Flüssigkeitsgaben. Feste Nahrung ist erst nach vollständigem Aufhören des Erbrechens indiziert. Antibiotikagaben sind notwendig.

Prophylaxe: sanitäre Maßnahmen bei der Beseitigung menschlicher Exkrete, hygienische Wasserversorgung. Bei Verdacht einer Infektion sind Quarantänemaßnahmen Vorschrift. Impfung ist möglich, sie schützt ca. 6 Monate.

Touristikerkrankungen

Rund 20 Millionen Flugtouristen werden jedes Jahr in Deutschland gezählt. 4 Millionen bereisen tropische und subtropische Länder. Die Touristen sind vielen exotischen Erkrankungen ausgesetzt. Wichtig ist eine gute Beratung, wenn nötig Impfung und medikamentöse Vorbeugung gegen Erkrankungen vor, während und ggf. auch nach einer solchen Reise.

Reisediarrhö (infektiöse Durchfallerkrankung)

Sie ist mit Abstand die häufigste Touristenerkrankung. Zwischen dem 3. und 9. Tag treten Durchfall, Bauchschmerzen, Erbrechen und Fieber auf. Nach 2−4 Tagen ist in den meisten Fällen völlige Normalisierung eingetreten. Eine medikamentöse Behandlung ist meist nicht notwendig. Wichtig ist eine ausreichende Hygiene zur Vorbeugung, d. h. nur gekochte, keine rohen Speisen, kein Eis, Getränke nur aus originalverschlossenen Flaschen zu sich nehmen. Die Darmflora (natürliche Darmbakterien) muß sich anpassen, deshalb sollten in der 1. Woche diätetische Fehler, Streß und übermäßige Anstrengungen vermieden werden.

Dauert eine Durchfallerkrankung länger als 1 Woche, muß der Patient sich dringend in ärztliche Behandlung begeben.

Abzugrenzen sind Typhus (S. 110), Cholera (S. 111) und schwere bakterielle Durchfallerkrankungen, die einer sofortigen ärztlichen Behandlung bedürfen.

Malaria

Diese Erkrankung tritt in den letzten Jahren durch die Touristen verstärkt in Europa auf. Weltweit ist sie die häufigste Infektionskrankheit. Die Erreger sind einzellige tierische Parasiten (Malariaplasmodien), die durch den Stich der Anophelesmücke übertragen werden. Die Erreger durchlaufen mehrere Stadien und reifen hauptsächlich in der menschlichen Leber heran.

Es gibt 3 Malariaformen:

− *Malaria quartana:* Inkubationszeit 21−40 Tage,
− *Malaria tertiana:* Inkubationszeit 10−21 Tage,
− *Malaria tropica:* Inkubationszeit 7−20 Tage.

Symptome: die Erkrankung beginnt völlig uncharakteristisch mit Kopf- und Gliederschmerzen (Fehldiagnose: Grippe!). Wichtig ist die Vorgeschichte, der Auslandsaufenthalt. Es folgen Fieber, Schüttelfrost mit schneller Entfieberung, Leber- und Milzschwellung, Durchfälle, Gelbsucht, Anämie.

Komplikationen: Bei schweren Verlaufsformen, vor allem bei Malaria tropica kommt es zu hämolytischen Krisen, Herzwandentzündung, Kreislaufversagen, Nierenversagen und Mikroembolien des Gehirns, die zum Tode führen können.

Die *Diagnose* wird anhand des Blutausstriches mit Hilfe eines „dicken Tropfens" kapillaren Blutes gestellt, der vor oder im Fieberschub genommen wird. Im Mikroskop sieht man in den Erythrozyten die tierischen Parasiten.

Therapie: An erster Stelle steht die Vorbeugung. Man erkundigt sich, welche Malariaform im Reisegebiet vorliegt und nimmt dementsprechend Medikamente ein. Es muß berücksichtigt werden, daß es Resistenzen gegen Medikamente gibt. Wichtig ist Benutzen von Insektenspray, Moskitonetzen, schützender Kleidung (die Mücke sticht nachts!). Ist die Erkrankung aufgetreten, muß so schnell als möglich behandelt werden, besonders bei Malaria tropica.

An Häufigkeit nehmen Erkrankungen an Hepatitis A und B und Poliomyelitis zu (s. S. 106 f.). Auch die sexuell übertragbaren Erkrankungen haben im Rahmen des Sextourismus nach Asien und Afrika zugenommen (s. folgendes Kapitel). Man sollte sich vor Augen halten, daß z. B. in Thailand ca. 30–40% der Prostituierten HIV-positiv sind. Personen, die sexuelle Kontakte in diesen Ländern suchen, muß dringend angeraten werden, die bekannten Schutzmaßnahmen nicht zu vernachlässigen.

Wir weisen darauf hin, daß es eine Vielzahl von weiteren exotischen Erkrankungen gibt, die im Rahmen dieses Buches aber nicht besprochen werden können.

Sexuell übertragbare Erkrankungen

Gonorrhö (Tripper)

Sie ist eine ansteckende Krankheit, die hauptsächlich an den Schleimhäuten des Harn- und Geschlechtsapparates lokalisiert ist. Die Erreger sind Gonokokken. Sie werden vorwiegend durch sexuellen Kontakt übertragen.

Inkubationszeit: 2–8 Tage.

Symptome: Beim Mann treten zuerst Entzündungserscheinungen am vorderen Abschnitt der Harnröhrenschleimhaut mit Ausfluß auf, bei der Frau die entsprechende Entzündung der Harnröhre, die des Gebärmutterhalses und der Bartholinschen Drüsen (S. 150).

Komplikationen: Beim Mann ist ein Übergreifen der Entzündung auf die Prostata, die Samenstränge und Nebenhoden möglich; evtl. Sterilität. Nach Abheilung können Narbenzüge zur Harnröhrenverengung (Striktur) führen. Außerdem kann eine einseitige Gelenkentzündung, besonders des Kniegelenks, auftreten.

Bei der Frau kann eine aufsteigende Infektion zur Entzündung der Uterusschleimhaut und zur Eileiterentzündung führen. Narbige Verengungen der Tuben können Sterilität zur Folge haben.

Behandlung: Penizillin.

Syphilis (Lues)

Sie wird durch eine Spirochäte hervorgerufen. Übertragen wird die Krankheit in der Regel durch sexuellen Kontakt. Die Erreger vermehren sich nach der Infektion und werden über Lymphgefäße und Blutstrom im Organismus weiter verbreitet.

Inkubationszeit: zwischen 10 und 90 Tagen.

Man unterscheidet die Früh- und die Spätsyphilis, bei der Frühsyphilis das primäre und sekundäre Stadium.

Symptome: Die ersten Anzeichen sind im Bereich des Ansteckungsortes als Geschwür auf verhärtetem Grund (Primäraffekt) zu erkennen. Zusätzlich besteht eine Schwellung der benachbarten Lymphknoten. Die Ausbreitung des Erregers im Organismus zeigt sich im Auftreten verschiedener Bilder: Hautveränderungen als Flecken, Papeln oder Pusteln, die zusammenfließen können (diese sind hochinfektiös). Auf den Schleimhäuten entstehen flache Geschwüre mit grauem Belag. Es kann zu schweren Entzündungen der Rachenschleimhaut und zu Anginen kommen, zu Augenschädigungen, Entzündungen an den Röhrenknochen, Leber-, Nieren- und Hirnhautentzündungen. Alle diese Erscheinungen aber heilen meist ohne Narbenbildung aus.

Behandlung: Penizillin.

Eine Syphilis während der Schwangerschaft kann zum Abort, zu Totgeburt oder zu angeborener Syphilis des Neugeborenen führen.

Die *Spätsyphilis* ist nicht ansteckend, jedoch chronisch und wirkt zerstörend. Sie betrifft das Nervensystem, das Herz und die großen Gefäße (besonders gefährlich), Haut, Knochen und Leber.

Trichomonadeninfektion

Trichomonaden sind geißelartige einzellige tierische Lebewesen. Sie gehören also zur Gruppe der Protozoen. Eine Infektion mit Trichomonaden erfolgt häufig durch den Geschlechtsverkehr, es gibt aber auch andere Übertragungsmöglichkeiten wie Bäder, gemeinsam benutzte Waschlappen usw.

Bei der Frau verursachen Trichomonaden eine Entzündung des Scheideneingangs und der Scheide sowie der Harnröhre, beim Mann eine Entzündung der Harnröhre, der Samenblase und der Vorsteherdrüse (Prostata).

Symptome: Bei der Frau ist die Vaginalschleimhaut hochrot, geschwollen, juckt und brennt; hinzu kommt ein eher dünnflüssiger Ausfluß;

beim Mann: Entzündung der Harnröhrenschleimhaut, Ausfluß.

Behandlung: Wichtig ist die Behandlung von Mann und Frau. Mittel der Wahl sind Metronidazol-Präparate (z. B. Clont).

AIDS (acquired immunodeficiency syndrome), HIV-Infektion

Der Name AIDS ist ein Kürzel aus den Anfangsbuchstaben der englischen Krankheitsbezeichnung, zu deutsch: erworbener Immunmangel. Als eigenständige Krankheit wurde sie erstmals 1981 beschrieben. Nach einer von der WHO empfohlenen Definition ist das Krankheitsbild wie folgt charakterisiert:

Die HIV-Infektion wird in 4 Stadien eingeteilt.

Im fortgeschrittenen Stadium der Erkrankung treten anhaltende oder wiederkehrende Krankheiten auf, die auf Defekte im zellulären Immunsystem hinweisen, ohne daß dafür bereits bekannte Ursachen verantwortlich sind. Auffallend häufig ist ein *Kaposi-Sarkom* (s. u.) bei Patienten über 50 Jahren.

Als wichtigste Hinweise auf derartige Immundefekte gelten therapeutisch nur schwer beherrschbare bzw. tödlich verlaufende Infektionen. Sie werden durch Erreger verursacht, die nur bei Patienten in schlechtem Allgemeinzustand eine Infektion hervorrufen (sog. opportunistische Keime). Daneben wird das Auftreten verschiedener bösartiger Tumoren, u. a. des Kaposi-Sarkoms, beobachtet. Es handelt sich um Hautveränderungen, die meist an den Unterschenkeln auftreten. Charakteristisch sind Knötchen bis plattenförmige Blutungen mit Verdickung der Haut und des subkutanen Bindegewebes.

Seit die AIDS-Erkrankung bekannt wurde, werden die oben beschriebenen Veränderungen häufig bei jungen Kranken beobachtet mit dem Unterschied, daß bei ihnen das Kaposi-Sarkom einen besonders bösartigen Verlauf nimmt. Die Erstlokalisationen treten häufig in der Mundhöhle und im Bereich des Magen-Darm-Traktes auf, die Hautveränderungen sind ausgeprägter, Lymphknoten- und Organbefall häufig.

Ausbreitung der AIDS-Erkrankung: Männliche und weibliche AIDS-Kranke gab es wohl schon in den 70er Jahren in örtlich begrenzten Gebieten Äquatorialafrikas, die Krankheit wurde nur noch nicht als eigenständiges Krankheitsbild erkannt. Durch Exotiktourismus mit Sexkontakten wurde AIDS nach Haiti und von da durch Homosexuelle in die Vereinigten Staaten verschleppt und erreichte schließlich Europa.

Die ersten AIDS-Erkrankungen wurden in den USA vor allem in 4 Bevölkerungsgruppen gefunden: unter homosexuellen Männern mit häufig wechselnden Sexualpartnern (Promiskuität), bei Drogenabhängigen, die zum

Fixen mit Blut verunreinigte Spritzbestecke benutzten, unter Patienten, die an der Bluterkrankheit (Hämophilie) litten und zur Behandlung HIV infiziertes Blut oder Blutprodukte (Plasmakonzentrate) erhielten, und unter Menschen aus der Karibik.

Zwischenzeitlich hat sich die Zusammensetzung der Risikogruppen geändert. Hämophiliekranke erhalten Plasmakonzentrate, bei deren Herstellung durch Erhitzen möglicherweise vorhandene HIV-Viren abgetötet werden. Im Bereich des Blutspendewesens werden seit 1. Oktober 1985 in der Bundesrepublik Deutschland regelmäßige Kontrollen der Spender und Blutkonserven auf HIV-Viren-Antikörper durchgeführt. Fragwürdige Konserven werden vernichtet.

Homosexuelle mit bisexuellem Verhalten können die Erkrankung auf weibliche Intimpartner übertragen, die ihrerseits die Krankheit auf ihre sonstigen Sexualpartner weitergeben können. So lassen sich die Risikogruppen wie folgt neu definieren:

– Menschen mit homosexuellem und Menschen mit bisexuellem Verhalten,
– Drogenabhängige, die benutzte Spritzen untereinander weitergeben,
– Sexualpartner der o. g. Gruppen,
– Sexualpartner dieser Sexualpartner.

Im Oktober 1992 waren in Deutschland 8760 erkrankte und 53700 infizierte Personen registriert. 2549 der AIDS-Kranken waren lt. Todesursachenstatistik bis zum 31. 7. 1991 verstorben. In den Staaten der Europäischen Gemeinschaft zur Zeit über 100000 Erkrankungen gemeldet. Experten vermuten, daß diese Zahl 2- bis 3mal höher liegt, dasselbe gilt für die Zahl der Infizierten.

Erreger: Im Laufe des Jahres 1984 konnte der AIDS-Erreger zunächst in Frankreich, etwas später in den USA als ein sog. *Retrovirus* identifiziert werden. Der Name HIV ist die Abkürzung der englischen Bezeichnung *Human Immunodeficiency Virus*. Man unterscheidet HIV-1 und HIV-2.
2.
Die AIDS-Viren wurden im lymphatischen Gewebe, im Blut, in der Samenflüssigkeit, im Speichel und in der Tränenflüssigkeit nachgewiesen. Das Virus ist so empfindlich, daß es durch Tröpfcheninfektion (Husten, Niesen) und durch Gegenstände, die infizierte Personen benutzen (auch Toiletten), nicht übertragen werden kann.

Die Infektion erfolgt demnach ausschließlich durch erregerhaltiges Blut und Samenflüssigkeit über Haut- und Schleimhautverletzungen (After-, Scheiden-, Mundschleimhaut-, Zahnfleischverletzungen). Die Übertragungsmöglichkeiten auch bei kleinsten Blutungen und wechselseitigen Verletzungen führen dazu, daß bestimmte Sexualpraktiken (Anal-, stürmischer Vaginal- und Mundverkehr, Fellatio) eine besondere Ansteckungsgefahr mit sich bringen. Der frühe Krankheitsbeginn bei Säuglingen HIV-infizierter Mütter legt nahe, daß das Virus die sog. Plazentaschranke überwindet und die

Infektion schon im Mutterleib stattfindet. Auf den Infektionsweg durch Verwendung blutverschmutzter Spritzenbestecke wurde bereits hingewiesen.

Die Inkubationszeit beträgt durchschnittlich ½–3(–6) Jahre.

Symptome und Verlauf: Nach einer monate- oder jahrelangen beschwerdefreien Periode (Latenzphase) kann das Lymphadenopathiesyndrom (LAS), Prä-AIDS genannt, auftreten. Es ist wie folgt charakterisiert: Lymphknotenschwellungen in zwei oder mehreren Körperregionen, die schon seit mindestens 3 Monaten nachzuweisen sind, Leistungsabfall, Gewichtsverlust, Fieber und/oder Durchfälle. Bei einer weiteren Verschlechterung des Zustandes treten anhaltende oder zu Rückfällen neigende Soorbesiedlungen des Mundes und des Rachens und fortbestehende Durchfälle auf.

Das *Vollbild* von AIDS liegt dann vor, wenn schwere opportunistische Infektionen auftreten, wie z. B. eine Lungenentzündung durch Pneumocystis carinii (einzelliger, überall vorkommender Parasit mit besonderer Vorliebe für Lungenbesiedlung), Gehirnentzündung durch Toxoplasmen (S. 107), Zytomegalieinfektionen (virusbedingte Lungenentzündungen, Leberentzündungen usw.), Herpes simplex (virusbedingte Hautbläschenbildung an Lippen, Nasenschleimhaut und äußeren Geschlechtsorganen), Gürtelrose (Herpes zoster) usw. Ferner kann die Entstehung des schon beschriebenen Kaposi-Sarkoms beobachtet werden, ebenso wie die Hodgkin-Erkrankung (S. 19), Zungenkrebs und Darmkarzinome und schließlich auch schwere Gehirnveränderungen. Das Vollbild der Immunschwäche führt zum Tode.

Diagnose: Eine HIV-Infektion darf nur diagnostiziert werden, wenn die spezifischen Antikörper zweifelsfrei nachgewiesen werden (ELISA-Test, Western-blot-Test). Der direkte Virusnachweis ist möglich, jedoch sehr aufwendig.

Behandlung: Eine spezifische Therapie von AIDS ist zur Zeit nicht bekannt. Die Behandlung beschränkt sich noch darauf, die lebensbedrohlichen opportunistischen Infektionen und die Karzinome soweit wie möglich zu bekämpfen. Gegen das Virus gerichtete Substanzen sind in der Erprobung. Medikamente wie AZT (Zidovudin) und Acyclovir werden klinisch erprobt, dadurch läßt sich der tödliche Verlauf der Erkrankung verlangsamen. An der Entwicklung von Impfstoffen wird fieberhaft gearbeitet.

Prophylaxe: Die einzig sinnvolle Maßnahme ist Vermeidung des Kontaktes mit Blut, Sperma und Speichel infizierter Personen. Bei sexuellen Kontakten sollten risikoarme Praktiken ohne Austausch von Körperflüssigkeiten gewählt bzw. *Kondome verwendet werden* (safer sex). *Promiskuität ist risikoreich!* Spritzenbestecke und Akupunkturnadeln müssen sterilisiert werden.

Antikörperträger sollten nicht versuchen, mit ihren sozialen und psychischen Problemen allein fertig zu werden, sondern sich an Beratungsstellen und Selbsthilfegruppen wenden.

Bewegungsapparat

Der Bewegungsapparat setzt sich zusammen aus dem *Knochengerüst* mit seinen gelenkigen Verbindungen und den *Muskeln*. Das Knochengerüst wird passiver Bewegungsapparat, die Muskeln aktiver Bewegungsapparat genannt, denn die Muskeln bewegen aktiv durch Kontraktion die Knochen in ihren Gelenken.

Das Skelett dient dem Körper als Stütze und den inneren Organen als Schutz (Abb. 1.**11**).

Passiver Bewegungsapparat

Die Knochen werden nach ihrer Form eingeteilt in Röhrenknochen, platte Knochen, kurze Knochen und unregelmäßig geformte Knochen.

Die **Röhrenknochen** oder langen Knochen finden wir an den Gliedmaßen (Extremitäten) als Ober- und Unterschenkelknochen, Ober- und Unterarmknochen usw. Man unterscheidet an ihnen den Schaft (Diaphyse) und die beiden verdickten gelenktragenden Enden (Epiphysen). Im Schaft befindet sich die Markhöhle, in der sich beim Neugeborenen und Kleinkind rotes Knochenmark, beim Erwachsenen Fettmark befindet. Zu den Gelenkenden hin ist der Markraum von Knochenbälkchen durchzogen.

Die **platten Knochen**: Es sind dies die Knochen der Schädelkapsel, die Schulterblätter und die Beckenknochen.

Kurze Knochen: Dazu gehören die Hand- und die Fußwurzelknochen.

Zu den **unregelmäßig geformten Knochen** gehören die Knochen des Gesichtsschädels. Einige von ihnen haben Hohlräume, die durch teilweisen Schwund der Knochensubstanz entstanden, mit Luft gefüllt und von Schleimhaut ausgekleidet sind (Oberkieferknochen mit Oberkieferhöhle, Stirnbein mit Stirnhöhle, Siebbein mit Siebbeinhöhlen). Sie stehen mit der Nase in Verbindung.

Die einzelnen Skelettknochen sind durch Haften oder Gelenke miteinander verbunden.

Haften sind sog. falsche Gelenke, die keine oder nur eine sehr geringe Bewegung gestatten (Schädelnähte, Schamfuge, Verbindung der beiden Beckenknochen und die Kreuzbein-Becken-Fuge).

Echte Gelenke erlauben eine gute Bewegung der Knochen gegeneinander. Sie bestehen aus: den *Gelenkflächen* der Knochen, die miteinander das Gelenk bilden. Sie sind mit Knorpel überzogen und haben je nach der Bewegung, die sie auszuführen haben, verschiedene Formen. Den konvexen

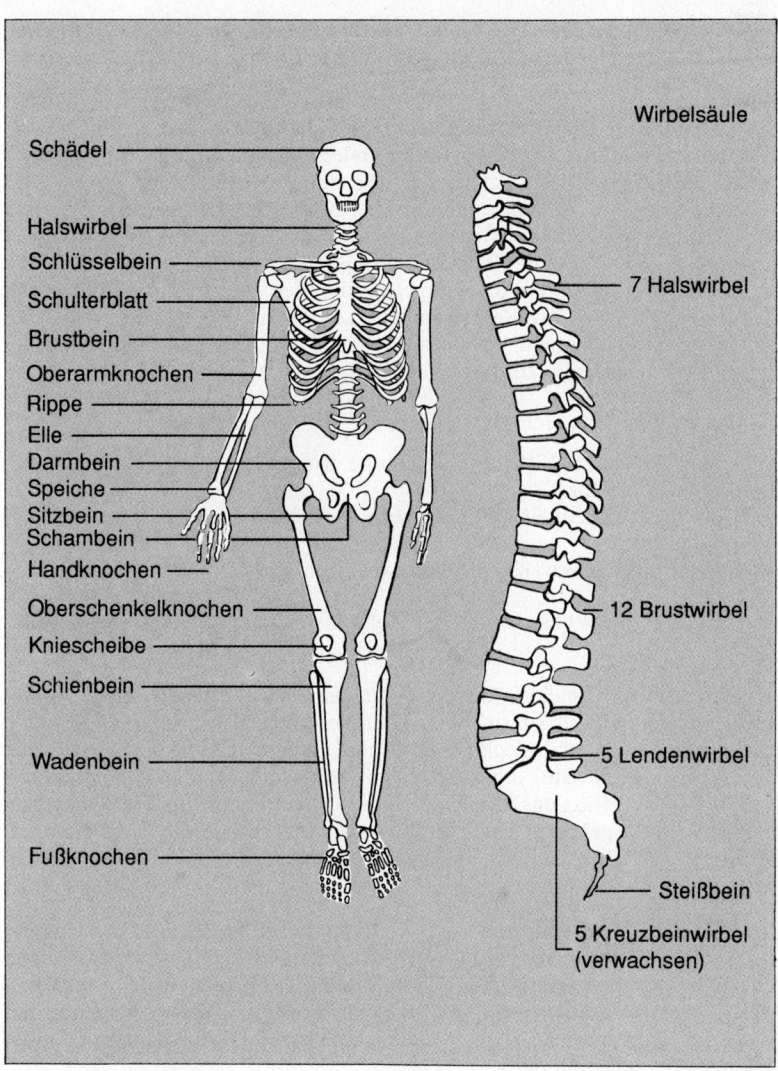

Abb. 1.**11** Skelettsystem

Teil nennt man *Gelenkkopf*, den konkaven Teil *Gelenkpfanne*. Der zwischen beiden bestehende feine *Gelenkspalt* charakterisiert das echte Gelenk.

Durch die *Gelenkkapsel* wird das Gelenk nach außen hin abgeschlossen. Sie besteht aus einer inneren Schicht, die die Gelenkflüssigkeit absondert und dadurch ein reibungsloses Gleiten der Gelenkflächen ermöglicht, und einer festen äußeren fibrösen Schicht. In die äußere Schicht der Kapsel sind zusätzlich Bänder eingefügt, die der Verstärkung der Kapsel, der Führung und Hemmung bestimmter Bewegungen dienen. Die Gesamtheit der Bänder nennt man *Bandapparat*. In manchen Gelenken befinden sich zusätzlich Faserknorpelscheiben wie im Kniegelenk die Menisken und im Kiefergelenk der Diskus. Durch Gewalteinwirkungen können Teile dieser Knorpelscheiben abgesprengt werden und verursachen Störungen und Schmerzen bei Bewegungen des Gelenkes (Abb. 1.**12**).

Es gibt verschiedene Gelenktypen:

– einachsige Gelenke (Scharniergelenke wie Finger- und Zehengelenke, Ellenbogengelenk),
– zweiachsige Gelenke (Sattel- und Eigelenk wie Daumengrundgelenk und Handgelenk)
– vielachsige Gelenke (Kugelgelenk wie Hüft- und Schultergelenk).

Der **Schultergürtel** besteht aus den Schlüsselbeinen und den Schulterblättern.

Das gut sichtbare, leicht S-förmige *Schlüsselbein* steht in gelenkiger Verbindung mit dem Brustbein und dem Schulterblatt. Das *Schulterblatt* ist ein dünner, platter, etwa dreieckiger Knochen, an dessen Außenfläche sich eine kräftige Knochenleiste, die Schulterblattgräte, erhebt. An seinem oberen äußeren Winkel trägt das Schulterblatt die Gelenkpfanne für das Schultergelenk. Der dazu gehörige Gelenkkopf wird vom Oberarmknochen gebildet. So sind durch dieses Gelenk die Oberarme mit dem Schultergürtel verbunden.

Der **Oberarmknochen** (Humerus) gehört zu den Röhrenknochen. Sein oberes, halbkugelig geformtes Ende ist von Gelenkknorpel überzogen und gehört zum Schultergelenk. Am Schaft sind einige Knochenvorsprünge und Leisten sichtbar, an denen die Muskeln ansetzen. Das untere Ende des Humerus verbreitert sich zu den Gelenkrollen und Führungsrinnen, die das Ellenbogengelenk bilden.

Die zwei **Röhrenknochen** des Unterarms heißen *Elle* und *Speiche* (Ulna und Radius). Sie sind in ihrer ganzen Länge durch eine derbe Haut zusammengehalten. Die Elle liegt an der Kleinfingerseite, die Speiche an der Daumenseite des Unterarms. Die Elle ist an ihrem oberen Ende durch einen hakenförmigen Fortsatz am Ellenbogengelenk beteiligt. Der Fortsatz bildet einen

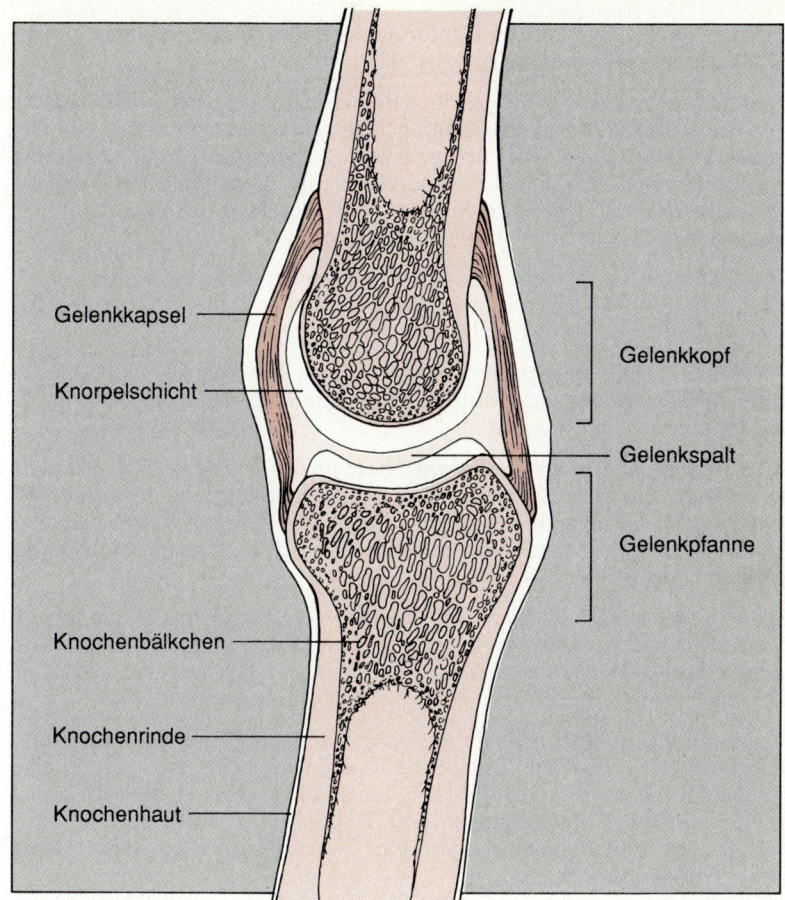

Abb. 1.12 Gelenk

halbmondförmigen Bogen, in den die Rolle des Oberarmknochens einge-
paßt ist. Das hintere Ende dieses Fortsatzes ist als Ellenbogenspitze deutlich
zu fühlen. Die Speiche oder der Radius trägt am oberen Ende das knorpelüberzogene Speichenköpfchen. Dieses bildet Gelenkflächen zum Oberarmknochen und zur Elle.

Nach unten, der Hand zu, bildet die Speiche eine knorpelüberzogene Mulde,
die die Gelenkpfanne für die Handwurzelknochen darstellt. Die Elle ist nur

indirekt an der Bildung des Handwurzelgelenkes über eine kleine dazwischengeschaltete Knorpelscheibe beteiligt.

Die *Handwurzelknochen* liegen in 2 Reihen hintereinander und haben die verschiedensten Formen. Als Ganzes bilden sie einen etwa eiförmigen Gelenkkopf einerseits zur Speiche und Elle hin, andererseits zu den Mittelfingerknochen hin. So besitzt das Handgelenk eine ungewöhnliche Beweglichkeit, die noch dadurch vermehrt wird, daß die Handwurzelknochen auch unter sich noch gelenkige Verbindungen haben.

Die fünf *Mittelhandknochen* sind Röhrenknochen, deren Enden Gelenkflächen zur Handwurzel und zu den Fingerknochen tragen. Sie bilden das Gerüst des Handtellers bzw. Handrückens.

Auch die *Fingerknochen* sind Röhrenknochen. Die Finger 2−5 besitzen 3 Fingerglieder, das Grund-, Mittel- und Endglied, der Daumen besitzt nur 2, das Grund- und das Endglied.

Der **Beckengürtel** oder **Beckenring** besteht aus 2 Hüftbeinen und dem Kreuzbein. Zwischen Kreuzbein und Hüftbein besteht eine federnde Verbindung, der einzigen, die es zwischen Beckengürtel und Wirbelsäule gibt. Vorn sind die Beckenknochen mit einer Knorpelhafte in der Schamfuge zusammengefügt.

Im *Hüftbein* sind 3 Knochen miteinander verschmolzen: das Darmbein, Schambein und Sitzbein. Die Trennungslinien zwischen diesen Knochen sind nur in der Kindheit erkennbar. In der Pfanne des Hüftgelenkes stoßen sie zusammen.

Das *Darmbein* (Os ileum) oder die Darmbeinschaufel bietet den Eingeweiden einen festen Boden. Der obere Rand, Darmbeinkamm, ist deutlich fühlbar. Er bildet vorn einen Stachel, den Darmbeinstachel, der als Markierungspunkt bei Untersuchungen eine Rolle spielt. Schräg nach abwärts schließt sich dem Darmbein das Sitzbein (Os ischium) an. Sein tiefster Punkt ist der Sitzbeinhöcker.

Das *Schambein* (Os pubis) liegt nach vorn zu. Rechtes und linkes Schambein verbinden sich in der Schamfuge.

Im ganzen stellt das Becken eine sich nach oben ausweitende Schale dar. Der obere, weitere Teil, der vom Darm- und Schambein gebildet wird, heißt *großes Becken*. Der untere, sich trichterförmig verengende Teil ist allseitig von Knochen umgeben (vom Kreuzbein, Steißbein, Schambein, Sitzbein) und wird das kleine Becken genannt. Daran unterscheidet man den Beckeneingang, Beckenausgang und dazwischen die Beckenhöhle. Die Weite und Form des kleinen Beckens ist für den Geburtsakt von Wichtigkeit und so ist es einleuchtend, daß das männliche und weibliche Becken deutlich sichtbare Unterschiede zeigen. Das weibliche Becken ist breiter angelegt.

Der **Oberschenkelknochen** ist der größte und kräftigste Röhrenknochen des menschlichen Skeletts. Sein oberes kugeliges Ende, der Oberschenkelkopf, trägt einen Knorpelüberzug und bildet mit der Hüftgelenkpfanne des Bekkenknochens das Hüftgelenk. Der Oberschenkelkopf ist mit dem Schaft durch den leicht gekrümmten Oberschenkelhals verbunden. Er überträgt das Körpergewicht auf den Schaft und wird besonders beansprucht. So erklärt sich das Vorkommen von Schenkelhalsbrüchen bei älteren Menschen, bei denen die Knochen schwächer geworden sind.

Am Übergang vom Hals zum Schaft befinden sich 2 deutliche Knochenvorsprünge, sie werden kleiner und großer Rollhügel genannt. Den großen Rollhügel kann man am äußeren oberen Ende des Oberschenkels durch die Haut hindurch fühlen. Zusammen mit den anderen Vorsprüngen und Rauhigkeiten am Oberschenkelknochen bildet er die Ansatzstelle für die Muskulatur der Hüfte, des Gesäßes und des Beines. Nach unten zu bildet er die beiden Oberschenkelknäufe, die, von Knorpel überzogen, die Gelenkrollen für das Kniegelenk bilden.

Das **Kniegelenk** ist ein „Scharniergelenk", dessen Gelenkflächen durch die Menisken einander angepaßt sind. Durch die Seitenbänder ist das Gelenk straff. Die Kreuzbänder, die innerhalb des Gelenks verlaufen, verhindern eine Überstreckung des Gelenkes. Die Kniescheibe liegt vor dem Kniegelenk und ist in die Sehne des vierköpfigen Oberschenkelmuskels eingelassen.

Der **Unterschenkel** wird von 2 Röhrenknochen, dem *Schien- und Wadenbein* (Tibia und Fibula), gebildet. Nur das Schienbein ist an der Bildung des Kniegelenkes beteiligt und trägt deshalb an seinem oberen Ende die beiden Schienbeinknorren. Diese Knorren tragen die Gelenkflächen, die in der Mitte durch einen Vorsprung voneinander getrennt sind. Dieser Vorsprung bildet die Ansatzstelle für die Kreuzbänder des Kniegelenkes. Unterhalb des äußeren Schienbeinknorrens liegt die Gelenkfläche für das Wadenbeinköpfchen. Der Schaft des Schienbeines ist dreikantig, eine Kante ist deutlich unter der Haut zu fühlen. Am Übergang zum Fußgelenk bildet die Tibia den inneren Knöchel.

Das *Wadenbein* ist ein langer dünner Knochen, es bildet den äußeren Knöchel und zusammen mit dem Schienbein die Gabel für das Fußgelenk.

Die *Fußwurzelknochen* sind durch zahlreiche Gelenke untereinander verbunden. Mit den Mittelfußknochen zusammen bilden sie das Fußgewölbe, das in vollendeter Form den statischen Anforderungen beim Gehen und Stehen genügt, denn das Körpergewicht ruht hauptsächlich auf dem Fußgewölbe.

Das *Sprungbein* bildet den Gelenkkopf für das *obere Sprunggelenk*. Die gabelförmige Pfanne dieses Gelenks wird, wie bereits erwähnt, von Tibia und Fibula gebildet. Es ist ein Scharniergelenk.

Das *untere Sprunggelenk* wird vom Fersen- und Kahnbein und vom Sprungbein gebildet.

Die Zehenknochen sind wie die Fingerknochen kleine Röhrenknochen. Außer der Großzehe, die nur 2 Glieder hat, bestehen sie aus 3 Gliedern, dem Grund-, Mittel- und Endglied, die jeweils durch Scharniergelenke miteinander verbunden sind.

Der **Rumpf**. Das Rumpfskelett besteht aus der Wirbelsäule, den Rippen und dem Brustbein.

Die *Wirbelsäule* bildet die bewegliche Achse des Skeletts und umschließt gleichzeitig ein wichtiges nervöses Zentralorgan, das Rückenmark. Außerdem trägt sie den Schädel mit dem Gehirn. Sie setzt sich aus zahlreichen Einzelknochen zusammen, den Wirbeln. Man unterscheidet von oben nach unten 7 Halswirbel, sie bilden die Halswirbelsäule, 12 Brustwirbel, sie bilden die Brustwirbelsäule und 5 Lendenwirbel, die die Lendenwirbelsäule bilden. Nach unten schließt sich das Kreuz- und Steißbein an. Das Kreuzbein entspricht 5 weiteren Wirbeln, die zu einem Knochen zusammengewachsen sind. Auch das Steißbein ist aus verkümmerten Wirbeln zusammengewachsen. Es bildet das untere Ende der Wirbelsäule.

Von der Seite gesehen zeigt die Wirbelsäule eine leicht S-förmige Krümmung, wobei der Halsteil und Lendenwirbelteil nach hinten konkav (Lordose), der Brustwirbelteil nach hinten konvex (Kyphose) verläuft. Seitliche Krümmungen der Wirbelsäule sind krankhaft (Skoliose).

Zwischen den einzelnen Wirbeln befinden sich Zwischenwirbelscheiben (*Bandscheiben*), die aus Faserknorpel bestehen und in der Mitte einen weichen nachgiebigen Kern besitzen. Sie verbinden die einzelnen Wirbel im Sinne einer Knorpelhafte. Bei Bewegungen der Wirbelsäule wirken die Bandscheiben ausgleichend.

Mit Ausnahme des 1. und 2. Wirbels sind alle Wirbel gleich aufgebaut. Sie bestehen aus Wirbelkörper, Wirbelbogen (er umschließt das Wirbelloch), 1 Dornfortsatz, 2 Querfortsätzen, 2 oberen und 2 unteren Gelenkfortsätzen. Die Gesamtheit der Wirbellöcher, die genau übereinander liegen, bilden den Rückenmarkskanal. Durch Eindellungen, die oben und unten an den Wirbelkörpern vorhanden sind, entstehen zwischen jeweils 2 Wirbeln die Zwischenwirbellöcher, die den Austritt der Rückenmarksnerven ermöglichen.

Der ringförmige 1. Halswirbel wird Atlas genannt. Er trägt die beiden Gelenkflächen für die Gelenkhöcker des Hinterhauptbeines. Durch dieses Gelenk ist die Beugung des Kopfes nach vorn und hinten möglich.

Der Körper des 2. Halswirbels (Axis) trägt oben einen zahnförmigen Fortsatz (Dens axis), der in den Ring des Atlas hineinragt. Um diesen Zahn dreht sich der Atlas und mit ihm der Kopf. Es ist also ein Drehgelenk.

Die Wirbelsäule ist nicht in allen Teilen gleich beweglich. Die größte Beweglichkeit zeigt die Halswirbelsäule. Der Brustteil ermöglicht in der Hauptsache nur Drehbewegungen, der Lendenteil Vorwärts-, Rückwärts- und Seitenbeugung. Die Körper und die Querfortsätze der Brustwirbel tragen Gelenkflächen für die Rippen.

Der *Brustkorb* wird von 12 Rippenpaaren, dem Brustbein und der Brustwirbelsäule gebildet. Er umschließt schützend die in der Brusthöhle und im oberen Teil der Bauchhöhle gelegenen Organe.

Die *Rippen* selbst sind flache, schmale, halbkreisförmig gebogene Knochen. An ihrem hinteren Ende liegen 2 Gelenkflächen zur Wirbelsäule zu. Ihr vorderes Ende ist durch ein Knorpelstück verlängert, das sich mit dem Brustbein gelenkig verbindet. Nur die 7 oberen Rippen erreichen auf diese Weise das *Brustbein* und werden echte Rippen genannt. Die 5 unteren „falschen" Rippen gehen in den Knorpel der nächst höheren Rippe über oder ragen frei in die Rumpfmuskulatur. Das Brustbein ist ein platter, schwertförmiger Knochen. Unten befindet sich der sog. Schwertfortsatz. Er ist beweglich. An ihm setzen rechts und links die knorpeligen Rippenbögen an. Durch den besonderen Bau, durch die Stellung der Rippen und des Brustbeines und durch die Muskulatur erhält der Brustkorb eine Kegelform. Der Brustkorb erweitert sich beim Heben der Rippen nach oben zu (bei der Einatmung). Er verkleinert sich, wenn die Rippen wieder absinken (bei der Ausatmung).

Der **knöcherne Schädel** wird in Gehirn- und Gesichtsschädel eingeteilt.

Der **Gehirnschädel** besteht aus Schädelwölbung und Schädelbasis. Er schützt Gehirn und Sinnesorgane und besteht aus folgenden platten Knochen:

Stirnbein, 2 Scheitelbeine, 2 Schläfenbeine, 1 Hinterhauptbein.

Die Schädelknochen stoßen in den Schädelnähten zusammen. Bei Neugeborenen liegen zwischen den Knochen der Schädelwölbung die Fontanellen.

Die vielgestaltigen Knochen der *Schädelbasis* sind: vorn das Siebbein, es folgt das Keilbein, daran schließt sich das *Hinterhauptbein* an, seitlich liegen die *Schläfenbeine*.

Das *Siebbein* beteiligt sich an der Bildung der Nasen- und Augenhöhlen und trägt eine quergestellte, durchlöcherte Platte, durch die die Riechfäden hindurchziehen. Diese enden in der Schleimhaut der Nasenhöhle (s. Nase S. 40f.).

Das *Keilbein* ist das Zentrum der Schädelbasis.

Das Hinterhauptbein umrandet das große Hinterhauptloch, durch das das Rückenmark zum Rückenmarkskanal zieht.

Teile des Schläfenbeines (Felsenbein) umschließen das Innenohr, bilden den Warzenfortsatz, der mit dem Mittelohr in Verbindung steht, und tragen die Gelenkpfanne für das Kiefergelenk.

Betrachtet man die innere Schädelbasis, so sieht man 3 Mulden, die nach ihrer Lage vordere, mittlere und hintere Schädelgrube genannt werden. Die vordere Grube trägt das Stirn- und Riechhirn, die mittlere die Schläfenlappen des Gehirns, die hintere das Kleinhirn und die Brücke (s. Gehirn S. 197 f.). Die zahlreichen Löcher und Spalten in der Schädelbasis ermöglichen den Eintritt bzw. Austritt von Nerven und Blutgefäßen.

Der **Gesichtsschädel** setzt sich aus zahlreichen kleineren und größeren Knochen zusammen. Das Mittelstück des Gesichtsschädels bildet das *Oberkieferbein* mit seinen Fortsätzen (Stirnfortsatz, Jochfortsatz, Zahnfortsatz, Augenfortsatz und Gaumenfortsatz, der den größten Teil des harten Gaumens bildet). Der Oberkieferkörper ist innen hohl und enthält die Oberkieferhöhle.

Das *Jochbein* ist ein fortsatzreicher Knochen. Er bestimmt das Profil der Wangen.

Die *Nasenbeine* sind kleine rechteckige Knochen, die dachförmig gegeneinander gestellt sind.

Die *Tränenbeine* vervollständigen nach hinten zu das Dach der Nasenhöhle.

Gaumenbein und Pflugscharbein gehören ebenfalls zum Gesichtsschädel.

Der *Unterkieferknochen* besteht aus einer breiten hufeisenförmigen Knochenspange, deren Hauptteil waagrecht steht, während die hinteren Enden schräg aufwärts steigen und in 2 Knochenfortsätzen endigen, einem vorderen für den Ansatz eines Kaumuskels und einem hinteren mit dem Gelenkköpfchen des Kiefergelenkes. Die dazu gehörige Gelenkpfanne sitzt an der Unterfläche des Schläfenbeines. So ist der Unterkieferknochen der einzige bewegliche Gesichtsknochen.

Der Unterkieferkörper trägt einen Knochenkamm, den Zahnfortsatz. In ihm ist das Unterkiefergebiß eingelassen. Die vordere Rundung des Unterkiefers stellt das Kinn dar, den charakteristischen Teil des Gesichtsprofils.

Aktiver Bewegungsapparat

Die *quergestreifte Muskulatur* (s. Gewebelehre, S. 5 f.) stellt den aktiven Teil des Bewegungsapparates dar, denn nur durch die Kontraktion der Muskeln können die Knochen in ihren Gelenken bewegt werden. Der Reiz, der eine Kontraktion der Muskeln bewirkt, wird vom zerebrospinalen Nervensystem ausgelöst und gesteuert (S. 193 f.).

Im einfachsten Falle besteht der Muskel, der ein Gelenk bewegt, aus Muskelbauch, Ursprungssehne und Ansatzsehne. Die Sehnen sind aus straffem Bindegewebe aufgebaut. Sie stellen also nicht die Fortsetzung der Muskelfasern dar, sondern des Bindegewebes, das zwischen den einzelnen Muskelbündeln liegt. Durch die Sehnen ist der Muskel am Knochen befestigt.

Jedem Muskel und jeder gleichsinnig arbeitenden Muskelgruppe wirkt ein anderer Muskel oder eine Muskelgruppe entgegen. Ziehen sich die einen zusammen, so werden dadurch die anderen gedehnt. Man spricht von Synergisten (gleichsinnig arbeitenden Muskeln) und Antagonisten (gegensinnig arbeitenden Muskeln).

Die Bewegungen, die aufgrund der Muskulatur ausgeführt werden können sind:

Beugen – Strecken,

Anziehen – Abspreizen,

Einwärtsdrehen – Auswärtsdrehen.

Stellvertretend für die Körpermuskulatur sollen die das Ellenbogengelenk bewegenden Muskeln besprochen werden:

Das *Ellenbogengelenk* ist ein Scharniergelenk. Mit ihm ist eine Beugung und Streckung des Unterarmes möglich.

Die *Beugung* geschieht durch die *Kontraktion* des zweiköpfigen Oberarmmuskels (M. biceps). Er liegt auf der Vorderseite des Oberarmes. Die Ursprungssehnen dieses Muskels sind beide am Schulterblatt befestigt, die Ansatzsehne an der Speiche.

Ein weiterer Beugemuskel (Musculus brachialis) liegt unter dem Bizeps. Er kommt von der Vorderfläche des Oberarmknochens und setzt an der Elle an.

Die *Streckung* im Ellenbogengelenk geschieht durch den dreiköpfigen Muskel (M. triceps). Er ist der Gegenspieler des Bizeps und nimmt die Rückseite des Oberarms ein. Zwei seiner Köpfe entspringen an der Rückseite des Oberarmknochens, der dritte lange Kopf kommt vom unteren Rand der Schultergelenkspfanne. Am Ellenhaken der Elle setzt dieser Muskel an (Abb. 1.**13**).

Durch vermehrte Inanspruchnahme bestimmter Muskelgruppen (Sportler) nehmen diese an Größe zu. Die Größenzunahme beruht auf einer Größenzunahme der einzelnen Muskelfasern (*Muskelhypertrophie*). Umgekehrt werden die Muskelfasern und damit der Muskel kleiner und schwächer, wenn keine Betätigung erfolgt. Man spricht von *Muskelatrophie*. Deutlich ist dies bei chronisch Bettlägerigen und bei Lähmungen bestimmter Muskeln zu sehen.

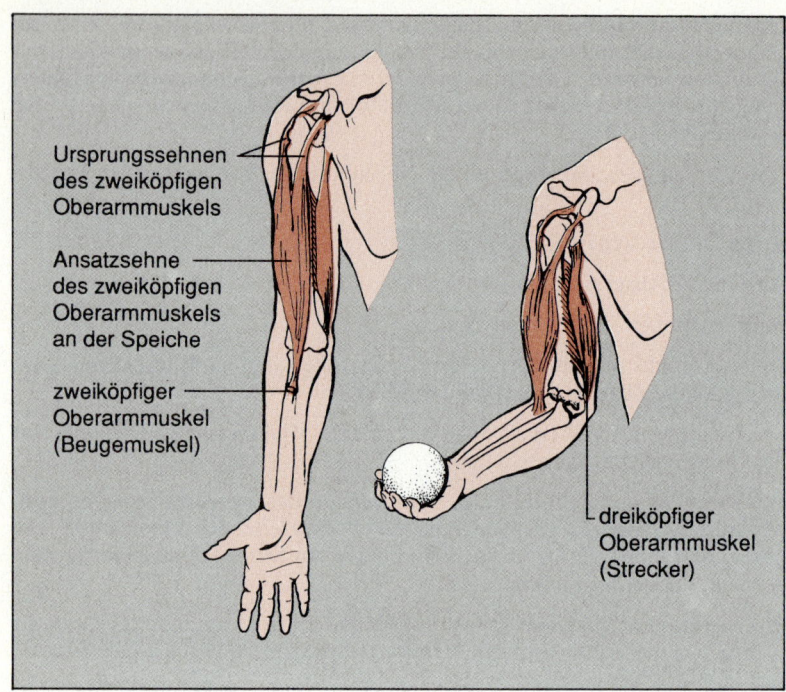

Ursprungssehnen des zweiköpfigen Oberarmmuskels

Ansatzsehne des zweiköpfigen Oberarmmuskels an der Speiche

zweiköpfiger Oberarmmuskel (Beugemuskel)

dreiköpfiger Oberarmmuskel (Strecker)

Abb. 1.13 Gelenkfunktion

Verletzungen und Erkrankungen des Bewegungsapparates

Knochenbrüche

Zum Bruch (Fraktur) eines Knochens kommt es durch *direkte oder indirekte Gewalteinwirkung*. Ein heftiger Tritt gegen das Schienbein eines Fußballspielers läßt an der Stelle den Knochen brechen, an der die volle Wucht des Schlages direkt wirkt = *direkter Bruch*.

Fällt ein Reiter vom Pferd und stürzt auf den Oberarm, so kann sich die Wucht des Falles vom Oberarmknochen über das Schultergelenk auf das relativ dünne Schlüsselbein fortsetzen und dieses brechen (frakturieren). Ein so entstandener Knochenbruch wird eine *indirekte Fraktur* genannt.

Von diesen, durch direkte oder indirekte Gewalteinwirkung (Trauma) entstandenen traumatischen Frakturen werden die sog. *Spontanbrüche* unterschieden. Diese können entstehen, wenn der Knochen im Alter übermäßig entkalkt oder durch das Wachstum einer Geschwulst an einer Stelle morsch geworden ist. Dann genügt schon der normale Gebrauch der betreffenden Gliedmaße oder eine geringfügige Gewalteinwirkung, die der Patient als solche gar nicht empfindet, daß der Knochen bricht. Da solchen Frakturen immer ein krankhafter (pathologischer) Zustand zugrunde liegt, werden sie auch als pathologische Frakturen bezeichnet.

Bei den traumatischen Frakturen kann die Durchtrennung des Knochens unvollständig oder vollständig sein. Unvollständig ist eine Fraktur dann, wenn eine Wand des Knochens eingebrochen, die gegenüberliegende jedoch erhalten ist. Ein solcher Knocheneinbruch wird Infraktion genannt.

Besteht nur ein Sprung in der Knochenwand, nennt man ihn eine *Fissur*. Fissuren finden sich häufig an den Knochen der Schädelbasis und des Schädeldaches. Bei Kindern kann ein Knochen durchbrechen, ohne daß die in diesem Alter noch sehr elastische Knochenhaut mit durchreißt. Dadurch wird eine Verschiebung der Bruchstücke, wie sie sonst bei den meisten Brüchen auftritt, verhindert. Da diese Frakturen genauso aussehen, wie ein geknickter frischer Zweig, bei dem das Holz zwar bricht, die Rinde jedoch erhalten bleibt, werden sie *Grünholzfrakturen* genannt. Ist ein Knochen völlig durchtrennt, so kann die Bruchlinie quer (*Querfraktur*), schräg (*Schrägfraktur*) verlaufen oder sich in Form einer Spirale um den Knochen (*Spiralfraktur*) herumziehen. Die zuletzt erwähnten Frakturen, auch Drehfrakturen genannt, treten häufig bei Skiunfällen, bei denen es zu einer starken Drehung des Unterschenkels kommen kann, auf.

Von einer *offenen* oder *komplizierten* Fraktur wird gesprochen, wenn über der Bruchstelle eine Weichteilwunde besteht oder wenn ein gebrochenes Knochenstück die Haut durchspießt hat. In diesen Fällen besteht die Gefahr einer Infektion des Knochens. Wegen dieser möglichen Komplikation wird der Bruch „kompliziert" genannt. Sind die Weichteile einschließlich der Haut über einer Fraktur unverletzt, so nennt man diese Brüche *geschlossene* oder *unkomplizierte* Brüche. Bei jeder Fraktur können durch Knochensplitter Blutgefäße und Nerven mitverletzt werden.

Eine Fraktur kann an folgenden Zeichen erkannt werden:

Abnorme Beweglichkeit: Durch den Bruch des Knochens ist sein ursprünglicher Zusammenhang aufgehoben, die Bruchstücke werden gegeneinander beweglich. Kann eine Beweglichkeit an Stellen ausgelöst werden, an denen der Knochen normalerweise fest ist, so liegt mit Sicherheit eine Fraktur vor. Dieses Zeichen fehlt jedoch bei Brüchen der Hand- und Fußwurzelknochen sowie der Wirbelkörper. Werden die Bruchstücke bei der Untersuchung vorsichtig gegeneinander bewegt, so ist das Reiben der Knochen zu fühlen.

Abnorme Stellung: Bekanntlich entspringen und setzen an den Knochen Muskeln an, die immer unter einer bestimmten Spannung (Muskelspannung) stehen. Wird der Zusammenhang des Knochens unterbrochen, so wirkt sich diese Spannung auf die Bruchstücke (Fragmente) aus und kann eine Verschiebung der Fragmente nach allen Richtungen hin bewirken. Die Lageveränderung der Bruchstücke (Dislokation) kann vor allem bei Brüchen an den Knochen der Gliedmaßen nach außen hin gut sichtbar sein.

Schwellung – Bluterguß: Fast immer werden bei einer Fraktur in der Umgebung der Bruchstelle Blutgefäße mitverletzt, die dann in die Weichteile hineinbluten. Es entsteht ein Bluterguß, der als Schwellung sichtbar ist.

Schmerzen: Da bei einer Fraktur auch die mit Nerven versorgte Knochenhaut zerrissen wird, ist ein Knochenbruch sehr schmerzhaft.

Gebrauchsunfähigkeit: Bei einem Knochenbruch kann der körperferne Anteil der Gliedmaße nicht mehr bewegt werden, es sei denn die Bruchstücke hätten sich fest ineinander verkeilt.

Zusammenfassend gründet sich die klinische Diagnose einer Fraktur auf 3 sichere Zeichen: abnorme Beweglichkeit, abnorme Stellung, Knochenreiben. 3 Zeichen machen die Fraktur wahrscheinlich: Bluterguß, Schmerzen, Gebrauchsunfähigkeit (Funktionsausfall).

Eine sichere Diagnose gestattet schließlich die Röntgenaufnahme.

Die **Behandlung von Knochenbrüchen** richtet sich nach folgenden Grundsätzen:

- Genaues Einrichten, d.h. Aufeinandersetzen der Bruchstücke (Reposition). Dadurch wird eine schlechte Heilung des Knochens mit Verkürzung oder Verkrümmung vermieden.
- Ununterbrochenes Festhalten des Repositionsergebnisses (Ruhigstellung) bis zur knöchernen Heilung der Bruchstelle.
- Aktive Bewegung möglichst vieler Körpergelenke, um einen Schwund der Muskulatur, Entkalkung des Knochens und Versteifung von Gelenken zu verhindern.
- Bei offenen Brüchen (komplizierten Brüchen) muß sofort die operative Wundversorgung vorgenommen werden, um die Infektionsgefahr auszuschalten.

Die *konservative Behandlung*: Die Bruchstücke werden in örtlicher Betäubung oder Narkose unter Röntgenkontrolle eingerichtet. Das Ergebnis wird durch Gipsverbände festgehalten. Bei Frakturen der großen Röhrenknochen kann eine sofortige exakte Reposition mißlingen. Infolge des kräftigen Muskelzugs, eines Blutergusses und einer Schwellung rutschen die Bruchstücke wieder ab. Durch eine Drahtextension (Auseinanderziehen durch Dauerzug) kann eine achsengerechte Stellung erreicht werden. Nach Tagen bis Wochen und nach dem Abschwellen wird eine weitere Ruhigstellung im Gipsverband erfolgen.

Die *chirurgische Behandlung*: In vielen Fällen wird heute die operative Behandlung der konservativen vorgezogen. Bei offenen Frakturen mit großen Weichteildefekten und der Gefahr der Minderdurchblutung, nicht reponierbaren Brüchen, speziellen Frakturen beim Kind sowie beim Mehrfachverletzten (Polytrauma) muß, wenn der Allgemeinzustand des Patienten es erlaubt, sofort operiert werden. Es seien hier die gängigsten Verfahren kurz erwähnt.

Spickdrahtosteosynthese: Es werden die Bruchstücke nach dem Einrichten mit Drahtstiften zusammengehalten. Meist erfolgt zusätzlich eine Gipsruhigstellung.

Plattenosteosynthese: Die Bruchstücke werden nach operativem Freilegen des Knochens mit Metallplatte und Schrauben fixiert. Danach kann der Patient die gebrochene Extremität unter krankengymnastischer Anleitung beüben.

Nagelung: In die großen Röhrenknochen wird ein röhrenähnlicher Nagel in den Markraum eingebracht. Der Patient darf nach kurzer Zeit die Extremität voll belasten.

Fixateur externe (Außenspanner): Diese Methode wird gewählt, wenn offene Frakturen mit hoher Infektionsgefahr und großen Trümmerbrüchen vorliegen. Es werden in den intakten Stellen des Knochens oberhalb und unterhalb des Bruches bleistiftdicke Schraubnägel quer zur Achse eingebracht. Diese werden mit Querstangen außerhalb der Extremität miteinander verschraubt.

Prothetischer Gelenkersatz: Bei einer Schenkelhalsfraktur kann es in manchen Fällen notwendig sein, den abgebrochenen Gelenkkopf herauszunehmen und die Pfanne sowie Kopf und Hals des Gelenks durch eine künstliche Prothese zu ersetzen. Diese wird entweder eingeschraubt oder durch einen speziellen Knochenzement befestigt.

Alle diese Verfahren haben den Vorteil, daß die Fragmente anatomisch korrekt fest miteinander vereinigt werden können, so daß der Patient schon einige Tage nach der Operation damit beginnen kann, die verletzte Gliedmaße und ihre Gelenke zu bewegen. Außerdem kann er rascher als bei konservativer Behandlung das Bett verlassen.

Verstauchung (Distorsion)

Man versteht darunter eine unfallbedingte Zerrung der Gelenkbänder, wie sie beim Umknicken des Fußes im Sprunggelenk oder beim Fallen auf die gebeugte Hand im Handgelenk entsteht.

Symptome: Schwellung und starke Schmerzen.

Eine Fraktur muß bei entsprechenden Verletzungen durch eine Röntgenuntersuchung ausgeschlossen werden.

Behandlung: Ruhigstellen des Gelenkes auf einer Schiene, abschwellende Maßnahmen wie lokale Eisanwendung, Einreibung und Verordnung von abschwellenden Medikamenten. Nach Abschwellung für 2—3 Wochen Anlegen eines Tape-Verbandes.

Verrenkungen (Luxationen)

Bei unfallbedingten Gelenkverrenkungen werden durch die einwirkende Gewalt 2 Knochenenden, die miteinander ein Gelenk bilden, aus ihrer natürlichen anatomischen Lage gebracht. So wird bei einer Schulterluxation der Kopf des Oberarmknochens aus der Gelenkpfanne des Schulterblattes herausgehebelt und kann nicht mehr von selbst in seine ursprüngliche Lage zurückkehren. Dabei zerreißt auch die Gelenkkapsel.

Zeichen: heftige Schmerzen und Unfähigkeit, das betroffene Gelenk zu bewegen, Veränderungen der äußeren Gestalt des Gelenkes.

Behandlung: Reposition des Gelenkes und vorübergehende Ruhigstellung durch einen entsprechenden Verband. Je nach Befund muß eine operative Versorgung erfolgen, insbesondere wenn das Gelenk durch Zerreißung des Band-Kapsel-Apparates nicht mehr stabil ist.

Osteoporose

Die Osteoporose ist die häufigste Knochenerkrankung. Ihr liegt eine Verminderung und Kalkverarmung der Knochenstruktur zugrunde, sie kann entsprechend den allgemeinen Alterungsvorgängen auftreten. Die Krankheit beginnt etwa im Alter von 45—50 Jahren und betrifft hauptsächlich Frauen.

Symptome: Es treten Rückenschmerzen auf, die sehr quälend sein können. Schließlich kann es zu Wirbeleinbrüchen kommen, die die Haltung des Patienten verändern (Buckelbildung) und zu einem Größenverlust führen.

Die *Behandlung* beruht auf Schmerzlinderung, Massagen, Bewegungsübungen, Gewichtsabnahme, Hormongaben und Kalziumzufuhr.

Die sog. *senile Osteoporose* entwickelt sich jenseits des 65. Lebensjahres und ist charakterisiert durch eine starke Entkalkung an allen Skeletteilen. Meist verläuft dieser Prozeß beschwerdefrei, bis schließlich durch geringe Gewalteinwirkung ein Knochenbruch auftritt, meist kommt es zu einem Oberschenkelhalsbruch.

Bandscheibenschaden

Dies ist die Bezeichnung für alle Veränderungen an den knorpeligen Wirbelverbindungen. Sie sind verursacht durch Alterung des Gewebes und Verschleiß. Sie können auch die Folge von Verletzungen und Haltungsfehlern sein und führen zu charakteristischen Beschwerden, wie Hexenschuß, Schiefhals usw. Der Bandscheibenschaden liegt meist dem Bandscheibenvorfall zugrunde (s. auch S. 202).

Wie beschrieben, liegen zwischen 2 Wirbeln die sog. Zwischenwirbelscheiben. Diese bestehen aus Faserknorpel und enthalten einen gallertigen Kern. Bei Bandscheibenvorfall tritt der Kern durch den – dann meist gerissenen – Faserringknorpel hindurch und drückt auf die in seinem Bereich abgehende Nervenwurzel. Dadurch werden heftige Schmerzen verursacht. Der Druck auf die Nervenwurzel kann außerdem zu Sensibilitätsstörungen und motorischen Ausfällen (teilweise oder gänzliche Lähmungen der von diesen Nerven versorgten Muskeln) führen. Meist sind die Lendenwirbelsäule und Halswirbelsäule betroffen.

Behandlung: zunächst konservativ mit Bädern, Krankengymnastik, abschwellenden Medikamenten. Wenn kein Erfolg eintritt, Operation; insbesondere bei Störungen der Sensibilität oder Nervenlähmungen.

Degenerative Gelenkerkrankung (Arthrosis deformans)

Arthrosen sind degenerative Gelenkerkrankungen, bei denen mehrere Gelenke, besonders jene, die das Gewicht des Körpers zu tragen haben, betroffen sind (Hüft-, Knie-, Wirbelgelenke).

Ursache: Mißverhältnis zwischen Beschaffenheit der einzelnen Gelenkteile und deren Beanspruchung. Dabei scheint die Qualität des Gelenkknorpels eine wichtige Rolle zu spielen. Diese ist abhängig von der Gelenkkapsel, die die Gelenkflüssigkeit, produziert, welche den Knorpel ernährt.

Sport, höheres Körpergewicht, Fehlbildungen am Skelettsystem (z. B. flache Hüftgelenkpfanne), schlecht eingerichtete Frakturen usw. können Schäden verursachen, die zur Zerstörung der Knorpelschicht, zu Wucherungen des Knochengewebes, zu Randwülsten und Knochenspornen an den Gelenkflächen führen.

Das *Hauptsymptom* sind Schmerzen, daneben Fehlstellungen und Kontrakturen.

Behandlung: Gewichtsabnahme ist wichtig. Dadurch werden die betreffenden Gelenke entlastet. Lokale Wärmeanwendung, Salizylatbehandlung. Ein operativ eingeführter künstlicher Ersatz von Hüft-, Knie- und Fingergelenken wird heute bei fortgeschrittener Erkrankung empfohlen. Damit können die chronischen Schmerzen und die mangelnde Beweglichkeit beseitigt werden.

Knochenmarkseiterung (Osteomyelitis)

Eine Infektion des Knochenmarks wird *Osteomyelitis* genannt. Die Erreger (Staphylokokken, Streptokokken, Pneumokokken, Kolibakterien u. a.) werden auf dem Blutweg von irgendeinem Infektionsherd im Körper oder direkt durch eine Verletzung ins Knochenmark verschleppt. Dort entstehen dann ein oder mehrere Eiterherde, die Fieber hervorrufen. Sie verursachen aber erst dann Schmerzen, wenn sie die Kompaktschicht des Knochens durchdrungen haben und die Knochenhaut reizen.

Wenn erkrankte Knochenteile absterben und sich aus dem Knochenverbund lösen, spricht man von Sequestern. Sie müssen chirurgisch entfernt werden. Manchmal bahnen sie sich einen Weg durch die Weichteile nach außen und verursachen die Entstehung einer Fistel. Dies ist ein schmaler Kanal, der sich zwischen dem Gewebsdefekt im Innern des Körpers und der Körperoberfläche bildet. Er bleibt so lange bestehen, bis der zentrale Eiterherd entfernt wird oder ausheilt.

Behandlung: Ruhigstellung, Verabreichung von Antibiotika. Operative Entfernung des abgestorbenen Knochengewebes.

Rheumatische Erkrankungen (Einteilung)

A. Erkrankungen des rheumatischen Formenkreises:

– rheumatoide Arthritis,
– Kollagenosen (Lupus erythematodes usw.),
– Morbus Bechterew,
– Muskelrheumatismus (Polymyositis);

B. Infektarthritis;

C. Begleitarthritis:

– rheumatisches Fieber,
– Gelenkentzündungen bei internistischen Erkrankungen;

D. Degenerative Erkrankungen (Arthrosen);

E. Arthritis psoriatica (Gelenkentzündung bei Schuppenflechte).

Rheumatoide Arthritis (CP)

Sie ist eine Allgemeinerkrankung, die schleichend oder in Schüben verläuft und deren auslösende Ursache bisher nicht geklärt ist. Sie ist die häufigste Systemerkrankung des Bindegewebes. Etwa 1% der Bevölkerung ist davon betroffen.

Symptome: Sie befällt die kleinen Gelenke der Hände und Füße und tritt viel häufiger bei Frauen als bei Männern auf. Sie führt zu Veränderungen und schließlich zur Versteifung der befallenen Gelenke. Zusätzlich entsteht dann durch die Inaktivität eine Atrophie der zugehörigen Muskeln. Das Herz oder andere Organe sind bei dieser Krankheit nicht beteiligt.

Die *Diagnose* stützt sich auf 7 Kriterien:

1. Morgensteifigkeit der Gelenke,
2. Entzündung von drei oder mehr Gelenken,
3. Arthritis der Gelenke der Hand,
4. symmetrischer Gelenkbefall,
5. Rheumaknoten in der Haut,
6. Rheumafaktoren im Blut,
7. Veränderungen der Gelenke im Röntgenbild (Hände).

Treten bei Patienten 4 von 7 Kriterien auf, so gilt die Erkrankung als erwiesen.

Behandlung: physikalische Therapie in Form von Wärme- und Wassertherapie, Badekuren und Massagen (bei akuten Entzündungen Kältetherapie). Medikamentös werden Salizylatpräparate (z. B. Aspirin) und Antirheumatika (z. B. Diclofenac) gegeben. Als Basistherapie werden verschiedene Medikamente eingesetzt (z. B. Goldpräparate, Immunsuppressiva usw.). Bei schweren Schüben werden Kortikosteroide verabreicht. Chirurgisch wird an befallenen Gelenken die Gelenkschleimhaut entfernt (Synovektomie). Ist das Gelenk zerstört, kann ein gelenkprothetischer Ersatz eingesetzt werden.

Drüsen mit innerer Sekretion (inkretorisches System)

Bau und Funktion

Die Drüsen mit innerer Sekretion werden auch *Hormondrüsen* oder *endokrine Drüsen* genannt. Sie produzieren bestimmte Wirkstoffe (Hormone), die chemisch genau definiert sind und wie die Vitamine in kleinsten Mengen wirken. Hormone werden direkt an das Blut abgegeben.

Hormondrüsen werden von den Drüsen mit äußerer Sekretion unterschieden, wie wir sie vom Verdauungsapparat her kennen. Letztere besitzen einen Ausführungsgang, über den die Sekrete abgegeben werden (z. B. die Ohrspeicheldrüse).

Die Wirkstoffe oder Hormone werden auf dem Blutweg im ganzen Körper verteilt. Hier entfalten sie eine spezifische Tätigkeit auf bestimmte Organe und Gewebe, indem sie anregend oder bremsend wirken, ähnlich wie das vegetative System (S. 195). Hormondrüsen und Nervensystem sind verantwortlich für das harmonische Zusammenspiel aller Körperfunktionen. Sie stehen beide in gegenseitiger Abhängigkeit.

Die Hormone beeinflussen Wachstum, Stoffwechsel, Fortpflanzung und psychisches Verhalten. Sie sind mitverantwortlich für die körperliche, geistige und seelische Entwicklung. Chemisch sind Hormone Eiweißkörper, sehr kompliziert gebaute Substanzen. Die Wirkung der Hormone läßt sich ähnlich wie die Vitaminwirkung am einfachsten an den Folgen ihrer Ausfallserscheinungen oder ihrer Überproduktion ablesen.

Hormonmangelerscheinungen können durch Hormonpräparate ausgeglichen werden, die synthetisch oder aus tierischen Hormonen hergestellt werden.

Hirnanhangdrüse (Hypophyse)

Die Hypophyse spielt eine übergeordnete Rolle. Ihre Hormonproduktion ist für die Tätigkeit zahlreicher anderer Hormondrüsen ausschlaggebend. Die Hormone der untergeordneten Drüsen können umgekehrt auch die Tätigkeit der Hypophyse beeinflussen (z. B. die Schilddrüse, S. 138). Sie ist ein etwa haselnußgroßes Organ, das mit einem Stiel an der Unterfläche des Zwischenhirns hängt und in einer Grube des Keilbeinkörpers liegt. Man unterscheidet einen Vorder-, Mittel- und Hinterlappen.

Die Hormone, die vom Vorderlappen gebildet werden (Vorderlappenhormone) sind besonders wichtig. Durch sie wird die Hormonproduktion bestimmter Hormondrüsen in Gang gebracht. Es sind dies die *Schilddrüse*, die *Geschlechtsdrüsen* und die *Nebennierenrinde*. Ein weiteres Vorderlappenhormon ist das *Wachstumshormon*. Es hat große Bedeutung für den Eiweiß- und Fettstoffwechsel und für das Körperwachstum. Sein Fehlen im Entwicklungsalter führt zu Zwergwuchs, eine Überproduktion zu Riesenwuchs (Abb. 1.**14**).

Der Hypophysenhinterlappen produziert mehrere Hormone. Diese beeinflussen den Blutdruck, den Wasserhaushalt, den Spannungszustand der glatten Muskulatur (besonders des Uterus), die Peristaltik des Darmes und der Gallenblase.

Zusammenstellung der in der Hypophyse gebildeten Hormone:

Vorderlappen:

– STH (somatotropes Hormon): Wachstumshormon, steigert bei Jugendlichen das Längenwachstum.

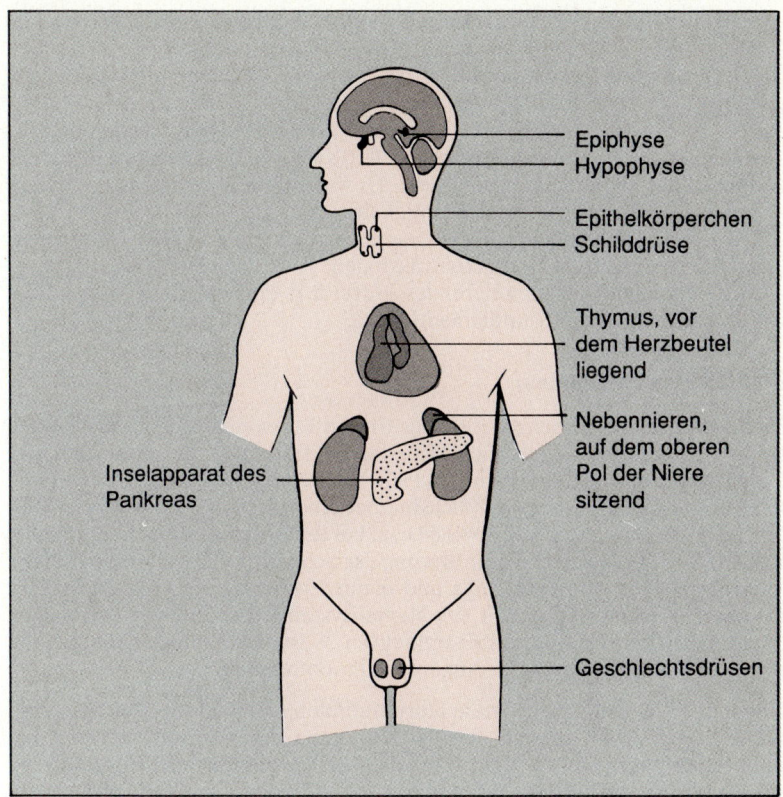

Epiphyse
Hypophyse

Epithelkörperchen
Schilddrüse

Thymus, vor
dem Herzbeutel
liegend

Nebennieren,
auf dem oberen
Pol der Niere
sitzend

Inselapparat des
Pankreas

Geschlechtsdrüsen

Abb. 1.14 Hormondrüsen

– ACTH (adrenokortikotropes Hormon): Es stimuliert die in der Neben-
  nierenrinde gebildeten Hormone (Kortikoide). Ein Absinken des NNR-
  Hormonspiegels im Blut führt zu vermehrter ACTH-Ausschüttung und
  umgekehrt.
– TSH (Thyreotropin) fördert das Wachstum der Schilddrüse, die Bildung,
  Aktivierung und Ausschüttung von Schilddrüsenhormonen sowie Jodauf-
  nahme in der Schilddrüse. Auch hier ist ihre Produktion abhängig von der
  im Blut zirkulierenden Schilddrüsenhormonmenge.
– GTH (gonadotrope Hormone): Es sind dies das
  – FSH (follikelstimulierendes Hormon): Es regt bei der Frau die Eirei-
    fung, beim Mann die Spermienbildung an,

- LH (luteinisierendes Hormon): Es wirkt auf die Keimdrüsen ebenso wie
  das
- LTH (luteotropes Hormon).

Hinterlappen:

- ADH (Adiuretin oder Vasopressin) wird zwar im Zwischenhirn gebildet,
  aber in der Hypophyse gespeichert. Es wirkt diuresehemmend, ist daher
  für den Wasserhaushalt von Wichtigkeit.
- Oxytozin wird ebenfalls im Zwischenhirn gebildet und in der Hypophyse
  gespeichert; steigert Uteruskontraktionen.
- MSH (melanozytenstimulierendes Hormon): entsteht im Zwischenlap-
  pen und steigert die Hautpigmentierung.

Schilddrüse (Thyreoidea)

Sie liegt an der Vorderseite des Halses vor der Luftröhre. Man unterscheidet
an ihr 2 Seitenlappen und einen Mittellappen (Isthmus). Sie produziert ein
jodhaltiges Hormon (Thyroxin), das alle Stoffwechselvorgänge anregt. Diese Hormonwirkung ist am deutlichsten bei einer krankhaften Überproduktion des Hormons erkennbar, wie sie u. a. bei der Basedowschen Erkrankung
auftritt. Sie führt zu einer Vergrößerung der Schilddrüse mit enormer Steigerung der Verbrennungsvorgänge und damit Erhöhung des Grundumsatzes
sowie einer Übererregbarkeit des Nervensystems. Es kommt zu Abmagerung, Schwitzen, Haarausfall, Herzklopfen, Nervosität und zu dem charakteristischen Hervortreten der Augäpfel (Exophthalmus).

Ungenügende oder ausbleibende Hormonbildung setzt alle Stoffwechselvor-
gänge herab. Jodmangel in der Nahrung kann dafür verantwortlich sein.
Beim noch ungeborenen Kind führt dies zu Kretinismus (Kleinwuchs und
Schwachsinn), beim Erwachsenen zur Kropfbildung mit herabgesetztem
Grundumsatz, trockener und verdickter Haut (Myxödem) und zu verlang-
samten körperlichen und geistigen Reaktionen.

Nebenschilddrüsen

Die 4 kleinen ovalen Nebenschilddrüsen liegen an der Hinterfläche der
Schilddrüse. Sie produzieren das Parathormon, das auf den Kalkstoffwechsel
wirkt. Ein Mangel an Parathormon führt zur Verminderung des Kalziumge-
haltes des Serums, dadurch kann es zu Muskelkrämpfen kommen (Tetanie).
Ein Überschuß an Parathormon verursacht Entkalkung der Knochen und ein
Ansteigen des Serumkalziums.

Nebennieren (Glandula suprarenalis)

Die Nebennieren sitzen kappenförmig den Nieren auf. Man unterscheidet
eine Rinden- und Markzone. Die Hormone der Rindenzone, die man insgesamt Kortikosteroide nennt, haben wichtige Aufgaben:

– Sie garantieren das richtige Verhältnis der Mineralsalze (vorwiegend Natrium und Kalium) im Blut.
– Sie bringen den Blutzucker zum Ansteigen, indem sie in der Leber die Neubildung von Zucker fördern.
– Sie wirken hemmend auf Entzündungsprozesse und werden häufig zu therapeutischen Zwecken verwendet.
– Sie wirken vermännlichend auf die sekundären Geschlechtsmerkmale (s. Geschlechtsorgane, S. 145 ff.).

Eine Unterfunktion führt zu Störungen im Mineral- und Wasserhaushalt. Die Körpertemperatur sinkt, es kommt zu Muskelschwäche, Abmagerung, Appetitverlust und gestörtem Zuckerhaushalt.

Das Nebennierenmark, dessen Hormonproduktion besonders deutlich erkennbar vom vegetativen Nervensystem gesteuert ist, produziert 2 kreislaufwirksame Hormone, das *Adrenalin* und das *Noradrenalin*. Beide Hormone steigern den Blutdruck. Das Adrenalin ist für den Kohlenhydratstoffwechsel wichtig, indem es Glykogenreserven mobilisiert und damit den Blutzucker ansteigen läßt. Dies ist in Notsituationen von Bedeutung, wenn bei einer starken körperlichen Anstrengung sofort mehr Blutzucker benötigt wird, um in der Muskulatur verbrannt zu werden und neue Energie zu liefern.

Langerhanssche Inseln

Die Langerhansschen Inseln, der innersekretorische Teil der Bauchspeicheldrüse, liegen verstreut innerhalb der Drüse. Sie regulieren den Zuckerstoffwechsel. Man unterscheidet A- und B-Zellen. In den B-Zellen wird das Hormon *Insulin* gebildet. Dieses ermöglicht, wie bestimmte Hormone der Nebennierenrinde auch, die Speicherung von Zucker in Form von Glykogen in Leber und Muskulatur.

In den A-Zellen wird das *Glukagon*, der Gegenspieler des Insulins, produziert. Es fördert den Glykogenabbau zu Zucker immer dann, wenn der Blutzuckerspiegel absinkt, wie das beim erhöhten Kohlenhydratverbrauch, z.B. durch Muskelarbeit geschieht. So sorgen beide Hormone für die Konstanterhaltung des Blutzuckerspiegels von 80–100 mg%, indem das Insulin überschüssigen Zucker in der Leber als Glykogen speichert und das Glukagon andererseits bei Absinken des Blutzuckerspiegels das gespeicherte Glykogen in Zucker überführt. Bei einem Mangel an Insulin steigt der Blutzucker an. Ein Teil davon wird dann durch die Niere ausgeschieden und ist im Urin nachzuweisen.

Die Hormone der männlichen und weiblichen Keimdrüsen sind im Kapitel „Geschlechtsorgane" (S. 145 ff.) besprochen.

Erkrankungen des inkretorischen Systems

Diabetes mellitus

Bei der Zuckerkrankheit liegt eine Störung im Kohlenhydratstoffwechsel vor, die auf einer verminderten Insulinproduktion oder -wirksamkeit beruht. Bei dieser Störung kommt es zu einer verminderten Verwertung der Zuckerstoffe und damit zur Erhöhung des Blutzuckerspiegels. Die Anlage zum Diabetes wird teilweise vererbt, hinzu kommen begünstigende Faktoren der Umwelt wie Überernährung und Bewegungsmangel. Infektionen können den Ausbruch der Krankheit auslösen. Die Zuckerkrankheit tritt häufig im 5.–6. Lebensjahrzehnt auf, jedoch kommt der Diabetes in allen Altersstufen vor.

Man unterscheidet folgende Formen des Diabetes mellitus:

1. juveniler (jugendlicher) Diabetes (insulinabhängig, Typ 1), Insulinmangeldiabetes,
2. Erwachsenendiabetes (nicht insulinabhängig, Typ 2)
3. MODY-Diabetes: Eine Sonderform, die vor dem 25. Lebensjahr auftritt, aber mindestens 2 Jahre lang ohne Insulin behandelt werden kann.

Die Zuckererkrankung wird in 4 Stadien eingeteilt:

1. manifester Diabetes: ständig erhöhte Blutzucker- und Urinzuckerwerte,
2. subklinischer Diabetes: normaler Nüchternblutzucker, aber krankhafte Glukosetoleranz,
3. latenter Diabetes: normale Glukosetoleranz, aber unter Streß (Infektion, Schwangerschaft) verändert,
4. potentieller Diabetes: normale Glukosetoleranz, aber familiär gehäuft Diabetes.

Symptome: Bei der Erstmanifestation treten Gewichtsabnahme, Leistungsminderung, Kopfschmerzen, Schwindel, kurzfristiger Unterzucker mit Heißhunger und Schwitzen auf. Ferner leiden die Patienten unter Juckreiz, trockener Haut, Neigung zu Infektionen (Furunkel, Pilzerkrankungen). Erreicht der Blutzucker Werte von ca. 170 mg%, so wird Zucker mit dem Urin ausgeschieden (Glykosurie), wo er dann nachweisbar ist. Die Zuckerausscheidung mit dem Urin führt zu einem gesteigerten Wasser- und Salzverlust und damit zu vermehrtem Durstgefühl, einem wichtigen Symptom für die Diabetesdiagnose.

Untersuchungsmethoden:

1. Zucker und Azeton im Urin: Nachweis mit der Schnelltestmethode (Testpapierstreifen).
2. Zucker im Blut: Bestimmung ist mit Kapillarblut durchzuführen.
3. Blutzuckertagesprofil: Bestimmung des Nüchternwertes und 2 weiterer Tageswerte, jeweils 1 Stunde nach den Mahlzeiten.
4. Glukosetoleranztest: Blutzucker (Nüchternwert) wird festgestellt. Dann werden 50 oder 100 g Glukose oral gegeben. Danach wird der Blutzucker mehrmals über 2 Stunden hinweg bestimmt. Nach 2 Stunden sollte der Normalwert wieder erreicht sein.
5. Bestimmung des HbA_1 (Zwischenstufe des roten Blutfarbstoffs).

Komplikationen treten beim länger bestehenden Diabetes in Form von Organveränderungen auf. In erster Linie sind die Blutgefäße betroffen. Es entwickelt sich an den kleinen Gefäßen durch Verdickung der Gefäßwand die spezifische diabetische Mikroangiopathie. Die daraus resultierende Minderdurchblutung betrifft alle Organe. An den Extremitäten kommt es zum diabetischen Gangrän (z. B. Absterben von Zehen), am Auge tritt durch die Veränderung der Netzhautgefäße die diabetische Retinopathie auf. Sie kann zur Erblindung führen. Die Schäden an den kleinen Nierengefäßen nennt man Glomerulosklerose. Es kommt zum Nierenversagen. Die Minderdurchblutung der peripheren Nerven führt zu Taubheitsgefühl an Füßen und Händen (Polyneuropathie). Am Herzen tritt eine Koronarsklerose auf, die bei über 50% aller Diabetiker vom Typ 1 zum Herzinfarkt führt.

Letztendlich ist die Lebenserwartung des Diabetikers vom Ausmaß der obengenannten Veränderungen abhängig.

Das *Coma diabeticum* war früher ein gefürchtetes Krankheitsbild, das häufig zum Tode führte. Durch genaue Behandlungsrichtlinien (Diät, Tabletten und Insulin) hat es heute eine günstige Prognose.

Im Koma bestehen Bewußtseinstrübung bis Bewußtlosigkeit, tiefe Atmung (Ketoazidose), trockene gerötete Haut, rascher, flacher Puls.

Der *hypoglykämische Schock* (extremer Unterzucker) entsteht heute am häufigsten, wenn der Patient Tabletten oder Insulin verabreicht bekam und danach nicht die errechnete Kohlenhydratmenge zu sich nahm. Die Symptome sind Unruhe, Schwitzen, Tachykardie, Krampfanfälle, Bewußtlosigkeit, Atem- und Kreislaufstörungen.

Therapie des Diabetes:

1. Diät
2. körperliches Training,
3. Medikamente:
   a) orale Antidiabetika,
   b) Insuline

Diät: Als erstes muß der Patient lernen, mit seiner Krankheit umzugehen. Je besser er diätetisch eingestellt ist, desto einfacher ist die Behandlung. Es sollte zunächst die Gewichtsnormalisierung angestrebt werden. Der Patient darf reichlich Eiweißprodukte, aber nur wenig Fett zu sich nehmen. Die Kohlenhydrate decken den restlichen Kalorienbedarf (Berechnung nach Broteinheiten, BE). Wichtig sind faserreiche Ballaststoffe, da sie die Kohlenhydratresorption verzögern und dadurch den Insulinbedarf senken helfen.

Orale Antidiabetika: Um den Diabetes mit Tabletten behandeln zu können, ist es Voraussetzung, daß der Körper noch eigenes Insulin produziert (Typ-2-Diabetes). Wenn unter Gewichtsreduktion und Diät keine Blutzuckernormalisierung erreicht werden kann, wird mit der medikamentösen Therapie begonnen. Bei der Therapie können als Komplikationen Unterzuckerzustände auftreten. Ferner sind die vielen Wechselwirkungen mit anderen Medikamenten zu berücksichtigen.

Insuline: In den gängigen Präparaten sind Schweine-, Rinder- bzw. Humaninsuline (gentechnisch hergestelltes menschliches Insulin) enthalten. Die Behandlung wird heute grundsätzlich nur noch mit Humaninsulin begonnen und weitergeführt. Als Insuline stehen aufgrund ihres Wirkungseintritts Normal-(Alt-)Insulin, Intermediärinsulin (Protamin bzw. Zinkpräparate) und Langzeitinsuline sowie Kombinationspräparate zur Verfügung. Die Einstellung erfolgt meist unter stationärer Behandlung.

Das *Behandlungsziel* ist die Vorbeugung der Spätkomplikationen. Der Blutzucker soll nüchtern und 2 Stunden nach der Mahlzeit kleiner 130 mg/dl betragen. Dies kann der Patient selbst mit einem Glukosetestgerät überprüfen. Der Urin soll zucker- und azetonfrei sein. Mit Hilfe einer Zwischenstufe des roten Blutfarbstoffs HbA_1 kann eine Langzeitüberwachung von $4-8$ Wochen erfolgen.

In einigen Fällen können im Körper implantierte Insulinpumpen oder eine Bauchspeicheldrüsentransplantation die täglichen Insulininjektionen überflüssig machen.

Schilddrüsenerkrankungen

Euthyreote Struma (Kropf)

Es besteht eine Schilddrüsenvergrößerung bei normaler Hormonproduktion. Ca. 15% der Bevölkerung sind betroffen. Frauen erkranken 8mal häufiger als Männer. Der Kropf entsteht durch Jodmangel. Je nach Größe erfolgt eine Einteilung in 3 Stadien. Probleme treten auf, wenn die Schwellung an der Halsvorderseite kosmetisch stört oder durch den Druck auf die Luftröhre Atemstörungen entstehen. Im Kropf können Knoten und Zysten auftreten.

Untersuchungsmethoden: Ultraschalldiagnostik, Schilddrüsenszintigraphie, Bestimmung der Schilddrüsenhormone im Blut.

Therapie: Im Anfangsstadium wird Schilddrüsenhormon in Tablettenform verabreicht, dadurch verkleinert sich der Kropf. Bei großen Knotenstrumen und bei Atemstörungen wird eine Operation erforderlich.

Hyperthyreose (Schilddrüsenüberfunktion)

Die wichtigen Erkrankungen sind die *Basedow-Struma* und das *autonome Adenom*.

Bei der **Basedow-Erkrankung** liegen Antikörper gegen den TSH-Rezeptor der Schilddrüse vor. Diese Rezeptoren sind wachstumsstimulierend. Beim **autonomen Adenom** sind in der Schilddrüse Gewebeanteile, die ohne übergeordnete Regulation (TSH-unabhängig) Schilddrüsenhormon im Überfluß produzieren.

Symptome: Zittern, Nervosität, Gewichtsverlust, Hitzeüberempfindlichkeit, Herzrasen, Rhythmusstörungen. Bei Basedow-Erkrankung endokrine Augensymptome (Exophthalmus = hervorstehende Augäpfel).

Laborchemisch sind die Schilddrüsenhormone T3 und T4 immer erhöht.

Therapie: Thyreostatika, Operation, Radiojodtherapie.

Hypothyreose (Schilddrüsenunterfunktion)

Sie kann angeboren sein und führt unbehandelt zum Vollbild des Kretinismus (Idiotie, Zwergwuchs, Taubheit). Als häufigste erworbene Erkrankung tritt die Autoimmunerkrankung der *Hashimoto-Thyreoiditis* auf.

Symptome: körperlicher und geistiger Leistungsabfall, Gewichtszunahme (Myxödem), Kälteempfindlichkeit, Herzinsuffizienz und Bradykardie.

Therapie: Bei allen Neugeborenen wird ein TSH-Test durchgeführt, um ggf. mit einer sofortigen Hormontherapie beginnen zu können (lebenslang). Bei rechtzeitigem Behandlungsbeginn sind bei normaler Lebenserwartung keine Folgeschäden zu erwarten.

Bei den erworbenen Hypothyreosen erfolgt eine exakt angepaßte Hormontherapie.

Schilddrüsenkarzinom

Wie bei allen Organen gibt es auch in der Schilddrüse bösartige Tumoren. Verdächtig sind alle Knoten mit schnellem Wachstum und szintigraphisch „kalte Knoten" (5–10% sind Karzinome).

Therapie: übliche Diagnostik und danach radikale operative Entfernung, evtl. Radiojod- oder Strahlentherapie, Schilddrüsenhormonsubstitution und regelmäßige Nachsorge.

Geschlechtsorgane

Primäre und sekundäre Geschlechtsmerkmale

Bei beiden Geschlechtern werden die der Fortpflanzung dienenden Organe in äußere und innere unterschieden. Sie sind schon bei der Geburt angelegt und werden deshalb als primäre Geschlechtsmerkmale bezeichnet. In der Zeit der Geschlechtsreife (Pubertät) werden sie, vor allem durch die Wirkung der Keimdrüsenhormone, funktionstüchtig. Außerdem bewirken diese Hormone die Ausbildung der sog. sekundären Geschlechtsmerkmale.

Dazu gehören:

- die Entwicklung der Brustdrüse der Frau;
- die nach Geschlecht verschiedene Behaarung: beim Mann Bartwuchs, Ausdehnung der Schambehaarung bis zum Nabel, Behaarung der Brust;
- bei der Frau Begrenzung der Schambehaarung auf ein kleines Dreieck über der Schamfuge;
- unterschiedlicher Skelettbau: beim Mann kräftig, hohes schmales Becken;
- bei der Frau grazil, breites, weites Becken;
- verschiedene Proportionen des Kehlkopfes, die die tiefe Stimme des Mannes und die hohe Stimme der Frau bewirken (das Wachsen des Kehlkopfes verursacht bei Knaben in der Pubertät den Stimmbruch).

Geschlechtsorgane des Mannes

Innere Geschlechtsorgane

Zu den inneren Geschlechtsorganen des Mannes werden die *Hoden* (Testis), *Nebenhoden* (Epididymis), *Samenleiter*, *Bläschendrüsen* (Glandulae vesiculosae) und die *Vorsteherdrüse* (Prostata) gerechnet) (Abb. 1.**15**).

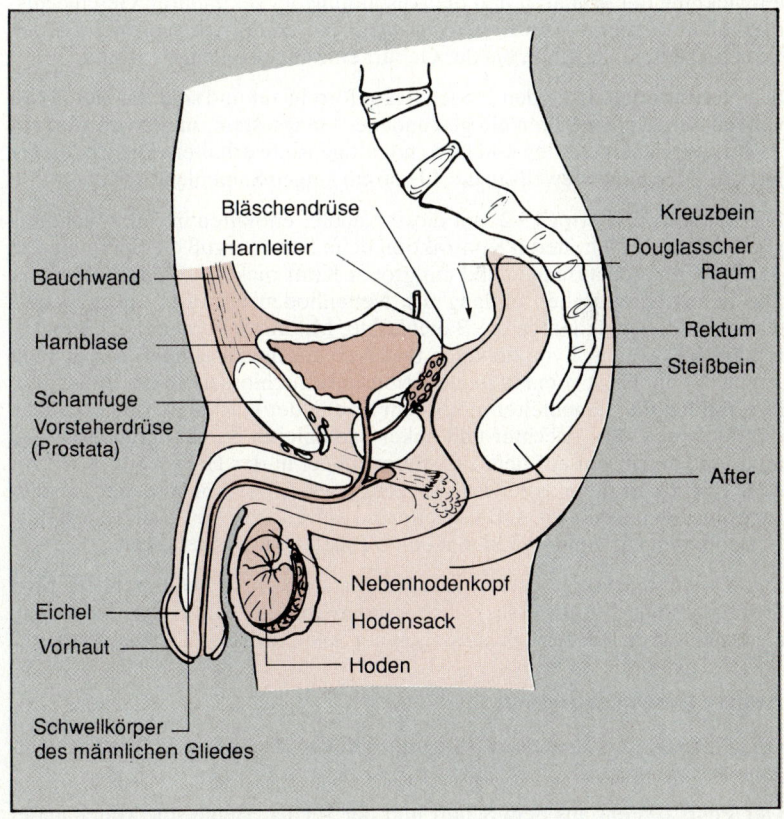

Abb. 1.**15** Männliche Geschlechtsorgane

Die **Hoden** sind eiförmig, paarig angelegt und liegen in einer Hauttasche, dem Hodensack (Skrotum). Das Innere des Hodens ist durch bindegewebige Trennwände in eine Reihe von Läppchen unterteilt. Jedes dieser Läppchen enthält vielfach gewundene feine Kanäle, die Hodenkanälchen, in deren Wandepithel die Ursamenzellen liegen. Aus ihnen entwickeln sich die männlichen Geschlechtszellen (Samenzellen, Samenfäden, Spermien). Die Bildung der Spermien beginnt in der Pubertät und hält das ganze Leben lang an. Die Gesamtlänge der Hodenkanälchen wird je Hoden auf 300−500 m geschätzt. Die Hodenkanälchen sammeln sich in einem Kanalnetz, das in die Nebenhoden übergeht. Im Bindegewebe zwischen den Hodenkanälchen liegen besondere Zellen, die Leydigschen Zellen, die das männliche Geschlechtshormon Testosteron produzieren. Die Aktivität dieser Zellen beginnt mit der Geschlechtsreife. Der Wirkung von Testosteron ist die Weiterentwicklung der primären und die Ausbildung der sekundären Geschlechtsmerkmale zuzuschreiben. Es bewirkt auch die Bildung von Spermien aus den Ursamenzellen, die schon bei der Geburt eines Knaben angelegt sind.

Die **Nebenhoden** sitzen den Hoden hakenförmig auf und sind mit diesen fest verwachsen. Sie enthalten ein gewundenes Gangsystem, in dem die Samenzellen gespeichert werden und ihre endgültige Reife erhalten. Die Enden der Nebenhoden gehen jeweils in die 40−50 cm langen Samenleiter über.

Die **Samenleiter**, etwa 1−2 mm dicke Kanäle, enthalten in ihrer Wandung glatte Muskelzellen, deren Kontraktion beim Samenerguß die Spermien aus den Nebenhoden ansaugen und mit großer Kraft ruckartig weiterbefördern. Die Samenleiter ziehen entlang der Nebenhoden aufwärts und gelangen durch den Leistenkanal in die Bauchhöhle. Mit ihnen verlaufen die Hodenschlagader, Venen, Lymphbahnen und Nerven, die zusammen den Samenstrang bilden. Er ist vom Hodenhebermuskel umschlossen. In der Bauchhöhle verlaufen die Samenleiter unter dem Boden der Harnblase und erreichen die Vorsteherdrüse. Rechter und linker Samenleiter durchqueren diese und münden gemeinsam auf dem sog. Samenhügel in der Harnröhre. Kurz vor dem Eintritt in die Vorsteherdrüse nimmt jeder Samenleiter den Ausführungsgang der zugehörigen Bläschendrüse auf. Diese Drüsen sitzen fest dem Blasenboden auf und produzieren einen Teil der Samenflüssigkeit.

Die **Vorsteherdrüse** (Prostata) ist etwa kastaniengroß. Sie umschließt ringförmig den aus der Harnblase austretenden Teil der Harnröhre. Sie produziert ein Sekret, das beim Samenerguß der Samenflüssigkeit zugesetzt wird.

Äußere Geschlechtsorgane

Glied (Penis) und *Hodensack* (Skrotum) bilden die äußeren Geschlechtsorgane des Mannes.

Der **Penis** besteht aus dem Schaft und der Eichel. Beide sind voneinander durch eine Ringfuge abgesetzt. Der Schaft ist mit einer leicht verschieblichen

Haut überzogen. Sie ist über der Eichel doppelt gefaltet und wird Vorhaut genannt. Im Innern des Penis verlaufen die Harnröhre und drei zylindrisch geformte Schwellkörper. Dies sind schwammartig gebaute Bluträume, die sich infolge nervöser Reizung bei sexueller Erregung prall mit Blut füllen und so eine Vergrößerung und Versteifung (Erektion) des Penis bewirken. Der Abfluß des Blutes ist durch einen Ventilverschluß gedrosselt, der sich erst durch nervöse Gegenregulation nach Abklingen der Erregung öffnet. Durch Entleerung der Schwellkörper erschlafft der Penis.

Der **Hodensack** stellt eine beutelförmige Ausstülpung der Bauchwand dar, der die Hoden schützend umhüllt.

Der *Samen* wird auf dem Höhepunkt der sexuellen Erregung in einer Menge von 2−5 ml aus der Harnröhre stoßweise entleert (Ejakulation). Er enthält die Spermien (200−300 Millionen) und die Samenflüssigkeit. Sie ist das Sekret der Nebenhoden, der Bläschendrüse und der Prostata. Die Samenzellen haben eine Größe von ca. 70 µm und besitzen einen zugespitzten Kopfteil, ein Mittelstück und einen Schwanzteil. Der Kopf der Samenzelle entspricht dem Zellkern, der das väterliche Erbgut enthält. Mittels des Schwanzes können die Spermien sich fortbewegen.

Die *Spermien* erhalten ihre Beweglichkeit jedoch erst in der Harnröhre, wenn sie mit den alkalischen Sekreten der Bläschendrüsen und der Prostata in Berührung kommen. Sauer reagierende Flüssigkeiten lähmen die Beweglichkeit der Spermien.

Die Eigenbeweglichkeit der Samenfäden befähigt sie, von der Scheide durch den Muttermund und die Gebärmutter in die Eileiter zu wandern, wo die Befruchtung bei Vorhandensein einer weiblichen Geschlechtszelle vollzogen wird. Es gelingt nur einem Samenfaden in die Eizelle einzudringen. Dabei wird der Schwanzteil abgeworfen.

Geschlechtsorgane der Frau

Innere Geschlechtsorgane

Zu den inneren Geschlechtsorganen der Frau werden die *Eierstöcke* (Ovarien), die *Eileiter* (Tuben), die *Gebärmutter* (Uterus) und die *Scheide* gerechnet (Abb. 1.**16**).

Eierstöcke sind paarig angelegt, etwa pflaumengroß und an der rechten und linken Seitenwand des Beckens durch ein Band aufgehängt. Sie liegen in einer Umschlagfalte des Bauchfells, das mit dem Beckenbindegewebe (Parametrium) verbunden ist und sich beiderseits des Uterus befindet. Sie enthalten die von Nährzellen umgebenen, noch nicht ausgereiften Eizellen (Pri-

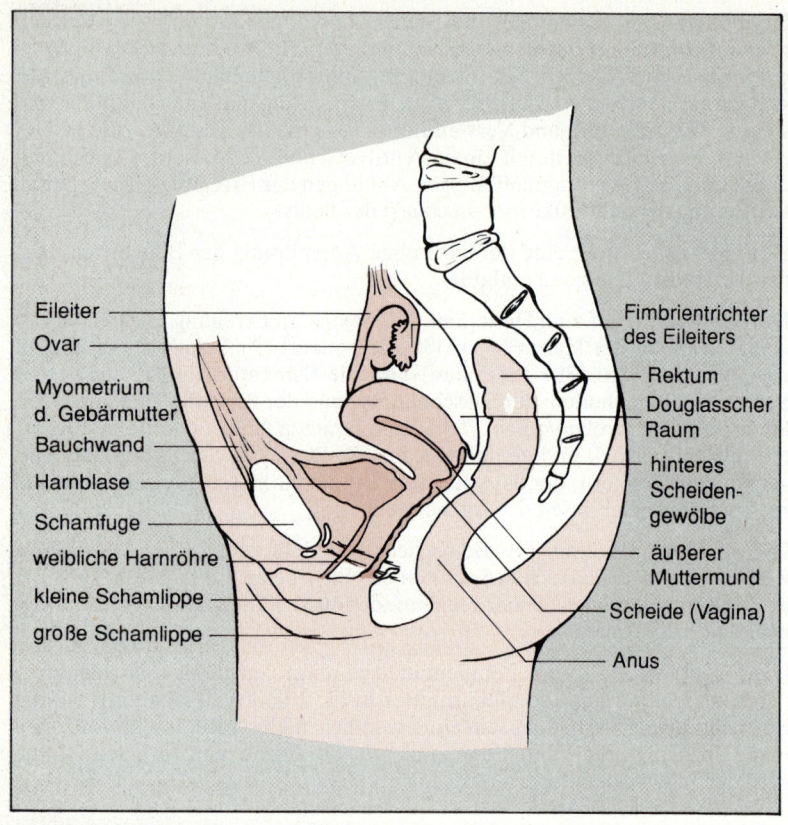

Abb. 1.**16** Weibliche Geschlechtsorgane

märfollikel), die sich schon während der Embryonalzeit aus Ureizellen entwickelt haben.

Die Gesamtzahl der Primärfollikel wird auf 400 000 geschätzt. Bis auf
300–400 gehen die meisten von Ihnen zugrunde.

Bei Beginn der Geschlechtsreife beginnen sich die Nährzellen (Follikelzel-
len) zu vermehren und umgeben nun die Eizelle mit einer mehrschichtigen
Hülle. In dieser Hülle treten Spalträume auf, die schließlich die Form eines
Bläschens annehmen.

In ihm ruht die Eizelle (Sekundärfollikel). Die Sekundärfollikel bleiben in einem Ruhestadium, gehen zugrunde oder reifen aus, indem sich das Bläschen stark vergrößert (Graafscher Follikel). Gleichzeitig bilden die Follikelzellen ein Hormon, das Follikelhormon (Östrogen). Der ausreifende, sich ständig vergrößernde Graafsche Follikel wandert an die Oberfläche des Eierstocks. Regelmäßig alle 4 Wochen hat der jeweils reifste Follikel die Oberfläche eines Ovars erreicht und durchbricht sie. Dabei platzt der Follikel (Follikelsprung, Ovulation). Die von einigen Nährzellen umgebene Eizelle wird in die Bauchhöhle geschleudert und gelangt in den Eileiter, wo sie entweder befruchtet wird oder abstirbt. Der geplatzte Graafsche Follikel im Ovar fällt zusammen. Seine Zellen nehmen einen gelb gefärbten fettähnlichen Stoff auf. Es entsteht der Gelbkörper (Corpus luteum). Dieser Gelbkörper produziert ebenfalls ein Hormon, das Gelbkörperhormon (Progesteron). Kommt es zu keiner Befruchtung, bildet sich der Gelbkörper innerhalb von 12 Tagen zurück. An seiner Stelle entsteht eine weißliche Narbe, die Hormonproduktion wird eingestellt. Gleichzeitig beginnt die Reifungsperiode für ein anderes Ei.

Eileiter: Sie sind 10−20 cm lange, horizontal verlaufende Kanäle. Sie gehen rechts und links von der oberen Seitenkante der Gebärmutterkuppe ab und ziehen zum jeweiligen Ovar. Sie liegen, wie die Eierstöcke, in einer Bauchfellfalte, die als breites Mutterband von der Kante der Gebärmutter quer zur Wand des kleinen Beckens verläuft. Das den Ovarien zugewandte Ende der Eileiter ist trichterförmig erweitert und trägt fingerförmige Fortsätze (Fimbrien). Sie haben die Aufgabe, die beim Follikelsprung in die Bauchhöhle geschleuderte Eizelle aufzufangen und in den Eileiter zu führen. Die Wand der Eileiter enthält glatte Muskulatur.

Innen sind die Eileiter von Deckzellen ausgekleidet, die Flimmerhärchen tragen. Ihre Schlagrichtung ist zur Gebärmutter hin gerichtet. Die Bewegung der Flimmerhärchen ermöglicht den Transport der Eizelle in die Gebärmutter. Kontraktionen der Wandmuskulatur fördern diesen Vorgang.

Die **Gebärmutter** (Uterus) ist ein hühnereigroßes, birnenförmiges, muskulöses Hohlorgan. Sie liegt auf dem Beckenboden zwischen Harnblase (vorn) und Mastdarm (hinten). Sie wird durch einige Bänder in ihrer Stellung gehalten. Man unterscheidet an ihr den Körper (Corpus), der sich nach unten hin verjüngt, den Gebärmutterhals (Zervix) und den in die Scheide ragenden Teil (Portio), der den äußeren Muttermund trägt. Die Gebärmutter besteht von außen nach innen aus drei Schichten: Bauchfellüberzug, Muskulatur und Schleimhaut. Die glatte Muskelschicht (Myometrium) ist bis zu 1 cm stark, die Muskelfasern laufen vielschichtig spiralig verflochten. Diese Anordnung erlaubt stärkste Dehnung während der Schwangerschaft und größte Muskelkraft bei der Geburt. Die Schleimhaut kleidet den Hohlraum der Gebärmutter aus. Dieser ist, wenn keine Schwangerschaft besteht, ein flacher, dreikiger Spalt. Durch einen Kanal im Gebärmutterhals steht er mit der Scheide in Verbindung. Die Schleimhaut der Gebärmutter hat die Aufgabe, ein befruchtetes Ei aufzunehmen und so lange zu ernähren, bis es Anschluß an das mütterliche Gefäßsystem gefunden hat. Für diesen Zweck ist sie in besonderer Weise ausgerüstet und wird, falls keine Schwangerschaft eingetreten ist, in regelmäßigem Abstand alle 4 Wochen ausgestoßen (s. Menstruation) und erneut aufgebaut.

Die Scheide (Vagina) ist ein etwa 10 cm langer, mit Schleimhaut (nicht verhornendes Plattenepithel) ausgekleideter Schlauch, dessen Wand aus Bindegewebe und glatten Muskelfasern besteht. Sie liegt zwischen Harnblase und Harnröhre einerseits und dem Mastdarm andrerseits. Der Scheideneingang ist oval und bei Jungfrauen durch ein halbmondförmiges Häutchen (Hymen) teilweise verschlossen.

Äußere Geschlechtsorgane

Zu den äußeren Geschlechtsorganen der Frau werden *Scheidenvorhof, Bartholinsche Drüsen*, Kitzler (*Klitoris*) sowie große und kleine *Schamlippen* gerechnet.

Der **Scheidenvorhof** wird von mit Fett gepolsterten, reich mit Nerven versorgten Hautfalten, den außen gelegenen großen **Schamlippen** und den innen gelegenen kleinen Schamlippen eingerahmt. Die letzteren umschließen an ihrem vorderen spitz zulaufenden Ende einen kleinen knospenartigen Höcker, den Kitzler (**Klitoris**), der ähnlich wie der Penis, Schwellkörper enthält. Die Klitoris ist reich mit Nerven versorgt, bei zarten Berührungen werden Lustempfindungen ausgelöst. Unterhalb der Klitoris mündet die Harnröhre im Scheidenvorhof. Unterhalb der Harnröhrenmündung befindet sich die Öffnung der Vagina. Der Scheidenvorhof ist von Schleimhaut bedeckt. Darin liegen schleimabsondernde Drüsen. Die **Bartholinschen Drüsen**, rechts und links vom Scheidenausgang gelegen, sind die größten dieser Drüsen und sind paarig angelegt.

Menstruationsblutung (der weibliche Zyklus)

Die Monats- oder *Regelblutung* setzt gewöhnlich zwischen dem 10. bis 14. Lebensjahr ein. Die erste Blutung wird Menarche genannt. Der Zeitraum vom Beginn der einen bis zum letzten Tag vor der nächsten Blutung wird Periode oder Zyklus genannt. Ein *Zyklus* dauert normalerweise 26−32 Tage, die Monatsblutung 3−5 Tage. Um das 50. Lebensjahr werden die Perioden unregelmäßig (Wechseljahre, Klimakterium), um schließlich ganz aufzuhören (Menopause). Das Ausstoßen und der Wiederaufbau der Gebärmutterschleimhaut ist an das Wirken der beiden Eierstockhormone (Follikel- und Gelbkörperhormon) gebunden. In den ersten 14 Tagen des Zyklus reift, wie bereits dargestellt, im Eierstock der Graafsche Follikel heran. Das im Follikel gebildete Follikelhormon wird in das Blut abgegeben und bewirkt den Aufbau der Gebärmutterschleimhaut (Wucherungs- oder Proliferations-

phase). Um den 14. Tag herum findet der *Follikelsprung* statt, der Follikel
wandelt sich in den Gelbkörper um. Damit geht die Produktion des Follikel-
hormons zurück, hört jedoch nicht völlig auf und das Gelbkörperhormon
gelangt in das Blut. Unter seiner Wirkung lockert sich die Uterusschleimhaut
auf. Die in ihr eingelagerten Drüsen verlängern sich und beginnen Nährstoffe wie Zucker und Fette zu speichern und gegen das Ende dieser Phase auch
abzusondern.

Deswegen wird die zweite Phase des Zyklus Sekretionsphase genannt. Die
Schleimhaut wird so zur Aufnahme eines befruchteten Eies bereit. Bleibt die
Befruchtung aus, so geht die Eizelle zugrunde, der Gelbkörper bildet sich
zurück, die Produktion des Gelbkörperhormons wird eingestellt. Da die
Gebärmutterschleimhaut ohne die Aufgabe, ein befruchtetes Ei ernähren zu
müssen, nutzlos geworden ist, wird sie abgestoßen. Dies geschieht durch die
Menstruationsblutung (Desquamationsphase). Anschließend beginnt der
neue Zyklus mit Reifung eines weiteren Eies und der Wiederaufbau der
Schleimhaut. Findet jedoch eine Befruchtung statt, so bildet sich der Gelbkörper nicht zurück, er vergrößert sich. Unter dem Schutz des Gelbkörperhormons wird die Uterusschleimhaut nicht mehr abgestoßen, sie setzt ihren
Aufbau noch fort. Die Menstruation bleibt aus.

Keimdrüsen

Die *Funktion des Eierstocks* wird, wie bei den Hoden, durch Hormone der
Hypophyse gesteuert. Diese werden in ihrem Vorderlappen gebildet. Das
eine Hormon wirkt mit dem Beginn der Pubertät auf die bislang ruhenden
Primärfollikel ein und bewirkt deren Wachstum, Flüssigkeitsbildung und
Follikelhormonproduktion. Wegen seiner auf die Follikel gerichteten Wirkung heißt dieses Hypophysenhormon das *follikelstimulierende Hormon
(FSH)*. Dasselbe Hormon wird auch beim Mann gebildet. Es wirkt aber dort
auf die Hoden, und zwar auf die Hodenkanälchen, und bewirkt die Auslö-
sung der Samenzellreifung. Das zweite Hypophysenvorderlappenhormon,
luteinisierendes Hormon (LH), ist auf den Gelbkörper gerichtet und regt die
Produktion des Gelbkörperhormons an. Auch dieses Hormon wird ebenso in
der Hypophyse des Mannes gebildet, bewirkt aber hier die Produktion von
Keimdrüsenhormon (Testosteron) in den Leydigschen Zellen (s. Hoden).

Das Keimdrüsenhormon seinerseits bewirkt die Ausprägung der männlichen
Geschlechtsorgane, die Entwicklung der sekundären Geschlechtsmerkmale
und steuert die Produktion von Samenzellen in den Hodenkanälchen. Für
die Ausbildung der sekundären Geschlechtsmerkmale der Frau ist das Follikelhormon verantwortlich.

Die weibliche Brust

Sie entwickelt sich zur Zeit der Geschlechtsreife und besteht aus dem *Drüsenkörper*, aus *Fett- und Bindegewebe* und aus der *Brustwarze* mit dem *Warzenhof*. Sie liegt der Oberfläche des großen Brustmuskels auf.

Das Drüsengewebe besteht aus 12–20 Drüsenläppchen, die durch Bindegewebszüge gegeneinander abgegrenzt sind. Diese Drüsenläppchen sind aus zahlreichen Einzeldrüsen aufgebaut. Die von den Drüsenzellen produzierte Milch fließt durch einen *Milchgang* zur Brustwarze. Jedes Drüsenläppchen hat einen eigenen Milchgang, der in einer eigenen Öffnung mündet. Kurz vor der Mündung erweitern sich die Milchgänge zu Milchsäckchen, die die Milch speichern. Fettgewebe umhüllt und durchzieht strangförmig das ganze Drüsengewebe.

Die Haut der Brustwarze ist feiner und leichter verletzbar als die übrige Haut und sehr empfindlich aufgrund ihres Reichtums an Nerven. Durch Anhäufung von Pigmentkörperchen ist sie auffallend dunkler gefärbt. Die Umgebung der Brustwarze ist ebenfalls dunkler gefärbt und wird als Warzenhof bezeichnet.

Während der Schwangerschaft vermehrt sich das Drüsengewebe. Die *Milchsekretion* aber kommt erst bei der Geburt in Gang, ausgelöst durch ein besonderes Hormon des Hypophysenvorderlappens (*Prolaktin*).

Kurz vor und nach der Geburt wird zunächst die sog. Vormilch (*Kolostrum*) abgesondert. Diese gelbliche Flüssigkeit enthält alle für den Säugling wichtigen Nähr- und Schutzstoffe in hochkonzentrierter und leichtverdaulicher Form. Etwa am 3. Tag nach der Entbindung „schießt" die eigentliche Muttermilch ein. Die Tagesmenge beträgt zunächst 150–200 g. Durch den Saugreiz nimmt die Milchproduktion auf natürliche Weise zu und paßt sich dem Nahrungsbedürfnis des Säuglings an.

Schwangerschaft und Geburt

Befruchtung

Die beim Follikelsprung aus dem Ovar geschleuderte Eizelle wird von dem entsprechenden Eileiter aufgefangen und in Richtung Gebärmutter transportiert. Trifft sie auf diesem Weg auf Samenzellen, so findet die Befruchtung der Eizelle statt (die Samenzellen haben eine Lebensdauer von 2–3 Tagen, während die Eizelle nur eine Lebensdauer von höchstens 24 Stunden haben soll). Nur einer einzigen Samenzelle gelingt es, in die Eizelle einzudringen. Alle übrigen Spermien gehen zugrunde. Die Zellkerne aus Samenfaden und Eizelle vereinigen sich zu einem Kern. Da die männliche und weibliche Keimzelle je 23 Chromosomen haben (Reduktionsteilung), ist bei ihrer Vereinigung die volle Anzahl von 46 Chromosomen, die in jeder menschlichen Körperzelle vorhanden ist, wieder erreicht.

Entwicklung des menschlichen Keimes

Auf dem Weg in den Uterus beginnt sich die befruchtete Eizelle durch Furchung zu teilen. So entstehen 2, dann rasch 4, 16 und mehr Zellen, also ein ganzer Zellhaufen, der wie eine Maulbeere (oder Brombeere) aussieht und auch so – Morula – genannt wird.

In diesem Morulastadium beginnen die bisher gleichen Zellen sich voneinander zu unterscheiden.

Die äußeren Zellen bilden eine geschlossene Zellschicht, die für die Ernährung des wachsenden Keimes zu sorgen hat, die Ernährungszellschicht.

Aus den inneren Zellen der Morula entwickelt sich der Embryo. In der bisher kompakten Morula entsteht durch Verflüssigung eines großen Teiles der inneren Zellen ein Hohlraum. Die restlichen Zellen sammeln sich an einer Stelle der Innenwand und vermehren sich rasch zum sog. Embryonalknoten.

Aus dem äußeren Keimblatt entsteht die äußere Haut mit ihren Anhangsorganen und das Zentralnervensystem.

Aus dem mittleren Keimblatt entstehen Knochen, Muskeln, Herz, Blutgefäße, das Blut, die Nieren und die inneren Geschlechtsorgane. Zwischen der 4. und 8. Schwangerschaftswoche beginnt das Blutgefäßsystem mit dem Herzen zu funktionieren. Die Anlagen der Gliedmaßen werden sichtbar. Am Ende des 2. Monats, zu Beginn des 3. Schwangerschaftsmonats, sind die äußeren Körperformen im wesentlichen ausgebildet (Abb. 1.**17**). Jetzt wird der wachsende Keim nicht mehr als *Embryo*, sondern als *Fetus* bezeichnet. Seine Länge beträgt ca. 2,5−3 cm.

3. Monat:	Länge 9 cm, Augenbrauen werden sichtbar.
4.−5. Monat:	16 cm Länge. Den ganzen Körper bekleidet ein feines Wollhaarkleid. Die Geschlechtsorgane des Kindes sind zu unterscheiden, Kindsbewegungen werden von der Mutter gespürt.
5. Monat:	Länge 25 cm.
6. Monat:	Länge 30 cm. Die Knochenanlagen beginnen zu verknöchern.
7. Monat:	Länge 35 cm.
8. Monat:	Länge 40 cm.
9. Monat:	Länge 48 cm.
10. Monat:	Länge 50−52 cm.

Das Gewicht des Keimes beträgt am Ende des 2. Schwangerschaftsmonats ca. 4 g, am Ende der Schwangerschaft 3500−4000 g.

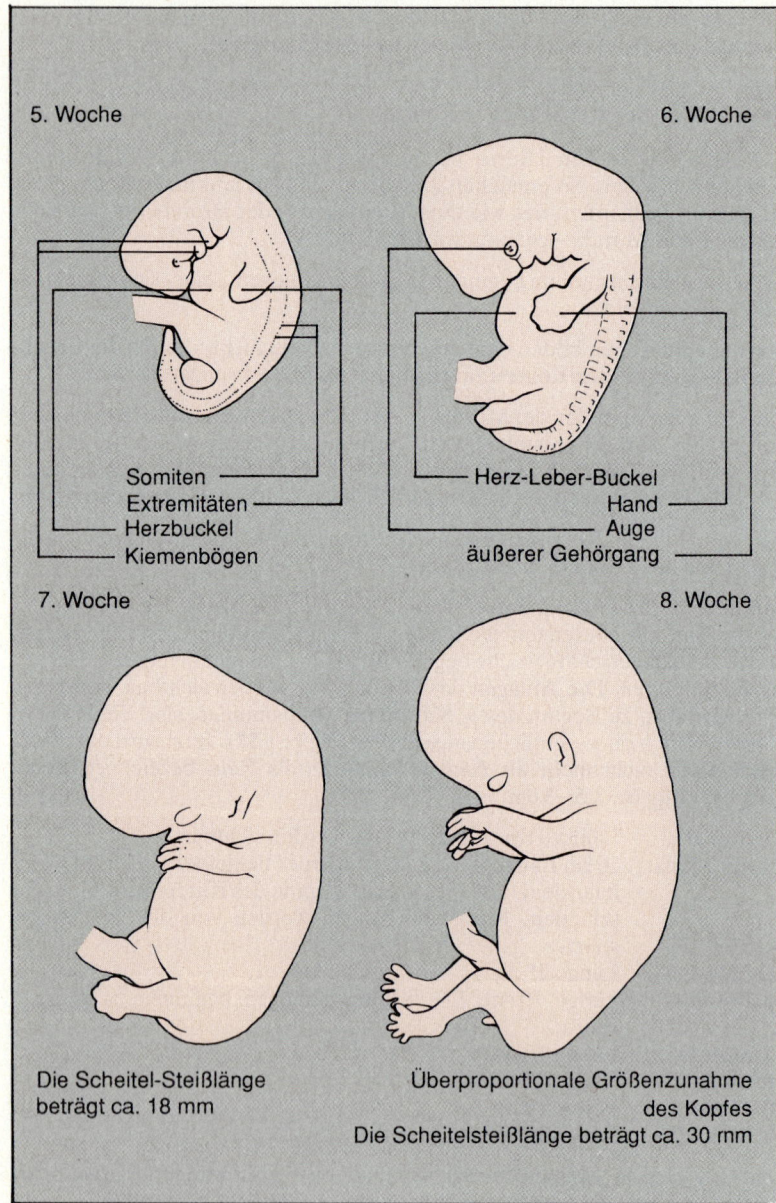

5. Woche

6. Woche

Somiten
Extremitäten
Herzbuckel
Kiemenbögen

Herz-Leber-Buckel
Hand
Auge
äußerer Gehörgang

7. Woche

8. Woche

Die Scheitel-Steißlänge
beträgt ca. 18 mm

Überproportionale Größenzunahme
des Kopfes
Die Scheitelsteißlänge beträgt ca. 30 rnm

Abb. 1.17 Embryonalentwicklung

Der enormen Vergrößerung des Keimes während der Schwangerschaft muß sich der Uterus anpassen. Am Ende des 4. Monats (Ende der 16. Schwangerschaftswoche) steht er 2 Querfinger über dem Schambein.

Ende des 5. Monats: in der Mitte zwischen Schambein und Nabel,
Ende des 6. Monats: in Nabelhöhe,
Ende des 7. Monats: 3 Querfinger oberhalb des Nabels,
Ende des 8. Monats: in der Mitte zwischen Nabel und Brustbein,
Ende des 9. Monats: am Rippenbogen.

Im 10. Schwangerschaftsmonat senkt sich die Gebärmutter wieder etwas, weil der kindliche Kopf in das kleine Becken eintritt und die Gebärmutter sich senkt.

Entwicklung und Bau des Mutterkuchens (Plazenta)

Die Ernährung des eingenisteten Eies erfolgt zunächst über die Gesamtoberfläche der Ernährungszellschicht mit ihren Zotten. Vom 4. Schwangerschaftsmonat an wird diese Aufgabe ausschließlich von der Plazenta übernommen.

Die anfänglich plumpen Zotten beginnen sich in die Uterusschleimhaut hinein zu verzweigen. Dabei haben sie durch bestimmte Fermente die Fähigkeit, die Wände der Gefäße der Uterusschleimhaut aufzulösen, so daß die Zotten den Sauerstoff und die Nährsubstanzen für den Embryo direkt aus dem mütterlichen Blut aufnehmen können.

An keiner Stelle jedoch fließt mütterliches Blut direkt in kindliche Blutgefäße oder umgekehrt. Kindliches und mütterliches Blut sind durch eine dünne Zellschicht voneinander getrennt. Durch sie hindurch findet der Austausch von Stoffen statt.

Es gelangen nicht nur Nahrungsbausteine und Sauerstoff von der Mutter zum Kind, sondern auch andere Stoffe, wie z. B. Alkohol, Nikotin und Medikamente. Auch Krankheitserreger und ihre Gifte können auf das Kind übertreten (z. B. Hepatitis B und AIDS).

Manche Heilmittel aber, die über die Plazenta zum Kind gelangen, können sich, besonders in frühen Entwicklungsstadien, nachteilig auf die Entwicklung bestimmter Organe und Organgruppen auswirken. Es sollten während der Schwangerschaft nur Medikamente eingenommen werden, die vom Arzt verordnet sind. Alkohol und Nikotin sind vollständig zu meiden, sie sind schädlich.

Die dem Kind zugewandte Seite der Plazenta ist von Amnion überzogen. Sie ist spiegelblank und trägt den Nabelschnuransatz und die zur Nabelschnur ziehenden größeren Gefäße. In der Nabelschnur befinden sich insgesamt 3 Blutgefäße. Es sind dies 2 Nabelarterien und eine Nabelvene. In den Nabelarterien fließt schlackenreiches, sauerstoffarmes kindliches Blut vom kindlichen Herzen zur Plazenta. Die Abbauprodukte werden von den mütterlichen Plazentagefäßen aufgenommen und durch die mütterlichen Organe verstoffwechselt oder durch Nieren und Lunge ausgeschieden.

In der Nabelvene fließt sauerstoffreiches und nahrungsreiches Blut von der Plazenta zum Kind zurück. Die Nahrungsstoffe und der Sauerstoff stammen aus dem mütterlichen Blut.

Die Plazenta hat also folgende Aufgaben:

– Gasaustausch,
– Nahrungsaufnahme und Ausscheidung von Stoffwechselprodukten,
– Speicherung von Fett, Glykogen, Eisen, Vitaminen,
– Produktion von bestimmten Geschlechtshormonen (z.B. Progesteron, Choriongonadotropin (Beta-HCG), milchdrüsenanregendes Hormon. Auf dem Nachweis der beiden Erstgenannten beruhen die Schwangerschaftstests),
– hormoneller Schwangerschaftsschutz.

Schwangerschaftszeichen

Mit der Einnistung des Eies in den Uterus finden nicht nur in den Geschlechtsorganen, sondern im gesamten mütterlichen Organismus Veränderungen statt. Durch Auflockerung, Wachstum und Neubildung von Geweben paßt sich der mütterliche Organismus den Erfordernissen und Aufgaben der Schwangerschaft und Geburt an.

Diese Vorgänge bewirken sichtbare Zeichen der Schwangerschaft, die in unsichere, wahrscheinliche und sichere Zeichen eingeteilt werden.

Die *unsicheren* Zeichen beziehen sich auf die allgemeinen Veränderungen und nicht auf die Veränderungen der Geschlechtsorgane:

Änderung im Allgemeinbefinden, abnorme Gelüste, morgendliche Übelkeit, Erbrechen, vermehrter Speichelfluß, häufiger Harndrang, Verstopfung, Zunahme des Leibesumfanges, Pigmentierungen, Schwangerschaftsstreifen (Striae).

Die *wahrscheinlichen* Schwangerschaftszeichen beziehen sich auf Veränderungen an den Geschlechtsorganen:

Ausbleiben der monatlichen Blutung, bläuliche Verfärbung der Schamlippen und des Scheideneingangs (aufgrund vermehrter Durchblutung und Weiterstellung der Gefäße), Konsistenzwechsel des Uterus (der weicher gewordene Uterus wird für kurze Zeit, besonders bei Palpation, aufgrund von Muskelkontraktionen derber), Vergrößerung der Brüste.

Die *sicheren* Zeichen beziehen sich auf den Nachweis des Kindes:

sicher gefühlte Kindesteile und Kindsbewegungen, sicherer Nachweis der Herztöne und positive Schwangerschaftstests. Eine Schwangerschaftsfrühdiagnose ist mit biologischen und immunologischen Reaktionen möglich. Sie beruhen auf dem Nachweis von Hormonen, die in der Plazenta gebildet und dann im mütterlichen Serum bzw. Urin vorhanden sind.

Immunologische Schwangerschaftstests: Bei diesen Tests wird das Vorhandensein des Schwangerschaftshormons HCG (Choriongonadotropin) im Urin nachgewiesen. Es wird eine Antigen-Antikörper-Reaktion ausgelöst. Die Reaktion wird durch Hämagglutination oder Latexagglutination (Zusammenballen von roten Blutkörperchen oder Latexpartikeln) sichtbar gemacht. Zwischenzeitlich sind sehr empfindliche Tests gebräuchlich, die schon wenige Tage nach Ausbleiben der Regelblutung eine Schwangerschaft sicher nachweisen. Die Treffsicherheit der Tests liegt bei über 99%.

Messung der Basaltemperatur: Dieser Test ist völlig ungefährlich, leicht durchzuführen, billig und hat eine Zuverlässigkeit von 97%!

Durchführung: Jeden Morgen wird vor dem Aufstehen, jeweils zur selben Uhrzeit, die Temperatur im After gemessen und notiert. Während jedes Zyklus steigt zur Zeit des Follikelsprunges die Körpertemperatur um 0,4−0,6 °C an. Das von diesem Zeitpunkt an gebildete Gelbkörperhormon ist für den Temperaturanstieg verantwortlich. Während der Menstruation fällt die Temperatur wieder ab. Ist die Regel ausgeblieben und bleibt die Temperaturerhöhung länger als 16 Tage bestehen, so ist dies ein fast sicherer Beweis für das Vorliegen einer Schwangerschaft.

Durch die Messung der Basaltemperatur läßt sich bei Kinderwunsch der geeignete Zeitpunkt für eine Befruchtung ermitteln, er liegt zur Zeit des Follikelsprungs, also dann, wenn sich die Basaltemperatur erhöht, und erstreckt sich über 2−3 Tage.

Umgekehrt kann diese Messung auch zur Verhütung einer Schwangerschaft von Nutzen sein. In den ersten Tagen der Temperaturerhöhung ist ein Geschlechtsverkehr zu vermeiden, danach beginnt die sog. sichere Zeit (Methode nach *Ogino-Knaus*).

Schwangerenbetreuung

Eine sorgfältige ärztliche Betreuung der schwangeren Frau ist für den regelrechten Verlauf von Schwangerschaft und Geburt und für die Gesunderhaltung der Mutter von großer Wichtigkeit.

Alle Erkrankungen, die außerhalb der Schwangerschaft vorkommen, können auch während der Schwangerschaft eintreten, sie können die Schwangerschaft ungünstig beeinflussen und das Kind gefährden. Umgekehrt kann aber auch der Schweregrad einer Krankheit durch die Schwangerschaft erhöht werden.

Die erste Untersuchung sollte schon 2−3 Wochen nach Ausbleiben der Regelblutung stattfinden. Bis zur 28. Schwangerschaftswoche ist sie alle 4 Wochen, danach in 8- bis 14tägigen Abständen anzuraten.

Die Erstuntersuchung beinhaltet:

1. Erhebung der Vorgeschichte (frühere Erkrankungen, Auftreten der ersten Regelblutung (Menarche), Dauer der monatlichen Zyklen, vorausgegangene Schwangerschaften und deren Verlauf).

2. Allgemeine Untersuchung: Dabei werden u. a. der Blutdruck gemessen, das Gewicht festgestellt, Blut (Blutgruppe, Rh-Faktor, Hämoglobin, evtl. AIDS-Test) und Urin (auf Eiweiß und Zucker) untersucht, Ultraschalluntersuchung.

3. Die gynäkologische Untersuchung: Sie gibt Aufschluß über den Zustand der äußeren und inneren Geschlechtsorgane. Besonders die Größe der Gebärmutter und die Beckenmaße werden berücksichtigt.

4. Die Berechnung des Geburtstermins: Die Tragzeit beginnt mit der Einnistung der befruchteten Eizelle und endet mit der Geburt. Diese tatsächliche Tragzeit beträgt beim Menschen ca. 260 Tage.

Berechnung des Geburtstermins:

Als Berechnungsgrundlage dient das Datum des Beginns der letzten Regelblutung. Die Schwangerschaftsdauer wird rechnerisch auf 280 Tage festgelegt (durchschnittliche Dauer 281,5 Tage), dies entspricht 40 Wochen oder 10 Lunarmonaten zu je 28 Tagen bzw. 9 Kalendermonaten.

Nach der Naegeleschen Regel wird der Geburtstermin berechnet:
1. Tag der letzten Regelblutung minus Kalendermonate plus 7 Tage (plus 1 Jahr) = Geburtstermin.

Beispiel:	1. Tag der letzten Menstruation	11. 4. 1992
	−3 Monate	11. 1. 1992
	+ 7 Tage	18. 1. 1992
	1 Jahr Geburtstermin	18. 1. 1993

Da in den seltensten Fällen die Zyklusdauer regelmäßig 28 Tage beträgt, ist mit einer Abweichung von +/− 3 bis +/− 10 Tagen zu rechnen.

Bei einer Beendigung der Gravidität bis zur 37. Woche spricht man von *Frühgeburt*, danach bis zur 42. Woche von *Termingeburt*. Eine Geburt die nach der 42. Woche eintritt, nennt man *Spätgeburt*.

Störungen der Schwangerschaft

Fehlgeburt

Verschiedene Ursachen können zu Störungen der Schwangerschaft und zum Absterben des Keimes (Fehlgeburt) und zum Abort führen. Unter Abort versteht man die Beendigung der Schwangerschaft zu einem Zeitpunkt, zu dem das Kind noch nicht lebensfähig ist, also vor der 28. Schwangerschaftswoche.

Als Frühabort bezeichnet man das Absterben des Keimes bis zur 12. Schwangerschaftswoche, als Spätabort ein Absterben nach der 12. Schwangerschaftswoche.

Ursachen: Uterusmißbildungen und von der Norm abweichende Stellungen des Uterus (z. B. Abknicken des Gebärmutterkörpers nach hinten, Retroflexio), anlagemäßige Fehlentwicklung des Embryos, ungenügende Hormonbildung, die zu mangelhafter Schleimhautbildung im Uterus führt, Entzündung der Uterusschleimhaut, Fehlentwicklung der Plazenta, Infektionskrankheiten wie Röteln, Grippe, Pneumonie, Pyelonephritis u. a. Stoffwechselkrankheiten wie z. B. Diabetes mellitus, Verletzungen, wie sie bei Operationen und Unfällen entstehen können, Schock aus verschiedenen Ursachen und Schreckerlebnisse, Gifte (bestimmte Medikamente), Röntgenstrahlen.

Symptome eines drohenden Abortes: leichte Blutungen bzw. bräunlicher Ausfluß, leichte wehenartige Schmerzen.

Durch geeignete Maßnahmen kann in ca. 50% der Fälle ein Abort verhindert werden. Dies sind: Bettruhe, sedierende Mittel und Schmerzmittel.

Bei einem beginnenden Abort kommen häufig alle medizinischen Maßnahmen zu spät.

Symptome sind: stärkere Blutung und Schmerzen, meist kommt Fieber hinzu, Blasensprung.

Werden bei einem Abort Keim und Plazenta zusammen mit den Eihäuten vollständig ausgestoßen, spricht man von einem vollständigen Abort.

Bleiben Plazenta oder Plazenta- und Eihautteile zurück, spricht man von einem unvollständigen Abort. Seine Behandlung besteht in einer Ausschabung der Gebärmutter (Abrasio).

Schwangerschaftsabbruch

Eine Änderung des § 218 ist am 21. 6. 1977 rechtskräftig geworden. Danach ist ein Schwangerschaftsabbruch aufgrund medizinischer, eugenischer, ethischer und sozialer Indikation unter folgenden Bedingungen möglich: Die Schwangere muß eine anerkannte Beratungsstelle aufsuchen, wo sie über

alle zur Verfügung stehenden öffentlichen und privaten Hilfen für Schwangere, Mütter und Kinder unterrichtet wird, besonders über solche, die die
Fortsetzung der Schwangerschaft ermöglichen. Bei Bedarf werden diese
Hilfen vermittelt. Außerdem muß ein Arzt die Schwangere über die Risiken
und Folgen des Abbruchs unterrichten und eine entsprechende Stellungnah-
me bzw. Begründung des Abbruchs abgeben, der nur in einem geeigneten
Krankenhaus oder einer hierfür zugelassenen Einrichtung durchgeführt werden darf. Der Schutz des ungeborenen Lebens wird vom Gesetzgeber nach
wie vor als vorrangig erklärt.

Dieses Gesetz gilt für die „alten Bundesländer". Eine einheitliche Regelung
für ganz Deutschland wird derzeit angestrebt.

Extrauteringravidität

Extrauteringravidität wird eine Schwangerschaft genannt, bei der sich das
befruchtete Ei außerhalb der Gebärmutter einnistet. Es kommt vor, daß sich
ein befruchtetes Ei im Eileiter, in der Bauchhöhle, am Bauchfell oder am
großen Netz oder auf dem Ovar einnistet. Am häufigsten kommt jedoch die
Eileiterschwangerschaft vor (Tubargravidität).

Die Ursachen dafür sind u. a.:

– Versagen des Eileitertransportmechanismus,
– Verwachsungen oder Abknicken des Eileiters usw.

Symptome: Sie sind am Anfang dieselben wie bei einer normalen Schwangerschaft. Dann aber treten Zeichen einer abdominellen Blutung mit Reizung
des Bauchfelles und schweren Unterbauchschmerzen auf. Eine Blutung
durch die Scheide nach außen ist meist nicht stark. Die inneren Blutungen
können lebensbedrohlich sein, sie können zu einem Blutungsschock führen.
Die *Behandlung* besteht in sofortiger Operation und, falls notwendig, in
ausreichendem Blutersatz.

Vorzeitiger Blasensprung

Während des Geburtsvorgangs reißen normalerweise die Eihäute nach Beginn der Wehen und nach vollständiger Eröffnung des Muttermundes ein.
Daraufhin geht das Fruchtwasser ab. Erfolgt ein Blasensprung jedoch, bevor
der Geburtstermin erreicht ist, so spricht man von einem vorzeitigen Blasensprung.

Behandlung: wegen der Gefahr einer aufsteigenden Infektion Krankenhauseinweisung, Bettruhe, Temperaturkontrolle, evtl. Antibiotika.

Reißen während der Geburt die Eihäute und geht das Fruchtwasser zu einem
Zeitpunkt ab, wo die Wehen zwar eingesetzt haben, der Muttermund jedoch
noch nicht völlig eröffnet ist, spricht man von einem frühzeitigen Blasen-

sprung. Dieses Ereignis beschleunigt den Geburtsablauf und wird deshalb manchmal bei Wehenschwäche künstlich herbeigeführt.

Placenta praevia

Normalerweise sitzt die Plazenta im Fundus des Uterus an der Hinterwand. Sie kann aber auch weiter unten sitzen und mit ihrem Rand den inneren Muttermund erreichen, ihn überragen oder ihn vollständig bedecken.

Symptome: Leitsymptom ist die vaginale Blutung. Während der Vorwehen, evtl. auch im 7.−8. Monat kommt es durch die Kontraktion der Uterusmuskulatur zu einer Teilablösung der Plazenta und damit zu einer gefährlichen Blutung, die eine Krankenhauseinweisung dringend erforderlich macht.

Behandlung: Je nach Schweregrad und Zeitpunkt der Schwangerschaft erfolgt konservative oder operative Therapie. Eine Entbindung durch Sectio caesarea (Kaiserschnitt) muß vorgenommen werden, wenn die Blutung das Leben der Mutter und des Kindes bedroht.

Schwangerschaftsbedingte Erkrankungen

Diese Erkrankungen werden *Gestosen* genannt (Gestatio=Schwangerschaft). Sie werden durch die Schwangerschaft ausgelöst, sind also schwangerschaftsspezifisch.

In der Frühschwangerschaft kann die *Hyperemesis gravidarum* auftreten. Die schwangere Frau leidet unter starker Übelkeit, die den ganzen Tag über andauert, sie erbricht häufig und nimmt an Gewicht ab. Im Urin tritt Azeton auf. Der Kräfteverfall kann so stark sein, daß eine Krankenhauseinweisung nötig wird.

Über leichte *morgendliche Übelkeit* klagt etwa die Hälfte der Schwangeren. Sie führt aber zu keiner wesentlichen Beeinträchtigung des Allgemeinbefindens und verschwindet meist nach 3−4 Monaten von selbst. Wird die erste Mahlzeit morgens im Bett eingenommen, kann diese Beschwernis evtl. besser überwunden werden.

Die Ursachen der Frühgestosen sind hormonelle Umstellungen. Häufig spielen auch psychische Faktoren eine Rolle.

Die in der Spätschwangerschaft auftretenden Erkrankungen (meist in den letzten 10 Schwangerschaftswochen – Spätgestosen) gehören zum sog. *eklamptischen Symptomenkomplex.* Seine auffallendsten und wichtigsten Zeichen sind: Ödeme (z. B. Wassereinlagerung in den Beinen), Eiweiß im Urin, erhöhter Blutdruck. Ödeme sind meist das erste Zeichen einer beginnenden Gestose. Deshalb sind regelmäßige Gewichtskontrollen zu ihrer Früherkennung wichtig, die erkennen lassen, ob die Schwangere mehr an Gewicht zunimmt, als der Norm entspricht (bis maximal 10 kg insgesamt).

Die Eiweißausscheidung im Urin beruht auf einer erhöhten Durchlässigkeit der Glomeruluskapillaren.

Der erhöhte Blutdruck wird durch Gefäßspasmen hervorgerufen, von denen Nieren, Leber, Gehirn, Augenhintergrund und Plazenta betroffen sind. Dies bewirkt weitere Symptome, wie Kopfschmerzen, Schwindelgefühl, Ohrensausen und Sehstörungen, oft Vorboten eines eklamptischen Anfalls.

Der *eklamptische Anfall* wird durch klonisch-tonische Krämpfe an den Extremitäten eingeleitet, die sich über den Rumpf ausbreiten. Ein Anfall dauert 15−60 Sekunden, danach fällt die Patientin in einen schlafähnlichen Zustand. Er ist vom epileptischen Anfall schwer zu unterscheiden (wichtig ist die Anamnese). Manchmal treten eklamptische Anfälle erst und erstmals während der Entbindung auf. Die Eklampsie ist für Mutter und Kind lebensgefährlich. Die Sterblichkeit der Eklampsiekinder liegt bei 30−50%. Um dieses Risiko zu vermeiden, muß eine vorzeitige Entbindung durchgeführt werden (in der 36.−38. Schwangerschaftswoche), am besten durch Kaiserschnitt.

Die normale Geburt

Der Geburtsbeginn wird durch das Zusammenspiel verschiedener Faktoren, wie mechanische, nervale, hormonale und biochemische, bestimmt.

Das eindrücklichste Zeichen einer beginnenden Geburt sind die *Geburtswehen*, das sind regelmäßig mindestens alle 10 Minuten auftretende Kontraktionen der Uterusmuskulatur. Solche traten schon während der Schwangerschaft in unregelmäßigen Abständen auf. (Im Beginn der Schwangerschaft werden sie als Konsistenzwechsel des Uterus bezeichnet, später als Vor- oder Senkwehen.)

Die eigentlichen Geburtswehen werden eingeteilt in:

- *Eröffnungswehen.* Sie treten regelmäßig alle 10 Minuten auf und führen zur Eröffnung des Muttermundes und zum Tiefertreten des Kindes.
- *Austreibungs- oder Preßwehen. Diese führen zur Austreibung des Kindes. Die Uteruskontraktionen* werden durch Bauchpressen (wie beim Stuhlgang) der Mutter ergänzt.
- *Nachgeburtswehen.* Sie führen zur Ausstoßung der Plazenta und der Eihäute.

Die Zeit vom Beginn der Eröffnungswehen bis zu den Nachgeburtswehen schwankt individuell sehr. Dauert die Geburt zu lange, so besteht die Gefahr der Schädigung des Kindes.

Den verschiedenen Wehenarten entsprechen die Stadien der Geburt.

1. *Eröffnungsperiode*: In dieser Phase wird der Muttermund völlig eröffnet, der Kopf des Kindes rückt im Geburtskanal tiefer, bis er kurz über oder auf dem Beckenboden steht.

Die Wehen werden stärker, kommen in kürzeren Abständen und dauern ca. 45−60 Sekunden. Wichtig sind die Wehenpausen, da in dieser Zeit die Blutzirkulation wieder einsetzt und Kind, Uterus und Plazenta mit Sauerstoff versorgt werden.

Meist reißen am Ende der Eröffnungsperiode die Eihäute ein und das Fruchtwasser geht ab (Blasensprung).

2. *Austreibungsperiode*: Durch den Druck des kindlichen Kopfes auf den Beckenboden verspürt die Mutter Stuhldrang, der sie zum Pressen veranlaßt. Dadurch wird der Bauchinnendruck erhöht, er leitet sich auf den Uterus fort und hilft, das Kind auszutreiben.

Beim Austritt aus der Vagina besteht die Gefahr eines Dammrisses. Ein sorgfältig und konsequent durchgeführter Dammschutz kann ihn meist verhindern. Der Scheiden-Damm-Schnitt (Episiotomie) ist jedoch erforderlich, wenn die kindlichen Herztöne schlechter werden und deshalb die Geburt rasch beendet werden muß. Die Episiotomie ist weiterhin angezeigt, wenn das Gewebe von Vagina und Beckenboden wenig dehnfähig ist und wenn die Entbindung durch Zange erfolgen muß. Der Scheiden-Damm-Schnitt, der als mediolaterale Episiotomie durchgeführt wird, bewirkt eine Erweiterung des weichen Geburtskanals und damit eine Abkürzung der Austreibungsperiode. Nach der Entbindung wird der Scheiden-Damm-Schnitt anatomisch gerecht vernäht (Dammnaht). Reißt das Dammgewebe spontan ein, besteht immer die Gefahr, daß der Riß unkontrolliert in den Enddarm hineinreicht. Dies kann zu Rektum-Scheiden-Fisteln mit allen daraus entstehenden Konsequenzen führen.

Der Augenblick, da der letzte Teil des Kindes den Geburtskanal verlassen hat, ist der Zeitpunkt der Geburt. Der erste Atemzug und der erste Schrei des Kindes erfolgen kurz nach Geburt des Kopfes und des Rumpfes (Abtrennung der Nabelschnur, s. Versorgung des Kindes).

3. *Nachgeburtsperiode*: Ist das Kind geboren, so vergehen einige Minuten, bis die Nachgeburtswehen einsetzen, die zur Ablösung der Plazenta führen. Während der Plazentaablösung werden die Blutgefäße, die vom Uterus zur Plazenta verlaufen, eröffnet. Es entsteht auf der mütterlichen Seite der Plazenta eine Blutansammlung (Hämatom), die mit der Plazenta geboren wird und deutlich zu sehen ist.

Durch die Kontraktionen der Uterusmuskulatur aber werden diese Gefäße gleich wieder „abgeklemmt"; gleichzeitig in Gang kommende Gerinnungs-vorgänge führen zur raschen Blutstillung.

Ist die Plazenta von der Uteruswand abgelöst, tritt sie tiefer, dabei zieht sie auch die Eihäute von der Uteruswand ab. Plazenta und Eihäute, die sog. Nachgeburt, werden geboren.

Eine sorgfältige Prüfung der geborenen Plazenta und der Eihäute auf ihre Vollständigkeit hin ist wichtig, da u. U. Teile der Plazenta oder Eihäute in der Gebärmutter zurück bleiben können. Dies kann zu Komplikationen führen, die auf S. 167 f. beschrieben sind.

In der sog. Nachplazentarperiode kann sich die Mutter von den Anstrengun-gen der Geburt erholen, muß aber sorgfältig beobachtet werden, damit evtl. auftretende Blutungen rechtzeitig erkannt und behandelt werden können.

Die Versorgung des Kindes

Sobald das Kind geboren ist, wird es der Mutter auf den Bauch gelegt. Zur Versorgung gehören folgende Maßnahmen:

1. Absaugen von Mund und Rachen. Dadurch wird eine Aspiration von Schleim und Fruchtwasser verhindert.
2. Vorläufiges Abnabeln. Nachdem die Pulsationen der Nabelschnur aufge-hört haben, werden 2 Klemmen angelegt und dazwischen die Nabelschnur mit einer Schere durchtrennt. Nach ausreichendem Mutter-Kind-Kontakt wird das Kind eingehüllt und in ein gewärmtes Bettchen gelegt.
3. Endgültiges Abnabeln. Sind die Plazenta und die Eihäute geboren, so wird ½−1 cm von der Bauchdecke des Kindes entfernt die Nabelschnur mit einem sterilen Bändchen doppelt unterbunden. Der Rest fällt etwa am 10. Tag ab.
4. Einbringen von Augentropfen in die Augenbindehaut des Kindes (1%ige Silbernitratlösung).
Diese vorbeugende Maßnahme verhindert eine evtl. gonorrhoische Au-genbindehautentzündung, die früher die häufigste Ursache einer Erblin-dung im Kindesalter war.
5. Messen und Wiegen des Kindes
6. Untersuchung des Kindes nach dem von *Virginia Apgar* entworfenen Schema (Abb. 1.**18**).

Sie muß in der ersten Lebensminute durchgeführt werden und berücksichtigt Hautfarbe, Atmung, Muskeltonus, Reflexe beim Absaugen und Zahl der Herzschläge. Entsprechen die Beobachtungen der Norm, so werden sie mit jeweils 2 Punkten bewertet, mäßige und starke Abweichungen mit 1 bzw. 0 Punkten.

Apgar-Schema

	0	1	2
Atmung	nicht nachweisbar	unregelmäßig	kräftiges Schreien
Herzfrequenz	nicht nachweisbar	unter 100/min	über 100/min
Hautfarbe	blaß	Stamm rosig, Extremitäten blaßblau	rosig
Muskeltonus	schlaff	Muskel kontrahiert aber keine Bewegung	Bewegung
Reflexerregbarkeit	fehlt	schwach	vorhanden

Abb. 1.18 Apgar-Index

Befunde einer evtl. Gelbsucht, Ödeme, Zeichen der Unreife oder Überreife und Mißbildungen werden zusätzlich notiert.

Ein gesundes Neugeborenes hat einen Apgar-Index von 10. Liegt der Index bei 8 oder 9, muß die Untersuchung innerhalb der ersten 10 Lebensminuten wiederholt und das Kind laufend überwacht werden. Bei einem Index unter 6 ist die sofortige Überweisung in eine Kinderklinik erforderlich.

In einer weiteren Untersuchung des Neugeborenen werden die Reifezeichen geprüft und der Gesamtstatus aufgenommen.

Reifezeichen des Kindes: kräftiges Schreien, Scheitel-Fersen-Länge mindestens 48 cm, Gewicht mindestens 2500 g, durchschnittlich 3200−3400 g. Das Wollhaarkleid (Lanugohaare) hat sich weitgehend zurückgebildet, die Haut ist straffelastisch und blaßrosa. Finger- und Zehennägel überragen die Kuppen der Endglieder. Bei Knaben sind die Hoden in den Hodensack eingetreten, bei Mädchen bedecken die großen Schamlippen die kleinen Schamlippen.

Zeichen der Überreife: fehlende Käseschmiere (Vernix caseosa), die aus Hautfett und abgestoßenen Hautzellen besteht und die Haut des Kindes schützt, in Fetzen abgehende Haut, besonders an den Achselhöhlen und Schenkelfalten, spärliches und mekoniumhaltiges Fruchtwasser.

Bei der Aufnahme des Gesamtstatus wird das Neugeborene sorgfältig von Kopf bis Fuß untersucht.

Am Kopf achtet der Untersuchende auf Ausdehnung und Lage der Geburtsgeschwulst. Im vorausgehenden Teil des Kindes – meist der Kopf – sammelt sich nach dem Blasensprung in der Haut – meist Kopfhaut – aufgrund von Veränderungen der Druckverhältnisse Gewebsflüssigkeit und Blut an. Die Schwellung verschwindet rasch wieder. Eine Blutgeschwulst entsteht durch Zerreißung von kleinen Gefäßen. Sie wird erst innerhalb von einigen Wochen resorbiert.

Geprüft werden die Größe der Fontanellen sowie Augen, Ohren, Nase und Mundhöhle. Durch Perkussion und Auskultation von Herz und Lungen wird deren Größe und Funktionstüchtigkeit festgestellt. Bei der Palpation des Leibes wird zunächst die Haut beurteilt, bevor die Größe der Leber und der Milz festgestellt wird. Die Bauchhaut läßt sich leicht von der unter ihr liegenden Fett- und Muskelschicht abheben. Ist sie straff und elastisch, so entspricht das der Norm; ist sie welk und bleiben beim Abheben die Falten stehen, so bedeutet dies, daß der Organismus ausgetrocknet ist und einer sofortigen Flüssigkeitszufuhr bedarf. Die Untersuchung der äußeren Geschlechtsorgane und des Afters lassen Mißbildungen leicht erkennen. Schließlich werden die Reflexe geprüft und die spontanen Bewegungsabläufe beobachtet.

Der Zeitabschnitt zwischen Abnabelung und Abheilen der Nabelwunde heißt *Neugeborenenzeit* (ca. 3 Wochen).

Das Wochenbett

Das Wochenbett umfaßt einen Zeitraum von ca. 6 Wochen. Es beginnt mit der Ausstoßung der Plazenta. In dieser Zeit heilen die Geburtswunden, die Schwangerschaftsveränderungen bilden sich zurück. Die Brustdrüsen aber entwickeln jetzt ihre volle Aktivität. Die Milch schießt zwischen dem 2. und 4. Tag in die Brust ein. Zuvor hatten die Brustdrüsen die spärlich abgesonderte Vormilch, das Kolostrum, produziert, die besonders reich an Nähr- und Schutzstoffen ist. Durch den regelmäßigen Saugreiz des Kindes wird dann die richtige Milchbildung in Gang gebracht. Die Milchmenge steigt während der ersten Tage laufend an und beträgt normalerweise um den 15.−20. Tag 500−700 ml.

Zur Erhaltung einer ausreichenden Milchproduktion und zur Vermeidung von Stauungen ist die völlige Entleerung der Brust beim Stillen erforderlich.

Kann oder will die Mutter nicht stillen, so muß das Einschießen der Milch verhindert werden. Dies kann durch Verabreichung von Sexualhormonen und durch starke Einschränkung der Flüssigkeitszufuhr, durch Auflegen von Eisbeuteln und festes Hochbinden der Brüste erreicht werden.

Für die Rückbildungsvorgänge sind hormonelle Umstellungen verantwortlich. Sie beginnen im Augenblick der Plazentaausstoßung. Die Plazentahormone, die noch nach der Geburt in großen Mengen im mütterlichen Blut vorhanden sind, verschwinden im Verlauf der ersten Tage.

Der Entzug dieser Hormone bewirkt eine geringere Durchblutung des Uterusgewebes, eine Verringerung seines Zellstoffwechsels und damit eine Rückbildung der ganzen Gebärmutter. Auch die sog. Nachwehen, das Stillen, die Verabreichung kontraktionsfördernder Medikamente und Gymnastik unterstützen diesen Prozeß.

Die Rückbildung des Uterus kann durch die Prüfung des Fundusstandes verfolgt werden.

Störungen des Wochenbettes

Störungen des Wochenbettes können durch Blutungen, Stauungen des Wochenflusses, Infektionen der Genitalorgane und der Brustdrüse und durch Thrombose verursacht sein.

1. Blutungen
Die Ursachen sind meist:

a) eine *Kontraktionsunfähigkeit des Uterus* (Atonie).
   Behandlung: Massage des Uterus, Verabreichung kontraktionsfördernder Mittel.

b) *Zurückbleiben von Plazenta- und Eihautresten.*
   Behandlung: ebenfalls kontraktionsfördernde Mittel. Durch die darauffolgende Kontraktion ist die Ausstoßung der Reste möglich, sonst muß eine Ausschabung (Kürettage) der Uterushöhle durchgeführt werden.

c) *Verletzungen der Geburtswege*, die unbemerkt geblieben sind, wie Risse am Uterushals (Zervixrisse) und Verletzungen der Vaginaschleimhaut.
   Behandlung: chirurgische Versorgung.

2. Stauung des Wochenflusses (Lochialstauung):
Die Verminderung oder das völlige Aufhören des Wochenflusses kann verursacht sein durch teilweisen oder völligen Verschluß des Muttermundes durch vorliegende Eihautfetzen, durch krampfhaftes Zusammenziehen des Muttermundes oder durch eine Uterusatonie.

Die gestauten Lochien, die normalerweise massenhaft Bakterien enthalten, zerfallen. Die toxischen Zerfallsprodukte können resorbiert werden und in die Blutbahn gelangen. Erster Hinweis auf eine Lochialstauung ist ein Temperaturanstieg am 2. bis 4. Tag nach der Geburt.

Behandlung: Wochenbettgymnastik, Bauchlagerung, frühes Aufstehen nach der Entbindung, medikamentöse Behandlung (Kontrastmittel, Hormone, Antibiotika).

3. **Wochenbettinfektion** (Puerperalfieber oder -sepsis). Sie kann durch Erreger verursacht werden, die auf dem Wege einer Staubinfektion (beim Bettenmachen), einer Tröpfcheninfektion (durch Husten und Schnupfen beim Pflegepersonal oder bei Besuchern), einer Kontaktinfektion (bei Untersuchungen und Katheterisieren sowie bei verfrüht wiederaufgenommenem Geschlechtsverkehr) in die Urogenitalorgane der Frau gelangen.

Die Folgen einer solchen Infektion können sein: Infektion einer Damm- und Vulvaverletzung sowie einer Episiotomienaht, Entzündung der Gebärmutterschleimhaut, Entzündung der Eileiter (durch Aufsteigen der Krankheitskeime), Bauchfellentzündung, ausgehend von einer Eileiterentzündung.

Behandlung: Bettruhe, Antibiotika, Schmerzmittel.

4. **Brustdrüsenentzündung** (Mastitis puerperalis): Sie tritt in der ersten Woche selten auf, meist aber zwischen dem 8. und 10. Tag, danach ist ihr Auftreten in der ganzen Stillzeit möglich.

Durch kleine Einrisse der Haut und der Brustwarze (Rhagaden und Fissuren) gelangen Keime in das Drüsengewebe und verursachen eine sehr schmerzhafte, meist nur einseitig auftretende Entzündung mit Schüttelfrost und Fieber. Die sofortige *Behandlung* mit Antibiotika kann eine Einschmelzung (Abszedierung) des entzündeten Bereiches verhindern; kommt es dennoch dazu, muß eine Inzision durchgeführt werden. Das Stillen muß ausgesetzt werden.

5. **Thrombose**: s. Venenthrombose (S. 34).

Gynäkologie

Gutartige Geschwülste des Uterus

Myome bestehen aus glatten Muskelfasern mit Bindegewebe. Sie können verschiedene Größen erreichen. Sie sind gutartig, können jedoch auf Blase, Harnleiter und Rektum drücken. Außerdem können sie zu Blutungsstörungen führen, da sie die Kontraktionsfähigkeit des Uterus beeinträchtigen. So kann es zu Dauerblutungen kommen. Im Laufe der Zeit verursachen die verstärkten und verlängerten Blutungen häufig ausgeprägte Anämien.

Behandlung: Bei Beschwerden und raschem Wachstum Operation, sonst Beobachten des Patienten bis zur Menopause, da sich die Myome dann nicht mehr vergrößern. Bei Kinderwunsch können kleinere Myome auch ausgeschält werden, so daß der Uterus erhalten wird.

Endometriose: An verschiedenen Körperstellen können versprengte Uterusschleimhautteile liegen. Sie unterliegen wie die Gebärmutterschleimhaut den Hormoneinflüssen.

Je nach Lokalisation unterscheidet man

– eine genitale Endometriose im Ovar, in der Tube und im Douglas-Bauchfell und eine
– extragenitale Endometriose in der Harnblase, im Nabel, am Darm oder in Bauchdeckennarben.

Die *Symptomatik* wird durch die Lokalisation bestimmt. Am Eierstock z. B. kommt es zu Blut- oder Schokoladezysten. Es kommt zu periodenabhängigen Schmerzen.

Die *Behandlung* richtet sich nach dem Sitz der Endometriose und nach dem Alter der Patientin. Bei ausgedehnter Endometriose sind radikale operative Entfernung und Gestagentherapie (Hormongabe) die gängigen Methoden.

Bösärtige Geschwülste

Portiokarzinome, Zervixkarzinome sind bösartige Geschwülste, die vom Uterushals ausgehen. Sie machen ca. 80% aller **Gebärmutterkarzinome** aus und treten am häufigsten bei Frauen im Alter von ca. 45 Jahren auf.

Vorsorgeuntersuchungen vom 35. Lebensjahr an sind wichtig, denn Gebärmutterkarzinome, besonders am Gebärmuttermund, gehören zu den Karzinomen, die am leichtesten im Frühstadium zu erkennen sind.

Die Ausbreitung des Karzinoms erfolgt durch direktes Einwachsen des Tumors in die Umgebung und durch Verschleppung der bösartigen Zellen mit dem Lymph- und Blutstrom.

Symptome: Anfangs fehlen meist irgendwelche Beschwerden oder Anzeichen. Aus diesem Grunde sind die Vorsorgeuntersuchungen so wichtig. Später tritt mißfarbener Ausfluß auf, viel später erst kommen Schmerzen durch Kompression von Nerven hinzu. Die endgültige Diagnose erfolgt durch feingewebliche Untersuchung. Deshalb muß bei geringstem Verdacht eine Gewebeprobe entnommen und untersucht werden.

Die *Behandlung* hängt vom Stadium der Karzinomentwicklung ab. Operation, Bestrahlung, Zytostatika, Hormontherapie sind möglich. In fortgeschrittenen Fällen ist eine ausreichende Schmerztherapie unbedingt nötig. Alle Patienten, die aus der Behandlung entlassen sind, müssen in regelmäßigen Abständen nachuntersucht werden. Dadurch können Rezidive rechtzeitig erkannt und behandelt werden.

Von einer Heilung spricht man erst, wenn 5 Jahre nach der Behandlung kein Rezidiv entstanden ist.

Karzinome des Uteruskörpers treten meist mit ca. 60 Jahren auf. Hier handelt es sich um ein Karzinom, das von der Uterusschleimhaut ausgeht. Deshalb kommt es auch relativ früh zu verdächtigen Blutungen. Die Ursache einer solchen Blutung sollte immer durch eine Ausschabung geklärt werden. Steht die Diagnose Karzinom fest, besteht die Behandlung in Maßnahmen, wie sie bei Uteruskarzinomen ausgeführt wurden.

Ovarialkarzinome: Auch die Ovarien können Sitz von bösartigen Geschwülsten sein. Diese führen schon früh zu Absiedlungen (Metastasen) auf das Bauchfell, in die Leber, die Lunge und die Wirbelsäule. Zu Anfang fehlen Krankheitssymptome völlig. Später entwickelt sich jedoch ein Aszites (Bauchwassersucht), der Leib ist aufgetrieben, Schmerzen und extreme Abmagerung sowie Kräfteverlust der Patientin kommen hinzu. Die Eierstockgeschwülste sind meist zu tasten (palpieren).

Behandlung: operative Entfernung der Ovarien, Tuben und des Uterus. Bestrahlung und zytostatische Therapie.

Erkrankungen der Brustdrüse

Ein Knoten in der weiblichen Brust ist eine häufige Erscheinung, die unbedingt sorgfältig beobachtet werden muß. Jeder Frau ist dringend ärztliche Untersuchung und Behandlung anzuraten, sobald sie einen Knoten in der Brust bemerkt. Es kann sich hierbei um eine harmlose Zyste (blasenförmiger, von Epithelgewebe ausgekleideter Hohlraum), um einen harmlosen Bindegewebsknoten oder um eine bösartige Geschwulst handeln.

Letztere verursacht leider nur in 10% der Fälle Schmerzen oder ziehende Beschwerden, so daß der Knoten für längere Zeit unbemerkt bleiben kann. Bei tastbaren Knoten sollte eine Mammographie (Röntgenaufnahme der beiden Brüste) und ggf. eine Entnahme von Brustdrüsengewebe durchgeführt werden. Das Gewebe wird mikroskopisch untersucht. Entspricht der histologische Befund einer gutartigen Veränderung, so ist keine unmittelbare Behandlung erforderlich. Findet sich jedoch ein bösartiger Tumor, muß sich ein größerer Eingriff anschließen. Es werden je nach Tumorart und -ausdehnung Teile der Brust oder auch die gesamte befallene Brust mit den Lymphknoten der entsprechenden Achselhöhle entfernt.

Brustkrebs (Mammakarzinom)

Das Mammakarzinom ist die am häufigsten vorkommende karzinomatöse Erkrankung der Frau. Zur *operativen Behandlung* des Brustkrebses wurde früher nicht nur die betreffende Brust amputiert, sondern auch der große und kleine Brustmuskel, das Fettgewebe und die regionalen Lymphknoten wurden mitentfernt.

In großen Statistiken konnte nachgewiesen werden, daß die radikalen Operationsverfahren keine besseren Ergebnisse als die einschränkenden Operationsmethoden bringen. Sofern der große Brustmuskel noch nicht vom Karzinom befallen ist und der Knoten noch klein ist, wird heute demzufolge nur die betroffene Brust oder auch nur ein Teil mit den jeweils dazugehörigen Achsellymphknoten entfernt.

Wie alle Karzinome, so neigt auch der Brustkrebs zur Absiedlung von Krebszellen (*Metastasierung*) in den regionären Lymphknoten und in den ganzen Organismus. Schon in einem sehr frühen Stadium können Karzinomzellen in die Blutbahn eindringen und an verschiedenen Organen Tochtergeschwülste bilden. Bevorzugt ist das Skelettsystem (Wirbelsäule), Lunge, Leber und Gehirn. Große Statistiken haben erbracht, daß die Überlebensrate durch die routinemäßig durchgeführte postoperative Bestrahlung mit „schnellen Elektronen" (Kobaltbombe) nicht verbessert wird. Die Hochvolttherapie wird heute bei Lokalisation des Tumors an der Innenseite der Brust (medialer Tumorsitz), beim inflammatorischen (entzündlichen) und beim nichtoperablen Mammakarzinom durchgeführt. Werden bei der histologischen Untersuchung des Operationspräparates Lymphknotenmetastasen in der betreffenden Achselhöhle festgestellt, so werden die Patientinnen mit Zytostatika behandelt. Es wird angenommen, daß auch in den übrigen Organen sich noch nicht nachweisbare kleinste Metastasen (Mikrometastasen) gebildet haben. Diese sollen durch die Zytostatikatherapie zum Absterben gebracht werden.

Eine besondere Bedeutung in der Therapie des Brustkrebses hat die Rezeptorbestimmung im Tumorgewebe erlangt. Die Rezeptoren liegen in der Zellmembran und können Hormone (Östrogen) an sich binden, unter deren Einfluß die Zellen des Mammakarzinoms und seiner Metastasen wachsen. Sind solche Rezeptoren im Tumorgewebe nachweisbar, so können sie durch antiöstrogene Substanzen (z. B. Tamoxifen) blockiert werden und damit der Tumor am weiteren Wachstum gehindert werden. Diese Therapie kann mit der Gabe von Zytostatika kombiniert werden.

In der Regel werden Patientinnen vor der Menopause mit Zytostatika, nach dem Aufhören der Regelblutung mit o. g. Antiöstrogen behandelt. Im übrigen wird die Therapie individuell abgestimmt; sie berücksichtigt Lebensalter, Allgemeinzustand, Lokalisation und Ausdehnung der Metastasen.

Nachsorgeuntersuchungen sind für Patientinnen, die wegen eines Mammakarzinoms operiert wurden, besonders wichtig, da auftretende Metastasen durch die Therapie günstig beeinflußt oder wenigstens zeitweise zum Stillstand gebracht werden. Je nach Alter der Patientin und Lokalisation der Tochtergeschwulst kommen Bestrahlung, die Gabe von Zytostatika und/oder Antiöstrogenen in Betracht.

Die Haut

Aufgaben und Bau

Die Haut stellt die äußere Umhüllung des Körpers dar,

- sie schützt gegen physikalische, chemische und bakterielle Einwirkungen,
- sie dient der Wärmeregulierung,
- der Speicherung von Fetten, Salzen und Kohlenhydraten,
- der Ausscheidung von Stoffen und hat außerdem
- Sinnesfunktion, indem sie Sinnesqualitäten wie Wärme, Kälte und Schmerzempfindung mit Hilfe verschiedener Tastorgane und Empfindungszellen vermittelt (Abb. 1.**19**).

Die Haut setzt sich aus 3 Schichten zusammen:

Die *Oberhaut*, die gefäßlos ist, befindet sich ganz außen und besteht wiederum aus 2 Schichten. Die äußere Schicht ist die Hornschicht. Sie ist an verschiedenen Körperstellen verschieden dick ausgebildet (Fußsohlen) und ist aus vielen Lagen platter verhornter Zellen aufgebaut, die sich an der Oberfläche ständig abschuppen. In der Keimschicht werden dauernd Zellen neu gebildet. Sie dringen in die Hornschicht vor und ersetzen die abgeschilferten Zellen. In der Keimschicht befindet sich ein braunes Pigment (Melanin aus Melanozyten), das je nach Vorkommen die Tönung der Haut bedingt.

Die *Lederhaut* liegt unter der Oberhaut und besteht aus einem Geflecht von Bindegewebszellen und elastischen Fasern, von vielen Blut- und Lymphgefäßen und ist von Nerven durchzogen. Die Lederhaut ragt mit Vorsprüngen (Papillen) in die über ihr liegende Oberhaut hinein und übernimmt deren Ernährung. Die Papillen sind besonders deutlich an der Haut der Finger und Fußsohlen zu sehen. Ihre Anordnung ist erblich festgelegt und ergibt den charakteristischen Fingerabdruck.

Die *Unterhaut* ist von der Lederhaut nicht deutlich abgegrenzt. Sie ist eine Bindegewebsschicht mit Fetteinlagerungen (Unterhautfettgewebe). Sie dient der Auspolsterung der Haut und schützt vor Wärmeverlust, da Fett ein schlechter Wärmeleiter ist. Auch hier liegen zahlreiche Blutgefäße und autonome Nervenfasern, die an den Drüsen, Muskeln und Blutgefäßen der Haut endigen. Die vielen sensiblen Nerven enden entweder frei oder in bestimmten Nervenendorganen und vermitteln die verschiedenen Hautsinnesempfindungen (Druck, Wärme, Kälte).

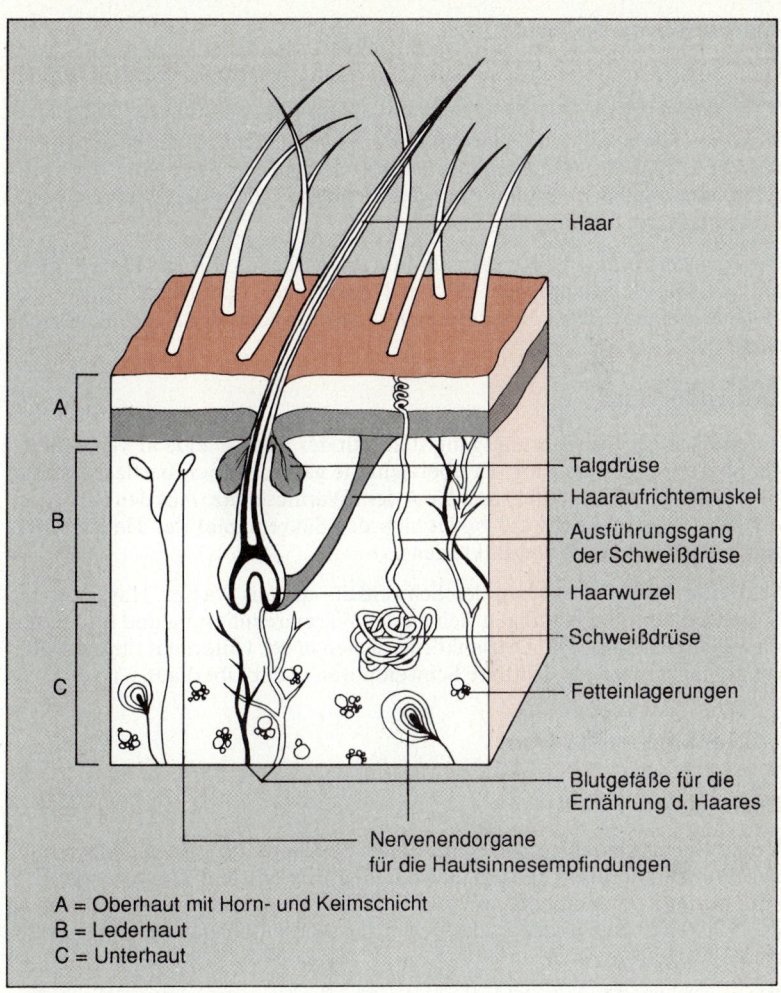

Haar

Talgdrüse

Haaraufrichtemuskel

Ausführungsgang
der Schweißdrüse

Haarwurzel

Schweißdrüse

Fetteinlagerungen

Blutgefäße für die
Ernährung d. Haares

Nervenendorgane
für die Hautsinnesempfindungen

A = Oberhaut mit Horn- und Keimschicht
B = Lederhaut
C = Unterhaut

Abb. 1.19 Haut

Anhangsorgane der Haut

Die Anhangsorgane der Haut sind *Haare* und *Nägel*. Sie werden von der Oberhaut gebildet.

Haare bestehen aus dem Haarschaft, der Haarwurzel und der Haarzwiebel. Aus ihr erfolgt das Wachstum des Haares. Jedes Haar ist von der Haarwurzelscheide umgeben. In den Spaltraum zwischen Haar und Wurzelscheide wird das Sekret der Talgdrüsen entleert.

Die *Nägel* bedecken die Kuppen der Finger und Zehen. Es sind Hornplatten, die dem Nagelbett aufliegen. An der Nagelwurzel, dem Nagelfalz, werden sie stets erneuert. Wird dieser Bereich zerstört, wächst der Nagel nicht mehr nach.

Drüsen der Haut

Talgdrüsen. Ihr Ausführungsgang steht mit der Haarscheide in Verbindung. Ihr Sekret ist der Hauttalg. Er überzieht die ganze Körperoberfläche (außer Fußsohlen und Handteller) und dient dem Wärmeschutz. Aus den Rückständen von Talg und Schweiß bildet sich der Säuremantel der Haut (Schutz gegen das Eindringen von Bakterien).

Schweißdrüsen. Sie sondern den Schweiß ab, der aus Wasser, Harnstoff und Salzen besteht. Sie beteiligen sich an der Wärmeregulierung und finden sich überall in der Haut. Die Drüsenkörper liegen in der Unterhaut, ihre Ausführungsgänge enden als sichtbare Schweißporen in der Oberhaut.

Erkrankungen der Haut

Infektionen der Haut

Unter einem **Abszeß** versteht man einen Eiterherd, der von der Umgebung abgegrenzt ist und oft tief im Gewebe liegt. Er entsteht durch eitrige Einschmelzung von entzündetem Gewebe. Eine unangenehme Abszeßform ist der Schweißdrüsenabszeß in der behaarten Achselhöhle und der periproktitische Abszeß am After.

Kann sich der Abszeß nicht durch die Haut nach außen entleeren, muß er operativ eröffnet und entfernt werden.

Furunkel sind meist durch Staphylokokken hervorgerufen. Diese dringen in den Ausführungsgang einer Talgdrüse ein und erzeugen dort eine eitrige Entzündung.

Greift die Infektion auf benachbarte Haarbälge über, spricht man von **Karbunkeln**. Sie entstehen oft in der Nackengegend durch Scheuern des Kragens bei häufigem Schwitzen.

Eine **Phlegmone** wird von Streptokokken hervorgerufen. Die Entzündung breitet sich flächenhaft in den Gewebsspalten des Unterhautzellgewebes und zwischen Muskeln aus, ist also von der Umgebung nicht abgegrenzt.

Symptome: Die Erkrankung beginnt mit Fieber, gleichzeitig treten Rötung, Schwellung und Schmerzen im betroffenen Gebiet auf.

Die *Behandlung* dieser Infektionen besteht in der Verabreichung von Antibiotika. Bei Phlegmonen muß der erkrankte Körperteil ruhiggestellt und hochgelagert werden. Feuchte, desinfizierende Umschläge sind hilfreich. Eiteransammlungen müssen chirurgisch eröffnet werden.

Fingereiterungen (Panaritium). Die Eitererreger (Streptokokken und Staphylokokken) dringen durch harmlos scheinende Fingerverletzungen ein. Man unterscheidet je nach Lokalisation und Ausbreitung Nagelbettpanaritium (Nagelwallentzündung), Haut-, Sehnenscheiden-, Gelenk- und Knochenpanaritien.

Symptome: Zuerst „Klopfen" im Finger oder an der infizierten Stelle, Schwellung und Rötung, dann zunehmende bis zur Unerträglichkeit sich steigernde Schmerzen.

Behandlung: Erstes Gebot ist es, dem Eiter Abfluß zu verschaffen. Dies geschieht bei Nagelbettpanaritien durch Entfernung des Nagels, sonst durch Inzision. Anschließend Ruhigstellung der Hand und des Unterarmes oder des entsprechenden Fingergliedes in Funktionsstellung auf einer Schiene, dadurch Schmerzlinderung, ggf. Antibiotikagabe.

Bei Übergreifen der Entzündung auf die Sehnenscheiden, Gelenke oder Knochen müssen die abgestorbenen Gewebeteile operativ entfernt werden.

Pilzerkrankungen der Haut (Dermatomykosen)

Unter den vielen möglichen Pilzerkrankungen der Haut soll hier wegen ihrer zunehmenden Verbreitung die *Mykose* der Hände und Füße und der *Soor* besprochen werden.

Mykose der Hände und Füße (Interdigitalmykose): Die Erreger sind sog. Fadenpilze, die sich an feuchtwarmen Orten aufhalten, wie z.B. auf Baderosten und -matten, in Schwimmbädern und Baderäumen, in Umkleideräumen, auf Sportplätzen und in Schulen. Dort erfolgt auch die Ansteckung.

Symptome: Zwischen den Zehen, besonders zwischen dem 3. und 4. Zeh, an den Fußsohlen und Handinnenflächen tritt manchmal nur eine juckende Rötung auf. Es erscheinen Bläschen, die platzen und schmerzende und nässende Einrisse verursachen. Zuweilen sieht man auch eine trockene Schuppung an den Fußsohlen oder Handinnenflächen.

Behandlung: sorgfältige Fuß- und Handpflege. Antimykotika, das sind Mittel gegen Pilzinfektionen, die in alkoholischer Lösung, als Creme oder Salben angewendet werden. Die befallenen Hautbezirke werden mit dem Mittel bestrichen, anschließend wird ein Mullstreifen so darüber gelegt, daß die benachbarte Haut nicht reiben kann (wichtig bei einer Mykose der Zehen). Damit eine dauernde Selbstinfektion vermieden wird, müssen die Strümpfe täglich gewechselt werden. Sie sollten aus kochfähiger Baumwolle bestehen.

Prophylaxe: regelmäßige Desinfektion der oben angeführten Orte. Vermeidung von porösem Material wie Holz, Sisal und Badeschwämmen.

Soormykose: Die Erreger sind sog. Sproß- oder Hefepilze. Die in den letzten Jahren zu beobachtende Zunahme dieser Hauterkrankung beruht offensichtlich auf einem gestörten Gleichgewicht zwischen Bakterien und Pilzen, bedingt durch die häufige Anwendung von Antibiotika. So tritt diese Erkrankung besonders nach einer längeren Behandlung mit diesen Medikamenten auf. Verminderte Abwehrkräfte, Diabetes und Schwangerschaft scheinen den Soorbefall zu fördern. Am häufigsten tritt der Soor auf der Mundschleimhaut auf. Er kommt aber auch auf den Schleimhäuten des Genitales (bei der Frau Vagina, beim Mann Vorhaut) vor. Ein solcher Befall kann erste Hinweise auf einen Diabetes geben. Auch die äußere Haut kann befallen sein.

Symptome: weiße Beläge auf den Schleimhäuten, die sich nur teilweise abstreifen lassen. Die darunterliegende Schleimhaut blutet leicht. Kleinfleckige oder auch flächenhafte Rötungen der äußeren Haut, die von außen nach innen weißliche Abschuppungen hervorrufen.

Behandlung: antimykotische Lösungen, Salben oder Puder, Behandlung des Grundleidens.

Hauterkrankungen durch tierische Parasiten

Unter guten hygienischen Verhältnissen ist ein Befall durch tierische Parasiten wie Läuse, Flöhe und Wanzen selten. Sie verbreiten sich jedoch stark, wenn viele Menschen auf engem Raum zusammenleben und dabei die Reinhaltung von Räumen, Körper und Kleidung unzureichend ist. Sie verursachen durch ihre Bisse einen starken Juckreiz, der zum Kratzen veranlaßt. Dadurch entstehen Entzündungserscheinungen an den befallenen Hautpartien. Von den vielerlei Läusen sollen hier die Kopf-, Filz- und Kleiderlaus besprochen werden.

Kopfläuse: Ihre Übertragung erfolgt von Mensch zu Mensch durch körperliche Berührung, auch durch Gegenstände wie Kämme und Hüte. Sie befallen die Kopfhaare und befestigen ihre Eier (Nissen) an den Haarschäften.

Behandlung: Z. B. Cuprexpackungen. Anschließend Haarwäsche mit einem Haarwaschmittel und Spülung mit lauwarmem Essigwasser (2 Eßlöffel Speiseessig auf 11 Wasser). Zum Schluß mit einem engzahnigen Kamm (Staubkamm) auskämmen.

Filzläuse: Sie befestigen ihre Eier an den Haaren der Geschlechtsgegend, der Achselhöhle und der Brust, niemals aber an den Kopfhaaren. Bei Filzlausbefall sind etwa linsengroße blaue Flecken an der Bauch-, Brust- und Oberschenkelhaut festzustellen, die durch ihre Bisse entstanden sind.
Behandlung: wie bei Kopfläusen.

Kleiderläuse: Sie halten sich in Falten und Nähten von Kleidungsstücken auf und legen dort auch ihre Eier ab. Sie können bestimmte Infektionskrankheiten übertragen, wie Fleckfieber, Wolhynisches Fieber und Rückfallfieber. In Kriegszeiten spielen sie eine große Rolle.
Behandlung: Desinfektion von Kleidung.

Flöhe: Ihre Stiche verursachen stark juckende Quaddeln.
Behandlung: Auftragen juckreizstillender Mittel. Desinfektion der Räume.

Wanzen: Auch ihre Stiche belästigen den Menschen stark: anfänglich sind sie fast schmerzlos, verursachen aber bald erheblich juckende Quaddeln. Wanzen verbreiten durch eine Stinkdrüse, die sie am Bauch tragen, einen scheußlichen Geruch.
Behandlung: Lokal juckreizstillende Mittel, Desinfektion der Räume.

Auch **Milbentiere**, wie die *Krätzenmilbe* und die *Zecke* gehören zu den Hautschmarotzern.

Die Krätze wird durch eine Milbe hervorgerufen, die die Haut besonders zwischen den Fingern, an den Handgelenken, an der Streckseite der Ellenbogen und am Gliedschaft befällt und einen starken Juckreiz verursacht. Sie wird durch enge Berührung mit infizierten Personen leicht übertragen. Die Milbe gräbt in der Oberhaut kleine Gänge, die als feine graue Linien unter der Epidermis zu erkennen sind. Die Gänge sind mit Milben, deren Kot und Eiern gefüllt.
Behandlung: Einreiben mit Jacutinemulsion oder Mitigal.

Zecken: Es gibt verschiedene Zeckenarten. Die bei uns bekannteste lebt an Waldrändern. Sie kann sich an einer unbekleideten Hautstelle eines Vorübergehenden leicht festbeißen und dadurch eine juckende Rötung verursachen. Die Zecke kann 2 Erkrankungen übertragen:

1. FSME (Frühjahr-Sommer-Meningoenzephalitis) (s. S. 107 f.)
Es handelt sich um eine Viruserkrankung, die weitaus seltener ist, als die
Borreliose (ca. 1:1000). In den letzten Jahren wurden in Deutschland nur
wenige ernsthafte Erkrankungsfälle beschrieben. 60–70% der Erkrankungen verlaufen symptomlos. Nur bei 10% der Erkrankten tritt eine neurologische Symptomatik auf.

Symptome: Anzeichen eines grippalen Infektes mit Kopfschmerzen und
Sehstörungen, bei schwerer Form Zeichen einer Meningoenzephalitis.

Behandlung: Es gibt eine vorbeugende Impfung bzw. eine passive Immunisierung, wenn ein Zeckenbiß erfolgte. Der Impfschutz sollte nicht überbe-
wertet werden. Geimpft werden sollten Personen, die in Endemiegebieten
vorwiegend im Wald arbeiten.

2. Lyme-Borreliose
Diese Erkrankung ist erst seit wenigen Jahren bekannt. Der Erreger ist ein
korkenzieherartiges Bakterium der Borrelien-Gruppe.

Symptome: Nach dem Zeckenbiß tritt eine großflächige Hautrötung auf, das
sog. Erythema migrans. Dabei bestehen lokal Schmerzen, Wärmegefühl und
Juckreiz, selten kommt es zu Fieber, Kopf-, Muskel- und Gelenkschmerzen.

Behandlung: frühzeitige Antibiotikatherapie über 10 Tage. Dadurch heilt
die Krankheit fast in allen Fällen aus.

Komplikationen: Sind die Anfangssymptome nur schwach ausgeprägt, und
findet deshalb keine Behandlung statt, überleben die Erreger im Körper. Zu
einem späteren Zeitpunkt befallen sie Gelenke, Nerven und Herz. Auch in
diesem Stadium können mit Antibiotika noch gute Erfolge erzielt werden.

Wichtig ist der Schutz vor Zeckenbissen: geschlossene Kleidung, Einreib-
mittel gegen Insekten, sorgfältige Inspektion des Körpers.

Nach einem Zeckenbiß sollte die Zecke nicht abgerissen oder zerquetscht
werden. Sie wird durch langsame Zug- und Drehbewegung entfernt.
Danach sorgfältige Desinfektion der Bißstelle.

Ekzeme

Es handelt sich bei diesen Krankheitsbildern um oberflächliche *Reaktionen
der Haut*, die durch die verschiedensten Ursachen ausgelöst werden und zu
unterschiedlichen Erscheinungsbildern auf der Haut führen wie:

Rötungen, Papeln, Pusteln, Blasen, Schuppen, Nässen und Verhornungen,
verbunden mit mehr oder weniger starkem Juckreiz.

Man kann die Ekzeme in 3 Gruppen einteilen:

1. das vulgäre oder Kontaktekzem,
2. das seborrhoische Ekzem,
3. das endogene Ekzem.

1. Das **vulgäre** oder auch gewöhnliche **Ekzem** wird durch äußere Einwirkungen hervorgerufen. Für sein Entstehen sind zusätzlich in der Haut selbst liegende Faktoren verantwortlich. Es kann überall auf der Haut lokalisiert auftreten (z. B. Unterschenkel, Ohr, Hände), aber auch die ganze Körperoberfläche befallen. Das Ekzem kann einen akuten oder chronischen Verlauf nehmen, womit sein Erscheinungsbild sich ändert.

Als *Ursachen* kommen mechanische, chemische, thermische Reize, bestimmte „Berufsstoffe" wie Zement, Formalin, Lösungsmittel usw. in Frage. Diese führen zu einer toxischen Hautentzündung (Dermatitis), die nach Entfernung der schädlichen Stoffe bald abheilt oder zum sog. *allergischen Kontaktekzem* (s. S. 181) führt.

Behandlung: Ausschaltung der schädigenden Stoffe. Bei starker Rötung oder Schwellung, bei nässenden Veränderungen milde Umschläge. In anderen Stadien Auftragen bestimmter Lotionen, Cremes und Salben.

2. Die Ursache des **seborrhoischen Ekzems** ist nicht endgültig geklärt. Es wird vermutet, daß eine Überempfindlichkeit der Haut gegenüber Bakterien bei einer gleichzeitig vorkommenden Fehlzusammensetzung des Hautfettes besteht. Meist ist eine vermehrte Talg- und Schweißsekretion vorhanden.

Man sieht auf der betroffenen Haut scharf begrenzte rötliche Flecken mit gelbroten Schuppen in der Mitte des Gesichtes oder in der Mitte von Brust und Rücken. Auf dem behaarten Kopf ist oft nur eine Schuppenbildung festzustellen (trockene Seborrhö) oder Schuppenbildung mit starker Talgabsonderung (ölige Seborrhö).

Behandlung: sorgfältige Hygiene und Reinigung der befallenen Haut, auf ausreichenden Luftzutritt achten. Weitere Behandlung siehe unten.

3. Das **endogene Ekzem (Neurodermitis)** tritt familiär gehäuft auf. Hinzu kommt Anfälligkeit für Heuschnupfen, Asthma oder Migräne.

Die Haut dieser Patienten ist schlecht durchblutet und weist nur geringe Schweißbildung auf. Es können entweder nur die Ellenbeugen und Kniekehlen mit Rötungen und Knötchen befallen sein und stark jucken oder aber ganze Körperabschnitte.

Der *Milchschorf* ist ein endogenes Ekzem im Säuglingsalter und ruft besonders auf dem Kopf und im Gesicht Veränderungen hervor.

Die spezielle *Behandlung* des Ekzems ist schwierig und sollte in jedem Falle einem Facharzt überlassen werden: kochsalzarme, gemüse- und vitaminreiche Diät, eingeschaltete Obst- und Safttage, Zurückhaltung gegenüber Milch und Milchprodukten sowie Schweinefleisch. Ein Klimawechsel, besonders ein längerer Aufenthalt an der See oder im Hochgebirge, ist besonders bei Kindern und Jugendlichen erfolgreich.

Allergische Erkrankungen

Über 10% der Bevölkerung leiden an allergischen Erkrankungen. Die Allergien nehmen in den Zivilisationsgesellschaften stark zu. Es gibt verschiedene Reaktionen, die durch biochemische Vorgänge ausgelöst werden können. Die Allergene (Stoffe, die Allergien erzeugen) sind unterschiedlich stark allergisierend.

Es gibt 4 allergische Reaktionsformen:

– *allergische Reaktion vom Soforttyp* (Antigen-Antikörper-Reaktion)
   Typ   I: anaphylaktische Reaktion – allergischer Schock (s. Erste Hilfe),
   Typ II: zelltoxische Reaktion,
   Typ III: Arthus-Reaktion – Serumkrankheit,
– *allergische Reaktion vom Spättyp* (nach 24 Std.) (zellvermittelte Reaktion)
   z. B. Transplantatabstoßung

Bei allergischen Reaktionen vom Typ I-III liegen Antigen-Antikörper-Reaktionen zugrunde (s. Immunologie).

Typische Erkrankungen sind:

– Heuschnupfen (S. 47) – Nahrungsmittelallergien – Hausstaub- und Milbenallergie – Nesselfieber – allergisches Asthma bronchiale (s. S. 48), Arzneimittelallergie u. a.

Symptome: Die Allergien lösen vielfältige Reaktionen aus, je nachdem treten ganz spezifische Organreaktionen auf. Bei Heuschnupfen sind vor allem Nase und Bindehäute der Augen betroffen, beim Asthma die Lunge, bei der Arzneimittelallergie die Haut, bei Nahrungsmittelallergie u. a. der Darm.

Behandlung: nach Austestung Meiden der Allergene, Gabe von Antihistaminika, Mastzellenblocker, Kortison, Desensibilisierungsbehandlung.

Arzneimittelallergie:

Hierbei wirkt das Medikament als Antigen. Die Antigen-Antikörper-Reaktion ruft Hauterscheinungen hervor, die nach einigen Minuten bis Stunden nach Einnehmen des Medikamentes auftreten können (Allergie vom Soforttyp s. o.). In schweren Fällen können Herz- und Kreislaufstörungen sowie Schädigungen von Blutzellen beobachtet werden.

Als auslösende Ursachen seien Antibiotika, besonders Penizillin, Sulfonamid und barbitursäurehaltige Präparate genannt.

Behandlung: sofortiges Absetzen des Medikamentes, Gabe von Kalziumpräparaten und Antihistaminika, evtl. Kortikoide und Kreislaufmedikamente. Das Mittel darf nicht wieder verabreicht werden, da eine noch schwerere Reaktion auftreten und evtl. zu einer lebensbedrohlichen Situation führen kann.

Allergische Kontaktdermatitis:

Es handelt sich um eine allergische Erkrankung vom Spättyp. Hierunter fallen alle berufsbedingten Hautallergien. Die Hände und Unterarme sind am meisten betroffen. In den medizinischen Berufen sind Desinfektionsmittel, Gummihandschuhe, Formaldehyd bekannte Allergieauslöser.

Symptome: chronisch gerötete Hände und Unterarme, Juckreiz, Schwellung, nässende schrundige Haut.

Therapie: Zur Diagnose wird ein Hauttest durchgeführt. Ist das Allergen bekannt und wird es gemieden, heilt die Erkrankung ab. In einigen Fällen zwingt eine solche Erkrankung zum Berufswechsel.

Bösartige Hauterkrankung

Malignes Melanom (bösartiger Hauttumor):

Aufgrund von Umwelteinflüssen (erhöhte UVB-Strahlung) und falschem Freizeitverhalten (zu ausgiebiges „Sonnenbaden") hat das maligne Melanom an Häufigkeit stark zugenommen. Besonders gefährdet sind Personen mit heller Haut und schlechter Bräunungstendenz, mit angeborenen Leberflekken und Personen, in deren Familien das Melanom als Tumor bekannt ist.

Symptome: Veränderung eines Leberfleckes, plötzliches Wachstum, Entzündung, Juckreiz, Nässen und Blutung.

Behandlung: Als erstes erfolgt die chirurgische Entfernung mit ausreichendem Sicherheitsabstand zur Umgebung, evtl. Entfernen der benachbarten Lymphknoten. Je früher ein Melanom entfernt wird (in einem Stadium, in dem es noch nicht sehr tief in die Haut eingewachsen ist), desto günstiger ist die Überlebenschance. Weitere Behandlungsmöglichkeiten sind Strahlen-, Chemo- und Radionukleidtherapie.

Vorsorge: Verwendung von Sonnenschutzmittel (> Faktor 15), kurze Sonnenbestrahlung der Haut (maximal 30 Min. pro Tag).

Weitere bösartige Tumoren der Haut sind u. a. das Plattenepithelkarzinom, das Spinaliom und das Basaliom.

Wunden, Wundversorgung und Wundheilung

Wenn Haut oder Schleimhaut an einer Stelle durchtrennt ist, wird dies als Wunde bezeichnet.

Wundarten

Schnittwunden: Sie haben glatte Ränder, bluten stark und klaffen auseinander. Sie heilen gut, eine Infektionsgefahr ist relativ gering. Bei Schnittwunden, die tief in die Weichteile hineinreichen, muß immer an eine Mitverletzung von Sehnen und Nerven gedacht werden.

Stichwunden: Äußerlich sind sie ähnlich wie Schnittwunden. Sie sind jedoch kleiner und reichen weiter in die Tiefe. Es besteht immer die Gefahr, daß Gefäße, Nerven und Organe mitverletzt werden. Fremdkörper können in der Tiefe stecken bleiben, mitgeschleppte Keime können zu Infektionen führen.

Quetschwunden: Hier sind die Wundränder unregelmäßig zerfetzt. In der Tiefe der Wunde und unter der Haut finden sich vielfach Wundtaschen, in denen unter dem dort bestehenden Sauerstoffmangel Tetanus- und Gasbrandbazillen gut gedeihen können.

Bißwunden: In der Haut lassen sich die Einbißstellen der einzelnen Zähne erkennen. Da sich im Speichel häufig Keime befinden (bei Tierbissen auch Tollwuterreger und Tetanusbazillen) sind diese Verletzungen gefürchtet.

Eine Sonderstellung nehmen die *Schlangenbißverletzungen* wegen der blutzersetzenden und nervenlähmenden Wirkung des Schlangengiftes ein. Ein Schlangenbiß kann meist durch die im Abstand von wenigen mm bis cm gelegenen 2 kleinen Wunden erkannt werden. Rasch tritt eine Schwellung auf, die Haut verfärbt sich blau-violett, Schwindelgefühl, Erbrechen, Kopfschmerzen, Abfall von Blutdruck und Temperatur kommen hinzu. Die Schwere des Krankheitsbildes hängt von der Schlangenart ab.

Behandlung: Ausschneiden der Bißwunde, Anlegen desinfizierender Verbände, regelmäßige Wundkontrollen. Beim Schlangenbiß ggf. Injektion von Schlangenserum.

Schußverletzungen: Man unterscheidet Steckschüsse und Durchschüsse. Immer besteht die Gefahr der Verletzung von inneren Organen oder größeren Blutgefäßen und schweren Infektionen. Der Einschuß ist eine kleine runde Wunde, evtl. durch Pulverreste schwärzlich verfärbt. Die Ausschußstelle ist erheblich größer und oft zerfetzt, besonders dann, wenn das Geschoß durch einen Widerstand (z. B. Knochen) abgelenkt oder verformt wurde.

Primäre und sekundäre Wundheilung

Für die Wundheilung ist der Zustand der Wunde entscheidend. Glattrandige Wunden heilen gut. Bei Wunden mit zerfetzten Wundrändern, Buchten und Taschen kommt es oft zur Eiterung und zu langsamer Heilung. Deshalb müssen die Wunden operativ versorgt werden, d. h., die Wundränder werden ausgeschnitten und zerfetztes Gewebe entfernt. Der bei jeder Wunde bestehende Schmerz wird durch eine Mitverletzung feinster sensibler Nervenäste hervorgerufen und muß bei manchen Wunden medikamentös bekämpft werden.

Heilt eine Wunde *ohne Infektion* ab, spricht man von *primärer Wundheilung*. Eine *infizierte Wunde* heilt unter Eiterabsonderung viel langsamer; man spricht von *sekundärer Wundheilung*.

Primäre Wundheilung: An den Wundrändern tritt Fibrin aus, sie verkleben. In der Verklebungsschicht wachsen Bindegewebszellen von beiden Seiten ein. Die frische Narbe ist deshalb weich und sehr gut durchblutet. Allmählich nimmt die Festigkeit der Narbe zu, sie wird hell und weiß.

Sekundäre Wundheilung: Die bei einer Verletzung eingedrungenen Erreger verursachen die Wundinfektion. Diese Infektion versucht der Organismus zu bekämpfen, indem Leukozyten in die Wunde einwandern und die Erreger unter den Erscheinungen einer Entzündung vernichten. Leukozyten, Keime und Gewebsflüssigkeit zusammen bilden den Eiter, der in verschieden großen Mengen auftritt. Sind die Erreger und ihre Giftstoffe unschädlich gemacht, beginnt die eigentliche Wundheilung. Die einsprossenden Gefäße können jedoch nicht mit den Gefäßen der gegenüberliegenden Seite Kontakt bekommen, da die Wundfläche stets größer ist, als dies bei einer primär heilenden Wunde der Fall ist. Sie verbinden sich mit Nachbargefäßen und bilden Gefäßschlingen, um die herum das Bindegewebe sich vorzuschieben beginnt. Wegen seines gekörnten Aussehens nennt man dieses Gewebe Granulationsgewebe. Es ist häufig von einer Kruste aus geronnenem Blut und abgestorbenen Gewebsteilen bedeckt (Wundschorf). Wenn die ganze Wundfläche von Granulationsgewebe ausgefüllt ist, wachsen die Deckzellen der Haut konzentrisch nach innen vor und schließen sich über dem Granulationsgewebe. Bei der sekundären Heilung entsteht meist eine flächenhafte Narbe.

Manchmal kommt es bei der Wundheilung zu einer übermäßigen Entwicklung von Bindegewebe. Die Narbe bildet eine wulstförmige Verdickung, *Keloid* genannt.

Verbrennungen

Verbrennungen sind Gewebsschädigungen, die durch *Hitzeeinwirkung* entstehen. Man teilt die Verbrennungen in *3 Schweregrade* ein.

1. **Rötung der Haut:** starke Schmerzen durch Reizung der oberflächlichen Hautnerven.

Behandlung: Im Vordergrund steht die Kühlung (kalte Umschläge oder Eis). Außerdem können gelartige Salben aufgetragen werden, die an der Luft trocknen und weitere Verbände oder Behandlung unnötig machen.

2. **Tiefere Hautschichten sind geschädigt**, es tritt Gewebsflüssigkeit aus. Sie hebt die oberste Hautschicht von der unter ihr liegenden Lederhaut ab, *Blasenbildung*. Es bestehen *starke Schmerzen*.

3. **Alle Hautschichten sind verbrannt**, einschließlich Haaren, Nägeln, Drüsen und Nerven. Wegen der völligen Zerstörung der Nerven bestehen an Verbrennungsstellen 3. Grades *kaum Schmerzen*. Das verbrannte Gewebe sieht schneeweiß oder auch bräunlich schwarz aus.

Die erste Hilfe besteht zunächst darin, verbrannte Haut mit normalem kaltem Leitungswasser *zu kühlen*. Brandblasen dürfen unter keinen Umständen geöffnet werden. Mit der Wunde verklebte Stoffteile dürfen nicht abgerissen werden. Verbrennungen 2. und 3. Grades müssen vom Arzt behandelt werden. Beträgt die verbrannte Körperoberfläche beim Kind mehr als 5−10% und beim Erwachsenen mehr als 15%, muß unbedingt eine Einweisung ins Krankenhaus erfolgen.

Gefahren: Durch den Austritt von Gewebswasser verliert der Organismus große Mengen von Flüssigkeit und Plasmaeiweiß. Es kommt dadurch zu lebensgefährlichen Störungen im Salz- und Wasserhaushalt des Organismus (Nierenversagen). Unbehandelt führt dieser Zustand zum Tod. Die Schmerzen, die bei jeder Verbrennung vorhanden sind, sind um so stärker, je oberflächlicher die Verbrennung ist. Brandwunden sind besonders infektionsgefährdet, auch durch Tetanusbazillen.

Therapie in der Klinik:

– Ersatz der verlorenen Flüssigkeit durch entsprechende Infusionen.
– Tetanusprophylaxe und Schmerzmittel
– bei auftretenden Infektionen Antibiotika

Bei tief zwei- und drittgradigen Verbrennungen wird oft eine chirurgische Therapie notwendig. Die verbrannten Hautareale (Nekrosen) werden entfernt und anschließend transplantiert (Hautübertragung). Im Bereich der Beugeseiten der Gelenke, der Finger und der Hand können so Narbenzüge (Kontrakturen) durch Schrumpfung der Narben vermieden werden. Schwerverbrannte sollten in entsprechenden Verbrennungszentren behandelt werden.

In den letzten Jahren ist es gelungen, nach Entnahme von kleinen Hautinseln, aus den gewonnenen Hautepithelzellen größere Hautflächen zu züchten und diese zu transplantieren. Das Verfahren ist aufwendig und ist derzeit Schwerstverbrannten vorbehalten, bei denen nicht genügend Eigenhaut für die Transplantation zur Verfügung steht.

Das Auge (Sehorgan)

Das Sehorgan ermöglicht uns die Orientierung über Form, Größe, Oberflächenbeschaffenheit, Farbe und räumlichen Abstand der Dinge, die uns umgeben. Es besteht aus dem Sehnerven, dem Augapfel und den Hilfsorganen des Auges. Die Hilfsorgane des Auges sind die Augenmuskeln, die Augenbindehaut, der Tränenapparat, die Augenlider und die Augenbrauen (Abb. 1.**20**).

Der Sehnerv (s. Gehirnnerven S. 201f.) zieht durch den Sehnervenkanal in die Augenhöhle und verläuft durch den Augapfel an seinem hinteren Pol. Er wird von Gefäßen begleitet, die die Ernährung des Auges gewährleisten.

Der kugelige Augapfel liegt von Fett umgeben in der Augenhöhle. Man unterscheidet an ihm von außen nach innen 3 Häute: die Lederhaut, die Aderhaut und die Netzhaut.

Die Lederhaut ist eine harte, weiße, undurchsichtige Haut, die besonders stark an der Eintrittsstelle des Sehnerven und an den Ansatzstellen der Augenmuskeln entwickelt ist. Nach vorn zu geht die Lederhaut in die Hornhaut über. Diese ist etwas stärker gewölbt, durchsichtig, glasklar und gefäßlos. Sie ist wesentlich an der Lichtbrechung beteiligt.

Die Aderhaut ist reich an Blutgefäßen. Pigmentzellen geben ihr die schwarze Farbe. Dadurch wird der Augapfel zu einer Dunkelkammer, in die die Lichtstrahlen nur durch das Pupillenloch einfallen können. Nach vorn zu geht die Aderhaut in den Strahlenkörper über, der im wesentlichen aus glattem Muskelgewebe besteht. In seiner Fortsetzung liegt die Regenbogenhaut, eine kreisförmige Platte, die in der Mitte das runde Sehloch, die Pupille, hat. In die Regenbogenhaut sind Pigmente eingelagert, die die Farbe des Auges bestimmen. Außerdem befinden sich hier 2 glatte, ringförmige Muskeln, die die Pupillen erweitern oder verengen können.

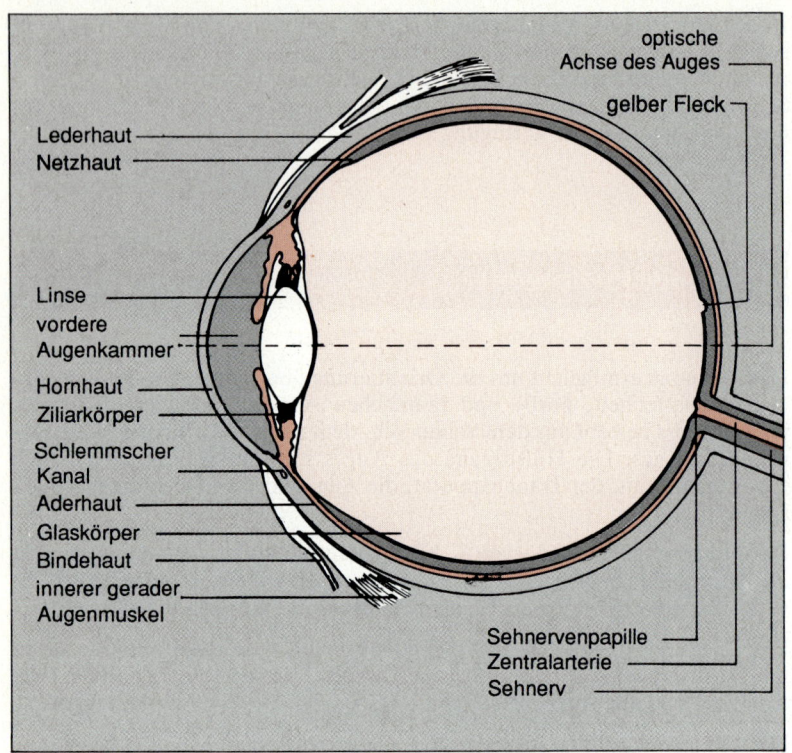

Abb. 1.20 Auge

Die Netzhaut ist mit ihrem hinteren Anteil der allein lichtempfindliche Teil des Auges, denn hier strahlen die Fasern der Sehnerven aus, hier befinden sich die lichtempfindlichen Sinneszellen. Nach vorn zu geht die Netzhaut in ihren blinden Anteil über. Dieser liegt dem Strahlenkörper und der Regenbogenhaut an. In der Sehzone der Netzhaut befinden sich besonders ausgebildete Sinneszellen, die nach ihrem Aussehen *Stäbchen- und Zapfenzellen* genannt werden.

Die ca. 6 Mill. Zapfenzellen dienen dem Farbsehen, die ca. 75–125 Mill. Stäbchenzellen dem Schwarzweißsehen. Die Zellen nehmen die Reize der eindringenden Lichtstrahlen auf und geben sie an den Sehnerven weiter, der sie zum Sehzentrum im Gehirn leitet. Die Eintrittsstelle des Sehnerven in den Augapfel wird der blinde Fleck genannt. Hier ist keine Lichtempfindung möglich, da sich an dieser Stelle keine Sinneszellen befinden. Die Stelle, mit der am deutlichsten gesehen werden kann, wird der gelbe Fleck genannt. Er liegt in der optischen Achse des Auges. Hier befinden sich nur Zapfenzellen.

Die in das Auge einfallenden Lichtstrahlen müssen sich auf der Netzhaut vereinigen, um dort ein scharfes Bild zu entwerfen und so ein deutliches Sehen zu ermöglichen. Damit dies geschehen kann, sind am Auge lichtbrechende Teile eingebaut. Es sind dies von hinten nach vorn der Glaskörper, die Linse, die vordere und hintere Augenkammer und die Hornhaut.

Der Glaskörper füllt den größten Teil des Augapfels aus und besteht aus einer gallertigen Substanz.

Die Linse ist vorn in den Glaskörper eingelagert. Sie besteht aus einer elastischen Masse, die von einer festen Kapsel umgeben ist. An dieser Kapsel setzt ein ringförmiges, aus Fasern bestehendes Band an, das vom Strahlenkörper ausgeht und die Linse festhält.

Außerdem kann durch An- bzw. Entspannung dieses Bandes die Linse stärker abgeflacht oder stärker gewölbt werden. Mit der Wölbung ändert sich die Brechkraft der Linse. Sie ist mitverantwortlich dafür, daß sich die Lichtstrahlen auf der Netzhaut bei Nah- und Fernsehen zu einem scharfen Bild vereinigen. Man nennt diesen Vorgang Akkommodation.

Die hintere und vordere Augenkammer befinden sich vor der Linse und hinter der Hornhaut. Es sind dies Räume, die mit glasklarer Flüssigkeit gefüllt sind. Sie stehen miteinander in Verbindung, gleichzeitig sind sie durch die Regenbogenhaut voneinander abgegrenzt. Das Kammerwasser wird von den Gefäßen des Strahlenkörpers gebildet.

Die ganz vorn gelegene und bereits erwähnte Hornhaut beteiligt sich durch ihre Krümmung an der Brechkraft des Auges. Wenn die Hornhaut nicht gleichmäßig gekrümmt ist, so wird die Abbildung eines Punktes auf der Netzhaut z. B. strichförmig verzerrt (Astigmatismus).

Sehvorgang

Das Sehen kommt folgendermaßen zustande: Die Lichtstrahlen gelangen durch die Hornhaut, vordere Augenkammer, Linse und Glaskörper zur Netzhaut. Hier entsteht ein durch die Brechkraft dieses optischen Systems umgekehrtes verkleinertes Bild. Die Anpassung der Brechkraft an die Entfernung der abzubildenden Gegenstände geschieht im wesentlichen durch die Linse. Durch die Tätigkeit des Strahlenmuskels (Akkommodationsmuskel) wird sie stärker gewölbt oder abgeflacht. Dadurch kann auf der Netzhaut von entfernten und nahen Gegenständen immer ein scharfes Bild entstehen (Abflachung beim In-die-Ferne-Sehen, stärkere Wölbung beim Nahsehen, z. B. Lesen). Die Sinneszellen der Netzhaut leiten den Lichtreiz über den Sehnerven weiter zum Gehirn. Bewußt wird ein aufrechtes Bild. Die einfallenden Lichtstrahlen treffen immer die Sinneszellen beider Augen, deshalb sehen wir mit beiden Augen nur ein Bild. Weicht jedoch ein Auge in seiner Stellung vom Normalen ab, so können Doppelbilder entstehen.

Bei alternden Menschen läßt die Elastizität der Linse nach, sie kann sich beim Nahsehen nicht mehr ausreichend wölben. Es entsteht nur ein unscharfes Bild, da sich die Strahlen erst hinter der Netzhaut treffen. Es entsteht die **Altersweitsichtigkeit**. Die mangelhafte Brechkraft der Linse wird durch eine vorgesetzte Sammellinse ausgeglichen (Lesebrille).

Bei der **Kurzsichtigkeit** treffen sich die Strahlen vor der Netzhaut, das Resultat ist unscharfes Sehen in die Ferne. Durch Vorsetzen einer Zerstreuungslinse (Brille) werden die Strahlen auseinander geschoben, so daß sie sich erst auf der Netzhaut treffen.

Hilfsorgane des Auges

6 Augenmuskeln ermöglichen die Bewegung des Augapfels. Sie kommen von der knöchernen Wand der Augenhöhle und setzen an der Lederhaut an. Durch die symmetrische Versorgung der Muskeln mit Nerven führen beide Augen gleichartige Bewegungen aus. Kommt es jedoch zu Abweichungen infolge Lähmung oder verschiedener Länge eines Muskels, so steht der Augapfel schief, man spricht von Schielen (Einwärts- oder Auswärtsschielen).

Die Augenbindehaut schützt das Auge und besteht aus zartem Bindegewebe. Sie überzieht den sichtbaren Teil des Augapfels und die Innenfläche der Augenlider. Durch mechanische oder chemische Reize wird sie rot infolge einer verstärkten Gefäßfüllung und Durchblutung.

Die Augenlider sind beweglich und können das Auge verschließen. Ihre freien Ränder tragen Talgdrüsen, die die Lider einfetten, außerdem Wimpernhaare. Sie dienen als Schutz gegen Fremdkörper und als Schirm gegen Strahlen (ähnliche Aufgaben haben die Augenbrauen). Durch den regelmäßigen Lidschlag wird das Sekret der Tränendrüsen (die Tränenflüssigkeit) über die ganze Bindehaut verteilt und so das Auge feucht gehalten.

Die Tränendrüsen liegen im oberen Augenwinkel, die Tränenflüssigkeit wird durch den Tränenkanal, der mit einer punktförmigen Öffnung am inneren Augenwinkel beginnt, zur Nase abgeleitet (s. Nase, S. 40 f.).

Erkrankungen des Auges

Bindehautentzündung (Konjunktivitis)

Die *Ursachen* sind mannigfaltig. Lokale Reizung durch Lichteinwirkung (Schweißen), durch allergische Reaktionen, bei verschiedensten internistischen Erkrankungen und durch viele Bakterien und Viren kann es zu einer entzündlichen Veränderung der Bindehaut kommen.

Allgemeine Symptome: Rötung – Schwellung- wäßrig schleimiges bis eitriges Sekret – Lichtscheu – Fremdkörpergefühl.

Therapie: Entfernung der Fremdkörper (Augenspülung). Augentropfen mit Adstringenzien (Mittel, die die Blutgefäße verengen). Wichtig ist eine exakte Diagnosestellung durch den Facharzt und entsprechend spezifische Therapie.

Grauer Star (Katarakt)

Jede Linsentrübung wird als grauer Star bezeichnet. Er kann angeboren oder erworben sein. Die häufigste Form ist die altersbedingte Linsentrübung. Beim Diabetes, bei langer Kortisontherapie, durch Strahlen, nach Verletzungen kann es ebenfalls zur Kataraktbildung kommen.

Symptome: sichtbare weiß-graue Linsenverfärbung. Die Patienten klagen über „Schleiersehen" und geben typischerweise besseres Sehen bei schwachem Licht an. Sie tragen Sonnenbrillen an trüben Tagen. Es besteht eine herabgesetzte Sehschärfe.

Therapie: Entfernen der getrübten Linse, anschließend Korrektur der Sehschärfe mit Brille oder Kontaktlinse. In zunehmendem Maße werden Kunststofflinsen anstelle der körpereigenen Linse implantiert.

Grüner Star (Glaukom)

Das Kammerwasser der Augenvorderkammer fließt im Kammerwinkel über den Schlemmschen Kanal ab. In der Augenvorderkammer herrscht normalerweise ein Druck von 10−21 mmHg. Ist der Druck erhöht, spricht man vom Glaukom. Der Augeninnendruck wird mit der Tonometrie gemessen. 2% aller über 40jährigen haben ein Glaukom. Es ist die häufigste Erblindungsursache. Durch ständigen Druck auf die Sehnervenfasern gehen diese langsam zugrunde. Es werden 3 Formen des grünen Stars unterschieden: angeborenes – primäres – sekundäres Glaukom.

Ursachen: Abflußstörungen des Kammerwassers

Symptome: dumpfe Augenschmerzen, Halbseitenkopfschmerz, Sehverschlechterung, Übelkeit, Lichtscheu, tränendes rotes Auge, steinharter Augapfel (akuter Glaukomanfall).

Therapie: pupillenverengende Medikamente, Betarezeptorenblocker u. a. und operative Maßnahmen zur Abflußverbesserung oder Zufuhrdrosselung.

Netzhautablösung (Ablatio retinae)

Die *Ursache* sind Einrisse der Netzhaut bzw. Abheben der Pigmentschicht vom Neuroepithel, in dem sich die Sinneszellen befinden. Bei älteren kurzsichtigen Patienten besteht eine Prädisposition, ferner bei Verletzungen (Schlag aufs Auge), diabetische Augenveränderungen (Retinopathie) u. v. a.

Symptome: periphere Lichtblitze, plötzliches Auftreten eines Schwarms dunkler Flecken (Rußregen), Vorhangphänomen bzw. Verschleierung, Verzerrtsehen.

Therapie: Der geringste Verdacht erfordert eine Klinikeinweisung, denn je früher die Therapie beginnt und je kleiner der geschädigte Bezirk, desto besser ist die Heilungschance. Therapie der Wahl ist die Laser- oder Lichtkoagulation.

Das Ohr (Gehörapparat)

Töne und Geräusche verursachen Schallwellen, die von Gehörapparat aufgenommen und verarbeitet werden.

Man teilt den Gehörapparat in das äußere, mittlere und innere Ohr ein. Das äußere und mittlere Ohr stellen das schalleitende System dar, das Innenohr ist der schallempfindende Apparat (Abb. 1.21).

Äußeres Ohr

Das äußere Ohr setzt sich aus der Ohrmuschel und dem Gehörgang zusammen. Bei der Schallaufnahme wirkt die Ohrmuschel als Schallfänger. Von ihr aus gelangen die Schallwellen in den Gehörgang. Er wird von Haut ausgekleidet, die Haare, Talgdrüsen und Ohrenschmalzdrüsen besitzt. Hinten wird der Gehörgang vom Trommelfell verschlossen. Das Trommelfell nimmt die Schallwellen auf und leitet sie weiter auf die Gehörknöchelchen, die sich im Mittelohr befinden.

Mittelohr

Das Mittelohr wird Paukenhöhle genannt. Sie ist ein Knochenspalt von 2 mm Breite und 2 cm Höhe und liegt zwischen Trommelfell einerseits und der Wand des inneren Ohres andererseits. Die ganze Paukenhöhle ist von Schleimhaut ausgekleidet und mit Luft gefüllt. Sie steht mit dem Rachenraum und damit mit der Außenluft durch die Ohrtrompete (Eustachische Röhre) in Verbindung.

In der Paukenhöhle befindet sich die Kette der Gehörknöchelchen. Sie stehen untereinander in gelenkiger Verbindung und werden nach ihrem Aussehen Hammer, Amboß und Steigbügel genannt.

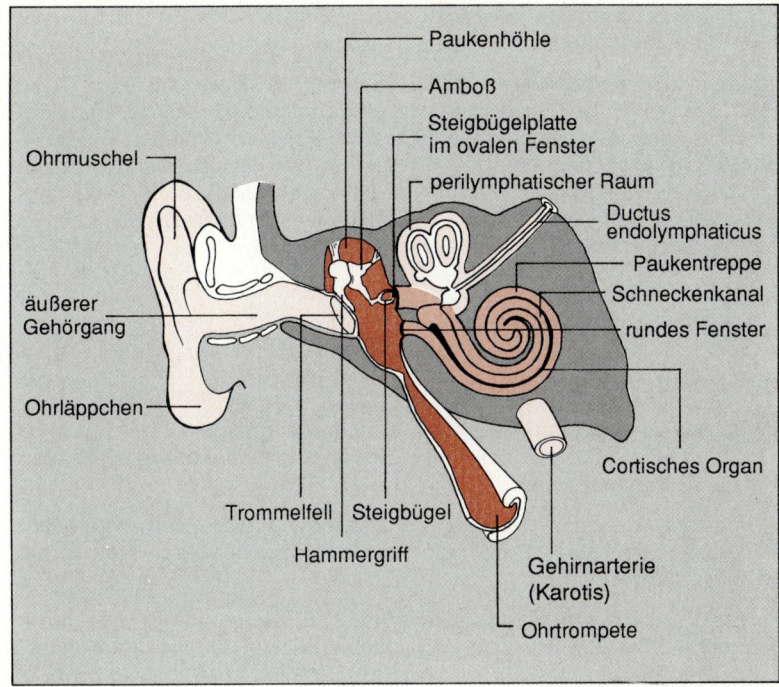

Abb. **1.21** Ohr

Die Schallwellen versetzen das Trommelfell in Schwingungen. Die Schwingungsbewegungen werden auf den Hammer übertragen, der mit dem Trommelfell verwachsen ist. Er gibt sie an den Amboß und dieser an den Steigbügel weiter. Der Steigbügel überträgt die Bewegung auf das ovale Fenster. Dies ist eine kleine Öffnung in der Wand des Innenohres, das mit einer Haut verschlossen ist.

Innenohr (Labyrinth)

An dem ovalen Fenster beginnt das Innenohr, das in der Felsenbeinpyramide des Schläfenbeines untergebracht ist. Das ovale Fenster überträgt die Schallwellen auf eine Flüssigkeit, die sich in der Schnecke (Kochlea) befindet. Sie ist ein häutiges Organ und liegt in einer völlig verschlossenen Knochenkapsel. Sie hat 2½Windungen. Die Schnecke ist das Organ der Hörempfindung. Hier befinden sich die Hörsinneszellen. Von ihnen gehen feine Nervenfasern ab, die sich zum Hörnerven vereinigen (S. 201 f.).

Durch die Schallwellen wird die Flüssigkeit in der Schnecke in Schwingungen versetzt, wodurch die Sinneszellen gereizt werden. Der Reiz wird über feine

Nervenfasern, die in den Sinneszellen beginnen, zum Gehörnerven weitergeleitet. Er übermittelt die Hörempfindung dem Gehirn.

Im Innenohr befindet sich außerdem noch das Gleichgewichtsorgan (Vestibularapparat). Es besteht aus 3 flüssigkeitsgefüllten Bogengängen und den 2 Säckchen. Die Bogengänge liegen jeweils senkrecht zueinander. Bei Bewegungen und Lageänderung des Körpers wird die Flüssigkeit in den Bogengängen und den Säckchen verschoben. Dadurch werden spezifische Sinneszellen gereizt und dieser Reiz gelangt über feine Nervenfasern, die sich zum Gleichgewichtsnerven vereinigen, zum Gehirn.

Erkrankungen des Ohres

Mittelohrentzündung (Otitis media)

Sie kommt häufig als aufsteigende Entzündung im Verlauf einer Erkältung oder eines Schnupfens vor. Streptokokken bzw. Pneumokokken bei Kindern sind die häufigsten Erreger.

Symptome: stechende Ohrschmerzen, Ohrgeräusche, Schwerhörigkeit, Kopfschmerzen, Fieber. Bei der Untersuchung zeigt sich ein gerötetes Trommelfell mit Vorwölbung.

Therapie: Bettruhe, fiebersenkende Mittel, Wärmeanwendung, Nasentropfen, Antibiotika. Bei auftretenden Komplikationen Eröffnen des Trommelfells (Parazentese).

Komplikationen: Knocheneiterung (Mastoiditis), chronische Infektion, chronischer Trommelfellschaden, Gehirnhautentzündung.

Bei rechtzeitiger gezielter Therapie heilt in der Regel eine Mittelohrentzündung innerhalb von 10–14 Tagen ohne Folgen aus.

Schwerhörigkeit

Die Minderung des Hörvermögens hat viele Ursachen. Man unterscheidet 2 Formen:

– *Schalleitungsstörung:* Der ankommende Schall wird durch Störungen nur unvollständig zu den Sinneszellen in der Schnecke geleitet. Ursachen: verstopfter Gehörgang, Mittelohrentzündung, Veränderungen an Hammer, Amboß oder Steigbügel.
– *Schallempfindungsstörungen:* Hörstörung im Bereich des Innenohres oder des Hörnerven (Innen- bzw. Nervenschwerhörigkeit). Sie kann durch Virusinfektionen, Durchblutungsstörungen, Hörsturz, Tumoren oder degenerative Veränderungen (Altersschwerhörigkeit) verursacht werden.

Therapeutisch werden die Grundleiden behandelt, sofern dies möglich ist.
Anschließend je nach Befund der Hörprüfung (Audiometrie) Anpassen
eines Hörgerätes.

Nervensystem

Das Nervensystem besteht aus *Gehirn* und *Rückenmark* (zentrales Nervensystem, ZNS) sowie *Nerven* (peripheres Nervensystem). Dieses System hat
zwei Funktionen. Zum einen lenkt es alle Vorgänge, die willkürlich hervorgerufen werden können und in das Bewußtsein treten. Dieser Anteil des
Systems ist das *zerebrospinale System*. Zum anderen regelt es die Tätigkeit
der inneren Organe, d. h. die vegetativen Funktionen des Organismus. Dieser Anteil des Nervensystems ist dem Willen nicht unterworfen, es arbeitet
selbständig (autonom). Es wird *autonomes* oder *vegetatives Nervensystem*
genannt (S. 195 f.). Das Nervensystem ist aus Nervengewebe aufgebaut, das
bereits im Kapitel Gewebelehre beschrieben wurde (S. 6 f.).

Alle Reize wie z. B. Licht- und Schallwellen, die von der Umwelt her auf den
Körper einwirken, werden von Sinneszellen in den Sinnesorganen empfangen. Solche Aufnahme- oder Empfangsapparate (Rezeptoren) gibt es nicht
nur in den Seh-, Geruchs-, Geschmacks-, Hör- und Gleichgewichtsorganen,
die im Bereich des Kopfes liegen. Eine Vielzahl kleiner Tastorgane ist in die
Haut und in tiefer liegende Organe (Knochen, Muskeln, Gelenke) eingelassen. Diese vermitteln dem Körper Tast-, Druck-, Erschütterungs-, Tempera-
tur-, Lust- und Schmerzempfindungen. Die genannten Empfindungen sind
vor allem in der Haut und Schleimhaut lokalisiert und werden deshalb
insgesamt als *Oberflächensensibilität* bezeichnet.

In Sehnen, Muskeln und Gelenken liegen spindelförmige Rezeptoren, die
uns über die Stellung und Lage der Körperteile unterrichten. Diese Empfindungen werden zusammenfassend als *Tiefensensibilität* bezeichnet.

Peripheres Nervensystem

Alle von den genannten Empfangsapparaten (Rezeptoren) aufgenommenen
Reize werden in elektrische Impulse umgewandelt und auf Nerven übertragen, die an die Rezeptoren angeschlossen sind. Die Nerven führen diese
Impulse als nervöse Erregung zu zentralen Sammelstellen in Rückenmark
und Gehirn, wo sie gesammelt, verarbeitet, miteinander in Verbindung
gebracht und zu sinnvoller Einheit zusammengefügt (koordiniert) werden.
Alle Nervenbahnen, die zum Rückenmark und Gehirn *hinlaufen*, werden als
zuführende oder *sensible* Bahnen bezeichnet.

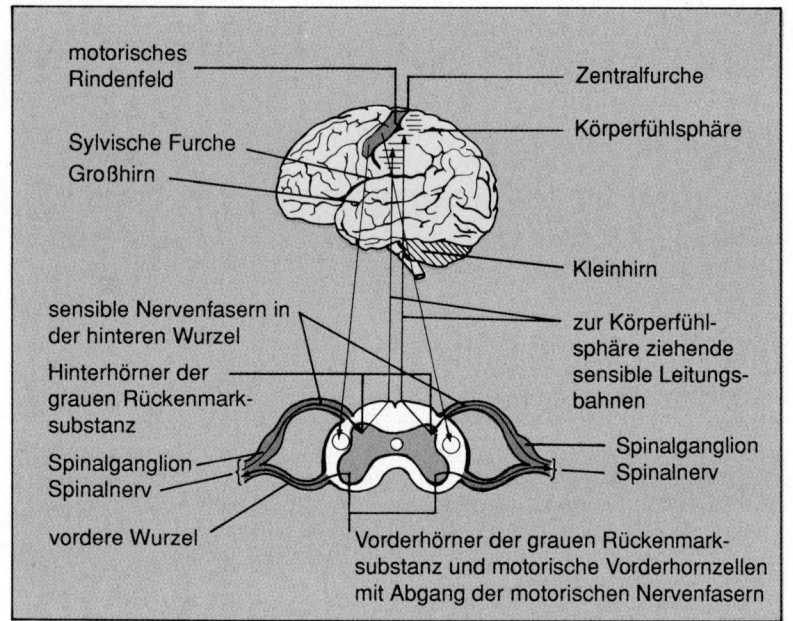

motorisches Rindenfeld

Sylvische Furche

Großhirn

Zentralfurche

Körperfühlsphäre

Kleinhirn

sensible Nervenfasern in der hinteren Wurzel

Hinterhörner der grauen Rückenmarksubstanz

Spinalganglion

Spinalnerv

vordere Wurzel

zur Körperfühlsphäre ziehende sensible Leitungsbahnen

Spinalganglion

Spinalnerv

Vorderhörner der grauen Rückenmarksubstanz und motorische Vorderhornzellen mit Abgang der motorischen Nervenfasern

Abb. 1.22 Schema Nervenbahn

Nach der Verarbeitung der Empfindung im Gehirn entstehen Impulse, die über das Rückenmark an die weiterleitenden Nerven übertragen werden. Sie regeln z. B. die dem Willen unterworfene Tätigkeit der quergestreiften Muskulatur. Die ableitenden Nerven werden als motorische Nerven bezeichnet.

Zuführende sensible Nervenbahnen kommen von der Körperoberfläche, d. h. von der Peripherie des Körpers. Die ableitenden *motorischen* Bahnen führen dorthin zurück. Man nennt deshalb die *Gesamtheit der sensiblen und motorischen Bahnen das periphere Nervensystem* (Abb. 1.22). Ihm stehen Gehirn und Rückenmark als zentrales Nervensystem gegenüber.

Die Teile des Nervensystems, Gehirn, Rückenmark und periphere Nerven regeln die Beziehungen zur jeweiligen Umwelt, in der man sich befindet. Sie nehmen die von ihr ausgehenden Reize auf und setzen sie in entsprechende Reaktionen, wie z. B. Flucht- und Abwehrbewegungen, um. Man nennt diese Teile des Nervensystems nach seinen Zentralorganen Gehirn (Zerebrum) und Rückenmark (Medulla spinalis) auch *zerebrospinales System*. Es lenkt alle Vorgänge körperlicher und geistiger Art, die willkürlich, d. h. beabsichtigt hervorgerufen werden können und bewußt werden.

Autonomes Nervensystem

Dem zerebrospinalen System steht das *vegetative* oder *autonome Nervensystem* gegenüber. Es arbeitet selbständig, d. h. es ist durch unseren Willen kaum beeinflußbar. Kreislauf, Atmung, Verdauung, Fortpflanzung usw. werden so geregelt. Das autonome Nervensystem teilt sich in das *sympathische* und *parasympathische* Nervensystem auf. Beide Systeme verhalten sich an den Organen wie Gegenspieler. Die Erregung des Sympathikus bewirkt eine Beschleunigung des Herzschlages, Verengung der Blutgefäße, sie bremst die Peristaltik in Speiseröhre, Magen-Darm-Kanal usw. Die Erregung des Parasympathikus dagegen bewirkt das Gegenteil: Verlangsamen des Herzschlages, Erweiterung der Blutgefäße; außerdem wird die Peristaltik in Speiseröhre, Magen- und Darmkanal gefördert. Das autonome Nervensystem hat eigene Zentren in Gehirn und Rückenmark und verfügt über eigene periphere Nerven, die entweder für sich oder auch zusammen mit den peripheren Nerven des Zentralnervensystems verlaufen.

Rückenmark

Das Rückenmark ist eine Säule aus Nervengewebe, deren Länge von der Körpergröße abhängt. Sie liegt gut geschützt in einem knöchernen Kanal, der von den Wirbeln gebildet wird. Das untere Ende des Rückenmarks liegt in Höhe des 1. und 2. Lendenwirbels, kopfwärts geht es ohne scharfe Abgrenzung in das verlängerte Mark des Hirnstamms (S. 198 f.) über. Das Rückenmark ist wie das Gehirn von drei bindegewebigen Häuten eingehüllt. Die *weiche Rückenmarkshaut* (Pia mater) liegt der Oberfläche des Rückenmarks auf. Ihr folgt nach außen hin die *feine Spinnengewebshaut* (Arachnoidea) und dieser schließlich die derbe harte Rückenmarkshaut (Dura mater). Der Raum zwischen der Spinnengewebshaut und der weichen Rückenmarkshaut ist mit der *Gehirn-Rückenmark-Flüssigkeit* (Liquor) gefüllt. Dieser Flüssigkeitsmantel verleiht dem Rückenmark einen zusätzlichen Schutz vor Gewalteinwirkungen. Liquor wird in Hohlräumen des Gehirns, den sog. Hirnkammern oder Ventrikeln (S. 198 f.), gebildet. Die Gesamtmenge der wasserklaren, eiweiß- und zellarmen Flüssigkeit beträgt 150 ml. Bei verschiedenen Krankheiten des Rückenmarks und des Gehirns ist seine Zusammensetzung in typischer Weise verändert. Zur *Liquoruntersuchung* wird der Flüssigkeitsraum mit einer langen speziellen Nadel zwischen den Dornfortsätzen des 3. und 4. Lendenwirbels angestochen und etwas Liquor durch die Nadel abgelassen.

Auf einem Querschnitt des Rückenmarks ist eine außen gelegene weiße Substanz und eine innen gelegene graue Substanz erkennbar, die die charakteristische Form eines Schmetterlings besitzt. Man spricht deshalb von der Schmetterlingsfigur der grauen Substanz. Die bauchwärts gelegenen „Flügel" dieser Figur werden als Vorderhörner, die rückwärts gelegenen als Hinterhörner bezeichnet (Abb. 1.**22**).

Die graue Substanz enthält Nervenzellen. In der weißen Substanz verlaufen
eine Vielzahl von Nervenbahnen. Auf der Höhe jedes Wirbels gehen vom
Rückenmark rechts und links Nerven ab, die den Wirbelkanal durch die
jeweiligen Zwischenwirbellöcher verlassen. Insgesamt gibt es 31 solcher
Nervenpaare, die *Spinalnerven*.

Ein Spinalnerv verläßt nicht als einheitlicher Stamm das Rückenmark, sondern hat zunächst zwei Abgänge, die Wurzeln genannt werden. Entsprechend ihrer Lage spricht man von einer vorderen und einer hinteren Wurzel.
Vor dem Austritt aus dem knöchernen Wirbelkanal vereinigen sich beide
Wurzeln zu einem gemeinsamen Stamm, dem Spinalnerven. Kurz vor der
Vereinigung beider Wurzeln zum Stamm des Spinalnerven schwillt die hintere Wurzel eiförmig zu dem Spinalganglion an.

In den Spinalnerven laufen sowohl die sensiblen als auch die motorischen
Nervenbahnen. Die von der Peripherie des Körpers kommenden sensiblen
Fasern gelangen durch die hinteren Wurzeln in das Rückenmark. Die einlaufenden Sinnesreize werden im wesentlichen auf folgende Weise weiterverar-
beitet:

Bestimmte sensible Fasern werden im Spinalganglion auf andere sensible
Bahnen umgeschaltet, die im hinteren Anteil der weißen Substanz zu einem
Zentrum (Körperfühlsphäre) des Gehirns laufen. In diesem werden dem
Menschen die Sinnesreize bewußt.

Andere sensible Bahnen, die ebenfalls durch die hintere Wurzel in das
Rückenmark eintreten, gelangen durch das Hinterhorn zum Vorderhorn, wo
sich motorische Nervenzellen befinden. Diese motorischen Nervenzellen
beantworten den eingelaufenen Reiz mit einem Impuls, der auf motorische
Nervenfasern übertragen wird. Diese motorischen Nervenfasern verlassen
das Rückenmark durch die vordere Wurzel und laufen zur quergestreiften
Muskulatur, wo eine entsprechende Reaktion ausgelöst wird. Gelangt ein
Reiz auf diesem Wege direkt an die motorischen Nervenzellen des Rückenmarks, so wird das Gehirn von diesem Reiz nicht „benachrichtigt", die
ausgelöste Muskelbewegung läuft ohne unseren Willen, d.h. unwillkürlich
ab. Eine solche Bewegung wird *Reflex* genannt.

Die Funktion sei am Beispiel des Patellarsehnenreflexes erklärt.

Wird bei einem gebeugten Unterschenkel mit einem Reflexhammer auf das
Kniescheibenband knapp unterhalb der Kniescheibe (Patella) geklopft, so
zieht sich der vierköpfige Oberschenkelmuskel blitzschnell zusammen und
bewirkt eine schnellende Streckbewegung des Unterschenkels. Diese Re-
flexbewegung kann willentlich nicht unterdrückt werden. Was geschieht bei
dieser Bewegung im einzelnen? Durch den Schlag werden Tastorgane, die in
der Kniescheibensehne und im dazugehörigen vierköpfigen Oberschenkel-

muskel liegen, gereizt. Der Reiz wird auf sensible Nervenfasern übertragen, die in einem Spinalnerven zum Rückenmark laufen. Sie gelangen in das Spinalganglion der hinteren Wurzel, werden dort auf eine neue sensible Bahn umgeschaltet, die durch das Hinterhorn zum Vorderhorn läuft und an einer motorischen Nervenzelle endet. Die Zelle wird durch den einlaufenden Reiz erregt, erzeugt einen Impuls, der auf den Nervenfasern der motorischen Zelle fortgeleitet wird. Diese motorischen Fasern verlassen durch die vordere Wurzel das Rückenmark, gelangen durch den entsprechenden Spinalnerven zum vierköpfigen Oberschenkelmuskel. Als Folge des Impulses zieht sich der Muskel zusammen.

Der Patellarsehnenreflex ist ein einfacher sog. direkter Reflex. Andere Reflexe, bei denen mehrere Muskeln beteiligt sind, wie z. B. Bauchdecken-, Husten- und Schluckreflex, haben kompliziertere Schaltpläne, auf die im Rahmen dieses Buches nicht eingegangen werden kann.

Die motorischen Nervenzellen in den Vorderhörnern der grauen Substanz empfangen nicht nur Reize von den peripheren sensiblen Nerven, sondern auch Impulse, die vom Zentrum für willkürliche Bewegungen im Gehirn ausgehen. Diese Impulse werden auf motorischen Bahnen, den Pyramidenbahnen, fortgeleitet. Sie laufen durch das Gehirn und gelangen in den vorderen Teil der weißen Substanz des Rückenmarks. Sie enden an den motorischen Vorderhornzellen, die die vom Zentrum gesendeten Impulse aufnehmen und auf die motorischen Bahnen der Spinalnerven übertragen. Sollen z. B. die Arme willkürlich gehoben werden, so läuft der Impuls auf Fasern der Pyramidenbahnen bis zu den motorischen Vorderhornzellen, die in Höhe des 4.–7. Halswirbels liegen. Von den hier gelegenen motorischen Zellen gehen die motorischen Leitungsbahnen in die Spinalnerven ab, die die Armmuskulatur versorgen (innervieren).

Gehirn

Dieses wichtige, ca. 1400 g schwere Organ liegt geschützt in der Schädelhöhle. Seine Oberfläche ist wie das Schädeldach konvex gewölbt, seine Unterfläche ist unregelmäßig gestaltet und paßt sich den drei Gruben der Schädelbasis an. Das Gehirn ist nicht nur durch die knöcherne Schädelkapsel, sondern, wie auch das Rückenmark, noch durch drei bindegewebige Häute, die Hirnhäute (Meningen) geschützt. An der Innenseite der Schädelkapsel liegt die *harte Hirnhaut* (Dura mater). Unter dieser liegt die *Spinnengewebshaut* (Arachnoidea). Sie besteht aus einem feinen Maschenwerk von Bindegewebe. Auf die Spinnengewebshaut folgt die *weiche Hirnhaut* (Pia mater), die der Gehirnrinde unmittelbar fest aufliegt. Sie folgt jeder Windung und Spalte der Gehirnoberfläche. In der weichen Hirnhaut befinden sich die Blutgefäße, die das Gehirn ernähren. Der Raum zwischen Spinnengewebshaut und weicher Hirnhaut ist mit einer Flüssigkeit, der *Hirn-Rückenmark-Flüssigkeit* (Liquor cerebrospinalis), gefüllt. Dieser Flüssigkeitsmantel, in der Gehirn und Rückenmark gleichsam schwimmen, gewährt diesen lebenswichtigen Organen einen zusätzlichen Schutz vor Gewalteinwirkungen. Im Inneren des Gehirns finden sich 4 Hohlräume, die *Hirnventrikel*, die ebenfalls mit Liquor gefüllt sind, der hier gebildet wird. Der Flüssigkeitsraum zwischen Spinnengewebshaut und weicher Hirnhaut steht mit den Hirnventrikeln in Verbindung.

Das Gehirn läßt sich nach Bauweise und Funktion in folgende Abschnitte unterteilen: *Großhirn, Mittel-, Zwischen- und Rautenhirn, Kleinhirn*. Mittel-, Zwischen- und Rautenhirn werden zusammengefaßt als *Hirnstamm* bezeichnet.

Das Großhirn ist das Organ des Denkens und Bewußtwerdens. Es ist der Sitz des Verstandes und aller geistigen und seelischen Regungen des Menschen. Im Hirnstamm dagegen finden sich die Zentralen, die Kreislauf, Atmung und Stoffwechsel regulieren.

Am *Großhirn* läßt sich die Hirnrinde vom Hirnmark unterscheiden. Die Hirnrinde wird wegen ihrer grauen Färbung auch die graue Substanz genannt. Sie besteht aus Nervenzellen. In der weißen Substanz des Hirnmarks verlaufen die von den Nervenzellen ausgehenden Fortsätze (Neuriten), die sich zu Leitungsbahnen zusammenschließen. Die Großhirnrinde ist nicht glatt, sondern besitzt ein charakteristisches Relief, das von leicht erhabenen Windungen, den *Hirnwindungen* (Gyri) und *Furchen* (Sulci), geprägt wird. Das Großhirn hat von oben betrachtet die Form von zwei Halbkugeln, die als Hemisphären bezeichnet werden. Sie sind durch einen Längsspalt voneinander getrennt. In der Tiefe dieses Spaltes sind die linke und rechte Hemisphäre jedoch durch eine breite, querverlaufende weiße Nervenmasse, den Balken, miteinander verbunden. In ihm verlaufen Leitungsbahnen, die die Übertragung von Signalen zwischen beiden Hemisphären vermitteln. An beiden Großhirnhälften lassen sich jeweils 4 Bezirke, sog. Lappen, abgrenzen. Dies sind Stirn-, Scheitel, Schläfen- und Hinterhauptlappen.

Zwischen Stirn- und Scheitellappen einerseits und dem Schläfenlappen andererseits verläuft eine tiefe Furche in der Hirnoberfläche, die sog. *Sylvische Furche*. Eine ebenfalls deutliche, für die Orientierung am Gehirn bedeutsame Furche liegt zwischen Stirn und Scheitellappen, sie wird *Zentralfurche* genannt.

Das Großhirn enthält alle wichtigen übergeordneten Befehlszentralen und Wahrnehmungsfelder, die an ganz bestimmten Stellen der Hirnrinde lokalisiert sind. So liegt in der Hirnwindung vor der Zentralfurche (Gyrus praecentralis) das motorische Rindenfeld, das der Ausgangspunkt der Befehle an die quergestreifte Muskulatur ist. Die Nervenzellen, die ihre Impulse an Zehen- und Fußmuskeln senden, liegen oben in Scheitelhöhe der Hirnwindung.

Stufenweise nach unten folgen die Felder für die Bein-, Rumpf, Arm- und Handmuskulatur. Nahe der Sylvischen Furche liegen die Zentralen für Hals- und Kopfmuskulatur. Die in den Nervenzellen entstehenden Impulse werden von den Pyramidenbahnen fortgeleitet. Diese Bahnen kreuzen im Hirnstamm von der linken auf die rechte Seite. So kommt es, daß die Bahnen der rechten Großhirnhälfte die linke Körperseite und die der linken Großhirnhälfte die rechte Körperseite versorgen. In Höhe des Zwischenhirns verlaufen alle auf- und absteigenden Leitungsbahnen einer Gehirnhälfte auf einem sehr kleinen Bezirk zusammengedrängt in der sog. inneren Kapsel. Zerstörungen dieses Bezirks, z. B. durch Blutungen bei einem Schlaganfall, können die Funktion einer ganzen Großhirnhälfte vollständig ausschalten. Ereignet sich die Blutung in der rechten Großhirnhälfte, so ist die linke Körperhälfte gelähmt und umgekehrt, wobei im Kopfbereich durch die Innervierung der Hirnnerven die gleiche Seite betroffen ist (hier erfolgt keine Kreuzung der Hirnnervenbahnen).

Vor den motorischen Rindenfeldern liegen andere Felder, in denen Bewegungen von ganzen Muskelgruppen für bestimmte Vorgänge wie Schreiben, Sprechen, Augenbewegungen koordiniert werden. Diese Felder werden Planungsfelder genannt. Fällt z. B. durch Verletzung oder Krankheit das Feld für das Sprechen (**Brocasches Sprachzentrum**) aus, so kann der Betreffende wohl die Zungen-, Lippen und Kehlkopfmuskulatur bewegen, wenn das motorische Rindenfeld im Gyrus praecentralis intakt ist, er kann aber trotzdem nicht sprechen, weil die dazu benötigten Muskeln nicht mehr in harmonischer Weise koordiniert werden können, wie dies zum Bilden von Vokalen und Konsonanten nötig ist.

In der ersten Hirnwindung hinter der Zentralfurche (Gyrus postcentralis) liegt das *Zentrum für die bewußte Körperfühlsphäre*. Hier werden alle Empfindungen, die von den Rezeptoren der Haut, Schleimhaut, Muskeln, Sehnen und Bändern aufgenommen werden, bewußt wahrgenommen. Ein Schmerz am Fuß beispielsweise wird dem Menschen an dieser Stelle des Gehirns bewußt gemacht. Durch einen weiteren Schaltplan wird der Reiz zum Fuß zurückprojiziert und am Fuß als Schmerz empfunden.

Weitere wichtige Zentren sind das Seh- und Hörzentrum. Das **Sehzentrum** liegt im rechten und linken Hinterhauptlappen. Wird es zerstört, ist der Betreffende blind. Vor dem Sehzentrum liegt ein Rindenbezirk, in dem alles, was man einmal gesehen hat, gespeichert wird. Wird gerade dieses Zentrum der „optischen Erinnerung" durch eine Krankheit oder Verletzung zerstört, so kann der Betreffende bei intaktem Sehzentrum wohl alle Dinge sehen, er kennt aber ihre Bedeutung nicht mehr. Dieser Zustand wird *Seelenblindheit* genannt.

Das **Hörzentrum**, in dem alle akustischen Wahrnehmungen bewußt gemacht werden, liegt im linken und rechten Schläfenlappen. Wird es zerstört, ist der Mensch taub. In seiner Nähe liegt ein Bezirk, in dem die Erinnerung an alle gehörten Töne, Klänge, Laute und Geräusche festgehalten werden. Mit Hilfe des Wernicke-Zentrums erkennt man z. B. eine bestimmte Melodie wieder, und der Knall eines Pistolenschusses kann von dem eines Donnerschlages unterschieden werden. Fällt dieses Zentrum aus, so kann der Betreffende wohl noch hören, er weiß aber nicht mehr, was er hört. Er ist *seelentaub*.

Von den Hemisphären des Großhirns fast völlig bedeckt, liegen die übrigen Abschnitte des Gehirns, Zwischen-, Mittel- und Rautenhirn, die als Hirnstamm bezeichnet werden. Im Hirnstamm liegt eine Fülle von Umschaltstationen von Leitungsbahnen, die zum Gehirn ziehen. Hier liegen auch die Zentralen für das autonome Nervensystem. Im Zwischenhirn befindet sich die zentrale Steuerung des Stoffwechsels, des Wachens und Schlafens, des Hungers, des Durstes usw. An der Unterfläche des Zwischenhirns hängt an einem schmalen Stiel eine der wichtigsten Hormondrüsen, die Hypophyse. Dem Zwischenhirn schließt sich rückenmarkwärts das Mittelhirn und diesem das Rautenhirn an. An seiner Unterfläche findet sich ein vorspringender Wulst, die Brücke (Pons). Zum Rautenhirn wird auch das verlängerte Mark (Medulla oblongata) gerechnet, das den Übergang vom Hirnstamm zum Rückenmark darstellt. Im verlängerten Mark liegen lebenswichtige Zentren des autonomen Nervensystems, die *Zentren für die Atmung, die der Herzsteuerung, und der Nerven, die die Blutgefäße* enger und weiter stellen usw. Hier findet auch die oben beschriebene Kreuzung der Pyramidenbahnen statt. Über dem Rautenhirn liegt das etwa apfelgroße Kleinhirn, das aus zwei halbkugeligen Hälften besteht. Beide Hälften sind durch ein Mittelstück, den Wurm, miteinander verbunden.

Die Oberfläche des Kleinhirns ist nicht glatt, sondern zeigt rillenartige Windungen und Furchen, die ununterbrochen auch über den Wurm hinweg von einer Hemisphäre zur anderen ziehen. Auch am Kleinhirn gibt es eine Rinden- und Markschicht. Die erstere besteht aus Nervenzellen (graue Substanz), die letztere aus Leitungsbahnen (weiße Substanz). Aus dem Mark ziehen Streifen aus weißer Substanz zu den Windungen und bilden dabei eigenartige baumähnliche Verästelungen, die auf einem Schnitt durch das Kleinhirn deutlich zu erkennen sind. Mit drei symmetrisch angelegten Armpaaren, in denen Leitungsbahnen verlaufen, ist das Kleinhirn mit dem übrigen Gehirn verbunden. Das Kleinhirn kontrolliert das geordnete Zusammenspiel der Muskeln als Spieler und Gegenspieler, Muskelspannung und Muskelkraft. Außerdem besitzt es eine besondere Bedeutung für die Stabilisierung des Körpergleichgewichtes.

Hirnnerven

Die 12 paarig angelegten *Hirnnerven* (Abb. 1.**23**), die an der Basis des Gehirns entspringen, übermitteln dem Gehirn die Wahrnehmungen der Sinnesorgane (Nase, Augen, Ohren und Zunge). Außerdem steuern sie die willkürliche Betätigung der Gesichts- und Augenmuskulatur.

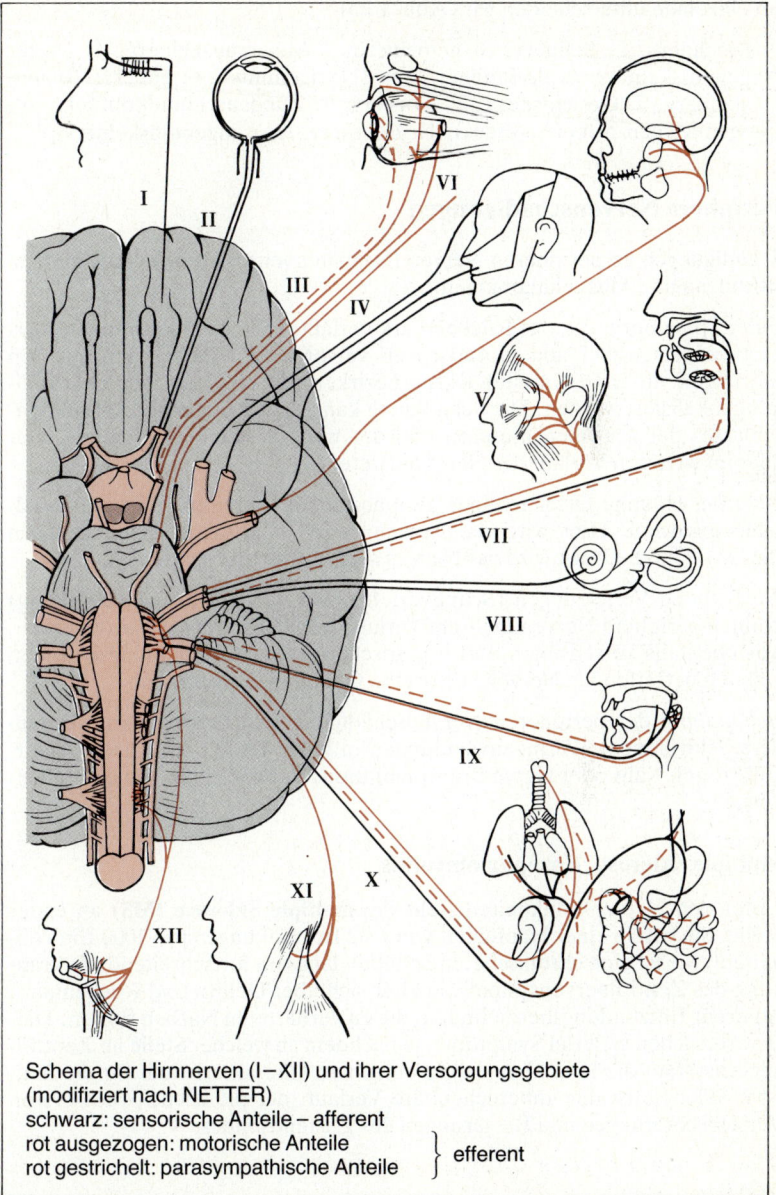

Schema der Hirnnerven (I–XII) und ihrer Versorgungsgebiete
(modifiziert nach NETTER)
schwarz: sensorische Anteile – afferent
rot ausgezogen: motorische Anteile   ⎱ efferent
rot gestrichelt: parasympathische Anteile ⎰

Abb. 1.23 Hirnnerven

Im einzelnen unterscheiden wir (Abb. 1.**23**):

1. Riechnerv, 2. Sehnerv, 3. gemeinsamer Augenmuskelnerv, 4. oberer Augenmuskelnerv, 5. dreiteiliger Nerv (N.trigeminus), 6. äußerer Augenmuskelnerv, 7. Gesichtsnerv, 8. Hörnerv, 9. Zungenschlundkopfnerv. 10. Lungen-Magen-Nerv (N. vagus), 11. Beinnerv, 12. Zungenmuskelnerv.

Periphere Nervenschädigungen

Schädigungen an peripheren Nerven (Spinalnerven) führen zu Sensibilitätsstörungen und Muskellähmungen.

Jeder Spinalnerv, der das Rückenmark verläßt, hat einen bestimmten Körperbereich sensibel und motorisch zu versorgen. Deshalb kann aus den Störungen, die an bestimmten Körperbezirken auftreten, der Ort der Schädigung lokalisiert werden. Die Schädigung kann an der Stelle des Zusammenschlusses der sensiblen hinteren und der motorischen Vorderwurzel oder aber im weiteren Verlauf des Nervs auftreten.

Ursache: Häufige Ursache eines peripheren Nervenschadens ist der Bandscheibenvorfall. Hier wird die *Nervenwurzel* in Mitleidenschaft gezogen (S. 196). Durch Druck wird der Nerv in seiner Funktion geschädigt.

Auch durch Verletzungen (Schußverletzungen, längere Druckeinwirkung) können periphere Nerven in ihrem Verlauf geschädigt oder zerstört werden, was ebenfalls zu sensiblen und motorischen Ausfallserscheinungen in den von den betreffenden Nerven versorgten Gebieten führen kann.

Behandlung der peripheren Nervenschädigungen: Körpertraining, besonders Schwimmen, Wärmeanwendungen in jeder Form. Operative Versorgung durch Naht oder Nerventransplantation, Entfernen des Bandscheibenvorfalls.

Multiple Sklerose, Enzephalomyelitis

Unter den Nervenkrankheiten steht die **multiple Sklerose (MS)** an erster Stelle. Sie tritt in einer Häufigkeit von 1−2 Erkrankungen pro 1000 Einwohner auf. Sie ist eine chronische, in Schüben langsam fortschreitende Erkrankung des Zentralnervensystems, bei der sich über Gehirn und Rückenmark verstreut Entzündungsherde finden, die zu verhärteten Narben führen. Diese verursachen vielerlei Symptome, je nachdem an welcher Stelle im Zentralnervensystem die Krankheitsherde auftreten. Charakteristisch für die multiple Sklerose ist der unberechenbare Verlauf, der plötzliche Wechsel von Verschlechterungen und Besserungen des Zustandsbildes.

Die *Ursache* ist unbekannt.

Die Krankheit beginnt meist zwischen dem 20. und 40. Lebensjahr und kann sich über Jahre und Jahrzehnte hinweg weiterentwickeln.

Symptome: Flüchtige Vorbotensymptome können schon Jahre, ehe die Krankheit erkannt wird, auftreten und wieder verschwinden. Es sind dies leichte Sehstörungen, flüchtige Augenmuskellähmungen, leichte Steifheit und ungewöhnlich rasche Ermüdbarkeit einer Extremität, geringfügige Gehstörungen.

Im weiteren Verlauf der Erkrankung entwickeln sich dann deutlich Gleichgewichtsstörungen, einseitige oder beidseitige spastische Lähmungen, deutliche Sehstörungen, wie Doppelbildersehen, Einschränkung des Gesichtsfeldes, Augenzittern (Nystagmus) und eine skandierende Sprache. Darunter versteht man eine langsame Aussprache, wobei zwischen einzelnen Wörtern oder Silben Pausen eingelegt werden, so daß die Sprache zerhackt erscheint. Blasenstörungen und psychische Symptome (wie emotionelle Labilität, zwanghaftes Lachen und Weinen) kommen hinzu.

Werden im Laufe der Krankheit die Patienten völlig bettlägerig, so besteht die Gefahr, daß Druckgeschwüre (Dekubitus) entstehen, Kontrakturen der spastisch gelähmten Gliedmaßen und schließlich Infektionen der Harn- und Luftwege auftreten. Die sekundären Infektionen können das Schicksal des Kranken besiegeln.

Diagnostik: Punktion von Liquor und Nachweis von Immunglobulin G sowie Plasmazellen (spezielle weiße Blutkörperchen), Computertomographie oder Kernspintomographie von Gehirn und Rückenmark.

Behandlung: Eine spezifische Behandlung ist bislang nicht bekannt. Wichtig aber ist wegen des langen Verlaufs der Krankheit eine nachgehende Gesundheitshilfe. Auch muß dem Multipe-Sklerose-Kranken die Möglichkeit des Kontaktes mit Leidensgenossen verschafft werden. Er muß wissen, daß er nicht allein steht. Kuren in Spezialkliniken für MS-Kranke sind für ihren körperlichen und seelischen Zustand hilfreich. Medikamentös läßt sich der Verlauf mit Kortison, ACTH (S. 137 f.) und Immuntherapeutika, wie Imurek, beeinflussen. Eine Heilung ist nicht möglich.

Parkinson-Syndrom

Diese Krankheit beruht auf einer degenerativen Störung in der Substantia nigra des Gehirns und tritt in einer Häufigkeit von 1–4 auf Tausend der Gesamtbevölkerung, bei Männern häufiger als bei Frauen, auf. Die *Ursache ist ungeklärt.*

Die *Symptome* sind durch 3 Hauptmerkmale charakterisiert: Zittern (Tremor), Widerstand bei passiven Bewegungen (Rigidität), Bewegungsarmut und Bewegungshemmung (Akinesie). Der Oberkörper des Patienten ist vornübergeneigt; seine Bewegungen ähneln denen eines Roboters; er geht mit kleinen Trippelschritten; die Arme schwingen nicht mit, sondern sind an den Körper gepreßt. Die Mimik ist starr, der Lidschlag selten. Auffallend ist das Zittern an Händen und Fingern, das bei Emotionen stärker, bei gezielten Tätigkeiten seltener auftritt. Die Sprache ist monoton und leise. Der Patient ist antriebsarm (Aufmerksamkeit und Interesse sind eingeengt); seine Stimmungslage ist depressiv. Er klagt über Schmerzen und Sensibilitätsstörungen (Parästhesien), über Krämpfe in Oberarm, Schulter, Oberschenkel und Wade, die besonders in Ruhe auftreten.

Behandlung: Eine ursächliche Therapie gibt es nicht. Es werden Medikamente verabreicht, die einerseits das Zittern und den Bewegungswiderstand beeinflussen (Anticholinergika), und die Bewegungsarmut und -hemmung lindern (z. B. L-Dopa). Sehr wichtige Hilfen sind Physio- und Psychotherapie.

Schädel-Hirn-Verletzungen

Die meisten Kopfverletzungen verlaufen harmlos und komplikationslos. Meist handelt es sich um Schädelprellungen und Platzwunden. Oft werden vom Laien die Platzwunden, die häufig stark bluten, als dramatisches Ereignis empfunden. Aber: Jede Schädel-Hirn-Verletzung kann (wenn auch selten) zu lebensbedrohlichen Komplikationen führen. Bei schweren Verletzungen können durch die mechanischen Kräfte (Stoß, Schlag) aufgrund von Verletzungen im Schädelinneren rasch schwere Hirnfunktionsstörungen auftreten.

Die *Leitsymptome* sind Übelkeit und Erbrechen, Pupillenveränderungen mit Funktionsstörungen, Bewußtlosigkeit, Störung der Motorik, Atem- und Kreislaufstörungen.

Diagnostik: Die exakte Untersuchung des Patienten und genaue Erhebung des Unfallhergangs und Zustands des Patienten stehen im Vordergrund. Es wird gezielt nach der Bewußtseinslage, Pupillenreaktion, motorischen Reaktion und nach Atmungs- und Kreislauffunktion des Patienten nach dem Unfall gefragt (Notarzt, Sanitäter, Angehörige). Diese Parameter müssen regelmäßig und kurzfristig überprüft werden.

Röntgenaufnahmen des Schädels sind obligate Untersuchungen, um Schädelbrüche zu diagnostizieren.

Computertomographie des Schädels. Zum Ausschluß einer Verletzung (Blutung, Hirnödem und Gehirnquetschung = Kontusion) im Inneren des Schädels ist diese Untersuchung heute Methode der Wahl. Sie muß bei Verschlechterung des Zustandes des Patienten, je nach Befund, kurzfristig wie-

derholt werden, um frühzeitig schwerwiegende Veränderungen zu entdek-
ken (Verlaufskontrolle). Entscheidend für den Patienten ist das frühzeitige
Erkennen von Komplikationen und die rasche Behandlung.

Gehirnerschütterung (Commotio cerebri)

Sie ist eine leichte Form der Hirnverletzung. Es bestehen dabei häufig
Kopfplatzwunden. Infolge der Erschütterung stellen bestimmte Zentren der
Großhirnrinde und des verlängerten Marks ihre Tätigkeit vorübergehend
ein, der Patient ist für Minuten bis Stunden bewußtlos.

Es besteht in der Regel für den Unfall und die Zeit davor eine Erinnerungslücke (Amnesie).

Behandlung: kurzfristige Schonung, neurologische Kontrolluntersuchung.

Gehirnquetschung (Contusio cerebri)

Sie entsteht infolge stärkerer Gewalteinwirkung und beruht auf einer er-
kennbaren Verletzung der Gehirnsubstanz (Einblutungen – Kontusionsher-
de). Länger dauernde Bewußtlosigkeit, Schock und Funktionsausfälle der
betroffenen Gehirnzentren sind die Anzeichen dafür.

Infolge der Schädigung kann es zu einer Schwellung des Gehirns kommen
(Hirnödem). Das Ödem führt zu einem erhöhten Hirndruck, denn die knöcherne Schädelkapsel kann der Massenzunahme in ihrem Innern nicht nachgeben. Dasselbe geschieht bei Blutungen in die Gehirnsubstanz hinein.

Behandlung: Je nach Schweregrad erfolgt eine medikamentöse Behandlung,
evtl. maschinelle Beatmung mit hoher Sauerstoffkonzentration.

Schädelbrüche

Brüche des Schädeldaches sind die häufigsten Verletzungen des Gehirnschä-
dels. Sie kommen durch direkte und indirekte Gewalteinwirkungen zustande.

Die Schwere des Krankheitsbildes und die Symptome hängen von der
Mitverletzung des Gehirns und der Gehirnhäute ab.

Die *Behandlung* entspricht der der Gehirnerschütterung (s.o.). Wenn ein
Knochenfragment in das Schädelinnere hineinragt, spricht man von *Impressionsfraktur* des Schädels. Diese Fraktur muß operativ versorgt werden.

Bei Brüchen der Schädelbasis handelt es sich oft um schwere Verletzungen. Es besteht immer die Gefahr der Mitverletzung der an der Schädelbasis gelegenen lebenswichtigen Gehirnzentren und Nerven. Auftretende Blutungen aus Nase, Ohr, Rachen und in die Umgebung der Augen geben Hinweise.

Die *Behandlung* richtet sich auch hier nach der Mitverletzung des Gehirns, der Hirnhäute und der an der Basis auftretenden Hirnnerven.

Blutungen und Hirndrucksymptome

Blutungen können sich auch über oder unter der harten Hirnhaut entwickkeln. Man spricht von *epiduralen* und *subduralen* Hämatomen. *Symptome* sind Bewußtseinsverlust, Krämpfe oder Lähmungen, wenn die Blutung wegen fehlender Ausweichmöglichkeit entsprechende Hirnteile zusammendrückt.

Behandlung: operative Entleerung der Hämatome, Unterbindung des blutenden Gefäßes.

Symptome des Hirndruckes: Erbrechen, Übelkeit, Bewußtseinsstörungen mit Unruhe, Bewußtlosigkeit und „Druckpuls", d.h., der Puls wird sehr langsam, verlangsamte Atmung und evtl. starke Temperatursteigerung (Hyperthermie). Verlangsamung des Pulses unter 60 Schläge pro Minute und Abfallen des Blutdruckes unter 100mm Hg systolisch sind ein Alarmzeichen und Hinweis auf eine rasch zunehmende Verschlechterung des Allgemeinzustandes des Verletzten.

Merke:
Bei allen Schädelverletzungen ist die sorgfältige und kurzfristige Überwachung und Registrierung von Puls, Blutdruck, Atmung und Bewußtseinslage wichtig, denn bei jeder Schädelverletzung ist die Gefahr eines Hirnödems und einer Blutung vorhanden. Die Komplikationen können auch noch Stunden nach dem Unfallereignis auftreten.

Epileptische Anfallsleiden

Allgemeines

„Epilepsie" kommt aus dem Griechischen und bedeutet: „Gepacktwerden, Ergriffenwerden". Unter epileptischen Anfällen, an denen ca. 0,5% der Gesamtbevölkerung leidet, versteht man ein anfallsartiges Geschehen, das vom Gehirn ausgeht und das mit Bewußtseinsstörungen oder Krampferscheinungen bzw. beidem einhergeht. Ähnlich wie Fieber sehr verschiedene

Ursachen haben kann, beruhen auch die epileptischen Anfälle nicht auf einer einheitlichen Ursache. Sie stellen also keine Krankheitseinheit dar, sondern sind nur als Krankheitssymptome aufzufassen.

Ein epileptischer Anfall ist Ausdruck einer kurzzeitigen Hirnfunktionsstörung, bei der es zu abnormen elektrischen Entladungen der Hirnnervenzellen kommt. Von einer *Epilepsie* spricht man, wenn mehrere Anfälle in einem überschaubaren Zeitraum wiederholt auftreten.

Einem epileptischen Anfallsleiden liegen besonders häufig frühkindliche Hirnschädigungen, Stoffwechselstörungen, entzündliche Hirnerkrankungen, Hirnverletzungen, Hirntumoren oder Gefäßerkrankungen des Gehirns zugrunde. Im Rahmen der verschiedenartigen Ursachen spielt die rein erblich bedingte, die sog. genuine Epilepsie eine ganz untergeordnete Rolle. Es bedarf hier nur eines sehr schwachen Reizes, um einen epileptischen Anfall auszulösen. Grundsätzlich ist aber jedes menschliche Gehirn epilepsiefähig. So kann es beispielsweise bei Kindern mit hohem Fieber zu einzelnen Anfällen kommen, die man als *Fieberkrämpfe* bezeichnet.

Besonders während der letzten Jahre gelang es, bei der Behandlung von Epilepsien große Fortschritte zu erzielen. So kann man heute dem weitaus größten Teil der Kranken ganz wesentlich helfen. Zirka 70% aller epileptischen Kinder sind imstande, die Normalschulen zu besuchen, woraus hervorgeht, daß das Leiden zwar mit einer geistigen Behinderung verbunden sein kann, es überwiegend jedoch nicht ist.

Die modernen Behandlungserfolge beruhen im wesentlichen auf einer genaueren Differenzierung der vielfältigen Anfallstypen und auf neuartigen Medikamenten mit recht verschiedenartigen, begrenzten Wirkungsspektren. Ein Mittel, das bei sämtlichen Anfallsformen gleichermaßen gut wirksam ist, gibt es bis heute nicht.

Einer weiteren Differenzierung der zahlreichen Anfallsformen dient das Elektroenzephalogramm (EEG), welches die von den Gehirnzellen bewirkten elektrischen Spannungsdifferenzen in einer Stromkurve – ähnlich dem Elektrokardiogramm bei Herzuntersuchungen – aufzeichnet. Eine nicht weniger große Bedeutung kommt der genauen Beobachtung und Beschreibung der klinischen Anfallsphänomene zu. Für diese ganz wesentliche Aufgabe ist die Mitarbeit gerade des Pflegepersonals unerläßlich, da der Arzt nur selten dem Anfall eines Patienten beiwohnt.

Einteilung

Wir unterscheiden zwei Ursachen der Epilepsien:

1. **Idiopathische Epilepsien** zeigen keine Hinweise auf eine Hirnschädigung: Weder finden sich neurologische noch psychische oder intellektuelle Störungen. Allerdings zeigt sich eine familiäre Häufung des entsprechenden

Anfallstyps und der EEG-Veränderung bei nahen Verwandten, so daß hier von einer erblichen Krankheitsform ausgegangen wird.

2. **Symptomatische Epilepsien** treten infolge Hirnschädigungen auf, die während der Schwangerschaft, der Geburt oder später bis zum Auftreten der Anfälle eingetreten waren. So kann z.b. eine Infektion im Mutterleib, eine komplizierte Geburt mit Sauerstoffmangel des Kindes, eine Hirnverletzung, ein Tumor oder eine Hirnentzündung usw. als Ursache des Anfallsleidens nachgewiesen werden.

Epilepsietypen

Nach der internationalen Klassifikation der Epilepsien von 1985 unterscheiden wir folgende Epilepsietypen:

A. Lokalisierte Epilepsien:
1. idiopathisch (z.B. Rolandi-Epilepsie),
2. symptomatisch (z.B. Jackson-Anfälle, komplexe Partial-Anfälle).

B. Generalisierte Epilepsien:
1. idiopathisch (z.B. Absencen, Aufwach-Grand-mal),
2. symptomatisch (z.B. BNS-Krämpfe).

C. Lokalisierte oder generalisierte Epilepsien:
z.B. Neugeborenenkrämpfe,
diffuses oder Schlaf-Grand-mal.

D. Sonstige epileptische Syndrome:
z.B. Fieberkrämpfe.

Unter *lokalisierten Epilepsien* verstehen wir Anfallsgeschehen, die von einem bestimmten Gehirnbereich ausgehen, was sich auch im EEG nachweisen läßt.

Generalisierte Epilepsien führen zu Anfällen, an deren Entstehung das gesamte Gehirn beteiligt ist; das EEG zeigt daher auch gleiche Epilepsiemuster über beiden Hirnhälften.

Die oben dargestellte Systematik der Epilepsien gibt jeweils nur ein Beispiel eines Epilepsietypus; die genaue Differenzierung, auf die hier verzichtet werden kann, gibt eine große Zahl von Untertypen an, die der Arzt bei der Diagnostik und speziellen Therapie berücksichtigt.

Hier sollen noch einzelne klinische Anfallsbilder beschrieben werden, die auch für die Pflegekraft wichtig sind, um einen bestimmten Anfallstyp richtig beschreiben zu können.

Bei den **lokalisierten Epilepsien** finden wir die **fokalen Anfälle**, die auf einer herdförmigen Hirnstörung beruhen; von dort gehen die abnormen elektrischen Erregungen aus. Je nach Lage des Herdes („Focus") im Gehirn kommt es zu verschiedenen Anfallsmustern. Ist beispielsweise das Hirnrindenfeld betroffen, das die Willkürbewegungen steuert, zeigt sich der Anfall in Form klonischer Muskelzuckungen in einem umschriebenen Bereich wie etwa einem Finger. Befindet sich die Läsion im Sehzentrum, offenbart sich die epileptische Wirksamkeit dieses Herdes als anfallsartige, meist nur Sekunden bis Minuten andauernde Sehstörung.

Zu den fokalen Anfällen gehört auch ein Teil der sog. *Adversivkrämpfe*, bei denen Drehbewegungen der Augen, des Kopfes und auch des Rumpfes nach einer Seite hin zu beobachten sind.

Fokale Anfälle gehen in der Regel nicht mit einem Bewußtseinsverlust einher. Sie können aber wie sämtliche Arten kleiner Anfälle in einen großen Anfall ausmünden, indem sich die zunächst umschriebene elektrische Entladungsstörung auf das ganze Gehirn ausbreitet. Man spricht dann von einem kleinen Anfall, der generalisiert.

Auch die **komplexen Partial-Anfälle** (früher „psychomotorische Anfälle") werden von einem Herd ausgelöst, der bei diesem Anfallstyp im Bereich des vorderen Schläfenlappens liegt.

Bei ca. ⅔ der Patienten beginnt der Anfall mit einer **Aura**, einem einige Sekunden andauernden unbehaglichen Gefühl oft in der Magengegend, Herzklopfen, Hitzegefühl, Enge in der Kehle, Geruchswahrnehmungen, Sinnestäuschungen beim Hören und Sehen, manchmal auch Stimmungsveränderungen wie Angst, Freude oder Gereiztheit.

In der Kernphase des Anfalls kommt es zu Bewußtseinsstörungen unterschiedlicher Tiefe, so daß die Patienten umdämmert, desorientiert oder verwirrt wirken. Oft stellen sich gleichzeitig *motorische Automatismen* ein, das sind stereotype Bewegungsabläufe wie Schmatzen, Leck-, Kau- und Schnüffelbewegungen, aber auch Nesteln, Reiben, Umherlaufen, Anziehen, Ausziehen usw. Ein solcher Anfall kann nach ½−2 Minuten beendet sein. Es kann sich jedoch auch ein minuten-, stunden-, tage- oder gar wochenlang anhaltender *Dämmerzustand* anschließen, in dem bei einer gewissen Bewußtseinseinschränkung und einem verzögerten Auffassungsvermögen die Patienten ihre Handlungsfähigkeit wieder gewinnen und in der Lage sind, gewohnte Tätigkeiten zu verrichten und auf einfache Reize gewohnheitsmäßig zu reagieren. Gelegentlich kommt es im Dämmerzustand aber auch zu schweren Triebdurchbrüchen mit Fluchtstreben, Feuerlegen, Aggressionen oder abnormen sexuellen Handlungsweisen. An die Ereignisse während eines derartigen Ausnahmezustandes vermag der Patient sich nicht zu erinnern.

Bei den **generalisierten Epilepsien** finden sich die **Absencen**, sogenannte kleine Anfälle („petit mal"), die üblicherweise im Schulalter (6.−14. Lebensjahr) auftreten. Wegen ihrer Neigung, besonders häufig, nicht selten bis zu mehreren hundertmal pro Tag aufzutreten, nennt man das ganze Krankheitsbild *pyknoleptisches Petit mal* (pyknos = dicht). Man versteht unter einer Absence eine wenige Sekunden lang andauernde Bewußtseinsstörung, während der der Patient starr vor sich hinschaut, die Arbeit oder das Sprechen kurz unterbricht und dann die Tätigkeit so fortsetzt, als wenn gar keine Pause entstanden wäre. Diese reine Form einer Absence, die oft von Unerfahrenen als Zerstreutheit oder gewöhnliche Unaufmerksamkeit mißverstanden wird, kann mit rhythmischen Mund- und Zungenbewegungen bzw. einem Herumnesteln mit den Fingern verbunden sein, was die Deutung als epileptisches Geschehen erleichtert.

Auch bei den Absencen besteht die Möglichkeit, daß sie sich das ganze Leben hindurch wiederholen können. Manchmal treten große Anfälle hinzu. Insgesamt ist aber die Prognose der Pyknolepsie ungleich günstiger als bei BNS-Krämpfen (S. 246) und den generalisierten kleinen Anfällen des Vorschulalters, da sich Absencen durch geeignete Medikamente meistens leicht unterdrücken lassen, die psychische Entwicklung der betroffenen Kinder nicht nachhaltig gestört wird und die Neigung zum vollständigen Verschwinden der Anfälle während der Pubertät groß ist.

Auch das **Aufwach-Grand-mal** gehört zu den generalisierten Epilepsien. Ein Grand-mal-Anfall (der „typische" Anfall, von dem die Epilepsie ihren Namen hat) soll in seinem Ablauf genauer beschrieben werden:

Gelegentlich einhergehend mit einem anfänglichen Aufschrei (*„Initialschrei"*) kommt es für 10–30 Sekunden zu einem Starrwerden des ganzen Körpers (**„tonische Phase"**), der Kranke stürzt bewußtlos hin, das Gesicht ist verzerrt, die Augen sind verdreht, Arme und Beine gestreckt, der Körper ist oft zurückgebeugt und durch den gleichzeitigen Atemstillstand kommt es langsam zu einer blauroten Verfärbung des Gesichtes. Die Pupillen reagieren nicht auf Licht und sind weitgestellt (wichtiges Unterscheidungsmerkmal zu nichtepileptischen Anfällen!).

Es folgt die **klonische Phase** (klonisch = schüttelnd) über 30–60 Sekunden, gelegentlich auch länger, mit rhythmischen Zuckungen des ganzen Körpers. Vermehrt gebildeter Speichel tritt als Schaum aus dem Mund aus; falls es zu einem Zungenbiß gekommen ist, kann der Schaum blutig sein. Die Pupillen bleiben lichtstarr und weit. Zuletzt kommt es öfter zu einem unwillkürlichen Harn-, seltener zu einem Stuhlabgang.

Nach dem Anfall wird die Muskulatur wieder schlaff, die Atmung setzt oft röchelnd wieder ein, die Gesichtsfarbe normalisiert sich. Wenn sich in dieser **Erschöpfungsphase** nicht sogleich ein Nachschlaf (*„Terminalschlaf"*) für einige Stunden einstellt, so sind die Kranken gleich nach dem Anfall noch für Sekunden bis Minuten verwirrt. Auch nach dem Terminalschlaf klagen Kranke oft noch über Kopf- und Gliederschmerzen sowie Abgeschlagenheit. – Für das gesamte Anfallsgeschehen besteht hinterher eine Erinnerungslücke (Amnesie).

Falls ein großer Anfall sehr lange dauert oder sich in kurzen Abständen wiederholt, ohne daß der Kranke in der Zwischenzeit das Bewußtsein wiedererlangt, spricht man von einem **Status epilepticus**, der auch heute noch aufgrund einer zentralen Herz- oder Atemlähmung, durch zentrale Temperatursteigerungen bzw. durch ein Hirn- oder Lungenödem in ca. 10% tödlich verläuft.

Eine symptomatische Form der generalisierten Epilepsien sind die *BNS-Krämpfe* (Blitz-Nick-Salaam). Sie treten im Säuglingsalter auf und gehen als Blitzkrämpfe mit einer blitzartigen Bewegung des Kopfes und des Oberkörpers nach vorn einher. Nick-Krämpfe zeichnen sich durch kurze, abgehackte Nickbewegungen des Kopfes aus. Salaam-Krämpfe werden durch einen tonischen Krampf verursacht, der dem Bewegungsmuster des orientalischen Grußes entspricht, wobei es neben der langsamen Beugung des Kopfes und Rumpfes auch zu einem Zusammenschlagen der Arme auf der Brust kommen kann. Die Prognose der BNS-Krämpfe ist insofern schlecht, da sie durch Hirnschäden bedingt sind und daher auch unter Behandlung meist starke Intelligenzstörungen und krankhafte neurologische Befunde (Lähmungen, Koordinationsstörungen usw.) bestehen bleiben. Die BNS-Krämpfe gehen oft in Anfallsformen der nächsten Altersstufe oder in Grand-mal-Anfälle über.

Die dritte Gruppe der *lokalisierten* oder *generalisierten Anfälle* ist durch Hirnschädigungen verschiedenster Art verursacht.

Als *Neugeborenenkrämpfe* zeigen sich daher in den ersten Lebenstagen lokalisierte Zuckungen im Gesicht oder an einer Extremität, sog. Halbseitenkrämpfe im Bereich einer Körperseite, an verschiedenen Körperregionen wechselnde Zuckungen oder generalisierte Verkrampfungen.

Aufgrund der ursächlichen Hirnfunktionsstörungen weisen lediglich 50% der Kinder später eine ausreichende Entwicklung auf, etwa 20% der Säuglinge sterben in dieser frühen Krankheitsperiode.

Das **diffuse Grand-mal** verläuft weitgehend ähnlich wie bereits beim Aufwach-Grand-mal beschrieben. Im Unterschied zu diesem setzt bei dem Kranken kurz vor Beginn des Anfalles jedoch eine *Aura* (s. *komplexe Partial-Anfälle*) ein, so daß er sich ggf. noch schnell durch Hinsetzen oder Hinlegen in Sicherheit bringen kann und somit erhebliche Verletzungen vermeidet, wie sie sonst vorkommen können.

Das **Schlaf-Grand-mal** tritt nur im Schlaf auf. – Manche Kranke haben schon Stunden oder Tage vor einem Anfall unangenehme Empfindungen wie Verstimmung, Unruhe, Kopfschmerzen oder ähnliches. Solche Phänomene sind bei der Behandlung von Epilepsien von großer Bedeutung.

Sog. **Fieberkrämpfe** treten als epileptische Anfälle im Sinne von Grand-mal-Anfällen bei 2,5–5% aller Kinder bis 5 Jahre wenigstens einmal auf. Ein geringer Teil dieser Fieberkrämpfe ist symptomatisch bedingt. Meistens kommt es bei fieberhaften Allgemeinerscheinungen im Fieberanstieg zu einem solchen Anfall. Unter der sehr gut wirksamen medikamentösen Therapie entwickeln sich die Kinder mit idiopathischen Anfällen psychisch und intellektuell normal, die symptomatischen Fieberkrämpfe gehen dagegen öfter mit Intelligenzminderungen und Verhaltensauffälligkeiten einher.

Wesensänderungen bei Epilepsien

Ein epileptisches Anfallsleiden kann bei einer kleinen Anzahl von Patienten zu psychischen Störungen oder zu einer Wesensänderung führen. Heute sind wegen der guten Behandlungsmöglichkeiten von diesen psychischen Störungen nur noch ca. 10–20% der Patienten betroffen, die in der Regel eine besonders schwer zu behandelnde Epilepsie haben oder die an weiteren Auswirkungen einer Hirnschädigung leiden. Wir können somit verschiedene psychische Auffälligkeiten bei Epilepsie feststellen:

Ungefähr 10% der Anfallskranken haben vor oder während der Geburt eine so ausgeprägte Hirnschädigung erlitten, daß daraus weitere Störungen folgen. Geistige Entwicklungsverzögerung (Oligophrenie) und Störungen der Persönlichkeitsentwicklung können ebenso im Vordergrund stehen wie Lähmungen, Sprachstörungen oder Sehstörungen als Symptome der Hirnschädigung. Hier ist die Epilepsie lediglich *ein* Symptom bei *Mehrfachbehinderung* und muß bei der Betreuung dieser Kranken besonders berücksichtigt werden.

Die Anfälle, die mit einem Bewußtseinsverlust einhergehen, führen bei Krampfgeschehen auch zu einer Minderversorgung des Gehirns mit Sauerstoff und damit zu einer Nervenzellschädigung. Häufige Anfallsleiden, Anfallsserien oder ein Status epilepticus ziehen daher das Gehirn besonders in Mitleidenschaft und können eine *epileptische Wesensänderung* bewirken, zumal es bei den Anfällen ja auch zu Stürzen mit Gehirnerschütterungen und Hirnprellungen kommen kann. Häufig treten dabei Verlangsamung, umständliches Denken und Haften an Denkinhalten, Nachlassen des Gedächtnisses, Umständlichkeit, aber auch abnorme Reizbarkeit bis hin zu Aggressivität auf. In selten schweren Fällen kann diese Wesensänderung im Krankheitsverlauf bis zu einer epileptischen Demenz führen.

Anfälle, die keinen Bewußtseinsverlust hervorrufen, können mit sog. *Dämmerzuständen* und Dämmerattacken einhergehen, bei denen der Kranke abwesend erscheint („umdämmert"), seine Umgebung meist nur unvollständig wahrnimmt und sich daher auch „merkwürdig" verhält. Da solche Dämmerzustände auch über viele Tage anhalten können, gibt hier oft erst das EEG Aufschluß über die Ursache des Fehlverhaltens.

Manche Anfallskranke sind durch eine notwendige sehr hohe Medikamentengabe dermaßen beeinträchtigt, daß sie durch Verlangsamung , Müdigkeit und körperliches Unwohlsein ebenfalls psychisch auffällig werden. Hier muß ein in der Epilepsiebehandlung erfahrener Nervenarzt mit dem Patienten abwägen, ob eine Medikamentenänderung oder -reduktion, auch zum Preis eines gelegentlichen Anfalles, angezeigt ist.

Schließlich ist auch zu bedenken, daß ein anfallskrankes Kind oder ein anfallskranker Erwachsener oft viele *Vorurteile* und Benachteiligungen erlebt, die reaktive psychische Veränderungen nach sich ziehen können. Übervorsichtiges oder unnachsichtiges Verhalten der Eltern lassen das Kind anspruchsvoll, wehleidig, unselbständig oder eigensinnig und trotzig werden. Eingeschränkte Berufswahl, mangelndes Vertrauen in die Leistungsfähigkeit und gesellschaftliche Vorurteile können zu sozialem Rückzug, eigenbrötlerischem Verhalten und Depressionen führen; kurz, auch durch ihre Umwelt werden Anfallskranke oft zu „schwierigen" Menschen und Außenseitern gemacht.

Psychiatrische Krankheitslehre

Seelische Krankheiten

Psychiatrie (Seelenheilkunde) ist das Fachgebiet der Medizin, das sich mit dem Erkennen und Behandeln seelischer Störungen oder abnormen Seelenlebens beschäftigt. Der Name leitet sich ab von dem griechischen Wort Psyche (Seele).

Die bewegte Geschichte der Psychiatrie unterlag vom Mittelalter bis in die Neuzeit moralisierenden Vorstellungen von Besessenheit, Hexenwahn und der Überzeugung, seelische Erkrankung sei Strafe und Sühne für Versündigungen. Auch die naturwissenschaftlich-medizinische Sichtweise konnte entsetzliche Entwicklungen, wie die Massenvernichtung zehntausender psychisch Kranker im Zuge der sog. Euthanasie, nicht verhüten, leistete ihr sogar in gewisser Weise Vorschub. Die um die Jahrhundertwende von Sigmund Freud begründete Psychoanalyse führte eine völlig neue Sicht- und Denkweise in die Psychiatrie ein, aus der sich viele der heute anerkannten psychotherapeutischen Verfahren entwickelten.

Bis heute hat die Psychiatrie in der Weiterentwicklung von Diagnostik und Therapie enorme Fortschritte zu verzeichnen, die aus den ehemaligen „Heil- und Pflegeanstalten" durchweg erheblich verkleinerte psychiatrische Fachkliniken werden ließen. Aus diesen werden 75% der Aufnahmen innerhalb von 3 Monaten und 90% innerhalb von 10 Monaten entlassen; in manchen Kliniken liegt die durchschnittliche Verweildauer schon um 30 Tage, was angesichts der normalen Verlaufsdauer vieler psychischer Störungen darauf hinweist, daß stationär nur die notwendigste Akutbehandlung durchgeführt werden kann. Wenn auch nach dem Erscheinen der Psychiatrie-Enquete 1975, die erhebliche Mängel in der Versorgung psychisch Kranker in der Bundesrepublik Deutschland aufzeigte, Verbesserungen angestrebt wurden, so blieben doch viele Veränderungen vor allem aus Geldmangel auf halbem Wege stecken. So hatten auch Mitte der 80er Jahre die Fachkrankenhäuser für Psychiatrie und Neurologie noch immer die geringste Personalausstattung pro 100 belegte Betten unter allen Krankenhaustypen überhaupt! Und dies vor dem Hintergrund, daß gerade in der Psychiatrie der apparative Aufwand nur eine untergeordnete Rolle spielt, daß die psychiatrische Arbeit auf den Einsatz von Therapeuten unterschiedlichster Qualifikation, auf den Kontakt und die Beziehung von Menschen zu Menschen zwingend angewiesen ist. Zweifellos kann die Psychiatrie erst nach Erfüllen ihres Nachholbedarfs mit den anderen medizinischen Disziplinen wirklich gleichziehen, was auch den Abbau noch bestehender Vorurteile gegen die Psychiatrie und psychisch Kranke erheblich beschleunigen würde. Wir sollten nicht vergessen, daß jeder Mensch von einer psychischen Krankheit betroffen werden kann, so wie dies bei durchschnittlich 10% unserer Gesamtbevölkerung der Fall ist.

Eine wesentliche Fragestellung in der Psychiatrie, die nicht nur medizinische, sondern auch gesellschaftliche Hintergründe hat, ist die der *Normalität*. Hier soll zumindest daran erinnert werden, daß sich gesellschaftliche Maßstäbe und Normen ändern; so galt bei uns z. B. die Homosexualität (auf das eigene Geschlecht gerichtetes Geschlechtsempfinden) bis vor einigen Jahren als abnorm, während sie heute als Variante menschlicher Sexualität akzeptiert wird. Auch heute steht die Psychiatrie immer wieder in der Gefahr, von der Gesellschaft mißbraucht zu werden, um mißliebige oder unerwünschte Verhaltensweisen als „abnorm" zu erklären und auszugrenzen. Kontrolle der eigenen Arbeit durch nicht zur eigenen Institution gehörige Fachleute („Supervision") und gewissenhafte Anwendung der entsprechenden Gesetze (Unterbringungsgesetze der Länder, Betreuungsrecht) sowie Überprüfung durch unabhängige Richter verringern diese Gefahren und können das notwendige Vertrauen schaffen, das die oft empfindliche Arbeit in der Psychiatrie braucht. Entgegen der noch weit verbreiteten Laienmeinung muß z. B. die Behandlung auf einer geschlossenen Station eine eindeutige Rechtsgrundlage haben: Entweder erklärt sich der Patient mit der Behandlung einverstanden oder es muß eine dringende Behandlungsbedürftigkeit vorliegen, für die ein Richter die Genehmigung nach dem Unterbringungsrecht oder nach dem Betreuungsrecht erteilt. Darüber hinaus dürfen wir nicht vergessen, daß die auf Menschen aufgebaute Arbeit in der Psychiatrie besonders menschlich zu sein hat, selbst auf die Gefahr hin, Fehler zu machen, wie es alles Menschliche mit sich bringt.

Psychiatrische Systematik

Die Einordnung psychiatrischer Krankheitsbilder in ein bestimmtes System stellt ein recht problematisches Unterfangen dar. Ordnete man beispielsweise nach den Ursachen, würde man bald auf das Hindernis stoßen, daß es mit dem Wissen um die Ursachen abnormer Verhaltensweisen nicht immer zum besten bestellt ist. Nähme man dagegen bestimmte Symptome als Grundlage einer Gliederung, ginge rasch die Übersichtlichkeit verloren, weil gleichartige Krankheitszeichen, wie z. B. eine schwerwiegende traurige Grundstimmung oder eine wahnhafte Überzeugung, oft auf ganz verschiedenen Ursachen beruhen.

Trotz oder gerade wegen dieser Schwierigkeiten sollte man in der Psychiatrie auf eine dem jeweiligen Wissensstand angepaßte Systematik aber nicht verzichten, denn sie ordnet das umfangreiche Stoffgebiet und erleichtert besonders dem Lernenden ein schnelleres Zurechtfinden. Nur muß man sich der Einschränkung bewußt bleiben, daß Einteilungen und Gliederungen innerhalb psychischer Bereiche nicht die Eindeutigkeit, Klarheit und Exaktheit mathematischer Gleichungen besitzen, sondern immer ein Stück Willkür beinhalten, je nachdem, welcher Blickwinkel zur Strukturierung herangezogen wird.

Man kann seelische Störungen in die folgenden drei großen Gruppen einteilen:

1. Exogene bzw. körperlich begründbare Psychosen
Darunter versteht man seelisches Kranksein auf der Basis eines nachweisbar abnormen Körperbefundes (Mißbildungen, Entzündungen, Verletzungen, Tumoren, Vergiftungen, Gefäßleiden und degenerative Prozesse des Gehirns).

2. Endogene Psychosen
Hierzu gehört der Formenkreis der schizophrenen und ein großer Teil der affektiven Psychosen. Endogen bedeutet von innen heraus und meint damit überwiegend: schicksalhaft und erbgebunden. Tatsächlich spielt auch die Erbanlage eine wesentliche Rolle, doch bedarf es offensichtlich noch weiterer Einflüsse oder Erlebnisse, um diese Krankheiten zum Durchbruch zu bringen. Es sind demnach mehrere mitbestimmende Ursachen für das Auftreten endogener Psychosen verantwortlich.

Während der letzten Jahre ist der Begriff „endogen" etwas in Verruf geraten, weil man früher bei diesem Formenkreis seelischen Andersseins überwiegend an eigenständige Krankheiten auf der Basis noch unbekannter Anomalien der Feinstruktur des Gehirns dachte. Inzwischen verdichten sich Erkenntnisse darüber, daß beim Auftreten dieser Krankheiten Störungen verschiedener Überträgerstoffe im Gehirn (Neurotransmitter) eine bedeutsame Rolle spielen, Hinweise also, die in Richtung einer hirnorganischen Ursache dieser Erkrankungen gehen. Trotzdem muß berücksichtigt werden, daß das Auftreten und Erleben einer endogenen Psychose für den Patienten eine große seelische Belastung bedeutet, die die „Psychodynamik" der Erkrankung mitbestimmt und Überschneidungen mit den „psychoreaktiven Störungen" (s. u.) hervorruft.

3. Psychoreaktive Störungen

Bei dieser Gruppe handelt es sich um abnorme Verhaltensweisen, denen kein eigentlich krankhaftes Geschehen im streng medizinischen Sinn, sondern überwiegend seelische Einflüsse zugrunde liegen. Sie sind deshalb auch nicht durch chemische oder physikalische Methoden bzw. durch Untersuchungen des Gehirngewebes zu erfassen, sondern nur durch psychologische. Diese Störungen im seelischen Sein beruhen also nicht auf einer körperlich begründbaren Krankheit, sie können aber, was auch im Renten- und Strafrecht anerkannt wird, sehr wohl die Bedeutung und das Gewicht einer Krankheit erlangen. Man spricht dann von einer *Krankheitswertigkeit.*

Obgleich Einflüsse wie Erziehung, Entwicklungsbedingungen oder besondere Erlebnisse und Erfahrungen für die in dieser Gruppe zusammengefaßten psychoreaktiven Störungen eine prägende Rolle einnehmen, bestehen aber auch hier Zusammenhänge mit den Erbanlagen im Sinne einer besonderen Anfälligkeit.

Die Abgrenzung zwischen exogenen und endogenen Psychosen und psychoreaktiven Störungen ist nicht nur von wissenschaftlichem Interesse, sondern sie bildet die Basis für die notwendigen therapeutischen Maßnahmen. Bei einer körperlich begründbaren Psychose wird man den Schwerpunkt der Behandlung auf körperlich wirksame Heilmittel legen, während bei einem seelisch verursachten Leiden vorzugsweise eine Heilbehandlung durch geistig-seelische Einwirkung (Psychotherapie) angezeigt ist. Vor jeder Therapie seelischer Störungen sollte daher, wenn irgend möglich, geklärt sein, ob die Wurzeln des Leidens im exogenen, endogenen oder psychischen Bereich liegen.

Abschließend sei darauf hingewiesen, daß ein Kranker in den seltensten Fällen ein lehrbuchmäßiges Krankheitsbild aufweist; oft sind zwei oder alle drei der o. g. Entwicklungsbedingungen an einem Krankheitsbild beteiligt. So kann ein Mensch mit familiärer Belastung für Depressionen (endogen) durchaus zum ersten Male bei oder nach einer schweren körperlichen Erkrankung (exogen) depressiv werden. Die seelische Verarbeitung des Umstandes, jetzt ähnliche Schwierigkeiten und Gefahren zu erleiden wie seine früher erkrankten Familienangehörigen, wird den Kranken eventuell noch zusätzlich belasten (psychoreaktiv).

Das Ursachenbündel psychiatrischer Erkrankungen nach G. Hole ist in Abb. 1.**24** dargestellt (gleichbedeutende Begriffe in Klammern).

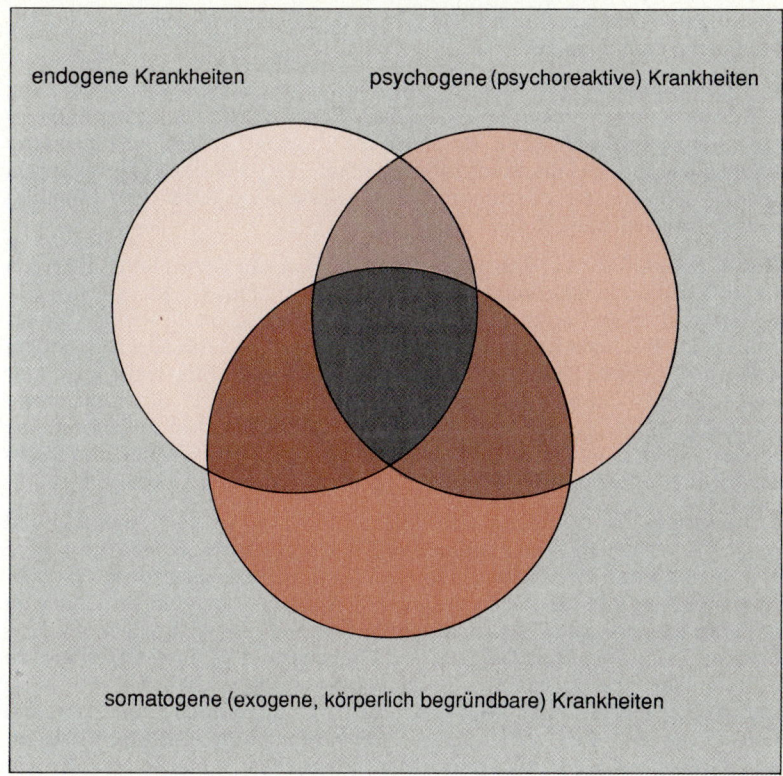

endogene Krankheiten

psychogene (psychoreaktive) Krankheiten

somatogene (exogene, körperlich begründbare) Krankheiten

Abb. 1.24 Psychiatrische Krankheitsgruppen

Untersuchungsmethoden in der Psychiatrie

Um eine Diagnose zu erstellen, muß der Arzt eine Krankheitsvorgeschichte (Anamnese) erheben, in der er sowohl die Angaben des Patienten als auch die Angaben von Angehörigen oder Freunden verwertet, die die Erkrankung anders erleben können als der Kranke selbst.

Mit verschiedenen Untersuchungen muß geklärt werden, ob sich hinter der psychischen Auffälligkeit eine körperliche Erkrankung verbirgt oder nicht. Zu diesen Untersuchungen gehören sowohl eine gründliche körperliche Untersuchung mit internistischer und neurologischer Befunderhebung als auch verschiedene apparative Untersuchungen (s. u.). Schließlich wird ein psychopathologischer Befund erhoben, in dem die psychischen Auffälligkeiten beschrieben werden.

Bei der Beschreibung werden Begriffe aus der *Psychopathologie* (Lehre von den Seelenleiden) verwendet, von denen die wichtigsten hier kurz und einfach erläutert werden sollen, da sie für die Verständigung in der Psychiatrie unerläßlich sind. Bei der krankhaften Veränderung seelischer Eigenschaften spielen übersteigerte oder herabgesetzte Ausschläge (Plus- und Minusvarianten) eine wichtige Rolle.

Bewußtseinsstörungen. Darunter fällt vor allem die Beurteilung über den Grad der Wachheit/Bewußtseinshelligkeit des Patienten, der von *bewußtseinsklar* über *verhangen/schläfrig* und tiefschlafend bis *bewußtlos* reicht. Neben der Wachheit kann das Bewußtsein inhaltlich verändert sein, indem z. B. ein verwirrter Patient zwar wach ist, jedoch seine Umgebung nicht klar erfassen und beurteilen kann; beim *Dämmerzustand* ist das Bewußtsein eingeengt auf wenige Gedanken, Gefühle und Impulse und verhindert eine Steuerung durch umfassendes Bewußtsein mit kritischer Wägung moralisch-ethischer Normen und Berücksichtigung weiterführender Überlegungen.

Orientierung. Sie beinhaltet die Fähigkeit, sich in Zeit, Ort, Situation und persönlichen Daten zurechtzufinden. Bei der *zeitlichen Orientierung* wird z. B. nach Datum, Wochentag, Jahreszeit usw. gefragt, die *örtliche Orientierung* gibt Aufschluß über den derzeitigen Aufenthaltsort und Beziehung zu anderen Räumen und Orten, die *situative Orientierung* ermöglicht die Einordnung in die derzeitige Tätigkeit und Umgebung (z. B. im Krankenhaus zu sein) und die *Orientierung zur eigenen Person* (autopsychische Orientierung) umfaßt persönliche Daten, wie Name, Beruf, Familienstand, Geburtsort und Geburtstag usw. Eng verbunden mit der Orientierung sind **Merkfähigkeit und Gedächtnis**. Eine ungestörte Merkfähigkeit ist Voraussetzung für ein intaktes Gedächtnis, wobei Merkfähigkeitsstörungen (z. B. bei leichter Ermüdbarkeit oder Ablenkbarkeit) zunächst das *Neuzeitgedächtnis* (Frischgedächtnis) beeinträchtigen. Das *Altgedächtnis* bezieht sich auf länger zurückliegende Ereignisse und wird durch akute Merkfähigkeitsstörungen nicht mehr beeinträchtigt. Eine begrenzte Erinnerungslücke nennen wir Amnesie. – Auch inhaltlich kann das Gedächtnis beeinträchtigt sein, z. B. als wahnhafte Erinnerungsentstellung bei einer schizophrenen Erkrankung.

Antrieb und Aktivität (Psychomotorik) sind die Kräfte, die unser Denken und Handeln mit Energie erfüllen und unser äußeres Bild von „Vitalität" prägen. Störungen als Plusvarianten (Antriebsvermehrung) können zu *Unruhezuständen* und *Erregungszuständen* führen, Antriebsminderungen gehen bis zur völligen *Erstarrung* (Stupor).

Mit **Affektivität** beschreiben wir sowohl Stimmungen und Gefühle als auch die Möglichkeiten, diese Gefühle auszudrücken. So finden wir hier alle Qualitäten von *manisch-heiterer* Verstimmung bis hin zur *depressiven* Verstimmung, im Ausdrucksvermögen von *Affektstarre* bis zur *Affektdurchlässigkeit* (unbeherrschbares Lachen und Weinen).

Denkstörungen werden unterschieden in *formale Denkstörungen* und *inhaltliche Denkstörungen*. Bei den formalen Denkstörungen ist der klare Gedankengang gestört. Bei der *Ideenflucht* überstürzen sich die Gedanken, bei der *Denkzerfahrenheit* wird der Gedankengang so sprunghaft, daß wir evtl. gar nicht mehr folgen können. Im Gegensatz dazu steht z. B. die *Denkhemmung*, bei der das Denken stark verlangsamt ist, oder die *Perseveration*, bei der der Kranke die gleichen Gedanken immer wiederholt. – Bei den inhaltlichen Denkstörungen werden falsche Inhalte gedacht, wobei der Denkablauf oft ungestört ist. Das deutlichste Beispiel finden wir im *Wahn*, bei dem der Kranke unter einer falschen gedanklichen Voraussetzung seine Wahnideen völlig geordnet entwickelt. Solange der Wahn besteht, kann der Kranke seinen Irrtum nicht einsehen, da er seine Gedanken (fälschlich) für richtig hält: Wahn ist ein unkorrigierbarer Irrtum! Geläufige *Wahnideen* sind Größenwahn, Eifersuchtswahn, Verfolgungswahn, Verarmungswahn.

Wahrnehmungsstörungen beziehen sich auf die Sinnesorgane, und zwar hat der Kranke den Eindruck, daß er etwas sieht, hört, riecht, schmeckt, fühlt, von dem wir wissen, daß es nicht vorhanden ist. Solche falschen Wahrnehmungen nennen wir *Halluzinationen* (z. B. optische, akustische Halluzinationen). Der Kranke ist jedoch von dem Sinneseindruck völlig überzeugt, denn für ihn besteht ein Sinneseindruck – ohne Sinnesreiz.

Denkstörungen und Wahrnehmungsstörungen gehören zu den auffälligsten psychiatrischen Symptomen, bei denen es oft schwerfällt, sie trotz aller Befremdlichkeit dem Patienten nicht ausreden oder ihn vom „Richtigen" überzeugen zu wollen. Sie machen jedoch auch deutlich, daß „normales" Erleben engeren Grenzen unterliegt als die möglichen krankhaften Variationen und daß der Zugang zu solchermaßen Kranken oft nur dem langjährig Erfahrenen wenigstens teilweise möglich ist.

Auch die **Persönlichkeitsstörungen** treten in zwei Formen auf: Als *objektive Persönlichkeitsstörungen* bezeichnen wir anlagemäßig bedingte oder krankheitsbedingte Veränderungen; zum einen als *abnorme Persönlichkeiten* (depressive, willensschwache, stimmungslabile, gemütlose usw. Persönlichkeiten), zum anderen als *organische Wesensänderungen* bei Hirnerkrankungen (hirnorganische Psychosyndrome, HOPS). *Subjektive Persönlichkeitsstörungen* führen dazu, daß der Patient sich selbst oder Teile seines Körpers als fremd empfindet. Bei der *Depersonalisation* werden Teile des Körpers als fremd empfunden, als losgelöst, aus Holz bestehend, abgestorben usw.; bei den *Ich-Störungen* erlebt der Patient sich von außen gesteuert und beeinflußt, indem ihm z. B. Gedanken eingegeben oder entzogen werden oder er von fremden Mächten wie eine Marionette gesteuert wird.

Die körperlich begründbaren (exogenen) Psychosen (organische Psychosyndrome)

Bei ihnen werden abnorme psychische Symptome hervorgerufen durch körperliche Grundkrankheiten, die sowohl im Gehirn selbst verankert (z. B. Hirntumor oder Arteriosklerose der Hirngefäße) als auch durch Erkrankungen anderer Körperorgane verursacht sein können, welche das Gehirn erst sekundär in Mitleidenschaft ziehen (z. B. Fieberdelir bei einer Lungenentzündung).

Die Diagnose wird bei den exogenen Psychosen unter Zuhilfenahme der gleichen Mittel, wie sie auch sonst in der Medizin üblich sind, gefunden (Untersuchungen der Reflexe, des Blutes und des Nervenwassers, Messung der Hirnaktionsströme, Röntgenuntersuchungen, Computertomographie, Kernspintomographie usw.).

Man trennt im Rahmen der körperlich begründbaren Psychosen akute organische Psychosyndrome, die größtenteils rückbildungsfähig sind, von den chronischen organischen Psychosyndromen ab, die meist nicht mehr ausheilen und organische Wesensänderungen bis zur Demenz nach sich ziehen.

Akute exogene Psychosen

Viele akute, körperlich begründbare Psychosen gehen mit Bewußtseinstrübungen einher, so daß sich anhand der Bewußtseinslage eine weitere Unterteilung der akuten exogenen Psychosen in solche mit und solche ohne Bewußtseinseintrübung ergibt. Letztere werden als Durchgangssyndrome bezeichnet.

Durchgangssyndrome

Sie finden sich nicht selten bei Patienten mit akuten Hirntraumen, mit Vergiftungen oder auch bei Arzneimittelunverträglichkeiten bzw. -überdosierung und bei anderen schweren körperlichen Erkrankungen. Ein Durchgangssyndrom kann bei einem fortschreitenden Prozeß in eine Bewußtseinstrübung übergehen. Andererseits kann die Erkrankung mit einer Bewußtseinsstörung beginnen und schließlich auf dem Weg über ein Durchgangssyndrom zur Ausheilung gelangen. Die einzelnen Symptome, aus denen sich ein Durchgangssyndrom zusammensetzt, pflegen recht vielgestaltig zu sein.

Leichte Durchgangssyndrome zeigen sich in Form einer gesteigerten Vergeßlichkeit, einer verlangsamten Reaktionsfähigkeit, einer abnormen Reizbarkeit, einer verminderten Kritik, eines Antriebsmangels sowie in vegetativen Symptomen (Schwindel, Kopfschmerzen und Schlafstörungen). Dabei ist, wie stets bei den Durchgangssyndromen, das Bewußtsein nicht getrübt.

Mittelschwere Durchgangssyndrome werden gekennzeichnet durch stärkere Gedächtnisausfälle (sog. Amnesien), eine Verlangsamung der Denkabläufe, eine Unfähigkeit, Zusammenhänge zu erkennen, sowie durch abnorme Schwankungen der Stimmungslage, welche von einer unangemessenen Traurig- und Ängstlichkeit bis hin zu einer unangepaßten Heiterkeit reichen können (sog. Affektstörungen).

Schwere Durchgangssyndrome erkennt man an massiven Gedächtnisausfällen, Antriebsstörungen im Sinne einer Antriebssteigerung oder Antriebsminderung, einem Zerfall der Denkleistungen sowie Störungen in der Orientierungsfähigkeit. Derartige Patienten wissen nicht mehr Bescheid über die Tageszeit, über den jeweiligen Monat und das Jahr; sie wissen nicht, wo sie sich befinden und können über ihr Geburtsdatum oder die Namen ihrer Eltern oder Kinder oft nur ungenaue Angaben machen. Man spricht von einer zeitlichen, örtlichen und persönlichen Desorientiertheit. Im Krankenhaus fallen Patienten mit schweren Durchgangssyndromen gelegentlich dadurch auf, daß sie vergebens ihr Zimmer oder die Toilette suchen. Das schwere Durchgangssyndrom ist häufig mit schizophrenieartigen Symptomen, wie Wahnideen und Sinnestäuschungen, den sog. produktiven Symptomen, verbunden.

Manche Autoren verwenden nicht die Einteilung der Durchgangssyndrome im Sinne von leicht, mittelschwer und schwer, sondern kennzeichnen das Syndrom nach dem jeweiligen im Vordergrund stehenden Symptom. Wird beispielsweise das Zustandsbild dadurch charakterisiert, daß der Patient alles, was er erlebt hat, sogleich wieder vergißt, spricht man von einem amnestischen Durchgangssyndrom (Amnesie = Erinnerungsverlust). Erhebliche Stimmungsschwankungen als Hauptsymptom werden als affektives, Wahnideen oder Sinnestäuschungen als produktives Durchgangssyndrom bezeichnet.

Akute exogene Psychosen mit Bewußtseinsstörungen

Geht ein abnormes seelisches Verhalten mit einer Bewußtseinstrübung einher, kann man in aller Regel davon ausgehen, daß es sich um eine akute, körperlich begründbare Psychose handelt. Je nach dem Ausmaß der Bewußtseinstrübung grenzt man drei Schweregrade voneinander ab. Die leichteste Form, welche durch eine Verhangenheit, Benommenheit, ständige Müdigkeit sowie durch Orientierungsstörungen gekennzeichnet wird, bezeichnet man als *Somnolenz*. Sinkt der Patient in einen Dauerschlaf, aus dem er nur durch starke Fremdreize vorübergehend zu wecken ist, spricht man von einem *Sopor*. Die tiefste Bewußtseinstrübung bezeichnet man als *Koma*. Aus diesem kann der Patient selbst durch starke Reize nicht erweckt werden.

Alkoholdelir als Beispiel einer akuten exogenen Psychose mit Bewußtseinstrübung. Die häufigste, zahlenmäßig noch immer zunehmende, akute körperlich begründbare Psychose ist das Delir der Trinker, das Delirium tremens (Delirium = Irresein; Tremor = Zittern). Diese Krankheit entsteht durch jahrelangen regelmäßigen Alkoholmißbrauch.

Oft beobachtet man bei den Gefährdeten schon Wochen oder Monate vor Ausbruch des eigentlichen Delirs ein feinschlägiges Zittern der Finger und Hände. Hinzu kommt eine allgemeine Bewegungsunsicherheit. Die Patienten fallen häufig hin, und sie sind beispielsweise nicht mehr in der Lage, mit einer Hand die Tasse zum Mund zu führen. Da der Alkohol eine Reizung der Magenschleimhaut hervorruft, leiden die Patienten nicht selten unter Magenbeschwerden (sog. Alkoholgastritis). Gelegentlich treten epileptische Anfälle auf. Das eigentliche Delir kann sich sowohl langsam entwickeln als auch plötzlich zum Ausbruch kommen. Die Patienten werden zunehmend unruhiger, sie greifen, nesteln und zupfen an ihrer Kleidung oder am Bettzeug herum, sie lassen sich nur schwer im Bett halten und schwitzen stark. Das Bewußtsein ist getrübt. Eine hinreichende Orientierung über die zeitlichen, örtlichen und persönlichen Verhältnisse besteht nicht mehr. Einen Fremden, der an ihr Bett tritt, verwechseln sie mit Angehörigen oder Bekannten (Personenverkennung).

Unter den verschiedenartigsten Sinnestäuschungen stehen die Trugwahrnehmungen des Gesichtssinns (sog. optische Halluzinationen) im Vordergrund. Die Kranken sehen sich rasch bewegende kleine Männlein, Käfer, Spinnen, Vögel oder andere Gebilde. Die hier oft erwähnten weißen Mäuse werden übrigens weit seltener wahrgenommen als allgemein erzählt wird. Der Patient vermag nicht, die Täuschung als solche zu erkennen. Er sieht sie als Realität an und versucht, unter Umständen auf dem Boden kriechend, die vermeintlichen Männlein oder Tiere zu greifen. Wenn er sie sogar auf seiner Haut herumlaufen spürt, handelt es um eine taktile Halluzination (taktil = den Tastsinn betreffend). Das Krankheitsbild wechselt rasch. In der Dämmerung oder Dunkelheit ist es durchweg stärker ausgebildet als bei Licht. Das Delirium tremens dauert durchschnittlich 3−6 Tage. Nach seinem Abklingen befindet sich der Patient oft noch einige Tage in einem Zustand gehobenen Wohlbefindens und unkritischer Heiterkeit (euphorische Stimmung).

Der Ausbruch eines Delirs ist nicht an einen momentan erhöhten Blutalkoholspiegel gebunden. Im Gegenteil, nicht selten beginnt ein Patient zu delirieren, wenn er durch irgendwelche Umstände für einige Tage zur Abstinenz gezwungen war. Man spricht in solchen Fällen von einem Entzugsdelir.

Noch vor wenigen Jahrzehnten verlief das Alkoholdelir in ca. 30% der Fälle tödlich. Zu den häufigsten Todesursachen gehörte das primäre Kreislaufversagen oder eine Lungenentzündung mit einem sekundären Kreislaufzusammenbruch. Die Letalität konnte inzwischen durch die Anwendung von Antibiotika und Psychopharmaka auf 1% vermindert werden.

Der chronische Alkoholmißbrauch ist die häufigste Ursache für ein Delir, jedoch können Delirien bei *allen* Arten von akuten exogenen Psychosen auftreten. Häufige Ursachen für akute exogene Psychosen sind z. B. Hirndurchblutungsstörungen beim Schlaganfall oder bei erheblicher Flüssigkeitsverarmung, Vergiftungen durch Medikamente, fieberhafte Infektionskrankheiten, Hirntumoren und Hirnhautentzündungen sowie Schädel-Hirn-Verletzungen.

Chronische exogene Psychosen

Jedes chronische hirnorganische Psychosyndrom setzt eine längerfristige funktionelle oder substantielle Schädigung des Hirngewebes voraus. Da Nervenzellen schon bald nach der Geburt nicht mehr neu gebildet werden können, führt der Untergang von Nervengewebe meist zu chronischen, nicht mehr ausheilbaren psychischen Störungen. Zwar gelingt es durch die modernen Rehabilitationsmaßnahmen oftmals, die Patienten wieder an die Erfordernisse der Umwelt anzupassen, aber eine vollständige Wiederherstellung der ursprünglichen Persönlichkeitsmerkmale gelingt oft nicht. Bei den chronischen hirnorganischen Psychosyndromen handelt es sich wie bei den Durchgangssyndromen nicht um eine Krankheitseinheit.

Verschiedenartigste Krankheiten, wie z. B. Entzündungen, Geschwülste, Gefäßerkrankungen, Altersprozesse, Hirntraumen oder eine B_{12}-Avitaminose können eine Schädigung von Nervenzellen bewirken. Es gibt aber nicht nur vielfältige Ursachen, sondern auch recht unterschiedliche Symptome beim hirnorganischen Psychosyndrom. Einmal ist die Gesamtpersönlichkeit mehr oder weniger stark verändert, ein andermal sind nur einzelne psychische Bereiche wie Antrieb, Stimmung, Denken oder Gedächtnis beeinträchtigt. Endlich kann der Zustand gleichbleibend oder im Rahmen eines Prozesses fortschreitend sein.

Aller Verschiedenheit der Ursachen und Gruppierungen einzelner Symptome zum Trotz gibt es im Rahmen der chronischen organischen Psychosyndrome doch einzelne Krankheitsbilder, welche in ihrer Ausprägung eine gewisse Einheitlichkeit aufweisen und einer speziellen Beschreibung bedürfen.

Korsakow-Syndrom

Beim Alkoholdelir wurde erwähnt, daß es innerhalb von 3–6 Tagen abzuklingen pflegt. In einigen Fällen, insbesondere wenn schon mehrere Delirien vorausgegangen sind, kommt es damit aber nicht zur Wiederherstellung des ursprünglichen Persönlichkeitsbildes. Zwar klart das Bewußtsein dieser Patienten auf, doch bleiben teils nicht mehr rückbildungsfähige (irreversible)

Störungen zurück. Die akute exogene Psychose mündet dann in eine chronische exogene Psychose vom Typ des Korsakow-Syndroms.

Solche Kranken sind nicht mehr in der Lage, sich in der zeitlichen und räumlichen Gegenwart zurechtzufinden, d. h. sie sind zeitlich und örtlich desorientiert. Patienten mit einem Korsakow-Syndrom können schon viele Jahre auf ein und derselben Station eines psychiatrischen Krankenhauses untergebracht sein und wissen trotzdem nicht, wie lange sie schon hier sind und wo sie sich befinden.

Neben der Desorientiertheit fallen Störungen des Neugedächnisses auf. Die Fähigkeit, Ereignisse der jüngsten Vergangenheit im Gedächtnis zu speichern, ist erloschen, während sich die Patienten an weit früher Erlerntes oder Erlebtes, also Dinge, die dem Altgedächtnis zugerechnet werden, durchaus entsinnen können. Kranke mit einem Korsakow-Syndrom behaupten z.B., sie hätten schon seit Wochen keinen Besuch mehr von ihren Angehörigen gehabt, obschon der letzte Besuch erst vor einer Viertelstunde das Zimmer verlassen hat. Andererseits sind sie durchaus in der Lage, ein in der Schulzeit erlerntes Gedicht fehlerfrei vorzutragen. Liegen Merkfähigkeitsstörungen vor, wird von den Kranken oft versucht, die Erinnerungslücken durch irgendwelche Geschichten aufzufüllen, welche mehr oder weniger gut in die Lücken hineinpassen. Manche Patienten verstehen das so gut, daß einem Uneingeweihten selbst in einem längeren Gespräch kaum etwas auffällt. Solche Verlegenheitslügen, die man auch als *Konfabulationen* bezeichnet, dürfen nicht als Verlogenheit im Sinne einer Charakterschwäche, sondern müssen als Krankheitssymptom gewertet werden.

Das Korsakow-Syndrom, welches sich aus den Symptomen Orientierungsstörungen, Merkfähigkeitsstörungen und Konfabulationsneigung zusammensetzt, kann nicht nur durch ein Alkoholdelir zurückbleiben oder sich bei chronischem Alkoholmißbrauch schleichend entwickeln, sondern auch nach schweren Hirntraumen und im Rahmen degenerativer Hirnprozesse entstehen. Es handelt sich bei diesem Syndrom also wiederum um eine Gruppierung einheitlicher Krankheitszeichen, denen jedoch verschiedene Ursachen zugrunde liegen können.

Demenzen

Unter Demenz versteht man den im Laufe des Lebens *erworbenen Schwachsinn*. Er unterscheidet sich vom angeborenen oder früh erworbenen Schwachsinn dadurch, daß die Betroffenen einmal über eine normale oder sogar überdurchschnittliche Verstandeskraft verfügt haben und daß die damit einhergehende Differenzierung der Persönlichkeit über lange Strecken des Abbauprozesses erkennbar bleibt.

Vorzugsweise, aber nicht ausschließlich, sind alte Menschen vom Verlust geistiger Fähigkeiten betroffen. Bei ihnen macht die Abgrenzung zwischen normalem Altern und krankhaften Abbauerscheinungen oft Schwierigkeiten, doch kann man davon ausgehen, daß heute ca. 25% der Durchschnittsbevölkerung im Alter von 80 Jahren krankheitswertige Symptome erkennen lassen. Das bedeutet, daß in diesen Fällen jedenfalls eine eingehende psychiatrische Diagnostik und ein Therapieversuch erforderlich sind.

Die ständig zunehmende Zahl alter Menschen und damit auch dementer Patienten hat während der letzten Jahre zu einer Spezialisierung im Sinne eines eigenständigen Fachgebietes innerhalb der Psychiatrie geführt, das man als *Gerontopsychiatrie* (Alterspsychiatrie) bezeichnet. Diese beschäftigt sich intensiv mit dem lebensgeschichtlichen Hintergrund, den besonderen psychischen, sozialen und somatischen Wechselwirkungen sowie den oft andersartigen Krankheitsverläufen bei alten Menschen. Dabei hat sich herausgestellt, daß selbst die Demenzerkrankungen im Alter durch therapeutische Maßnahmen, und hier insbesondere durch Änderungen des sozialen Umfeldes, positiv beeinflußbar sind.

Wir unterscheiden *primäre* und *sekundäre Demenzen*. Die *primären Demenzen* stellen bei den Demenzerkrankungen einen Anteil von 50−75%. Zu ihnen rechnen wir die Demenzformen, die durch hirneigene Erkrankungen ausgelöst werden. Dies ist vor allem die *senile Demenz* vom Alzheimer-Typ (SDAT), die ⅔ der primären Demenzen umfaßt. Es handelt sich um eine Erkrankung, bei der vermehrt Hirnnervenzellen zugrunde gehen. Zu den Ursachen dieser Demenzform gibt es Hinweise auf erbliche Verläufe sowie infektiöse und toxische (Vergiftungs-)Ursachen, ohne daß hier schon wirklich gesicherte Kenntnisse vorlägen.

Ungefähr 15% der primären Demenzen zählen zur *Multiinfarktdemenz* (MID), eine Demenzform, bei der es durch kleine Durchblutungsstörungen im Gehirn immer wieder zu akuten Störungen und fortschreitenden Ausfällen kommt. Während die SDAT mehr kontinuierlich verläuft, ist die MID durch einen wechselhaften Verlauf mit vorübergehenden neurologischen Ausfällen gekennzeichnet, die auch auf das durchblutungsgestörte Hirngebiet hinweisen. So gibt es z.B. kurzzeitige Lähmungen von Extremitäten oder Störungen der Sprache und des Sprachverständnisses (Aphasie) sowie mehr oder minder ausgeprägte Verwirrtheitszustände. Die restlichen 20% der primären Demenzen bestehen größtenteils aus Mischformen aus SDAT und MID.

Die *sekundären Demenzen* treten auf bei Erkrankungen, die die Hirntätigkeit in Mitleidenschaft ziehen und somit bei längerdauernden Störungen ebenfalls zu einem Persönlichkeitsabbau führen. Als Ursachen finden wir hier vor allem Erkrankungen des Herzens (z.B. Rhythmusstörungen) und des Kreislaufs (z.B. Bluthochdruck), der Lungen (z.B. Emphysembronchitis) sowie Stoffwechselstörungen (z.B. Diabetes mellitus) oder chronische Vergiftungen mit Medikamenten oder Alkohol, die die Hirnfunktion beeinträchtigen. Gerade die sekundären Demenzen machen deutlich, daß bei sog.

„Altersabbauprozessen" immer eine gründliche Diagnostik erforderlich ist, da sie in knapp der Hälfte der Fälle eine gute Heilungschance besitzen.

Die psychische Symptomatik der Demenzerkrankungen zeigt in der Regel folgende Auffälligkeiten: Einschränkung der Merkfähigkeit, damit bald Störungen des Kurzzeitgedächtnisses und erst später des Altgedächtnisses; daneben kommt es zu Denkverlangsamung und Konzentrationsstörungen, zu Kritiklosigkeit, später zu Orientierungsstörungen zunächst im Zeitgitter, zuletzt zur eigenen Person. Affektlabilität mit Weinerlichkeit deutet mehr auf eine MID hin, während ein langsamer Persönlichkeitszerfall mit Versanden der Ursprungspersönlichkeit eher auf eine SDAT weist. Im Endzustand, der durchschnittlich nach 6−10 Jahren erreicht ist, ähneln sich die Krankheitsbilder mit Unruhe und Apathie, Verwirrtheit, Sprachzerfall und völliger Hilflosigkeit sehr.

Gerade die Alzheimer-Demenz findet heute besondere Beachtung, da sie mit steigendem Alter zunimmt und bei 20−30% der über 80jährigen anzutreffen ist. Bereits heute müssen wir in der Bundesrepublik Deutschland von mehr als 1 000 000 Kranker mit mittelschwerer und schwerer Demenz ausgehen; mit der demographischen Veränderung unserer Gesellschaft wird diese Zahl in den kommenden Jahren noch deutlich ansteigen und uns vor große Probleme stellen.

Diese „Krankheit am Menschsein" erweist sich als besondere Herausforderung an die Medizin und unsere Gesellschaft. In den USA – und seit einem guten Jahrzehnt auch bei uns – wurden wichtige therapeutische Erfahrungen im Umgang mit diesen Patienten und ihren Angehörigen gesammelt, die von der medizinischen Zielsetzung des *Heilens* auf die des *Helfens* überleiten. So ist es im Krankheitsverlauf wichtig, den zunehmend beeinträchtigten Patienten nicht durch überzogene Trainingsprogramme zu überfordern, sondern ihm im fortgeschrittenen Krankheitszustand sein „Recht auf Verwirrtheit" zuzubilligen. Im frühen und mittleren Stadium der Erkrankung führt jedoch eine anregende, freundliche und verständnisvolle Umwelt beim Kranken oft zu einer deutlichen Befindensverbesserung gegenüber der reizarmen Aufbewahrung in einer schlecht geführten Pflegeinstitution. Der Kranke, der bis zuletzt seine *Menschenwürde* besitzt, ist ganz besonders auf die Hilfe durch Angehörige und Pflegepersonen angewiesen, weshalb manche gerontopsychiatrischen Abteilungen *Angehörigengruppen* durchführen, die zur Beratung und zum Bewältigen des Krankheitsverlaufes, der Enttäuschungen, Erschütterungen und Schuldgefühle beitragen. Solchermaßen zielgerichtete Betreuung entlastet oft den Patienten und Angehörige so sehr, daß dies wie eine Besserung der Erkrankung empfunden wird.

Auch für die Pflegekräfte bedeutet die Arbeit mit Alzheimer-Kranken eine besondere Belastung, da die häufige Überforderung durch die eigene Zielsetzung und dauernde Betreuung mit dem unaufhaltsamen Fortschreiten der Erkrankung kontrastiert. Hier können nur gründliche *Fortbildung*, *Supervi-*

sion (Teamberatung) und *Literaturstudium* entgegenwirken. Den in diesem Krankheitsbereich arbeitenden Pflegekräften sei daher die sehr hilfreiche Literatur zur Alzheimer-Erkrankung in Form von Büchern und Broschüren für Laien, Helfer und Pflegekräfte in der Altenpflege ganz besonders empfohlen!

Medikamentös läßt sich vor allem die MID zielgerichtet beeinflussen, oft verlangsamen, während im übrigen für beide Demenzformen vor allem die persönliche Zuwendung und Hilfe mit milieutherapeutischen Techniken über längere Zeiten Patienten und Angehörige entlasten können.

Organische Wesensänderungen nach Schädel-Hirn-Traumen und entzündlichen Hirnerkrankungen

Nach Hirnverletzungen, bei denen die Hirnsubstanz in Mitleidenschaft gezogen wurde, und nach Hirnentzündungen (Enzephalitiden) bleiben oft Persönlichkeitsveränderungen verschiedenster Schweregrade zurück.

Diese *Wesensänderungen* können in einer kurzen Untersuchung übersehen werden und fallen dann am ehesten solchen Personen auf, die den Betroffenen schon vor seiner Erkrankung kannten. Angehörige berichten z. B., daß der Patient in seiner Stimmung nicht mehr so ausgeglichen ist, öfter unbeherrscht oder gar enthemmt reagiert, weniger belastbar und sehr viel schneller erschöpft ist als früher. Gelegentlich wechseln Teilnahmslosigkeit und heftige Erregung einander ab. Trotz erhaltener Intelligenz kommt es gegenüber anderen zu einer gewissen Rücksichtslosigkeit und einer Vergröberung ethischer Wertungen. Diese Eigenschaften, die man unter dem Begriff der *reizbaren Schwäche* zusammenfaßt, führen nicht selten sowohl zu Hause als auch im Berufsleben zu großen zwischenmenschlichen Schwierigkeiten und vielerlei Konflikten. Das Ausmaß einer solchen reizbaren Schwäche kann in Abhängigkeit von der jeweiligen Situation sehr unterschiedlich ausgebildet sein. Während seelischer Belastungen treten die Symptome durchweg stärker hervor.

Unter den entzündlichen Erkrankungen ist beispielhaft die *progressive Paralyse* hervorzuheben, welche im Sinne einer chronischen, entzündlichen Enzephalitis durch den Erreger der Lues hervorgerufen wird. Bei Un- bzw. unzureichend Behandelten dringen die Erreger bei ca. 5% der Patienten im Spätstadium dieses Leidens, erst ca. 5−25 Jahre nach der Ansteckung, in das Gehirn ein und rufen an den Nervenzellen zunächst Entzündungs- und später Entartungsreaktionen hervor. Wird auch in diesem Stadium eine Behandlung versäumt, führt die Krankheit, die früher von sämtlichen Geisteskrankheiten die häufigste war, innerhalb weniger Jahre zum Tode. Es gibt bei der progressiven Paralyse recht verschiedenartige Verlaufstypen, bei denen einmal die voranstehend beschriebene reizbare Schwäche, einmal Symptome einer schizophrenen oder affektiven Psychose, aber auch abgestumpft- demente und (seltener) euphorisch-expansive Formen im Vordergrund stehen.

Heute besteht die Therapie der Wahl in einer frühestmöglichen Anwendung von Penizillin.

Da die progressive Paralyse aufgrund der bunten psychiatrischen Symptomatik mit vielen anderen endogenen und exogenen Psychosen verwechselt werden kann, werden bei ursächlich noch unklaren Psychosen Blutuntersuchungen und ggf. Liquoruntersuchungen zum Ausschluß einer Lues-Infektion durchgeführt.

Die geistige Behinderung (Oligophrenie)

Im Gegensatz zur Demenz, bei der die Intelligenzminderung im *späteren Leben* einsetzt, handelt es sich bei der Oligophrenie („Schwachsinn") um einen *früh erworbenen Intelligenzmangel.* Es handelt sich vor allem um vorgeburtliche oder bei bzw. kurz nach der Geburt eingetretene Störungen, die dazu führen, daß der Betroffene von früh an mit dieser Behinderung lebt und ein dem jeweiligen Alter entsprechendes intellektuelles Niveau niemals erreicht.

Die schweren Formen des früh erworbenen Schwachsinns beruhen ganz überwiegend auf Krankheiten im medizinischen Sinn, wie z. B. Anomalien der Hirnentwicklung, entzündlichen Gehirnerkrankungen vor oder bald nach der Geburt, Geburtstraumen oder anlagebedingten Stoffwechselstörungen. Je nach dem Ausmaß der intellektuellen Leistungsminderung kann man folgende Schweregrade mit Hilfe des *Intelligenzquotienten* (IQ) unterscheiden.

- *Leichte Intelligenzminderung (Debilität, IQ 50−69):* Es handelt sich um eine leichte intellektuelle Behinderung oft ohne nachweisbare Hirnschädigung, die als einfache Abweichung von der durchschnittlichen Begabung eine Grund- und Hauptschulbildung oder einen Lehrberuf jedoch nicht mehr erlaubt.
- *Mittelgradige Intelligenzminderung (Imbezillität, IQ 35−49):* Die Betroffenen zeigen eine deutliche Schwachsinnsausprägung, sind aber oft in der Lage, durch praktische Förderung in Tagesstätten oder Sonderschulen für geistig Behinderte eine gewisse Alltagsroutine zu erwerben („praktisch bildbare Oligophrenie").
- *Schwere Intelligenzminderung (schwere Oligophrenie, IQ 20−34):* Die geistigen Fähigkeiten reichen zu selbständiger Lebensbewältigung nicht aus, so daß diese Behinderten zu Hause, in Wohngruppen und in beschützenden Werkstätten dauernder Anleitung und Betreuung bedürfen.
- *Schwerste Intelligenzminderung (Idiotie, IQ unter 20):* Bei diesem Behinderungsgrad, oft mit fehlender Sprachentwicklung, ist lediglich ein pflegeerleichterndes Training möglich, während im übrigen völlige Abhängigkeit von Pflegekräften und Helfern besteht.

Menschen mit einem IQ zwischen 90 und 70 liegen im Übergangsfeld von Intelligenz im unteren Durchschnittsbereich bis zur unterdurchschnittlichen Intelligenz; sie können selbständig leben, haben oft eine Ausbildung, tun sich jedoch schwer bei intellektuellen Anforderungen und sind in unserer Leistungsgesellschaft von Ausgrenzung bedroht.

Der IQ eines Menschen wird durch verschiedene Tests ermittelt. Er bezeichnet den relativen Leistungsstand eines Prüflings im Vergleich zur Gesamtbevölkerung gleichen Alters; als normal gilt ein IQ von 90−110.

Geistige Behinderung finden wir bei 1−3% der Gesamtbevölkerung.

Rehabilitation von Behinderten mit früh erworbenen Schwachsinnszuständen

Jedes behinderte Kind muß so gefördert werden, daß es die höchstmögliche Stufe der Eingliederung erreicht, die sein Behinderungsgrad zuläßt. Diese Förderung, dieser Auftrag an die gesunden Mitglieder der Gesellschaft ergibt sich, abgesehen von gesetzlichen Vorschriften, aus menschlichen und sozialen Erwägungen.

Man unterscheidet Sonderschulen für geistig Behinderte, für Lernbehinderte und Verhaltensauffällige. Kombinierte Behindertenschulen, sog. Krankenhausschulen, sind jugendpsychiatrischen Kliniken angegliedert.

Die Aufgaben der Sonderschulen müssen sich an verschiedenen Gesichtspunkten orientieren:

- Sie sollen durch Erziehung, Ausbildung und heilpädagogische Schulung den behinderten Kindern die Möglichkeit geben, ein erfülltes Leben zu führen.
- Sie sollen verhindern, daß sich die Betroffenen aus der Gemeinschaft ausgestoßen fühlen.
- Sie sollen bis zu einem gewissen Grad erreichen, daß die Behinderten nicht lediglich zu Sozialhilfeempfängern werden, sondern durch Mitarbeit z. B. in einer Behindertenwerkstatt einen Teil ihres Unterhaltes selbst erwerben und sich damit auch gesellschaftlich anerkannt fühlen können.

Körperliche, geistige und seelische Behinderungen lassen sich oft nachhaltig mildern, wenn die Hilfen und Möglichkeiten rechtzeitig in Anspruch genommen werden. Damit die jeweils richtige Hilfe geleistet wird, bedarf es der engen Zusammenarbeit zwischen Jugendpsychiatern, Psychologen, Psychagogen, Heilpädagogen, Sozialpädagogen und Heilerziehungspflegern.

Die endogenen Psychosen

Im Gegensatz zu den exogenen Psychosen ist es bei den endogenen Psychosen bisher nicht gelungen, mit Sicherheit eine im Körperlichen verankerte Grundlage nachzuweisen. Untersuchungen des Blutes, des Nervenwassers, der Hirnaktionsströme und der Hirnhohlräume haben keinen spezifischen Befund erbracht, und selbst das Studium der Feinstruktur des Hirngewebes vermochte nicht, dieses große Rätsel der Psychiatrie zu lösen. Inzwischen mehren sich allerdings die Hinweise, die darauf hindeuten, daß bei diesen Erkrankungen eine Störung im System der Überträgersubstanzen (Neurotransmitter) zwischen den einzelnen Nervenzellen eine wesentliche Rolle spielt. Die bisherigen Ergebnisse lassen eine exakte Diagnosezuordnung allerdings noch nicht zu, so daß sich die Diagnostik der endogenen Psychosen weiterhin vor allem auf psychische Symptome stützen muß. Aufgrund eingehender Familien- und Zwillingsforschungen kann lediglich als gesichert gelten, daß dem Erbfaktor eine maßgebliche Bedeutung beizumessen ist. Wenn beispielsweise einer von eineiigen Zwillingen erkrankt, ist mit einer ca. 70%igen Wahrscheinlichkeit damit zu rechnen, daß auch der andere Zwilling schizophren wird. Bei zweieiigen Zwillingen sinkt diese Wahrscheinlichkeit jedoch schon auf ca. 15% ab. Falls aber ausschließlich die Erbanlage verantwortlich wäre, müßten bei eineiigen Zwillingen eigentlich immer beide erkranken, d. h., es müßte eine 100%ige Übereinstimmung bestehen. Da das nicht der Fall ist, steht man heute auf dem Standpunkt, daß Erbfaktoren die Voraussetzung für die Erkrankung schaffen und noch nicht näher bekannte Umwelteinflüsse, die bis in die früheste Kindheit hineinreichen können, das eigentliche Krankheitsgeschehen auslösen.

Zu den endogenen Psychosen zählen einmal eine große Gruppe von Gemütskrankheiten (affektive Psychosen) sowie die Krankheitsbilder aus dem schizophrenen Formenkreis (Spaltungsirresein). Die affektiven Psychosen treten als Zyklothymie (manisch-depressive Erkrankung), als monopolare Depression und als monopolare Manie auf.

Affektive Psychosen
(Zyklothymie, monopolare Depression und monopolare Manie)

An derartigen Gemütsleiden erkranken ca. 0,6% −0,8% der Gesamtbevölkerung, Frauen häufiger als Männer. Die ersten Krankheitszeichen treten in der Regel zwischen dem 3. und 6. Lebensjahrzehnt in Erscheinung. Der Verlauf wird gekennzeichnet durch zeitlich abgegrenzte Phasen mit extremen Stimmungslagen, die einmal zur heiteren (Manie), ein anderesmal zur traurigen Seite (Depression) ausgerichtet sind. Die Dauer der einzelnen Phase variiert zwischen mehreren Wochen und mehreren Jahren. Diese Phasen enden mit der Wiederherstellung des ursprünglichen Persönlichkeitsbildes. Affektive Psychosen führen also nicht zu einem Abbau der Persönlichkeit. Ob und wann sich eine neue Phase entwickelt, vermag man im Einzelfall nicht vorauszusagen. Jede Phase kann die letzte sein. Ebenso ist es aber möglich, daß sich die Krankheit schon nach Wochen oder erst nach mehreren Jahren oder sogar Jahrzehnten erneut offenbart. Meistens beginnen und enden die depressiven und die manischen Phasen allmählich. Gelegentlich wird jedoch ein recht akuter Beginn oder ein plötzlicher Abschluß bzw. ein fast pausenloser Übergang in die entgegengesetzte Stimmungslage beobachtet.

Keineswegs wechseln manische und depressive Phasen stets in einem regelmäßigen Turnus einander ab. Es überwiegen die Verstimmungen zur traurigen Seite.

Die depressive Phase der Zyklothymie

Am Zustandsbild einer Depression sind drei Symptomgruppen beteiligt, die von Fall zu Fall in unterschiedlicher Verteilung und Stärke aufzutreten pflegen. Man unterscheidet:

1. seelische Symptome,

2. psychomotorische Symptome und

3. körperliche Symptome.

Im Vordergrund der *seelischen* Symptome steht eine tiefe Traurigkeit, für die der Patient keinen angemessenen Grund anzugeben vermag. Der Kranke kann sich über nichts mehr freuen. Er erscheint schwermütig, verzweifelt, hoffnungslos, ängstlich, leidend und niedergeschlagen. Häufig berichtet er über ein „Gefühl der Gefühllosigkeit".

Die traurige Stimmung wird meistens von einer Denkhemmung begleitet. Dem Patienten bereitet es große Mühe, einen neuen Gedanken zu fassen, so daß er im Gespräch einfallsarm und schwerfällig wirkt. Die Hemmung kann bis zur seelisch bedingten, also nicht durch eine organische Schädigung der Sprachzentren im Gehirn verursachten Stummheit, dem sog. Mutismus reichen.

Neben der traurigen Grundstimmung und der Denkhemmung treten in einigen Fällen depressive Wahnideen auf. Die ohnehin schon spärlichen Gedanken beschäftigen sich einförmig mit Minderwertigkeits-, Schuld-, Verarmungs- und Versündigungsideen bzw. mit Krankheitsbefürchtungen. Die Kranken sind überzeugt, im Leben versagt oder große Schuld auf sich geladen zu haben. Einige behaupten, trotz einer gesicherten finanziellen Situation, in allernächster Zeit an den Bettelstab zu kommen oder trotz guter körperlicher Gesundheit unheilbar krank zu sein.

Die *psychomotorischen* Symptome zeigen sich sowohl in Form einer Antriebsminderung als auch in Form einer starken Unruhe. Bei der Hemmung gewinnt man den Eindruck, daß jeder Bewegungsablauf größte Schwierigkeiten bereitet, was sich bis in den Bereich der Körperpflege und der Nahrungsaufnahme auswirken kann. Gelegentlich führt die Hemmung zur völligen Handlungsunfähigkeit („gehemmte Depression"). Die Kranken liegen nahezu regungslos im Bett und reagieren so gut wie nicht mehr auf Umweltvorgänge. Dieser Zustand wird als *depressiver Stupor* bezeichnet.

Verläuft die Depression ohne Antriebshemmung, tritt die innere Unruhe der Patienten auch nach außen hin zutage. Bei dieser Sonderform, die man *agitierte Depression* nennt, laufen die Kranken unstet herum und wiederholen jammernd ihre Klagen. Da agitiert Depressive nicht nur dem Pflegepersonal fortgesetzt ihre Befürchtungen vortragen, sondern auch anderen Patienten, beschweren sich diese manchmal über die andauernden Belästigungen oder werden sogar tätlich.

Oft werden die Antriebsstörungen an den Ausdrucksbewegungen wie Mimik und Gestik deutlich.

Manche Kranke erleben die Depression als leibnahe im Sinne *körperlicher Mißempfindungen*. Sie suchen dann den Arzt in erster Linie wegen einer allgemeinen Zerschlagenheit, Kopfschmerzen, Schlaf-, Appetitlosigkeit, Potenzverlust, Frösteln oder wegen anderer Beschwerden auf, die häufig in die Herz- oder Magengegend oder in den Halsbereich lokalisiert werden. In solchen Fällen, bei denen die körperlichen Symptome das seelische Grundleiden verdecken, spricht man von einer verdeckten oder *larvierten Depression*. Da trotz der körperlichen Beschwerden kein krankhafter Organbefund zu erheben ist, werden derartige Kranke gelegentlich als wehleidig, schwächlich oder faul verkannt.

Die seelischen, psychomotorischen und körperlichen Symptomgruppen sind für die Diagnose einer Depression als gleichwertig zu werten. Wenn auch oft eine Gruppe ganz im Vordergrund steht, finden sich bei genauer Beobachtung doch immer Anteile der beiden anderen. Eine bloße Traurigkeit sollte man daher nicht als Depression bezeichnen.

Ein für endogene Depressionen recht charakteristisches Merkmal stellen *Tagesschwankungen* in bezug auf das Ausmaß der Symptome dar. Morgens sind Stimmung und Antrieb stärker in Mitleidenschaft gezogen als am Abend. Das gleiche gilt bei einer larvierten endogenen Depression für die körperlichen Beschwerden. Auf dem Höhepunkt des Krankheitsgeschehens verschwinden die Tagesschwankungen jedoch, um in der abklingenden Phase wieder in Erscheinung zu treten.

Die mit einer Depression verbundene Unfähigkeit, sich über irgend etwas zu freuen, weckt bei vielen Patienten Gedanken an den *Selbstmord* (Suizid). Wenn man bedenkt, daß in der Bundesrepublik Deutschland ca. alle 15 Minuten ein Selbstmord versucht wird, von denen jeder 4. gelingt, und daß etwa 30% aller vollendeten Suizide mit einer Psychose und hier besonders mit einer Depression in Zusammenhang stehen, wird deutlich, wie hoch der Gefährdungsgrad ist.

Zwar läßt sich ein ernstgemeinter Suizid bei normalem Personalaufwand nie mit Sicherheit verhindern, doch durchlaufen die Gefährdeten vor der Tat fast immer ein Stadium, in dem eine Beeinflussung möglich ist. Diese Zeitspanne wird gekennzeichnet durch Unsicherheit, Zweifel und gegensätzliche Gefühle und Wünsche, welche gleichzeitig nebeneinander wirksam sind. Im Verlauf dieses Geschehens verliert der Selbstmordgefährdete, soweit die Suizidabsichten nicht als Bitte und Appell um Beachtung und Hilfe gesehen werden sollen, zunehmend die Freiheit zur Gestaltung des eigenen Lebens. Seine Gedanken engen sich immer mehr auf den einen ein, das Leben zu beenden. Diese Einengung gehört neben verstärkten aggressiven Tendenzen gegen die eigene Person und in den Vordergrund tretenden Todesphantasien zu den Hauptkennzeichen des sog. *präsuizidalen Syndroms* (= psychosoziale Veränderungen, die auf einen drohenden Selbstmord hinweisen).

Bei vielen Patienten mit einer endogenen Depression werden nur depressive Phasen beobachtet. Derartige Verläufe, die ganz ohne Einstreuung manischer Phasen einhergehen, bezeichnet man als **monopolare Depression**. „Monopolar", weil das Gemütsleiden nur zu einem Pol der möglichen Stimmungsschwankungen, nämlich dem depressiven hin, ausgerichtet ist.

Depressionen kommen aber nicht nur im Rahmen endogener Psychosen vor, sondern finden sich auch bei körperlich begründbaren (exogenen) Psychosen und bei psychoreaktiven Störungen. Zeigen sich bei einem Patienten die voranstehend beschriebenen seelischen, psychomotorischen und körperlichen Symptome, spricht man zunächst nur von einem *depressiven Syndrom*. Einer eingehenden Beobachtung und Untersuchung bleibt dann die weitere Differenzierung vorbehalten, ob dieses depressive Syndrom als Ausdruck einer endogenen oder exogenen Psychose bzw. als psychoreaktive Störung zu verstehen ist.

Die manische Phase der Zyklothymie

Während bei der depressiven Phase die Stimmung zum Pol der Traurigkeit ausgelenkt ist, wird die Manie durch eine *unbegründet heitere Stimmungslage* gekennzeichnet. Diese Patienten erscheinen lustig, übertrieben witzig, übermütig und optimistisch. Sie kennen keine Probleme und für sie ist infolge ihrer *Kritiklosigkeit* alles machbar. Obgleich sie sich in keiner Weise krank fühlen, läßt sich eine stationäre Behandlung nicht immer umgehen. Die mit der manischen Stimmung verbundene Bedenkenlosigkeit ist nämlich oft Ursache sexueller Entgleisungen, einer Verschwendungssucht oder spekulativer Geschäfte, welche die wirtschaftliche Existenz gefährden können.

Zu den Symptomen der Manie zählt neben der manischen Verstimmung und dem gesteigerten Selbstwertgefühl die sog. *Ideenflucht*, bei der – als Gegenpol zur Denkhemmung – ein Gedanke den anderen jagt. Dabei bleibt zwar der Zusammenhang der verschiedenen Ideen erkennbar, doch fällt es besonders in Verbindung mit dem kaum bremsbaren Redefluß oft schwer, dem im einzelnen zu folgen, was der Patient zum Ausdruck bringen will.

Ein weiteres wichtiges Kennzeichen der Manie ist die *Antriebssteigerung*. Voller Aktivität und Betriebsamkeit kümmern sich die Patienten um alles und jedes. Der Einfallsreichtum bleibt nicht auf das Denken beschränkt, sondern wird sogleich in die Tat umgesetzt. Diese ruhelose Vielgeschäftigkeit führt aber meistens nicht zu einer gesteigerten, nutzbaren Arbeitsleistung, sondern weit eher zu einem ungeordnet-chaotischen Handeln. Infolge seines Antriebsüberschusses harrt der Manische nämlich nicht bei seiner Arbeit aus, sondern wendet sich, ehe er recht begonnen hat, schon einem neuen Betätigungsfeld zu („geschäftiges Nichtstun"). Trotz seiner pausenlosen Betriebsamkeit ermüdet er kaum. Abends ist er der letzte, der ins Bett geht, morgens der erste, der in Erscheinung tritt. Er schläft demnach nur kurz, aber zugleich auch gut.

Bei einzelnen manischen Patienten verbinden sich Ideenflucht und Antriebssteigerung nicht mit einer heiter-fröhlichen, sondern mit einer gereizt-streitsüchtigen Stimmung. Diese Sonderform wird *gereizte Manie* genannt. Das Zusammenleben mit diesen Kranken, die sich in querulatorischer Absicht überall einmischen und sich fortwährend beschweren, erfordert ein hohes Maß an Nachsichtigkeit seitens der Angehörigen bzw. des Pflegepersonals.

Im Gegensatz zur endogenen Depression sind bei der Manie Tagesschwankungen nicht bekannt.

Treten bei einem Patienten nur manische Phasen auf, was jedoch im Gegensatz zur endogenen Depression höchst selten der Fall ist, spricht man von einer *monopolaren Manie*.

Schizophrenien

Schon 1911, als E. Bleuler den Begriff „Schizophrenie" (Spaltungsirresein) in die Psychiatrie einbrachte, schrieb er von der *Gruppe der Schizophrenien*. Darunter bzw. unter Psychosen aus dem schizophrenen Formenkreis verstehen wir eine Gruppe von Geisteskrankheiten, die bezüglich ihrer Ursachen, ihrer Symptomvielfalt und der Verschiedenartigkeit der Verläufe ohne und mit bleibenden Persönlichkeitsveränderungen wahrscheinlich so verschieden sind, daß es nicht gerechtfertigt ist, von „der Schizophrenie" zu sprechen.

An einer Psychose aus dem schizophrenen Formenkreis erkrankt knapp 1% der Durchschnittsbevölkerung. Der Krankheitsbeginn liegt in der Regel zwischen der Pubertät und dem 6. Lebensjahrzehnt. Frühere oder spätere Erkrankungen kommen zwar vor, sind aber relativ selten. Mit der Bezeichnung „Schizophrenie" (= Spaltungsirresein) soll angedeutet werden, daß sich bei dieser Erkrankung elementare psychische Funktionen wie Denken, Fühlen, Wollen und Handeln von und aus der gesamten Persönlichkeit abspalten und gewissermaßen verselbständigen können. Dadurch kann ein schizophrener Mensch z. B. über seine Wahnideen gleichzeitig lachen und doch fest daran glauben oder sich für zwei verschiedene Personen halten.

Bekannt sind Kranke, die sich bei einer Visite beispielsweise als Maier 1 und bei der nächsten als Maier 2 vorstellen. Wenn man sie fragt, was das bedeuten solle, antworten sie einfach, bei der letzten Visite habe es sich eben um einen anderen Maier gehandelt.

Ähnlich wie bei der Zyklothymie kann sich die Schizophrenie sowohl langsam und allmählich als auch ganz plötzlich, d. h. innerhalb von Stunden entwickeln. Ist der Verlaufscharakter nicht geradlinig, sondern wellenförmig, spricht man vom Wellenberg als schizophrenem Schub. Früher hat man eine scharfe Trennlinie zwischen der zyklothymen Phase und dem schizophrenen Schub gezogen. Der Verlaufstyp „Phase" beinhaltet eine spätere Rückkehr zum ursprünglichen Persönlichkeitsbild, wo hingegen die Bezeichnung „Schub" zum Ausdruck bringen sollte, daß nach Abklingen der akuten Symptome Persönlichkeitsänderungen zurückbleiben. Neuere Forschungen (*Huber* 1981) haben jedoch gezeigt, daß nicht alle Symptome, die wie ein schizophrener Schub anmuten, zu bleibenden Persönlichkeitsänderungen führen. Bei einem großen Krankengut erschienen 20 Jahre nach einer stationären Behandlung wegen einer Schizophrenie 22% der Untersuchten vollständig geheilt, weitere 42% waren trotz leichter Restsymptome sozial wieder eingegliedert und nur bei 36% ließen sich stärkere Persönlichkeitsänderungen nachweisen. Daher kann die alte Ansicht von der Unheilbarkeit der Schizophrenien als überholt gelten.

Symptomatologie der Schizophrenien

Zu den führenden Symptomen, welche bei einer Schizophrenie vorkommen können, gehören (s. auch S. 212 f.):

Denkstörungen. Ist die formale Seite des Denkens, also der Verlauf eines Gedankenganges von seinem Ursprung bis zu seinem Ziel, gestört, liegen *formale Denkstörungen* vor. Es geht hier um die Frage, wie sich der Denkablauf vollzieht. Liegt dagegen die Abnormität im Inhalt dessen, was man denkt, spricht man von inhaltlichen Denkstörungen.

Zu den formalen Denkstörungen rechnet man Denkzerfahrenheit, Denkhemmung, Perseveration.

Beispiel für Denkzerfahrenheit: Auf die Frage an einen schizophrenen Patienten, ob er sich an seinen leiblichen Vater erinnere: „Ein Bild habe ich gesehen. Die Mutter von meiner Mutter hatte 2 Söhne und 2 Töchter.

Die Söhne waren in Frankreich und haben geschossen. Der eine ist Modellschreiner in München. So schwere Maschinen wie BMW. Er hat für seinen Unfall so 6.000,– DM zahlen müssen. Der andere Sohn hat in der Schweiz gearbeitet und den Stiefvater so mitgebracht. Ich bin auch mal krank gewesen. Mit 6 Jahren habe ich eine Spritze gekriegt, so in den Oberschenkel hereingebrannt. Der Onkel hat mich immer so mitgeschleift. Wir haben im Kirchenchor mitsingen müssen. Da bekamen wir 50 Pfennig vom Pfarrer. "

Formale und inhaltliche Denkstörungen können nebeneinander auftreten, müssen jedoch nicht gemeinsam vorkommen. Unter den inhaltlichen Denkstörungen trennt man zwischen *Wahn-Wahrnehmungen* und *Wahn-Einfällen*. Den ersteren liegt ein 2gliedriger Vorgang zugrunde. Zunächst wird etwas real wahrgenommen, dem dann aber – als zweiter Schritt – eine Bedeutung beigemessen wird, die ihm nicht zukommt.

Ein Patient erhält z. B. beim Kleiderwechsel aus Versehen ein Hemd eines anderen Patienten und behauptet nun, der Pfleger habe mit dem fremden Wäschestück zum Ausdruck bringen wollen, daß er wie der andere werden solle.

Es wird also von dem Patienten eine völlig harmlose Wahrnehmung wahnhaft auf sich selbst bezogen und zugleich zu einer Wahngewißheit. Jeder Versuch, den Patienten von der Bedeutungslosigkeit des Geschehens oder auch Gehörten zu überzeugen, stößt auf die überlegene Sicherheit des Besserwissenden. Dementsprechend wird ein Wahn inhaltlich erklärt als krankhaft-irrige Überzeugung, die durch logische Einwände nicht widerlegt werden kann.

Dem Wahneinfall geht keine irgendwie geartete Wahrnehmung voraus, sondern er entsteht aus sich selbst bzw. aus einer allgemeinen Wahnstimmung. Ohne stichhaltige Gründe angeben zu können, sind die Patienten z. B. überzeugt, verfolgt zu werden (Verfolgungswahn), von hoher Abstammung zu sein (Abstammungswahn), geniale erfinderische Qualitäten zu besitzen (Erfinderwahn), für eine große politische Tat auserkoren zu sein (Berufungswahn) oder von einer anderen Person, die den Kranken möglicherweise gar nicht kennt, innig geliebt zu werden (Liebeswahn).

Sinnestäuschungen, Trugwahrnehmungen, Halluzinationen. Davon können im Rahmen einer schizophrenen Psychose sämtliche Sinne betroffen werden. Die Kranken empfinden einen Sinneseindruck, ohne daß ein auch von anderen wahrnehmbarer Sinnesreiz vorhanden wäre. Die Halluzination ist durch den Willen nicht zu beeinflussen, und sie ähnelt bei vielen Patienten derart den tatsächlichen Wahrnehmungen, daß eine Unterscheidung zwischen echt und getäuscht meist nicht gelingt.

Im Vordergrund stehen bei den Schizophrenien die akustischen Trugwahrnehmungen. Die Kranken hören Geräusche oder Stimmen, welche ihnen bekannt (Eltern, Geschwister, Ehegatte, Kinder usw.), aber zum Teil auch unbekannt erscheinen. Im letztgenannten Fall wird die Stimme gelegentlich Gott oder außerirdischen Lebewesen zugeordnet. Von einem solch außergewöhnlichen Kontakt leiten manche Patienten ihre Auscrwähltheit ab. Einen derartigen Erklärungsversuch bezeichnet man im Gegensatz zum echten Wahn als sekundären oder Erklärungswahn.

Vereinzelt nehmen akustische Halluzinationen einen Befehlscharakter an, so daß die Stimme dem Patienten befiehlt, dieses oder jenes zu tun. Hierdurch kann es sogar zu strafbaren Handlungen kommen. Es sei aber ausdrücklich hervorgehoben, daß insgesamt die kriminelle Aktivität Schizophrener nicht höher ist als die der Durchschnittsbevölkerung.

Störungen des Gefühlslebens. Das Gefühlsleben (die Affektivität) wird häufig durch schizophrene Psychosen in Mitleidenschaft gezogen. Es gibt *Verstimmungen*, die von einer tiefen Traurigkeit bis hin zu ekstatischen Glückszuständen reichen. Hier fällt eine Abgrenzung zu affektiven Psychosen manchmal schwer, obgleich unterscheidende Merkmale darin bestehen, daß die Verstimmungen Schizophrener gespreizter, unnatürlicher, befremdender und weniger einfühlbar anmuten als bei manisch-depressiven Kranken.

Unter *Gefühlsverkehrungen* versteht man das Auseinanderfallen von Erlebnis- und Gedankeninhalt einerseits und dem begleitenden Gefühlston andererseits. Die Patienten reagieren auf ein trauriges Ereignis mit Heiterkeit oder umgekehrt.

Außer zu Verstimmungen und Gefühlsverkehrungen kann es auch zu einer *Gemütsverödung* kommen. Die Kranken sind unfähig, Freude oder Leid auszudrücken. Sie wirken affektiv erstarrt und beschreiben diesen Zustand gelegentlich selbst als Gefühlsleere.

Schließlich läßt sich den Gefühlsstörungen des Schizophrenen der sog. *Autismus* zuordnen. Darunter versteht man ein Sichabsperren von der Umgebung, eine Abkapselung in die eigene Ideenwelt. Die Patienten schieben zwischen sich und die Menschen um sie herum symbolisch eine gläserne Wand, oder, anders ausgedrückt, sie ziehen sich in ihr Schneckenhaus zurück. Der schizophrene Autismus sollte nicht mit dem frühkindlichen Autismus verwechselt werden, der als Reaktion auf seelische Traumen entstehen kann.

Antriebs- und Bewegungsstörungen zeigen sich in Form eines gesteigerten oder verminderten Bewegungsdranges oder in Form absonderlicher Haltungen und Bewegungsabläufe. Das Zuviel an Antrieb und Bewegung wird gekennzeichnet durch heftige Erregungszustände bzw. durch Impulshandlungen, die ganz plötzlich aufzutreten pflegen und meistens mit Fremd- oder Eigenaggressionen verbunden sind.

Dem Antriebsüberschuß auf der einen Seite der Antriebsstörungen steht die Antriebsminderung auf der anderen gegenüber. Der Aktivitätsverlust reicht in einzelnen Fällen bis zur völligen Antriebslosigkeit. Das Erscheinungsbild gleicht dann dem des depressiven Stupors bei der Depression. Im Rahmen eines schizophrenen Prozesses kann die Regungslosigkeit so weit gehen, daß der Patient nicht mehr ißt und trinkt, Aufforderungen nicht nachkommt und hinsichtlich seiner Körperhygiene völlig verwahrlost. Dieser Zustand darf nicht mit einem Koma bei einer körperlich begründbaren Psychose verwechselt werden, denn beim stuporösen Patienten besteht keine Bewußtseinsstörung; er bleibt in der Lage, alle Umweltvorgänge wahrzunehmen und zu registrieren.

Zu den absonderlichen oder bizarren Haltungen und Bewegungsabläufen gehören solche Körperstellungen und Bewegungsmuster, die weder einen Sinn erkennen lassen, noch Ausdruck seelischer Vorgänge oder durch äußere Reize verursacht sind. Derartige Patienten liegen mit dauernd angehobenem Kopf im Bett oder laufen starr mit abgewinkelten Armen herum. Sie klatschen fortgesetzt in die Hände, führen in gleichförmiger Weise Wisch- oder Reibebewegungen durch, wippen mit dem Kopf oder Oberkörper automatenhaft hin und her oder vollziehen mimische Bewegungen, die keine Beziehung zu den jeweiligen seelischen Vorgängen haben (sog. Grimassieren).

Ich-Störungen. Unter *Ich-Störungen* oder den Störungen des Ich-Erlebnisses versteht man das Empfinden vieler Schizophrener, der eigene Körper, vor allem aber die eigenen Gedanken, Gefühle und Wünsche würden nicht mehr ihnen selbst gehören, sondern würden von anderen beeinflußt. Das Ich stelle keine Einheit mehr dar, sondern werde von außen manipuliert. Gelegentlich klagen die Patienten über ein Marionettengefühl, was die Entmachtung des eigenen Ichs recht gut veranschaulicht. Als Erklärung führen die Kranken gern ein Beeinflussung durch Hypnose, Telepathie oder durch Strahlen an.

Formen der Schizophrenien

Bestimmte Gruppierungen einzelner schizophrener Symptome, die oft in gewissen Beziehungen zum Erkrankungsalter und zum Verlauf der Erkrankung stehen, gestatten eine Einteilung in die Unterformen: Hebephrenie, Katatonie und paranoid-halluzinatorische Schizophrenie usw. Der Wert derartiger Trennungen in bestimmte Typen findet seine Grenzen jedoch darin, daß es zwischen den Unterformen fließende Übergänge gibt und daß die Symptomgruppierungen nicht immer konstant bleiben.

Hebephrene Form. Das hebephrene Syndrom zeigt sich bereits in der Zeitspanne zwischen dem 15. und 20. Lebensjahr, also im Verlauf eines Reifungsprozesses, der den Abschluß der kindlichen Entwicklung und den Übergang zum Erwachsenenalter umfaßt. Es ist die Zeit, in der das kindliche Verlangen nach Geborgenheit abgelöst wird durch das Streben nach Eigenständigkeit (Pubertät). Die damit verbundene Selbstentfremdung geht häufig mit Verhaltensauffälligkeiten im Sinne einer Stimmungs- und Leistungslabilität, einer Auflehnung gegen bestehende Ordnungen und einer Neigung zur Albernheit einher. Während von gesunden Jugendlichen derartige Entwicklungsschwierigkeiten mehr oder weniger schnell überwunden werden, bleiben sie beim Hebephrenen für längere Zeit, manchmal sogar für immer, bestehen.

Die zahlreichen Gemeinsamkeiten von Pubertätskrisen und Hebephrenie erschweren eine klare Abgrenzung besonders zu Beginn der Auffälligkeiten außerordentlich, so daß sich in manchen Fällen der Verdacht auf eine Hebephrenie erst durch den weiteren Verlauf als begründet oder als unbegründet erweist.

Diese Krankheit beginnt meist schleichend mit einer Aktivitätsminderung, Konzentrationsschwäche und einer heiter-läppisch-albernen Grundstimmung. Die Ausdrucksweise der Patienten wirkt zunehmend verblasen, gekünstelt und geschraubt. Sie beschäftigen sich gerne mit überirdischen Dingen, wobei jedoch das Können stets hinter dem Wollen zurückbleibt. Gelegentlich werden wahnhafte Gedanken erkennbar. Der Arzt wird auf Drängen der Angehörigen, aber seltener wegen derartiger Auffälligkeiten, sondern weit häufiger wegen eines massiven Leistungsabfalls in der Schule oder im Lehrbetrieb aufgesucht.

Setzt eine schizophrene Psychose mit einer hebephrenen Symptomatik ein, sind die Heilungschancen geringer als bei den anderen Symptomgruppierungen.

Katatone Form. Die Katatonie tritt selten vor dem 25. Lebensjahr auf und verläuft weniger schleichend-chronifizierend wie die Hebephrenie, sondern in Form akuter Schübe, bei denen schwere Antriebs- und Bewegungsstörungen im Sinne eines schizophrenen Stupors oder heftiger Erregung das Zustandsbild beherrschen. Innerhalb eines Schubes, der wochen- oder monatelang andauern kann, wechseln in meist unregelmäßigen, gelegentlich aber sogar in rhythmischen Zyklen Antriebsarmut und Antriebsüberschuß einander ab. Halluzinationen sowie inhaltliche und formale Denkstörungen fehlen bei einem katatonen Schub nur selten, doch stehen diese Krankheitszeichen im Schatten der Antriebsanomalien.

Nach Abklingen der akuten Symptome bleiben oft keine oder nur geringe Persönlichkeitsveränderungen zurück. Die Gefahr, daß über kurz oder lang wieder ein neuer Schub auftritt, ist jedoch groß.

Paranoid-halluzinatorische Form. Sie geht, wie schon die Bezeichnung zum Ausdruck bringt, im wesentlichen mit Wahnideen, Wahnwahrnehmungen und Halluzinationen einher. Der Krankheitsbeginn liegt oft zwischen dem 35. und 40. Lebensjahr oder noch später. Viele Patienten bilden ein festes Wahnsystem aus, in dem einzelne Wahnideen brückenartig miteinander verbunden werden (z. B. die Überzeugung, ein genialer Erfinder zu sein und deshalb von den Staatssicherheitsdiensten vieler Länder beschattet zu werden).

Formale Denkstörungen und Störungen des Gefühlslebens lassen sich bei der paranoid-halluzinatorischen Schizophrenie nur selten beobachten. Die Patienten bleiben in der Regel hinsichtlich des Gefühls und des Gemüts durchaus schwingungsfähig.

Die Bedeutung des Wahns ist für den einzelnen Patienten nicht immer gleichbleibend. Einmal erscheint er aktualisiert, einandermal verblaßt. Oft ist er jedoch derart tief in der Persönlichkeit verwurzelt, daß eine Einsicht in das Unwirkliche des Wahns nicht erreicht wird.

Schizophrene Residualzustände

Wie bereits erwähnt, ist bei ca. 40% aller an einer Schizophrenie erkrankten Patienten mit schwerwiegenden bleibender Persönlichkeitsveränderungen zu rechnen. Jede der voranstehend genannten Verlaufsformen kann in einen derartigen Rest- oder Residualzustand ausmünden. Diesbezüglich am stärksten gefährdet erscheinen Patienten, deren Krankheit mit hebephrenen Symptomen einsetzte. Es folgt die paranoid-halluzinatorische Form, während die katatonen Bilder prognostisch relativ günstig zu werten sind.

Man unterscheidet zwei Formen schizophrener Residualzustände: das reine und das gemischte Residuum.

Das reine Residuum zeichnet sich durch eine Minderung der Energie, Ausdauer und Geduld aus. Die Patienten fühlen sich leistungsunfähig, schnell erschöpft und können sich nur schwer zu irgend etwas entschließen. Viele haben ein erhöhtes Schlafbedürfnis. Einzelne klagen über ein Gefühl der inneren Leere oder des inneren Ausgebranntseins. Die Minderung der Energie wird von den Patienten wahrgenommen und beklagt. Da eigentlich schizophrene Symptome fehlen, ist das reine Residuum nur aufgrund der Vorgeschichte oder durch Ausschluß von andersartig verursachten psychischen Störungen zu diagnostizieren.

Das gemischte Residuum geht zwar auch mit einer verringerten Leistungsfähigkeit einher, doch behalten hier schizophrene Denk- und Erlebnisweisen eine gewisse Aktualität und dementsprechend auch eine richtende und fortwirkende Kraft auf das Verhalten der Patienten, die keine richtige Distanz von ihrer Krankheit gewinnen. Die Kranken mit einem gemischten Residuum wirken in sich widersprüchlich und nur schwer einfühlbar. Oft kann man formale Denkstörungen, und hier insbesondere eine Denkzerfahrenheit, feststellen.

Gemeinsam ist dem reinen und dem gemischten Residuum eine Neigung, sich von der Gesellschaft zurückzuziehen (*sekundärer Autismus*). Eine Persönlichkeitsänderung im Sinne einer Demenz, wie man früher vermutete, findet nicht statt, es sei denn, daß sich beim alten Patienten mit Residuum noch zusätzlich eine Demenz entwickelt. Aufgrund ihrer eingeschränkten Ausdrucksmöglichkeiten und ihrer psychoenergetischen Reduktion können die Patienten ihre Intelligenz jedoch nicht mehr recht nützen und erscheinen daher *fälschlicherweise* „abgebaut".

Persönlichkeitsstörungen und abnorme Entwicklungen

Persönlichkeitsstörungen

„Von Persönlichkeitsstörungen spricht man, wenn eine Persönlichkeitsstruktur durch starke Ausprägung bestimmter Merkmale so akzentuiert ist, daß sich hieraus ernsthafte Leidenszustände oder/und Konflikte ergeben" (*Tölle* 1985). Die Persönlichkeitsstörungen sind somit keine Krankheiten sondern Extremvarianten von Wesensmerkmalen, die sich anlagebedingt und reaktiv auf soziale Bedingungen und frühkindliche Entwicklungsbedingungen entwickeln. Sie treten bei ca. 5% der Bevölkerung auf.

Jedes Kind erfährt die Umwelt üblicherweise durch die Familie und hier insbesondere durch die Mutter. Demgemäß können Störungen in der Mutter-Kind-Beziehung zu anhaltenden Fehlprägungen der Persönlichkeit führen. Dem Säugling angenehme Erlebnisreize, wie der seelische und körperliche Kontakt mit seiner Bezugsperson, fördern die Entwicklung, fortgesetzte Versagung behindert die Reifung des Ich. Spürt ein Kind, daß es, so wie es ist, abgelehnt wird, versucht es, anders zu werden. Es entwickelt sich eine Reifung am eigenen Ich vorbei, ein sog. Ich-Defizit. Da Verformungen der Ich-Struktur bereits während der ersten Lebensjahre entstehen, werden derartige Störungen meistens schon in der Kindheit als verschiedenartige Fehlhaltungen offenbar und erhalten während der kritischen pubertären Entwicklungsphase oftmals eine sich zuspitzende Ausformung.

Störungen der Persönlichkeitsstruktur zeigen sich unter anderem im affektiven Bereich als abnorm traurig-mißmutige oder heiter-erregte Grundstimmung, als Selbstunsicherheit oder übersteigerte Anspruchshaltung, als Beeinträchtigung der Beziehungs- und Distanzierungsfähigkeit, als Unreife des Sexualstrebens oder als soziale Haltlosigkeit.

Die Ansicht, Persönlichkeitsstörungen seien rein erbgebundene Dauerzustände und keiner Therapie zugänglich, gilt als überholt. Besonders die modernen, verschiedenartigen Gruppenaktivitäten sind durchaus in der Lage, die abnormen Ich-Strukturen positiv zu beeinflussen.

Abnorme Erlebnisverarbeitungen

Unter einer abnormen Erlebnisverarbeitung versteht man ein dem auslösenden Erlebnis nicht angemessenes Verhalten. Stärke und Dauer des Beeindrucktseins und des Reagierens stimmen mit der Bedeutung des auslösenden Ereignisses nicht überein.

Eine abnorme Erlebnisverarbeitung setzt zwar kein bestimmtes Persönlichkeitsgefüge voraus, doch sind Personen mit einer gestörten Ich-Struktur besonders gefährdet.

Als Untergruppen der abnormen Erlebnisverarbeitung unterscheidet man die abnormen psychogenen Reaktionen und die abnormen psychogenen Entwicklungen.

Abnorme psychogene Reaktionen:
Ihnen liegt eine akute Konfliktsituation zugrunde, deren Verarbeitung in angemessener Form nicht gelingt. Bekannt sind:

Explosivreaktionen mit einer schlagartigen Entladung angestauter Affekte in Form von Wutausbrüchen, die in schweren Gewalttätigkeiten ausmünden können.

Reaktive Depressionen gehen mit gleichartigen Symptomen wie die endogene Depression einher, von der sie sich jedoch abgrenzen lassen durch das vorausgegangene, auslösende Erlebnis, den kurzfristigen Verlauf und das Fehlen von Tagesschwankungen.

Hysterischen Reaktionen liegt das unbewußte Streben zugrunde, Eindruck zu machen, Aufmerksamkeit hervorzurufen oder Mitleid zu erwecken. Als Mittel hierzu dienen oft dramatisch-demonstrative Verhaltensweisen wie Sprachstörungen, Lähmungen oder anfallsartige Zustände.

Die Dauer der abnormen psychogenen Reaktionen ist jeweils nur kurz. Die Folgen können dagegen – insbesondere nach Gewalttätigkeiten – für den Täter/Patienten geradezu existenzvernichtend sein.

Abnorme psychogene Entwicklungen: Während die abnormen psychogenen Reaktionen in einem unmittelbaren zeitlichen Zusammenhang mit dem auslösenden Erlebnis stehen und rasch abzuklingen pflegen, führen die abnormen psychogenen Entwicklungen erst zu einer allmählichen, lang anhaltenden Änderung der Gesinnungs- und Verhaltensweisen. Bleibt das Ereignis, dessen Verarbeitung nicht gelingt, im Bewußtsein des Betroffenen, spricht man von einfachen abnormen psychogenen Entwicklungen. Wird dagegen der ungelöste Konflikt aus dem Bewußtsein verdrängt, handelt es sich um Neurosen.

Einfache abnorme psychogene Entwicklung: Unter der Einwirkung bewußter, aber unbewältigter seelischer Probleme (z. B. familiäre oder berufliche Schwierigkeiten) kann es zu Fehlentwicklungen der Persönlichkeit kommen, die das Befinden und Verhalten maßgeblich verändern. Welche Formen die abnormen Entwicklungen annehmen, hängt nicht nur von den äußeren Erlebnissen, sondern auch von der jeweiligen Persönlichkeitsstruktur ab. So können objektiv gleichartige Ereignisse sowohl zu einer *paranoiden Entwicklung* mit wahnhaften Beziehungsideen als auch zu einer *hypochondrischen Entwicklung* mit vielfältigen Mißempfindungen im körperlichen Bereich oder zu einer *hysterischen Entwicklung* mit geltungssüchtigem Streben führen.

Die Symptome einer paranoiden Entwicklung sind denen einer paranoiden Schizophrenie oft ähnlich. Für eine Entwicklung und gegen einen schizophrenen Prozeß sprechen ein schwerwiegendes, auslösendes Erlebnis und die im Rahmen von Anlage und Prägung der jeweiligen Persönlichkeit einfühlbar bleibenden Verhaltensweisen.

Neurosen: Sie stellen die wichtigste Gruppe der psychogenen Erkrankungen dar und beruhen ebenfalls auf nicht „gesund" bewältigten frühkindlichen Konfliktsituationen. Diese sind im Verlauf des weiteren Lebens *verdrängt* worden und sind dem Erkrankten daher **nicht** bewußt.

Diese verdrängten Vorstellungen und Gedanken werden auch als *Komplex* bezeichnet. Sie bestehen meist nicht aus einer einmaligen Konfliktsituation, sondern beinhalten eine Reihe von Fehlentwicklungen bei der Lösung intrapsychischer Konflikte; dabei entwickelt sich zumeist Angst. Wird nun später durch bestimmte Lebensereignisse (Heirat, Scheidung, berufliche Veränderung, Krankheiten usw.) die unbewußte Konfliktsituation aufrecht erhalten oder reaktiviert, so entwickelt der Patient als (untauglichen) Bewältigungsversuch des Konfliktes *Symptome*. Diese bewirken gleichzeitig eine Angstabwehr, machen den Betroffenen aber in seinen psychischen Entfaltungsmöglichkeiten unfrei bzw. krank.

Verbleiben die Symptome der neurotischen Entwicklung im seelischen Bereich, spricht man von *Psychoneurosen*, zu denen die Angst- und die Zwangsneurosen gehören. Erstere gehen mit Befürchtungen einher, die weit über normale Angstgefühle hinausgehen und als allgemeine Angst oder als Angst vor bestimmten räumlichen Gegebenheiten (leere Straßen, Brücken, enge Räume), Angst vor allem Neuen oder Angst vor Tieren in Erscheinung treten. Derartige Ängste sind imstande, die Handlungsfreiheit des Betroffenen derart einzuschnüren, daß er wie in einem Panzer gefangen sitzt und seine Leistungsfähigkeit mehr behindert wird als von einer körperlichen Krankheit. Ähnlich wird bei den Zwangsneurosen die freie Entfaltung der Persönlichkeit maßgeblich behindert. Zwar wird der Hang zu bestimmten Handlungen wie etwa, sich zu waschen oder sich selbst zu kontrollieren, als unsinnig und lästig empfunden, doch sind die Patienten trotzdem ihren Zwängen völlig ausgeliefert. Bei der zwanghaften Selbstkontrolle dient beispielsweise die angestrebte Ordnung nicht mehr als Mittel, das Leben zu meistern, sondern wird zum Selbstzweck.

Neurotische Entwicklungen müssen nicht auf seelische Bereiche begrenzt bleiben, sondern können auch in Form körperlicher Symptome als sog. *Organneurosen* hervortreten. Das seelische Grundleiden offenbart sich hier in Form körperlicher Beschwerden, bei denen jedoch kein krankhafter, organischer Befund zu erheben ist. Besonders bekannt sind die Herzneurosen, die mit starkem Herzklopfen sowie Druck- und Beklemmungsgefühlen in der Herzgegend einhergehen. Zu den psychogenen Körperstörungen zählen ferner die psychogenen Lähmungen sowie die psychogene Blindheit oder Taubheit. Auch im sexuellen Bereich können neurotische Entwicklungen zu vielfältigen Behinderungen führen.

Die Behandlung neurotischer Störungen, deren Leidensdruck oft verkannt wird, erfolgt in erster Linie durch ambulante Psychotherapie. In einer gewissen Abhängigkeit von äußeren Bedingungen sind aber auch spontane Heilungen möglich.

Suchtkrankheiten

Als *Sucht* bezeichnen wir einen Zustand periodischer oder chronischer Vergiftung, hervorgerufen durch den wiederholten Gebrauch eines natürlichen oder synthetischen Suchtmittels, der für den Betroffenen und/oder die Gesellschaft schädlich ist. Als Kennzeichen einer Sucht gelten:

– übermäßiges Verlangen nach dem Suchtmittel,
– Tendenz zur Erhöhung der Dosis,
– Entziehungserscheinungen beim Absetzen des Suchtmittels,
– psychische und körperliche Abhängigkeit vom Suchtmittel.

Süchtiges Verhalten ist in den meisten Fällen als Symptom einer Persönlichkeitsstörung oder einer abnormen Entwicklung zu werten.

Alkoholismus

Man rechnet heute in der Bundesrepublik Deutschland mit ca. 1–2% Alkoholkranken. Neben vielfältigen körperlichen Folgeerkrankungen (Gastritis, Leberzirrhose, Herzmuskelschwäche, Nervenschäden usw.) beim Erkrankten ist das persönliche Leid der betroffenen Angehörigen und der volkswirtschaftliche Schaden zu berücksichtigen, der durch Erkrankung, Behandlung und Arbeitslosigkeit entsteht.

Nach Jellinek unterscheidet man verschiedene Typen und Phasen des Alkoholismus.
– *Alpha-Typ:*   Konflikt- und Erleichterungstrinken mit situationsbedingter psychischer Abhängigkeit.
– *Beta-Typ:*   nichtsüchtiger Gelegenheitstrinker (z. B. Wochenendtrinker).
– *Gamma-Typ:*   Kontrollverlust (Unfähigkeit nach dem einmal begonnenen Trinken vor Eintritt des Rausches aufzuhören) mit psychischer und später auch physischer Abhängigkeit (ohne Alkohol Zustand seelischer Unzufriedenheit).

- *Delta-Typ:*   sog. „Spiegeltrinker", rauscharmer Dauertrinker, da ohne erhöhten Blutalkoholspiegel Entzugserscheinungen einsetzen würden; jedoch kein Kontrollverlust.
- *Epsilon-Typ:*   Quartalstrinker mit periodischem mehrtägigem Kontrollverlust.

In der Entwicklung zum Alkoholismus, der sog. Suchtkarriere, zeichnen sich häufig folgende Phasen voneinander ab:

1. voralkoholische Phase:
   Erleichterungstrinken bei Lebensschwierigkeiten;
2. Prodromalphase:
   zunehmendes heimliches und gieriger werdendes Trinken; verstärkte Empfindlichkeit gegenüber Vorwürfen; Erinnerungslücken für begrenzte Zeitspannen;
3. kritische Phase:
   Kontrollverlust mit Nachlassen der Leistungsfähigkeit; beruflicher Abstieg, Selbsttäuschung hinsichtlich des Alkoholmißbrauchs und Selbstmitleid;
4. chronische Phase:
   verminderte Alkoholverträglichkeit mit tagelangen Räuschen und allmählicher Entwicklung einer alkoholischen Demenz.

Das therapeutische Ziel einer dauernden, zufriedenen Abstinenz läßt sich nicht dadurch erreichen, daß man an den Willen des Abhängigen appelliert oder ihm die schädlichen Folgen seines Mißbrauchs verdeutlicht. Dagegen können durch die Vermittlung einer Einsicht in die Krankheit und die eigenen Persönlichkeitsstörungen sowie durch das Üben neuer Verhaltensweisen sehr befriedigende Erfolge erzielt werden. Dazu ist nach einer klinischen Entgiftungsbehandlung eine mehrmonatige Entziehungskur in einer speziellen Institution nötig.

Medikamentensucht

Die erhebliche Zahl von 250000−600000 Medikamentensüchtigen macht deutlich, daß im Anschluß an eine medizinisch erforderliche Medikamentengabe nicht selten der Wunsch nach weiteren Medikamenten bestehen bleibt. Vorzugsweise handelt es sich um Tranquilizer, Schlaftabletten und Schmerzmittel. Das immer noch recht großzügige Verschreibungsverhalten mancher Ärzte gilt den Patienten oft als Entschuldigung.

Drogensucht

Hierbei handelt es sich um Abhängigkeit von streng verschreibungspflichtigen Betäubungsmitteln oder von unerlaubten Drogen wie Heroin, Marihuana, LSD, Kokain usw. Diese Sucht zieht oft Beschaffungskriminalität nach sich (Diebstahl, Prostitution) und beinhaltet insbesondere beim Fixen (Spritzen von Drogen in eine Vene) die Gefahr einer AIDS- oder Hepatitisinfektion.

Die Suchtkrankheiten werden, wie der Alkoholismus, am günstigsten in speziellen Einrichtungen oder Kliniken behandelt, wo erfahrene Psychotherapeuten mit dem Patienten eine neue Lebensperspektive erarbeiten. Die „Therapieerfolge" erscheinen oft zunächst gering, lassen sich aber durch wiederholte Entziehungsbehandlungen und rehabilitative Betreuung nach der „Kur" oft verbessern.

Therapie mit Psychopharmaka

Unter Psychopharmaka versteht man Medikamente, die einen direkten Einfluß auf psychische Funktionen ausüben. Zwar obliegt die Entscheidung über die Anwendung derartiger Mittel ausschließlich dem Arzt, doch sollten Schwestern und Pfleger, welche für die ordnungsgemäße Verabfolgung verantwortlich sind, wissen, welche Arzneien sie verteilen und mit welchen erwünschten und eventuell auch unerwünschten Wirkungen zu rechnen ist.

Man unterscheidet Psychopharmaka mit einer vorwiegend anregenden Wirkung auf seelische Funktionen und solche mit einer dämpfenden. Zur ersten Gruppe zählen die Antidepressiva.

Antidepressiva

Sie üben eine spezifisch antidepressive Wirkung aus. Ihnen ist also eine depressionslösende, stimmungsaufhellende Wirkung zu eigen, welche jedoch zwischen den einzelnen Präparaten stark variiert. Weitere Unterschiede ergeben sich dadurch, daß ein Teil der Antidepressiva einen psychomotorisch aktivierenden (gegen gehemmte Depressionen) und andere neben dem stimmungsaufhellenden, einen beruhigenden Effekt (gegen agitierte Depressionen) haben.

Unerwünschte Nebenwirkungen werden gelegentlich im Bereich des vegetativen Nervensystems in Form folgender Symptome beobachtet: Senkung des Blutdrucks, Mundtrockenheit oder verstärkter Speichelfluß, Stuhlverstopfung oder Durchfall, vermehrte oder fehlende Schweißbildung, Hitzewallungen oder Frösteln, Hautrötung oder Blässe, beschleunigte oder auch verlangsamte Pulsfrequenz.

Neuroleptika

Dies sind Psychopharmaka mit einer dämpfenden Wirkung gegenüber Erregtheit, Aggressivität, affektiven Spannungen, Sinnestäuschungen, Wahnideen, katatonen Symptomen und schizophrenen Ich-Störungen. Der Anwendungsschwerpunkt neuroleptischer Mittel liegt in den schizophrenen Psychosen und bei den manischen Phasen einer Zyklothymie sowie wahnhaften Depressionen.

Eine richtige Dosierung der chemisch nicht einheitlichen Neuroleptika kann insofern Schwierigkeiten bereiten, als ihr Wirkungsgrad von Patient zu Patient größeren Schwankungen unterliegt, welche nicht nur von der Konzentration des Wirkstoffes abhängig ist. Es gibt also Kranke, die bei gleichem Wirkstoffspiegel im Blut kaum, und solche, die sehr stark ansprechen, was bei der Medikamenteneinnahme – sei es in der Klinik, sei es zu Hause – durch eine gleichbleibende hohe Sorgfalt berücksichtigt werden sollte.

Kompliziert wird die neuroleptische Therapie weiterhin durch relativ häufig zu beobachtende Nebenwirkungen, bei welchen man früh- und spätauftretende unterscheidet. Zu den oft schon zu Beginn oder nach wenigen Behandlungstagen zum Vorschein kommenden Symptomen zählen motorische Reizerscheinungen wie Verkrampfungen der Schlundmuskulatur, ein krampfartiges Herausstrecken der Zunge, Blickkrämpfe und sonstige unwillkürliche Bewegungsabläufe. Nach ein- bis mehrwöchiger Behandlung zeigt sich nicht selten eine Einschränkung der Beweglichkeit bis hin zu einer allgemeinen Bewegungsstarre. Dabei stehen eine Versteinerung der Mimik, kleine Trippelschritte und sonstige Symptome, wie sie beim Parkinson-Syndrom (S. 203 f.) beschrieben sind, im Vordergrund. Im Bereich des vegetativen Nervensystems werden gelegentlich eine leichte Blutdrucksenkung, Speichelfluß und eine Gewichtszunahme beobachtet. Diese „Frühdyskinesien" lassen sich medikamentös meist gut beherrschen, erfordern aber auch eine besondere Umsicht bei der Medikamentenverordnung.

Zu den spät in Erscheinung tretenden Nebenwirkungen, welche sich erst nach einer mehrjährigen Behandlung zeigen, gehört besonders eine unwillkürliche, übermäßige Bewegungsunruhe im Bereich des Mundes, der Hände und Füße („Spätdyskinesien"). Die Unfähigkeit, ruhig zu stehen oder zu sitzen, wird von den Patienten durchweg als quälende innere Unruhe empfunden. Sie verschwinden nach Absetzen der Medikation in der Mehrzahl der Fälle und im Gegensatz zu den frühen Nebenwirkungen oft nicht mehr.

Tranquilizer

Zu den Psychopharmaka mit einem dämpfenden Effekt gehören neben den Neuroleptika auch die Tranquilizer. Sie wirken angstlösend, beruhigend und affektiv entspannend. Die Symptome endogener Psychosen werden dagegen von ihnen nicht nachhaltig beeinflußt.

Im Sinne einer zumeist unerwünschten Nebenwirkung ist der Einfluß der Tranquilizer auf den Wachheitsgrad zu werten, indem besonders zu Behandlungsbeginn bei vielen Patienten eine Müdigkeit, Schläfrigkeit, Einschränkung der Aufmerksamkeit und Konzentrationsschwäche auftritt. Besonders bei alten Menschen besteht eine Neigung zu Muskelerschlaffung und damit erhöhte Sturzgefahr. Derartige Begleiteffekte, zu denen auch eine erhebliche Steigerung der Alkoholwirkung gehört, heben in aller Regel die Tauglichkeit zum Führen von Kraftfahrzeugen auf. Im übrigen sollten Tranquilizer nur wenige Wochen eingenommen werden, da sie im Gegensatz zu den Neuroleptika eine nicht unerhebliche Suchtgefährdung in sich bergen!

Erste Hilfe

Einführung

Jeder Bürger ist in der Bundesrepublik Deutschland verpflichtet, in Notfallsituationen anderen, deren Leben durch plötzliche Unglücksfälle oder gemeine Gefahr oder Not bedroht ist, Hilfe zu leisten. Kommt er dieser Pflicht nicht nach, macht er sich nach § 330 c StGB strafbar. Vielen unserer Bürger ist dies nicht bewußt.

Allgemeine Notfallmaßnahmen

In diesem Kapitel sollen kurz die Elementartherapie und einfache Sofortmaßnahmen mit Hinweis auf die notfallmedizinischen ärztlichen Maßnahmen aufgeführt werden.

Die wichtigste Maxime bei allen Notfällen ist:

„Ruhe bewahren!"

Kommt man als erster an einen Notfallort, sei es auf der Straße ein Verkehrsunfall oder z. B. ein Bewußtloser im Patientenzimmer, soll man gezielt die Hilfsmaßnahmen einleiten.

Äußerst wichtig sind genaue Angaben über den Vorfall:

– was ist passiert,
– wo ist es passiert,
– wieviele Personen sind beteiligt.

Diese Informationen werden unverzüglich durch einen Ersthelfer über Notruf an die entsprechende Einsatzstelle der Polizei, Feuerwehr oder des Rettungsdienstes weitergegeben. Diese leiten die Rettungsmaßnahmen mit entsprechendem Fachpersonal (Rettungssanitäter, Notarzt, Rettungsfahrzeuge mit Spezialausrüstung) ein.

Notfälle in der Klinik sind heute in der Regel vom Personal über eine zentrale Herzalarmanlage (Alarmsignalknopf im Patientenzimmer) sofort zu melden. Speziell ausgerüstete Notfallwägen stehen zur Erstversorgung, z.B. kardiopulmonale Reanimation zur Verfügung, bis der Patient auf die Intensivstation verlegt werden kann.

Sind mehrere Ersthelfer am Notfallort, sollte jeder eine Aufgabe übernehmen, um zusätzliche Verwirrung zu vermeiden (z.B. Melden des Notfalls, Absichern der Notfallstelle, Bergen der Notfallopfer aus der Gefahrenzone, Erste-Hilfe-Leistung, Notieren von Zeugennamen). Je nach Notfallsituation muß der Ersthelfer entscheiden, welche Maßnahme die höchste Priorität hat. Ist die Notfallsituation für den Ersthelfer mit Eigengefährdung verbunden, z.B. Vergiftungsgefahr durch Rauchgase, Explosionsgefahr usw. ist abzuwarten, bis qualifiziertes Rettungspersonal mit entsprechenden Schutzgeräten (z.B. Feuerwehr, Technisches Hilfswerk) eintrifft.

Bergen des Verletzten

Dazu muß der Ersthelfer sich orientieren, wie schwer der Patient verletzt ist bzw. welcher Notfall vorliegt. Beurteilt werden muß:

– Bewußtseinslage,
– Atmung,
– Kreislauf,
– Verletzungen (Blutungen).

Danach ist zu entscheiden, ob der Patient aus der gefährdenden Umgebung bzw. Situation geborgen werden kann. Vorsicht ist bei allen Patienten mit Verdacht auf Wirbelsäulenverletzung geboten, um eine Schädigung der peripheren Nerven zu vermeiden (drohende Querschnittslähmung). Das gleiche gilt für eingeklemmte Patienten. Wenn man sich über den Bergungsvorgang nicht sicher ist und für den Patienten keine unmittelbare Bedrohung zu befürchten ist (z.B. brennendes Fahrzeug), sollte man abwarten bis Rettungspersonal eintrifft.

Lagerungsarten

Ist das Notfallopfer geborgen, sollte es bis zum Weitertransport entsprechend gelagert werden. Die Lagerungstechnik ist ebenfalls abhängig von der Verletzung bzw. der Notfallsituation.

Stabile Seitenlage: Bewußtlose ohne Störung der Atmung sollten in der stabilen Seitenlage gelagert werden (Ausnahme: Patienten mit Wirbelsäulenverletzungen). In dieser Lage ist die Atmung nicht eingeschränkt und beim Ausfall des Schluckreflexes bzw. bei Erbrechen kann Speichel bzw. Erbrochenes nicht in die Luftröhre gelangen.

Schocklagerung: Bei Patienten mit Kollaps oder Volumenmangelschock kann vorübergehend durch Hochlagern der Beine und Kopf-Tieflage der venöse Blutrückstrom zum Herzen verstärkt werden.

Oberkörperhochlagerung: Bei Notfallerkrankungen des Herzens (z. B. Infarkt), der Lunge (z. B. Asthma) und bei Schädel-Hirn-Verletzungen sollte der Patient leicht sitzend mit erhöhtem Oberkörper gelagert werden. So wird das Herz entlastet, die Atmung ist leichter, und der Hirndruck wird gesenkt. Patienten mit Lungenödem mit herunterhängenden Beinen lagern! Geraten die Patienten dabei in Schock, muß umgelagert werden.

Vakuummatratze: Bei Verdacht auf Wirbelsäulenverletzungen sollten Patienten zum Transport auf eine absaugbare Matratze gelagert werden. In der Matratze befinden sich kleine Kunststoffteilchen, die sich an den Körper so anformen lassen, daß nach Absaugen der Luft diese Teilchen unverformbar bleiben.

Halskrawatte: Sie wird zum Transport von Patienten mit Verdacht auf HWS-Verletzungen angelegt.

Seitenlage mit erhöhtem Oberkörper: Lagerung von Patienten mit Brustkorbverletzungen. Der Patient wird auf die verletzte Seite gelagert, so daß die gesunde Seite gut beatmet ist.

Lagerung mit angezogenen Beinen: für Patienten mit akuter Bauchsymptomatik oder Bauchverletzungen. Zur Entspannung der Bauchdecke Anziehen der Beine (Knierolle) und Kopfpolster.

Linkshalbseitenlage: für Hochschwangere zur Vermeidung des Cavakompressionssyndroms (Abdrücken der großen Körperhohlvene durch das Gewicht der Gebärmutter mit Fetus).

Atmung

Freimachen und Freihalten der Atemwege: Soweit der Patient noch ansprechbar ist, wird er aufgefordert, den Mund zu öffnen. Dabei sollten herausnehmbare Gebißteile oder Prothesen entfernt werden. Ist der Patient bewußtlos, wird die Mundhöhle mit Finger oder Kornzange mit Tupfer

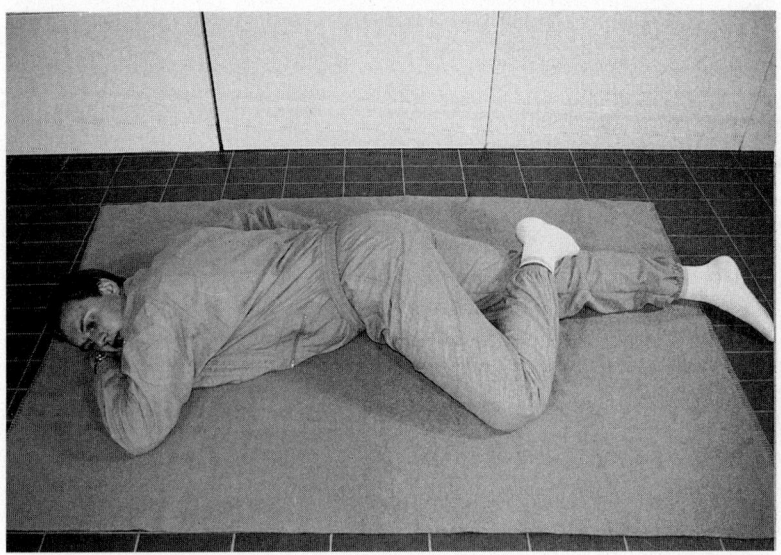

Abb. 1.25 Stabile Seitenlage

gereinigt (Vorsicht! Bißverletzung, Schutz durch Beißkeil). Danach erfolgt der Esmarchsche Handgriff, der Kopf wird überstreckt (sofern keine HWS-Verletzung vorliegt). So kann der Patient besser atmen, da der Zungengrund nicht mehr so weit zurückfallen kann.

Bei Patienten mit Störungen der Atmung, Gefahr der Aspiration, schweren Schädel-Hirn-Verletzungen und bei Polytraumatisierten sollte frühzeitig intubiert (s. S. 253) und beatmet werden. Dies erfolgt durch Rettungsdienst und Notarzt. Bis dahin können mit Hilfsmitteln wie Guedel-Tubus (durch den Mund eingelegt) oder Wendel-Tubus (durch die Nase eingelegt) die Atemwege freigehalten werden, solange der Patient selbst atmet.

Beatmung: Treten beim Patienten Atemstörungen bzw. ein Atemstillstand auf, wird eine künstliche Beatmung notwendig. Für den Ersthelfer gibt es die Möglichkeit der Mund-zu-Nase- und der Mund-zu-Mund-Beatmung (Vorsicht! Eigenschutz bei Blausäure- und E 605-Vergiftungen).

Die Beatmung mit Maske und Beatmungsbeutel (Abb. 1.26) sowie die Intubation und maschinelle Beatmung bleiben geschultem Personal vorbehalten. Intubationsversuche, die mißlingen, vergeuden Zeit und gefährden den Patienten. Wenn es möglich ist, sollte man Sauerstoff verabreichen, im einfachsten Fall über Nasensonde (4–6 l/min) (Intubation, s. Reanimation).

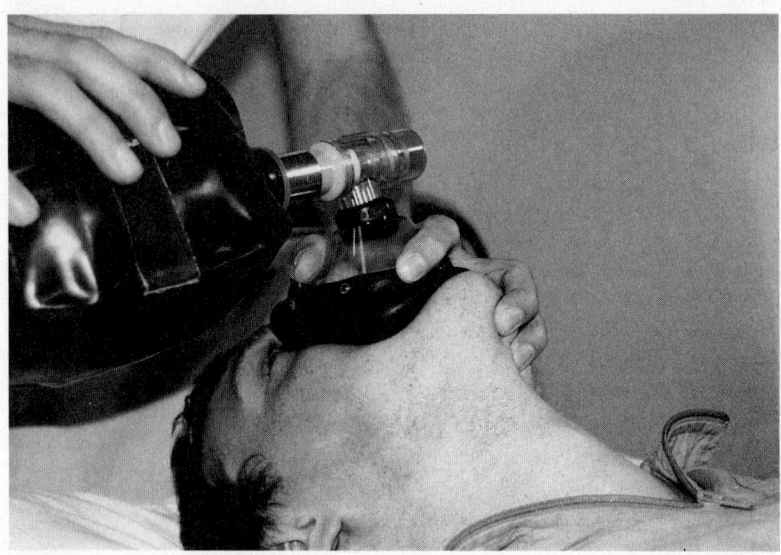

Abb. 1.26 Beatmung mit Maske

Kreislauf

Die einfachste Möglichkeit, den Kreislauf zu unterstützen, ist, den Patienten in die Schocklage zu bringen, sofern es die Notfallsituation zuläßt (vgl. Lagerung).

Ziel aller Maßnahmen ist Sicherstellung eines sog. Minimalkreislaufs, um lebenswichtige Organe, Herz, Lunge, Niere und Gehirn mit Sauerstoff zu versorgen.

– Patienten im Schock sind äußerst gefährdet (s. Herzkreislauf, S. 37 f.). Die Schocktherapie richtet sich nach der Ursache der plötzlichen Erkrankung.

– Beim Volumenmangelschock gehört die *Infusionstherapie* zur Elementartherapie. Dies setzt voraus, daß beim Patienten ein peripherer venöser Zugang an Hand oder Unterarm oder ein zentraler venöser Zugang an der V. subclavia oder V. jugularis gelegt wird (durch Arzt). Die Infusionsflüssigkeit kann unter Druck in die Vene gepreßt werden, indem um den Infusionsbeutel eine Druckmanschette gelegt wird. Bei großem Blutverlust kann durch die *Druckinfusion* schnell das verlorengegangene Volumen ersetzt werden.

Die Kreislaufüberwachung erfolgt über die Pulskontrolle durch den Erst-helfer, über Blutdruckmessungen, EKG-Monitor und O_2-Oximeter (Ge-rät zur Messung der Sauerstoffsättigung im Blut) durch Rettungsassisten-ten und Notarzt.

Kardiopulmonale Reanimation

Bricht der Kreislauf völlig zusammen, kommt es zum Atem- und Kreislauf-stillstand. Mund-zu-Mund- bzw. Mund-zu-Nase-Beatmung und Herzdruck-massage sollen einen Minimalkreislauf aufrecht erhalten um die Sauerstoff-versorgung des Gehirns zu gewährleisten. Nach 3 Minuten ohne Sauerstoff treten deutliche Hirnfunktionsstörungen auf, nach 8−10 Minuten tritt der Hirntod durch irreversible Schädigungen ein.

Jede Reanimation sollte mit 3−5 Beatmungen beginnen. Die Beatmung und Herzdruckmassage erfolgen abwechselnd

– bei der Einhelfer-Methode im Verhältnis 2:15,
– bei der Zweihelfer-Methode im Verhältnis 1:5.

Pro Minute sollte 1 Helfer 8 Atemspenden und 60 Herzmassagen, 2 Helfer sollten 12 Atemspenden und 60 Herzmassagen ausführen.

Intubation: Notarzt und Rettungspersonal verfügen über effektivere Metho-den. Ein Patient mit Atemstillstand wird endotracheal intubiert. Ein Kunst-stofftubus wird über Mund oder Nase bis in die Luftröhre (Trachea) einge-führt und dort mit einem luftgefüllten Ballon zur Luftröhre hin abgedichtet. Die Beatmung erfolgt mit Beatmungsbeutel oder Notfallbeatmungsgerät. Gelingt eine Intubation nicht und droht der Patient zu ersticken, bleibt als Ausweg nur ein Luftröhrenschnitt unterhalb des Kehlkopfes (Koniotomie). Nach der Intubation wird die Herzdruckmassage im Wechsel mit der Beat-mung von 5:1 fortgesetzt.

Der Erfolg der Maßnahmen wird über tastbaren Puls der Leisten bzw. Halsschlagader kontrolliert. Die Sauerstoffsättigung im Blut läßt sich durch „Rosigwerden des Patienten" erkennen. Die Pupillen werden wieder eng und reagieren auf Licht durch Zusammenziehen. Dies ist ein Hinweis auf Normalisierung der Hirnfunktion.

Beendet wird die Reanimation, wenn regelmäßige Herzaktionen und ausrei-chende Kreislaufzirkulation vorhanden sind. Zur Stabilisierung wird der Patient weiter beatmet.

Kommt der Kreislauf trotz guter Reanimationsmaßnahmen nicht in Gang, tritt der Hirntod ein. Die Pupillen sind weit, lichtstarr und entrundet. Wenn trotz erweiterter Maßnahmen und medikamentöser Therapie innerhalb 30 Minuten keine spontanen Herzaktionen und Atmung auftreten, ist eine weitere Reanimation meist erfolglos (Ausnahme: Unterkühlung, „Ertrin-ken" bei Kindern, Tablettenvergiftung).

Die medikamentöse Therapie, die direkt in den Venenzugang erfolgt, ist dem Notarzt vorbehalten. Die genaue Anwendung und Dosierung sollten Interessierte aus der angegebenen Literatur entnehmen.

Elektrische Defibrillation: Bei verschiedenen Herzrhythmusstörungen (Kammerflimmern und Kammerflattern) und bei Herzstillstand kann hiermit zusammen mit der Gabe von Medikamenten die Herzreizleitung beeinflußt werden. Dazu werden zwei handtellergroße Elektroden auf dem Brustkorb (eine Elektrode über dem Brustbein, die andere links unterhalb der linken Brustwarze über der Herzspitze) aufgesetzt. An jeder Elektrode befindet sich ein Handgriff mit Lade- und Auslöseschalter. Über die Steuerung des abgeleiteten EKG erfolgt die Defibrillation. Die einzelnen Herzmuskelzellen sollen durch den Stromimpuls wieder in den gleichen Reizzustand versetzt werden, um eine gleichmäßige Herzfunktion zu erzeugen. Wichtig ist, daß alle Personen während des Defibrilliationsvorgangs sich vom Patienten so weit entfernen, daß kein Körperkontakt besteht, um Stromkontakt mit dem eigenen Körper zu vermeiden.

Schrittmachergerät: Bleibt die Herzfrequenz langsam (*bradykard*, z. B. weniger als 40 Schläge) und unregelmäßig, kann ein Schrittmachergerät eingesetzt werden. Dazu werden große Klebeelektroden auf Brustwand und Rücken geklebt. Das Gerät wird auf eine Impulsfrequenz eingestellt, bis das EKG, die Pulsfrequenz und der Blutdruck einen ausreichenden Erfolg zeigen.

Spezielle Maßnahmen

Versorgung von Verletzungen

Wunden und Blutungen: Im Vordergrund stehen offene Wunden und Blutungen. Jede Wunde sollte mit einem sterilen Verband versorgt werden, damit keine weitere Verschmutzung auf dem Transport des Patienten die Wunde verunreinigt. Besteht eine starke Blutung (venös), muß ein Druckverband angelegt werden, um die Blutung zu stoppen. Der Verband soll so gelegt werden, daß die Blutung steht, die Durchblutung des Körperteils aber nicht gestört ist. Liegt eine Schlagaderblutung (arteriell) vor, muß die Schlagader körpernah abgedrückt werden. Wichtige Druckpunkte sind am Arm die Achselhöhle, die Ellenbeuge innen und die Unterarmschlagader (A. radialis) oberhalb des Handgelenkes über der Speiche. Am Bein ist die Schlagader in der Leistenbeuge und in der Kniekehle abdrückbar. Nur im äußersten Notfall wird eine Extremität abgebunden! Wichtig ist das Festhalten des Zeitpunkts des Abbindens.

Eröffnung von Körperhöhlen: Bei offenen Bauchverletzungen wird die Wunde steril abgedeckt. Ausgetretenes Eingeweide wird nicht berührt und auf keinen Fall in den Bauchraum zurückverlagert. Bei offenen Brustkorbverletzungen erfolgt ebenfalls ein steriler, luftdurchlässiger Verband (falsch ist eine luftdichte Abdeckung). Intubation und Beatmung sollten so bald als möglich durchgeführt werden.

Bei geschlossenen Lungenverletzungen kann Luft zwischen Rippenfell und Lungenfell gelangen, es entsteht ein *Pneumothorax*. Die Atmung wird verschlechtert, da sich die betroffene Lunge nicht mehr ausdehnen kann. Ist der Patient intubiert und beatmet, wird zusätzlich Luft in den Pleuraspalt gepreßt. Trotz Beatmung wird kaum mehr Luft in die Lunge gelangen. Dies ist ein extrem lebensbedrohlicher Zustand (Ventilationspneumothorax). Therapeutisch wird eine *Thoraxdrainage* gelegt. Sie drainiert den Pleuraspalt, die Luft kann entweichen (sie kann abgesaugt werden). Voraussetzung ist eine ausreichende künstliche Beatmung (S. 54 f.).

Fremdkörper in Wunden: Grundsätzlich sollten Fremdkörper belassen werden und alle Wunden vom Ersthelfer steril verbunden werden. Die Fremdkörperentfernung ist dem Arzt im Krankenhaus vorbehalten.

Bei Pfählungsverletzungen dürfen die eingedrungenen Gegenstände (Messer, Zaunpfähle usw.) auf keinen Fall entfernt werden. Durch Herausziehen können weitaus schwerere Verletzungen entstehen. Lange Gegenstände sollten außerhalb des Körpers abgetrennt werden. Der Patient sollte am Unfallort ausreichend Schmerzmittel und eine Narkose erhalten.

Knochenbrüche und Verrenkungen (Luxationen): Nach ausreichender Gabe von Schmerzmitteln werden Brüche so gelagert, daß der Patient während des Transportes keine wesentlichen Schmerzen verspürt. Dies gelingt durch vorsichtigen Zug in Längsrichtung und anschließende Ruhigstellung auf einer gepolsterten Schiene, die angewickelt wird, oder Lagerung auf der angeformten Vakuummatratze. Bei Verrenkungen von Gelenken sollte durch den Notarzt schon am Unfallort die Einrichtung vorgenommen werden, um z. B. Durchblutungsstörungen zu vermeiden. Gelingt dies nicht beim ersten Versuch, erfolgt das Einrenken erst im Krankenhaus.

Schädel-Hirn-Verletzungen: Man unterscheidet geschlossene und offene Schädel-Hirn-Traumen. Die Behandlung des *geschlossenen* Schädel-Hirn-Traumas (S. 204 ff.) hängt von der Bewußtseinslage, den Lebensfunktionen und dem zusätzlichen Verletzungsgrad des Patienten ab. Der Ersthelfer lagert den ansprechbaren Verletzten zunächst in der Oberkörperhochlage (Senkung des Hirndrucks). Wird der Patient bewußtlos, muß er wegen der Gefahr des Erbrechens in die stabile Seitenlage gebracht werden. Es sollte möglichst früh die Intubation und Beatmung eingeleitet werden.

Patienten mit *offenen* Schädel-Hirn-Traumen (freiliegende Hirnmasse, Austritt von Gehirnwasser) werden grundsätzlich intubiert und beatmet. Die Wunden am Kopf werden steril verbunden.

Mehrfachverletzte (Polytraumatisierte):
Laut Definition spricht man von Polytraumatisierten, wenn bei Unfallopfern durch einen Unfallhergang Verletzungen mehrerer Körperregionen oder Organsysteme vorliegen, die einzeln oder in Kombination lebensbedrohlich sind. Auch hier stehen Schock- und Infusionstherapie, Schmerzmittelgabe und Intubation und Beatmung noch am Unfallort im Vordergrund. Dies gilt auch für nichtbewußtlose Verletzte.

Kardiale Notfälle

Lebensbedrohliche Notfallsituationen des Herzens werden durch akute Durchblutungsstörungen der Herzkranzgefäße (Angina-pectoris-Anfall, Herzinfarkt), durch Herzmuskelschwäche (Linksherzversagen und Lungenödem), durch Reizleitungsstörungen (Kammerflimmern und Rhythmusstörungen) und Behinderung des Blutausflusses aus der rechten Herzkammer (Lungenarterienembolie) hervorgerufen.

Angina pectoris und Herzinfarkt: Das *Leitsymptom* ist ein heftiger Schmerz hinter dem Brustbein. Weitere *Symptome* sind Engegefühl, Angst, Unruhe und Schmerzausstrahlung in den linken Arm oder Unterkiefer.

Therapie: Oberkörperhochlagerung, Gabe von Sauerstoff, Gabe von Nitrolingual-Spray oder -Kapseln (blutgefäßerweiterndes Medikament).

Nach 10 Minuten sollten bei einem Angina-pectoris-Anfall die Beschwerden verschwunden sein. Dauert der Anfall länger als 15−20 Minuten, und tritt auf Nitropräparate keine Besserung der Situation ein, besteht der dringende Verdacht auf einen Herzinfarkt.

Symptome für einen Herzinfarkt: wie bei Angina pectoris, zusätzlich Rhythmusstörungen, Lungenödem, kardialer Schock.

Therapie: s. o., zusätzlich Gabe von Valium und Morphin i. v. Bei auftretenden Rhythmusstörungen Gabe von Xylocain i. v. und bei Herzstillstand kardiopulmonale Reanimation. Krankenhauseinweisung (s. S. 31 f.).

Lungenödem: *Symptome:* Atemnot mit feinblasig brodelnden Rasselgeräuschen, Reizhusten, Angst, Unruhe, blutig schaumiger Auswurf.

Therapie: sitzende Lagerung mit zusätzlicher Tieflagerung der Beine, Gabe von Sauerstoff, Gabe von Nitrolingual, Morphin, Lasix, ggf. Intubation und Beatmung.

Herzrhythmusstörungen:
– **Bradykardie:** langsamer arrhythmischer Puls < 40/min mit zunehmender Bewußtseinseintrübung und Kreislaufversagen.
  Therapie: Flachlagerung, Gabe von Sauerstoff, Atropin und Alupent, ggf. Schrittmacher.

– **Tachykardie:** schneller, rasender Puls (Herzjagen) mit Engegefühl, Blutdruckabfall und Kaltschweißigkeit.

Therapie: Karotissinusdruck (Druck auf den Karotissinus an der Aufzweigung der Halsschlagader). Die weitere Therapie richtet sich nach Art der Tachykardie (z. B. Sinustachykardie, supraventrikuläre Tachykardie und ventrikuläre Tachykardie). Bei Kammerflimmern Defibrillationstherapie.

Lungenembolie: Der Patient klagt über schlagartig einsetzende Atemnot mit starken Angstgefühlen, Unruhe, Schockzeichen.

Therapie: Lagerung mit angehobenem Oberkörper, Sauerstoffgabe, medikamentös: Morphium und Valium. Bei akutem Rechtsherzversagen kardiopulmonale Reanimation, Lysetherapie (Auflösen des Thrombus durch Medikamente) oder ggf. operative Entfernung des Thrombus.

Asthmaanfall

Das Hauptsymptom ist die spastische Atmung in der Ausatmungsphase. Der Patient hat akute Atemnot, die Hände und Finger sind bläulich. Angst und Unruhe verschlechtern zusätzlich die Atmung.

Therapie: sitzende Lagerung des Patienten, Sauerstoff über Nasensonde. Gabe von Spray (2–3 Hübe) eines bronchialmuskulaturentspannenden Medikaments, Verabreichen eines Beruhigungsmittels (z. B. Valium). Gabe von Theophyllinpräparat (z. B. Euphyllin), ggf. Kortisonpräparat. In schweren Fällen muß der Patient intubiert und beatmet werden.

Insektenstich im Mundraum

In den Sommermonaten sind Insektenstiche (Biene oder Wespe) im Mund- und Rachenraum häufige Notfälle. Die Stiche sind auf der Zunge oder an der Wange sehr schmerzhaft. In der Regel treten nur selten Komplikationen auf. Hier stehen der *allergische Schock* und die Atemnot im Vordergrund.

Therapie: Im Regelfall genügen Kühlen der Einstichstelle mit Eiswasser, Gabe von Kalziumbrausetabletten und ggf. Antihistaminika. Wichtig ist, den Patienten zu beruhigen. Es muß darauf geachtet werden, daß der evtl. noch in der Mundschleimhaut steckende Stachel sorgfältig entfernt wird. Tritt Atemnot oder ein allergischer Schock auf, wird eine notärztliche Behandlung erforderlich.

Allergischer Schock

Bei einer anaphylaktischen Reaktion treten rasch Symptome wie Übelkeit, Erbrechen, Bronchospasmus, Rötung und Schwellung der Gesichts-, Brust- und Rückenhaut bis hin zur Bewußtlosigkeit, Atem- und Kreislaufstillstand auf.

Therapie: Der Patient wird flachgelagert (stabile Seitenlage), Gabe von Sauerstoff, Antihistaminika, Kortison, bei Kreislaufzusammenbruch: Injektion von Adrenalinpräparaten, Intubation und Beatmung.

Verschlucken von Fremdkörpern

Kinder und alte Menschen sind hauptsächlich betroffen. Im Regelfall sind keine Maßnahmen erforderlich, wenn es sich um kleine Gegenstände handelt, die verschluckt worden sind (z. B. Geldmünzen, Murmeln, Spielsteine usw.). Sie gehen über den Darm nach einiger Zeit wieder ab. Gegenstände, die Verletzungen hervorrufen können oder im Rachen- und Speiseröhrenbereich sowie im Magen-Darm-Trakt stecken bleiben, müssen entfernt werden.

Therapie: Sicherstellen einer ausreichenden Atmung, kein gewaltsames Entfernen! Entfernung der Fremdkörper im Krankenhaus.

Aspiration von Fremdkörpern

Bei der Aspiration gelangen Fremdkörper in den Luftröhren-Lungen-Bereich (z. B. Erbrochenes, Erdnüsse, Kaugummi, Murmeln usw.). Dies ist ein akutes, oft lebensbedrohliches Ereignis, da die Atmung mehr oder weniger stark behindert ist.

Symptome: zunehmende Atemnot bis hin zur Erstickung.

Therapie: Schläge auf den Rücken zwischen die Schulterblätter (bei Kindern auch in Kopftieflage). Frühestmögliche Intubation und Fremdkörperentfernung.

Krampfanfall (status epilepticus)

Ohne Voranzeichen tritt diese Notfallsituation ein. Der Patient fällt plötzlich um und wird bewußtlos. Generalisierte Krämpfe mit Muskelzucken und rhythmischem Zusammenzucken von Armen und Beinen sind Hauptsymptome. Schaum vor dem Mund, gelegentlich Erbrechen, Zungenbiß, unwillkürlicher Harn- und Stuhlabgang sind weitere Zeichen.

Therapie: Sicherung der Atmung und Schutz vor Zungenbiß, stabile Seitenlage, Guedel-Tubus, Beißkeil, Gabe von Valium und Sauerstoff.

Schlaganfall (apoplektischer Insult)

Das *Hauptsymptom* des Schlaganfalles (s. S. 36f.) ist eine mehr oder weniger ausgeprägte Halbseitenlähmung. Zusätzlich treten Sprachstörungen, Bewußtseinstrübung, unwillkürlicher Abgang von Harn und Stuhl auf.

Therapie: Lagerung des Patienten in stabiler Seitenlage, Sicherung der Atemwege, Sauerstoffzufuhr, bei stark erhöhtem Blutdruck blutdrucksenkende Medikamente, bei tiefer Bewußtlosigkeit Intubation und Beatmung.

Vergiftungen

Über ¾ der Vergiftungen bei Erwachsenen sind Vergiftungen durch Arzneimittel, die die Patienten in selbstmörderischer Absicht zu sich nehmen. Weitere Stoffe sind Spülmittel, Alkylphosphat (E 605), Kohlenmonoxid (Autoabgas) und Drogen. Die Liste der Stoffe ist außerordentlich vielfältig. Aus diesem Grund wurden sogenannte Vergiftungszentralen eingerichtet, die rund um die Uhr besetzt sind und jederzeit über spezielle Therapien Auskunft geben.

Wichtig ist durch gezieltes Suchen (Flaschen, Verpackungen), durch Befragen von Angehörigen, durch Aufbewahren von Erbrochenem Hinweise auf die Giftstoffe zu erhalten.

Therapie: Der Ersthelfer soll zunächst an den Selbstschutz denken (grundsätzlich Handschuhe tragen, Vorsicht vor giftigen Gasen!) Der Patient wird aus der Gefahrenzone geborgen, Atmung und Kreislauffunktion werden sichergestellt (keine Mund-zu-Mund-Beatmung bei E-605- oder Blausäurevergiftung). Ist der Patient voll ansprechbar, kann versucht werden, Erbrechen auszulösen (wenn das Gift über den Mund aufgenommen wurde). Erbrechen kann durch Reizung der Rachenhinterwand oder durch Gabe von Salzwasser (1 Löffel Kochsalz auf 1 Glas Wasser) hervorgerufen werden.

Merke:
Erbrechen darf nicht ausgelöst werden bei Säure- oder Laugenvergiftungen, bei schaumbildenden Substanzen (Spülmittel) oder halogenierten Kohlenwasserstoffen (Tetrachlorkohlenstoff)!

Eine weitere Möglichkeit ist die Magenspülung, die dem Notarzt vorbehalten bleibt. Sie muß nur in wenigen Fällen direkt am Notfallort erfolgen. Die gezielte Behandlung erfolgt anschließend in der Klinik. Die spezifische Therapie der mannigfaltigen Vergiftungen ist in der entsprechenden Literatur nachzulesen.

Ertrinkungsunfall

Weltweit ertrinken ca. 140 000 Menschen jährlich bei Badeunfällen. Meist sind es Kinder und Jugendliche. Durch das Untertauchen kommt es nach kurzer Zeit zum Eindringen von Wasser in die Lunge. Der Magen-Darm-Trakt füllt sich ebenfalls mit Wasser. Es tritt Bewußtlosigkeit ein mit anschließendem Herz-Kreislauf-Stillstand. Der Körper kühlt im Wasser rasch aus.

Therapie: nach der Bergung sofortiges Freimachen der Atemwege und Beatmung (keine Kopftieflage, da Wasser nicht aus der Lunge läuft!). Wichtig ist der Schutz vor Auskühlung. Bei Herzstillstand erfolgt kardiopulmonale Reanimation. Wegen der Unterkühlung werden die Reanimationsmaßnahmen länger als üblich durchgeführt!

Hitzeschäden

Durch das Freizeitverhalten unserer Bevölkerung kommt es immer häufiger zu diesen Notfallsituationen.

Sonnenstich: Es handelt sich um eine Reizung der Hirnhaut durch übermäßige Sonnenbestrahlung (gefährdet: Säuglinge, Kleinkinder, Personen mit Glatze).

Symptome: hochroter, heißer Kopf, Unruhe, Übelkeit, kühle Körperhaut, Nackensteifigkeit.

Therapie: Flachlagern in kühler Umgebung mit erhöhtem Oberkörper, Einhüllen des Kopfes in feucht-kalte Tücher, bei Hirndruckzeichen: Klinikeinweisung.

Hitzeerschöpfung: Durch übermäßigen Schweißverlust tritt ein Flüssigkeitsverlust ein, der zum Schock führt. Des weiteren ist die Wärmeabgabe bei zunehmendem Wärmestau gestört.

Symptome: Bewußtseinstrübung, Übelkeit, Erbrechen (weiterer Flüssigkeitsverlust), Schockzeichen (Körpertemperatur normal bis leicht erhöht).

Therapie: Schocklage in kühler Umgebung. In leichten Fällen werden Elektrolytlösungen (ca. 1 l) zum Trinken verabreicht, anderenfalls rasche Infusion von 1−1,5 l Ringer-Lösung.

Hitzschlag: Durch unzureichende Wärmeabgabe bei sehr hohen Umgebungstemperaturen kommt es zu einem dramatischen Krankheitsbild. Die Körpertemperatur ist maximal erhöht (größer 40 °C).

Symptome: Kopfschmerz, Schwindel, Bewußtseinstrübung, trockene, weiße Haut, Tachykardie, Schockzeichen.

Therapie: Flachlagerung im Kühlen, kalte Umschläge, Eismassage, evtl. Kaltwasserbad. Rasche Infusion von 1−2 l Ringer-Lösung, Intubation, Beatmung, Gabe von Sauerstoff, kontinuierliche Überwachung der Körpertemperatur. Übersteigt die Körperkerntemperatur 43 °C, verstirbt der Patient.

Verbrennungen (s. S. 184 f.).

Kälteschäden

Erfrierungen sind nach wie vor in der kalten Jahreszeit immer wiederkehrende Notfälle. Besonders gefährdet sind Wohnsitzlose, alkoholisierte Personen, die im Freien einschlafen, und Drogenabhängige.

Leichte Unterkühlung: Körpertemperatur 30–35 °C.

Symptome: sehr kalte Haut, Kältezittern, Bewußtseinstrübung, Herzrhythmusstörung.

Therapie: Patienten einhüllen in Isolier- und Wolldecken, heiße Getränke (Merke: niemals Alkohol!), Infusion von warmen Ringer- oder Glukoselösungen. Bei Temperaturen unter 35 °C ist immer eine Klinikeinweisung nötig.

Schwere Unterkühlung: Körpertemperatur unter 30 °C.

Symptome: Patient ist bewußtlos, abgeflachte Atmung, Bradykardie, beginnende Zentralisation, bei 25–27 °C Kreislaufstillstand.

Therapie: Patient darf sich nicht bewegen (Immobilisation), Schutz vor weiterer Auskühlung (s. o.), kardiopulmonale Reanimation. Bei unterkühlten Patienten sind weite lichtstarre Pupillen kein Hinweis auf einen Hirnschaden, deshalb verlängerte Reanimationsmaßnahmen.

Stromunfall

Für den Ersthelfer ist bei der Bergung von stromverletzten Personen immer eine Eigengefährdung auszuschließen. Bei Hochspannung muß je nach Spannung ein Sicherheitsabstand eingehalten werden (z. B. 30000 Volt: 1,5 m). Dies betrifft Überlandleitungen oder Fahrstromleitungen der Bundesbahn.

Bei Stromunfällen kommt es zu Haut- und Gewebeschäden (Verbrennungen, Stromeintritts- und Austrittsmarken, Verkohlungen, Verkochen von Muskulatur und Gewebe, Störungen der Herztätigkeit: Kammerflimmern, Infarktzeichen, Stillstand).

Therapie: Retten des Verletzten aus der Gefahrenzone (mit nötigem Eigenschutz!). Bei *Niederspannung* im Haushalt Herausziehen des Netzsteckers, Sicherungen ausschalten, bei feuchtem oder leitendem Boden: Isolation. Bei *Hochspannung* bleibt die Rettung Fachpersonal vorbehalten. Als Faustregel gilt: Sicherheitsabstand 5 m von der elektrischen Leitung.

Anschließend erfolgt die elementare Therapie wie Lagerung, Versorgung der Wunden, Sauerstoffgabe, Infusion, EKG-Überwachung, ggf. Reanimation. Es erfolgt in jedem Fall Klinikeinweisung zur Überwachung.

2. Krankenpflegehilfe

Allgemeine theoretische Grundlagen

Die Ausbildungsinhalte für die Berufe in der Krankenpflege orientieren sich zunehmend an pflegetheoretischen Erkenntnissen. Dazu gibt es inzwischen eine Vielzahl unterschiedlicher Pflegemodelle.

Für die Darstellung der Grundlagen der Krankenpflegehilfe in diesem Buch wurde ausschließlich das von Juchli (1991) nach Henderson u. Roper modifizierte Pflegemodell der Aktivitäten des täglichen Lebens gewählt, da es dem Anspruch einer ganzheitlichen Pflege gerecht wird und sich in seiner Anwendung bereits vielerorts in der Krankenpflegeausbildung und in der Praxis bewährt hat.

Aktivitäten des täglichen Lebens (ATL)

Die ATL umschreiben Bedürfnisse und Fähigkeiten des Menschen, deren Erfüllung im täglichen Dasein die Qualität des Lebens bestimmen.

Nach Juchli (1991) werden die ATL eingeteilt in:

1. Ruhen und schlafen
2. Sich bewegen
3. Sich waschen und kleiden
4. Essen und trinken
5. Ausscheiden
6. Regulieren der Körpertemperatur
7. Atmen
8. Für Sicherheit sorgen
9. Raum und Zeit gestalten, sich beschäftigen
10. Kommunizieren
11. Sinn finden im Werden, Sein, Vergehen, Selbstwerdung, Selbsttranszendenz, Sterben
12. Sich als Mann oder Frau fühlen und verhalten

Die ATL stehen in unmittelbarer Beziehung zueinander, z. B. ist nur der bewegungsfähige Mensch in der Lage sich zu waschen und zu kleiden.

Die Wahrnehmung und Ausführung dieser Lebensaktivitäten ist von Mensch zu Mensch individuell unterschiedlich. Gesunde, erwachsene Menschen sind dabei unabhängig und eigenständig. Kranke hingegen können bei einzelnen, mehreren oder allen ATL ihre Eigenständigkeit verlieren und auf fremde

Hilfe angewiesen sein (z. B. muß der gehunfähige Mensch aus dem Bett gehoben werden).

Die ATL sind bei der Betreuung kranker Menschen von großer Bedeutung, da sie eine Bemessungsgrundlage bei der Einschätzung von Pflegebedürftigkeit darstellen. Sie sind damit für die Organisation und Planung von Pflegemaßnahmen unerläßlich.

Krankenpflegeprozeß

Der Krankenpflegeprozeß gibt der pflegerischen Handlung Struktur und Ordnung. Nach ihm werden Pflegemaßnahmen, ausgehend vom individuellen Pflegebedarf, zielgerichtet geplant, durchgeführt und im Ergebnis laufend bezüglich ihrer Effektivität kontrolliert und bewertet.Der kranke Mensch ist in diesen Pflegeprozeß mit einbezogen, indem seine Selbsthilfefähigkeiten (Ressourcen) und Wünsche Berücksichtigung finden.

Der Krankenpflegeprozeß gliedert sich in folgende Handlungsschritte:

1. Informationssammlung (Pflegeanamnese),
2. Erkennen von Pflegeproblemen und Ressourcen,
3. Festlegung der Pflegeziele,
4. Planung der Pflegemaßnahmen,
5. Durchführung der geplanten Pflege,
6. Beurteilung der Pflegewirkung/Pflegebericht.

Informationssammlung. Die Informationssammlung (Pflegeanamnese) gibt uns die Möglichkeit, den Patienten kennenzulernen und das Ausmaß seiner Pflegebedürftigkeit einzuschätzen. Sie dient als Grundlage bei der Formulierung von Pflegeproblemen.

Die Pflegeanamnese beinhaltet z. B.: Personalien, Beeinträchtigungen bzw. Selbsthilfefähigkeiten im Bereich der Aktivitäten des täglichen Lebens (S. 264f), Diagnose und ärztliche Verordnungen und daraus entstehende Beeinträchtigungen, soziale und familiäre Bedingungen.

Möglichkeiten zur Sammlung von Daten und Informationen sind durch Gespräche mit den Patienten und deren Angehörigen, durch Beobachtungen am Kranken selbst und durch Einblick in vorhandene Krankenakten gegeben. Die gesammelten Informationen werden auf dem Anamnesebogen des hausüblichen Dokumentationssystems festgehalten.

Erkennen von Pflegeproblemen und Ressourcen · Pflegeprobleme ergeben sich aus krankheitsbedingten Beeinträchtigungen im Bereich der ATL. Diese können durch körperliche Beschwerden wie Schmerzen, Zittern, Schwäche usw., durch seelische Nöte, Ängste und Sorgen oder durch ärztliche oder pflegerische Maßnahmen verursacht werden.

Beispiele: 1. Herr K. hat eine gestörte Nachtruhe, weil er starken Juckreiz hat. Am Oberkörper befinden sich durch Kratzen hervorgerufene, kleine Hautschäden.

2. Frau F. macht sich große Sorgen um ihre 3 Kinder zu Hause.

Generelle Pflegeprobleme sind bei bestimmten Erkrankungen bzw. Behandlungsverfahren zu erwarten, z.B. eine eingeschränkte Beweglichkeit nach Operationen.

Individuelle Pflegeprobleme sind spezifisch für den jeweiligen Patienten, z.B. besondere Ängste, körperliche Schwäche, Gehbehinderung etc.

Potentielle Pflegeprobleme sind zu erwarten, evtl. möglich, aber im Moment nicht aktuell.

Festlegung der Pflegeziele. Das Pflegeziel beschreibt einen erwünschten Zustand, der durch Pflegeverrichtungen erreicht werden soll. An der Erreichung (bzw. Nichterreichung) von Pflegezielen bewerten wir den Erfolg der durchgeführten Pflegemaßnahmen.

Pflegeziele müssen so formuliert sein, daß die Zielvorgabe realistisch, erreichbar und überprüfbar ist (Fiechter u. Meier 1981).

Beispiele: 1. Herr K. hat eine reizlose, intakte Haut; er schläft ungestört durch.

2. Frau F. ist sorgenfrei; ihre Kinder sind zu Hause betreut.

Fernziele beschreiben einen erwünschten Zustand nach längerer Pflegedauer (z.B. Entlassungstag).

Teilziele, auch *Nahziele* genannt, sind den Fernzielen untergeordnet und werden in kürzeren Zeitabständen angestrebt.

Planung der Pflegemaßnahmen. Nach der Festlegung von Pflegeproblemen und Pflegezielen erfolgt die Planung der zur Zielerreichung notwendigen Pflegemaßnahmen. Diese sind klar und eindeutig zu formulieren und werden in einem Zeitplan festgelegt.

Beispiele: 1. Puderbehandlung der juckenden Körperstellen bei Herrn K. 3mal täglich um 8 Uhr, 12 Uhr, 20 Uhr, bei Bedarf öfter. Kratzspuren mit Hautdesinfektionslösung 1mal täglich pinseln um 10 Uhr. Patient bitten, die Fingernägel kurz zu schneiden.

2. Ehemann von Frau F. fragen, ob Angehörige die Kinderbetreuung übernehmen können. Sonst Sozialarbeiterin um Vermittlung einer Familienpflege bitten.

Durchführung der Pflege. Hierunter versteht man die Durchführung der geplanten Pflegemaßnahmen (s. Hilfeleistungen bei den ATL).

Beurteilung der Pflegewirkung/Pflegebericht. Der Pflegebericht beinhaltet eine kurze Schilderung über den Verlauf der Pflegezeit sowie über die Pflegewirkung auf den Patienten. Wurde das erwünschte Ziel nicht erreicht, müssen Pflegeprobleme, Pflegeziele und Pflegemaßnahmen neu formuliert werden. Der Pflegebericht dient damit, neben der Informationsweitergabe an die nachfolgende Schicht, der Bewertung (Evaluation) und Einschätzung der durchgeführten Pflegemaßnahmen.

Pflegedokumentation

Die Pflegedokumentation ist ein Teil der Krankenakte. Sie setzt sich aus Pflegeplanung, Pflegebericht und ärztlichen Anordnungen zusammen.

Es gibt unterschiedliche Dokumentationssysteme. Alle beinhalten jedoch in ihrer Gliederungsstruktur folgende Elemente gemeinsam:

- *Stammblatt zur Informationssammlung* (Pflegeanamnese)
- *Planungsteil zur Pflegeplanung* nach dem Modell des Krankenpflegeprozesses
- *Berichterstattungsteil zur Ausführung des Pflegeberichtes*
- *Verordnungsblatt für ärztliche Anordnungen* (Abb. 2.**1**−2.**4**).

Die Pflegeperson bestätigt auf dem Planungsteil die Ausführung der entsprechenden Pflegeverrichtung mit Datum und Unterschriftskürzel. Parallel dazu wird der Pflegebericht in Kurzform niedergeschrieben und ebenfalls mit Datum und Unterschrift bestätigt.

Vorteile der Pflegedokumentation sind:

- übersichtliche und genaue, jederzeit verfügbare Informationen für jede Pflegeperson,

- Pflegemaßnahmen sind von allen Pflegenden einheitlich durchführbar,
- Pflegeablauf kann durch Zeitplanung ökonomisch gestaltet werden,
- im Reklamationsfall rechtsgültiger Beweis für die Ausführung der Pflegetätigkeit
- quantitative Erfassung der geleisteten Pflegearbeit zur Argumentation bei der Personalbedarfsermittlung.

Optiplan®-Stammblatt-System OP 101
ges. gesch.

Patient:	Information über Lebensgewohnheiten (z. B. Eß- und Trinkverh. Raucher, Schlafgewohnheiten, Körperhyg., etc.)	Dat.	Arzt	Einweisungsdiagnose
Schmidt, Helene	trinkt abends vor dem Einschlafen 1 Glas Bier			lebt mit dem Ehemann zusammen ohne fremde Hilfe
04. 10. 07	Wertgegenstände Ø			Voruntersuchungen
				Allergien / Unverträglichkeiten
	Hilfsmittel 1 Gehstock			
	Kontaktlinsen ☐ rechts ☐ links Brille ☒			Letzte Medikation 1 Novodigal tägl.
	Glasauge ☐ rechts ☐ links			
Einweisender Arzt / Verfügung vom Dr. Kaiser	Arm- / Beinprothese ☐ rechts ☐ links			
Angehörige 847 Ehemann Karl S.	Zahnprothese ☒ oben ☒ unten			Blutgruppe
Tel.-Nr.:	Hörgerät ☐ Perücke ☐ Haarteil ☐			Klinikdiagnosen ICD
Aufnahme: ☐ Notfall ☐ liegend ☐ sitzend ☐ gehend	Gehilfen:			Coronare Herzkrankheit
Begleitung: ☒ ja ☐ nein Name:	Schrittmacher ☐ Anus praeter ☐			Herzinsuffizienz-
Letzter stat. Aufenthalt Ø Krankenhaus:	Sonstige Behinderungen:			Coxarthrose
Dat.:				
Aufnahmezustand: ☒ ansprechb. ☐ benommen ☐ bewußtlos	Soziale Situation / Häusliche Versorgung			
☐ verwirrt ☐ erregt ☒ orientiert ☐ teilweise orientiert				
☐ alkoholisiert Blutprobe am:				
☒ selbständig ☐ bettlägerig seit:	Entlassungsprobleme			Hauptdiagnose / Enddiagnose:
☐ inkontinent Stuhl / Urin				
Hilfestellung bei:				
Körperlicher Zustand (Dekubitus, Kontrakturen)	Sozialdienst			
reduzierter AZ, Kachexie				
Seelsorge ☒ ja ☐ nein ☐ Kranken-				Über die Diagnose sind informiert worden:
erwünscht ☐ nein salbung am:				☒ Patient/in
				☐ Angehörige Name: Ehemann
				Datum: 20.3.92 Unterschrift des L. Müller
				Aufnehmenden:

© by Optiplan ges. gesch. System OP 101 · 02.88

Abb. 2.1 Pflegedokumentation. Stammblatt zur Informationssammlung

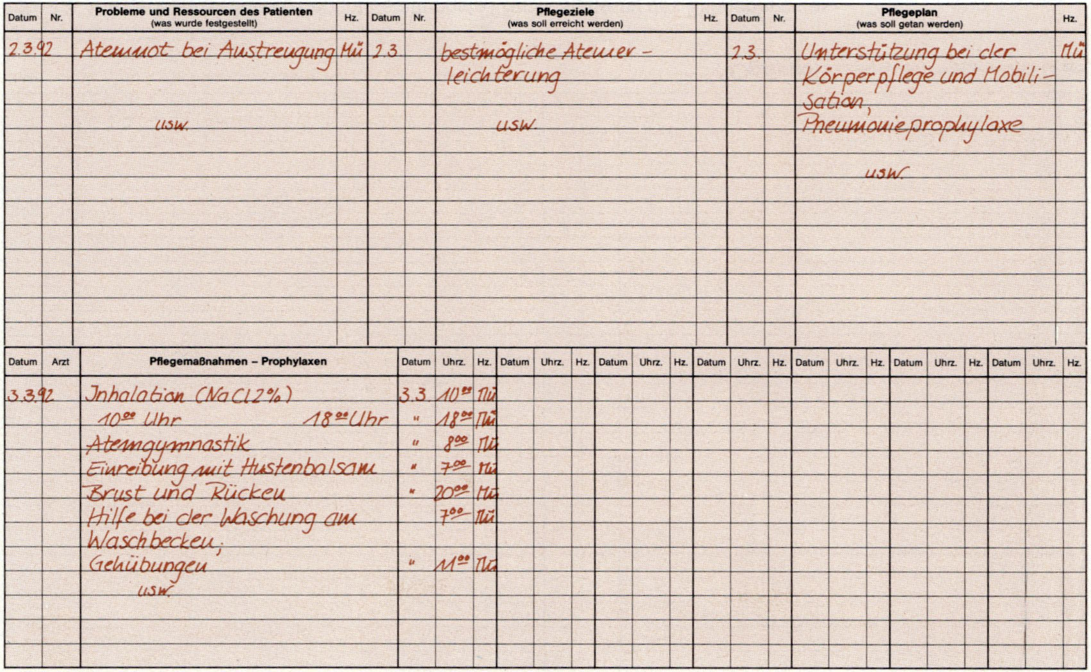

Datum	Nr.	Probleme und Ressourcen des Patienten (was wurde festgestellt)	Hz.	Datum	Nr.	Pflegeziele (was soll erreicht werden)	Hz.	Datum	Nr.	Pflegeplan (was soll getan werden)	Hz.
2.3.92		Atemnot bei Anstrengung Hü		2.3		bestmögliche Atemerleichterung		2.3.		Unterstützung bei der Körperpflege und Mobilisation, Pneumonieprophylaxe	Hü
		usw.				usw.				usw.	

Datum	Arzt	Pflegemaßnahmen – Prophylaxen	Datum	Uhrz.	Hz.	Datum	Uhrz.	Hz.	Datum	Uhrz.	Hz.
3.3.92		Inhalation (NaCl 2%)	3.3.	10⁰⁵ Uhr	Hü						
		10⁰⁵ Uhr 18⁰⁵ Uhr	"	18⁰⁵ Uhr	Hü						
		Atemgymnastik	"	8⁰⁰ Uhr	Hü						
		Einreibung mit Hustenbalsam	"	7⁰⁰ Uhr	Hü						
		Brust und Rücken	"	20⁰⁵ Uhr	Hü						
		Hilfe bei der Waschung am	"	7⁰⁰ Uhr	Hü						
		Waschbecken,									
		Gehübungen	"	11⁰⁵ Uhr	Hü						
		usw.									

Abb. 2.2 Pflegedokumentation. Planungsteil zur Pflegeplanung

Datum	Uhrz.	Pflegebericht – Verlaufsbeschreibung – Krankenbeobachtung	Hz.	Datum	Uhrz.	Pflegebericht – Verlaufsbeschreibung – Krankenbeobachtung	Hz.
4.3.	20⁰⁰	Frau S. ist erschöpft. Hat heute abend keine Atemnot, die Hautfarbe ist rosig. Möchte vor dem Einschlafen zur Toilette begleitet werden und eine weitere Einreibung mit Hustenbalsam usw.	Mü				

Station: _____ Blatt-Nr.: _____

Zi.: _____ Name: _____

Optiplan® ges. gesch. Anordnungs- und Pflegesystem-Blatt OP 202

© by Optiplan ges. gesch. OP 202 · System OP 202 - 03.87

Abb. 2.3 Pflegedokumentation. Berichterstattungsteil zur Ausführung des Pflegeberichtes

Datum	Arzt	Anordnungen von Untersuchungen, Therapien und Eingriffen	Hz.	Datum	Arzt	Anordnungen von Untersuchungen, Therapien und Eingriffen	Hz.	Datum	Arzt	Anordnungen von Untersuchungen, Therapien und Eingriffen	Hz.
4.3.	B	EKG	B								
"	"	Inhalation 2x tägl.									
"	"	mit NaCl 2%	B								
"	"	Krankengymnastik,	B								
		Gehübungen									
		usw.									

Datum	Uhrz.	Physikal. Therapie – Verlauf	Hz.	Datum	Uhrz.	Physikal. Therapie – Verlauf	Hz.	Datum	Uhrz.	Physikal. Therapie – Verlauf	Hz.

Abb. 2.4 Pflegedokumentation. Verordnungsblatt für ärztliche Anordnungen

Mithilfe bei der Pflegeorganisation

Mithilfe bei der Aufnahme

Aufnahmeformalitäten. Gehfähige Patienten können die zentrale Patienten-
aufnahme aufsuchen, um dort die notwendigen Aufnahmeformalitäten zu
erledigen. Diese erstellt u. a., je nach System des Hauses, Computerlaufzet-
tel, Adressetten oder Klebeetiketten, die der Kennzeichnung von Formula-
ren und Krankenakten dienen.

Bei nicht gehfähigen Patienten können Angehörige die Aufnahmeformalitäten erledigen. Sonst ist es die Aufgabe der Pflegeperson, ein Aufnahmefor-
mular nach Angaben des Kranken auszufüllen und an die zentrale Patienten-
aufnahme weiterzuleiten. Außerdem wird eine Krankenakte angelegt, in der
nun alle Verordnungen, Beobachtungen, Untersuchungsergebnisse usw. dokumentiert und gesammelt werden.

Aufnahme auf die Station. Kranke Menschen sind zumeist stark beeinträchtigt in ihrer psychischen und körperlichen Verfassung. Auch begleitende
Angehörige sind oft sehr besorgt. Der erste Eindruck von der Station kann
das seelische Wohlbefinden des Kranken im weiteren Verlauf stark prägen.
Deshalb ist ein freundlicher Empfang durch eine Sicherheit ausstrahlende
Pflegeperson von großer Bedeutung. Nach Auswahl eines geeigneten Krankenzimmers wird der Patient seinem Bettnachbarn vorgestellt. Je nach Belastbarkeit des Kranken können Einrichtungsgegenstände wie Bett, Nachttisch, Schrank, Klingel-, Telefon- und Radioanlage erläutert bzw. Nebenräu-
me gezeigt werden.

Ferner bekommt der Patient Informationen über den Tagesablauf (z. B.
Besuchszeiten). Sofern vorhanden, werden Informationsbroschüren über-
reicht.

Nachdem der Kranke mit seiner Umgebung vertraut ist, wird vom Arzt eine
Anamnese erstellt, und erste Untersuchungen werden eingeleitet.

Die zur Erstellung einer Pflegeanamnese notwendigen Informationen
(S. 265, 268) können bei der Aufnahme erfragt und beobachtet werden.
Hierbei sind Angaben von Angehörigen, insbesondere bei kommunikations-
eingeschränkten Patienten, notwendig und hilfreich. Bei dieser Gelegenheit
werden Körpergewicht, Puls, Blutdruck und Temperatur ermittelt und in die
Krankenakte eingetragen.

Schwerkranke Patienten werden sofort nach der Aufnahme ins Bett gebracht
und entsprechend den ärztlichen Anweisungen weiter betreut. Die oben
erwähnten Informationen erhalten diese Kranken im Lauf der Zeit und wie
es ihre Befindlichkeit zuläßt.

Mithilfe bei der Verlegung/Entlassung

Verlegung. Der Patient muß rechtzeitig durch den Arzt eine umfassende Information über die notwendigen Gründe seiner Verlegung bekommen. Die Pflegeperson ist beim Packen der persönlichen Gegenstände behilflich, soweit dies nicht vom Patienten selbst übernommen werden kann.

In Absprache mit dem Stationsarzt werden Krankenakten kopiert oder im Original zusammengetragen und transportgerecht verschlossen.

Je nach Zustand des Kranken erfolgt der Transport sitzend oder liegend in einem Krankenwagen, u. U. ist eine betreuende Begleitperson notwendig.

Angehörige müssen rechtzeitig informiert werden, um ihnen evtl. unnötige Besuchsgänge zu ersparen bzw. die Möglichkeit zu geben, den Kranken beim Transport zu begleiten.

Entlassung. Vor der Entlassung muß der Patient ein Informations- und Beratungsgespräch durch den Stationsarzt bekommen.

Je nach Erkrankung/Beeinträchtigung sind evtl. weitere Beratungsgespräche oder die Erlernung bestimmter Handlungen notwendig. Beispiele hierfür sind: Anleitung und Beratung zur pflegerischen Versorgung einer Stomaanlage (künstlicher Darmausgang) durch die Pflegeperson, Anleitung und Beratung zur Erlernung bestimmter Diätzubereitungen (z. B. Diabetes mellitus) durch die Diätassistentin, Anleitung und Beratung zur Weiterführung von Bewegungs- und Gehübungen durch die Krankengymnastin, Hilfeleistung und Beratung vor der Entlassung in ein Pflegeheim oder Rehabilitationszentrum durch die Sozialarbeiterin. Sofern der Patient nach der Entlassung in den häuslichen Bereich einer weiteren Pflege bedarf, müssen Angehörige rechtzeitig darüber informiert und angeleitet werden. Die Sozialstation muß ggf. einen umfassenden pflegerischen Übergabebericht bekommen.

Von Krankenkassen, pharmazeutischen Betrieben und anderen Einrichtungen gibt es für viele Krankheitssituationen Broschüren, die dem Patienten zu Freizeitgestaltung, Ernährung, Medikamenteneinnahme, Kontrolluntersuchungen, Selbsthilfemaßnahmen usw. hilfreiche Informationen anbieten.

Außerdem gibt es viele Selbsthilfegruppen (z. B. „Ilco" für Stomapatienten, „Rheumaliga" für Rheumapatienten, Diabetikervereine usw.), die für Patienten Erfahrungsaustausch, Beratung und Hilfe ermöglichen. Kontaktadressen sind durch die Krankenkassen zu erfahren.

Durchführung der Nachtwache

Die Durchführung des Nachtdienstes erfordert von den Pflegenden ein großes Maß an Verantwortungsbewußtsein und Können, da ihnen für die Nachtstunden die Kranken der Station allein anvertraut sind. Krankenpflegehelfer/innen wachen in der Nacht bei Akut- und Schwerkranken zusammen mit einer/einem Krankenschwester/-pfleger.

Normalerweise schläft der Mensch etwa zwischen 22 Uhr und 6 Uhr. In dieser Zeit ist der Schlaf erholsam. Das Umstellen des Körpers auf den nächtlichen Rhythmus braucht einige Tage Zeit und erfordert viel Kraft. Das Arbeiten in der Nacht – gegen die innere Uhr – erfordert ebenfalls mehr Kraft vom Körper, um die gleiche Leistung zu erbringen wie am Tage. Der menschliche Organismus ist dadurch außergewöhnlichem Streß ausgesetzt, der ihn nicht nur körperlich schwächt, sondern auch seelisch und geistig in ein Defizit geraten läßt. Es können Erschöpfungszustände auftreten.

Um diesen vorzubeugen, sollten von den Pflegepersonen folgende Punkte im Vorfeld des Nachtdienstes beachtet werden:

- Sich innerlich einige Tage vorher auf die kommende Nachtwache einstellen; dabei sich auch Gedanken darüber machen, wie die Tage gestaltet werden können, an denen man sich erholen muß (z. B. wann geht man morgens schlafen, wie lange will man schlafen, wann wird gegessen, welche Dinge müssen erledigt werden usw.).
- Die Bekannten und Freunde informieren, um tagsüber störende Telefonate weitgehend auszuschalten.
- Am Tage *vor* der ersten Nacht vorschlafen bzw. ruhig liegen, entspannen.
- An den Tagen *während* des Nachtdienstes sich ohne Hektik auf den Schlaf einstimmen (z. B. einen kurzen Spaziergang machen, keinen Bohnenkaffee oder schwarzen Tee trinken usw.).
- Das Zimmer gründlich lüften, dann verdunkeln.
- Sich genügend (6−8 Stunden) Schlafzeit einräumen.
- Wenn man vorher schon erwacht, liegenbleiben, entspannen.

Zum pünktlichen Dienstantritt sollten mitgenommen werden:

- Essen und Trinken für die Nacht,
- warme Kleidung – auch im Sommer – nachts ist es immer kühl, außerdem ist der Stoffwechsel herabgesetzt, man friert leichter;
- bequeme, leise Schuhe;
- Handarbeit, Literatur, Briefpapier für ruhige Nachtstunden, in denen alle angeordneten Pflegetätigkeiten und sonstigen Arbeiten erledigt sind,
- Radio, Kassettenrekorder, Fernsehgerät oder Schreibmaschine dürfen in der Nacht nicht benutzt werden.

Übernahme der Nachtwache

Pfegerische Informationen. Anhand des Dokumentationssystems werden das Befinden aller Patienten und die entsprechend anfallenden Pflegetätigkeiten durchgesprochen.

Die/der Nachtdiensthabende benötigen außerdem folgende Informationen:

- Sind alle Patienten auf der Station?
- Wer kommt später?
- Wer ist entlassen worden?
- Wer wurde neu aufgenommen?
- Sind Neuzugänge angekündigt?
- Gibt es leere Betten?
- Welche Untersuchungen und Eingriffe wurden am Tage durchgeführt?
- Welche Beobachtungen sind demzufolge nötig?
- Welche Untersuchungen und Eingriffe sind für den nächsten Tag vorgesehen?
- Welche pflegerischen Vorbereitungen sind notwendig?

Technische Informationen

- Welcher Arzt hat Dienst? – Wie ist seine Telefonnummer?
- Wo stehen das Sauerstoffgerät und die Ersatzflasche?
- Wo ist der Notfallkoffer?
- Wo ist der Feuerlöscher?
- Wie ist die Notrufnummer?
- Wie funktioniert die Alarmanlage?
- Wo sind die Notausgänge?
- Welche Türen werden bei Gefahr geschlossen?
- Wo ist der Sicherungskasten?

Durchführung der Nachtwache

Dabei sind zwei grundsätzliche Aufgaben zu erfüllen: **Beobachten und Begleiten** von Patienten.

Nach der Übergabe macht die Pflegeperson sofort den ersten Rundgang:

- Die Patienten lernen den/die Nachtdiensthabende kennen.
- Wünsche und Sorgen können angesprochen werden.
- Die Pflegeperson informiert sich über das momentane Befinden der Patienten.

Für die weiteren nächtlichen Rundgänge gilt folgendes:

- Sie müssen in regelmäßigen Abständen wiederholt werden.
- In den Zimmern soll die Bodenbeleuchtung eingeschaltet und zusätzlich eine Taschenlampe benutzt werden (keine Deckenbeleuchtung).
- Die/der Nachtdiensthabende geht leise an jedes Bett, hört und schaut genau hin. Es genügt nicht, an der Tür kurz stehen zu bleiben und dann wieder weiterzugehen. Alte und schwerkranke Menschen können sich nicht so schnell melden.
- Läutet ein Patient, dann geht die Pflegeperson sofort zu ihm, auch wenn sie kurz zuvor dort war. Er kann an plötzlichen Schmerzen, Atemnot,

Blasen-Darm-Beschwerden usw. leiden. Er empfindet diese Schmerzen nachts stärker, da jede Ablenkung fehlt.
- Viele Patienten haben Angst vor dem nächtlichen Alleinsein mit der Ungewißheit um ihre Gesundheit und Zukunft. Sie werden öfter auch zwischen den Rundgängen läuten, um ein hilfreiches Gespräch mit dem Nachtdienstpflegepersonal zu suchen.
- Es geschieht nicht selten, daß (ältere) Patienten nachts klingeln und dann nicht mehr wissen, warum. Sie erfinden dann u. U. den Wunsch nach Umlagerung, nach Tee, nach frischer Luft usw. Als „Schikane" kann dieses Verhalten nicht betrachtet werden, eher als Wunsch nach Zuwendung und Betreuung.

Fühlen sich die Patienten gut betreut, schlafen sie besser oder liegen ruhiger wach. Sie wissen, daß regelmäßig nach ihnen geschaut wird, auch dann, wenn sie sich nicht melden.

Neben den pflegerischen Aufgaben während der Nacht, die allesamt zu dokumentieren sind, ist noch die *Sorge für Ruhe und Sicherheit* auf der Station von Bedeutung.

Die/der Nachtdiensthabende sorgt dafür, daß

- die Flure und Toiletten gut beleuchtet sind,
- die Türen und Türklinken nicht quietschen,
- sich niemand ungebührlich laut unterhält oder das Radio spielen läßt,
- die pflegebedürftigen Patienten nicht unnötig früh (nicht vor 5.30 oder 6 Uhr) zum Waschen, zum Beobachten von Puls und Temperatur geweckt werden,
- sich ein Patient nicht zu lange auf der Toilette aufhält, bei Unregelmäßigkeiten sieht sie/er nach ihm,
- sie/er die Station nicht verläßt, dies ist lt. StGB § 221 verboten.

Übergabe der Station an den Tagdienst

Die Übergabe erfolgt, wenn alle Mitarbeiter der Frühschicht anwesend sind, am zweckmäßigsten anhand des Dokumentationssystems. So ist gewährleistet, daß über alle getätigten Pflegemaßnahmen und über alle Vorkommnisse in der Nacht berichtet wird. So werden auch jene Arbeiten, zu denen in der Nacht die Zeit nicht ausreichte, an den Tagdienst gewissenhaft übergeben.

Vor dem Verlassen der Station sollte sich die Pflegeperson davon überzeugen, daß sie alle benutzten Gegenstände ordnungsgemäß aufgeräumt hat.

Krankenpflegehilfe bei den Aktivitäten des täglichen Lebens

Lebensaktivität „Ruhen und Schlafen"

Im Schlaf regenerieren und erholen sich Körper und Geist des Menschen. Dies ist eine wichtige Voraussetzung für das Wohlbefinden bei Gesunden sowie für den Genesungsverlauf bei Kranken. Es ist daher die Aufgabe von Pflegepersonen, dem Patienten eine ungestörte Nachtruhe zu ermöglichen oder sie zu fördern.

Beobachtung des Schlafes

Der Schlaf ist ein zyklisches, d. h. im Zeitablauf sich stets wiederholendes Geschehen. Der Schlafbedarf ist unterschiedlich und nimmt mit zunehmendem Alter ab.

Die durchschnittliche Schlafdauer ist in den Altersgruppen unterschiedlich.

Durchschnittliche Schlafdauer	
bei Säuglingen	18−20 Stunden,
bei Kleinkindern	12−14 Stunden,
bei Erwachsenen	7−8 Stunden,
bei alten Menschen	um 6 Stunden

Der Schlafrhythmus ist individuell unterschiedlich. Er hängt von der Lebensweise bzw. Tätigkeit des Menschen ab (z. B. Schichtarbeit, häufiges Verreisen usw.).

Bei der Beobachtung des Schlafes werden *Dauer, Rhythmus* sowie *Störungen* beurteilt.

Schlafstörungen

Schlafstörungen sind ein häufiges und weitverbreitetes Problem. Man unterscheidet *Einschlafstörungen* (Einschlafzeit dauert länger als 30 Min.) und *Durchschlafstörungen* (häufiges Erwachen während der Nacht, oft kombiniert mit oberflächlichem Schlaf) und *frühes Erwachen*.

Die Ursachen von Schlafstörungen sind vielfältig (Tab. 2.**1**).

Tabelle 2.1   Ursachen von Schlafstörungen

Äußere Ursachen	Innere Ursachen
• Lärm (Straße, Geräusche vom Krankenhausflur, schnarchende, unruhige Mitpatienten)	• Schmerzen
• Licht im Zimmer	• Atemnot
• zu hohe oder zu tiefe Zimmertemperatur	• Husten
• schlechte Matratzen usw.	• Nykturie
	• Angst
	• Sorgen u. a.

Bei der *Schlafumkehr* sind die Patienten während der Nacht wach und unruhig, tagsüber dagegen schläfrig. Sie kann durch verschiedene Gehirnerkrankungen verursacht werden z.B. Arteriosklerose, Parkinson-Erkrankung. Bei vielen Schlafstörungen ist die Ursache unbekannt.

Unterstützende Maßnahmen zur Behebung/Vermeidung von Schlafstörungen

Zur Einschätzung der Situation ist ein klärendes Gespräch mit dem Patienten notwendig. Sofern keine schwerwiegende Ursache der Schlafstörung zugrunde liegt, kann sie evtl. schnell und einfach behoben werden (z.B. bei störenden Bettnachbarn die Verlegung in ein anderes Zimmer). Problemgespräche (z.B. Mitteilung der Diagnose) dürfen keinesfalls abends erfolgen. Spät- und nachtdiensttuendes Pflegepersonal sollten Schuhe mit geräuscharmen Sohlen tragen und die Türen leise schließen.

- gewohntes Einschlafritual nach Möglichkeit beibehalten (z.B. leise Musik hören, Zeitung lesen usw.),
- Krankenzimmer vor dem Einschlafen lüften, die Raumtemperatur darf nicht zu hoch sein (16–18°C), wenn nötig den Patienten schmerzfrei und bequem lagern, verordnetes Schmerzmittel verabreichen.
- Bei kalten Füßen ein warmes Fußbad oder Wärmflasche anbieten, oft genügt auch bereits das Anziehen von Socken (Bettsocken).
- Bei hohem Blutdruck können kühle Fußbäder oder feucht-kühle Wadenwickel beruhigen.
- Kurz vor dem Einschlafen 1 Glas warme Milch, Bier oder Schlaftee (z.B. Baldrianwurzel, Hopfenzapfen, Melissenblätter) trinken lassen,
- Entspannungsübungen durchführen (evtl. Beratung durch die Krankengymnastin),
- Blase entleeren lassen,
- schwerkranke Patienten evtl. lauwarm abwaschen und frisch ankleiden,
- Alle für den Patienten zur Beruhigung und Sicherheit notwendigen Gebrauchsgegenstände wie Lichtschalter, Klingel, Getränk, Urinflasche, Taschentücher usw. in Griffweite plazieren,

- Patienten mit Schlafumkehr abends eine Tasse Kaffee oder schwarzen Tee zur besseren Durchblutung des Schlafzentrums im Gehirn verabreichen.

Behandlung von Schlafstörungen

Wenn die Ursache einer Schlafstörung nicht gefunden oder behoben werden kann, so ist in der Regel die ärztliche Verordnung eines Schlafmittels notwendig.

Beobachtung der Bewußtseinslage

Nach Kraus ist das Bewußtsein Gesamtheit und Ausdruck aller uns gegenwärtigen, also wahrgenommenen, psychischen Vorgänge. Es besteht dabei eine Selbstkontrollfähigkeit und in wachem Zustand volle Bewußtseinsklarheit.

Ist ein Mensch bewußtseinsklar, so ist er zu seiner Person (er weiß seinen Namen) sowie örtlich (er kann Angaben machen, wo er sich befindet) und zeitlich (er weiß z. B., daß es Tag oder Nacht ist) orientiert.

Darüber hinaus ist sein Reaktionsvermögen unbeeinträchtigt. Das bedeutet, daß er Schmerzreize gezielt abwehren kann.

Zur Einschätzung der Bewußtseinslage werden der *Grad der Orientierung* und das *Reaktionsvermögen auf Ansprache und Schmerzreiz* beobachtet.

Bewußtseinsstörungen

Störungen des Bewußtseins sind Beeinträchtigungen der Bewußtseinshelligkeit (Wachheit) sowie der Bewußtseinsinhalte (Denk- und Wahrnehmungsvermögen, Realitätsbewußtsein usw.).

Beispiele für Bewußtseinsstörungen sind aus Tab. 2.2 zu ersehen.

Werden Auffälligkeiten im Bewußtsein beobachtet, so müssen sie dem Arzt mitgeteilt, d. h. genau beschrieben (z. B. Patient ist schläfrig, kann auf Ansprache keine Angaben zur Person machen, Schmerzreiz wird gezielt abgewehrt) und dokumentiert werden. Die konkreten Beobachtungen sind bedeutsam für die Diagnosefindung, zur Beurteilung des Erkrankungsverlaufes sowie für die Pflege und den Umgang mit dem Patienten.

Tabelle 2.2　Bewußtseinsstörungen

Bewußt-seinsstörung	Symptome	Ursachen (Beispiele)
Benommenheit	• leichte Bewußtseinstrübung • starke Müdigkeit • Herabsetzung der geistigen Leistungsfähigkeit (Denk-, Reaktions- und Orientierungsvermögen)	• hohes Fieber • Verletzungen • Gehirnerkrankungen • sehr starke Gemütsbewegungen
Somnolenz	• starke Benommenheit und Schläfrigkeit • auf Ansprache und Berührung kurz erweckbar • eingeschränkte Verständigungsmöglichkeit	• Vergiftungen (z. B. Alkohol-, Schlafmittelvergiftung) • schwere Infektionskrankheiten • akute hirnorganische Erkrankungen • Anurie
Sopor	• schwere, tiefschlafähnliche Bewußtseinstrübung • Reaktion auf starken Schmerzreiz vorhanden	s. Somnolenz
Koma	• tiefe Bewußtlosigkeit • keine Reaktion auf Schmerzreiz	• schwere Vergiftungen • Stoffwechselentgleisung (z. B. Coma uraemicum u. a.) • schwere Hirnschädigung (z. B. durch Blutung, Quetschung, Ödem und Durchblutungsstörungen)
Dämmer-zustand	• länger anhaltende Bewußtseinstrübung mit evtl. Trugwahrnehmungen • Orientierungs- und Wahrnehmungsstörungen • Der Betroffene kann auch trotz Orientierungsstörung unauffällig sein	• nach epileptischen Anfällen • Alkoholgenuß • Hirnschädigungen
Rausch	• vorübergehender, Minuten bis Stunden dauernder Erregungs- oder Dämmerzustand. Er kann von positiven (Glücksgefühle, High-Sein) oder negativen Gefühlen (Wut, Aggression, Angst) begleitet sein	• Alkohol • sonstige Rauschmittel

Tabelle 2.2 Bewußtseinsstörungen (Fortsetzung)

Bewußt-seinsstörung	Symptome	Ursachen (Beispiele)
Delirium	<ul><li>motorische Unruhe (Zittern, Nesteln usw.)</li><li>ängstliche Verstimmung</li><li>Sinnnes-täuschungen</li><li>Wahnvorstellungen</li><li>Schwitzen</li></ul>	<ul><li>hohes Fieber</li><li>Alkoholentzug</li><li>Rauschgiftentzug</li></ul>
Stupor	<ul><li>Erstarrungszustand mit völligem Fehlen jeglicher körperlichen und geistigen Aktivität bei wachem Zustand (Roche-Lexikon)</li></ul>	<ul><li>schwere Verlaufsformen bei psychischen Erkrankungen wie z.B. Schizophrenie, Depression</li></ul>
Verwirrtheit	<ul><li>Unruhezustand mit Verkennung der Realität</li><li>Orientierungsverlust</li></ul>	<ul><li>schwere Stoffwechselstörungen</li><li>Durchblutungsstörungen im Gehirn</li><li>sonstige Gehirnerkrankungen, z. B. Alzheimer-Krankheit</li></ul>
Amnesie – *anterograd* – retrograd	<ul><li>vorübergehende oder bleibende Erinnerungslücke</li><li>fehlende Erinnerung an die erste Zeit nach dem verursachenden Ereignis (z. B. Unfall)</li><li>fehlende Erinnerung an eine bestimmte Zeit vor dem verursachenden Ereignis (s. o.)</li></ul>	<ul><li>Schädel-Hirn-Trauma</li><li>Epilepsie</li></ul>

Lebensaktivität „Sich bewegen"

Die Mobilität (Beweglichkeit) befähigt den Menschen dazu, sich frei und ungehindert zu bewegen und seinen Aufenthaltsort nach Belieben bzw. Notwendigkeit zu verändern.

Die Bewegungsabläufe werden vom Gehirn gesteuert und über den aktiven (Muskeln) und passiven (Knochen und Gelenke) Bewegungsapparat ausgeführt.

Der gesunde Mensch kann sich willkürlich. schmerzfrei und ungehindert bewegen. Das Gehen erfolgt in einem harmonischen Bewegungsablauf bei aufrechter Körperhaltung, das Sitzen mit aufrechtem Oberkörper und meist abgestützten Armen. Im Liegen sind die Gliedmaßen entspannt und der erwünschten Körperlage angepaßt (z.B. Seitenlage). Die Psychomotorik umschreibt Bewegungen, die das Sprechen gestisch und mimisch unterstützen bzw. die Befindlichkeit des Menschen zum Ausdruck bringen (Ausdrucksverhalten).

Störungen der Beweglichkeit

Es gibt eine Vielzahl von Erkrankungen, die die Bewegungsfähigkeit des Menschen einschränken. So kann der Bewegungsapparat direkt betroffen sein z.B. bei Knochen- und Gelenkerkrankungen, bei Erkrankungen von Gehirn und Nervensystem können Bewegungsabläufe nicht mehr oder nur unzureichend gesteuert werden. Auch psychische Erkrankungen können sich auf die Beweglichkeit auswirken, so sind z.B. depressive Menschen oft extrem verlangsamt, manische hingegen sehr unruhig.

Arten von Bewegungsstörungen. *Lähmungen (Paresen)*: Dies sind Bewegungsunfähigkeiten einzelner Körperteile oder des ganzen Menschen. Ist die betroffene Muskulatur schlaff, so ist dies eine schlaffe Lähmung. Bei einem andauernden Spannungszustand der Muskeln handelt es sich um eine spastische Lähmung.

Zittern: Dies kann, je nach Art der Zitterbewegung, in grob- oder feinschlägiges Zittern unterteilt werden (z.B. grobschlägiges Zittern bei Parkinson-Erkrankung).

Unruhe: Sie äußert sich sehr unterschiedlich, z.B. durch andauerndes Umhergehen, ständig nestelnde Bewegungen oder durch den starken Drang, das Bett zu verlassen.

Krämpfe: Dies sind unwillkürliche Verkrampfungen der Muskulatur. Man unterscheidet *tonische Krämpfe* (mit gespannter Muskulatur) und *klonische Krämpfe* (mit Zuckungen bzw. Schüttelbewegungen der Muskulatur) (S. 206ff).

Zwangs- und Schonhaltungen: Dies sind Körperhaltungen, die dem Kranken Erleichterung verschaffen und deshalb häufig eingenommen werden, z.B. das Liegen mit angezogenen Beinen bei Bauchschmerzen, aufrechtes Sitzen bei Atemnot usw.

Bewegungseinschränkungen: Sie entstehen durch Behinderungen, Erkrankungen des Bewegungsapparates oder sonstige Erkrankungen wie z.B. Gehbehinderung durch Arthrose des Hüftgelenkes u.dgl.

Rückenschonende Arbeitsweise

Falsche Hebe- und Tragetechniken führen zu einer Fehlbelastung der Wirbelsäule, die im Lauf der Zeit Rückenschmerzen verursacht. Bei gebeugtem Rücken werden die Wirbelkörper einseitig aneinandergedrückt. Bei häufigem Heben/Tragen mit gebeugtem Rücken kann es durch die Druckbelastung zu schmerzhaften Abnutzungserscheinungen an den Bandscheiben und Wirbelkörpern kommen (Abb. 2.**5**).

Prinzip der Rückenschonung. Hebe- und Tragearbeiten mit geradem Rücken ausführen! Dadurch entfällt die einseitige Druckbelastung der Wirbelkörper und Bandscheiben (Abb. 2.**6**). Die Rumpfbeugung erfolgt dabei im Hüftgelenk („in die Hocke gehen").

Grundsätze rückenschonender Arbeitsweise

- *Hilfsmittel einsetzen* wie z.B. beim Betten von Schwerkranken Lifter benutzen, Lasten auf Wagen transportieren oder mit einer Hilfsperson tragen.
- *Richtige Kleidung tragen:* Berufskleidung darf die Bewegungsfreiheit nicht einschränken. Schuhe müssen geschlossen sein und durch eine rutschfeste Sohle sicheres Stehen und Gehen ermöglichen.
- *Organisation des Arbeitsablaufes* durch Absprache der Pflege- und Hilfsperson/en über die Schritte der Vorgehensweise, Information des Patienten, Patientenbett, wenn möglich, in Arbeitshöhe bringen, Grätsch- oder Schrittstellung einnehmen (sicher stehen), koordiniert arbeiten, d.h. Kommandogabe zur zeitgleichen Ausführung der Arbeitsschritte, Rücken gerade halten, beim Anheben einatmen und Luft kurz anhalten, sodann regelmäßig weiteratmen, Schwerpunktverlagerung von einem Bein auf das andere.
- *Beim Heben ohne Hilfsperson:* Last einschätzen, Knie und Hüftgelenk beugen, Last körpernah halten und dabei langsam hochgehen. Wenn möglich, Last auf beide Arme verteilen und richtige Atemtechnik (s.o.) beachten.

Ausgleichsgymnastik. Angebote zum Erlernen einer Ausgleichsgymnastik gegen Rückenschmerzen sowie von richtigen Hebe- und Tragetechniken sollten wahrgenommen werden. Manche Sportarten, z.B. Schwimmen, sind ebenfalls hilfreich und beugen Rückenschmerzen vor.

Das Krankenbett

Die Besonderheiten eines Krankenbettes ergeben sich aus den Anforderungen an seine Funktion, die sowohl dem Kranken als auch den Pflegenden gerecht werden muß. Es ist durchschnittlich 1 m breit, 2 m lang und 60 cm hoch.

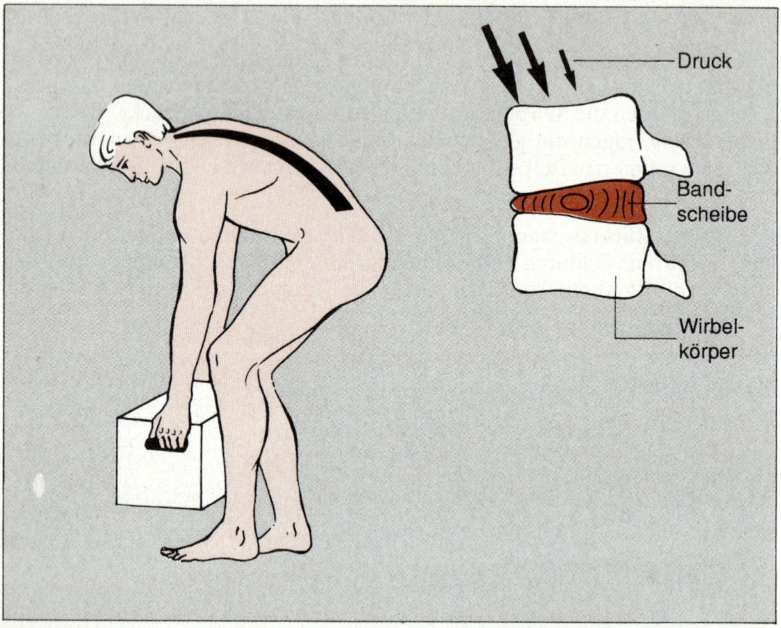

Druck

Band-
scheibe

Wirbel-
körper

2.5

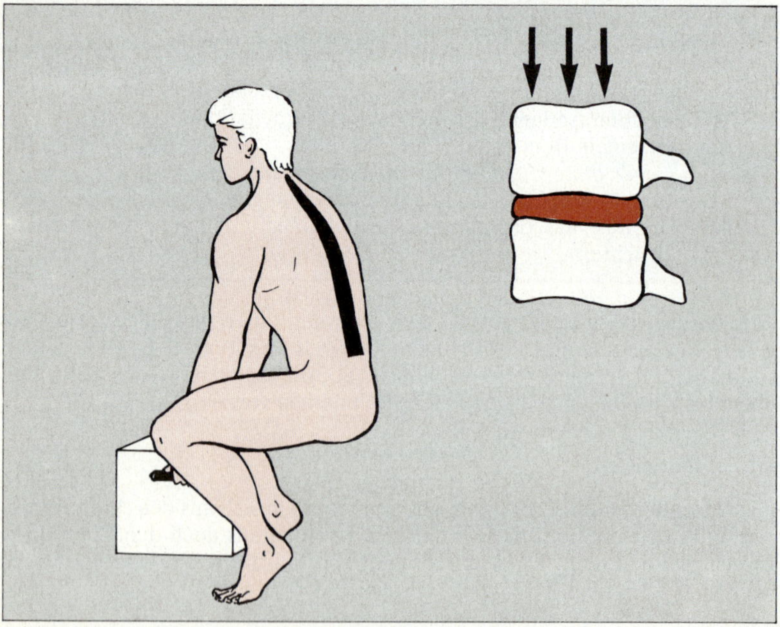

2.6

Aufbau des Krankenbetts. Dazu gehören herausnehmbare Bettbretter am Kopf- und Fußende, Aufziehstange mit Haltegriff für Patienten und evtl. weiteren Haltevorrichtungen z. B. für Infusionsflaschen, Bettrost mit verstellbarem Kopf- bzw. Fußteil; bei manchen Betten ist der Rost außerdem noch höhenverstellbar sowie das Fahrgestell mit Rädern ausgestattet, die durch einen Bremshebel blockierbar sind.

Je nach Ausführung des Krankenbettes erfolgt die Bedienung manuell, hydraulisch oder elektrisch (Abb. 2.**7** und 2.**8**).

Zur Sicherung des Kranken vor dem Herausfallen gibt es Bettgitter.

Für verschiedene Fachkliniken (z. B. Zentrum für Querschnittgelähmte) stehen Spezialbetten, die besondere Lagerungstechniken ermöglichen, zur Verfügung.

Ausstattung des Krankenbettes. Sie besteht aus einer einteiligen Schaumstoffmatratze, die meist mit einem Schutzbezug versehen ist. Kissen und Decken sind aus waschbarem Synthetikmaterial. Die Bezüge werden meistens durch eine Umschlagfalte („Hotelverschluß") verschlossen. Das Leintuch ist im mittleren Drittel des Bettes mit einem quer eingespannten Spannbettuch (Querlaken) geschützt. Darunter befindet sich für schwerkranke Patienten eine wasserundurchlässige Betteinlage, die aus Einweg- oder waschbarem Textilmaterial ist.

In vielen Krankenhäusern werden die Betten in der Bettenzentrale entsorgt und können bei Bedarf fertig bezogen auf die Station gebracht werden.

Nachttisch. Der Nachttisch gehört zum Krankenbett. Er ist fahrbar und hat einen ausklappbaren Eßtisch, der in Schrägstellung auch als Lesetisch Verwendung finden kann. Manche Nachttische haben an geeigneter Stelle eine Leiste mit Bedienungsschalter für Klingel, Sprechanlage, Radio und Licht.

Das Betten

Das Betten ist für den Patienten eine pflegerische Maßnahme, die sein Wohlbefinden durch besseres Liegen fördert und ihm Kontaktmöglichkeit bietet. Pflegende bekommen durch Beobachtung und Gespräche Informationen über die Befindlichkeit des Kranken. Leichtkranke Patienten werden 2mal täglich gebettet, Schwerkranke hingegen nach Bedarf.

◀ Abb. 2.**5** Rückenschonende Arbeitsweise. Einseitige Druckbelastung der Bandscheiben bei Hebe- und Tragearbeiten mit gebeugtem Rücken

Abb. 2.**6** Rückenschonende Arbeitsweise. Gleichmäßige Druckverteilung auf die Bandscheiben bei Hebe- und Tragearbeiten mit geradem Rücken

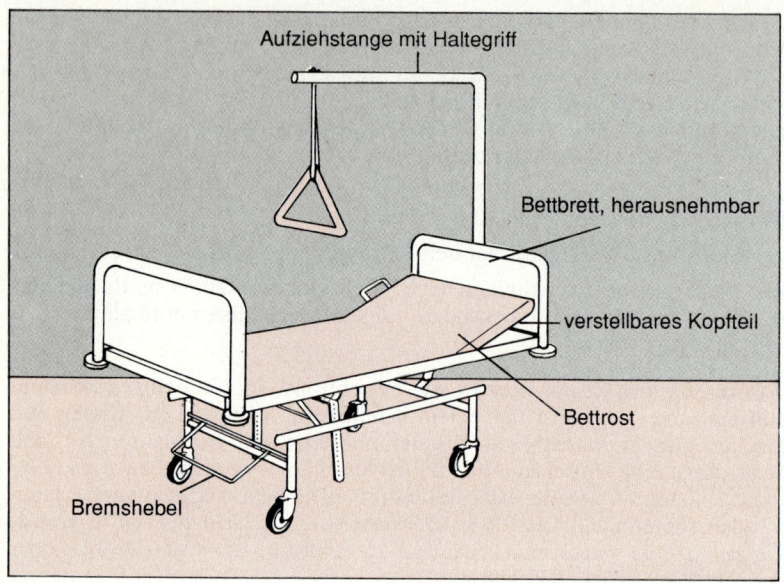

Aufziehstange mit Haltegriff

Bettbrett, herausnehmbar

verstellbares Kopfteil

Bettrost

Bremshebel

Abb. 2.7 Krankenbett

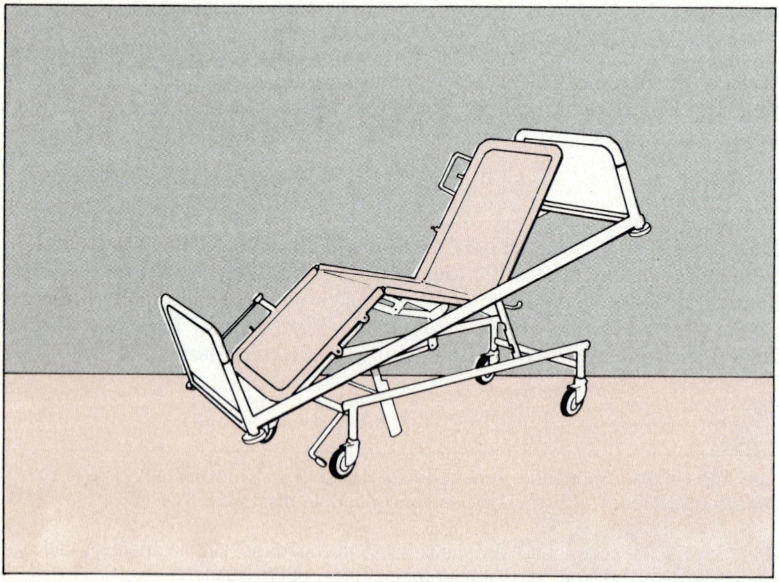

Abb. 2.8 Herzbett zur Lagerung von Patienten mit schwerer Herzinsuffizienz

Vorbereitungen

Gegenstände:

– Bettwäsche, Flügelhemd,
– Pflegematerialien nach Bedarf, Einmalhandschuhe,
– Händedesinfektionsmittel,
– Abwurfwagen.

Patient:

– Information und Motivation zur Mithilfe,
– evtl. Lagerungshilfsmittel entfernen.

Pflegeperson:

– Schutzkleidung (z. B. Kittel) anziehen,
– Hände desinfizieren,
– auf den Kranken einstellen.

Raum:

– Fenster schließen,
– Besucher hinausbitten,
– Platz schaffen,
– Stuhl ans Bettende stellen.

Durchführung

Betten von bettlägerigen Patienten

Die Vorgehensweise richtet sich nach dem Zustand des Patienten. Schwerkranke werden zu zweit gebettet, um einen schonenden Ablauf zu gewährleisten.

– Bett in Arbeitshöhe bringen, so flach wie möglich stellen,
– Decke von oben nach unten dritteln (ziehharmonikaartig so falten, daß die dem Körper aufliegende Seite innen bleibt) und auf den Stuhl ablegen,
– Patienten mit Molton o. ä. abdecken,
– Großes Kopfkissen entfernen, Nackenkissen belassen,
– Sonden, Drainagen und Urinableitung sichern bzw. abklemmen,
– Patienten auf die Seite drehen (Nackenkissen unter den Kopf legen),
– Hilfsperson hält den Patienten und beobachtet ihn,
– bei Bedarf Durchführung prophylaktischer Maßnahmen (z. B. Rücken einreiben) und Gesäßpflege,
– Spanntuch lösen, neu einspannen, evtl. erneuern,
– Bettschutzeinlage ausbreiten,
– frisches Spanntuch zur Hälfte raffen, den gerafften Teil dicht an den Patienten schieben, überstehenden Teil einspannen,
– Patienten vorsichtig unter Mithilfe auf die andere Seite drehen, auf den vorhandenen Wäschewulst aufmerksam machen,

- gebrauchtes Spanntuch lösen und in den Abwurfsack geben,
- Leintuch lösen und neu spannen,
- Spanntuch ausbreiten (auf Bettschutzeinlage achten!) und straff einspannen,
- Patienten vorsichtig auf den Rücken drehen, evtl. Flügelhemd wechseln,
- Kissen ins Bett einbringen, Patienten vorschriftsmäßig lagern und zudekken, vorher Drainagen u.dgl. plazieren, Klemmen öffnen,
- Bettbügel, Klingel und sonstige Gebrauchsgegenstände in Griffweite plazieren,
- Wünsche erfragen, Lage nochmals kontrollieren.

Wäschewechsel bei bettlägerigen Patienten

- Vorbereitungen siehe S. 287.

- Haltegriff hochhängen,
- Bett in Arbeitshöhe bringen,
- Decke abziehen und ablegen, Bezug auf den Patienten legen,
- Kopfkissen entfernen, abziehen, Nackenkissen belassen,
- Patienten vorsichtig auf die Seite drehen (vorher Sicherung von Sonden, Drainagen u.dgl. wie beim Betten)
- Spanntuch und Leintuch lösen und dicht an den Patienten schieben, ebenso die Bettschutzeinlage (Abb. 2.**9**)
- frisches Leintuch im Bett ausbreiten, zur Hälfte aufrollen bzw. raffen, gerafften Teil dicht an den Patienten schieben, überstehende Lakenteile zuerst am Kopf- und Fußteil, dann an der Seite straff einspannen, Bettschutzeinlage plazieren,
- Spanntuch zur Hälfte raffen, einspannen,
- Patienten vorsichtig auf die andere Seite drehen (Nackenkissen unterlegen),
- gebrauchtes Leintuch und Spanntuch lösen und in den Wäschesack abwerfen, dabei Staubentwicklung vermeiden (Abb. 2.**10**),
- Leintuch, Bettschutzeinlage und Spanntuch ausbreiten und, wie schon beschrieben, einspannen,
- Patienten auf den Rücken legen,
- Kissen beziehen und ins Bett einbringen,
- unbezogene Decke auf den Patienten legen, neuen Bezug darüber ausbreiten, beide Pflegepersonen greifen in den Bezug und fassen damit die oberen Ecken der Decke, Bezug über die Decke ziehen, gebrauchten

---

Abb. 2.**9** Leintuchwechsel bei bettlägerigen Patienten. Altes Spann- und Leintuch ▶ sind dicht an den Patienten geschoben, frisches Lein- und Spanntuch werden zur Hälfte gerafft und im Bett ausgebreitet

Abb. 2.**10** Leintuchwechsel bei bettlägerigen Patienten. Entfernung des gebrauchten Spann- und Leintuches, ausbreiten und einspannen des frischen Leintuches

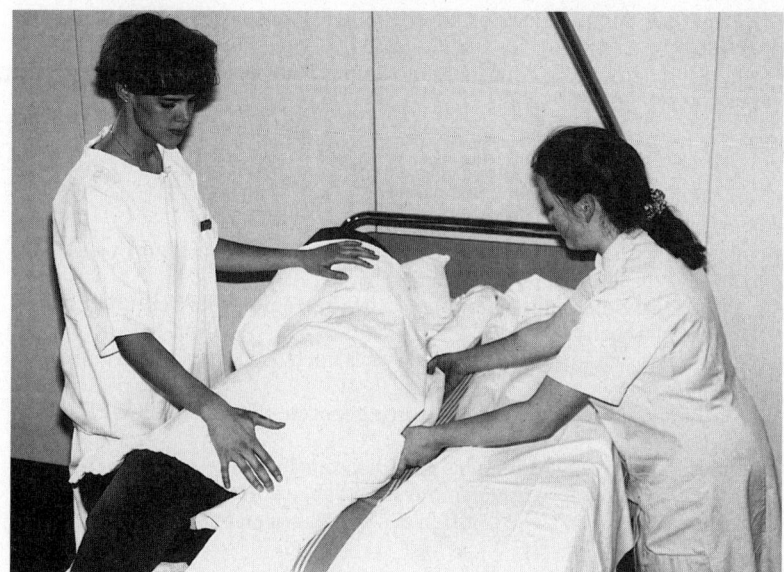

2.9

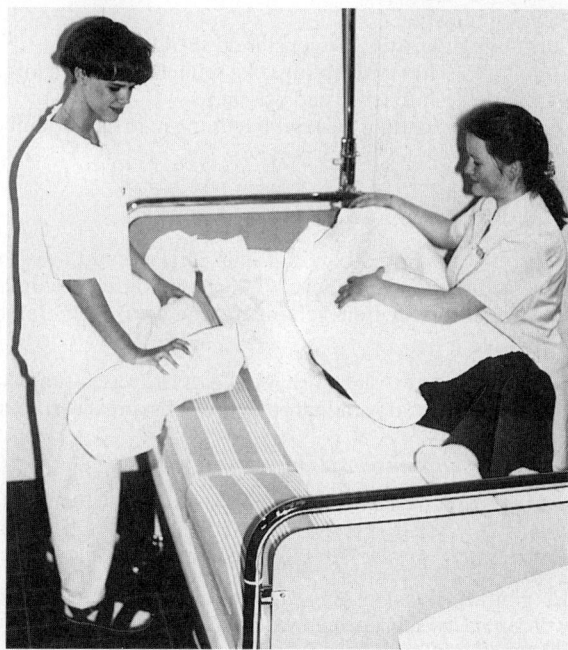

2.10

Bezug (mit dem der Patient abgedeckt war) abwerfen, Patienten zudekken,
– weiter verfahren, wie beim „Betten des bettlägerigen Patienten" beschrieben.

Wäschewechsel von oben nach unten

– Vorbereitungen s. S. 287.
– Der Patient sitzt und hält sich ggf. am Haltegriff,
– gebrauchtes Leintuch und Spanntuch von oben her bis zum Gesäß des
  Kranken zusammenraffen,
– sauberes Leintuch unter den oberen Matratzenteil spannen und bis zum
  Rücken glattziehen,
– Patient legt sich hin und hebt das Gesäß hoch (evtl. Unterstützung durch
  Hilfsperson).
– Die gebrauchte Wäsche wird fußwärts gezogen, die saubere Wäsche dabei
  nachgespannt.
– Beine des Patienten anheben, Leintuch am Fußende einspannen, nach-
  dem die gebrauchte Wäsche entfernt und abgeworfen ist
– Weiteres Vorgehen siehe „Betten des bettlägerigen Patienten".

Nachbereitung

– Fenster öffnen,
– Stuhl und sonstige Gegenstände aufräumen,
– volle Wäsche- und Abfallsäcke schließen und entsorgen,
– Hände desinfizieren und waschen,
– Pflegeverrichtung und Beobachtungen in das Dokumentationssystem ein-
  tragen.

Lagerungshilfsmittel

Lagerungshilfsmittel benötigt man für Patienten, die ihre Körperlage nicht
mehr selbständig verändern können oder durch bestimmte Erkrankungen an
Lagerungsvorschriften gebunden sind (z. B. bei Beinbruch Lagerung auf
Schiene).

Sie sollen gut verträglich (hypoallergen), wasch- und desinfizierbar, strapa-
zierfähig, leicht anwendbar und möglichst preiswert sein.

Lagerungshilfsmittel zur Druckentlastung

Sie bewirken durch Weich- oder Hohllagerung von aufliegenden Körperteilen (z. B. Gesäß, Fersen, Ellenbogen) eine Druckverminderung, die die
Entstehung eines Dekubitalgeschwürs verhindert.

Es gibt *superweiche Kissen* aus Schaumstoff oder Synthetikmaterial. Sie
werden nach Gebrauch gewaschen.

Superweiche Matratzen bzw. Matratzenauflagen sind aus unterschiedlichem Material. Sie ermöglichen an der ganzen Aufliegefläche der Patienten eine gute Druckentlastung. Auch sie sind desinfizierbar.

Gelkissen sind 3−4 cm dicke, formstabile, ca. 40 x 40 cm große Kunststoffkissen, die mit einer druckausgleichenden Gelmasse gefüllt sind. Nach Gebrauch werden sie mit einer Desinfektionslösung abgewaschen.

Die *Sof-care-Matratze* ist aus pflegeleichtem Plastikmaterial und besteht aus über 300 Luftkammern, die mit einer elektrischen Pumpe aufgepumpt und bei Bedarf nachgefüllt werden. Sie paßt sich dem Körpergewicht des Patienten an und erreicht damit ein Optimum an Druckreduzierung. Nach Gebrauch wird sie mit einer Desinfektionslösung abgewaschen, mit wenig Luft gefüllt und hängend oder zusammengerollt aufbewahrt (nicht zusammengelegt).

Wasserbetten und *Wassermatratzen* gibt es in verschiedenen Ausführungen. Reinigungs- und Aufbewahrungsvorschriften müssen aus den Herstellerangaben ersehen werden.

Felle und *Fellschuhe* aus waschbarem Synthetikmaterial bieten bei großer Dekubitusgefährdung keinen ausreichenden Schutz. Naturfelle haben eine bessere Wirkung, sind aber aus hygienischen Gründen im Krankenhaus nicht anwendbar.

Wechseldruckmatratzen bestehen aus Luftkammern, die wechselnd aufgepumpt und wieder druckentlastet werden. Dadurch ändern sich die Auflagedruckpunkte des Körpers ständig, d. h. eine konstante Flächendruckeinwirkung wird vermieden. Die Wechseldruckmatratze wird elektrisch durch ein Aggregat betrieben.

Ringe aus verschiedenen Materialien (bzw. Füllungen) finden hauptsächlich zur Hohllagerung des Steißbeins Verwendung.

Es gibt noch eine Vielzahl von Weichlagerungsmaterialien. Fachausstellungen und Sanitätshäuser bieten dazu Anschauungsmaterial und Prospekte.

Lagerungshilfsmittel zur Ruhigstellung

Sie werden zur Ruhigstellung einzelner Gliedmaßen oder zum Fixieren einer speziellen Lagerung eingesetzt.

Schienen ermöglichen dabei die Ruhigstellung und Hochlagerung von Extremitäten. Sie werden bevorzugt zur Ruhigstellung der Beine eingesetzt (Abb. 2.**11a-c**). Vor der Anwendung müssen sie gepolstert und bezogen werden.

Säcke mit verschiedenen Füllungen dienen der Hochlagerung von Extremitäten oder unterstützen eine Lagerung. Kleine Sandsäcke werden zur Blutstillung auf bestimmte Wunden gelegt (z. B. nach einer Punktion).

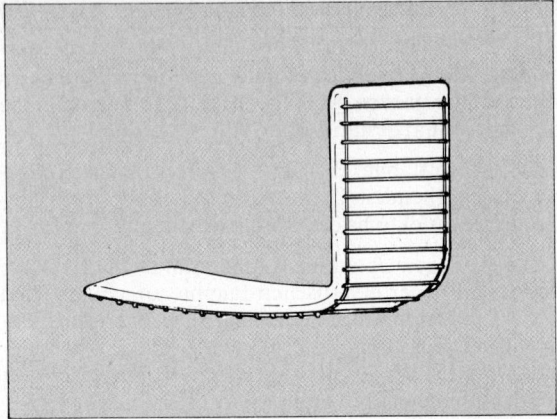

Kramer-Schiene

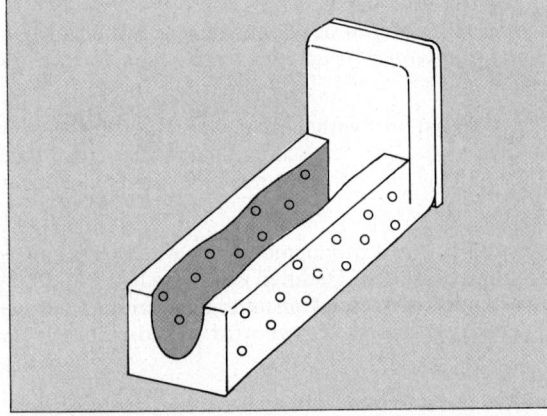

Schaumstoffschiene

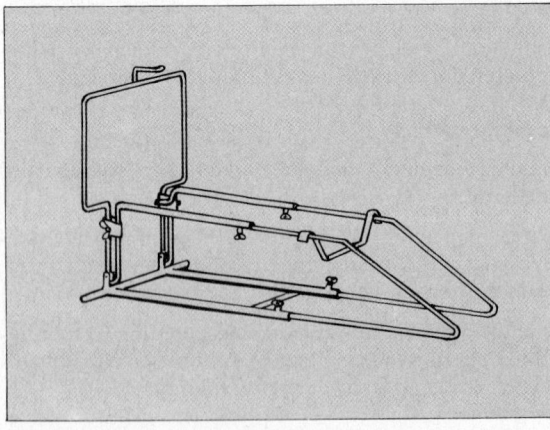

Beinschiene nach
Koch

Abb. 2.11 Schienen zur Ruhigstellung bzw. Hochlagerung von Extremitäten

Fixiergurte sind in verschiedenen Ausführungen so konstruiert, daß der unruhige Patient bei ausreichender Bewegungsfreiheit fixiert und vor dem Herausfallen geschützt ist.

Sonstige Lagerungshilfsmittel

Dazu zählt die *Reifenbahre*. Sie hält den Bettdeckendruck ab. *Fußstützen* aus Schaumstoff oder als Spezialkonstruktion verhindern eine Spitzfußkontraktur sowie das Abrutschen des Patienten im Bett.

Lagerungsmöglichkeiten

Es gibt verschiedene Möglichkeiten der Krankenlagerung. Sie richten sich nach der Erkrankungsart des Patienten. Pflegepersonen haben die Aufgabe bei Kranken, die ihre Körperlage nicht mehr selbst verändern können, eine krankheitsgerechte und möglichst bequeme Lagerung durchzuführen.

Allgemeine Grundsätze zur Krankenlagerung

- Lagerungshilfsmittel so sparsam wie möglich verwenden, um den Patienten nicht unnötig einzuengen.
- So bequem wie möglich lagern (sofern erlaubt).
- Wenn keine Atemnot vorliegt, flach lagern, soweit es der Patient toleriert. Dadurch wird das Steißbein druckentlastet.
- Aufliegende Körperteile weich lagern, um Druckgeschwüre zu vermeiden.
- Wünsche des Patienten bestmöglich berücksichtigen.

Lagerungsarten. *Flache Rückenlage*, z. B. zur Entspannung, nach einer Lumbalpunktion, bei Beckenbruch und anderen Erkrankungen. Dazu hat der Patient ein Nackenkissen (evtl. auch Kopfkissen), die Knie und Unterschenkel sind leicht unterstützt, so daß die Fersen frei liegen. Die Füße sind dabei abgestützt (Abb. 2.**12**).

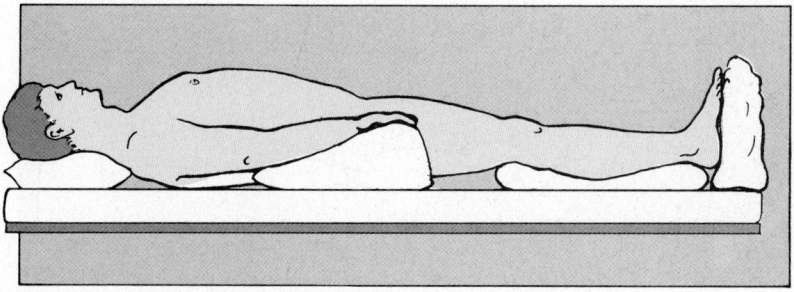

Abb. 2.**12** Flache Rückenlagerung

Oberkörperhochlagerung zur Atemerleichterung, bei Herzerkrankungen, zur Nahrungsaufnahme, zur besseren Kommunikationsmöglichkeit. Dabei wird das Kopfteil nach Belieben erhöht. Der Patient ist im Rücken mit einem Kissen abgestützt. Durch eine leichte Unterstützung der Unterschenkel und im Knie können die Fersen freigelagert werden. Die Füße sind gegen eine Stütze gelagert. Bei Atemnot kann die zusätzliche Unterstützung der Arme Erleichterung bringen (Abb. 2.**13**).

Seitenlagerung, welche zur Dekubitusprophylaxe (im Wechsel mit der Rükkenlage), bei Halbseitenlähmung (Hemiplegie), bei Bewußtlosigkeit zur Aspirationsprophylaxe und zur besseren Teilbelüftung der Lunge eingesetzt wird. Das Bett wird hierzu flach gestellt, der Patient zur Seite gedreht. Kopf und Rücken werden mit einem geeigneten Lagerungskissen unterstützt, die aufliegende Schulter vorgezogen. Das untere Bein leicht nach hinten legen, während das obere Bein abgewinkelt nach vorn abgelegt wird. Den oben liegenden Arm in Mittelstellung auf dem Körper oder einem Lagerungskissen lagern (Abb. 2.**14**).

Kopftieflage (Trendelenburg-Lage) findet bei Schock oder Ohnmacht zur besseren Durchblutung des Gehirns Anwendung. Das Bett wird am Fußende hochgestellt, d. h. eine „schiefe Ebene" hergestellt (Abb. 2.**15**).

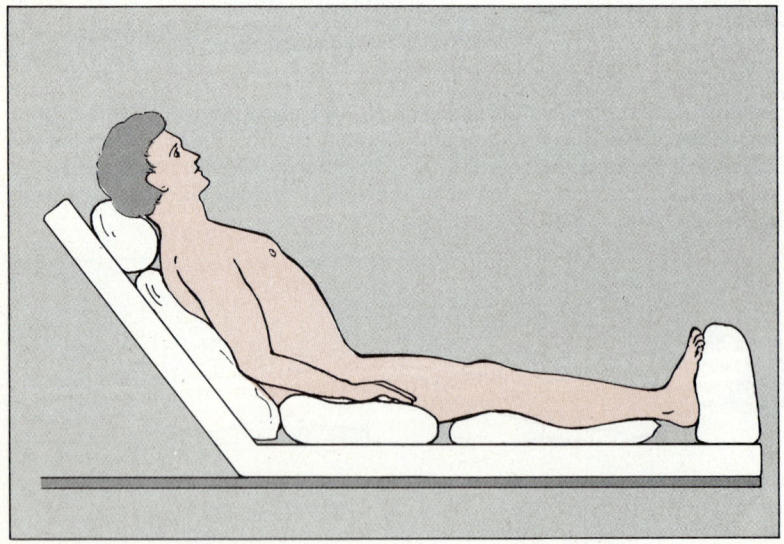

Abb. 2.**13** Oberkörperhochlagerung

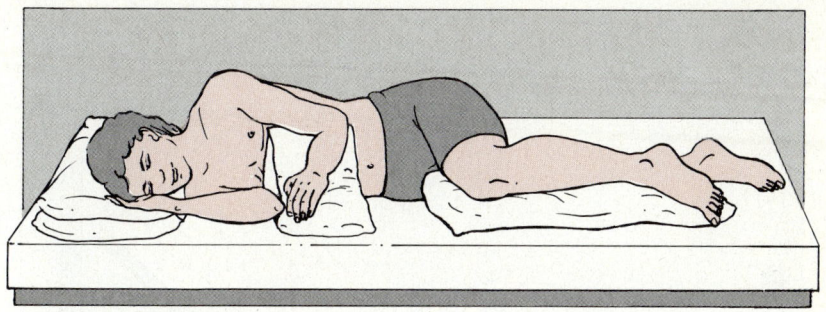

Abb. 2.**14** Seitenlagerung

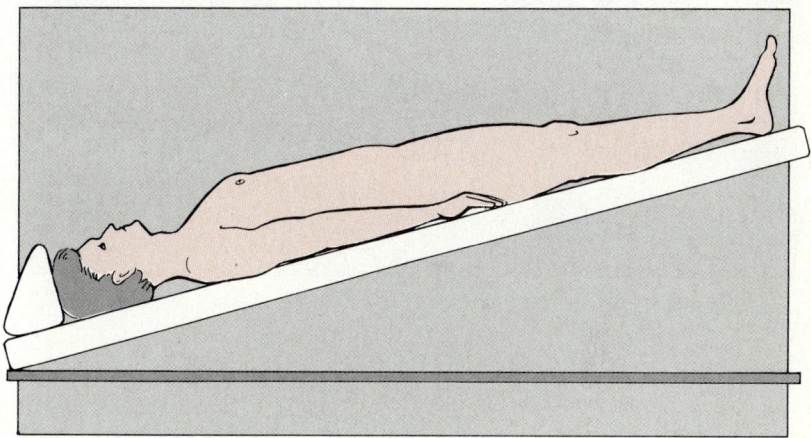

Abb. 2.**15** Kopftieflagerung (Trendelenburg-Lage)

Herzlagerung (Abb. 2.**16**) zur Atemerleichterung und Entlastung der Lungenstrombahn bei schwerer Herzinsuffizienz. Der Kranke hat eine Oberkörperhochlagerung. Die Unterschenkel sind leicht nach unten gelagert und an den Füßen abgestützt.

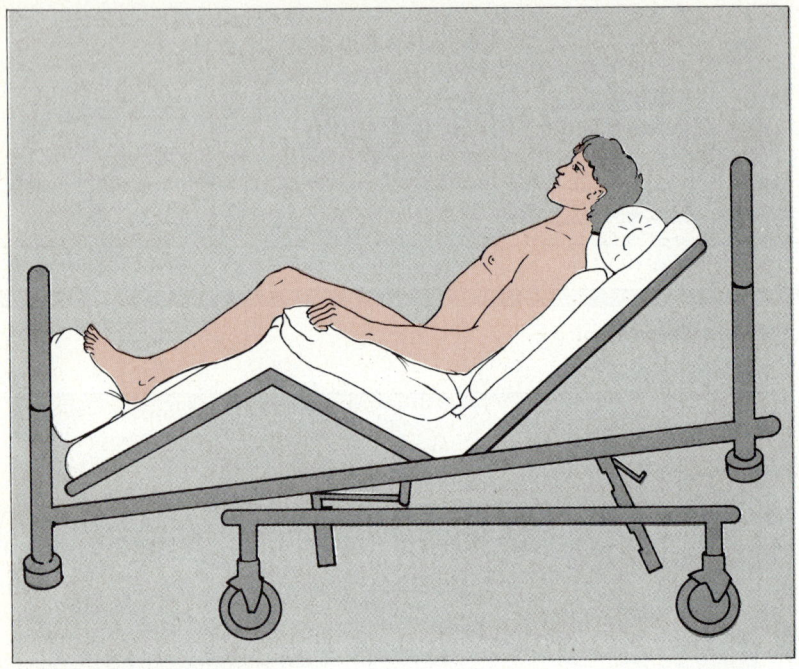

Abb. 2.**16** Herzlagerung

Mobilisation

Mobilisation heißt „Beweglichmachen" oder „In-Bewegung-Setzen". Kranke Menschen sind oft über lange Zeit immobil , d. h. unbeweglich (z. B. nach Operationen, schweren Unfällen usw.). Der Bewegungsapparat wird dadurch in seiner Funktion geschwächt und muß langsam mobilisiert werden. Den Zeitpunkt der Mobilisation bestimmt der Arzt. Er richtet sich nach dem Zustand des Patienten. Die Aktivierung erfolgt in Zusammenarbeit mit der Krankengymnastin/dem Krankengymnasten. Sie führen gezielte Bewegungsübungen zur Wiederherstellung der Funktion geschwächter Muskeln und Gelenke durch.

Mobilisation im Bett

Aufsitzen. Die Pflegeperson steht an der rechten Seite des Bettes und schiebt ihren linken Arm so weit unter die Schulter des Patienten, bis sie mit der Hand die gegenüberliegende Schulter erreicht hat und der Kopf des Patienten in ihrer Ellenbeuge liegt (Stützgriff). Mit der freien Hand stützt sie von vorn die Achsel des Kranken. Er kann evtl. durch Benutzung des Haltegriffes beim Aufsitzen mithelfen (Abb. 2.17).

Höherrutschen. Dabei muß der Patient gut über die Vorgehensweise informiert werden, damit er bestmöglich mithelfen kann. Pflegepersonen müssen besonders auf rückenschonende Körperhaltung (S. 283, 284) achten.

Aktives Höherrutschen mit leichter Hilfestellung durch Pflegepersonal: Dazu wird das Bett flach gestellt. Der Patient hält sich am Bettbügel fest und stößt sich mit den Beinen ab. Die Pflegeperson kann mit dem Stützgriff dabei

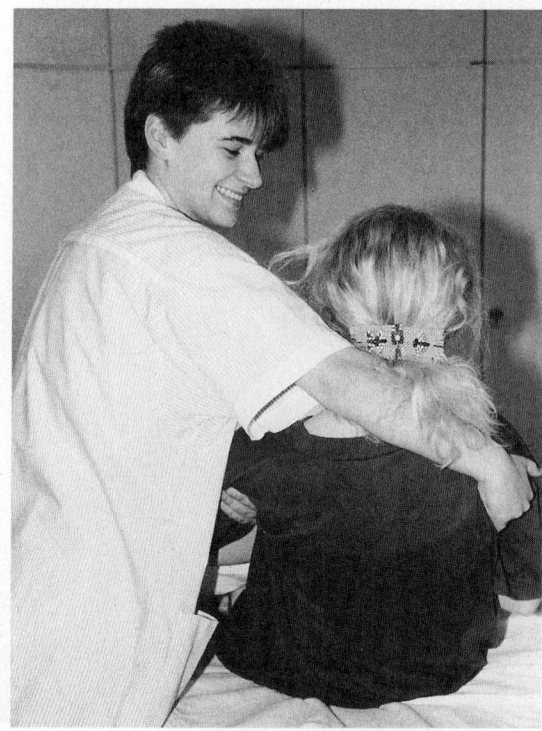

Abb. 2.17 Unterstützung des Kranken beim Aufsitzen durch eine Pflegeperson (Stützgriff)

behilflich sein (Abb. 2.**19**). Zwei Pflegepersonen fassen den Patienten unter der Achsel, eine Pflegeperson hält den Patienten im Nacken mit dem Stützgriff. Sobald sich der Kranke mit den Füßen abstößt, wird er an den Schultern nach oben gezogen (Abb. 2.**20**). Diese Methode darf nur Anwendung finden, wenn der Patient mithelfen kann. Sonst hängt die Last des Körpergewichtes am Schultergelenk, das dieser Belastung nicht gewachsen ist.

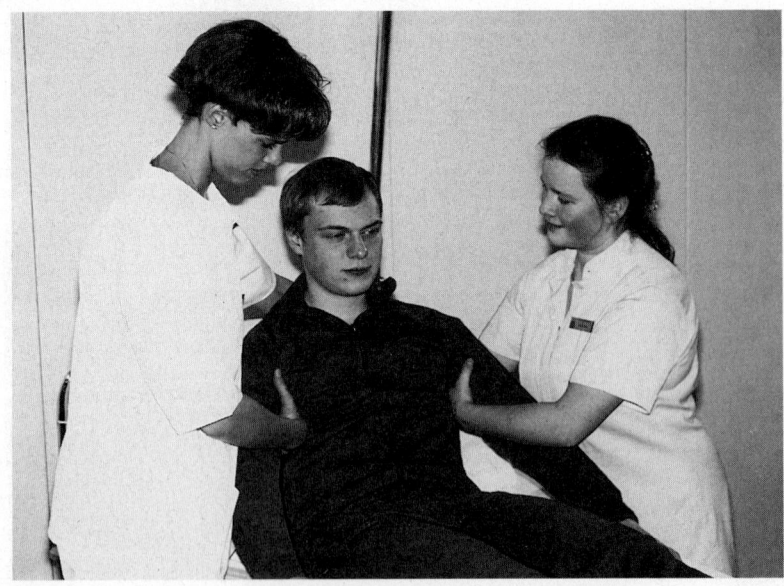

Abb. 2.**18** Unterstützung des Kranken beim Aufsitzen durch zwei Pflegepersonen

Abb. 2.**19** Unterstützung des Kranken beim Höherrutschen im Bett durch eine Pflegeperson

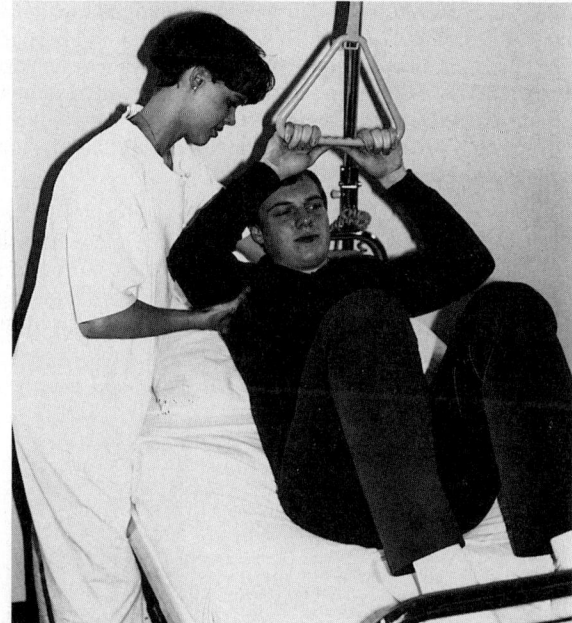

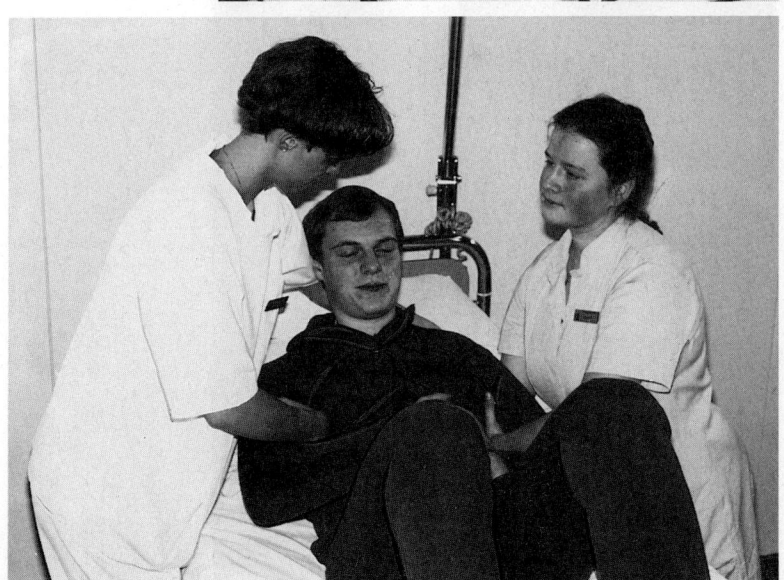

Abb. 2.**20** Unterstützung des Kranken beim Höherrutschen im Bett durch zwei Pflegepersonen

Passives Höherrutschen durch Pflegepersonen mit dem Molton/Querlaken: Das Molton/Querlaken wird von beiden Seiten oberhalb und unterhalb der Gesäßregion dicht an den Patienten gerafft. Dieser legt die Hände auf die Brust und hebt den Kopf an. Die Pflegepersonen stehen in Grätschstellung, fassen das Molton/Querlaken und heben damit den Patienten hoch. Es erfolgt eine Gewichtsverlagerung von einem auf das andere, dem Kopfteil zugewandte Bein (Abb. 2.21).

Passives Höherrutschen mit dem Feuerwehr- oder Hakengriff: Zwei Pflege-personen fassen sich jeweils unter der Lendenwirbelsäule und den Ober-schenkeln des Patienten. Sie stehen Stirn an Stirn und stützen sich mit den Knien am Bettrand ab. Der Kranke hebt den Kopf, legt die Arme auf den Körper und wird so nach oben gehoben (Feuerwehrgriff Abb. 2.22 sowie Hakengriff Abb. 2.23).

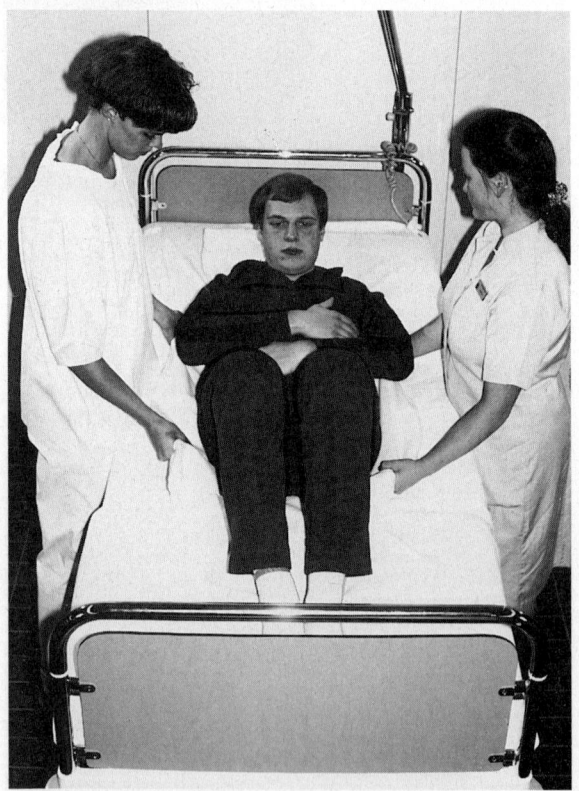

Abb. 2.21 Höherheben des Patienten im Bett mit dem Molton oder Spanntuch

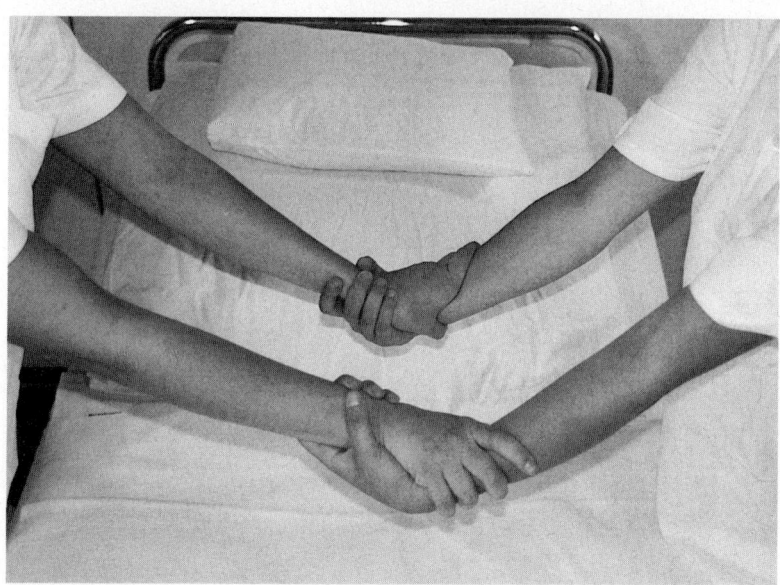

Abb. 2.**22** Feuerwehrgriff

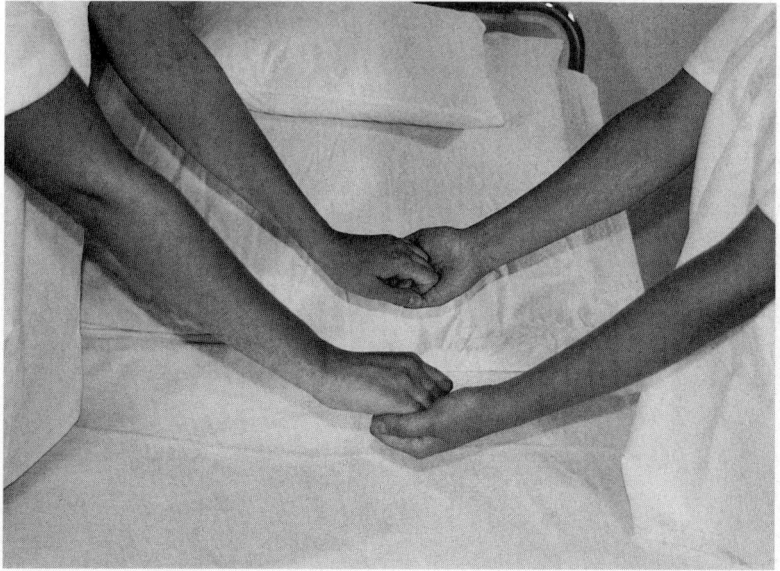

Abb. 2.**23** Hakengriff

Passives Höherrutschen mit dem Haken-Stütz-Griff: Die beiden rechten Hände der Pflegepersonen fassen sich mit dem Haken- oder Feuerwehrgriff unter
dem Lendenwirbelbereich des Patienten. Der linke Arm greift unter Schul-

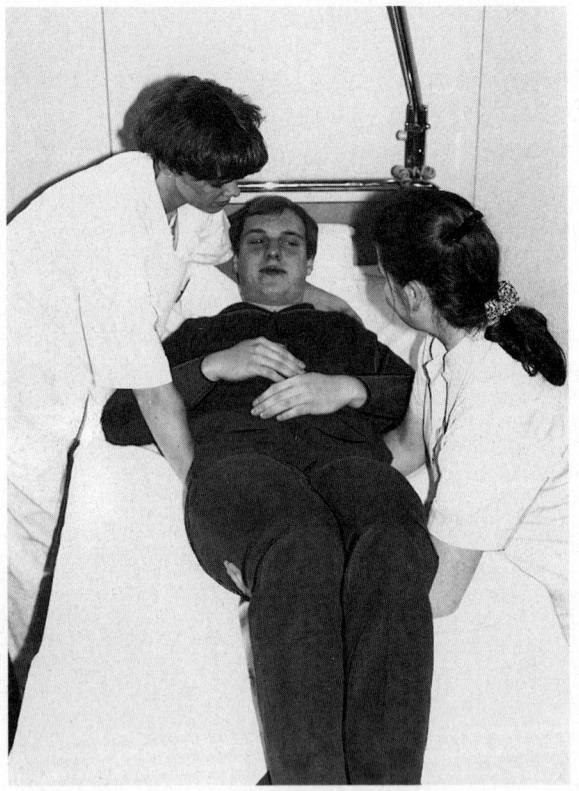

Abb. 2.**24** Höherheben des Patienten im Bett mit dem Haken-Stütz-Griff

ter und Nacken bzw. unter die Kniegelenke des Kranken. Auf diese Weise kann er sehr schonend hochgehoben werden (Hochheben Abb. 2.24 und Haken-Stütz-Griff Abb. 2.25).

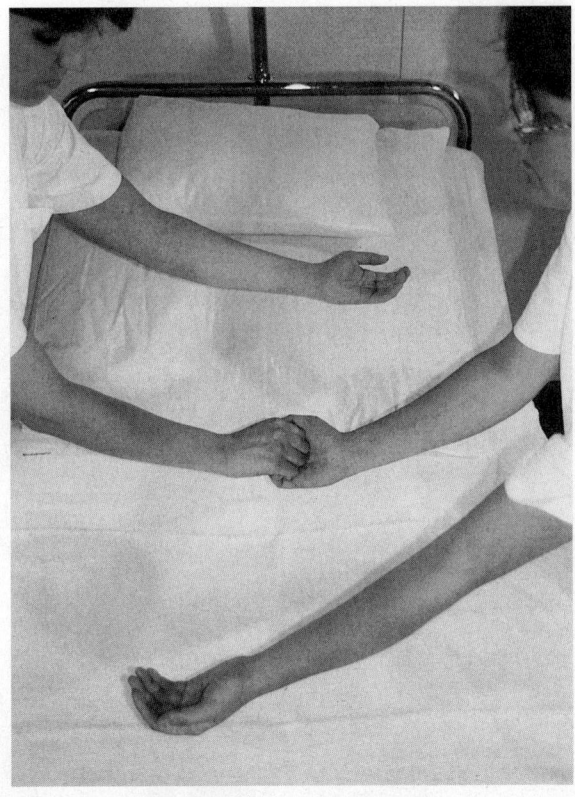

Abb. 2.**25** Haken-Stütz-Griff

Sitzen am Bettrand. Nach einer langen Liegezeit ist es sehr wichtig, diesen Vorgang gut vorzubereiten und langsam, etappenweise dabei vorzugehen. Der Patient sollte nach Möglichkeit einen Schlüpfer und, je nach Verordnung, Stützstrümpfe tragen bzw. gewickelte Beine haben. Sonden, Drainagen und Katheter werden ggf. abgeklemmt und gesichert. Der Morgenmantel liegt bereit und kann nach dem Aufsitzen über die Schulter gelegt werden.

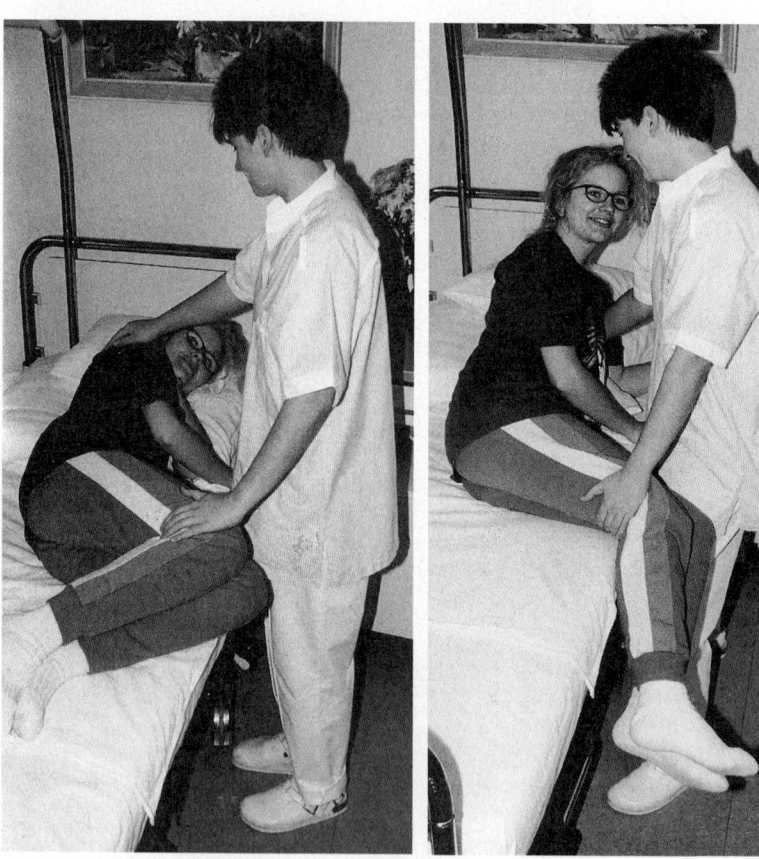

a

b

Abb. 2.26 Sitzen am Bettrand
a–c Vorgehensweise bei der Unterstützung des Kranken zum Aufsitzen am Bettrand

Das Aufsetzen erfolgt mit verschiedenen Griffen, die aus den Abb. 2.**26a-c** zu ersehen sind.

Während des Sitzens werden Hautfarbe und Puls beobachtet. Beim Zurücklegen ins Bett wiederholt sich der Vorgang in umgekehrter Reihenfolge.

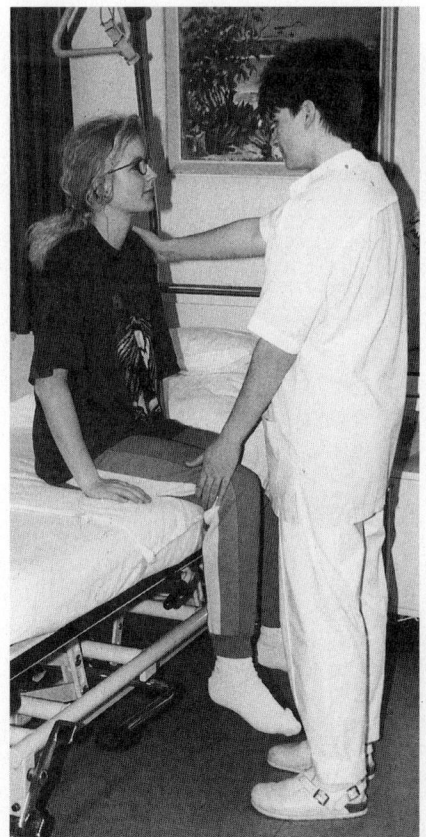

c

Hilfeleistung beim Aufstehen

Sehr geschwächte Patienten sollten von zwei Pflegepersonen beim Aufstehen unterstützt werden. Dies gewährleistet für alle Beteiligten eine größere Sicherheit.

Die Vorbereitung erfolgt wie beim „Sitzen am Bettrand" (S. 304 f). Im Sitzen bekommt der Kranke den Morgenmantel und die Hausschuhe angezogen. Darf der Patient im Sessel/Rollstuhl sitzen, so wird dieser an das Fußende des Bettes gestellt. Der Rollstuhl ist blockiert, die Fußstützen sind hochgeklappt. Das Bett wird in eine günstige Höhe gebracht.

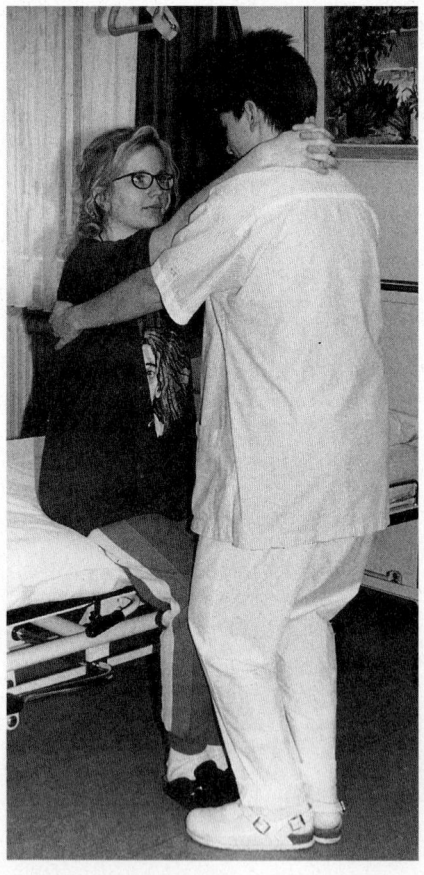

Beim *Aufstehen mit Hilfe einer Pflegeperson* faltet diese ihre Hände im Kreuz des Patienten und steht dicht vor ihm. Ihre Fersen stehen beieinander, die Fußspitzen zeigen nach außen und die Knie stützen die des Kranken ab. Der Patient faßt seine Hände im Nacken der Pflegeperson. Diese stützt ihn beim Aufstehen und achtet darauf, daß ihre Füße ein Abrutschen des Patienten verhindern (Abb. 2.**27**).

Beim *Aufstehen mit Hilfe von 2 Pflegepersonen* wird der Kranke an den Schultern und im Rücken gestützt. Die Füße der Pflegepersonen stabilisieren die des Patienten.

Wenn möglich kann der Kranke einige Schritte gehen. Dabei soll er tief atmen und nicht auf den Boden blicken.

Sonst erfolgt eine halbe Körperdrehung und das Absitzen in den Sessel/ Rollstuhl. Dabei stehen beide Füße fest auf dem Boden (bzw. Schemel, Fußstützen), die Oberschenkel liegen ganz auf der Sitzfläche auf. Bei Bedarf werden die Beine des Patienten mit einer Decke geschützt.

Es gibt viele Möglichkeiten, vom Bett in den Sessel/Rollstuhl überzusetzen. Teilmobile, geübte Patienten benötigen hierfür oft nur wenige Hilfsgriffe.

Der Standort des Rollstuhls/Sessels soll dem Kranken einen schönen Blick ermöglichen. Erwünschte/notwendige Gegenstände werden auf einem Krankentisch abgestellt, die Glocke ist in Reichweite befestigt.

Unterstützung beim Gehen

Beim Führen eines Kranken gibt es, je nach Gangsicherheit, verschiedene Möglichkeiten. Der Patient soll trittsichere, gut sitzende Schuhe tragen.

Seitliches Führen durch Halten von Oberarm und Hand des Kranken bei ausgestrecktem Ellenbogen, durch gegenseitiges Umfassen der Hüfte oder durch 2 Pflegepersonen, die den Kranken jeweils unter der Achsel und am Unterarm stützen.

Führen von hinten durch Unterstützung der Achsel und des Brustkorbes.

Führen von vorn durch die seitliche Unterstützung des Brustkorbes. Die Pflegeperson geht dabei rückwärts und kann die Wegstrecke nicht überblicken. Um Unfälle zu vermeiden, sollte der Kranke nur ausnahmsweise so geführt werden.

◀ Abb. 2.**27** Aufstehen eines Patienten vom Bettrand/Stuhl mit Hilfe einer Pflegeperson

Hilfsmittel zum Gehen. Sie werden in Zusammenarbeit mit dem Arzt und der Krankengymnastin ausgesucht.

Gehwagen und Gehhilfe (Abb. 2.**28**) sind eine gute Unterstützung bei der Mobilisation von geschwächten Patienten oder nach orthopädischen Operationen.

Unterarmstützen werden dem Patienten von der Krankengymnastin angepaßt (Abb. 2.**29**). Das jeweils dem Patienten angepaßte Gangbild sollte von der Krankengymnastin gezeigt werden (Tab. 2.**3** u. 2.**4**).

Tabelle 2.**3** Anpassung von Unterarmstützen

- Die Handgriffe der Stützen sollten beim aufrecht stehenden Patienten mit gestrecktem Arm in Handgelenkhöhe liegen
- Der Gummipfropf der Stütze darf nicht abgenutzt sein
- Die Stützen stehen seitlich am Körper. Der Kranke soll sich in Knie und Hüftgelenken und in der Wirbelsäule so weit wie möglich strecken

---

Tabelle 2.**4** Beispiele für Gangbilder

3-Punkt-Gang
- Mit dem gesunden Bein 1 Schritt nach vorn machen
- Beide Stützen nach vorne bewegen
- Mit dem kranken Bein nachsetzen

4-Punkt-Gang
- Rechte Stütze – dann linkes Bein vorwärts bewegen
- Linke Stütze – dann rechtes Bein vorwärts bewegen
- Nach Beherrschung dieser Gangart:
- Rechte Stütze und linkes Bein gleichzeitig vorwärts bewegen
- Linke Stütze und rechtes Bein gleichzeitig vorwärts bewegen
  (raschere Fortbewegung)

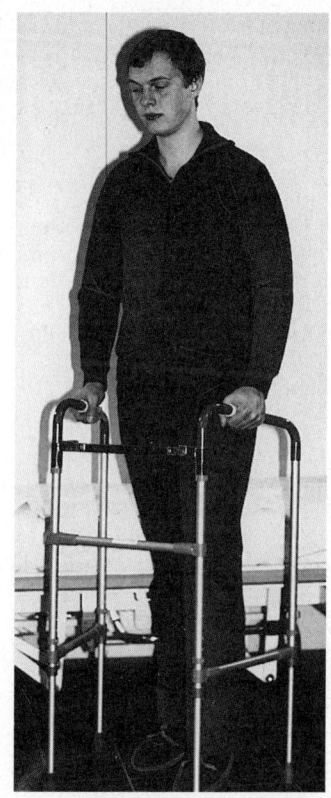

Abb. 2.**28** Gehen mit der Gehhilfe

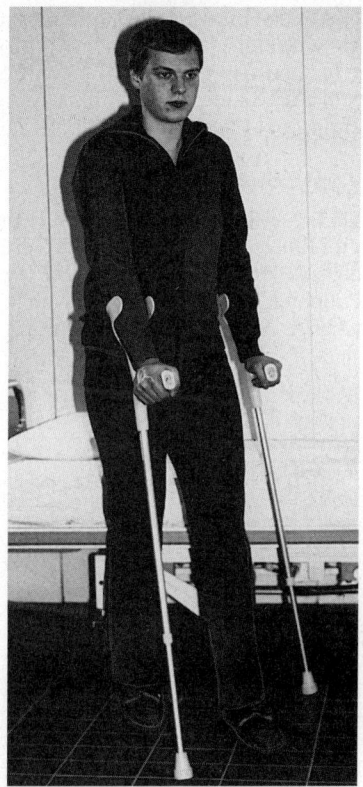

Abb. 2.**29** Gehen mit Unterarmstützen

Gehstöcke müssen so lang sein, daß der Ellenbogen beim Aufstützen etwas angewinkelt ist. Der Handgriff soll im rechten Winkel zum Stock angebracht sein, und der Gummipfropf muß noch Profil haben, also intakt sein. Der Stock wird auf der Seite des gesunden Beines eingesetzt, um das kranke zu entlasten (diagonale Kraftübertragung).

Transferieren des Patienten

Umlagerung in ein anderes Bett (oder auf die Krankentrage). Dazu stehen drei Pflegepersonen in Kopf-, Gesäß- und Beinhöhe des Patienten, während dieser die Arme auf die Brust legt. Die Pflegepersonen fassen unter dem Patienten durch, heben ihn an und drehen ihn gleichzeitig zu sich her (Abb. 2.**30a u.b**). Die Umlagerung erfolgt nun wie in Abb. 2.**30c** dargestellt.

a

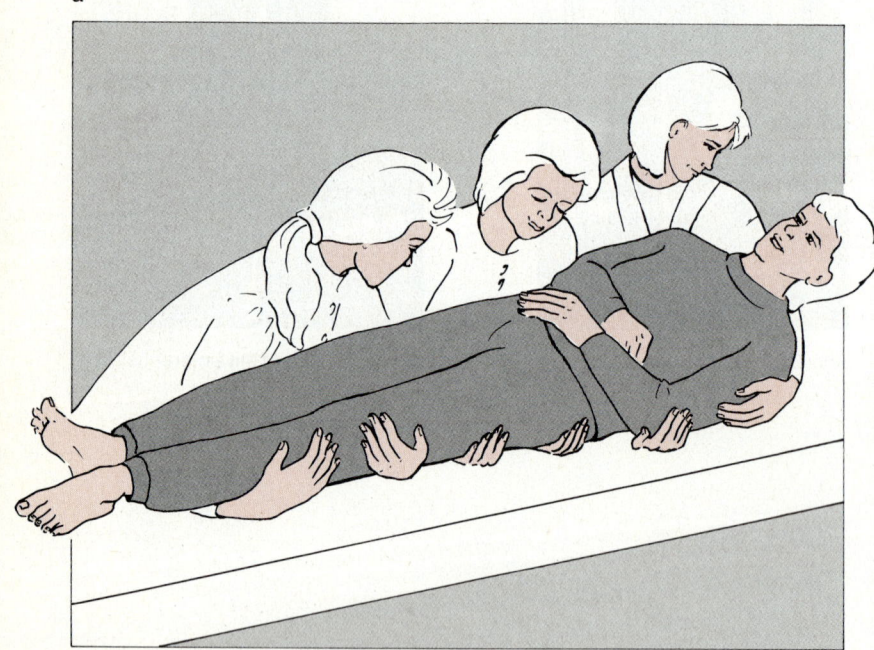

Abb. 2.**30a−c** Umlagerung eines Kranken in ein anderes Bett oder auf eine Krankentrage
a−c anheben, tragen, umlagern

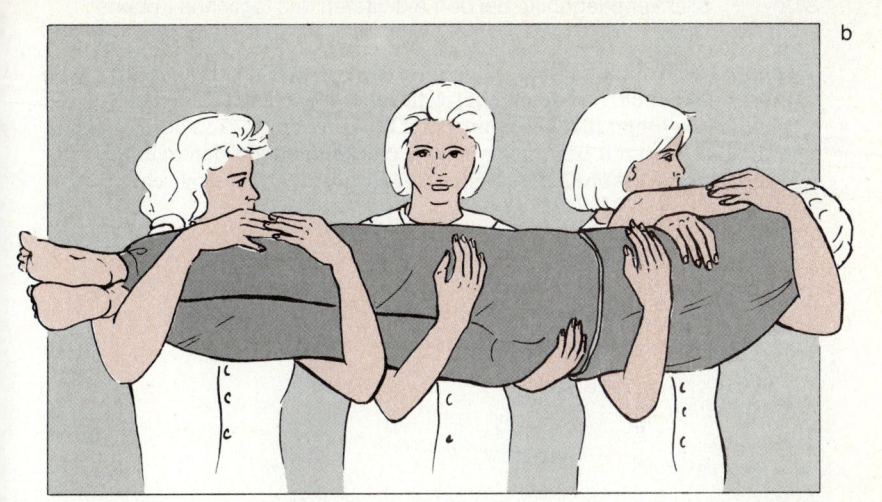

b

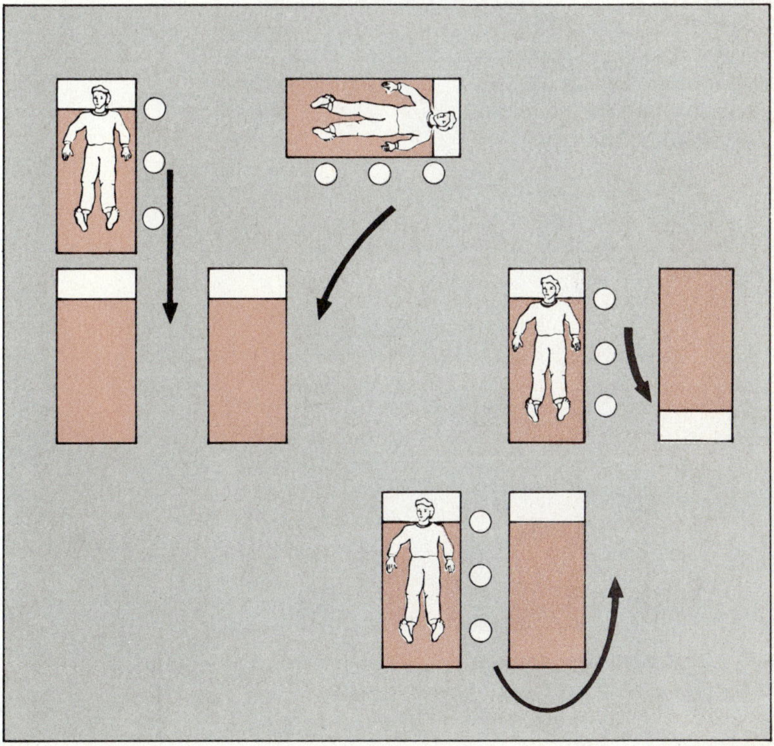

c

Tragen eines Kranken. Zwei Pflegepersonen stehen rechts und links vom sitzenden Patienten. Mit dem Feuerwehr- oder Hakengriff (S. 301) fassen sie sich unter den Oberschenkeln (mittlerer Teil) und im Rücken des Patienten. Dieser stützt sich mit beiden Armen im Nacken und auf den Schultern der Pflegeperson ab (Abb. 2.31). Beim Tragen mit dem „australischen Hebe-

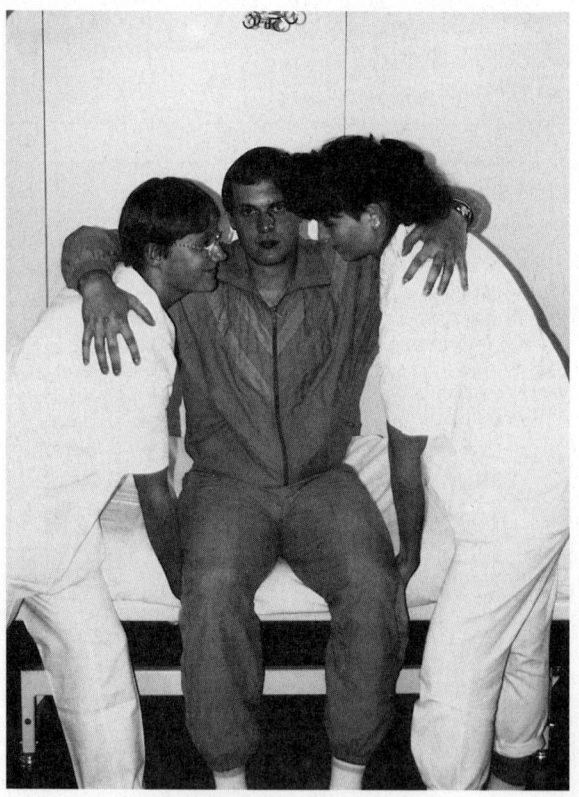

Abb. 2.31 Tragen eines Kranken

griff" stehen zwei Pflegepersonen rechts und links vom sitzenden Patienten. Dieser wird mit dem Feuerwehrgriff unter dem Gesäß und im Kreuzbeinbereich gestützt und lehnt seinen Oberkörper während des Tragens gegen die Schulter der Helfer (Abb. 2.**32**).

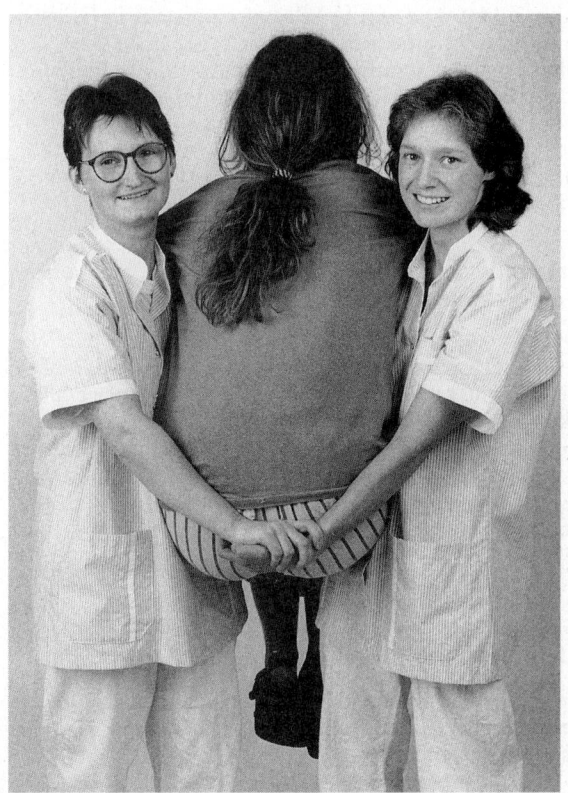

Abb. 2.**32** Tragen eines Kranken mit dem australischen Hebegriff

Umsetzen vom Bett in den Rollstuhl (und zurück). Der Rollstuhl steht parallel zum Bett, die Rückenlehne am Kopfteil des Bettes. Er ist arretiert, die bettnahe Seitenlehne wurde entfernt, die Fußstützen sind hochgeklappt. Der Patient sitzt im Bett.

Eine Pflegeperson umfaßt den Oberkörper von hinten kommend und hält die Arme mit dem Rautek-Griff. Sie kann das bettnahe Bein, auf der Matratze kniend, abstützen (Abb. 2.**33a**). Die zweite Pflegeperson steht in Grätschstellung und hält die Ober- und Unterschenkel des Kranken. Durch Gewichtsverlagerung vom bettnahen zum bettfernen Bein wird der Patient in den Rollstuhl gehoben (Abb. 2.**33b**). Das Transferieren vom Rollstuhl zurück ins Bett geschieht in umgekehrter Weise.

Fahren des Kranken. Patienten können im Bett, Rollstuhl oder auf der Krankentrage transportiert werden.

Beim Transport mit dem Rollstuhl oder auf der Krankentrage muß der Patient Schlüpfer, Strümpfe, Hausschuhe und einen Morgenmantel tragen und ist außerdem mit einer Decke zugedeckt.

Alle Transportmittel sollen so gefahren werden, daß der Kranke den Weg übersehen kann, also in Blickrichtung des Patienten. Dabei ist darauf zu achten, daß nicht zu schnell und an Ecken und Schwellen vorsichtig gefahren wird, um dem Kranken unnötige Erschütterungen zu ersparen. Sonden-, Drainage- und Katheterbeutel sichern, daß sie nirgends hängen bleiben können. Rollstuhl und Krankentrage nach der Benutzung mit Desinfektionslösung abwaschen bzw. einsprühen und Auflagen aus Stoff- oder Einwegmaterial erneuern.

Hilfsmittel zum Heben und Tragen. Krankenheber gibt es in verschiedenen Ausführungen (z. B. Mecalift, Hoyer-Lift u. a.) Sie bestehen aus einem stabilen, fahrbaren Metallgestell, an dem Tragegurte aufgehängt werden (Abb. 2.**34**).

Krankenheber eignen sich zum Anheben des Patienten beim Betten, zu bestimmten Pflegeverrichtungen (z. B. Gesäßregion), zum Transport in den Stuhl, in die Badewanne oder in ein anderes Bett.

Krankenheber müssen nach den Herstellervorschriften gewartet und gehandhabt werden. Nur so ist die Sicherheit des Patienten gewährleistet. Entsprechendes Informationsmaterial liegt dem Krankenhaus vor oder kann von der Herstellerfirma angefordert werden.

Abb. 2.**33** Umsetzen von Patienten
a Umsetzen eines Patienten vom Bett in den Rollstuhl
b Umsetzen eines Patienten vom Rollstuhl ins Bett

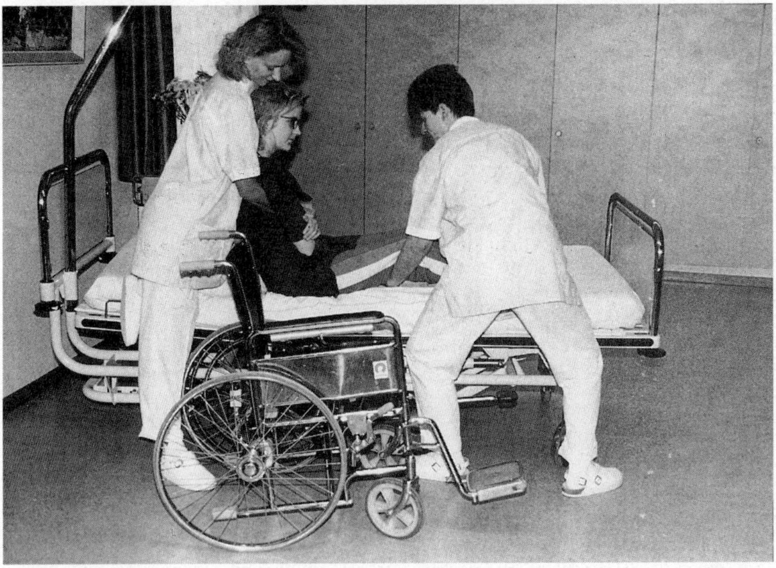

a

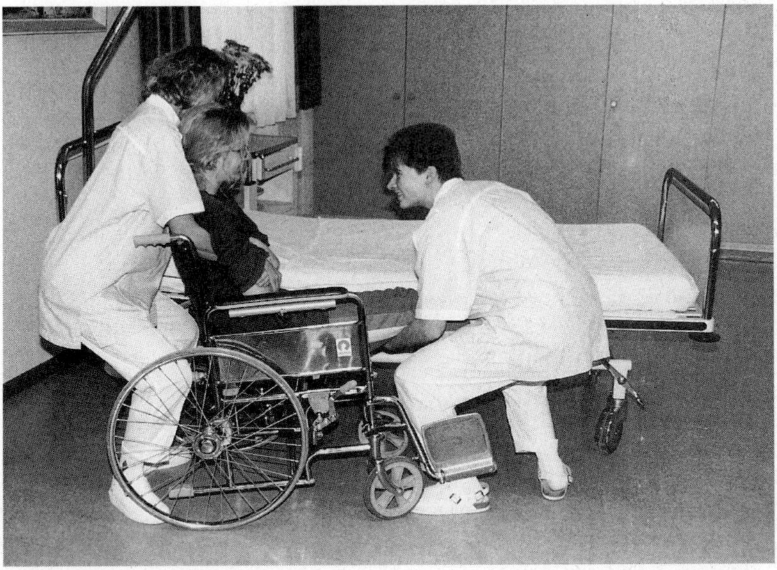

b

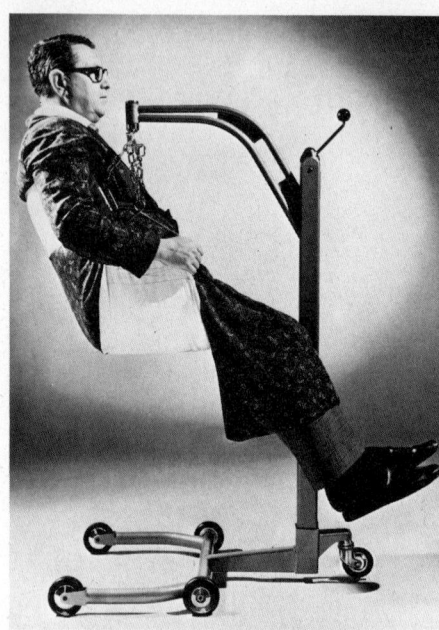

Abb. 2.34
Fahren eines Patienten
mit dem Lifter

Prophylaktische Maßnahmen

Prophylaxe heißt Vorbeugung. Prophylaktische Maßnahmen sind Pflegeverrichtungen, mit denen wir Zusatzerkrankungen (z. B. Thrombose, S. 34) oder Schäden (z. B. Druckgeschwür, S. 318) bei Patienten verhindern wollen.

Kontrakturenprophylaxe

Definition. Eine Kontraktur ist eine andauernde Gelenksteife, die durch Weichteilverkürzungen (Sehnen, Muskeln, Kapsel) und knöcherne Veränderungen am Gelenk entsteht.

Ursachen. Schonhaltungen durch Schmerzen, z. B. bei entzündlichen Gelenkerkrankungen, Arthrose usw., Nervenlähmungen, z. B. bei Querschnittslähmung, Apoplexie, Multipler Sklerose u. a., lange Ruhigstellung durch fixierende Verbände (z. B. Gipsverband, Streckverband), Narben (z. B. von Operations- und Verbrennungswunden) haben die Tendenz zu schrumpfen. Verlaufen sie über ein Gelenk, so kann der Narbenzug dieses fixieren und eine Kontraktur verursachen.

Vorbeugende Maßnahmen

Ziele: Gelenkfunktionen erhalten, ungehinderten Bewegungsablauf gewährleisten.

Bestmögliche Mobilisation. Darunter verstehen wir alle Mobilisationsmaßnahmen, z. B. Sitzen am Bettrand, Stehen vor dem Bett, Gehübungen usw.
(S. 296 ff). Die dabei ständig wechselnden Gelenkpositionen können bei
regelmäßig durchgeführter Mobilisation eine Kontraktur verhindern.

Bewegungsübungen. Sie werden mittels Krankengymnastik durchgeführt.
Im Rahmen der Kontrakturenprophylaxe ist es jedoch auch die Aufgabe von
Pflegepersonen, Gelenke vorsichtig in allen Freiheitsgraden zu bewegen
bzw. bewegen zu lassen. Gängige Bewegungsmuster sind z. B. Beugen/Strek-
ken, Heben/Senken, Spreizen, Kreisen usw. Bei passiver Bewegung arbeitet
der Kranke nicht mit, die Übungen werden von der Pflegeperson ausgeführt.
Sie muß zur besseren Führung dabei das nächstliegende Gelenk stützen
(Tab. 2.**5**).

Tabelle 2.**5** Arten von Bewegungsübungen

Passive Bewegungsübungen	Aktive Bewegungsübungen
Übungen werden von Pflegenden aus-geführt, ohne Mithilfe des Kranken	Übungen werden auf Anweisung vom Patienten ausgeführt
Assistive Bewegungsübungen	*Resistive Bewegungsübungen*
Pflegeperson assistiert dem Patienten bei der Ausführung der Bewegungs-übungen	Patient führt die Übungen gegen Wider-stand durch

Richtige Lagerung. Je nach Erkrankungsart werden Lagerungstechniken in
Zusammenarbeit mit dem Arzt und der Krankengymnastin festgelegt. Sofern keine besonderen Lagerungsvorschriften bestehen, sind die Gelenke in
physiologischer Mittelstellung zu lagern, entsprechend ihrer jeweiligen
Funktion (Tab. 2.**6**). Lagerungstechnik bei gelenknahen Narben ist Tab. 2.**7**
zu entnehmen.

Tabelle 2.6 Lagerung zur Kontrakturenprophylaxe

Kopf:	Achsengerade zum Rumpf
Arme:	Oberarme ca. 25–30° abgespreizt zum Rumpf, Unterarme etwas erhöht, das Ellenbogengelenk leicht gebeugt
Hand:	Etwas erhöht, Finger leicht gebeugt und gespreizt, Daumen seitlich abgespreizt
Hüfte:	Im Hüftgelenk gestreckt, so daß die Beine gerade liegen. Kippt ein Bein nach außen (Abspreizhaltung) so wird die betreffende Hüftseite mit einem keilförmigen Kissen unterstützt. Bei einem nach innen kippenden Bein (Anspreizhaltung) kann die Unterstützung der gegenüberliegenden Hüfte Abhilfe schaffen
Knie:	Gestreckt, zur Entlastung der Bauchdecke können kleine Polster unterlegt werden
Füße:	Fußrücken im Winkel von ca. 100° zum Schienbein. Sie werden mit einem weichen Kissen abgestützt; die Ferse liegt möglichst frei. Wenn nötig, wird der Deckendruck durch eine Reifenbahre abgehalten.

Tabelle 2.7 Lagerungstechnik bei gelenknahen Narben

● *Bei Narben an der Beugeseite (z. B. Verbrennungswunden) eines Gelenks*, wird dieses vorwiegend in Streckstellung gelagert, um eine durch Narbenzug bedingte Fixierung in Beugestellung zu verhindern.
Beispiel: Lagerung des Oberarms im Winkel von 90° zum Rumpf nach einer Mammaamputation. Die bis zum Schultergelenk führende Narbe könnte dieses sonst in Beugestellung fixieren.

● *Narben an der Streckseite eines Gelenkes* erfordern die vorwiegende Lagerung in Mittel- oder Beugestellung.

Die beschriebenen Lagerungen können mit Hilfe von Lagerungshilfsmitteln (S. 290ff) durchgeführt werden.

Dekubitusprophylaxe

Definition. Der Dekubitus ist ein Gewebedefekt, welcher durch anhaltende Druckeinwirkung auf einen umschriebenen Hautbezirk entsteht. Andere Bezeichnungen lauten Druckgeschwür, Liegegeschwür, Druckbrand u. a. Die Einteilung der Druckschädigung in verschiedene Grade ist aus Tab. 2.**8** zu ersehen.

Tabelle 2.8 Gradeinteilung der Druckschädigung

Dekubitus 1. Grades:	Umschriebene Rötung, die nach Druckentlastung nicht verschwindet
Dekubitus 2. Grades:	Kleiner oder großer Hautdefekt ohne Tiefenwirkung (z.B. Blase)
Dekubitus 3. Grades:	Gewebsdefekt bis zu den Muskeln, Sehnen und Bändern
Dekubitus 4. Grades:	Gewebsschädigung unter Mitbeteiligung des Knochens

Ursachen. Durch Druckeinwirkung werden die Blutgefäße der Haut zusammengepreßt. Die damit verbundene Mangeldurchblutung hat zur Folge, daß die Haut nicht mehr ausreichend mit Sauerstoff und Nährstoffen versorgt wird. Wenn die Druckeinwirkung länger als 2 Stunden anhält, kommt es zum Gewebstod, dem Dekubitus. Gesunde Menschen führen im Sitzen und Liegen regelmäßig Entlastungsbewegungen durch, die eine Durchblutung der druckbelasteten Körperteile gewährleisten.

Bei kranken Menschen können vorhandene Risikofaktoren die Entstehung eines Dekubitus erheblich beschleunigen (Tab. 2.**9**).

Tab. 2.9 Dekubitusgefährdete Patienten

Risikofaktoren	Beispiele gefährdeter Patienten
Immobilität	● gelähmte, bewußtlose, narkotisierte, durch Verbände fixierte Patienten ● alte und depressive Menschen mit reduzierter Spontanbeweglichkeit ● Patienten mit Sensibilitätsstörungen
Schlechter Allgemein- und Ernährungszustand	● Patienten mit bösartigen Erkrankungen, Fieber, schweren rheumatischen Erkrankungen, Kachexie, Exsikkose
Schlechte Hautdurchblutung	● Patienten mit Herz-Kreislauf-Erkrankungen (z.B. niedriger Blutdruck), arterieller Verschlußkrankheit, Schock, Anämie, Ödemen
Inkontinenz	● Patienten mit Blasen- und Mastdarmlähmung (z.B. bei Apoplexie, Querschnittlähmung usw.)

Dekubitusgefährdete Körperstellen. Ein Dekubitus entsteht bevorzugt an vorspringenden Körperteilen, die direkt auf der Unterlage (Sitzfläche, Matratze) aufliegen und wenig oder nicht durch Fett- bzw. Muskelmasse gepolstert sind.

Solche sind in *Rückenlage*: Hinterkopf, Dornfortsätze der Wirbelsäule, Schulterblätter, Ellenbogen, Steißbein und Fersen.

In *Seitenlage* sind Ohrmuschel, Wange, Schultergelenk, Hüftgelenk, Knieaußenseite und Knöchel gefährdete Regionen.

Die Einschätzung der Dekubitusgefährdung bei Patienten kann anhand der Norton-Skala (Abb. 2.**35**) erleichtert werden.

Vorbeugende Maßnahmen

Ziele: Druckentlastung, Blutzirkulation fördern, Haut intakt halten, Risikofaktoren vermindern.

Druckentlastung durch Umlagerung. Sie wird in 2stündigem Rhythmus vorgenommen. Die u. a. dafür geeignete 30 Grad Lagerung ist auch bei schwerkranken Patienten relativ einfach durchzuführen (Abb. 2.**36a u. b**).

Druckentlastung durch Weichlagerung. Alle Patienten, bei denen eine Umlagerung nicht möglich ist, können durch eine Weich- bzw. Superweichlagerung geschützt werden (s. Weichlagerung). Die Wahl der Weichlagerungsmittel hängt vom Zustand des Patienten ab. Bei sehr starker Dekubitusgefährdung ist evtl. die Beschaffung eines Spezialbettes notwendig, z. B. das Clinitron-Bett. Dieses erzeugt mittels Turbine einen Luftstrom, der feine Mikrokügelchen in Bewegung hält. Der Patient liegt unter optimalem Druckausgleich auf dieser Masse.

Gelähmte Patienten benötigen auch im Rollstuhl ein geeignetes Weichlagerungskissen. Es besteht sonst die Gefahr des Sitzbeindekubitus. Bei sehr kachektischen Patienten ist es hilfreich, wenn der Rand des Steckbeckens mit einem Schaumstoffring gepolstert ist. Schienenverbände und Fixiergurte müssen abgepolstert sein, so daß keine Druckstellen entstehen können.

Druckentlastung durch Hohllagerung. Ringe, z. B. aus Schaumstoff, müssen weich und dick genug sein, so daß der Patient nicht durchliegt. Sie finden hauptsächlich zur Freilagerung des Steißbeins Verwendung. Die Fersen werden durch eine leichte Unterschenkelhochlagerung frei- bzw. hohlgelagert.

Förderung der Blutzirkulation. Durch Anregung der Hautdurchblutung verbessern sich der Stoffwechsel sowie die Widerstandskraft der Haut. Eine bessere Hautdurchblutung wird erreicht durch *kräftiges Frottieren* der gesunden Haut, besonders der gefährdeten Hautbezirke beim Waschen, *Einmassieren pflegender Salben* und *bestmöglicher Mobilisation* des Patienten (Kreislaufanregung).

Intakthalten der Haut. Die intakte Haut ist weniger anfällig für schädigende Einflüsse wie z. B. Nässe, Bakterien u.dgl.

Modifizierte Norton-Skala zur besseren Erkennung der Dekubitusgefahr

Name des Patienten:

Bereitschaft z. Kooperation/ Motivation	Alter	Hautzustand	Zusatzerkrankung	Körperlicher Zustand	Geistiger Zustand	Aktivität	Beweglichkeit	Inkontinenz
voll 4	<10 4	4	keine 4	gut 4	klar 4	geht ohne Hilfe 4	voll 4	keine 4
wenig 3	<30 3	schuppig trocken* 3	Abwehrschwäche Fieber Diabetes Anämie* 3	leidlich 3	apathisch teilnahmslos 3	geht mit Hilfe 3	kaum eingeschränkt 3	manchmal 3
teilweise 2	<60 2	feucht 2	MS, Ca. erhöhter Hämatokrit Adipositas 2	schlecht 2	verwirrt 2	rollstuhlbedürftig 2	sehr eingeschränkt 3	meistens Urin 2
keine 1	>60 1	Wunden Allergien Risse *je nach Ausprägungsgrad 1	arterielle Verschlußkrankheit *je nach Ausprägungsgrad 1	sehr schlecht 1	stuporös (stumpfsinnig) 1	bettlägerig 1	voll eingeschränkt 1	Urin und Stuhl 1

Datum der Erhebung

Gesamtzahl

Handzeichen

1. Wählen Sie die zutreffende Patientenbeschreibung (4, 3, 2 oder 1 Punkt) unter jeder der neun Überschriften, und notieren Sie das Ergebnis mit einem wasserlöslichen Stift in das freie Feld unterhalb der Skala.
2. Addieren Sie das Ergebnis.
3. Übertragen Sie das Ergebnis von der Karte in den Pflegebericht oder die Kurve. Benutzen Sie diese Tabelle wöchentlich oder immer dann, wenn sich der Zustand des Patienten und / oder die Pflegebedingungen ändern.
4. **Dekubitusgefahr besteht bei 25 Punkten und weniger**, prophylaktische Maßnahmen müssen geplant und durchgeführt werden!

Abb. 2.35 Nortonskala zur Einschätzung der Dekubitusgefährdung eines Patienten (modifiziert von Bienstein)

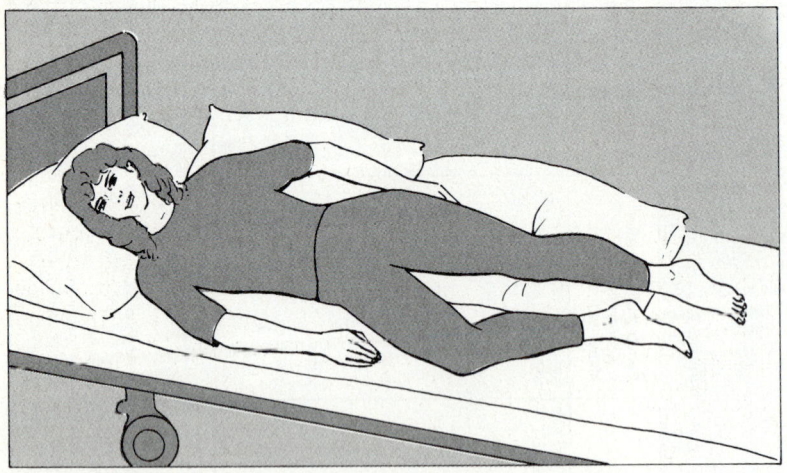

a

Wirbelsäule im
Kreuz-Steißbein-
Bereich

Trochanteres

Rückenlage:

dekubitus-
gefährdete Stelle
im Kreuz-Steißbein-
Bereich

**90 - Grad-Seiten-
lage:**
dekubitus-
gefährdete Stelle
im Bereich des
Trochanters

**30 - Grad-Seiten-
lage:**
Druckentlastung
der dekubitus-
gefährdeten
Stellen im Kreuz-
Steißbein- und
Trochanterbereich

b

Abb. 2.36 30-Grad-Halbseitenlagerung zur Dekubitusprophylaxe
a Druckentlastung von Steißbein und Trochanter
b Durchführung der 30-Grad-Halbseitenlagerung:
Der Patient liegt in Halbseitenlage so, daß Steißbein und Trochanter druckentlastet
sind. Er ist im Rücken mit einem Kissen abgestützt.

Zu den Maßnahmen der Intakthaltung der Haut gehören die Hautreinigung, die Trockenhaltung der Haut und die Hautpflege. Zur *Hautreinigung* eignen sich alkalifreie, rückfettende Seifen (z. B. Babyseife). Sofern keine Grobverschmutzung vorliegt, kann zwischendurch auch mit klarem Wasser gewaschen werden. Auf *Trockenhaltung der Haut* muß besonders an Stellen, wo Haut auf Haut liegt (z. B. unter der Brust bei Frauen, in der Leistenbeuge, zwischen den Zehen) geachtet werden. Zur *Hautpflege* sollen mindestens einmal täglich (vor allem bei trockenem Hauttyp) geeignete Cremes/Lotionen angewendet werden.

Außerdem muß bei stark schwitzenden Patienten ein häufiger Wäschewechsel erfolgen, verbunden mit Teilwaschungen bzw. sorgfältiger Intimhygiene bei Inkontinenz.

Falten, Krümel und sonstige Kleinstgegenstände müssen laufend aus dem Bett entfernt werden, da sie die Haut schädigen und erhebliche Beschwerden verursachen können.

Verminderung der Risikofaktoren. Dazu gehören alle Maßnahmen, die der raschen Besserung der Grunderkrankung und damit des Allgemeinbefindens dienen.

Solche sind die *ausreichende, nährstoffbilanzierte, mineralstoff- und vitaminreiche Ernährung*. Bei alten Menschen muß außerdem darauf geachtet werden, daß sie genügend trinken (Kontrolle des Hautturgors, der Schleimhaut, evtl. Anlegen eines Trinkzettels). Des weiteren tragen *Frischluftzufuhr, optimale Mobilisation* und *einfühlsame Betreuung* dazu bei, die Risikofaktoren zu reduzieren.

Die Behandlung bestehender Dekubitalgeschwüre erfolgt nach den Prinzipien des septischen Verbandwechsels (S. 498 ff). Es ist selbstverständlich, daß Dekubitalulzera konsequent druckentlastet (freigelagert) werden.

Thromboseprophylaxe

Definition. Ein Thrombus ist ein Blutgerinnsel, das sich innerhalb eines meist venösen Blutgefäßes festsetzt. Bei entsprechender Größe kann der Thrombus zu einer Thrombose führen. Löst er sich von der Venenwand und wird mit dem Blutstrom verschleppt, so kommt es zu der lebensbedrohlichen Lungenembolie (S. 34).

Ursachen. Thromben entstehen durch eine verlangsamte Blutströmungsgeschwindigkeit, Veränderungen an den Gefäßwänden, sowie bei beschleunigter Blutgerinnung (Tab. 2.**10**).

Tabelle 2.**10** Ursachen der Thrombose

Ursachen	Beispiele gefährdeter Patienten
Verlangsamte Blutströmung	Patienten mit lang andauernder Bettruhe (fehlende Muskelpumpe), mit Krampfadern, Lähmungen, Herzinsuffizienz
Veränderung der Gefäßwände	Patienten nach Gefäßoperationen, nach Unfällen, mit Venenentzündungen, mit Gefäßverkalkung
Beschleunigung der Blutgerinnung	Patienten mit hohem Flüssigkeitsverlust (z. B. nach Operationen, Geburten, Unfällen), mit Venenentzündungen, mit Bluterkrankungen, bei Einnahme bestimmter Medikamente, die die Gerinnbarkeit des Blutes steigern

Vorbeugende Maßnahmen

Ziele: Muskeltonus in den Beinen unterstützen, Durchblutung der Beine fördern, Strömungsgeschwindigkeit des venösen Blutes in den Beinen steigern.

Kompression der Venen. Durch Druck von außen wird der Venenquerschnitt verengt. Dadurch erhöht sich die Strömungsgeschwindigkeit des venösen Blutes. Außerdem bekommen die nach langer Bettruhe druckentwöhnten Beinvenen eine Stütze, wodurch ein Blutdruckabfall (Kollaps) beim ersten Aufstehen verhindert werden kann. Eine Venenkompression wird durch das Tragen von *Antithromboemboliestrümpfen* oder durch das *Wickeln der Beine* erreicht. Sie werden vor Operationen und vor jedem Aufstehen angelegt. Auch während der Nacht müssen Kompressionsstrümpfe bzw. Stützverbände getragen werden, weil die Thrombosegefahr durch die Erschlaffung der Muskulatur erhöht ist.

Antithromboemboliestrümpfe müssen gut sitzen. Mit einem speziellen Meßband (meist Farbkennzeichnung) wird das Bein im Fesselbereich und am Oberschenkel (Herstellervorschriften beachten) gemessen. Um eine optimale Venenkompression zu gewährleisten, müssen Farbangaben am Meßband mit den Farbangaben auf den Strümpfen übereinstimmen. Sie müssen in der Beinlänge passen und dürfen wegen der Gefahr des Abschnürens am Oberschenkel nicht umgeschlagen werden. Das Anziehen kann durch Anziehhilfen (Stoffschuh, Applikator) erleichtert werden. Wichtig ist die tägliche Kontrolle der Haut (besonders an Ferse, Schienbein und Fußrücken) zur Vermeidung von Druckstellen.

Kompressionsverbände werden mit dafür vorgesehenen Kompressionsbinden angelegt.

Grundsätze zum Wickeln der Beine

Die Grundsätze, die beim Wickeln der Beine Berücksichtigung finden müssen werden am Beispiel des Kompressionsverbandes nach Pütter dargestellt (Abb. 2.37).

– Der Verband wird vor dem Aufstehen angelegt.
– Man benötigt zum Wickeln für Unterschenkel- und Oberschenkel jeweils 2 Binden, je nach Größe und Umfang des Beines 8–10 cm breit.
– Die Binden werden gegenläufig, d. h. die erste von innen nach außen, die zweite von außen nach innen beginnend angelegt. Dies gewährleistet Festigkeit und guten Sitz des Verbandes.
– Der Fuß muß im Winkel von 90 Grad zum Schienbein stehen.
– Bei sehr kachektischen Patienten müssen vorstehende Knochenteile (Fußrücken, Schienbein, Knöchel) gepolstert werden.
– Binde so in die Hand nehmen, daß der Bindenkopf nach oben und außen zeigt.
– Der Verband beginnt am Zehengrundgelenk. Der ganze Fuß wird eingebunden
– Der Druck des Verbandes soll im Fuß- und Fesselbereich am stärksten sein und bis zum Knie hin langsam abnehmen. Bei zu starkem Druck in der Wade kann es zu Stauungen kommen.
– Die Binde beim Anlegen unmittelbar auf der Haut abrollen und beide Kanten gleichmäßig in Ablaufrichtung ziehen (niemals die Binde vom Bein wegziehen, dies würde strangulierende Furchen verursachen).
– Um ein Abrutschen des Verbandes zu vermeiden, können an den letzten beiden Touren schmale Schaumstoffstreifen mit angewickelt werden.
– Bei richtig angelegtem Verband sind die Zehen zuerst leicht bläulich, werden dann schnell wieder rosig.
– Bei Schmerzen, andauernder Blaufärbung oder starker Blässe der Zehen Verband abnehmen.

Mobilisationsmaßnahmen. Sie aktivieren die Muskeltätigkeit (-kontraktion) und führen damit zu einem besseren Venenfluß.

Die *Frühmobilisation* beinhaltet das frühestmögliche Aufstehen z. B. nach Operationen. Dies kann schon wenige Stunden nach dem Eingriff erfolgen (s. Mobilisation).

Bettgymnastik wird unter Anleitung der Krankengymnastin und des Pflegepersonals ausgeführt. Es handelt sich um spezielle Übungen, z. B. Kreisen

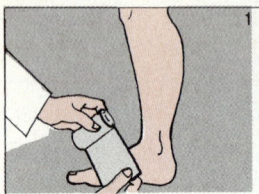

1

Fuß rechtwinklig stellen und mit der ersten Bindentour von innen nach außen an den Zehengrundgelenken beginnen.

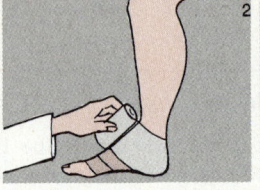

2

Nach 2-3 Touren um den Mittelfuß herum umschließt die Binde dann die Ferse und führt über den Innenknöchel zum Rist zurück.

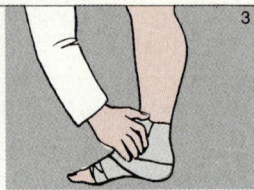

3

Mit zwei weiteren Touren werden die Ränder der ersten Fersentour zusätzlich fixiert. Dabei läuft die Binde zuerst über den oberen Rand um die Fessel herum...

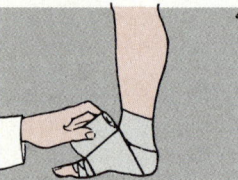

4

und dann anschließend über den unteren Rand in die Fußwölbung.

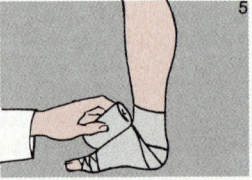
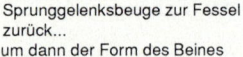

5

Nach einer weiteren Tour um den Mittelfuß führt die Binde über die Sprunggelenksbeuge zur Fessel zurück...
um dann der Form des Beines folgend in steilen Touren die

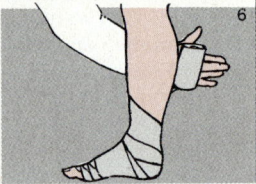

6

Wade zu umschließen. Die Binde muß mit der flachen Hand auf dem Unterschenkel abgerollt und in der Abrollrichtung angezogen werden. Die Binde darf den Kontakt zur Haut nicht verlieren.

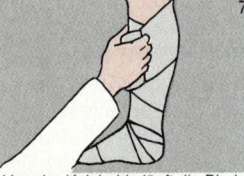

7

Von der Kniekehle läuft die Binde einmal um das Bein herum, führt dann der Beinform entsprechend wieder nach unten und schließt vorhandene Lücken im Verband.

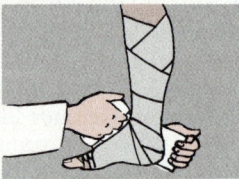

8

Die zweite Binde wird gegenläufig von außen nach innen am Knöchel angesetzt und führt mit der ersten Tour über die Ferse zum Fußrücken zurück.

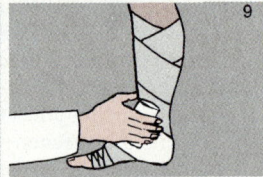

9

Zwei weitere Touren fixieren zuerst den oberen und dann den unteren Rand dieser Fersentour.

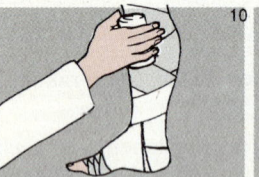

10

Anschließend läuft die Binde noch einmal um den Mittelfuß und dann in gleicher Weise wie die erste steil nach oben und wieder zurück.

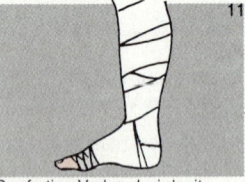

11

Der fertige Verband wird mit Klammern an der Außenseite des Verbandes fixiert.

Die Abbildungen zeigen das Anlegen des Verbandes durch eine zweite Person. Das Selbstanlegen geschieht in genau gleicher Weise, naturgemäß jedoch mit umgekehrter Handstellung.

des Fußes, Zehen einkrallen und spreizen, Beine heben und senken u. a. Wichtig ist auch die regelmäßige Erhöhung des Fußsohlendrucks (durch eine Bettstütze) zur Beschleunigung des venösen Rückstromes.

Atemübungen vergrößern die Sogwirkung in den Hohlvenen und verbessern die Blutzirkulation.

Ausstreichmassage der Venen. *Vor dem Wickeln der Beine* (oder dem Anziehen von Antithromboemboliestrümpfen) werden die Beinvenen herzwärts mit flachen Händen unter gleichbleibendem Druck und Tempo ausgestrichen. Man beginnt dabei rumpfnah an den Oberschenkeln.

Bei der Körperpflege können die Beine in der oben beschriebenen Weise trockenfrottiert werden.

Einreibungen von verordneten Heparinsalben können ebenfalls in dieser Art erfolgen.

Entstauende Lagerungen. Durch *Hochlagerung der Beine* wird der venöse Rückfluß beschleunigt. Dies kann durch Höherstellen des Fußteils am Bett oder durch die Hochlagerung der Unterschenkel auf Lagerungskissen bzw. Schienen erreicht werden. Dabei sollen die Kniekehle und Leistenbeuge nicht abgeknickt sein.

Medikamentöse Maßnahmen. *Antikoagulanzien* (S. 612) sind gerinnungshemmende Medikamente, die nach Arztverordnung gegeben werden. Patienten mit einer Antikoagulanzientherapie müssen auf Anzeichen einer Blutung (z. B. aus dem Magen-Darm-Trakt, in das Gewebe mit Hämatombildung) beobachtet werden. Außerdem sind regelmäßige Kontrollen der Gerinnungswerte im Labor notwendig.

Lebensaktivität „Sich waschen und kleiden"

Das gepflegte Aussehen ist für viele Menschen eine Grundvoraussetzung für physische, psychische und soziale Sicherheit sowie Wohlbefinden. Verliert ein kranker Mensch die Fähigkeit, sich selbst zu pflegen, so bedeutet dies eine zusätzliche Beeinträchtigung seines Befindens. Deshalb sollte eine sorgfältige, auf den Patienten abgestimmte Körperpflege durchgeführt werden.

Dazu gehört auch die Beobachtung der Haut und ihrer Anhangsgebilde.

Beobachtung von Haut und Hautanhangsgebilden

Die gesunde Haut ist rosig bis leicht gebräunt, geschmeidig, glatt, intakt und hat einen elastischen Spannungszustand. Die Hauttemperatur ist warm. Mit

◄ Abb. 2.**37** Anlegen eines Venenkompressionsverbandes (aus Hartmann [Hrsg.], Ratschläge zur Kompressionstherapie bei Venenleiden, Heidenheim)

zunehmendem Alter läßt die Elastizität der Haut nach und es kommt zur Faltenbildung. Die Haut hat eine Vielfalt von Aufgaben wahrzunehmen (S. 172).

Wir beurteilen bei der Hautbeobachtung eine Menge von Veränderungen, die Rückschlüsse auf das Krankheitsbild erlauben. Dazu gehört die Beurteilung von *Hautfarbe, Hautturgor, Hauttemperatur/Hautfeuchtigkeit, Hautoberfläche, Hautgeruch, Schleimhäuten* sowie der *Hautanhangsgebilde*.

Hautfarbe. *Rötung*, z. B. bei Hitzegefühl, Fieber, Erregung, schwerer körperlicher Arbeit, Hautausschlag.

Blässe, z. B. bei Blutarmut (Anämie), niedrigem Blutdruck (Hypotonie), Schock, Durchblutungsstörungen (beispielsweise bei „Raucherbeinen"), Schreck, Angst, bestimmten Nierenerkrankungen, Schwerstkranke wie z. B. Krebspatienten sind oft grau-blaß.

Blaufärbung (Zyanose) bei Sauerstoffmangel, z. B. durch Lungenerkrankungen. Die Zyanose zeigt sich zuerst an den Lippen und Fingernägeln.

Gelbfärbung (Ikterus), z. B. bei Erkrankungen von Galle und Leber (beispielweise infektiöse Hepatitis), Bluterkrankungen, die mit einem vermehrten Zerfall (Hämolyse) der roten Blutkörperchen (Erythrozyten) einhergehen, z. B. bei hämolytischen Anämien.

Marmorierung: Die entweder blaßgraue oder blaßblaue Marmorierung ist Hinweis auf eine schlechte Kreislaufsituation. Sterbende Menschen haben oft kurz vor dem Tod eine marmorierte Haut. Auch bei Gefäßverschlüssen an den Extremitäten ist eine auffallende Marmorierung des betroffenen Körperteils zu beobachten.

Pigmentveränderungen führen zu unterschiedlich braun, z. B. beim Melanom, bzw. blaß aussehenden Hautbezirken.

Hautturgor (Spannungszustand). *Erhöhter Hautturgor*: Hier ist die Haut gespannt und geschwollen. Mögliche Ursachen sind Wasseransammlungen im Gewebe (Ödeme), Entzündungen, Insektenstiche, Blutergüsse (Hämatome). Beim Eindrücken der ödematösen Haut mit dem Finger entsteht eine Delle, die sich nur langsam wieder zurückbildet. Stauungsödeme befinden sich an den tiefsten Körperstellen, z. B. an den Unterschenkeln oder im Kreuzbeinbereich bei Bettlägerigen. Sie werden durch Herzerkrankungen verursacht. Renale Ödeme entstehen bei Nierenerkrankungen und sind zuerst im Gesicht (Augenlider) zu sehen. Auch durch schwere Lebererkrankungen, Eiweißmangel und gestaute Venen kann es zu Ödemen kommen. Wassereinlagerungen am ganzen Körper nennt man Anasarka.

Herabgesetzter Hautturgor: Die Haut kann in Falten abgehoben werden, die nur langsam wieder verstreichen. Die Ursache ist eine starke Austrocknung (Exsikkose), die durch mangelnde Flüssigkeitsaufnahme oder vermehrten Flüssigkeitsverlust (z. B. Durchfall, Fieber, Erbrechen) entsteht.

Hauttemperatur/Hautfeuchtigkeit. *Überwärmte Haut* ist Ausdruck einer verstärkten Durchblutung bzw. Gefäßerweiterung z.B. durch Fieber, körperliche Anstrengung und erhöhte Schilddrüsenfunktion. Bei Entzündungen sind die betroffenen Hautstellen außerdem noch gerötet, geschwollen und schmerzhaft.

Kalte Haut ist Folge einer Durchblutungsverminderung bei Unterkühlung, Kreislaufschwäche und Durchblutungsstörungen.

Feuchte Haut entsteht durch eine vermehrte Schweißsekretion bei Fieber, schwerer körperlicher Arbeit, starker Hitze. Es handelt sich dabei um großperligen, warmen Schweiß. Kleinperlige, kalte, klebrige Schweißbildung ist ein ernstes Zeichen und deutet auf ein Kreislaufversagen hin (S. 37ff, 252f).

Trockene Haut ist im Alter physiologisch, weil die Talg- und Schweißdrüsen weniger produzieren. Dies ist ebenso bei Unterfunktion der Schilddrüse der Fall.

Hautoberfläche. *Geschwüre* sind Gewebsdefekte (Beispiel: Dekubitus), die sehr schlecht heilen.

Wunden/Narben werden durch Operationen und Hautverletzungen aller Art verursacht.

Kratzspuren entstehen durch Kratzen bei starkem Juckreiz (z.B. bei Allergien, Lebererkrankungen, Diabetes mellitus, trockener Haut u.a.).

Ausschläge (Exantheme, Ekzeme) treten bei Infektionskrankheiten (z.B. Masern, Scharlach usw.) und allergischen Hautreaktionen auf, die z.B. auf Medikamente, Nahrungsmittel oder Kosmetika zurückzuführen sind.

Furunkel sind eitrige Haarbalgentzündungen.

Hämatome entstehen durch Blutungen ins Unterhautgewebe.

Petechien sind kleine, punktförmige Hautblutungen.

Außerdem gibt es eine Vielzahl gutartiger und bösartiger Hauttumoren.

Hautgeruch. Bestimmte Erkrankungen können einen spezifischen Hautgeruch verursachen. Beispiele sind in Tabelle 2.**11** aufgeführt.

Tabelle 2.**11** Ursachen für Hautgeruch

Geruch	Erkrankung
● nach Harn	● bei Nierenversagen
● nach Aceton	● bei diabetischem Koma
● faulig, stinkend	● bei Gangrän, Eiterungen, tumorösem Gewebszerfall
● nach Leber	● beim Leberkoma

Schleimhäute. Die Schleimhaut der Mundhöhle sowie im Genitalbereich ist rosig, intakt und feucht. Häufige Schleimhautveränderungen sind *Entzündungen*, wobei die Schleimhaut gerötet und/oder belegt sein kann. Sie juckt und kann schmerzhafte Bläschen aufweisen.

Schädigungen wie Ulzerationen oder Erosionen sind äußerst schmerzhaft. Sie können durch Druckstellen bei schlecht sitzenden Zahnprothesen entstehen. Aphthen sind runde bis linsengroße, entzündliche, sehr schmerzhafte Schleimhautveränderungen.

Blutungen treten häufig am Zahnfleisch auf und werden z. B. beim Zähneputzen bemerkt.

Borken sind krustige Beläge, die bei ausgetrockneten Patienten oder bei fehlender oraler Nahrungsaufnahme auftreten können. Meistens entstehen sie durch unzureichende Mundpflege.

Hautanhangsgebilde. Die *Haare* sind geschmeidig, glänzend und füllig. Eine mögliche Veränderung ist der *Haarausfall*. Er ist im Alter physiologisch. Durch Einnahme bestimmter Medikamente (z. B. Zytostatikagabe bei Krebserkrankungen) kann es sogar zur Glatzenbildung kommen. *Glanzlose, brüchige Haare* können durch Eisenmangel oder Schilddrüsenunterfunktion (Hypothyreose) verursacht werden.

Finger- und Fußnägel sind Hornplatten, die Zehen und Fingerkuppen schützen.

Folgende Veränderungen sind beobachtbar: *Brüchige Nägel* entstehen durch Eisenmangel und Störungen der Schilddrüsenfunktion. *Uhrglasnägel* sind die Folge einer chronischen Lungen- oder Herzerkrankung. Sie sind besonders stark gewölbt und zyanotisch. *Eingewachsene Nägel* können schmerzhafte Entzündungen hervorrufen. *Verdickte, trübe, mit Rillen durchsetzte Nägel* werden häufig von Pilzinfektionen verursacht.

Körperpflege

Die Körperpflege hat einen wichtigen Stellenwert bei kranken Menschen. Die erfrischende Wirkung bringt ein besseres Lebensgefühl und damit eine Steigerung des Selbstwertgefühls mit sich. Während der Pflegeverrichtung ergibt sich die Möglichkeit zum Gespräch sowie zur umfassenden Beobachtung des Kranken. Außerdem ist die Körperpflege eine wichtige Ergänzung fast aller prophylaktischen Maßnahmen.

Allgemeine Grundsätze zur Körperpflege

– Soweit es die Krankheitssituation erlaubt, müssen die Selbsthilfefähigkeiten (Ressourcen) des Patienten gefördert werden. Dies bedeutet, daß er nach seinen Möglichkeiten mithelfen soll, auch wenn es länger dauert.
– Bei Behinderungen (z. B. Schlaganfall) daran denken, daß die Körperpflege ein sinnvolles Selbsthilfetraining sein kann.
– Bei der Durchführung der Körperpflege möglichst persönliche Gewohnheiten und Wünsche wie z. B. Zeitpunkt, Methode, Hilfsmittel, Pflegeutensilien u. dgl. berücksichtigen.
– Nach Möglichkeit sollte bei länger andauernder Bettlägerigkeit einmal wöchentlich, spätestens aber jede 2. Woche ein Vollbad genommen werden.

Ganzwaschung

Spezielle Grundsätze zur Ganzwaschung

– Schonend arbeiten, bei Bedarf eine Hilfsperson holen.
– Auch bewußtlose Patienten laufend informieren, evtl. ist das Gehör noch intakt.
– Den Patienten so weit wie nötig, aber so wenig wie möglich aufdecken (Wärmebedürfnis und Schamgefühl berücksichtigen).
– Um das Bett zu schützen, sollte ein Handtuch unter den zu waschenden Körperteil gelegt werden.
– Immer von oben nach unten waschen und dabei stets denselben Ablauf wählen.
– Mindestens 1mal das Waschwasser wechseln.
– Damit die Haut nicht durch Seifenreste gereizt wird, sind diese immer durch gründliches „Klarwaschen" zu entfernen. Bei trockener Haut zwischendurch ohne Seife oder mit Ölbadzusatz waschen. Rückfettende Seifen verwenden (z. B. Babyseife).
– Die Haut gut trockenfrottieren. Dies fördert die Durchblutung und verhindert feuchtigkeitsbedingte Hautschäden (z. B. Wundsein). Besonders dort, wo Haut auf Haut liegt (Leistenbeuge, Achselhöhlen, unter der Brust bei Frauen, Zehenzwischenräume), muß die Haut gut getrocknet werden.
– Nach dem Waschen wird eine entsprechende Hautpflege durchgeführt. Pflegende, fetthaltige Cremes sind bei trockener Haut erforderlich, Substanzen mit geringerem Fettgehalt werden bei fetter Haut vorgezogen.
  Bei Männern wird die Rasur der Gesichtswäsche vorangestellt.
– Beobachtete Veränderungen am Patienten (z. B. Hautrötung) müssen sofort gemeldet und dokumentiert werden.

Vorbereitungen

Gegenstände:

- frische Wäsche (Bett- und Körperwäsche),
- 2 Waschschüsseln (für Ober- und Unterkörper),
- 2 Waschlappen, 2 Handtücher,
- Einmalwaschlappen, Einmalhandschuhe,
- Seife oder Waschlotion,
- Zahnputzzeug mit Nierenschale,
- Kamm und/oder Bürste,
- Rasierzeug bei Männern,
- Salben zur Hautpflege und für Prophylaxen,
- evtl. Pflegeschaum und Zellstoff bei Inkontinenz,
- Abwurfwagen für Wäsche/Abfall,
- Händedesinfektionsmittel.

Patient:

- Wünsche erfragen (Wassertemperatur/sonstige Gewohnheiten),
- Vorgehensweise erklären,
- Rückenlagerung durchführen,
- Lagerungshilfsmittel entfernen.

Pflegeperson:

- Schutzkittel anziehen,
- Hände desinfizieren,
- auf den Patienten einstellen.

Raum:

- Fenster rechtzeitig schließen,
- Raumtemperatur ca. 20 °C,
- Besucher hinausbitten,
- Platz schaffen, Stuhl ans Bettende stellen,
- Hilfsmittel richtig plazieren,
- evtl. Blickschutz aufstellen.

Durchführung (Beispiel)

Nachfolgend wird ein möglicher Handlungsablauf vorgestellt. Die Handlungskette variiert je nach Art der Erkrankung, Gewohnheiten usw. Individuelle Abweichungen sind deshalb möglich.

- *Gesicht*: Auf Wunsch mit oder ohne Seife waschen. Augen von außen nach innen (zur Nase hin) wischen · Insbesondere Ohrmuschel und hinter dem Ohr gut trocknen.

- *Arme*: Nachthemd ausziehen, auf dem Patienten liegen lassen. Zuerst den körperfernen (auf der gegenüberliegenden Seite liegenden) Arm von der Hand ausgehend in Richtung Achselhöhle waschen und trocknen, dann den körpernahen Arm. Evtl. ein Handbad ermöglichen (Abb. 2.**38**).

- *Oberkörper*: Achselhöhlen und Oberkörper bis zum Bauchnabel waschen. Bei Bedarf Brust mit Mentholsalbe einreiben (Brustwarze und Warzenhof freilassen). Frisches Flügelhemd anziehen oder Patienten mit Molton abdecken.

- *Rücken*: Die Rückenwaschung erfolgt im Sitzen oder in Seitenlage. Rükken ebenfalls bei Bedarf mit Mentholsalbe einreiben. Frisches Nachthemd anziehen.

  Wasser- und Waschschüssel wechseln. Handtücher und Waschlappen für die untere Körperhälfte bereitlegen.

- *Beine*: Zum Waschen der unteren Körperhälfte wird der Oberkörper abgedeckt. Zuerst wird das körperferne Bein vom Fuß ausgehend bis zur Leiste gewaschen. Evtl. ein Fußbad ermöglichen (Abb. 2.**39**).

  Bei Fußpilzerkrankungen jetzt nochmals das Wasser wechseln!

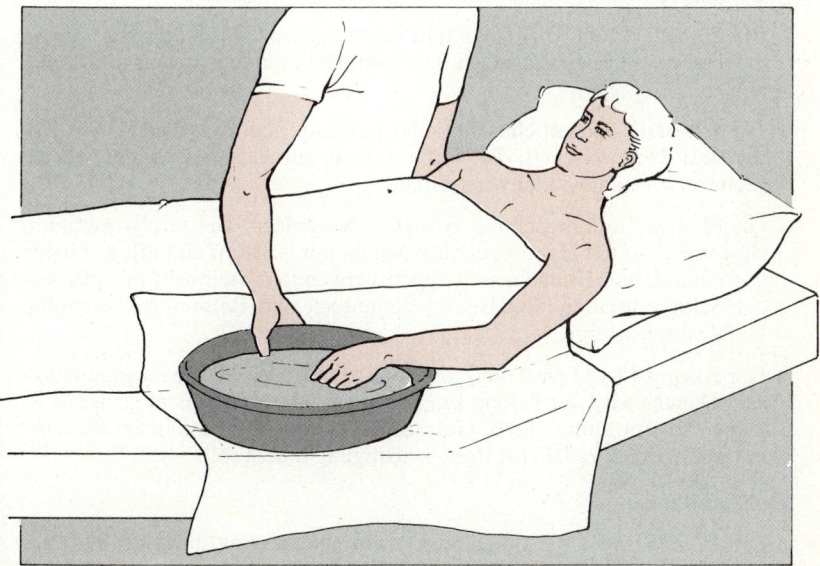

Abb. 2.**38** Handbad im Bett

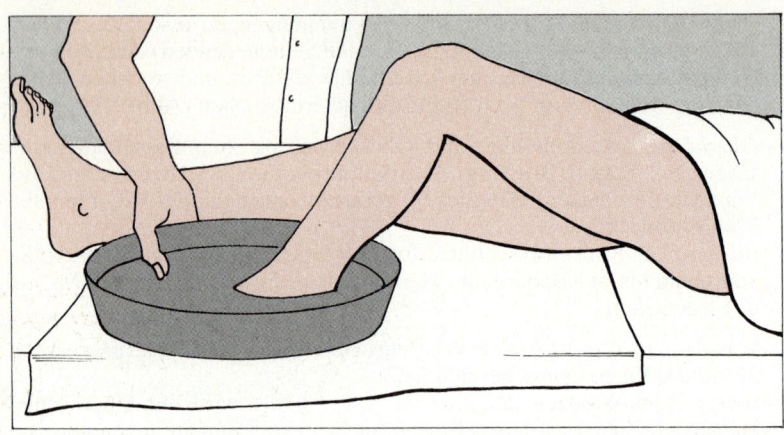

Abb. 2.**39** Fußbad im Bett

– *Genitalbereich*: Beine aufstellen und spreizen lassen. Handtuch unter das
  Gesäß legen. Einmalhandschuhe anziehen. Bei Grobverschmutzung oder
  Genitalpilzerkrankung Einmalwaschlappen verwenden.

  Bei Frauen: Schambehaarung und Leistengegend waschen. Äußere und
  innere Schamlippen gründlich von vorn nach hinten waschen und trocknen.

  Bei Männern: Schambehaarung und Leistengegend waschen. Dann Hoden und Penis waschen, die Vorhaut dabei zurückziehen und die Eichel
  säubern. Vorhaut wieder vorstreifen.

– *Gesäß*: Die Gesäßwaschung erfolgt in Seitenlage. Bei Grobverschmutzung ebenfalls mit Handschuhen arbeiten, mit Zellstoff und Pflegeschaum
  vorreinigen und Einmalwaschlappen verwenden. Steißbein mit pflegender Salbe einreiben. Bei Bedarf Spanntuch und Betteinlage wechseln.
  Hände desinfizieren.

  Der Körperwäsche wird die Zahn- und Haarpflege (S. 335 ff) angeschlossen. Danach wird der Patient krankheitsgerecht und bequem gelagert. Er
  kann Wünsche äußern (z. B. Getränk usw.). Zumeist besteht ein Ruhebedürfnis, welches möglichst Berücksichtigung finden soll.

Nachbereitung

– Die Waschschüsseln werden in Desinfektionslösung eingelegt und anschließend gesäubert.
– Das Zimmer wird gelüftet und aufgeräumt.

– Die Waschlappen sollten täglich aus hygienischen Gründen gewechselt werden, anderenfalls ist ein gründliches Auswaschen notwendig.
– Die Waschung wird dokumentiert.

Zahn- und Prothesenpflege

Der Patient sollte nach jeder Mahlzeit, mindestens aber morgens und abends Gelegenheit zum Zähneputzen bekommen. Bei Bewußtlosen und Patienten mit Schlucklähmungen wird eine gesonderte Mundpflege (S. 355 ff) durchgeführt, um eine Aspiration zu vermeiden.

Vorbereitungen

Gegenstände:
– Handtuch, Waschlappen,
– Nierenschale,
– Zahnbecher, Zahnbürste, Zahncreme,
– evtl. Reinigungstabletten,
– evtl. Prothesenschale.

Patient:
– Aufsetzen, Bettisch vorschieben,
– Handtuch auf die Brust legen,
– Gegenstände griffbereit stellen.

Wenn der Patient seine Zähne nicht selbst putzen kann, wird dies von der Pflegeperson übernommen.

Durchführung (Zähneputzen)
– Mund spülen lassen (Nierenschale bereithalten),
– in kleinen, kreisenden Bewegungen die Zähne außen und innen sowie die Kauflächen gründlich bürsten, man reinigt die obere und untere Zahnreihe jeweils getrennt von hinten nach vorn,
– anschließend gründlich spülen lassen, den Mund abtrocknen, evtl. Lippenpflege durchführen.

Durchführung (Prothesenpflege)
Die Zahnprothese ist ein Wertgegenstand. Die Handhabung bei der Prothesenpflege muß deshalb sehr vorsichtig vorgenommen werden.

– Prothese in eine Nierenschale ablegen lassen (bei Bedarf evtl. behilflich sein, Schamgefühl berücksichtigen!),
– etwas Wasser in das Waschbecken einlaufen lassen und die Prothese über dem Wasserspiegel mit einem geeigneten Reinigungsmittel säubern. Bei einem evtl., Entgleiten fällt die Prothese ins Wasser und zerspringt nicht im Waschbecken!

- Patient den Mund spülen lassen, beim Einsetzen der feuchten Prothese evtl. behilflich sein,
- anschließend Waschlappen und Handtuch zur Säuberung von Mund und Händen anbieten und Lippenpflege durchführen,
- auf Wunsch die gesäuberte Prothese über Nacht in einer Prothesenschale (mit Spezialreinigungslösung) aufbewahren. Sie wird vor dem Einbringen in die Mundhöhle mit kaltem Wasser abgespült. Um Verwechslungen zu vermeiden, sollte die Prothesenschale mit dem Namen des Patienten gekennzeichnet sein.

Vor und nach der Mundpflege hat das Pflegepersonal eine gründliche Händereinigung bzw. Händedesinfektion vorzunehmen. Bei Erkrankungen der Mundhöhle sollten die Pflegenden Einmalhandschuhe tragen.

Haarpflege

Kranke mit langen Haaren müssen mindestens einmal täglich gekämmt werden, bei Kurzhaarfrisuren ist dies zumeist öfter notwendig.

Kämmen. Zum Kämmen wird ein Handtuch unter den Kopf gelegt. Bei langen Haaren wird der Kopf zur Seite gedreht und das Haar zuerst auf der einen, dann auf der anderen Seite vorsichtig ausgekämmt.

Bei Schwerkranken kann der Bereich des Hinterkopfes in Seitenlage (z. B. beim Betten oder Waschen) gekämmt werden. Bettlägerige Patienten bekommen keinesfalls die Haare hochgesteckt, weil Kämme oder Haarnadeln drücken können. Die Haare werden gescheitelt und nach Wunsch seitlich zusammengebunden oder zu Zöpfen geflochten.

Niemals dürfen Haare ohne Einwiligung des Patienten abgeschnitten werden.

Haarwäsche. Kranke Menschen sollten 14tägig, sofern möglich in kürzeren Abständen, eine Haarwäsche bekommen. Je nach Zustand des Patienten kann diese im Badezimmer, am Waschbecken oder im Krankenbett vorgenommen werden. Der Patient soll mit der Haarwäsche einverstanden sein. Sehr geschwächte Patienten werden von einer Hilfsperson gestützt.

Vorbereitungen (Haarwäsche im Bett)

Gegenstände:

- Gummituch (Bettschutz,
- Molton),
- 2 Frotteehandtücher,
- 1 Waschlappen,
- Kopfwaschgarnitur (Abb. 2.**40**),
- 1 Eimer,
- warmes Wasser, Spülkanne,

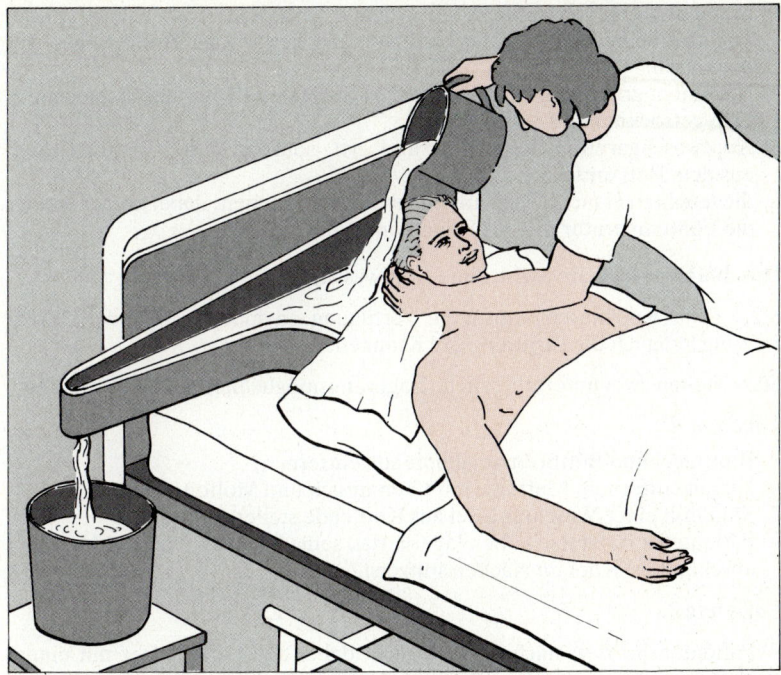

Abb. 2.**40** Haarwäsche im Bett mit Hilfe einer Kopfwaschgarnitur

– Shampoon, Kamm, Bürste, Fön,
– Putztuch,
– Abwurfmöglichkeit für Wäsche und Haare.

Patient/Krankenbett:

– Kopfteil flach stellen,
– Kopfkissen herausnehmen, Bett mit Gummituch schützen,
– Kopfwaschgarnitur nach Vorschrift ins Bett einbringen (Abb. 2.**40**),
– Molton so einbringen, daß der Patient nicht auf dem Gummi liegt,
– Frotteehandtuch um den Hals des Patienten legen, Kopf bequem lagern.

Durchführung (Haarwäsche mit Kopfwaschgarnitur)

– Auf Wunsch die Augen mit einem Waschlappen schützen,
– die Haare mit der Spülkanne befeuchten und dabei nach der Wassertemperatur fragen,

- mit Shampoon vorwaschen, den Schaum ausspülen, erneut shampoonieren und beim Waschen die Kopfhaut mit kreisenden Bewegungen gut massieren.
- Nach dem gründlichen Spülen werden die Haare mit einem Frotteehandtuch getrocknet und geschützt.
- Kopfwaschgarnitur, Bettschutz und evtl. sonstige nasse Textilien rasch aus dem Bett entfernen,
- die feuchten Haare nach Wunsch kämmen und fönen, dabei immer wieder die Föntemperatur mit der Hand kontrollieren.

Durchführung (Haarwäsche ohne Kopfwaschgarnitur)

Steht keine Kopfwaschgarnitur zur Verfügung, so ändert sich an der Durchführung lediglich die Lagerung des Kranken.

Dazu stehen zwei unterschiedliche Lagerungsmöglichkeiten zur Verfügung.

Lagerung 1:

- Bettbügel und Bettbrett am Kopfende entfernen,
- Kissen entfernen, Matratze mit Gummituch und Molton schützen,
- Stuhl mit einer Waschschüssel ans Kopfende stellen,
- Patienten so weit nach oben lagern, daß seine Schultern mit der Matratze abschließen (Kopf im Nacken stützen).

Lagerung 2:

- Patienten im Bett nach unten lagern, dabei den Oberkörper mit einem großen, keilförmigen Kissen hochlagern,
- den Kopfteil des Bettes mit Gummituch und Molton schützen, Waschschüssel ins Bett stellen

Die weitere Vorgehensweise entspricht der Haarwäsche mit Kopfwaschgarnitur.

Nachbereitung

- Nach der Haarwäsche wird der Patient wieder gelagert und ihm die Möglichkeit zum Ausruhen gegeben.
- Evtl. vorhandene Nässe auf dem Boden wird mit einem Putztuch aufgewischt (Unfallgefahr).

Augenpflege

Gesunde Augen benötigen keine besondere Pflege. Es genügt das Auswischen bei der Gesichtswäsche. Eine spezielle Augenpflege wird notwendig bei Patienten mit Verkrustungen an den Augen, bei fehlendem Lidschlag oder unvollständigem Lidschluß, bei Augenprothesen und bei Kontaktlinsen.

Allgemeine Grundsätze zur Augenpflege

– Vor und nach jeder Verrichtung am Auge gründliche Händedesinfektion.
– Das gesunde Auge muß zur Vermeidung einer Keimübertragung immer zuerst behandelt werden.
– Bei Verdacht auf eine infektiöse Augenerkrankung sollte die Pflegeperson zur Augenpflege Handschuhe tragen.
– Jeder Patient hat seine eigenen Augentropfen und Augensalben.
– Tropfen und Salbentuben mit Anbruchdatum versehen, sie sind nur 3–6 Wochen haltbar.
– Augentropfen vor der Anwendung auf ca. 36 °C erwärmen

Auswischen der Augen:

Vorbereitungen

Gegenstände:
– Händedesinfektionsmittel,
– sterilisierte Kompressen,
– sterile physiologische Kochsalzlösung oder steriles Aqua dest.,
– Abwurfschale.

Durchführung
– Hände desinfizieren,
– Kompresse befeuchten und das Auge von außen nach innen auswischen,
– Kompresse nach jedem Wischvorgang abwerfen.

Versorgung von Augenprothesen:

Eine Augenprothese sollte einmal täglich gereinigt werden. Dies kann, außer bei Schwerkranken, der Patient selbst erledigen.

Durchführung
– Zum Herausnehmen das Unterlid nach unten ziehen und die Prothese vorsichtig entnehmen. Evtl. kann sie durch ein Glasstäbchen etwas abgehoben werden.
– Die Prothesenreinigung erfolgt mit warmem Wasser. Die Augenhöhle wird mit einer feuchten Kompresse ausgewischt. Evtl. ist das Einbringen von Salbe oder Tropfen verordnet.
– Zum Einbringen in die Augenhöhle wird die angefeuchtete Prothese unter das Oberlid geschoben. Durch ein leichtes Abziehen des Unterlids kann sie sodann richtig plaziert werden.

Versorgung von Kontaktlinsen:

In der Regel werden Kontaktlinsen vor dem Schlafengehen zur Nacht herausgenommen und in einem für das rechte und linke Auge getrennten Behälter aufbewahrt. Dieser wird täglich gereinigt und mit frischer Speziallösung gefüllt.

Durchführung
– Die Entfernung der Linse durch die Pflegeperson erfolgt unter Zuhilfenahme einer kleinen Saugvorrichtung (Linsensaugnapf), die bei gespreizten Augenlidern das Abheben der Linse ermöglicht.
– Die Linsen werden mit einer Spezialreinigungslösung durch vorsichtiges Reiben zwischen den Fingern gereinigt. Um Augenreizungen zu vermeiden, muß die Lösung durch Abspülen mit reichlich klarem Wasser entfernt werden. Zuvor muß der Verschlußstopfen des Waschbeckens dicht gemacht werden, damit die Linse nicht weggespült werden kann.
– Zum Einbringen der Linse soll der Patient geradeaus schauen. Mit der Saugvorrichtung wird sie vorsichtig bei gespreizten Augenlidern in die Augenmitte plaziert.

Verabreichung von Augentropfen:

Durchführung
– Der Patient liegt oder sitzt mit leicht nach hinten geneigtem Kopf.
– Die Pflegeperson zieht das Unterlid mit Hilfe einer kleinen Kompresse nach unten und gibt 1–2 Tropfen aus geringer Höhe in den Bindehautsack. Aus hygienischen Gründen darf dabei das Auge nicht berührt werden. Der Patient blickt während des Einträufelns nach oben.
– Sodann schließt der Kranke für kurze Zeit die Augen. Er darf sie dabei aber nicht zukneifen, weil sonst die Tropfen herausgepreßt werden. Verbleibende Flüssigkeit wird mit einer Kompresse abgetupft.

Verabreichung von Augensalbe:

Durchführung
– Der Patient liegt oder sitzt mit leicht nach hinten geneigtem Kopf.
– In das etwas abgezogene Unterlid wird ein ca. 4 mm langer Salbenstrang, von der Nasenseite ausgehend, eingegeben. Die Tülle der Salbentube darf dabei nicht das Auge berühren.
– Der Patient schließt die Augen für kurze Zeit, Salbenreste werden mit einer Kompresse abgewischt.
– Wenn möglich den Patienten auf kurzfristig verschwommenes Sehen hinweisen.

Anlegen eines Uhrglasverbandes:

Der Uhrglasverband verhindert eine Austrocknung der Hornhaut bei fehlendem oder unvollständigem Lidschluß. Er wird von der Industrie fertig geliefert und besteht aus durchsichtigem Plastikmaterial, das direkt über dem Auge festgeklebt wird.

Ohrenpflege

Die Ohrmuschel wird mit Wasser und Seife gereinigt und anschließend gut getrocknet. Der Gehörgang reinigt sich von selbst.

Einträufeln von Ohrentropfen. Der Patient sollte bei der Verabreichung von Ohrentropfen möglichst liegen, weil es kurzzeitig zu Schwindelgefühlen kommen kann.

Durchführung
– Ohrentropfen auf ca. 36 °C erwärmen,
– Ohrmuschel vorsichtig nach hinten oben ziehen und dabei die verordnete Tropfenzahl einträufeln,
– den Kopf noch einige Zeit ruhig in geneigter Stellung halten, um ein Zurücklaufen der Tropfen zu verhindern,
– Ohrmuschel evtl. mit einem Wattebausch lose bedecken, diesen aber niemals in den Gehörgang drücken!

Nasenpflege

Nasenpflege wird notwendig bei Patienten, die nicht mehr schneuzen können (z. B. Bewußtlose) oder eine Nasensonde tragen.

Nasenpflege ohne liegende Nasensonde:

Vorbereitungen
Gegenstände:
– kleine Watteträger,
– physiologische NaCl-Lösung,
– Pflegeöl,
– Nasensalbe.

Durchführung
– Watteträger mit NaCl-Lösung befeuchten und Nase vorsichtig auswischen,
– Borken mit Pflegeöl aufweichen,
– verordnete Salbe in die Nase einstreichen.

Nasenpflege bei liegender Nasensonde:

Bei einer Nasenverweilsonde muß zu dem vorher Genannten nachfolgendes zusätzlich beachtet werden.

Vorbereitungen

Gegenstände:

- Äther oder ähnliches,
- Tupfer,
- Schere/Pflaster,
- Abwurf.

Durchführung

- Pflasterfixierung vorsichtig lösen,
- Pflasterreste mit Äther entfernen, Sonde dabei um einige Millimeter zurückziehen,
- Sonde neu fixieren, dabei möglichst Klebestellen wechseln,
- gebrauchte Utensilien verwerfen.

Nagel- und Fußpflege

Zur Nagelpflege gehören das Schneiden sowie die Entfernung von Schmutzrändern der Nägel. Problemnägel, wie z. B. besonders dicke oder eingewachsene Nägel müssen von der Fußpflegerin behandelt werden. Ebenso gehört die Entfernung von Nagelhaut, Hühneraugen und Hornhaut in ihren Aufgabenbereich. Besonders bei Patienten mit Diabetes mellitus oder Durchblutungsstörungen in den Extremitäten muß darauf geachtet werden, daß es nicht zu Hautverletzungen kommt, weil diese schlecht heilen und sich infizieren können.

Nagelpflege:

Durchführung

- Nagelpflege möglichst nach einem Vollbad (S. 344 ff) vornehmen, sonst evtl. ein Fuß- oder Handbad durchführen,
- Handtuch unterlegen, Fingernägel rund und Fußnägel gerade schneiden,
- scharfe Kanten evtl. abfeilen.

Fußpflege:

Durchführung

- regelmäßige Waschung (oder Fußbad) mit geeignetem Waschzusatz (s. Ganzwaschung),
- Pflege mit Creme oder Hautöl (jeweils gut einmassieren),
- Behandlung einer evtl. Fußpilzinfektion nach ärztlicher Vorschrift,
- regelmäßige Kontrolle der Füße auf Verletzungen bzw. Druckstellen.

Bei Durchblutungsstörungen in den Beinen ist es für den Hautstoffwechsel günstig, wenn die Kranken atmungsaktive Strümpfe und nicht beengende oder gar drückende Schuhe tragen.

Rasur

Die Gesichtsrasur erfolgt vor dem Waschen oder bei Zeitmangel in Verbindung mit anderen Pflegeverrichtungen. Sie muß in der Regel einmal täglich durchgeführt werden.

Trockenrasur:

Durchführung
- Die Trockenrasur mit dem Elektrorasierer ist einfach und zeitsparend.
- Sie soll möglichst mit dem patienteneigenen Rasierapparat durchgeführt werden.
- Der Scherkopf soll nach jeder Rasur mit einer Spezialbürste gereinigt werden.

Naßrasur:

Vorbereitungen

Gegenstände:
- Rasiergerät,
- Rasierschaum,
- Rasierpinsel,
- Nierenschale,
- Waschschüssel,
- Waschlappen,
- Handtuch,
- evtl. Rasierwasser.

Durchführung
- Handtuch um den Hals des Patienten legen,
- behaarte Gesichtsstellen einschäumen; mit der freien Hand die Haut spannen und die Haare entgegen der Wuchsrichtung vorsichtig abrasieren,

- bei Bedarf den Vorgang wiederholen,
- Waschung des Gesichtes, evtl. Pflege mit Creme bzw. Rasierwasser.

Vollbad

Bei schwerkranken Patienten darf ein Bad erst nach Absprache mit dem Arzt erfolgen. Herzkranke sollten eher duschen oder ein Halbbad (Wasserhöhe bis zum Nabel) nehmen, weil dies weniger kreislaufbelastend ist. Vor dem Baden entleert der Kranke seine Blase bei Bedarf. Inkontinente Patienten müssen evtl. im Anal- bzw. Genitalbereich vorgereinigt werden.

Vorbereitungen

- Fenster schließen, Raumtemperatur auf ca. 22 °C einstellen,
- Badewasser mit ca. 37 °C vorbereiten, Badezusatz nach Vorschrift (S. 346),
- rutschfeste Matte in und vor die Badewanne legen,
- Handtücher, Badetuch, Waschlappen, Wäsche und Pflegeutensilien bereitlegen,
- Hocker, mit frischem Molton o. ä. bedeckt, neben die Badewanne stellen.

Durchführung

Hilfeleistung beim Einsteigen in die Badewanne:

- Der Patient sitzt auf dem Hocker neben der Wanne. Dieser sollte möglichst dieselbe Höhe wie der Wannenrand haben. Die Beine des Kranken werden vorsichtig über den Wannenrand gehoben. Dabei rutscht er mit Hilfe der Pflegeperson auf den Rand der Wanne und kann langsam ins Wasser gleiten (Abb. 2.**41**).
- Stark bewegungseingeschränkte Patienten fährt man mit dem Rollstuhl (oder Nachtstuhl) ans Kopfende der Badewanne und hebt die Beine über den Wannenrand. Von 2 Pflegepersonen gestützt, kann der Kranke so ins Wasser gleiten (Abb. 2.**42**).
- Schwerstbehinderte Menschen können mit Hilfe eines Bade- oder Hoyer-Lifters in die Wanne gehoben werden.

Hilfeleistung beim Baden

- Die Waschung erfolgt in derselben Reihenfolge wie bei der Ganzwaschung (S. 331ff) beschrieben.
- Die Haare werden zum Schluß gewaschen.
- Den Patienten während des Badevorganges nicht allein lassen und gut beobachten.

Abb. 2.41 Hilfestellung beim Einsteigen in die Badewanne

Abb. 2.42 Hilfestellung beim Einsteigen in die Badewanne aus dem Rollstuhl/Nachtstuhl

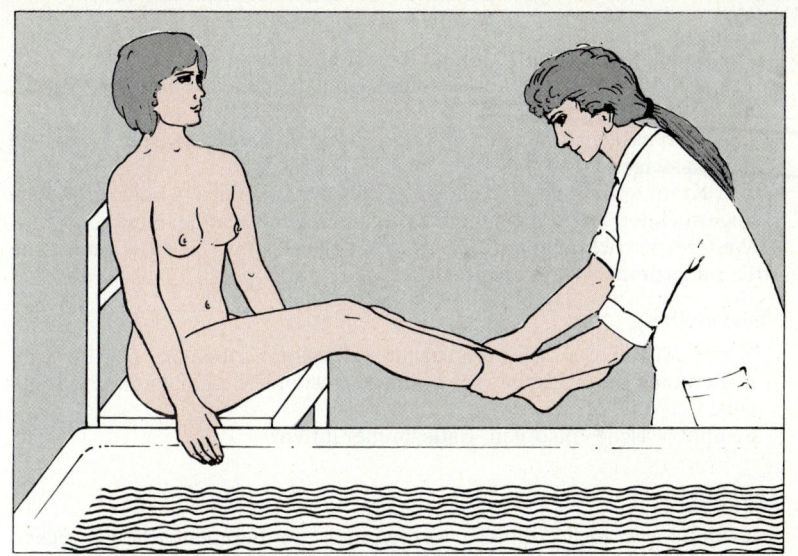

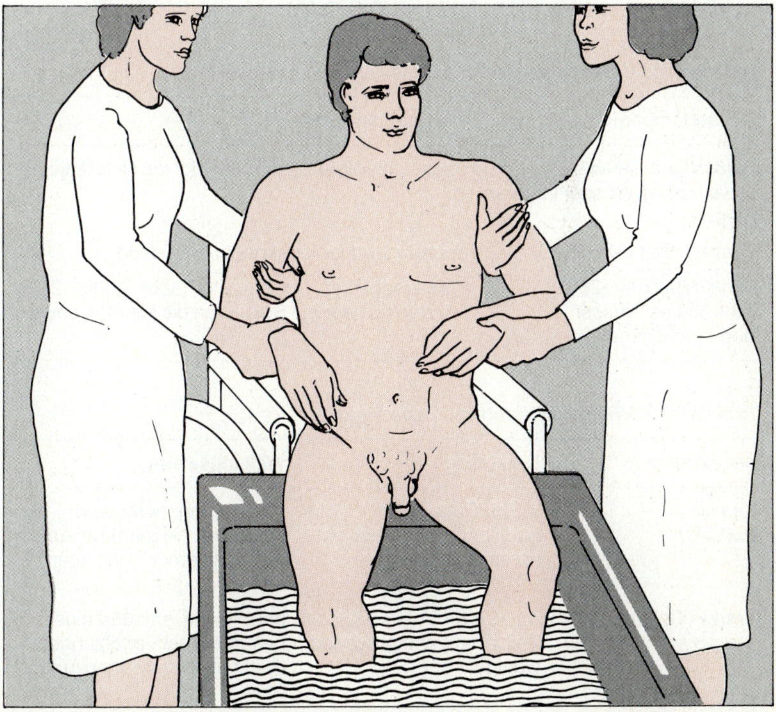

– Die Badedauer soll ca. 15 Minuten nicht überschreiten.
– Zum Schluß das Wasser ablassen und den Patienten vorsichtig mit lauwarmem Wasser abduschen.
– Das Heraussteigen aus der Wanne geschieht in umgekehrter Weise wie das Einsteigen.
– Der Kranke wird sofort in ein vorgewärmtes Badetuch gehüllt, gründlich abgetrocknet, angezogen und ins frisch bezogene Bett gebracht.
– Weitere Verrichtungen (z.B. Nagelpflege, Haare fönen) können im Krankenzimmer vorgenommen werden.

Nachbereitung

– Ruhebedürfnis des Patienten beachten, Zugluft vermeiden,
– Badewanne und sonstige Gebrauchsgegenstände desinfizieren und reinigen,
– Schmutzwäsche entsorgen, Badezimmer lüften.

Teilbäder

Teilbäder sowie auch Vollbäder werden meist zu therapeutischen Zwecken verordnet. Badetemperatur und Badezusätze sind dem Krankheitsbild entsprechend anzupassen (Tab. 2.12 und Tab. 2.13).

Tabelle 2.12 Wirkungsweisen von Badewassertemperaturen

Wassertemperatur	Wirkungsweise
Heißes Bad (39–42 °C) dabei heißes Wasser langsam zugeben	Schweißtreibend, beschleunigt die Herztätigkeit
Warmes Bad (37–38 °C)	beruhigend, entspannend, ermüdend
Kühles Bad (34–20 °C) dabei kaltes Wasser langsam zugeben	fiebersenkend, erfrischend (sehr kühle Bäder dürfen nur wenige Sekunden bis Minuten dauern)

Tabelle 2.13 Wirkungsweisen von Badezusätzen

Badezusatz	Dosierung	Wirkungsweise
Kamille (Extrakt)	4 Eßl. Extrakt auf 1 Vollbad, bei Teilbädern entsprechend weniger	entzündungshemmend, heilend bei Hauterkrankungen (z.B. Ekzemen), Wunden, Fisteln
Arnika (Tinktur)	4 Eßl. auf 1 Vollbad, bei Teilbädern entsprechend weniger	beruhigend, entzündungshemmend bei Verletzungen, rheumatischen Erkrankungen usw.

Tabelle 2.13 (Fortsetzung)

Badezusatz	Dosierung	Wirkungsweise
Fichtennadel *(Extrakt)*	2 Eßl. auf 1 Vollbad	schleimlösend, entspannend, beruhigend bei Erkältung, klimakterischen Beschwerden usw.
Heublumen *(Extrakt)*	ca. 4 Eßl. auf 1 Vollbad	gefäßerweiternd, krampflösend, bei Verstauchungen, rheumatischen Erkrankungen, Gelenkergüssen usw.
Kaliumpermanganat *(Lösung)*	Lösung bis zur rosa Färbung des Badewassers zusetzen	desinfizierend bei Hautwunden, juckreizstillend, geruchsbindend

Sitzbad

Sitzbäder werden verordnet zur Lokalbehandlung des Genital- und Analbereiches bei Entzündungen, Hämorrhoiden, Enddarmoperationen, Analfissuren (Einrisse in der Aftergegnd) sowie nach Entbindungen und gynäkologischen Operationen.

Durchführung

- Die frisch gereinigte und desinfizierte Sitzbadewanne mit ca. 37 °C warmem Wasser füllen und je nach Verordnung Zusatz beigeben.
- Der Kranke bleibt am Oberkörper bekleidet, die Beine sind abgedeckt.
- Die Badedauer beträgt 15–20 Minuten. Nach Beendigung des Bades soll der Patient ca. 1 Stunde ruhen.

Armbad

Warme Armbäder dienen der Venenerweiterung und erleichtern dadurch die Venenpunktion. Ferner können bestimmte Herzbeschwerden (z. B. Beklemmungsgefühle, denen keine schwerwiegende, akute Erkrankung zugrunde liegt) durch ein langsam ansteigendes, d. h. langsam steigende Wassertemperatur von 36 °C auf ca. 42 °C, oder ein kühles Armbad gebessert werden.

Durchführung

- Steht keine Armbadewanne zur Verfügung, so benützt man das Waschbecken oder bei bettlägerigen Patienten eine Waschschüssel. Diese wird auf dem Bettisch so plaziert, daß der Patient bequem sitzt.
- Der Kranke bleibt bis auf die Arme bekleidet.
- Zum Schluß werden die Arme mit kühlem Wasser übergossen.
- Die Badedauer ist hier auf 5–10 Minuten zu begrenzen.

Fußbad

Ein Fußbad findet Anwendung vor der Fußpflege, da Nägel und Hornhaut weicher werden, bei septischen Wunden (z. B. Gangrän) oder Pilzinfektionen.

Durchführung
- Der Patient sitzt bequem.
- Die Füße stehen in einer Fußbadewanne oder einem anderen, geeigneten Gefäß bis zum Unterschenkel im Wasser.
- Das Bad dauert ca. 10−15 Minuten.

Wechselfußbäder

Sie sind kreislaufanregend und durchblutungsfördernd. Dabei kommt es zu einem Gefäßtraining durch wechselnde Eng- bzw. Weitstellung der Blutgefäße.

Durchführung
- 2 Fußbadewannen sind je mit kaltem und heißem Wasser gefüllt.
- Zuerst werden die Füße/Unterschenkel ca. 50 Sekunden ins heiße, dann 10 Sekunden ins kalte Wasser getaucht. Dieser Vorgang wiederholt sich 3mal.
- Das letzte Bad mit kaltem Wasser vornehmen.
- Anschließend werden die Füße gut getrocknet, insbesondere zwischen den Zehen.

Lebensaktivität „Essen und Trinken"

Die Nahrungsaufnahme ist für die Erhaltung bzw. Wiedererlangung der Gesundheit von großer Bedeutung. Neben dem Aufbau und Ersatz von Körperzellen dient sie dem Organismus als Ernegiespender und ist damit eine wichtige Voraussetzung für den Ablauf aller Lebensfunktionen (S. 55, 618 ff).

Außerdem ist das Essen ein Genuß, der die Lebensqualität des Menschen individuell unterschiedlich beeinflußt. Die Nahrungsaufnahme (Zubereitung, Essenszeiten, Tischsitten) ist von kulturell unterschiedlichen Gewohnheiten bestimmt. Bei kranken Menschen kann die normale Nahrungsaufnahme beeinträchtigt oder gar unmöglich sein (z. B. bei Schlucklähmung, Bewußtlosigkeit u. a.). Pflegepersonen haben die Aufgabe, den Kranken, sofern nötig, zu motivieren und ihm eine angemessene Hilfe zu gewähren. Die Kontrolle von aufgenommener Essensmenge, des Körpergewichts sowie die Beobachtung der Verdauungsfunktion (S. 349 f, 369 ff) geben Aufschluß über eine effiziente Nahrungsaufnahme.

Beobachtung des Appetits

Hungergefühle signalisieren das Bedürfnis nach Nahrungsaufnahme.

Der Appetit (Eßlust) hingegen ist individuell sehr unterschiedlich und wird bei Gesunden u. a. beeinflußt von Alter, Eßgewohnheiten, Tätigkeit, Umgebungstemperatur, sowie von Aussehen, Geruch und Geschmack der Speisen.

Verminderter Appetit. *Appetitlosigkeit* (*Inappetenz*): Diese gilt als unspezifische Begleiterscheinung bei vielen Erkrankungen. Sie tritt bei psychischen Erkrankungen (z. B. Depression) bzw. bei seelischen Nöten (Konflikten, Sorgen usw.) und bei bösartigen Erkrankungen und deren Behandlung (z. B. Zytostatikatherapie/Bestrahlung bei Krebserkrankung) in Erscheinung. Ebenso bei fieberhaften Erkrankungen (z. B. Grippe, Infektionskrankheiten usw.) und bei Magen-Darm-Erkrankungen. Mit der Appetitlosigkeit kann ein vermindertes Durstgefühl verbunden sein. Alte Menschen empfinden häufig kein Durstgefühl.

Abneigung gegen bestimmte Speisen: Hier ist häufig eine Abneigung gegen Fleisch, z. B. bei Magenkrebs, oder eine Abneigung gegen Fett, z. B. bei Gallen- und Lebererkrankungen, zu beobachten.

Nahrungsverweigerung: Sie erfolgt z.B aufgund von schmerzhaften Veränderungen der Mundschleimhaut (S. 330), bei schlecht saniertem Gebiß bzw. schlecht sitzenden Zahnprothesen, bei starken Schluckbeschwerden sowie bei dem Wunsch zu sterben oder bei seelischen Belastungen.

Vermehrter Appetit. *Heißhunger* (Hyperorexie) kann auftreten bei Stoffwechselerkrankungen wie z. B. Diabetes mellitus, Hyperthyreose (Schilddrüsenüberfunktion), bei Rekonvaleszenz (nach schwerer Erkrankung) und bei seelischen Belastungen (z. B. „Kummerspeck").

Beobachtung des Körpergewichtes

Das Körpergewicht ist abhängig von Größe, Konstitution, Alter, Geschlecht und der Ernährungsweise des Menschen.

Bei Erwachsenen errechnet sich das Normalgewicht aus der folgenden Formel:

Körpergröße in cm minus 100 = Normalgewicht.

Zieht man davon 10% ab so erhält man das *Idealgewicht.*

Beispiel: Bei 170 cm Körpergröße wäre das Normalgewicht 70 kg, das Idealgewicht 63 kg.

Gewichtsabnahme. Sie ist Folge von Appetitlosigkeit und Nahrungsverweigerung (S. 349).

Die Patienten sind untergewichtig oder mager (kachektisch) und geschwächt, bei ungenügender Flüssigkeitsaufnahme darüber hinaus noch exsikkiert.

Gewichtszunahme. Sie tritt auf bei hyperkalorischer Ernährung, bei Stoffwechselstörungen (z. B. Hypothyreose, also Schilddrüsenunterfunktion) und bei Wassereinlagerungen (Ödemen).

Die Gewichtszunahme führt zur Fettleibigkeit (Adipositas), die wiederum gesundheitliche Beeinträchtigungen mit sich bringt (z. B. Kreislaufstörungen, Bluthochdruck, Verdauungsstörungen u. a.).

Feststellung von Körpergewicht und Körpergröße. Zur Feststellung des Körpergewichtes gibt es Stand-, Sitz- und Bettwaagen.

Beim Wiegen ist folgendes zu beachten:

– Sitz- oder Standfläche der Waage mit einem Tuch schützen.
– Waage austarieren.
– Zur Schonung der beweglichen Teile die Waage beim Transport mit dem Sicherungshebel feststellen.
– Den Patienten immer zur gleichen Zeit (z. B. morgens vor dem Frühstück) und mit derselben Kleidung wiegen.

Die Häufigkeit des Wiegens richtet sich nach der Erkrankung. Patienten mit einer Entwässerungstherapie werden z. B. meist täglich gewogen.

Die Körpergröße kann an einer Meßlatte, die entweder an der Standwaage oder an einer Wand montiert ist, festgestellt werden. Dabei wird jeweils ohne Schuhe gemessen.

Unterstützung bei der Ernährung

Die Speisenverteilung im Krankenhaus erfolgt zumeist mit dem „Tablettsystem". Dabei bekommt jeder Patient das von der Küche angerichtete Essen auf einem Tablett serviert. Die Bestellung wird über Essenskarten ausgeführt, die je nach Wunsch bzw. Diätvorschrift zu kennzeichnen sind. Bei nicht vorhandenem Tablettsystem wird das Essen auf der Station erwärmt, portioniert und angerichtet. Das Speisenangebot beinhaltet Normalkost, leichte Kost und Diätkost (S. 632ff). In der Regel bekommt der Kranke 3 Hauptmahlzeiten und 2 kleine Zwischenmahlzeiten.

Allgemeine Grundsätze zur Nahrungsverabreichung

- Appetitlose Patienten nicht zum Essen nötigen, dafür häufiger kleine Portionen anbieten.
- Wünsche berücksichtigen, sofern möglich und erlaubt, Angehörige Speisen, evtl. Lieblingsspeisen mitbringen lassen.
- Ältere Menschen häufig zum Trinken ermuntern bzw. zwischendurch immer wieder Getränke anbieten, für Abwechslung im Angebot sorgen.
- Religiös bedingte Ernährungswünsche akzeptieren (z. B. bei Muslimen kein Schweinefleisch oder Alkohol anbieten).
- Geschwächten, zitternden, schlecht sehenden und durch Verbände bzw. Infusionen behinderten Menschen beim Öffnen von verpackten Nahrungsmitteln (z. B. Marmelade-, Milchpackungen usw.) helfen. Bei Bedarf das Essen richten (z. B. Brot streichen) und in mundgerechte Stücke schneiden.
- Das Essen immer appetitlich anrichten (das Auge „ißt" mit).
- Tabletten bereitstellen und auf zeitgerechte Einnahme achten, evtl. Tabletten mörsern.
- Bei Bedarf Hilfsmittel wie z. B. Spezialteller mit hohem Rand, Wärmeteller, Besteck mit Spezialgriffen zum besseren Halten usw. anwenden.
- Ressourcen des Patienten fördern.

Hilfen bei der Nahrungsaufnahme

Vorbereitungen

- unangenehme Gerüche durch volle Urinflaschen und Nachttöpfe vermeiden,
- Zimmer aufräumen und lüften, evtl. Tisch abwischen,
- Aufstehpatienten an den Tisch bitten, evtl. dabei behilflich sein.
- bettlägerige Patienten aufsetzen, Händewaschen ermöglichen, bei Bedarf Haare kämmen, Serviette reichen, wenn nötig Prothese einsetzen,
- Bettisch bereitstellen.

Durchführung

- Die Pflegeperson sitzt am Krankenbett, bei Patienten mit Hemiplegie auf der gelähmten Seite.
- Patienten, die nicht aufsitzen dürfen, bekommen die Nahrung in Halbseitenlage.
- Serviette vorlegen, Essen zeigen oder erläutern was es gibt, Wünsche (Reihenfolge der Speisen) erfragen,
- das Essen mit kleinem Löffel eingeben, dabei die Temperatur beachten (vom Rand wegnehmen, nicht blasen!),

- Suppe evtl. aus der Schnabeltasse trinken lassen,
- dem Patienten Zeit zum Kauen und Schlucken geben,
- beim Trinken den Kopf unterstützen, evtl. Trinkhalm oder Schnabeltasse verwenden,
- Appetitverhalten des Patienten beobachten.

Nachbereitung

- Tablett wegstellen,
- Mundhygiene durchführen (S. 335 f, 355 ff),
- Patienten krankheitsgerecht lagern, Ruhe gönnen,
- Zimmer lüften,
- Beobachtungen protokollieren, z. B. Flüssigkeitsmenge in das Bilanzblatt eintragen, Auffälligkeiten im Appetit protokollieren, besonders bei Diabetespatienten wichtig.

Sondenernährung

Die Sondenkost wird über einen dünnen Kunststoffschlauch in den Magen oder die oberen Dünndarmabschnitte (Duodenum, Jejunum) verabreicht.

Das Einführen der Sonde erfolgt durch die Nase oder den Mund und wird vom Arzt bzw. einer Krankenschwester/einem Krankenpfleger vorgenommen. Bei bestimmten Erkrankungen oder absehbarer Langzeitsondierung kann eine Sonde mittels eines Spezialeingriffs direkt über die Bauchdecke (PEG = **p**erkutane **e**nterale **G**astrostomie) eingeführt werden.

Sondenernährung sowie Diät, Kalorien- und Flüssigkeitsmenge werden vom Arzt verordnet.

Indikationen. Beispiele sind Bewußtlosigkeit, z. B. bei Schädel-Hirn-Trauma, Hirntumor, Schlucklähmung, z. B. bei Schlaganfall, Verletzungen, Tumoren und Operationen im Mund-Rachen-Hals-Bereich.

Sondennahrung

Die Sondennahrung wird von der Industrie als Instantpulver oder gebrauchsfertige Flüssignahrung angeboten. Sie enthält alle Nährstoffe in bedarfsgerechter Dosierung.

Für bestimmte Krankheiten sind Diätzubereitungen erhältlich (z. B. Heil- und Aufbaunahrung, vollresorbierbare Nahrung wird auch „Astronautenkost" genannt, Nahrung für Magen-Darm-Erkrankungen u. a.).

Die Zubereitung der Sondenkost muß nach den Vorschriften der Gebrauchsanweisung erfolgen. Zu den Anforderungen an die Sondenkost siehe Tab. 2.**14**.

Tabelle 2.14 Anforderungen an die Sondenkost

- gut verträglich, d. h. den Verdauungstrakt nicht reizen
- angenehm schmackhaft
- Nährstoff-, Mineral- und Vitaminbedarf deckend
- frei von krankmachenden (pathogenen) Keimen
- nicht zu dickflüssig

Die Sondennahrung wird, je nach Verordnung, in 5−7 Einzelportionen über den Tag verteilt oder als Dauersondierung mit einem Überleitungsgerät verabreicht. Es gibt Ernährungspumpen, die eine genaue Zeitplanung bei der Verabreichung ermöglichen.

Verabreichung von Sondennahrung:

Vorbereitungen

Gegenstände:

- Bettschutz,
- 100 ml Spritze,
- Sondennahrung (frisch zubereitet), 30 °C warm,
- stilles kohlensäurearmes Mineralwasser oder Tee,
- Spritze zum Aspirieren,
- pH-Indikatorpapier,
- Stethoskop,
- Mund- und Nasenpflegeset,
- Pflaster/Schere,
- Abwurfmöglichkeit, Zellstoff,
- evtl. Händedesinfektionsmittel,
- Bilanzblatt,
- Klemme.

Patient:

- Information über die Vorgehensweise,
- Oberkörperhochlagerung (30−40 Grad) durchführen.
- Patienten und Bett schützen.

Durchführung

- Patienten in den Vorgang mit einbeziehen, Sondierung evtl. nach genauer Anweisung selbst durchführen lassen,
- Händewaschung bzw. Händedesinfektion,
- Sondensitz kontrollieren durch a) Ansaugen von Mageninhalt oder b) Einblasen von ca. 10 ml Luft und gleichzeitiges Abhören der Magenregion mit dem Stethoskop. Bei richtigem Sondensitz sind blubbernde Geräusche zu hören.

Anschließen der Dauersondierung:

- Flasche muß zimmerwarm sein,
- Tropfenzahl einstellen oder Nahrungspumpe anschließen,
- Patienten beobachten, bequem lagern.

Verabreichung einer Einzelportion:

- Sondennahrung aufziehen, Luft aus der Spritze entfernen, Nahrung langsam in die Sonde einspritzen (100 ml in etwa 2−3 Min.),
- Patienten auf Verträglichkeit der Nahrung beobachten,
- bei Entfernung des Spritzenkolbens kann die Nahrung über den Spritzenzylinder langsam einlaufen, Patienten dabei beobachten, pro Mahlzeit nicht mehr als 200−300 ml verabreichen,
- evtl. zerstoßene Medikamente mit einspritzen,
- anschließend die Sonde mit 20−30 ml Tee oder Mineralwasser durchspülen, damit sie nicht verklebt,
- Sonde abklemmen, dann Spritze entfernen, dabei Sondenende von Nahrungsresten säubern,
- Patienten noch kurze Zeit mit erhöhtem Oberkörper liegen lassen, dann bequem lagern, bei Bedarf das Fixierpflaster erneuern,
- Sondenspritze reinigen und staubgeschützt aufbewahren,
- Sondenmenge in das Bilanzblatt eintragen.

Die Beendigung der Dauersondierung erfolgt in derselben Weise wie bei der Einzelsondierung.

Pflege bei liegender Magensonde

- Tägliche Durchführung der Nasenpflege (S. 341 f) zur Vermeidung eines Nasenflügeldekubitus. Dabei auf beginnende Druckstellen achten, evtl. muß der Sitz des Pflasters verändert werden.

- Regelmäßige Mundpflege (S. 335 f, 355 ff) zur Vermeidung von Austrocknung und Schädigung der Mundschleimhaut durchführen.

- Sondenwechsel je nach Material der Sonde alle 2−4 Wochen ausführen.

Komplikationen der Sondenernährung (Beispiele). Durchfall (z. B. bei Unverträglichkeit der Kostform, falsche Zubereitungs- oder Verabreichungsart), Erbrechen und Aspiration, Nasenflügeldekubitus.

Komplikationen können durch eine sorgfältige Beobachtung des Patienten sowie die korrekte Ausführung der Kostverabreichung weitgehend vermieden werden.

Soor- und Parotitisprophylaxe

Definition. Die Soor- und Parotitisprophylaxe hat zum Ziel, Erkrankungen der Mundhöhle bei gefährdeten Patienten zu verhindern.

Entzündliche Munderkrankungen wie z. B. Soorpilzbefall (weißlicher Belag der Mundschleimhaut), Parotitis (Ohrspeicheldrüsenentzündung) und Stomatitis (Mundschleimhautentzündung) sind neben anderen Schädigungen der Mundschleimhaut (S. 330) eine unangenehme Begleiterscheinung bei vielen Krankheiten. Die betroffenen Patienten erleiden durch sie eine erhebliche Beeinträchtigung ihres Allgemeinbefindens. Beispiele für soor- und parotitisgefährdete Patienten sind aus Tab. 2.15 zu ersehen.

Tabelle 2.15 Soor- und parotitisgefährdete Patienten

Ursache	Gefährdete Patienten (Beispiele)
Ungenügende Kautätigkeit	Patienten mit parenteraler (durch Infusion) Ernährung, Sondenernährung, Schlucklähmungen, Flüssigkeitskarenz
Ausgetrocknete Mundschleimhaut	Patienten mit Mundatmung, Exsikkose, Sauerstofftherapie und nach Operationen (Wirkung der Narkosemittel)
Schwere Allgemeinerkrankungen	Krebspatienten mit Zytostatikatherapie, Patienten mit Antibiotikatherapie, Mangelernährung sowie mit allgemeiner Abwehrschwäche

Vorbeugende Maßnahmen

Ziele: intakte, belagfreie, feuchte Mundschleimhaut; defektfreie, geschmeidige Lippen und beschwerdefreie Nahrungsaufnahme.

Zum Erreichen dieser Ziele tragen die *Reinigung und Pflege der Mundhöhle und Lippen,* das *Feuchthalten der Mundhöhle* sowie die *Anregung der Kautätigkeit* bei.

Reinigung und Pflege der Mundhöhle und Lippen. Dazu gehört die regelmäßig durchgeführte Zahn- und Prothesenpflege (S. 335f). Schwerkranke, bei denen die normale Mundhygiene nicht durchführbar ist, bekommen eine spezielle Mundpflege.

Vorbereitungen

Gegenstände:

- Einweg- oder Pean-Klemme,
- beschriftete, verschlossene Behälter mit Reinigungs- und Pflegelösung (täglich erneuern) (Tab. 2.**16** u. 2.**17**),
- Salbe/Stift zur Lippenpflege,
- evtl. Gummikeil,
- Gazetupfer in abgedecktem Behälter,
- Watteträger,
- Einmaltücher,
- Abwurfmöglichkeit,
- evtl. Einmalspatel und Taschenlampe.

Tabelle 2.16 Lösungen zur Reinigung der Mundhöhle

Reinigungslösung	Zubereitung
● Kamillosanlösung	20 Tropfen Kamillosan/1 Glas Wasser
● Myrrhenlösung	5−8 Tropfen Myrrhentinktur/1 Glas Wasser
● Mundwasserlösung	5−8 Tropfen Mundwasser/1 Glas Wasser
● Hexoral	unverdünnte Anwendung
● Kamillentee	Teeaufguß (hellgelbe Färbung)
● Schwarztee	Teeaufguß (hellbraune Färbung), evtl. Zitronensaftzugabe
● Salbeitee	Teeaufguß

Tabelle 2.17 Pflegemittel zur Mundpflege

Mundhöhle	Lippen
● Bepanthenlösung	● Bepanthensalbe
● Cytroglyzerinlösung	● Vaseline
● Glycerinstäbchen (industriell gefertigt) u. a.	● Fettstift u. a.

Durchführung

- Information des Patienten,
- Händedesinfektion, evtl. Einmalhandschuhe anziehen,
- Inspektion der Mundhöhle (mit Taschenlampe und Spatel),

- Brust mit Einmaltuch schützen, Kopf leicht zur Seite drehen,
- Gazetupfer so in die Klemme einspannen, daß keine Verletzungen durch die Klemmenspitze möglich sind, evtl. Watteträger verwenden (selbstgemachte Watteträger können leicht vom Holzstäbchen rutschen, deshalb sind industriell gefertigte besser),
- Tupfer oder Watteträger mit Reinigungslösung (Tab. 2.**16**) befeuchten (nicht tropfnaß, weil die Lösung sonst in den Rachen läuft) und die Mundhöhle auswischen. Dabei Zunge, Wangentaschen, Gaumen und Zähne vorsichtig von hinten nach vorn reinigen. Tupfer bzw. Watteträger werden dabei öfter gewechselt.
- Stark haftende Beläge (z. B. Borken) werden langsam aufgeweicht durch mehrmaliges Wischen oder Einwirken- lassen von Reinigungslösungen,
- Watteträger oder Tupfer mit Pflegemittel (Tab. 2.**17**) befeuchten und Mundhöhle damit auswischen,
- zur Lippenpflege Salbe dünn auftragen oder Fettstift anwenden.

Feuchthalten der Mundhöhle. Bei Patienten mit einer Mundatmung und/ oder Sauerstofftherapie ist eine ständige Befeuchtung der Mundschleimhaut notwendig.

Dies geschieht durch die Anwendung eines Kalt- bzw. Warmverneblers und die laufende Befeuchtung der Mundhöhle mit synthetischem Speichel (z. B. Glandosane) sowie, sofern erlaubt (Flüssigkeitskarenz bei Schluckstörungen, postoperativ usw. beachten), durch häufiges Anbieten von Getränken.

Anregung der Kautätigkeit. Durch Kauen werden die Funktionen der Speicheldrüsen sowie der Kaumuskulatur angeregt bzw. erhalten.

Dies wird ermöglicht durch Kauen von Kaugummi oder Fruchtgummi bzw. sonstigen wunschgemäßen Nahrungsmitteln, z. B. Trockenfrüchten.

Lebensaktivität „Ausscheiden"

Die Stuhl- und Urinausscheidung reguliert u. a. das Stoffwechselgeschehen im Organismus durch die Abgabe von Stoffwechselendprodukten, Wasser, Salzen und anderen ausscheidungspflichtigen Substanzen (S. 60ff, 84). Die Blasen- und Darmentleerung erfolgt bei gesunden Menschen willkürlich und kontrolliert. Bei einer Vielzahl von Erkrankungen (z. B. des Magen-Darm-Traktes, der Niere u. a.) können die Entleerungsfunktion sowie die Beschaffenheit der Ausscheidungen verändert sein.

Beobachtung des Urins

Der Urin wird in der Niere gebildet und fließt über die Harnleiter (Ureter) in die Blase. Die gefüllte Blase löst einen Harndrang aus. Bei der Urinausscheidung werden beobachtet: *Menge, Farbe, Aussehen, Beimengungen, Geruch, spezifisches Gewicht und Reaktion.*

Urinmenge. Die tägliche Urinausscheidung (Diurese) beträgt 1000–2000 ml. Sie ist abhängig von der Flüssigkeitszufuhr, evtl. Flüssigkeitsverlusten (z. B. Erbrechen, Durchfall, Schwitzen) sowie der Nieren- bzw. Herz-Kreislauf-Funktion. Zur Ermittlung der Urinmenge wird dieser in einem beschrifteten Gefäß über 24 Stunden gesammelt. Bei Patienten mit Blasenverweilkatheter kann die Urinmenge am Ablaufbeutel abgelesen und protokolliert werden.

Bei der *Flüssigkeitsbilanz* wird dazu noch die tägliche Flüssigkeitszufuhr gemessen und notiert. In der Bilanz wird die Ein- und Ausfuhr gegenübergestellt. Ist die Einfuhr höher als die Ausfuhr, so spricht man von einer positiven Bilanz. Wenn nötig werden auch Schweiß, Wundsekrete und Mageninhalt mitbilanziert. Ein Defizit in der Urinausscheidung kann z. B. ein Hinweis darauf sein, daß der Patient Ödeme eingelagert hat.

Zu den Veränderungen der Urinmenge und entsprechenden Erkrankungsbeispielen s. Tab. 2.**18**.

Tabelle 2.**18** Urinmengenveränderungen und ihre Ursachen

Urinmengenveränderung	Erkrankungsbeispiele
Polyurie mit Urinausscheidung über 2000 ml pro Tag	• Diabetes mellitus • Diabetes insipidus • Entwässerungstherapie
Oligurie mit Urinausscheidung unter 500 ml pro Tag	• Flüssigkeitsverlust (Durchfall, Erbrechen, Fieber) • Herz- und Nierenerkrankungen • Blutverlust • Flüssigkeitsentzug
Anurie mit Urinausscheidung unter 100 ml pro Tag	• Nierenversagen • Schock • Verlegung der ableitenden Harnwege usw.

Farbe und Aussehen. Der Urin ist klar und in Abhängigkeit von seiner Konzentration hell- bis dunkelgelb.

Es können unterschiedliche Farbveränderungen beobachtet werden. *Bierbrauner Urin* entsteht durch die Vermehrung der Gallenfarbstoffe im Blut, z. B. bei Hepatitis (Leberentzündung). *Rotbrauner bis roter Urin* ist bei Blutungen aus dem harnbildenden System zu sehen. Sichtbares Blut im Urin nennt man *Makrohämaturie*, Blut, welches nur durch spezielle Untersuchung nachgewiesen werden kann, also nicht sichtbar ist, *Mikrohämaturie*.

Weitere Farbveränderungen, z. B. in Richtung orange, rot, blau und grün, werden meist durch Medikamente, farbstoffhaltige Untersuchungsmittel oder bestimmte Speisen (z. B. Rote Bete) verursacht.

Wolkig, trüber Urin enthält häufig Eiter- und Schleimbeimengungen, z. B. bei Entzündungen im Bereich der ableitenden Harnwege/Blase, bei Frauen auch bei Infektionen der Genitalorgane.

Beimengungen. Beimengungen des Urins sind krankhaft. Sie sind sichtbar oder nicht sichtbar und werden dann durch Laboruntersuchungen festgestellt.

Krankhafte Beimengungen sind Eiweiß, Zucker, Blutbestandteile, Bakterien (Nitrit als Hinweis auf Bakterien), Blasen- oder Nierensteine, Zylinder (Eiweißausgüsse der Harnkanälchen), Urobilinogen, Bilirubin, Tumorzellen, Ketonkörper und Eiter. Sie werden durch lokale Erkrankungen des Harnsystems (z. B. Entzündungen, Tumoren, Steinleiden) oder schwere Allgemeinerkrankungen (z. B. Diabetes mellitus, Blutungsneigung) verursacht.

Urinbeimengungen können durch Schnelltests mit Reagenzstäbchen oder Reagenztabletten auf einfache Weise nachgewiesen werden.

Miktion. Die Miktion erfolgt 4- bis 6mal täglich willkürlich, schmerzfrei und im Strahl. Es werden jeweils 250–400 ml Urin entleert.

Es gibt unterschiedliche Miktionsstörungen:

Inkontinenz. Der Kranke ist nicht in der Lage, den Harn zu halten. Es kommt zum unwillkürlichen Urinabgang (S. 382 f).

Dysurie mit erschwerter, schmerzhafter Urinentleerung z. B. bei Blasenerkrankung;

Pollakisurie mit häufigem Wasserlassen, z. B. bei Blasenentzündung (Zystitis), Aufregung, Prostatahypertrophie;

Harnverhaltung mit Unfähigkeit des Kranken, trotz gefüllter Blase Wasser zu lassen, bei Abflußhindernissen, z. B. Prostatahypertrophie, Harnröhrenverengung, Blasenschließmuskelkrampf. Auch nach Operationen, bedingt durch die Narkosewirkung, kann es zur Harnverhaltung kommen;

Strangurie, wobei ein schmerzhafter Drang zum Wasserlassen, z. B. bei schwerer Blasenentzündung besteht.

Nykturie bedeutet nächtlich gehäuftes Wasserlassen. Dazu kommt es bei Herz- und Niereninsuffizienz oder bei einer Entwässerungstherapie.

Restharn entsteht, wenn sich die Blase bei der Miktion nicht vollständig entleert.

Spezifisches Gewicht. Das spezifische Gewicht ist von der Urinkonzentration abhängig und liegt bei 1015 bis 1025. Die Messung erfolgt mit einem Urometer, der Urin soll dazu abgekühlt sein. Idealerweise sollte die Messung bei einem 15 °C temperierten Urin vorgenommen werden.

Ein stark verdünnter Urin (Hyposthenurie) kann z. B. bei chronischer Niereninsuffizienz auftreten, wenn die Niere nicht in der Lage ist, den Harn zu konzentrieren. Konzentrierter Urin (Hypersthenurie) hingegen entsteht bei starkem Flüssigkeitsverlust oder durch krankhafte Beimengungen.

Geruch und Reaktion. Der normale, frischgelassene Urin riecht aromatisch und reagiert schwach sauer (pH 6). Der pH-Wert des Urins kann ebenfalls durch Teststäbchen festgestellt werden. Auffallende, nicht krankhaft zu wertende Gerüche können schon kurze Zeit nach Genuß bestimmter Speisen auftreten (z. B. Spargel).

Folgende Störungen sind zu beobachten:

stinkender, übelriechender Urin bei Entzündungen oder Tumoren im Harnsystem,

Azetongeruch (nach sauren Äpfeln) bei Azetonausscheidung, z. B. im Coma diabeticum (schwere Stoffwechselentgleisung),

stark sauer reagierender Urin bei gesteigertem Eiweißzerfall, z. B. durch Tumoren, Fieber, Stoffwechselentgleisung bei Diabetes mellitus (Azidose),

alkalischer Urin, z. B. bei Harnwegsinfekten, Stoffwechselentgleisung (Alkalose).

Methoden der Uringewinnung

Normalerweise kann der Patient die Blasenentleerung selbständig in gewohnter Weise durchführen.

Bei bestimmten Erkrankungen oder Anlässen kann eine besondere Uringewinnung notwendig werden. Beispiele sind die Gewinnung von Urin zu Untersuchungszwecken, zur Blasenentleerung vor Operationen, vor bestimmten Untersuchungen oder Geburten, zur Harnableitung bei schweren Miktionsstörungen (z. B. Harnverhaltung) oder schwerer Allgemeinerkrankung (z. B. Bewußtlosigkeit) und zur Kontrolle der Diurese.

Als Uringewinnungsmöglichkeiten gibt es den *Spontanurin*, den *Mittelstrahlurin* oder den *Harnblasenkatheterismus*.

Spontanurin

Spontanurin ist im allgemeinen ein Morgenurin, der zu Untersuchungszwecken benötigt wird.

Durchführung
Die Patienten bekommen am Vorabend eine genaue Unterweisung zur korrekten Gewinnung des Morgenurins:

- Das beschriftete, keimarme und geschlossene Urinauffanggefäß wird am Vorabend ausgehändigt und steht an einem staubgeschützten Ort.
- Der Patient führt vor der Urinentleerung eine gründliche Intimtoilette durch.
- Der frischgelassene Urin wird sogleich abgegeben (durch Stehenlassen können sich die Keime vermehren) und durch die Pflegeperson mit den Begleitpapieren ans Labor weitergeleitet.

Mittelstrahlurin

Der Mittelstrahlurin gewährt eine keimarme Uringewinnung. Am besten eignet sich dazu Morgenurin, frühestens 3 Stunden nach der letzten Blasenentleerung. Die betroffenen Patienten bekommen wiederum eine genaue Unterweisung, auch die Nachtwache ist informiert.

Vorbereitungen

Gegenstände:

Sofern kein Mittelstrahlurinset zur Verfügung steht, werden benötigt:

- steriles, beschriftetes Auffanggefäß,
- Schälchen mit Schleimhautdesinfektionsmittel,
- 3 Mulltupfer,
- Einmalhandschuhe.

Durchführung

- gründliche Intimtoilette,
- Desinfektion der Harnröhrenmündung mit den lösungsgetränkten Mulltupfern.

Frauen stehen dazu mit gespreizten Beinen über der Toilettenschüssel und wischen von der Symphyse in Richtung Anus.

Männer ziehen zur Reinigung und Desinfektion die Vorhaut zurück. Die Patienten sollen dazu Einmalhandschuhe tragen.

- Der Kranke läßt den ersten Harnstrahl in die Toilette , ehe er eine Portion Urin im Gefäß auffängt. Das Auffanggefäß wird nur von außen angefaßt.
- Der frisch gelassene Urin wird abgedeckt und mit den Begleitpapieren an das Labor weitergeschickt.

Katheterismus der Harnblase

Darunter versteht man die Urinentnahme aus der Harnblase mit Hilfe eines sterilen Katheters.

Das Katheterisieren ist die Aufgabe der Krankenschwester/des Krankenpflegers oder des Arztes. Wird diese Tätigkeit an eine Krankenpflegehelferin/einen Krankenpflegehelfer delegiert, so muß sich aus juristischen Gründen die delegierende Person von der Kompetenz der Krankenpflegehelferin/des Krankenpflegehelfers überzeugt haben.

Allgemeine Grundsätze zum Katheterismus

– Der Katheterismus muß ärztlich verordnet sein.
– Die korrekte Vorbereitung und Plazierung der Gebrauchsgegenstände ist Voraussetzung für einen reibungslosen Ablauf.
– Ein aseptisches und sehr behutsames Vorgehen beim Katheterisieren ist unerläßlich zur Vermeidung von Komplikationen (z. B. Harnwegsinfekt, Schleimhautverletzungen).
– Bei einer Harnverhaltung dürfen nicht mehr als 600–800 ml Urin auf einmal abgelassen werden. Es kann sonst zum Blasenkollaps oder zur Blasenblutung kommen.

Einmalkatheterismus

Das einmalige Katheterisieren wird verordnet bei Harnentleerungsstörungen (z. B. Harnverhaltung), zur Blasenentleerung vor und nach Operationen sowie Geburten usw. und zur sterilen Uringewinnung (z. B. für bakteriologische Untersuchungen).

Vorbereitungen

Gegenstände:

– Gegenstände zur Intimtoilette, Schutzkleidung für die Pflegeperson,
– 2 Einmalkatheter; *für Frauen* normalerweise Katheterstärke 12 bis 14 Charr, *für Männer* 16–18 Charr (1 Charrière = ⅓ mm),
– Händedesinfektionsmittel,
– Abwurfbeutel, Laborröhrchen für Urin zu Untersuchungszwecken,
– steriles *Katheterset* mit Nierenschale, Lochtuch, 3 Handschuhen, Schälchen mit 6 pflaumengroßen Tupfern, Schleimhautdesinfektionsmittel (z. B. Betaisodona), anatomischer Pinzette, gleitmittelgefüllter Einmalspritze.

Eventuell müssen bei anders ausgerüsteten Kathetersets noch fehlende Gegenstände (z. B. Schleimhautdesinfektionsmittel) bereitgestellt werden.

Die Gegenstände werden auf einem sauberen Nachttisch oder einem Wagen griffbereit plaziert.

Patient:

- Information,
- Flachlagerung, Oberkörper abdecken mit zurückgeschlagener Decke. *Frauen* Beine spreizen lassen (Abb. 2.**43**), *Männer* spreizen leicht die gestreckten Beine.
- Nachthemd zurückschlagen,
- evtl. kleines Kissen unter das Becken legen zur besseren Sicht- und Zugangsmöglichkeit,
- Beobachtung des Genitalbereiches (z. B. Hautschäden, Ausfluß),
- Intimtoilette durchführen.

Raum:

- Fenster schließen, für angenehme Raumtemperatur sorgen,
- Platz schaffen,
- evtl. Lichtquelle bereitstellen,
- Mitpatienten hinausbitten oder für Abschirmung sorgen,.

Durchführung
Die Durchführung des Einmalkatheterismus wird am Beispiel der Verwendung eines Kathetersets mit Desinfektionsmittel beschrieben:

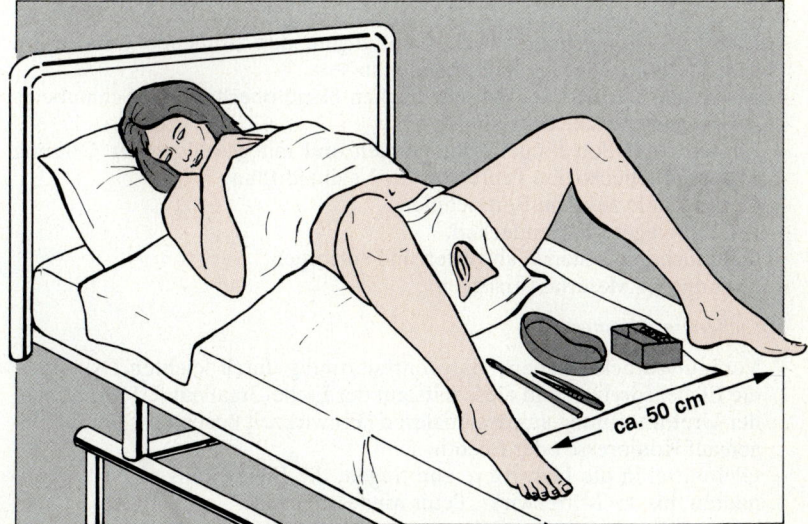

Abb. 2.**43** Lagerung einer Patientin zum Katheterismus

- Händedesinfektion,
- Set öffnen und so auspacken, daß die Verpackungsinnenseite eine sterile Fläche im Bett zwischen den Beinen des Patienten bildet, die äußere Verpackung dient als Abwurftüte für gebrauchtes Einmalmaterial,
- Katheter auf die sterile Unterlage gleiten lassen,
- sterile Handschuhe anziehen,
- Lochtuch so auflegen, daß der Bereich um die Harnröhrenöffnung gut zu sehen ist,
- Tupfer im Schälchen mit Desinfektionslösung übergießen,
- Pinzette griffbereit auf die sterile Arbeitsfläche legen,
- Gleitmittelspritze bereitlegen.

Vorgehen bei Frauen:

- Desinfektion der großen Schamlippen (von vorn in Richtung Anus) mit jeweils 1 Tupfer,
- Spreizen der Schamlippen und Desinfektion der kleinen Schamlippen auf dieselbe Weise,
- 2malige Desinfektion der Harnröhrenöffnung, der letzte Tupfer wird vorsichtig in die Vaginalöffnung geschoben, Einwirkzeit des Desinfektionsmittels beachten,
- Schamlippen auseinanderhalten (nicht mehr über die Harnröhrenöffnung fallen lassen), evtl. 3 ml Gleitmittel in den Harnröhreneingang geben (z. B. bei wiederholtem Katheterisieren), 1 Minute warten, Katheter mit der Pinzette oder der Hand anfassen, vorsichtig einführen bis Urin abfließt (Abb. 2.**44**),
- Urin zu Untersuchungszwecken auffangen, den restlichen Urin in die bereitgestellte Nierenschale ablaufen lassen,
- zur völligen Entleerung mit der flachen Hand oberhalb des Schambeins auf die Bauchdecke drücken,
- Katheter mit den Fingern abklemmen und mit geschlossener Öffnung entfernen, ebenso den Tupfer aus der Vaginalöffnung,
- Gegenstände aus dem Bett nehmen,
- Patientin lagern und zudecken,
- Gebrauchsgegenstände abwerfen und entsorgen,
- gewonnenes Material versorgen.

Vorgehen bei Männern:

- Vorhaut zurückschieben, Harnröhrenöffnung durch leichten Druck auf die Eichel spreizen und diese mitsamt der Eichel 3mal mit je 1 Tupfer von der Urethraöffnung aus desinfizieren (Einwirkzeit beachten), Penis ablegen auf Kompresse oder Lochtuch,
- Gleitmittel in die Harnröhre einbringen, die Eichel einige Zeit komprimieren, bis das Mittel wirkt, Penis wieder ablegen,

– mit der linken Hand den Katheter am hinteren Ende fassen, die rechte Hand faßt mit einer Pinzette den Katheter ca. 5 cm vor der Spitze (Abb. 2.**45**). Das Katheterende wird dann zwischen dem Kleinfinger und Ringfinger der rechten Hand eingeklemmt. Beim Anziehen eines frischen sterilen Handschuhs auf die rechte Hand kann der Katheter auch ohne Pinzette eingeführt werden.

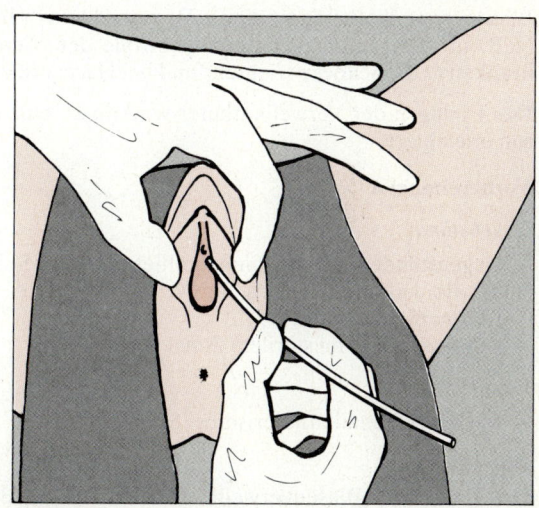

Abb. 2.**44**
Blasenkatheterismus.
Einführen des Blasen-
katheters in die Harn-
röhre bei der Frau

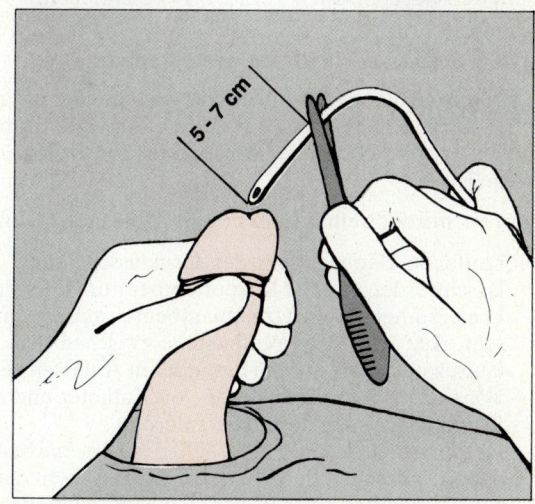

Abb. 2.**45**
Blasenkatheterismus.
Einführen des Blasen-
katheters in die Harn-
röhre beim Mann

- Mit der linken Hand wird der Penis nach oben gehalten und der Katheter vorsichtig vorgeschoben bis Urin abfließt.
- Weiter verfahren wie beim Katheterismus der Frau (S. 364),
- Vorhaut wieder nach vorn schieben.

Legen eines transurethralen Verweilkatheters

Blasenverweilkatheter werden z. B. verordnet vor bestimmten Operationen (z. B. im Urogenitaltrakt), zur Kontrolle der Nierenfunktion bei Schwerkranken (z. B. Schockpatienten) und bei Harnverhaltung.

Das Einlegen der Verweilkatheter wird durch eine assistierende Pflegeperson erleichtert.

Vorbereitungen

Gegenstände:

- Gegenstände wie zum Einmalkatheterisieren (S. 362),
- 2 Ballonkatheter Größe s. S. 362,
- 1 Urinableitesystem,
- 1 Spritze mit 10 ml sterilem Aqua dest.

Raum/Patient:

- wie zum Einmalkatheterismus (S. 363)

Durchführung

Das Legen des Blasenverweilkatheters wird am Beispiel der Ausführung durch 2 Pflegepersonen in Tab. 2.**19** beschrieben.

Pflege bei liegendem Blasenverweilkatheter

Durch den Blasenverweilkatheter besteht eine offene Verbindung zwischen dem Körperinneren und der Außenwelt. Dies bringt erhebliche Gefahren mit sich, insbesondere ein hohes Infektionsrisiko für die ableitenden Harnwege/Blase.

Zur Vermeidung einer Infektion sind folgende Maßnahmen wichtig:

- Laufende Beobachtung der Urinausscheidung, evtl. katheterbedingter Beschwerden und der Körpertemperatur (Infektion).
- Dauerkatheter und Urinablaufbeutel müssen ein geschlossenes System sein, d. h., die Konnektionsstelle zwischen dem Katheter und dem Ablaufschlauch darf nur bei besonderen Anlässen geöffnet werden.
- Vor und nach Diskonnektion von Katheter und Ablaufschlauch muß die Konnektionsstelle desinfiziert werden.
- Der Urinbeutel hängt unterhalb des Blasenniveaus, die Tropfkammer ist dabei senkrecht fixiert. Im Ablaufsystem befindet sich ein Rückflußventil zur Vermeidung eines Harnrückflusses in die Blase.

Tabelle 2.19 Legen eines Blasenverweilkatheters durch 2 Pflegepersonen

Ausführende Pflegeperson	Assistierende Pflegeperson
– Händedesinfektion – Anziehen von sterilen Handschuhen an der rechten Hand 2 übereinander – Desinfektion des Genitale	– Händedesinfektion – Plazierung der Gegenstände
	– Abziehen des 2. Handschuhes von der rechten Hand der Pflegeperson – Katheter steril anreichen
– Katheter einführen (bei Männern und evtl. bei Frauen vorher Gleitmittel verwenden, S. 364) bis Urin fließt, dann weitere 2–3 cm vorschieben	
	– Katheterballon mit Aqua dest. blokken (notwendige Menge ist meist am Katheterende vermerkt)
– Katheter vorsichtig zurückziehen bis der Ballon am Blasengrund anliegt	
	– Urinableitesystem mit dem Katheter verbinden und den Beutel so am Bett aufhängen, daß der Ablaufschlauch nicht durchhängt bzw. keine Schlaufe bildet oder abgeknickt ist
Weiter verfahren wie beim Einmalkatheterismus.	

- Das Ablaufventil am Boden des Urinbeutels wird nach jeder Entleerung desinfiziert. Es darf nicht zu nah über dem Boden hängen.
- Zur Vermeidung von Verunreinigungen (z. B. Stuhlinkontinenz) soll der Katheter in einer losen Schlaufe am Oberschenkel fixiert werden.
- Eine gründliche und regelmäßige Intimhygiene ist, besonders bei Stuhlinkontinenz, durchzuführen.
- Verunreinigungen am Katheter werden mit Wasser und Einmalwaschlappen gesäubert und evtl. mit Desinfektionslösung nachgewischt. Wischrichtung dabei immer von der Harnröhre weg!
- Bei Verlagerung des Urinbeutels über Blasenniveau muß der Katheter abgeklemmt werden, um das Zurückfließen von Urin aus dem Leitungssystem zu verhindern.
- Wenn erlaubt, muß der Kranke eine ausreichende Flüssigkeitszufuhr haben (ca. 2 l täglich). Dadurch wird ein Spüleffekt bewirkt und so die Keimkonzentration des Urins verringert.
- Muß der Patient mit dem Katheter entlassen werden, sollten Angehörige rechtzeitig in den Umgang mit dem Blasenverweilkatheter und die dazugehörende Pflege eingewiesen werden.

Entfernung eines Blasenverweilkatheters

Die Katheterentfernung wird vom Arzt verordnet, wenn sich der Zustand des Patienten gebessert hat oder zum Zweck des Katheterwechsels.

Vorbereitungen

Gegenstände:

- 20-ml-Spritze,
- Zellstoff und Abwurfmöglichkeit,
- Waschschüssel mit Einmalwaschlappen und Handtuch,
- Händedesinfektionsmittel,
- Einmalhandschuhe,
- Laborröhrchen.

Durchführung

- Patienten informieren, bequeme Lagerung (auf den Rücken),
- Händedesinfektion,
- Einmalhandschuhe anziehen,
- Diskonnektion und Gewinnung einer Urinprobe (vorher Katheter einige Zeit abgeklemmt lassen),
- mit der Spritze die Flüssigkeit aus dem Ballon abziehen,
- Katheter vorsichtig zurückziehen, in Zellstoff wickeln und abwerfen,
- Genitalbereich waschen,
- Gebrauchsgegenstände entsorgen und anschließend Hände desinfizieren,
- Beobachtung der Miktion des Patienten.

Legen eines suprapubischen Verweilkatheters

Der suprapubische Verweilkatheter wird durch die Bauchdecke in die Blase eingeführt. Er eignet sich für Patienten mit einer engen oder entzündeten Harnröhre und für solche, die einen transurethralen Verweilkatheter nicht tolerieren. Außerdem ermöglicht er eine genaue Restharnbestimmung und hat ein geringeres Infektionsrisiko.

Die suprapubische Harnableitung wird vom Arzt gelegt, Pflegepersonen haben dabei unterstützende Aufgaben.

Vorbereitungen

Gegenstände:

- Haut- und Händedesinfektionsmittel,
- sterile Handschuhe,
- Lokalanästhetikum mit Spritze und Kanülen,
- steriles Lochtuch,
- Verbandmaterial, Abwurfbeutel,
- *Punktionsset* mit Trokar, Spezialkatheter, Fixierplatte, Stichlanzette,

Nahtmaterial,
- Urinablaufbeutel,
- Einmalrasierer.

Patient:

- Information (Patient muß eine volle Blase haben),
- Flachlagerung, evtl. leichte Unterstützung des Beckens mit einem kleinen Kissen,
- Rasur der Schamhaare und des Unterbauches bis zum Nabel.

Durchführung (Assistenz beim Legen)

- Anreichen von Hautdesinfektionsmittel, Spritze mit Lokalanästhetikum, sterilen Handschuhen,
- Öffnen des Punktionssets, Arzt legt Lochtuch auf,
- Anreichen von Trokar und Katheter (evtl. zuvor Stichlanzette).
- Nach dem Einführen des Katheters (und dessen Fixierung durch einen Hautstich) erfolgt ein Schnellverband und die Fixierung des außenliegenden Katheterteils mit Heftpflaster. Der Urinablaufbeutel wird angeschlossen.

Der Patient wird wieder bequem gelagert. Es erfolgt daraufhin eine genaue Beobachtung der Urinausscheidung sowie von evtl. katheterbedingten Beschwerden.

Pflege bei liegendem suprapubischem Verweilkatheter

- Das Urinableitesystem wird in gleicher Weise versorgt wie beim transurethralen Verweilkatheter.
- Die Kathetereintrittsstelle wird täglich kontrolliert und steril verbunden.
- Die Spontanmiktion kann durch zeitweiliges Abklemmen des Katheters kontrolliert werden. Ist kein Restharn mehr vorhanden, so kann der Katheter entfernt werden.

Beobachtung des Stuhls

Der Stuhl (Kot, Fäzes) besteht aus ca. 75% Wasser. Die restliche Menge enthält Ballaststoffe (unverdauliche Nahrungsbestandteile), Schleim, Verdauungssekrete, Bakterien, abgestoßene Epithelzellen, Salze und Gallenfarbstoffe (Sterkobilin).

Die Darmentleerung (Defäkation) wird durch den Stuhldrang ausgelöst und erfolgt in der Regel 1- bis 2mal täglich. Sie ist willkürlich und geschieht unter Mithilfe der Bauchpresse (Anspannung der Bauchmuskeln).

Bei der Stuhlausscheidung werden beurteilt: *Menge, Form, Konsistenz, Farbe, Geruch, Reaktion, pH-Wert, Defäkation* und *Beimengungen*.

Stuhlmenge. Die Stuhlmenge hängt vorwiegend von der Ernährungsweise ab. Sie kann individuell sehr schwanken. Zellulosereiche Kost ergibt z. B. eine große Stuhlmenge. Ballaststoffarme, eiweißreiche Nahrung hingegen produziert kleine Stuhlmengen. Normalerweise werden täglich ca. 100−300 g Stuhl ausgeschieden.

Vermehrte Stuhlmenge tritt z. B. auf bei Durchfall, Erkrankungen der Bauchspeicheldrüse und Resorptionsstörungen (die ungenügende Verdauungsfunktion führt zu einem vergrößerten Stuhlvolumen).

Verminderte Stuhlmenge ist z. B. im Hungerzustand und bei schwerer Obstipation (Stuhlverstopfung) zu beobachten. Diese zeigt sich außerdem noch durch eine harte, trockene und bröckelige Stuhlkonsistenz.

Form und Konsistenz. Normaler Stuhl ist zylindrisch geformt und hat eine dickbreiige bis feste Konsistenz. Sie ist abhängig von der Ernährung (z. B. ballaststoffreiche Kost ergibt eine weiche Konsistenz, stopfende Nahrungsmittel wie Banane, harte Eier, Schokolade und ähnliches ergeben eine härtere Stuhlkonsistenz) sowie von der Schnelligkeit der Darmpassage.

Bei Konsistenzveränderungen werden dünnflüssige, feste bis harte oder bleistiftartig aussehende Stühle beobachtet.

Dünnflüssige Stühle treten bei Durchfall (Diarrhö) auf. Beispiele für unterschiedliches Aussehen von dünnflüssigen Stühlen sind: *wäßrige, breiige Stühle* bei Salmonelleninfektion, Säuglingsdyspepsien, Cholera; *schleimige Stühle* bei Colitis ulcerosa, *schaumige* Stühle bei Gärungsdyspepsie (durch Gärung entstehen kleine Blasen); sch*leimig, blutige* Stühle bei Ruhr, Colitis ulcerosa.

Feste bis harte Stühle sind kennzeichnend bei Verstopfung (Obstipation). Der Stuhlgang ist meist außerdem noch bröckelig bzw. schafkotartig beschaffen.

Bleistiftartige Stühle entstehen durch Verengungen im Enddarm durch z. B. Narben, Tumoren sowie Hämorrhoiden.

Farbe. Die normale Stuhlfarbe ist durch Sterkobilin (Gallenfarbstoff Bilirubin, der im Darm umgewandelt wird) hell- bis dunkelbraun. Die Stuhlfarbe kann sich durch bestimmte Nahrungsmittel oder Medikamente und bei bestimmten Erkrankungen verändern (Tab. 2.**20**).

Geruch. Der typische Kotgeruch entsteht durch Fäulnis- (Eiweiß-) und Gärungsvorgänge (Kohlenhydrate) im Darm. Typische Geruchsveränderungen sind in Tab. 2.**21** beschrieben.

Normalerweise ist der Stuhl leicht alkalisch (zwischen pH 7 und 8). Bei einer Gärungsdyspepsie ist die Reaktion unter pH 6,5, also sauer, bei der Fäulnisdyspepsie über pH 8 im alkalischen Bereich.

Defäkation. Die Defäkation erfolgt bei Gesunden kontrolliert und ohne Beschwerden.

Folgende Defäkationsstörungen sind möglich:

Inkontinenz: Der Patient ist dabei nicht mehr in der Lage, die Stuhlausscheidung zu kontrollieren. Sie ist häufig mit einer Urininkontinenz verbunden (S. 382).

Tenesmus ist ein ständiger, schmerzhafter Drang zur Stuhlentleerung. Er kommt durch eine Verkrampfung des Schließmuskels zustande (z. B. bei Entzündungen im Enddarm, schwersten Durchfällen). Die Stuhlentleerung ist dabei sehr gering.

Tabelle 2.**20** Beispiele für Farbveränderungen des Stuhls

Farbe	physiologische Ursachen	pathologische Ursachen
Rot	● Genuß von Roten Rüben	● aufliegende Blutbeimengungen z. B. bei Blutungen aus den unteren Darmabschnitten (Hämorrhoiden, Rectumcarcinom)
Schwarz	● durch Eisenpräparate, Tierkohle, Heidelbeeren	● Teerstuhl (Melaena) bei Blutungen aus den oberen Darmabschnitten oder dem Magen (z. B. Ulkusblutung)
Lehmfarben (acholisch)	● nach Bariumbreischluck (Kontrastmittel)	● bei Galleabflußstörungen (z. B. bei Hepatitis, Tumoren im Bereich der Gallenwege) bei schwerer Fettverdauungsstörung
Gelb-weiß	● bei überwiegender Milchernährung	
Grün	● bei vorwiegender Ernährung mit Salat und Blattgemüsen	● bei schweren Durchfallerkrankungen

Tabelle 2.21 Geruchsveränderungen des Stuhls

Geruch	Vorkommen
● aromatisch/säuerlich	● Muttermilchstuhl
● faulig/jauchig	● schwere Fäulnisdyspepsie
● stechend/säuerlich	● Gärungsdyspepsie
● aasähnlich/stinkend	● Tumoren im Enddarm

Diarrhö mit häufigen dünnflüssigen Stuhlentleerungen (bis zu 30/24 Std.). Sie sind fast immer mit Beschwerden (Tenesmen) verbunden. Durchfälle können auf Ursachen zurückzuführen sein wie Angst, Nervosität (z. B. vor Prüfungen), Magen-Darm-Infektionen (z. B. Salmonellenerkrankungen), Ernährungs-/Diätfehler (z. B. Überbelastung der Verdauungsorgane oder übermäßige Aufnahme von abführenden Nahrungsmitteln wie z. B. Obst usw.), schwere Resorptionsstörungen im Darm, Darmentzündungen wie z. B. Colitis ulcerosa, Morbus Crohn. Der ständige Wechsel von Obstipation und Durchfall kann Hinweis auf einen Tumor im Enddarm sein. Eine langandauernde Durchfallerkrankung führt zu Entkräftung, Exsikkose, Elektrolytverschiebung und schlechtem Allgemeinbefinden. Säuglinge können dadurch schnell in eine lebensbedrohliche Situation kommen.

Obstipation (Stuhlverstopfung) bedeutet das seltene Absetzen (z. B. jeden 3.−4. Tag und noch seltener) von hartem, bröckligem Stuhl. Mögliche Ursachen der Obstipation sowie Begleitsymptome siehe dazu auch Obstipationsprophylaxe (S. 372 ff).

Beimengungen. Stuhlbeimengungen sind fast immer krankhaft. Beispiele hierfür zeigt Tab. 2.**22**.

Stuhlbeimengungen sind meist makroskopisch sichtbar. Sind sie mit dem bloßen Auge nicht, d. h. nur mikroskopisch zu sehen, so müssen sie im Labor nachgewiesen werden. Dazu muß eine Stuhlprobe im Spezialbehälter (Behälter mit Löffel) in das Labor gebracht werden. Bei Keimnachweis muß das Transportmedium zur Untersuchung steril sein. Der Nachweis von okkultem, also verstecktem Blut (z. B. durch Hämoccult) wird mit einer Reagenzlösung (Farbindikator) auf der Station durchgeführt.

Werden Stuhlauffälligkeiten beobachtet, muß der Stuhl dem Arzt gezeigt werden.

Tabelle 2.22 Stuhlbeimengungen

Beimengung	Vorkommen
Schleim	• Darmentzündungen • blutiger Schleim bei Colitis ulcerosa • Darmtumoren
Eiter	• schwere Darmentzündungen • Abszesse
Blut frisch aufliegend	• Tumoren im Enddarm • Hämorrhoiden • Fissuren
Blut als Teerstuhl	• Blutungen im oberen Magen-Darm-Trakt
Parasiten	• Maden-, Spul- oder Bandwürmer
Fett (glänzender Stuhl)	• schwere Resorptionsstörungen • Fettverdauungsstörungen
Unverdaute Nahrungsreste	• Durchfall, kann aber bei Säuglingen und Kleinkindern physiologisch sein
Fremdkörper	• versehentliches Verschlucken von Fremdkörper in der Nahrung oder bei Kleinkindern von Spielzeug (z. B. Murmeln, Bausteine etc.)

Obstipationsprophylaxe

Definition. Unter Obstipation (Stuhlverstopfung) versteht man eine verzögerte und erschwerte Stuhlausscheidung. Die Stuhlmenge ist gering und die Konsistenz trocken und hart. Begleiterscheinungen der Obstipation sind Bauchschmerzen, Völlegefühl, gespannter Bauch, Appetitlosigkeit, psychische Verstimmung, Kopfschmerzen und Mundgeruch.

Die Obstipationsprophylaxe beinhaltet die Maßnahmen, die einer Stuhlverstopfung entgegenwirken.

Ursachen. Eine Obstipation kann auf verschiedene Ursachen zurückzuführen sein, wie die nachfolgenden Beispiele in Tab. 2.23 zeigen.

Tabelle 2.23 Ursachen von Obstipation

Ursache	Vorkommen
Falsche Ernährung mit Mangel an Ballaststoffen	● schlackenarme Diätverordnung
Nicht ausreichende Flüssigkeitszufuhr	● Flüssigkeitseinschränkung bei Herz-und Niereninsuffizienz ● Nahrungs- und Flüssigkeitskarenz nach Operationen
Mangelnde Bewegung (Bauchmuskulatur erschlafft, Darmperistaltik wird nicht angeregt)	● sitzende Tätigkeit ● Bewegungseinschränkung (Gelähmte) ● Bettruhe
Ständige Unterdrückung des Stuhldranges	● Mangel an Zeit und Gelegenheit zum Toilettengang (Busfahrer, Reisende)
Psychologische Beeinträchtigung	● unsaubere Toiletten ● Hemmungen, die Bettschüssel oder den Nachtstuhl zu benützen ● Gegenwart anderer (Mehrbettzimmer)
Verlegung bzw. Einengung des Darmlumens	● Darmtumoren
Eingeschränkte Verdauungsfunktion	● Magen-, Leber-, Gallen- und Bauchspeicheldrüsenerkrankungen
Neurologische Funktionsstörungen	● Querschnittlähmung ● Multiple Sklerose ● Muskelschwäche
Peristaltikhemmende Medikamente u. a.	● stark wirksame Schmerzmittel ● blutdrucksenkende Medikamente

Vorbeugende Maßnahmen

Ziel: Alle obstipationsprophylaktischen Maßnahmen haben die regelmäßige, beschwerdefreie Defäkation zum Ziel.

Dieses Ziel kann durch Maßnahmen wie *richtige Ernährung, körperliche Bewegung, Wärmezufuhr, psychische Unterstützung* und *Gabe von Laxanzien* erreicht werden.

Richtige Ernährung. Sofern erlaubt sollten obstipationsgefährdete Menschen ballaststoffreiche Kost zu sich nehmen. Ballaststoffe reizen die Darmwand und regen dadurch die Darmtätigkeit an.

Geeignete Nahrungsmittel sind Vollkornbrot, Schrotbrot, Müsli mit Kleie, Leinsamen und Vollkornhaferflocken, Naturreis, Hirse usw. Zellulosehaltige (ballaststoffreiche) Nahrung muß mit reichlich Flüssigkeit aufgenommen werden, die im Magen-Darm-Trakt quillt und damit das Stuhlvolumen vergrößert. Obst, gekocht und roh genossen, gehört ebenso zu den stuhlfördernden Nahrungsmitteln. Besonders geeignet sind getrocknete Früchte wie Pflaumen, Feigen, Äpfel, Birnen, Aprikosen u. a. Die in Wasser eingeweichten Früchte wirken besonders abführend, wenn sie morgens nüchtern genommen werden und das Einweichwasser dazu getrunken wird. Salat und Gemüse in Form von Rohkost wie rohes Sauerkraut haben eine verstärkend abführende Wirkung. Getränke wie Gemüse- oder Obstsäfte, Mineralwasser, Sauer-/Buttermilch, Kräutertee usw. sind ideal zu Mahlzeiten und für zwischendurch. Besonders günstig ist das Trinken von einem Glas Mineralwasser oder Obstsaft morgens auf nüchternen Magen.

Die Kranken müssen sich zum Essen Zeit lassen und gut kauen. Patienten, die in ihrer Kaufunktion beeinträchtigt sind (z. B. alte Menschen, Prothesenträger) müssen die Nahrung in einer entsprechenden Zubereitung bekommen, z. B. püriert, Korn fein gemahlen, zerdrückt, gerieben, gut eingeweicht usw.

Körperliche Bewegung. Mobile Patienten können die Darmtätigkeit durch Spaziergänge oder gymnastische Übungen anregen. Bettlägerige erhalten durch Bettgymnastik oder Bauchdeckenmassage verdauungsfördernde Hilfe.

Wärmezufuhr. Wenn ärztlich erlaubt, können warme Bauchwickel über eine Durchblutungsförderung der Bauchorgane die Darmfunktion anregen.

Psychische Unterstützung. Bettlägerige Patienten benötigen eine verständnisvolle Betreuung und Ermunterung. Sie sollten den Darm möglichst an bestimmte Entleerungszeiten gewöhnen. Stuhldrang darf niemals unterdrückt werden. Schamgefühle können durch ein natürliches Auftreten der Pflegeperson oder z. B. durch das Hinausbitten von Mitpatienten und Besuchern berücksichtigt werden (S. 380, 457ff). Sobald es der Zustand des Kranken zuläßt, soll ihm, wenn notwendig auch mit Hilfe, der Toilettengang ermöglicht werden. Stuhlgewohnheiten, die in der Pflegeanamnese erfaßt wurden, sind bei der Pflege zu beachten, z. B. Zeitpunkt, Rituale (Zeitunglesen) usw.

Gabe von Laxanzien. Laxanzien sind Medikamente (S. 608f), die die Defäkation fördern. Sie müssen vom Arzt verordnet werden und sollten erst eingesetzt werden, sofern die zuvor genannten Möglichkeiten keinen Erfolg zeigen.

Maßnahmen zur Darmentleerung

Eine Darmentleerung ist mittels unterschiedlicher Maßnahmen möglich, bei denen Flüssigkeit oder Suppositorien in den Enddarm eingebracht werden.

Wir unterscheiden dabei den *Reinigungseinlauf*, die *Darmspülung*, den *Schaukeleinlauf* und das *Klysma*.

Indikationen. Die zuvor genannten Formen der Einlaufbehandlung werden immer vom Arzt verordnet:

- zur *Darmreinigung* vor Untersuchungen (z. B. Röntgen), vor Operationen und Geburten
- zur *Therapie* bei Obstipation, Darmträgheit (Anregung der Darmperistaltik) und Darmerkrankungen (zum Einbringen von Medikamenten)
- zur *Diagnostik* durch Kontrastmittelgabe vor und während Röntgenuntersuchungen.

Kontraindikationen. Jegliche unklaren Bauchbeschwerden, Darmblutungen, nach Darmoperationen (postoperative Phase), Bauchfellentzündung (Peritonitis), drohende Fehl- oder Frühgeburt.

Wirkungsweise. Mit den Maßnahmen zur Darmentleerung kann ein mechanischer, thermischer oder chemischer Reiz auf die Darmschleimhaut ausgeübt werden.

Ein *mechanischer Reiz* erfolgt durch das Darmrohr, die Flüssigkeitsmenge (Erwachsene ½–1 l, Kinder 200–300 ml im Mittel) und den Flüssigkeitsdruck, welche eine peristaltikanregende Wirkung auf die Darmwand erzeugen.

Thermische Reize entstehen durch Senken der Einlauftemperatur von 37 auf 34 °C.

Durch Zusätze, die der Einlaufflüssigkeit beigegeben werden, wird ein *chemischer Reiz* bewirkt, welcher die Darmwand unterschiedlich beeinflußt (Tab. 2.**24**).

Reinigungseinlauf

Der Reinigungseinlauf wird zur Behandlung einer Obstipation oder zur Vorbereitung auf bestimmte Untersuchungen (z. B. Röntgenuntersuchungen des Magen-Darm-Traktes) bzw. Operationen und Geburten verordnet.

Vorbereitungen

Gegenstände:

– Irrigator mit 1–1,5 m langem Schlauch und Ansatzstück mit Hahn oder evtl. Schlauchklemme oder Einmalbeutel,

Tabelle 2.24 Zusätze zur Einlaufflüssigkeit

Zusatz	Menge	Wirkungsweise
Kamillosan	5 ml/1 l Wasser	• heilend, entzündungshemmend
Kochsalz	20 g/1 l Wasser	• stuhlverflüssigend durch Wasserentzug • peristaltikanregend
Glyzerin	20 ml/1 l Wasser	• Reizwirkung auf die Darmwand • stuhlverflüssigend durch Wasserentzug
Öl (z. B. Olivenöl)	20 ml/1 l Wasser	• Gleitwirkung
Honigmilch	100 ml körperwarme Milch mit 2 Eßl. Honig	• sehr schonende Reizwirkung, insbesondere für Schwenkeinlauf geeignet
Dulcolax-Spezial-Lösung	1 Amp. (5 ml)/ 1 l Wasser	• peristaltikanregend

– ca. 1½ l Flüssigkeit,
– Einwegdarmrohr, für sehr geschwächte Patienten Ballondarmrohr verwenden,
– Vaseline, Spatel,
– Nierenschale oder Abwurfbeutel, Zellstoff evtl. Toilettenpapier,
– Einweghandschuhe,
– Waschzeug (Waschhandschuh, Handtuch, evtl. Einwegwaschlappen),
– Nachtstuhl oder Bettschüssel, für Männer Urinflasche,
– Molton zum Abdecken des Patienten,
– Bettschutzunterlage (z. B. Moltex).

Patient:

– Ausreichende Erklärung der Maßnahme, dabei Schamgefühle berücksichtigen,
– Bett flach stellen,
– Seitenlagerung links (unteres Bein leicht, oberes Bein stark angewinkelt),
– Bettschutzunterlage einlegen,
– Abwurfbeutel oder Nierenschale vor das Gesäß stellen,
– Schwerkranke werden, flach auf dem Rücken liegend, mit angewinkelten Beinen gelagert. Die Bettschüssel wird unter das Gesäß geschoben,
– Oberkörper und evtl. die Beine mit Molton bedecken.

Raum:
- Fenster schließen,
- evtl. Sichtschutz aufstellen,
- evtl. Mitpatienten und Besucher hinausbitten.
- Wenn möglich, den Einlauf in einem Untersuchungszimmer oder Bad durchführen.

Durchführung

Einläufe sollten generell nicht unmittelbar vor oder nach dem Essen verabreicht werden.

- Gegenstände griffbereit plazieren,
- Irrigator- oder Ablaufschlauch des Beutels luftleer machen, abklemmen bzw. Hahn schließen,
- Darmrohr einfetten,
- Handschuhe anziehen,
- obere Gesäßbacke anheben, Darmrohr vorsichtig ca. 10 cm weit in den Darm einführen. Bei Schließmuskelschwäche sollte ein Ballondarmrohr verwendet werden. Bei Widerstand während des Einführens zurückziehen und vorsichtig erneut vorschieben. Gelingt dies nicht oder äußert der Patient Beschwerden, so muß der Arzt benachrichtigt werden.
- Irrigator oder Beutel anschließen und die Flüssigkeit aus ca. 1–1,5 m Höhe (Schulterniveau) langsam einfließen lassen,
- bei Beschwerdeäußerungen Schlauch kurz abklemmen und den Patienten tief durchatmen lassen, langsam weiterlaufen lassen, evtl. durch Senken des Irrigators. Wenn die Spülflüssigkeit höhere Darmabschnitte erreichen soll, kann sich der Patient langsam auf die rechte Seite und wieder zurück auf die linke Seite drehen.
- Schlauch abklemmen oder Hahn schließen, sobald die Flüssigkeit fast eingelaufen ist,
- Darmrohr entfernen, indem man es zwischen Zellstoff zurückzieht, der Handschuh wird darübergestreift und alles in die Abwurfmöglichkeit abgeworfen,
- Analbereich abtrocknen,
- Patienten bequem lagern und auffordern, den Einlauf einige Zeit zu halten,
- Patienten auf die Bettschüssel oder evtl. auf den bereitgestellten Nachtstuhl setzen oder auf die Toilette begleiten. Bei Verwendung der Bettschüssel muß das Kopfteil hochgestellt werden. Männer bekommen eine Urinflasche. Klingel stets bereitlegen.
- Nach der Defäkation Stuhl begutachten, Patienten auf der Toilette nicht spülen lassen!
- Patienten im Anschluß an die Darmentleerung waschen und bequem lagern, Hände waschen lassen,

- Zimmer lüften, Gebrauchsgegenstände verwerfen bzw. nach den Vorschriften des Hygieneplans entsorgen,
- Maßnahme und die Stuhlentleerung dokumcnticren.

Darmspülung

Die Darmspülung wird vorwiegend zur Darmreinigung vor einer Darmoperation verordnet.

Vorbereitungen

Gegenstände:

Es werden alle Gegenstände wie zum Einlauf benötigt. Zusätzlich werden gebraucht:

- Darmrohr mit ausreichender Länge, es soll genügend lang, weich und schmiegsam sein mit einem Lumen von mindestens 24 Charrière,
- ca. 3−5 l körperwarme Spülflüssigkeit (günstig ist Leitungswasser mit einem Zusatz von 2 Teelöffeln Salz pro Liter),
- 1 Eimer zum Auffangen der Spülflüssigkeit,
- 2 Klemmen, 1 Y-Verbindungsstück zur Verbindung des Darmrohrs mit dem Irrigatorschlauch und dem Ablaufschlauch zum Eimer,
- 1 zusätzliches Schlauchstück zum Ablauf der Spülflüssigkeit.

Durchführung

- Der Patient liegt in linker Seitenlage oder auf dem Rücken, das Bett ist am Fußende evtl. leicht erhöht.
- Nach dem Einführen des Darmrohres läßt man ca. 200−300 ml Flüssigkeit (für höher gelegene Darmabschnitte 500−1000 ml) einlaufen und schließt dann die Klemme.
- Danach öffnet man die Klemme des Ablaufschlauches zum Eimer und läßt die Flüssigkeit ablaufen.
- Der Vorgang wird so lange wiederholt, bis die Flüssigkeit klar zurückkommt.
- Weiter verfahren, wie beim Reinigungseinlauf beschrieben.

Schaukeleinlauf

Dieser Einlauf regt besonders die Darmperistaltik an und fördert den Abgang von Darmgasen.

Durchführung

- Die Flüssigkeit (geringe Menge) wird in den Darm eingebracht und wieder in den Irrigator entleert, in dem dieser gehoben und gesenkt wird. Die Flüssigkeit wird so lange hin und her bewegt, bis sie sich stark verfärbt.
- Weiter verfahren, wie beim Reinigungseinlauf beschrieben.

Klysma

Das Klysma ist ein kleiner Einlauf mit dem der Enddarm entleert werden kann. Klysmen werden gebrauchsfertig von der Industrie geliefert und sind somit ohne großen Aufwand zu verabreichen. Klysmen zur medikamentösen Behandlung des Darms (z. B. mit Betnesol) sollen so lange wie möglich gehalten werden. Sie werden zumeist abends verabreicht (evtl. muß der Darm vor der Applikation entleert werden).

– Klysma im Wasserbad erwärmen,
– Einmalhandschuhe anziehen,
– Verschlußkappe entfernen, Ansatzrohr einfetten und 7–10 cm tief in den Darm einführen,
– Flüssigkeit durch Aufrollen des Behälters in den Darm einbringen, im aufgerollten Zustand entfernen, Handschuh darüberziehen und abwerfen,
– weiter verfahren, wie beim Reinigungseinlauf beschrieben (S. 376 ff).

Hilfeleistung beim Gebrauch von Steckbecken und Urinflasche

Bettlägerige oder in ihrer Mobilität eingeschränkte Patienten bekommen zur Blasen- und/oder Darmentleerung eine Bettschüssel (Steckbecken), Männer darüber hinaus noch eine Urinflasche. Am Nachttisch sind dafür zur Aufbewahrung vorgesehene Halterungen bzw. Stellflächen.

Allgemeine Grundsätze zum Gebrauch von Steckbecken und Urinflasche

– Befangenheit und Schamgefühl der Patienten berücksichtigen und nach Möglichkeit entgegenwirken durch freundliches, sicheres und taktvolles Auftreten (z. B. keine Bemerkung über schlechte Gerüche usw.). Die Intimsphäre des Patienten soll gewahrt werden, in dem der Kranke soviel wie nötig, aber so wenig wie möglich aufgedeckt bzw. ein Blickschutz aufgestellt wird. Mitpatienten sollten, sofern es erlaubt ist, Besucher in jedem Falle, aus dem Zimmer gebeten werden.
– Steckbecken und Urinflaschen werden aus hygienischen Gründen niemals auf dem Boden abgestellt.
– Jeder Patient hat sein eigenes Steckbecken bzw. seine Urinflasche, die im Bedarfsfalle mit dem Namen gekennzeichnet werden.
– Bei Sammelurin darf in die Bettschüssel kein Zellstoff abgeworfen werden.
– Steckbecken bei Hemiplegiepatienten stets von der kranken Seite aus einschieben.
– Bei kachektischen Patienten den Beckenrand mit Schaumstoff polstern.
– Bei Schwerkranken Hilfspersonen zur Unterstützung des Kranken holen oder Lifter verwenden.

Einbringen des Steckbeckens

- Decke bis zum Knie zurückschlagen
- *Methode 1*: Der Patient stellt die Beine auf, hält sich am Haltegriff und hebt das Gesäß an, während die Pflegeperson die Bettschüssel unterschiebt.
- *Methode 2*: Der Patient dreht sich zur Seite, das Steckbecken wird unter das Gesäß geschoben und festgehalten, solange der Patient sich zurückdreht. Bei Schwerkranken mit eingeschränkter oder fehlender Kooperationsfähigkeit muß evtl. eine weitere Pflegeperson behilflich sein.
- Die richtige Position ist erreicht, wenn das Kreuzbein auf den Rand des Steckbeckens zu liegen kommt.
- Das Kopfteil des Bettes wird hochgestellt.
- Männer bekommen die Urinflasche, Frauen sollen die Beine gestreckt halten, damit der Urin optimal in die Bettschüssel ablaufen kann.
- Der Patient wird zugedeckt, die Klingel ist in Reichweite.
- Nach Möglichkeit ist der Kranke einige Zeit allein zu lassen.

Entfernen des Steckbeckens

- Die Pflegeperson zieht Schutzkleidung und Einmalhandschuhe an.
- Der Patient hebt das Gesäß oder dreht sich zur Seite; die Bettpfanne wird dabei festgehalten und weggezogen.
- Nach einer Urinentleerung wird der Bereich um die Harnröhrenmündung mit Zellstoff abgetupft.
- Bei einer Stuhlentleerung wird der Analbereich mit Zellstoff vorgereinigt und mit Einmaltüchern gewaschen. Die dazu benötigten Gegenstände sind vorher zu richten (S. 377).
- Die Ausscheidungen werden beobachtet und Auffälligkeiten entsprechend weitergeleitet sowie im Pflegebericht dokumentiert.
- Entsorgung der Ausscheidungen in der Topfspülmaschine,
- dem Patienten anbieten, die Hände zu waschen und abschließend bequem lagern,
- Zimmer lüften.

Anlegen einer Urinflasche

- Urinflasche zwischen die Beine des Patienten legen, Penis mit einem Hemdzipfel fassen und in die Flaschenöffnung legen,
- die Urinflasche evtl. mit einem kleinen Polster unterstützen, so daß sie nicht kippt oder auf den Hoden drückt,

– nach dem Wasserlassen Penis abtupfen und Patienten wieder zudecken.
– Wird die Flasche nicht nach jeder Miktion geleert, so muß sie mit einem Deckel verschließbar sein.

Entsorgung von Steckbecken und Urinflasche

Nicht mehr benötigte Bettschüsseln bzw. Urinflaschen werden in Desinfektionslösung eingelegt und entsprechend den Vorschriften des Hygieneplans versorgt. Es gibt Topfspülmaschinen, in denen Steckbecken bei jeder Entleerung desinfiziert werden. Das Einlegen in Desinfektionslösung entfällt dann.

Hilfsmaßnahmen bei Inkontinenz

Inkontinenz ist die Unfähigkeit, die Harnblasenfunktion und/oder die Darmentleerung zu kontrollieren.

Am häufigsten ist die Harninkontinenz. Die Inkontinenz ist ein weit verbreitetes Problem, das besonders alte Menschen betrifft (hervorgerufen z. B. durch Schwäche, neurologische Erkrankungen, chronische Harnwegsentzündungen usw.). Falsche Schamgefühle verhindern dabei oftmals den Gang zum Arzt, wodurch reale Heilungs- bzw. Besserungschancen ungenutzt bleiben. Pflegepersonen können durch behutsame Aufklärung den Betroffenen helfen.

Ursachen. Die *Harninkontinenz* kann verschiedene Ursachen haben. Häufig handelt es sich um eine Schwäche der Beckenbodenmuskulatur und des Blasenschließmuskels (z. B. Streß- bzw. Belastungsinkontinenz). Verschiedene Erkrankungen (z. B. Apoplexie, Querschnittslähmung, Entzündungen und Tumoren im Harnsystem) können die Nerven der Harnblase, die zur Blase führenden Nervenbahnen oder das Harnblasenzentrum im Gehirn so beeinträchtigen, daß es zur Inkontinenz kommt (z. B. Dranginkontinenz, Reflexblase, autonome Blase usw.).

Die *Stuhlinkontinenz* kann Folge von Darmerkrankungen (z. B. Tumoren, Hämorrhoiden, schwerste Durchfälle), neurologischen Störungen (Lähmungen) oder schwerer allgemeiner Schwäche sein.

Schweregrad der Harninkontinenz. Die Harninkontinenz wird in drei Schweregrade eingeteilt (Tab. 2.25).

Inkontinenzfördernde Faktoren. Alte Menschen können bei einem plötzlichen Wechsel der Umgebung (z. B. Krankenhausaufenthalt) durch Verlust der Orientierung, der Bezugsperson sowie durch Angst und Unsicherheit inkontinent werden. Ebenso kann Bettlägerigkeit durch Aufhebung des Körpergefühls eine Inkontinenz verursachen. Entzündungen der Harnorga-

Tabelle 2.25 Schweregrad der Harninkontinenz

Schweregrad	Definition
Harninkontinenz 1. Grades	Harnverlust bei Husten, Pressen, Niesen und schwerem Heben
Harninkontinenz 2. Grades	Harnverlust beim Gehen, Bewegen, Aufstehen
Harninkontinenz 3. Grades	Harnverlust im Liegen

ne, falsche Trinkgewohnheiten, Kälte (besonders kalte Füße), Aufregung und die Einnahme von Diuretika sind inkontinenzfördernde Faktoren, die jeden Menschen betreffen können.

Vorbeugende Maßnahmen

- Besonders bei alten Menschen die eingeübten Trink- und Toilettengewohnheiten beibehalten (Pflegeanamnese!).
- Gefährdete Patienten gut und, wenn nötig, wiederholt über die Örtlichkeiten informieren. Den Weg zur Toilette evtl. besonders kennzeichnen.
- Die Patienten ermuntern, bei Harndrang sofort zu läuten, evtl. an die Harnentleerung erinnern. Bei versehentlichem Einnässen niemals schimpfen!
- Die Betroffenen vor Kälte und Zugluft schützen (z.B. Strümpfe und Schlüpfer beim Verlassen des Bettes anziehen).
- Auf sorgfältige Intimhygiene achten.

Hilfsmöglichkeiten zur Behebung einer Inkontinenz

Medizinische Hilfe. Sie erfolgt durch Medikamente oder Operationen, die eine evtl. auslösende Ursache beheben (z.B. Tumoren, Entzündungen usw.).

Toilettentraining. Der Patient wird je nach Flüssigkeitsaufnahme 2−3stündlich auf die Toilette geführt bzw. auf das Steckbecken gesetzt. Dabei ist darauf zu achten, daß die Blase vollständig entleert wird, welches durch Vorbeugen des Oberkörpers oder Druck auf die Symphyse unterstützt werden kann. Querschnittsgelähmte Patienten können nach entsprechender Übung durch rhythmisches Beklopfen der Blase, durch Bestreichen der Oberschenkelinnenseite oder am Unterbauch eine Miktion auslösen.

Kontinenztraining durch Kneifübungen. Sie haben zum Ziel, die Beckenbodenmuskulatur und den Blasenschließmuskel zu stärken. Bei regelmäßiger Übung können damit gute Erfolge erzielt werden.

Vorgehensweise: Während der Miktion den Harnstrahl 3- bis 4mal für 5—10 Sekunden unterbrechen. Weitere Übungen können im Liegen oder Sitzen durchgeführt werden. Dabei wird jeweils die Oberschenkel-, Gesäß- und Beckenbodenmuskulatur für einige Sekunden kräftig zusammengepreßt (angespannt). Im Liegen kann die Wirkung durch das Übereinanderlegen der gestreckten Beine und das gleichzeitige Anheben des Beckens noch verstärkt werden. Diese Kneifübungen zeigen auch bei Stuhlinkontinenz gute Wirkung. Sie können prophylaktisch, z. B. vor einer Geburt oder Operation im Urogenitalbereich, eingeübt werden.

Pflegerische Versorgung bei Inkontinenz

Bei einer nicht therapierbaren Inkontinenz müssen Pflegepersonen und der Arzt zusammen mit dem Patienten und evtl. dessen Angehörigen die beste Versorgungsmöglichkeit auswählen.

Absorbierende (aufsaugende) Hilfsmittel. Dies sind *Windeln* aus Einmalmaterial (z. B. Pampers) oder *Slipeinlagen*, die bei entsprechenden Fixierhöschen (z. B. Netzhöschen) gut sitzen. Zur Vermeidung von Wundsein und

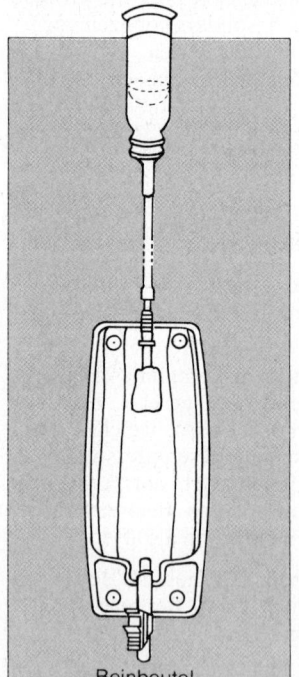

Beinbeutel

◄

Abb. 2.**46** Kondom-Urinal mit Urinauffangbeutel.
Befestigung des Beutels am Bein
des Patienten

Abb. 2.**47** Urinableiter für Frauen
a zum Ankleben um den Urethrabereich ►
b zum Einführen in die Vagina

Geruchsbelästigung muß eine gute Hautpflege durchgeführt und die Vorlage/Windel regelmäßig gewechselt werden.

Ableitende Hilfsmittel. Dazu gehört der *Blasenverweilkatheter* transurethral oder durch eine Fistel angelegt (S. 366 ff).

Kondom-Urinale für Männer gibt es in unterschiedlichen Ausführungen (Abb. 2.**46**). Das Urinal wird (evtl. mit Befestigungsklebestreifen) am Penis angebracht. Durch einen Ableitungsschlauch fließt der Urin dann in einen Sammelbeutel, der am Bett oder bei mobilen Patienten am Bein befestigt wird.

Urinableitungen für Frauen werden mit einer ovalen Hautschutzplatte um die Urethra angeklebt. Eine weitere Fixierungsmöglichkeit stellen die vaginal eingeführten Urinableiter dar. Sie müssen nicht angeklebt werden, da sie die Vulva umschließen und mit einem Spezialclip gehalten werden (Abb. 2.**47a** u. **b**).

Die hygienische Versorgung der jeweiligen Urinableitungssysteme ist den Herstellervorschriften zu entnehmen.

Fäkalkollektoren sind Beutel, die um den Analbereich geklebt werden. Ihre Handhabung ist ähnlich wie bei Stoma-Versorgungssystemen (Abb. 2.**48**).

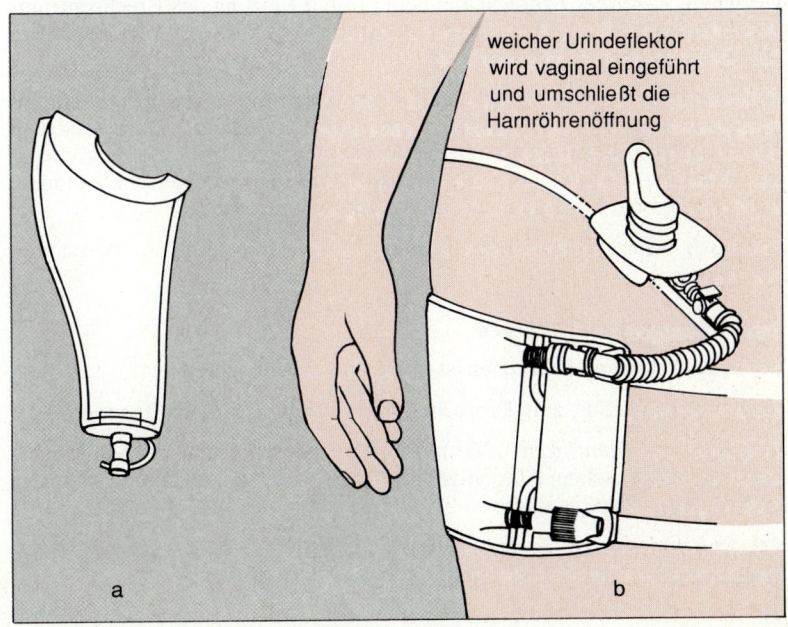

weicher Urindeflektor
wird vaginal eingeführt
und umschließt die
Harnröhrenöffnung

a   b

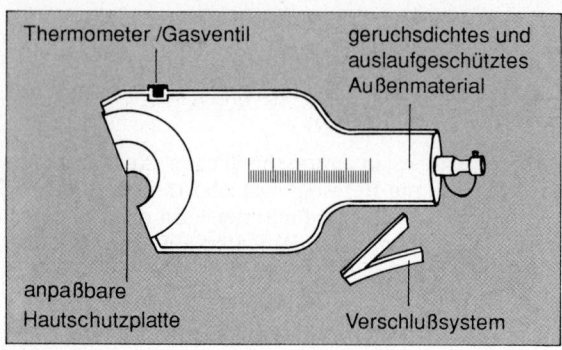

Thermometer /Gasventil

geruchsdichtes und auslaufgeschütztes Außenmaterial

anpaßbare Hautschutzplatte

Verschlußsystem

Abb. 2.48 Fäkalkollektor zum Ankleben um den Analbereich bei Stuhlinkontinenz

Beobachtung und Hilfeleistung bei Erbrechen

Beim Erbrechen (Emesis, Vomitus) kommt es zur unwillkürlichen Entleerung des Mageninhalts durch den Mund. Es handelt sich hierbei nicht um eine Krankheit, sondern um ein Krankheitszeichen (Symptom).

Ursachen. *Zentrales Erbrechen* entsteht durch Reizung des Brechzentrums im Gehirn wie z. B. bei Gehirnerschütterung (Commotio cerebri), Schlaganfall, Gehirntumoren, Migräne usw.

Reflektorisches Erbrechen wird durch einen Vagusreiz ausgelöst und kommt beispielsweise vor bei Magenerkrankungen, Koliken, Darmverschluß (Ileus), Diätfehlern, Infektionen, bestimmten Medikamenten (z. B. Zytostatika, Emetika) usw. Erbrechen während der ersten Schwangerschaftsmonate ist physiologisch, sofern es nicht übermäßig auftritt.

Psychisch bedingtes Erbrechen kommt vor bei Ekelgefühlen, Angst und Aufregung.

Beobachtungen bei Erbrechen

Beim Auftreten von Erbrechen ist folgendes zu beobachten:

Zusammenhänge, die zum Erbrechen geführt haben (z. B. Aufregung usw.);

Zeitpunkt und Häufigkeit, z. B. morgendliches Erbrechen bei Schwangerschaft und chronischem Alkoholgenuß, nach dem Essen, unabhängig von der Nahrungsaufnahme usw.;

Art des Erbrechens, z. B. explosionsartig, in hohem Bogen, würgend, widerstandslos zurückfließend (bei z. B. fehlendem Brechreflex);

Beschaffenheit und Beimengungen des Erbrochenen, d. h. Speisereste, Magensaft (evtl. grünlich aussehend, mit Gallensaft vermengt), Blut (Hämatemesis), hellrot bei akuten Magen- und Ösophagusvarizenblutungen oder kaffeesatzartig, durch Magensäure angedaut; Koterbrechen (Miserere) kann eine Begleiterscheinung beim Darmverschluß sein;

Geruch von Erbrochenem, welcher je nach Beschaffenheit sauer, kotartig, faulig, stinkend usw. ist;

Menge des Erbrochenen, welche in nierenschalen- oder mundvoll eingeschätzt wird. Bei schwerem, häufigem Erbrechen wird es gemessen und muß in die Bilanz (S. 358) einbezogen werden.

Begleitsymptome bei Erbrechen. Vor dem Erbrechen kommt es meist zu Übelkeit, Blässe, Schwächegefühl, Schweißausbruch, Tachykardie und vermehrtem Speichelfluß. Deshalb sollte im Zusammenhang mit dem Erbrechen auf Hautfarbe, Schweißbildung, Puls, Blutdruck, Bewußtseinslage und Beschwerdeäußerungen geachtet und Auffälligkeiten weitergegeben sowie dokumentiert werden.

Hilfeleistungen beim Erbrechen

Vor dem Erbrechen:

– Patienten beruhigen, aufsetzen,
– Fenster öffnen, Patienten zum Durchatmen anhalten,
– Besucher und evtl. Mitpatienten hinausbitten, anderenfalls, sofern möglich, für Sichtschutz (z. B. Wandschirm) sorgen,
– Nierenschalen und Zellstoff bereitstellen,
– Bett und Nachthemd schützen, evtl. Zahnprothesen herausnehmen.

Während des Erbrechens:

– Kopf stützen, indem man die Hand auf die Stirn oder in den Nacken legt,
– Nierenschale halten, zwischendurch den Mund abwischen und Schale auswechseln,
– Bewußtlose flach lagern und auf die Seite drehen,
– Bei Erbrechen nach abdominellen Operationen den Patienten unterstützen, indem die Hand auf die Wunde gehalten wird.

Nach dem Erbrechen:

– Mundpflege durchführen, waschen des Gesichtes und der Hände,
– bei Bedarf Wäsche wechseln,
– den Patienten bequem lagern und ausruhen lassen,
– für Frischluft sorgen,
– evtl. Arzt benachrichtigen,
– Entsorgung des Erbrochenen (bei Auffälligkeiten Restmenge evtl. aufheben).
– Wenn erlaubt, kann der Kranke etwas Tee trinken.

Magenspülung

Eine Magenspülung wird vorwiegend bei Vergiftungen durchgeführt.

Vorbereitungen

Gegenstände:

- Einmalhandschuhe,
- Prothesenschale,
- Magenschlauch,
- Glastrichter mit Schlauch und Ansatzstück,
- Schlauchklemme,
- körperwarme Spülflüssigkeit (z. B. Kochsalzlösung, Wasser),
- verordnete Zusätze z. B. Tierkohle,
- Auffangeimer,
- evtl. Mundsperrer oder Gummikeil,
- evtl. Probenbehälter zur Abnahme von Untersuchungsmaterial,
- Bettschutzeinlagen (z. B. Einwegunterlagen),
- Zellstoff oder Einwegtücher,
- Schutzkleidung (Gummischürze und -schuhe) für Arzt und Pflegeperson.

Bei Bewußtlosigkeit zusätzlich:

- Intubationsbesteck,
- einsatzbereites Absauggerät,
- Gegenstände zum Legen eines venösen Zuganges (S. 477 ff).

Patient:

- angemessene Information,
- Blase entleeren lassen,
- evtl. Prothese entnehmen,
- Schutzkleidung umlegen.
- Wenn möglich, sitzt der Patient am Waschbecken.
- Bewußtlose werden in Seiten- oder Bauchlage flach bzw. mit dem Oberkörper tief gelagert; häufig wird der Patient zum Schutz vor einer Aspiration intubiert. Wegen der besseren Zugänglichkeit Kopfteil des Bettes (Brett und Stange) entfernen. Das Bett durch Bettschutzeinlagen schützen.

Durchführung

- Arzt und Pflegeperson ziehen Schutzkleidung und evtl. Einmalhandschuhe an.
- Der Arzt führt den Magenschlauch ein.
- Beim Abfließen von Mageninhalt evtl. Untersuchungsprobe entnehmen.

- Trichter und Schlauch mit Spülflüssigkeit füllen und abklemmen; das Glaszwischenstück mit dem Magenschlauch verbinden.
- Klemme öffnen und Spülflüssigkeit durch Hochheben des Glastrichters einlaufen lassen, dabei den Trichter schräg halten.
- Trichter senken, bevor er ganz leer ist; Spülflüssigkeit in den Eimer zurückfließen lassen (evtl. erste Menge für Untersuchungszwecke aufheben).
- Bei gesenktem Trichter erneut Wasser eingießen und den Spülvorgang so lange wiederholen, bis der Arzt die Spülung beendet. Dies ist normalerweise der Fall, wenn die Spülflüssigkeit klar zurückkommt.
- Zum Schluß, besonders bei Vergiftungen, wird ein verordnetes Medikament über den Schlauch eingebracht (z. B. aufgelöste Tierkohle, Glaubersalzlösung usw.).
- Magenschlauch abklemmen und entfernen
- Während der gesamten Maßnahme den Patienten fortlaufend beobachten auf Atemgeräusche, Hautfarbe, Schweißbildung, Tachykardie, Blutdruckauffälligkeiten, motorische Veränderungen (Abwehrbewegungen, Krämpfe) sowie Verlaufsbeobachtung der Bewußtseinslage.

Nachbereitung

- Patienten nach Möglichkeit den Mund spülen lassen und bei Bedarf Mundpflege durchführen, ebenso das Gesicht waschen und Wäsche wechseln.
- Die Krankenbeobachtung in der Folgezeit orientiert sich am zugrundeliegenden Krankheitsbild (z. B. Beobachtung der Bewußtseinslage, Vitalzeichen und Urinausscheidung bei Vergiftungen).
- Die verwendeten Gegenstände werden nach Vorschrift entsorgt.
- Maßnahme und Beobachtungen in die Pflegedokumentation aufnehmen.

Lebensaktivität „Regulieren der Körpertemperatur"

Die normale Körpertemperatur des Menschen liegt bei ca. 37 °C. Geringfügige Temperaturschwankungen (bis zu 0,9 °C) sind bei Gesunden physiologisch, vorwiegend in Abhängigkeit von der Nahrungsaufnahme und der körperlichen Betätigung auftretend. Die Temperaturregulation erfolgt im Temperaturzentrum des Gehirns, wobei die im Stoffwechsel erzeugte Wärme (Verbrennungsvorgänge) über die Haut, Schweißbildung, Atemluft sowie Urin- und Stuhlausscheidung abgegeben bzw. ausgeglichen wird.

Beobachtungen bei Fieber

Im Krankenhaus wird in der Regel 1- bis 2mal täglich die Körpertemperatur gemessen, bei Körpertemperaturveränderungen öfter. Die Temperaturkurve eines Menschen ist physiologischen Schwankungen unterworfen. Das

Minimum ist morgens zwischen 4 und 6 Uhr, das Maximum nachmittags zwischen 16 und 18 Uhr zu beobachten.

Nach Pschyrembel werden Temperaturveränderungen rektal gemessen wie folgend bewertet:

Normaltemperatur	bis 37,4 °C
subfebrile Temperatur	37,5−38,0 °C
mäßiges Fieber	bis 38,5 °C
hohes Fieber	über 39 °C

Fieberverlauf

Fieberanstieg. Die Körpertemperatur kann langsam über Tage hinweg ansteigen. Plötzlich ansteigende Temperaturen sind häufig mit Schüttelfrost verbunden. Das Zittern/Schütteln kann nicht unterdrückt werden. Es dient der raschen Wärmeerzeugung (durch vermehrte Muskelarbeit), die durch eine Reizung des Temperaturzentrums notwendig wird. Der Schüttelfrost verläuft in verschiedenen Phasen (Tab. 2.**26**).

Tabelle 2.**26** Phasen des Schüttelfrostes

Phase	Verlaufssymptome
1. Phase	Fieberanstieg mit heftigem Zittern/Schütteln und Zähneklappern
2. Phase	Nach Erreichen der Temperaturspitze ist der Kranke unruhig und hat ein starkes Hitzegefühl
3. Phase	Durch starkes Schwitzen sinkt die Körpertemperatur, der Patient ist dadurch kreislaufgeschwächt, d. h. kollapsgefährdet
4. Phase	Der Patient hat ein starkes Ruhebedürfnis, um sich von der Anstrengung zu erholen

Fieberverlaufsformen. Verschiedene Erkrankungen können mit einem typischen Fieberverlauf einhergehen. *Kontinuierliches Fieber* (Abb. 2.**49**): Die Temperaturschwankungen innerhalb eines Tages sind nicht größer als 1 °C (z. B. bei Typhus).

Remittierendes Fieber (Abb. 2.**50**): Die Fieberhöhe kann täglich bis zu 1,5 °C schwanken. Das remittierende Fieber ist typisch bei einer Blutvergiftung (Pyämie, Sepsis) und heißt deshalb auch „septisches Fieber".

Intermittierendes Fieber (Abb. 2.**51**): Hohe Temperaturspitzen wechseln sich dabei mit fieberfreien Intervallen ab. Diese Patienten sind besonders schüttelfrostgefährdet (z. B. Malaria).

Fieberabfall. Die langsame Entfieberung (Lysis, lytische Entfieberung) zieht sich meist über mehrere Tage hin. Der plötzliche Fieberabfall (Krisis, kritische Entfieberung) kann innerhalb weniger Stunden erfolgen und ist deshalb sehr kreislaufbelastend. Es muß daher eine sehr sorgfältige Kreislaufbeobachtung vorgenommen werden.

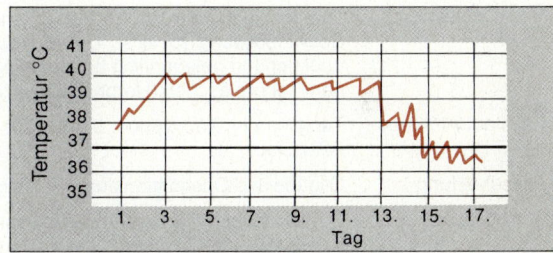

Abb. 2.**49**
Kontinuierliches
Fieber

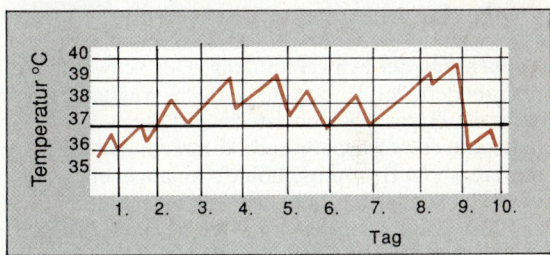

Abb. 2.**50**
Remittierendes
Fieber

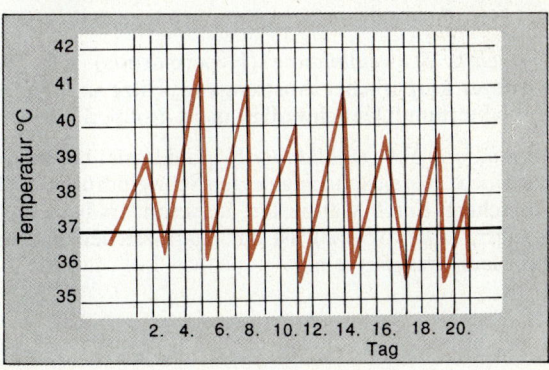

Abb. 2.**51**
Intermittieren-
des Fieber

Begleitsymptome bei Fieber. Die Erhöhung der Körpertemperatur hat unterschiedliche Auswirkungen auf den Organismus und die Körperfunktionen zur Folge (Tab. 2.27).

Tabelle 2.27 Begleitsymptome bei Fieber

Organ/Funktion	Symptome
Befinden	allgemeines Unwohlsein mit Kopf- und Gliederschmerzen, Appetitlosigkeit, Durst, Müdigkeit, Unruhe, Frösteln oder Hitzegefühl
Haut/Schleimhaut	anfangs kühl, dann rot, trocken und heiß; es kommt evtl. zur Schweißbildung (S. 329). Die Mundschleimhaut ist ausgetrocknet und gelegentlich borkig belegt. An den Lippen können nen Fieberbläschen (Herpes labialis) auftreten
Kreislauf/Atmung	Tachycardie, Tachypnoe, bei Kollaps zusätzlich Blässe und RR-Abfall
Ausscheidung	Oligurie und Obstipation durch Flüssigkeitsverlust (Schweiß)
Bewußtseinslage	Bei sehr hohem Fieber, Fieberdelir mit Bewußtseinstrübung, Unruhe, Sinnestäuschung, bei Kindern sind gelegentlich Fieberkrämpfe zu beobachten

Beobachtung der Schweißbildung. Der Schweiß wird in den Schweißdrüsen der Haut gebildet. Er besteht aus 99% Wasser und enthält in geringer Menge Kochsalz, Harnstoff, Cholesterin und Fettsäuren. Durch die Duftdrüsen der Haut kann es zu Körpergeruch kommen, der bei bakterieller Zersetzung des Schweißes (z.B. Achselhöhle) unangenehm wahrzunehmen ist. Die Schweißabsonderung dient der Wärmeregulation (S. 389) und der extrarenalen Flüssigkeitsausscheidung. Der gesunde Mensch produziert täglich ca. 400–1000 ml Schweiß.

Bei der Schweißabsonderung gibt es folgende beobachtbare Veränderungen:

Vermehrte Schweißbildung (Hyperhidrosis) z.B. bei Fieber, Schwäche, schwerer körperlicher Anstrengung, Hitze und Aufregung, bei Frauen im Klimakterium. Der Schweiß ist meist großperlig und warm.

Verminderte Schweißbildung (Hypohidrosis) bei starkem Flüssigkeitsverlust oder nicht ausreichend angelegten Schweißdrüsen. Es besteht die Gefahr des Hitzschlags durch Wärmestau, insbesonders bei schwüler Witterung. *Kleinperliger, kalter Schweiß* ist ein Alarmzeichen und kann der Beginn eines Kreislaufversagens sein.

Temperaturmessung

Die Körpertemperatur kann durch die *rektale* (im Enddarm), *axillare* (unter der Achsel) und *sublinguale* (unter der Zunge) Messung ermittelt werden.

Es gibt hierfür unterschiedliche Thermometer. *Quecksilberthermometer* sind meist aus Glas und müssen vor der Benutzung heruntergeschlagen werden. *Digitalthermometer* bestehen aus Kunststoff und sind batteriebetrieben. Elektronische Meßgeräte haben einen Meßfühler, über den der Temperaturwert festgestellt und abgelesen werden kann. Für die orale Messung gibt es Spezialthermometer, die ein kleines Quecksilbermagazin haben. Einmalthermometer sind ebenfalls aus Kunststoff.

Allgemeine Grundsätze zur Temperaturmessung

– Der Kranke soll zur Temperaturmessung entspannt sitzen oder liegen und möglichst eine halbe Stunde vor der Messung ruhen, da nach Anstrengung oder Aufregung die Temperatur erhöht sein kann.
– Quecksilberthermometer sollten nicht im Patientenzimmer heruntergeschüttelt werden. Bei versehentlichem Zerbrechen sind Glassplitter und ausgelaufenes Quecksilber eine Gefahr für Patienten und Personal.
– Kinder, verwirrte, bewußtlose und selbstgefährdete Patienten bei der Messung beaufsichtigen. Sie dürfen wegen der Verletzungsgefahr, ebenso wie Patienten mit Atemnot, nicht oral gemessen werden.
– Bei rektaler Messung ist die Intimsphäre des Kranken zu berücksichtigen.
– Die jeweilige Meßart wird im Dokumentationssystem auf hausübliche Art symbolisiert. Erhöhte Temperaturwerte werden dem Arzt gemeldet.

Temperaturmeßtechniken:

Rektale Messung. Die rektale Messung ist die genaueste Meßart.

Durchführung

– Der Patient liegt mit leicht angezogenen Beinen auf der Seite oder mit gespreizten Beinen auf dem Rücken.
– Das mit einer Plastikhülle geschützte Thermometer wird mit einer leicht drehenden Bewegung vorsichtig ca. 3–4 cm tief in den Enddarm eingeführt. Bei Widerstand oder Schmerzäußerungen Stationsleitung oder Arzt benachrichtigen.
– Die Meßdauer beträgt ca. 3 Minuten.

Axillare Messung. Die axillare Messung ist relativ ungenau. Die ermittelten Temperaturwerte liegen ca. 0,5 °C unter der Rektaltemperatur.

Durchführung

– Das Thermometer wird so in die trockene Achselhöhle eingelegt, daß die Thermometerspitze ganz umschlossen ist. Der Kranke preßt den Oberarm an den Rumpf und stützt den Ellenbogen mit der anderen Hand.
– Die Messung dauert ca. 8–10 Minuten.

Orale Messung. Die orale Temperatur liegt ca. 0,3 °C unter der rektalen.

Durchführung

– Das Thermometer wird von vorne oder seitlich unter die Zunge gelegt. Der Patient schließt die Lippen.
– Die Messung nimmt ca. 5–7 Minuten in Anspruch.

Entsorgung der Thermometer

Quecksilberthermometer werden nach dem Hygieneplan desinfiziert/gereinigt. Es darf dabei nur kaltes Wasser verwendet werden, weil Glas sonst zerspringen könnte. In der Regel werden sie sogleich heruntergeschlagen, mit einer Schutzhülle versehen und zur nächsten Messung bereitgelegt. Andere Thermometer werden nach den Herstellervorschriften entsorgt.

Pflege des Fieberkranken

Bei der nachfolgend ausgeführten **Pflegeplanung** finden nur die typischen Begleiterscheinungen bei Fieber, nicht aber Probleme der evtl. verursachenden Erkrankung, Berücksichtigung (Tab. 2.**28**). Bei den beschriebenen Pflegehilfemaßnahmen ist der Patient seinen Fähigkeiten (Ressourcen) gemäß zu unterstützen.

Physikalische Maßnahmen zur Temperatursenkung

Eine erhöhte Körpertemperatur kann durch Wadenwickel gesenkt werden. Voraussetzung ist, daß der Kranke wirklich Fieber hat (z. B. 39 °C und mehr) und nicht mehr fröstelt. Ferner sollte er warme Extremitäten haben. Physikalische Maßnahmen müssen ärztlich verordnet sein.

Wadenwickel:

Vorbereitungen

Gegenstände:

– Bettschutzeinlage (Molton),
– evtl. Wollsocken,

Tabelle 2.28 Planungsgrundlage für die Pflege eines Patienten mit fieberhafter Erkrankung

ATL	Pflegeproblem	Pflegeziel	Mögliche Pflegehilfeaktivitäten
Sich bewegen	Der Patient ist wegen Hämokonzentration und Bewegungsmangel thromboseefährdet. Es besteht Dekubitusgefahr	Der venöse Blutrückstrom des Patienten wird gefördert und unterstützt. Die Haut an aufliegenden Körperstellen ist reizlos und intakt	• Maßnahmen zur Dekubitusprophylaxe • Maßnahmen zur Thromboseprophylaxe (S. 318ff, 323ff) wie z. B. Bettgymnastik, Venenkompression usw. • Beobachtungsmaßnahmen: Thrombosezeichen beachten (z. B. Schmerz in den Waden usw.), Kreislaufsituation während der Mobilisation, Hautzustand
Sich waschen und kleiden	Der Patient hat eine trockene Haut und Schleimhäute	Der Patient hat eine gut durchblutete Haut. Die Mundschleimhaut ist feucht	• Hautpflege regelmäßig mit geeigneter Creme oder Ölbadzusatz im Waschwasser • Lippenpflege mit Stift oder Creme • Mundpflege (S. 335f, 355ff) • Kalt- und Warmvernebler aufstellen bei starker Austrocknung der Atemwege bzw. bei Mundatmung • Beobachtungsmaßnahmen: Kontrolle von Hautturgor und Zustand von Haut, Mundhöhle und Lippen
Essen und Trinken	Der Patient ist appetitlos. Er hat Durst	Der Patient erhält eine bedarfsgerechte Nahrungs- und Flüssigkeitszufuhr	• Wunschkost ermöglichen. Kleine Mahlzeiten und reichlich Flüssigkeit zwischendurch anbieten. Geeignete Nahrungsmittel sind: Tee, Kaffee, Mineralwasser, Säfte, Fleischbrühe, Breie, Müsli, Joghurt, Quark, Suppen, Obst Kompott • Mundpflege mehrmals täglich bei trockener Mundhöhle durchführen (S. 335f, 355ff) • Beobachtungsmaßnahmen: Appetit, Nahrungsaufnahme, Körpergewicht, Schleimhaut
Ausscheiden	Der Patient neigt zu einer Oligurie. Es besteht die Gefahr eines Harnwegsinfektes und einer Obstipation	Der Patient hat eine ausreichende Nieren- und Darmfunktion	• Flüssigkeitszufuhr reichlich • Hilfeleistung bei der Intimhygiene, sofern notwendig • Beobachtungsmaßnahmen: Kontrolle von Urin (Aussehen, Geruch, Bilanz) und Stuhl (Konsistenz, Menge, Häufigkeit)

Tabelle 2.28 (Fortsetzung)

ATL	Pflegeproblem	Pflegeziel	Mögliche Pflegehilfeaktivitäten
Regulieren der Körpertemperatur	Der Patient hat Fieber. Er friert und schwitzt, evtl. im Wechsel	Der Patient hat eine normale Körpertemperatur. Die Umgebungstemperatur ist angepaßt	• Bettruhe gewährleisten, solange die Temperatur stark erhöht ist • Wärmezufuhr bei Frösteln (Getränk, Decke) • Kühle Waschungen (evtl. mit Zusatz von Pfefferminztee) bei Schwitzen • Wäschewechsel nach Bedarf, Zugluft vermeiden! • Pneumonieprophylaxe mit situationsentsprechenden Maßnahmen (S. 406 ff) • Physikalische Maßnahmen zur Temperatursenkung (Wadenwickel, S. 394 ff) nach Verordnung • Beobachtungsmaßnahmen: Kontrolle von Temperatur, Schweißbildung, Puls, Blutdruck, Hautfarbe, Hauttemperatur, Beschwerdeäußerungen
Sinn finden, Ruhen und Schlafen	Der Patient leidet unter Verstimmung durch das gestörte Allgemeinbefinden mit z. B. Kopf- und Gliederschmerzen. Damit verbunden können Schlafstörungen auftreten	Der Patient fühlt sich in seiner Situation angenommen. Seine Beschwerden sind bestmöglich gelindert. Er hat seine Nachtruhe	• Pflegemaßnahmen so koordinieren, daß der Kranke genügend Ruhezeit hat • Ruhige Atmosphäre ermöglichen (Tür leise schließen, leise Schuhe tragen usw.) • Zimmer auf Wunsch leicht abdunkeln • Zuwendung und Betreuung ist aufmerksam sowie freundlich zu gewähren • Erfrischende Waschung evtl. abends durchführen • Schmerzlindernde Medikamente nach Verordnung verabreichen • Beobachtungsmaßnahmen: Verhalten, Ressourcen, Stimmung, Beschwerdeäußerungen

- 2 Baumwoll- oder Leinentücher, ca. 30 cm breit, oder 1 Paar Baumwollkniestrümpfe mit abgeschnittenem Fußteil,
- 2 etwas größere Frottier- oder Wolltücher,
- 1 Schüssel mit kühlem Wasser, evtl. zusätzlich 1 Schuß Essig,
- Reifenbahre.

Patient:

- evtl. Socken anziehen,
- Temperatur, Puls und Blutdruck messen,
- Bettschutzeinlage unter die Beine legen.

Durchführung

- Decke bis zu den Knien zurückschlagen.
- Leinentücher (oder Baumwollstrümpfe) befeuchten und gut feucht, aber nicht tropfnaß (Abb. 2.**52**) um die Unterschenkel wickeln (bzw. anziehen), Knöchel und Kniegelenk freilassen.
- Frottier- oder Wolltücher lose darüberschlagen (diese Maßnahme kann evtl. auch unterbleiben).
- Reifenbahre darüberstellen und den Kranken mit einer leichten Decke abdecken.
- Wadenwickel alle 10–15 Minuten 3mal hintereinander erneuern.
- Der Kranke wird während der Wickelbehandlung beobachtet (Puls und Hautfarbe).

Nachbereitung

- Eine ½ Stunde nach Abnahme des letzten Wickels Temperatur kontrollieren.
- Wiederholung der Wickelbehandlung nur bei stabiler Kreislaufsituation.

Sonstige, lokale Kälteanwendungen

Kälteanwendungen dienen der Abschwellung, Schmerz- und Blutstillung bei Entzündungen (z.B. Venenentzündung), Verstauchungen, Blutungen (z.B. nach Tonsillektomie) und Hämatomen.

Patienten mit Durchblutungs- und Sensibilitätsstörungen sollen keine Kälteanwendungen bekommen.

Eisbeutel/Eiskrawatte. Sie werden mit zerkleinertem Eis so gefüllt, daß sie sich der Körperform noch anpassen. Vor dem Auflegen werden sie in ein Tuch gehüllt oder mit einem Spezialbezug versehen. Sobald das Eis geschmolzen ist, muß es erneuert werden.

Kühlelemente. Sie bestehen aus unterschiedlich großen, gekühlten Gelkissen und werden ebenfalls vor der Anwendung bezogen.

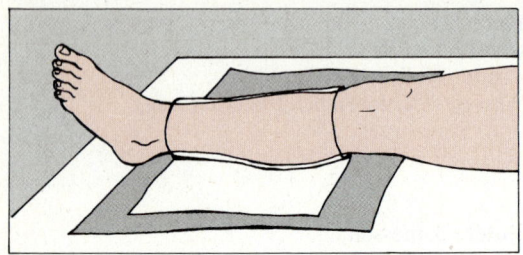

Abb. 2.**52** Anlegen eines Wadenwickels

Alkoholumschläge. 35%iger Alkohol wird zu gleichen Teilen mit Wasser vermischt und damit ein entsprechend gefaltetes Leinentuch (oder einige Kompressen) befeuchtet. Die Fixierung erfolgt mittels einer Mullbinde oder mit Schlauchmull. Der Umschlag wird erneuert, indem man den Verband mit dem Alkoholgemisch tränkt.

Quarkumschlag. Dazu benötigt man Quark, Spatel, Leinentuch (in Bedarfsgröße gelegt), Kompresse, Binde oder Fixiertuch, Bettschutzeinlage. Der Quark wird dann ½ cm dick auf das Leinentuch gestrichen. Die Ränder bleiben frei und werden über dem Quark eingeschlagen. Die Masse wird mit einer auseinandergefalteten Kompresse abgedeckt (läßt sich dann besser von der Haut entfernen), auf die zu behandelnde Körperstelle aufgelegt und mit der Binde oder dem Tuch locker fixiert. Bettschutzeinlage unterlegen, da der Umschlag sehr näßt. Nach ca. 20 Minuten wird der Quark warm und bröcklig und muß entfernt werden. Die Hautstelle wird mit reichlich Wasser gewaschen, abgetrocknet und bei Bedarf eingecremt.

Physikalische Maßnahmen zur Wärmebehandlung

Über die Weitstellung von Blutgefäßen (Hyperämisierung) kommt es zur besseren Nährstoff- und Sauerstoffversorgung der Gewebszellen. Ferner wird der Abbau und Abtransport von Schlackenstoffen aus dem Stoffwechsel beschleunigt. Die Organleistung wird durch die Anregung der Stoffwechseltätigkeit optimiert.

Bestimmte Nervenfasern (somatosensible Fasern) leiten die Wärmewirkung von der Haut (Ort der Wärmeapplikation = Headsche Zone) zu tiefergelegenen Körperregionen (Muskeln, Organe usw.).

Die therapeutischen Wirkungen der Wärmeanwendungen sind: Lockerung und Schmerzlinderung verspannter Muskelpartien (z.B. Nackenmuskeln, Rückenmuskeln usw.), Beschwerdebesserung bei krampfartigen Schmerzen (z.B. Magen-Darm-Krämpfe), Reifung und damit raschere Abheilung von lokalen Entzündungen (z.B. Abszesse), Anregung der Verdauungsfunktion und Steigerung des allgemeinen Wohlbefindens sowie Beruhigung bei Unruhe und Nervosität.

Wärmeanwendungen sind nicht erlaubt bei arterieller Verschlußkrankheit, da der durch die Wärmewirkung erhöhte Sauerstoffbedarf der Zelle nicht gedeckt werden kann, ferner bei Sensibilitätsstörungen (Verbrennungsgefahr), starken, unklaren Bauchschmerzen (z. B. Verschlechterung einer Blinddarmentzündung), äußeren und inneren Blutungen (dadurch z. B. Verstärkung einer Blutung im Magen-Darm-Trakt oder nach Tonsillektomie usw.) sowie bei bewußtlosen und verwirrten Menschen (Verbrennungsgefahr).

Trockene Wärmeanwendungen:

Gummiwärmflasche. Die Gummiwärmflasche findet Anwendung bei Magen-Darm- und Gallenbeschwerden, Muskelerkrankungen usw.

Durchführung
– Wärmflasche gut halbvoll mit ca. 60 °C heißem Wasser füllen (ggf. am Unterarm die Temperatur prüfen),
– gefüllte Flasche auf eine harte Unterlage legen und die Luft ausstreichen. Die Flasche schmiegt sich dann besser an die Körperform an. Flaschenverschluß anbringen und auf Dichtigkeit prüfen,
– Wärmflasche beziehen und so anlegen, daß der Verschluß nicht drückt,
– Wärmflasche kennzeichnen oder bei mehrmaligem Gebrauch am Krankenbett belassen.
– Nach Beendigung der Wärmebehandlung wird die Wärmflasche mit Desinfektionslösung abgewaschen und nach dem Trocknen, mit etwas Luft gefüllt, aufbewahrt.

Elektrisches Heizkissen: In vielen Krankenhäusern ist die Verwendung von Heizkissen wegen der Unfallgefahr (Kurzschluß) verboten. Sonst müssen sie in jedem Fall mit einem wasserdichten Bezug versehen sein. Kabel und Kontaktstellen sind vor jeder Benutzung auf Unversehrtheit zu prüfen.

Zum Aufwärmen Stufe 3, dann Stufe 1 einschalten, nicht über Nacht anwenden.

Kinder und Verwirrte dürfen wegen der Gefahr von Verbrennungen kein Heizkissen bekommen.

Feuchte Wärmeanwendungen:

Feuchtheiße Wickel und Aufschläge. Wickel werden zirkulär um Körperteile gewickelt (z. B. Brust, Hals, Bauch, Extremitäten), Aufschläge hingegen werden auf bestimmte Körperregionen (Magen, Galle, Blase usw.) aufgelegt.

Vorbereitungen

Gegenstände:

– 1 nicht fusselndes Tuch (z. B. Leinentuch),
– 1 Frotteetuch zum Auswringen,
– 1 flauschiges Tuch (Flanell, Molton) etwas größer als das Leinentuch,
– Sicherheitsnadeln zum Fixieren,
– sehr heißes Wasser, verschiedene Zusätze (z. B. Kamillenblüten, Zitronensaft usw.) können die Wirkung des Wickels/Aufschlages verändern bzw. intensivieren,
– evtl. eine gefüllte Wärmflasche zum Warmhalten,
– Molton zum Bettschutz.

Patient:

– Information,
– Haut beobachten (Anwendungen dürfen nur auf intakte Haut erfolgen),
– Blase entleeren lassen.

Raum:

– Fenster schließen,
– für angenehme Raumtemperatur sorgen,
– Platz schaffen.

Durchführung

– Leinentuch auf die gewünschte Größe falten und rollen,
– Molton zum Bettschutz einlegen ,
– den Patienten nur so weit wie nötig aufdecken, das flauschige Tuch unter die entsprechende Körperpartie legen,
– das gerollte/gefaltete Leinentuch in das Frotteetuch einschlagen und so in das heiße Wasser eintauchen, daß dessen Enden trocken bleiben (Abb. 2.**53**), mit den trockenen Teilen des Frotteetuchs beide Tücher nun kräftig auswringen,
– Patienten Wärme kontrollieren lassen, dabei das Leinentuch so heiß wie erträglich um den betreffenden Körperteil wickeln oder auflegen. Es muß dicht anliegen!
– Das flauschige Tuch so darüberlegen oder wickeln, daß das feuchte Tuch ganz abgedeckt ist, mit Sicherheitsnadeln fixieren,
– bei Bedarf eine Wärmflasche zum Warmhalten auflegen.
– Patienten zudecken, ruhen lassen,
– Klingel griffbereit legen,
– Beobachtung von Gesichtsfarbe, Puls, auf evtl. Beklemmungsgefühl achten.
– Der Wickel/Aufschlag bleibt so lange liegen, bis das Wärmegefühl nachläßt (ca. 30–40 Min.).

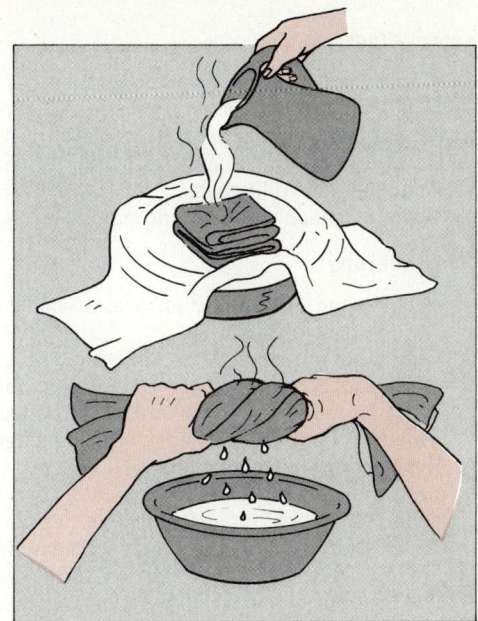

Abb. 2.**53** Auswringen eines
heißen Wickels (Aufschlags)
mittels Frotteetuch

Nachbereitung

– Nach Abnahme des Wickels soll der Kranke noch ca. 30 Minuten im Bett
  bleiben, da bei Zugluft besonders Erkältungsgefahr besteht.
– Die Tücher werden an einem geeigneten Ort getrocknet und bis zur
  Wiederverwendung am Krankenbett deponiert.
– Bei mehrmaligen Wärmeanwendungen die Haut mit einer fetthaltigen
  Creme pflegen.

Kataplasmen. Hier handelt es sich um Breiumschläge, die in der Regel heiß
angelegt werden. Sie speichern die Wärme besser als feuchtheiße Tücher.

Im Krankenhaus stehen gebrauchsfertige Pasten (z. B. Enelbin-Paste) zur
Verfügung. In der häuslichen Pflege finden auch Leinsamen- und Hafer-
breie, heiß zerdrückte Kartoffeln, heißer Quark u. a. Anwendung.

Kataplasmen werden verordnet z. B. bei Otitis media, chronischer Halsentzündung, Muskelverspannungen, rheumatischen Gelenkerkrankungen,
krampfartigen Bauchschmerzen, Abszessen, Mumps, Parotitis und Bronchitis.

Vorbereitungen

Vorbereitung von Patient und Raum s. feuchtheiße Wickel und Aufschläge
(S. 399).

Gegenstände:

- Kataplasma (Paste, meist in einer Tube), Spatel,
- Gefäß mit heißem Wasser,
- Leinen- oder Zemukostreifen (Zellstoff-Mull-Kompresse), in Bedarfs-größe gelegt oder geschnitten, Mull,
- Flanell- oder Wolltuch,
- Sicherheitsnadeln oder Binde zum Fixieren.

Durchführung

- geschlossene Pastentube im Wassserbad erhitzen. Dosen sind vor dem Erwärmen zu öffnen,
- Paste rasch mit einem Spatel auf dem vorbereiteten Leinentuch/Zemuko-streifen messerrückendick ausstreichen, mit einer Lage Mull bedecken. Die Paste kann evtl. auch kalt aufgestrichen und dann über Wasserdampf erhitzt werden, beispielsweise auf dem umgedrehten Topfdeckel.
- Temperatur am Handgelenk prüfen (Verbrennungsgefahr) und das Kata-plasma mit der Mullseite rasch auf die vorgesehene Körperstelle auflegen. Es soll so heiß wie möglich angelegt werden.
- Flanell- oder Wolltuch darüberwickeln und mit Sicherheitsnadeln befesti-gen. An Gelenken eignet sich das Befestigen mittels einer Binde.
- Der Umschlag kann ca. 10 Stunden angelegt bleiben (z. B. über Nacht).
- Nach Abnahme des Umschlags wird die Haut gewaschen, bei Bedarf eingecremt und mit einem warmen Tuch geschützt.

Lebensaktivität „Atmen"

Die Atmung (Respiration) dient der Versorgung des Körpers mit Sauerstoff und dem Abtransport von Kohlendioxid (S. 39ff). Der normale Atemvor-gang ist geräuschlos und erfolgt ohne Anstrengung im Wechsel zwischen Einatmung, Ausatmung und Atempause (Eupnoe). Bei der Brustatmung (kostaler Atemtyp) hebt und senkt sich der Brustkorb, bei der Bauchatmung (abdominaler Atemtyp) hingegen vorwiegend die Bauchmuskulatur.

Beobachtung der Atmung

Ist eine Kontrolle der Atemfunktion notwendig (z. B. bei Lungenerkrankun-gen), so werden *Frequenz, Qualität, Rhythmus* und *Geruch der Atmung* überwacht.

Atemfrequenz. Mit der Atemfrequenz wird die Anzahl der Atemzüge pro Minute beurteilt.

Normalwerte:	Erwachsene	16−20 Atemzüge/Min.
	Kleinkinder	ca. 25 Atemzüge/Min.
	Neugeborene	ca. 40 Atemzüge/Min.

Abweichungen von der normalen Atemfrequenz bezeichnet man bei der beschleunigten Atmung als *Tachypnoe* und bei Verlangsamung als *Bradypnoe* (Tab. 2.**29**).

Tabelle 2.29   Ursachen von Tachypnoe und Bradypnoe (Beispiele)

	physiologische Ursachen	pathologische Ursachen
Tachypnoe	● körperliche Anstrengung ● Aufregung/ Angst u. a.	● Fieber (durch gesteigertes Stoffwechselgeschehen wird mehr O_2 verbraucht) ● Herz- und Lungenkrankheiten (Störung des Gasaustausches) ● Anämie (Mangel an Erythrozyten und des Sauerstoffträgers Hämoglobin)
Bradypnoe	● im Schlaf	● Hirndruck ● Vergiftungen ● Schlafmittel bzw. Opiate (Beeinträchtigung des Atemzentrums)

Atemqualität. Die Atemqualität sagt etwas aus über Atemtiefe und Atemgeräusche sowie darüber, ob ein Mensch angestrengt oder frei atmet.

Eine *flache Atmung* beobachtet man bei schwerer Pneumonie, bei starken Schmerzen (z. B. Operationswunden) oder bei Sterbenden.

Die *vertiefte, „große" Atmung* ist typisch bei einer Azidose und bei Störungen des Atemzentrums.

Atemgeräusche: Sie entstehen bei der Verlegung und Verengung der Atemwege, z. B. durch Schleim, Schwellungen oder Fremdkörper. Man unterscheidet z. B. pfeifende, rasselnde, röchelnde, keuchende und hechelnde Atemgeräusche.

Dyspnoe: Hier handelt es sich um eine erschwerte, angestrengte Atmung. Bei der inspiratorischen Dyspnoe ist die Einatmung betroffen, bei der exspiratorischen Form ist die Ausatmung erschwert (z. B. Asthma bronchiale). Die Dyspnoe ist oft mit Atemgeräuschen verbunden. Ursachen sind vorwiegend schwere Lungen- und Herzerkrankungen. Wenn die Dyspnoe von einem pfeifenden und ziehenden Atemgeräusch begleitet ist, so spricht man jeweils von einem inspiratorischen bzw. exspiratorischen Stridor.

Orthopnoe: Dies ist die schwerste Form der Atemnot, bei der die Kranken aufrecht sitzend nach Luft ringen (z. B. bei schwerem Asthmaanfall, Lungenödem usw.).

Hyperventilation: Hier kommt es zu einer gesteigerten Atemtätigkeit, die zu einer vermehrten Ein- und Ausatmung führt. Dadurch wird verstärkt CO_2 abgeatmet, was zu beobachtbaren Auffälligkeiten wie z. B. Pfötchenstellung der Hände führen kann.

Atemrhythmus. Bei verschiedenen Erkrankungen kann der Atemrhythmus verändert sein, woraus häufig eine ernste Komplikation erkennbar wird. Unterschiedliche Rhythmusveränderungen sind in Abb. 2.**54a-d** dargestellt.

Atemgeruch. Normaler Atem ist unauffällig. *Geruchsveränderungen* sind wahrnehmbar: *nach Azeton* bei Coma diabeticum, *nach Leber* bei Leberkoma; *faulig, stinkend* bei Bronchiektasen, Bronchial- und Lungenkarzinom sowie *urinös* bei Nierenversagen (Urämie).

Schluckauf (Singultus). Dieser entsteht durch unwillkürliche Zwerchfellkontraktionen. Es strömt dabei ruckartig Luft in die Atemwege. Das glucksende Geräusch wird durch die Stimmbänder verursacht.

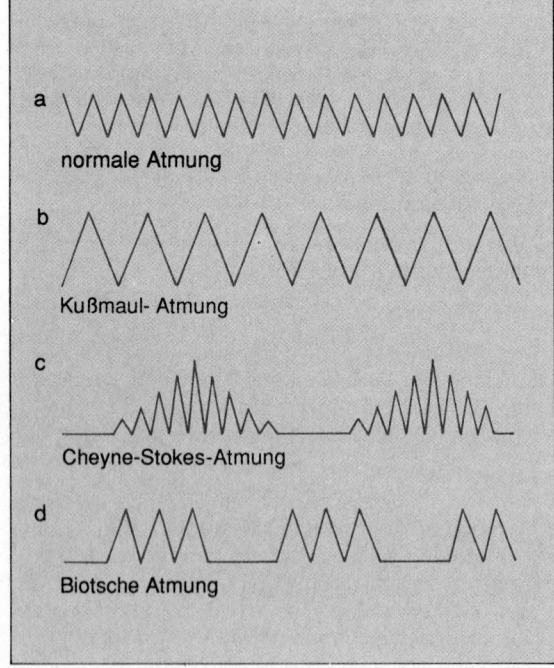

Abb. 2.**54**
Atemrhythmus
a normale Atmung
b Kußmaul-Atmung.
Große, tiefe, regelmäßige und pausenlose Atemzüge, z. B. bei schwerer Stoffwechselentgleisung (Coma diabeticum)
c Cheyne-Stokes-Atmung: kleine, immer tiefer werdende und wieder abflachende Atemzüge mit Atempausen, z. B. bei schweren Vergiftungen, Sterbenden u. a.
d Biot-Atmung. Mehrere gleichmäßig tiefe Atemzüge werden periodisch wiederkehrend von Atempausen unterbrochen, z. B. bei Schädigungen des Atemzentrums durch Trauma, Hirndruck usw.

Der Singultus kann nach Bauchoperationen oder bei Erkrankungen des Magen-Darm-Traktes vorkommen. Schwerstkranke und Sterbende empfinden ihn oft als ausgesprochen quälend.

Beobachtung von Auswurf (Sputum)

Der Auswurf ist das Sekret von den Schleimhäuten der Atemwege (Mund, Rachen, Nase, Bronchialbaum), das bei verschiedenen Erkrankungen produziert wird. Bei gesunden Menschen ist die Schleimproduktion so gering, daß sie nicht in Erscheinung tritt.

Beim Auswurf werden *Menge, Farbe, Konsistenz, Beimengungen* und *Geruch* beobachtet. Dazu wird Sputum in einem Einmalgefäß oder einem für Untersuchungszwecke bereitgestellten Behälter gesammelt.

Menge. Sie ist abhängig von der Erkrankungsart. Bei schwerer Bronchitis oder bei Bronchiektasen können bis zu 2 l Sputum täglich ausgehustet werden. Bei Bronchitis kommt es vorwiegend morgens zum Abhusten von Bronchialsekret.

Konsistenz, Farbe, Beimengungen. Hierzu sind Beispiele in Tab. 2.**30** aufgeführt. Beimengungen des Sputums wie z. B. Blutbestandteile, Mikroorganismen, Tumor- und Herzfehlerzellen werden im Labor nachgewiesen. Das Sputum muß dazu in einem Spezialbehälter gesammelt werden. Der Kranke ist darauf hinzuweisen, daß nicht Speichel, sondern ausgehustetes Sekret dazu gebraucht wird (möglichst vor dem Zähneputzen).

Tabelle 2.**30** Erkrankungsbeispiele für Beimengungen, Konsistenz- und Farbveränderungen von Sputum

Konsistenz	Farbe	Beimengungen	Erkrankungsbeispiele
Schleimig/ fadenziehend	weißlich		● katarrhalische Erkrankungen der Atemwege
Zäh/glasig	durchsichtig		● nach Asthma-bronchiale-Anfall
Schleimig/ eitrig	gelblich	Eiter	● akute Bronchitis
Zähflüssig/ eitrig	gelb-grün	Eiter	● eitrige Bronchitis ● Tuberkulose ● Lungenabszeß
Eitrig zäh/ dünnflüssig/ schaumig = 3schichtig	gelblich	Eiter/ Zelltrümmer	● Bronchiektasen (besonders beim morgendlichen Abhusten beobachtbar)

Tabelle 2.30 (Fortsetzung)

Konsistenz	Farbe	Beimen-gungen	Erkrankungsbeispiele
Zähflüssig	rostfarben	Blut und evtl. Eiter	● Pneumonie
Schaumig/ serös dünnflüssig	rötlich	Blut	● Lungenödem
Schaumig	hellrot	Blut	● Blutsturz (z. B. bei Tuberkulose)
Spärlich auftretend	rote bis rost-braune Fasern	Blut	● Bronchialcarcinom

Geruch. Sputum ist normalerweise geruchlos. Durch bakterielle Zersetzung und/oder Gewebszerfall kann es unangenehm jauchig und faulig riechen.

Pneumonieprophylaxe

Definition. Die Pneumonieprophylaxe beinhaltet alle Maßnahmen zur Vermeidung einer Lungenentzündung (Pneumonie).

Beispiele für pneumoniegefährdete Patientengruppen sind Tab. 2.**31** zu entnehmen.

Tabelle 2.31 Pneumoniegefährdete Patienten

Patientengruppe	Begründung für die Pneumoniegefahr
Schwerstkranke mit schlechtem Allge-meinzustand (z. B. Carcinom-Patienten, Bewußtlose)	● Abwehrschwäche (Gefahr der noso-komialen Infektion) ● flache Atmung wegen allgemeiner Schwäche und Bettlägrigkeit ● Unfähigkeit, vorhandenes Sekret ab-zuhusten
Frischoperierte, besonders nach Ope-rationen im Thoraxbereich	● Schonatmung infolge von Schmer-zen
Patienten mit bestehenden Lungener-krankungen (z. B. Asthma bronchiale u. a.)	● Funktionseinschränkung durch vor-geschädigte Lunge
Patienten mit Schlucklähmungen (z. B. bei Apoplexie)	● Gefahr der Aspiration

Vorbeugende Maßnahmen

Ziele: Sekretansammlungen in den Atemwegen vermeiden, Atemvorgang bessern, optimale Sauerstoffversorgung des Organismus gewährleisten.

Maßnahmen zur Vertiefung des Atemzuges und zur Mobilisierung der Atemmuskulatur

Diese Maßnahmen dienen der Verbesserung des Atemvorganges besonders bei bettlägerigen und geschwächten Patienten. Außerdem haben Lokalanwendungen wie z. B. Einreibungen und Alkoholabklatschungen eine kreislaufanregende und sekretlösende Wirkung.

Bestmögliche Frühmobilisation. Sie bewirkt durch häufiges Aufstehen ein besseres Durchatmen und regt gleichzeitig den Kreislauf an.

Abreibung/ Abklatschung des Thorax. Dabei wird der Rücken mit durchblutungsfördernden Mitteln (z. B. 35%igem Alkohol, Franzbranntwein u. ä.) eingerieben. Der dabei plötzlich auftretende Kältereiz veranlaßt den Kranken tief durchzuatmen. Beim Abklatschen erfolgt außerdem eine Thoraxvibration, die Atemmuskulatur und festsitzendes Bronchialsekret lockert. Sie wird mit leichter Hohlhand, der Handkante oder der lockeren Faust durchgeführt, wobei der Thorax seitlich der Wirbelsäule immer zur Lungenwurzel (Hilus) hin vibriert wird.

Kontraindikationen bestehen bei Patienten mit Herzerkrankungen (besonders Herzinfarkt), schweren Kopfverletzungen, Knochenmetastasen, Thrombose, Lungenembolie, Thoraxoperationen, da durch Erschütterungen das Krankheitsgeschehen negativ beeinflußt werden kann.

Einreibungen mit hyperämisierenden Salben. Brust und Rücken werden mit Spezialsalben, die zumeist ätherische Öle (z. B. Eukalyptusöl) enthalten, eingerieben. Es genügt dabei jeweils ein ca. kirschgroßes Salbenstück. Diese Anwendungen dürfen nur auf die intakte Haut erfolgen. Brustwarze und Warzenhof werden dabei ausgespart. Pflegepersonen sollten zum Schutz vor Hautreizungen bzw. allergischen Reaktionen Einmalhandschuhe zum Einreiben tragen.

Atemgymnastik. Zur Verbesserung der Lungenbelüftung soll der Patient bei erhöhtem Oberkörper immer wieder tief ein- und ausatmen. Zur Intensivierung der Exspiration kann die Pflegeperson mit den Händen einen leichten Gegendruck auf den seitlichen Thorax ausüben, solange der Patient ausatmet. Ferner ist die stimmhafte Ausatmung auf Vokale sehr effektiv. Übungsgeräte (z. B. Triflo) erlauben die selbständige Handhabung durch den Patienten nach entsprechender Anleitung.

Der Ventilationssteigerung dient die Anwendung eines Totraumvergrößerers (z. B. Giebel-Rohr). Der Kranke atmet dabei mit verschlossener Nase durch ein Rohr, das durch Ansetzen von Segmenten beliebig verlängert werden kann. Dadurch wird die eigene CO_2 angereicherte Ausatemluft teilweise wieder eingeatmet, wodurch über eine Reizwirkung auf das Atemzentrum eine vertiefte Atmung entsteht. Der Einsatz des Totraumvergrößerers hängt von der Befindlichkeit (z. B. Kreislaufsituation, Lungenfunktion usw.) des Patienten ab. Die Anleitung wird durch die Krankengymnastin vorgenommen.

Unterstützende Lagerungen. Sie dienen der besseren Belüftung einzelner Lungenabschnitte oder optimieren den Einsatz der Atem- bzw. Atemhilfsmuskulatur.

Bei der *„Dehnlage"* (Abb. 2.**55**) bekommt der Kranke in Seitenlage jeweils ein Kissen unter die Flanke und unter den Kopf. Dadurch wird die oben liegende Lungenhälfte gedehnt und besser belüftet. Die freibewegliche Schulter ermöglicht eine ungehinderte Atmung. Weitere Lagerungshinweise zur Dehnung und Drainierung einzelner Lungenabschnitte sind der entsprechenden Fachliteratur zu entnehmen.

Die *Oberkörperhochlagerung* ermöglicht eine Besserung des Atemvorgangs, besonders bei Dyspnoe. Der Kranke liegt weit genug oben und ist im Rücken gut abgestützt. Ein Abrutschen im Bett wird verhindert, wenn die Füße mit einer gepolsterten Bettkiste oder geeignetem Lagerungskissen abgestützt sind. Weitere Lagerungshilfen wie z. B. die Unterstützung der Knie und der Arme werden den Wünschen des Kranken angepaßt (Abb. 2.**56**).

Maßnahmen zur Sekretverflüssigung

Zähflüssiges Sekret kann durch Einatmung (Inhalation) von vernebelten Medikamenten (Aerosolen) oder Wasserdampf verflüssigt und damit besser abhustbar werden. Des weiteren können sekretlösende Medikamente (Sekretolytika) die Sekretentleerung fördern, sofern eine ausreichende Flüssigkeitszufuhr gewährleistet ist.

Die Maßnahmen zur Sekretverflüssigung sind nur dann sinnvoll, wenn der Patient das gelöste Sekret abhusten kann oder ein regelmäßiges Absaugen des Tracheobronchialsystems vorgenommen wird.

Maßnahmen zur Sekretentfernung

Die Sekretentleerung kann bei geschwächten Patienten durch vielerlei Maßnahmen unterstützt werden.

Vibrationsmassage. Sie kann manuell (S. 407) oder mittels eines Massagevibrators durchgeführt werden. Festsitzendes Bronchialsekret wird damit gelockert und kann abgehustet werden. Außerdem wird die Durchblutung der

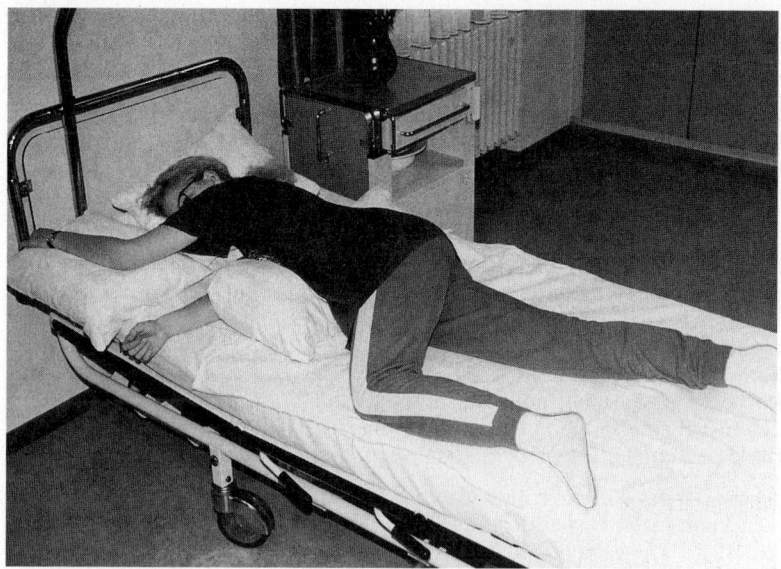

Abb. 2.**55** Dehnlagerung

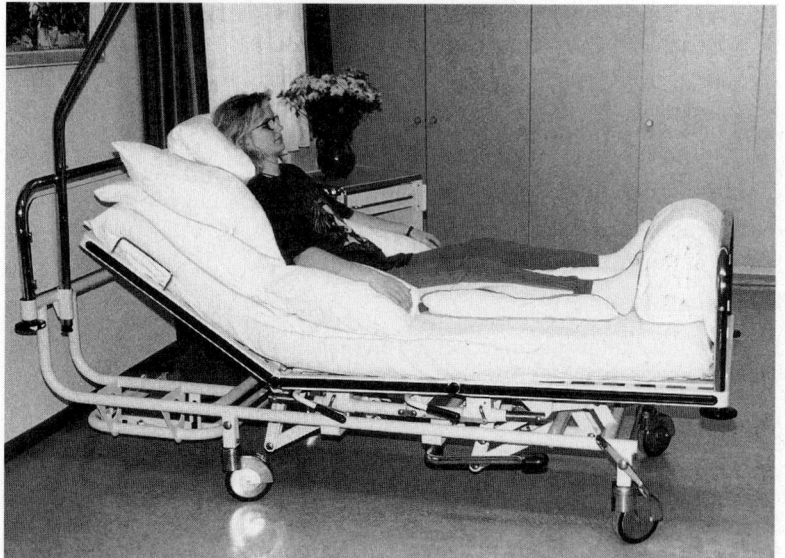

Abb. 2.**56** Oberkörperhochlagerung

Lungen angeregt. Das Gerät wird am Rücken vorsichtig beidseits der Wirbelsäule immer zur Lungenwurzel hin bewegt.

Abhusthilfe. Besonders frischoperierte Patienten sind durch Schmerzen beim Abhusten beeinträchtigt. Hilfreich ist hierbei, wenn die Pflegeperson beim sitzenden Patienten den Thorax mit flachen Händen seitlich stützt, während der Kranke mit beiden Händen einen leichten Gegendruck auf die Wunde ausübt. Diese Maßnahme ist besonders effektiv nach dem Abreiben, Abklatschen oder einer Inhalation.

Drainagelagerung. Durch regelmäßige Umlagerung des Patienten (z. B. Seitenlage) werden stets wechselnde Lungenbezirke gedehnt und damit ein besserer Abfluß für Bronchialsekret geschaffen. Eine weitere Möglichkeit ist die kurzzeitige Oberkörpertieflagerung. Sie wird durch Schrägstellung des Krankenbetts (Trendelenburg-Lage) oder das Herunterhängen des Oberkörpers über den Bettrand erreicht. Der Kranke stützt dabei seine Arme auf einem Schemel ab (Quinckesche Hängelage). Besonders erfolgreich sind diese Lagerungen, wenn der Patient vorher inhaliert hat und abvibriert wird.

Absaugen des Nasen-Rachen-Raumes. Wenn der Kranke nicht selbst abhusten kann (z. B. Bewußtlose), so wird der Nasen-Rachen-Raum abgesaugt (S. 412 ff). Die gezielte Absaugung der Trachea hingegen ist nur über einen Trachealtubus, eine Trachealkanüle oder unter Sicht mit Hilfe eines Laryngoskops bzw. Bronchoskops möglich.

Weitere prophylaktische Maßnahmen

Aspirationsprophylaxe. Sie dient der Vermeidung einer Aspirationspneumonie. Entsprechend gefährdete Patienten dürfen entweder keine Nahrung oder nur unter besonderen Vorsichtsmaßnahmen (S. 351 f) zu sich nehmen.

Mundpflege. Wird diese intensiv durchgeführt, so wird verhindert, daß Keime (z. B. Soorpilzerreger) über die Trachea in die Lunge vordringen und eine Pneumonie verursachen.

Inhalationstherapie

Bei der Inhalationstherapie werden vernebelte Flüssigkeiten (Aerosole) evtl. mit Zusatz von Medikamenten oder Wasserdampf eingeatmet.

Aerosolinhalation. Aerosole können wegen ihrer geringen Tröpfchengröße bei der Einatmung bis in die Lungenalveolen vordringen. Sie eignen sich deshalb, neben der Verflüssigung von Bronchialsekret, auch zur Lokalbehandlung der Atemwege (z. B. bei Asthma). Die Verneblung erfolgt über eine Maske oder ein Mundstück, beide bestehen meist aus Einwegmaterial. Das Inhaliergerät wird entweder elektrisch durch einen Membrankompressor oder mit Druckluft betrieben (Abb. 2.**57a** u. **b**)).

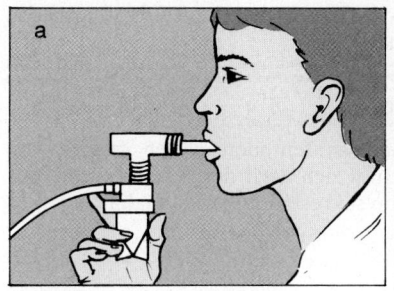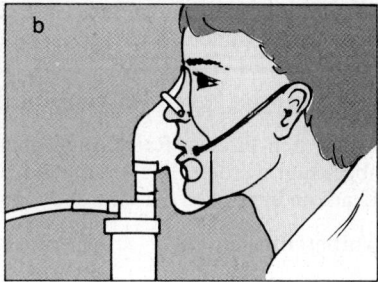

Abb. 2.**57** Aerosolinhalation
a Einatmung der Aerosole über ein Mundstück
b Einatmung der Aerosole durch die Nase mittels einer Maske

Vorgehen bei der Inhalation. Das verordnete Inhaliermittel wird in den sauberen Medikamentenbehälter eingefüllt. Der Patient sitzt bequem und entspannt. Die Maske wird vor Nase und Mund gehalten oder mit einem Gummiband am Kopf fixiert. Nach Einschalten des Gerätes atmet der Kranke tief durch die Nase ein und durch den Mund aus. Bei Verwendung eines Mundstückes erfolgt die Einatmung durch den Mund. Die Inhalationsdauer (meist ca. 10 Min.) wird vom Arzt verordnet.

Nach Beendigung der Inhalation kann der Kranke bei Bedarf sein Gesicht waschen. Zum Abhusten sind Einmaltücher und eine Abwurfmöglichkeit oder ein Einmalgefäß bereitzustellen. Die Einweggeräte werden verworfen, Mehrfachgeräte desinfiziert, gereinigt und mit einem geeigneten Verfahren sterilisiert.

Aerosoldauervernebelung. Das Verneblungsgerät (z.B. Ultraschallvernebler) steht am Krankenbett. Die Aerosole werden durch einen Schlauch abgeleitet und befeuchten die Atemwege des Patienten. Dies ist besonders günstig bei Kranken mit Mundatmung oder nach Intubation bzw. Tracheotomie. Bei manchen Verneblungsgeräten können die Aerosole angewärmt werden (Warmvernebler).

Nach Beendigung der Verneblung werden Einwegteile verworfen und das Gerät selbst mit einer Desinfektionslösung abgewaschen.

Inhalation von Wasserdampf. Die Dampfinhalation eignet sich zur Therapie von Erkrankungen der oberen Luftwege. Durch Zusätze von ätherischen Ölen oder Kamillenblüten kann die Wirkung verbessert werden. Im Krankenhaus findet die Dampfinhalation wegen Unfallgefahr (Verbrühung!) keine Anwendung. Im häuslichen Bereich beugt sich der Kranke über eine Schüssel mit frisch abgekochtem Wasser und entsprechenden Zusätzen. Kopf und Schüssel werden dabei mit einem großen Tuch abgedeckt. Er inhaliert ca. 10 Minuten durch den geöffneten Mund. Zum Schluß wird das Gesicht mit kühlem Wasser abgewaschen.

Absaugen des Nasen-Rachen-Raumes

Der Nasen-Rachen-Raum kann über den oralen oder nasalen Zugangsweg abgesaugt werden. Die Häufigkeit richtet sich nach der Atemsituation des Kranken bzw. nach der Anwendung von sekretlösenden Maßnahmen.

Vorbereitungen

Gegenstände:
- verschiedene Absaugkatheter, bei zähem Sekret möglichst weitlumig,
- Absauggerät, je nach Betriebsart an das Stromnetz oder die Energieleitung (Druckluft, Vakuum) angeschlossen, Sekrettopf mit wenig Desinfektionslösung füllen, der Spültopf ist mit Aqua dest. oder physiologischer Kochsalzlösung gefüllt,
- Adapter (Zwischenstück) zur Verbindung des Absaugschlauches mit dem Absaugkatheter,
- Abwurfbeutel, Einweghandschuhe, Einwegtücher, Bettschutz,
- Händedesinfektionsmittel,
- Schutzkleidung,
- Mundpflegeset, Nasenpflegeset,
- evtl. Mundkeil.

Durchführung

- für Blickschutz sorgen,
- Patienten informieren und in Rückenlage bringen, Oberkörper evtl. leicht erhöht lagern (bei starker Dyspnoe),
- Bett und Nachthemd schützen,
- Händedesinfektion, Schutzkleidung anziehen,
- Absauggerät einschalten, Katheterhülle am Ansatz öffnen und mit dem Zwischenstück am Absaugschlauch verbinden,
- Einmalhandschuhe anziehen.

Orale Absaugung:
- Katheter vorsichtig aus der Hülle ziehen und ohne Sog vorsichtig entlang der Wange in die Mundhöhle einführen bis in den Rachenbereich,
- Einige Millimeter zurückziehen, so daß der Katheter sich nicht an der Rachenwand festsaugen kann, und Sog herstellen, indem die Öffnung am Zwischenstück verschlossen wird, den Katheter leicht drehend zurückziehen.
- Weiter verfahren, wie bei nasaler Absaugung beschrieben.

Nasale Absaugung:

– Nasenlöcher inspizieren, evtl. Nasenpflege durchführen.
– Katheter evtl. mit sterilem Aqua dest befeuchten und waagerecht zum Nasenboden bis in den Rachenraum (ca. 15 cm) vorschieben, einige Millimeter zurückziehen (Abb. 2.**58**),
– Sog herstellen, den Katheter mit leicht drehenden Bewegungen zurückziehen.
– während des Saugvorganges Sekret, Atmung, Hautfarbe des Patienten beobachten,
– nach beendetem Saugvorgang Handschuh über den Absaugkatheter ziehen und abwerfen,

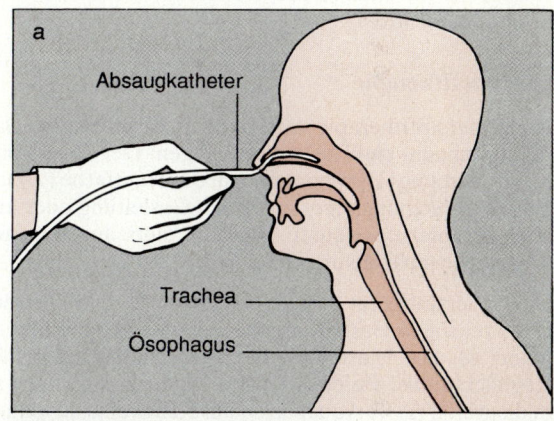

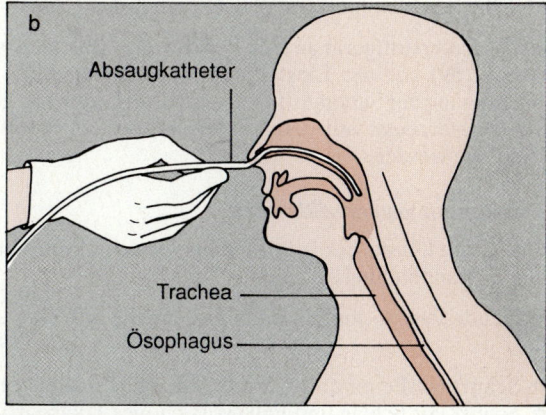

Abb. 2.**58** Nasale Absaugung des Nasen-Rachen-Raumes
a Einführen des Absaugkatheters durch die Nase
b Richtige Plazierung der Katheterspitze zur Absaugung des Nasen-Rachen-Raumes

- Absaugschlauch durchspülen und am Absauggerät befestigen,
- Patienten betreuen, lagern, bei Bedarf Mundpflege durchführen sowie –
  bzw. nach Verordnung – Sauerstoff verabreichen.
- Den Absaugvorgang erst wiederholen, wenn sich der Patient erholt hat.

Nachbereitung

- Händedesinfektion,
- Kreislaufsitutation und Befinden des Patienten beobachten, Dokumentation des Absaugvorganges und der Auffälligkeiten während sowie danach,
- Spül- und Sekrettopf mindestens einmal täglich erneuern,
- zum Schluß Einmalteile verwerfen, Gerät nach Vorschrift desinfizieren und reinigen.

Sauerstofftherapie

Die Sauerstofftherapie wird ärztlich verordnet bei Sauerstoffmangel, z. B. durch Lungen- und Herzerkrankungen. Der Sauerstoffmangel ist erkennbar an der Atmung (Dyspnoe) und an der Hautfarbe (Zyanose). Sauerstoff kann zur Verabreichung einer zentralen Gasleitung oder aus einer Sauerstoffflasche entnommen werden. Er muß stets angefeuchtet werden, damit die Atemwege nicht austrocknen.

Das Sauerstoffgerät besteht aus einem Durchflußströmungsmesser, der bei einer zentralen Gasleitung über eine Steckkupplung an den Wandanschluß fixiert ist. Die Einstellung der verordneten Literzahl erfolgt mittels eines Regulierventils. Befeuchter und Zuleitungsschlauch sind zumeist aus Einmalmaterial (z. B. Aquapack), um Keimverschleppungen zu vermeiden. Bei Mehrfachgeräten muß das Wasser täglich gewechselt werden.

Ist das Sauerstoffgerät an eine Flasche angeschlossen, so muß der Haupthahn (Abb. 2.59) vor der Einstellung des Regulierventils geöffnet werden. Bei Beendigung der Sauerstoffgabe wird der Haupthahn geschlossen. Sobald der Manometerzeiger auf „Null" steht, kann das Regulierventil ebenfalls geschlossen werden.

Umgang mit Sauerstoffflaschen

Durch den Überdruck in der Flasche besteht Explosionsgefahr bei unsachgemäßer Handhabung.

Folgende Punkte sind deshalb im Umgang mit Sauerstoffflaschen zu beachten:

- Schutz vor Feuer und Wärme (Kerzenlicht, Zigaretten, Heizung),
- Schutz vor Schlag und Fall (vorsichtiges Transportieren, sichere Montage im Fahrgestell),

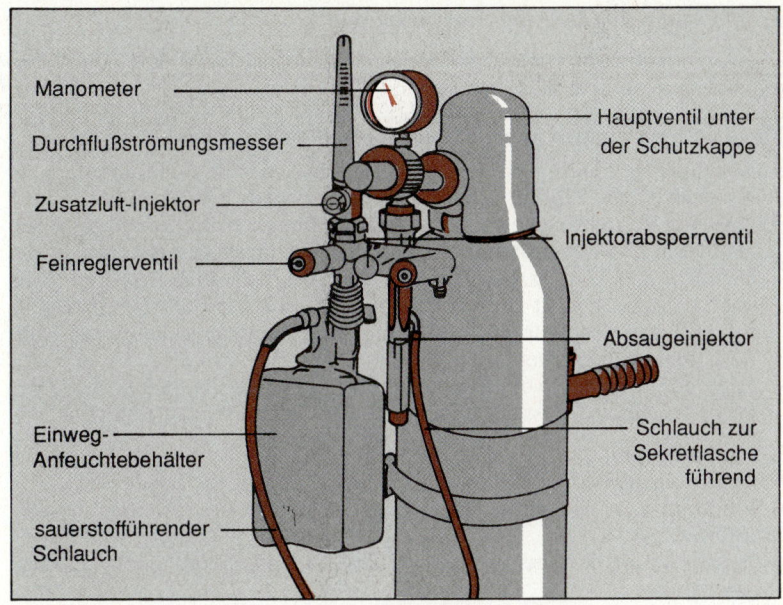

Manometer

Durchflußströmungsmesser

Zusatzluft-Injektor

Feinreglerventil

Hauptventil unter
der Schutzkappe

Injektorabsperrventil

Absaugeinjektor

Einweg-
Anfeuchtebehälter

Schlauch zur
Sekretflasche
führend

sauerstoffführender
Schlauch

Abb. 2.59 Sauerstoffgerät mit Anschluß an eine Sauerstoffflasche

● Schutz der Ventile vor öligen und fetten Substanzen.
● Leere Flaschen werden vor dem Krankenzimmer gewechselt.
● Flaschenventile langsam öffnen, Gesicht dabei abwenden.

Durchführung (Sauerstoffverabreichung)

Verabreichung durch die Nasensonde:

Die Sauerstoffsonde ist ein dünner Kunststoffschlauch mit end- und seitständigen Öffnungen an der Spitze.

– Der Patient putzt sich die Nase, evtl. muß eine Nasenpflege vorausgehen.
– Die Sonde wird vom Ohrläppchen bis zur Nasenspitze abgemessen. Sie wird durch die Nase bis zum Zäpfchen vorgeschoben und an der Wange fixiert.
– Die Sauerstoffsonde nach Poulsen wird durch ein Schaumstoffpolster in der Nase fixiert und nur ca. 1 cm weit eingeführt.

Verabreichung durch die Sauerstoffmaske:

Die Sauerstoffmaske besteht aus Einwegmaterial und wird durch ein Gummiband am Kopf fixiert.

Pflegerische Aufgaben während der Sauerstoffverabreichung

– Regelmäßige Mund- und Nasenpflege (S. 341 f, 355 ff) durchführen.
– Nasenloch beim Einführen der Sonde immer wieder wechseln.
– Bei allen Verrichtungen am Sauerstoffgerät muß vorher eine hygienische Händedesinfektion erfolgen, zur Vermeidung einer Kontamination.
– Befeuchterpackung (z. B. Aquapack) mit Anbruchdatum versehen. Falls das Sterilwasser nicht vorher verbraucht ist, soll der Behälter spätestens nach 6 Wochen erneuert werden. Sauerstoffzuleitungsschlauch und -sonde werden täglich erneuert.
– Laufende Kontrolle von Atmung und Aussehen des Patienten sowie des Sauerstoffgeräts (Wasserbehälter, Literzahl, evtl. Flascheninhalt).

Komplikationen
● Nasenflügeldekubitus bei unsachgemäßer Fixierung der Sonde,
● Infektion der Atemwege durch Kontamination des Sauerstoffgerätes (Sterilwasser!),
● Austrocknung der Atemwege durch ungenügende Befeuchtung des Gasgemisches,
● Schädigung der Lungenalveolen durch zu langandauernde Sauerstofftherapie.
● Bei zu tiefem Sitz der Sonde kommt es zu einer Sauerstoffinsufflation in den Magen mit Magenüberblähung.

Pflegeplanung

Eine Planungsgrundlage für die charakteristischen pflegerischen Aktivitäten bei Patienten mit eingeschränkter Atemfunktion ist in Tab. 2.**32** zusammengestellt (S. 417).

Beobachtung des Pulses

Mit der Pulsbeobachtung wird die Herz-Kreislauf-Funktion beurteilt. Bei jeder Herzkammerkontraktion wird Blut ausgeworfen. Die Aorta nimmt das Blut auf, indem sie sich dehnt und wieder zusammenzieht, wobei das Blut in die Peripherie getrieben wird. Diese wellenförmige Dehnung und Zusammenziehung der großen Arterien pflanzt sich bis in die kleinen Arterien fort und ist als Pulswelle an den Körperstellen zu fühlen, wo arterielle Gefäße dicht unter der Hautoberfläche verlaufen.

Tabelle 2.**32** Planungsgrundlage für die Pflege eines Patienten mit eingeschränkter Atemfunktion

ATL	Pflegeproblem	Pflegeziel	Mögliche Pflegehilfeaktivitäten
Atmen	Der Patient ist verschleimt und hat eine oberflächliche, rasselnde Atmung. Er ist evtl. nicht in der Lage, ausreichend abzuhusten	Der Patient hat sekretfreie Atemwege. Der Hustenstoß ist verbessert, die Sauerstoffversorgung ausreichend	• Inhalation mit NaCl 2% 3mal täglich, z. B. 9, 14 und 19 Uhr • Vibraxbehandlung im Anschluß an die Inhalation mit Abhusthilfe, Absaugung des Nasen-Rachen-Raumes nach Bedarf • Alkoholabreibung 3mal täglich, z. B. 6.30, 12 und 16 Uhr • Dehnlagerung rechte und linke Seite im Wechsel je 10 Min., z. B. 6.30, 16 Uhr • Oberkörperhochlagerung (leicht) nach Bedarf • O₂-Gabe nach Arztverordnung • Beobachtungsmaßnahmen: Kontrolle von Atmung (Geräusch, Frequenz, Tiefe), Hautfarbe, Puls und Blutdruck 3mal täglich (z. B. 8, 12 und 18 Uhr, Körpertemperatur (z. B. 8 und 18 Uhr), Bronchialsekret, Hustenstoß
Kommunizieren	Bei dem Patienten besteht eine ängstliche Unruhe. Er kann evtl. die Beschwerden nicht verbalisieren	Der Patient ist ruhig und angstfrei. Ihm wird eine bestmögliche Kommunikation gewährt	• Pflegemaßnahmen erläutern und den Kranken entsprechend seiner Fähigkeit einbeziehen • Aufregung und Hektik meiden, den Patienten mit ruhigem Tonfall anreden und betreuen • Beobachtungsmaßnahmen: Kontrolle von Motorik, Mimik und Ausdrucksverhalten

Geeignete Körperstellen zum Pulsfühlen. Sie sind dort, wo Arterien oberflächlich verlaufen und gegen einen härteren Widerstand (z. B. Knochen,
Muskel) gedrückt werden können.

Beispiele hierfür sind:

- *Speichenschlagader* (A. radialis) an der Daumenseite des Handgelenks
  (Innenseite),
- *Halsschlagader* (A. carotis) beidseits des Kehlkopfs,
- *Schläfenschlagader* (A. temporalis) im Schläfenbereich,
- *Oberschenkelschlagader* (A. femoralis) in der Leistenbeuge,
- *Kniekehlenschlagader* (A. poplitea) in der Kniekehle.

Durchführung (Pulsfühlen)

Mit den mittleren 3 Fingern der rechten Hand tastet man vorsichtig (bei zu
starkem Druck wird sie evtl. abgedrückt!) die Schlagader und zählt die
Pulsschläge ¼ Minute lang. Das Ergebnis wird mit 4 multipliziert. Bei
Patienten mit Rhythmusstörungen, d. h. wenn der Puls bezüglich seiner
Schlagfolge unregelmäßig tastbar ist, muß 1 Minute lang ausgezählt werden,
um ein korrektes Ergebnis zu erhalten. Dieses wird sofort dokumentiert.
Auffälligkeiten (z. B. Rhythmusstörungen) sind dem Arzt zu melden.

Beim Puls werden *Frequenz, Rhythmus* und *Qualität* beurteilt.

Pulsfrequenz. Mit der Pulsfrequenz wird die Anzahl der Pulsschläge pro
Minute festgestellt. Sie ist bei gesunden Menschen identisch mit der Anzahl
der Herzschläge.

Normale Pulsfrequenzwerte:

Neugeborene	130 Schläge/Min.
Kinder	um 100 Schläge/Min.
Erwachsene	um 70 Schläge/Min.
alte Menschen	um 60 Schläge/Min.

Abweichungen von der normalen Frequenz bezeichnet man als *Tachykardie*
(Pulsfrequenz über 100 Schläge/Min.) und als *Bradykardie* (Pulsfrequenz
unter 60 Schläge/Min.). Ihre physiologischen und pathologischen Ursachen
sind in Tab. 2.**33** nachzulesen.

Bei der *relativen Bradykardie* besteht ein Mißverhältnis zwischen Körpertemperatur und Pulsfrequenz, d. h., daß die Pulsfrequenz im Verhältnis zur
Körpertemperatur zu niedrig ist (z. B. Frequenz von 70 Schlägen/Min. bei
39 °C). Dies kann bei Typhus vorkommen.

Tabelle 2.**33** Ursachen von Tachycardie und Bradycardie (Beispiele)

	physiologische Ursachen	pathologische Ursachen
Tachycardie	• Aufregung, Angst • körperliche Anstrengung • nach dem Essen • Kaffee- und Nikotingenuß	• Fieber (Pulsfrequenzanstieg um 8–12 Schläge pro 1 °C Temperatursteigerung) • Herzinsuffizienz, Schock • Sauerstoffmangel • Schilddrüsenüberfunktion
Bradycardie	• Sportlerherz bei durchtrainiertem Leistungssportler • im Schlaf • im Hungerzustand	• Reizleitungsstörungen des Herzens • Digitalis- und Morphiumvergiftung • erhöhter Hirndruck

Pulsrhythmus. Mit dem Pulsrhythmus wird die Regelmäßigkeit der Schlagfolge beurteilt. Normalerweise ist der Puls regelmäßig.

Unregelmäßigkeiten nennt man *Arrhythmie*. Sie ist fast immer krankhaft. Eine Ausnahme stellt die atmungsabhängige Arrhythmie beim Jugendlichen dar.

Zu Rhythmusstörungen kommt es beispielsweise bei Herzinfarkt, Entzündungen am Herzen, Herzkranzgefäßverkalkung (Koronarsklerose), Digitalisüberdosierung und Elektrolytverschiebungen.

Bei den Arrhythmien unterscheidet man die *absolute Arrhythmie*, die *Extrasystolie* und den *Bigeminus*, auch Zwillingspuls genannt (Abb. 2.**60**).

Extrasystolen: Es sind Sonderschläge des Herzens, die vorzeitig einfallen und zu Beginn einer lebensbedrohlichen Situation gehäuft auftreten können.

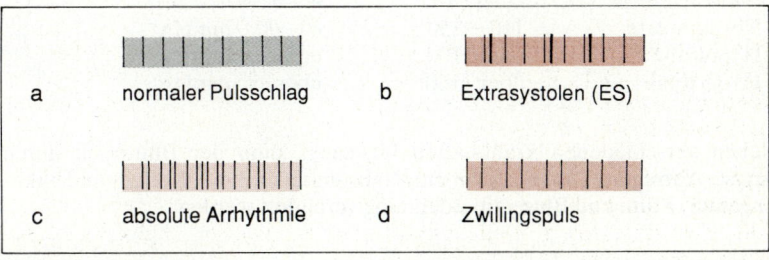

a   normaler Pulsschlag   b   Extrasystolen (ES)

c   absolute Arrhythmie   d   Zwillingspuls

Abb. 2.**60** Pulsrhythmus
a normaler Pulsrhythmus
b–d Beispiele für einen krankhaft veränderten Pulsrhythmus

Pulsdefizit: Hier ist die zentrale Herzschlagfrequenz höher als die peripher zu tastende Pulsfrequenz. Dazu kommt es, wenn einzelne Herzkontraktionen zu schwach sind, um eine Pulswelle zu erzeugen, die bis in die Peripherie vordringt.

Pulsqualität. Die Pulsqualität sagt etwas aus über den Spannungs- und Füllungszustand der Arterien. Gesunde Menschen haben eine deutlich fühlbare, nicht zu leicht unterdrückbare Pulswelle.

Zur Pulsqualität werden *Füllung und Größe* sowie *Spannung und Härte* beurteilt. Dies festzustellen ist nicht immer einfach und erfordert Übung bzw. Erfahrung in diesem Bereich.

Füllung und Größe. Ein *schlecht gefüllter, kleiner Puls* ist schwach tastbar wie z. B. bei Tachykardie, Hypotonie. Ein *gut gefüllter, großer Puls* dagegen ist gut tastbar wie z. B. bei Hypertonie, Hirndruck. Der *fadenförmige Puls* ist kaum fühlbar wie z. B. bei Sterbenden.

Spannung und Härte. Der *harte Puls* ist kaum wie z. B. bei schwerer Hypertonie, der *weiche Puls* dagegen leicht unterdrückbar wie z. B. bei Herzinsuffizienz, Fieber und Hypotonie. Beim *Druckpuls* handelt es sich um einen großen, harten und bradykarden Puls, wie bei Hirndruck beobachtbar. Der *Drahtpuls* ist sehr hart und mit einem Blutdruckanstieg einhergehend wie z. B. bei Eklampsie.

Beobachtung des Blutdrucks

Der Blutdruck ist der Druck, den das strömende Blut auf die Arterienwand ausübt. Er ist abhängig von der *Herzkraft*, dem *Strömungswiderstand* der Blutgefäße und von der *zirkulierenden Blutmenge*. Der Blutdruckwert ist ein diagnostisches Hilfsmittel und gibt Auskunft über die Kreislaufsituation des Kranken.

Blutdruckwerte	systolisch	diastolisch
Normalwerte	110− 150	60−90 mmHg
Hypotonie	unter 100	unter 60 mmHg
Hypertonie	über 160	über 95 mmHg

Neben verschiedenen krankhaften Ursachen kann der Blutdruck durch Angst, Aufregung (Streß), Schmerz, Nahrungsaufnahme, Kaffee- und Nikotingenuß, Kälte und Blasenüberdehnung verändert werden.

Blutdruckmessung:

Vorbereitungen

Gegenstände:

– Blutdruckapparat, bestehend aus Manschette mit Haken- oder Klettverschluß, Blasebalg zur Erhöhung des Manschettendruckes, Manometer zum Ablesen des Manschettendruckes, Ventil zum kontrollierten Ablassen des Manschettendruckes,
– Stethoskop mit Ohroliven zur Vermeidung von Verletzungen, als Schallempfänger dient ein Trichter oder eine Flachmembran.

Patient:

– *Information*: Der Kranke soll möglichst vor der Messung keine Aufregung oder Anstrengung haben (falsche Blutdruckwerte).
– *Lagerung*: Der Patient sitzt oder liegt bequem, der Arm ist leicht gebeugt und wird in Herzhöhe gelagert, beengende Kleidungsstücke sind entfernt und im Raum herrscht Ruhe.

Technik der Messung (auskultatorische Methode):
Der Blutdruck sollte immer an derselben Extremität – möglichst rechts – gemessen werden, um eine bessere Verlaufskontrolle zu bekommen. Ausgenommen sind Messungen an Extremitäten nach Anlage eines Shunts oder nach sonstigen Gefäßoperationen sowie bei akuten Gefäßverschlüssen, Thrombophlebitis und bei laufender Infusion.

Durchführung
– Manschette luftleer machen und 2½ cm oberhalb der Ellenbeuge anlegen,
– Stethoskop aufsetzen,
– Stethoskop fest ansetzen über der A. brachialis (Oberarmschlagader), tastbar in der Ellenbeuge, dabei dürfen keine Kleidungsstücke berührt werden.
– Manschette bis auf ca. 20mmHg über dem zu erwartenden Wert aufpumpen, dabei darauf achten, daß die Schläuche des Gerätes nicht abgeknickt oder verwickelt sind (Meßwertverfälschung!),
– leichtes Öffnen des Ventils und Ablassen des Manschettendruckes (2–3 mmHg/Sek.). Sobald der abfallende Manschettendruck den arteriellen Blutdurchfluß wieder ermöglicht, kommt es zu hörbaren, klopfenden Geräuschen. Der Beginn dieser Geräusche wird als *systolischer Blutdruckwert* festgehalten. Der *diastolische Blutdruckwert* ist beim Verschwinden der immer tiefer werdenden Klopfgeräusche wahrzunehmen.
– Die Manschette wird abgenommen und vollends luftleer gemacht.
– Der ermittelte Wert wird dokumentiert und bei Auffälligkeiten sofort dem Arzt gemeldet.

Technik der Messung (palpatorische Methode):

Diese Methode wird ohne Stethoskop durchgeführt und erlaubt nur die Feststellung des systolischen Blutdruckwertes.

Durchführung

– Die Manschette wird, wie zuvor beschrieben, angelegt.
– Der Radialispuls wird ertastet und die Manschette soweit aufgepumpt, bis dieser nicht mehr fühlbar ist.
– Danach Ablassen des Manschettendruckes. Sobald die erste Pulswelle tastbar ist, wird der systolische Blutdruckwert am Manometer abgelesen. Es gibt zunehmend elektronische Blutdruckmeßgeräte, die per Digitalanzeige, Kontrollton und/oder Lichtsignal den ermittelten Wert anzeigen.

Lebensaktivität „Für Sicherheit sorgen"

Kranke Menschen sind oftmals nicht in der Lage, für ihre Sicherheit zu sorgen. In diesem Fall tragen Pflegende und Ärzte Verantwortung und haben die Aufgabe, alle im Krankenhaus notwendigen Maßnahmen so zu planen und durchzuführen, daß Betroffene vor vermeidbaren Schäden verschont bleiben.

Nachfolgend werden einige Bereiche erwähnt, in denen Pflegende für die Sicherheit von Patienten verantwortlich sind. Maßnahmen zum Schutz vor Ansteckung und Infektion werden anschließend ausführlicher abgehandelt.

Sichere Pflege bedeutet:

● daß alle Pflegemaßnahmen sachrichtig, der Beeinträchtigung des Patienten gemäß, durchgeführt werden,
● daß Patienten entsprechend ihrer Krankheitssituation (bzw. vorgenommenen Eingriffen) umfassend auf evtl. auftretende Komplikationen hin beobachtet werden,
● daß verwirrte Menschen so betreut und überwacht werden, daß keine Selbstgefährdung entstehen kann wie z. B. Entfernung von Kanülen, Sonden und Kathetern oder Sturz aus dem Bett usw.
● daß Unfallverhütungsvorschriften eingehalten werden, die den Kranken vor Sturz (z. B. im Bad, beim Transport usw.) und Verletzungen (durch unsachgemäß gehandhabte Geräte und Pflegehilfsmittel) schützen (S. 706 f),
● daß verordnete Medikamente kontrolliert (Name, Dosis, Verabreichungsart, Verfallsdatum) und korrekt verabreicht werden (S. 605),
● daß Patienten ihren Fähigkeiten gemäß eigenverantwortlich mit in den Pflegeprozeß einbezogen werden, einschließlich ihres sozialen Umfeldes (z. B. Angehörige).

Krankenhaushygiene

Die Krankenhaushygiene hat zum Ziel, Infektionen im Krankenhaus zu verhüten. Die dazu notwendigen Maßnahmen dienen dem Schutz des Patienten, der im Krankenhaus tätigen Mitarbeiter und der Besucher.

Krankenhausinfektionen

Definition. Nach der Definition des Bundesgesundheitsamtes bezeichnet man als Krankenhausinfektion oder *nosokomiale Infektion* jede durch Mikroorganismen hervorgerufene Infektion, die im kausalen Zusammenhang mit einem Krankenhausaufenthalt steht.

Durch Anhaften, Eindringen und Vermehren von Krankheitskeimen entsteht eine Infektion, die zu lokalen (z. B. Entzündung) bzw. allgemeinen (z. B. Fieber) Symptomen führt.

Endogene Infektionen: Diese werden von körpereigenen Keimen verursacht z. B. durch Verschleppung von Kolibakterien auf eine Wunde.

Exogene Infektionen: Sie entstehen durch Krankheitserreger, die aus der Umgebung auf den Patienten übertragen werden z. B. durch die Hände des Personals, verunreinigte (kontaminierte) Instrumente und Geräte, Nahrungsmittel sowie Luft.

Übertragungswege von Infektionen. Sie entstehen häufig über nachfolgende Übertragungswege.

Schmierinfektionen: Hier kommt es zu einer Keimübertragung durch kontaminierte Gegenstände oder Lebensmittel. Die Krankheitskeime werden ausschließlich durch den Mund aufgenommen (z. B. bei Hepatitis und Typhus). Man bezeichnet diesen Infektionsweg auch als fäkal-oral.

Kontaktinfektionen: Es handelt sich dabei um eine direkte Keimübertragung von Mensch zu Mensch durch Haut- oder Schleimhautkontakt sowie indirekte Übertragung über die Hände von Ärzten und Pflegepersonen bei Verrichtungen (z. B. Blasenkatheterismus, Verbandwechsel) am Patienten.

Tröpfchen-/Staubinfektion: Die Keimübertragung erfolgt hier über den Luftweg durch feine Tröpfchen (durch Anhusten, Anniesen, Ansprechen) oder Staub.

Hämatogene Keimübertragung: Die Infektion breitet sich zunächst über den Blutweg z. B. durch kontaminierte Instrumente, Kanülen usw. aus.

Eintrittspforten für Krankheitserreger sind alle Körperöffnungen wie z. B. Nasen-, Rachenraum, Mundhöhle, Scheide, Harnröhre, Augenbindehaut sowie Wunden und Einstichstellen.

Häufigkeit. Häufig vorkommende nosokomiale Infektionen sind z. Z. Harnwegsinfekte (40%), Wundinfektionen (25%) und Atemwegserkrankungen

(16%). Sie entstehen oft durch unzureichend durchgeführte Hygienemaßnahmen.

Besonders infektionsgefährdet sind z. B. alle Patienten mit herabgesetzter
Immunabwehr durch eine schwere Grunderkrankung (z. B. Karzinom) oder
aggressive Therapiemaßnahmen (Zytostatika- bzw. Strahlentherapie u. a.)
sowie bei allen Maßnahmen, die den Organismus schwächen, wie dies z. B.
bei einer Operation der Fall ist.

Maßnahmen zur Verhütung von Krankenhausinfektionen:

Die im Krankenhaus erforderlichen Hygienemaßnahmen sind im *Hygieneplan* festgehalten. Dieser orientiert sich u. a. an den Richtlinien des Bundesgesundheitsamtes und gibt Anweisungen über die Personalhygiene, Hygienemaßnahmen bei pflegerischen, diagnostischen und therapeutischen Verrichtungen, Desinfektions- und Sterilisationsmaßnahmen, Entsorgungsvor-
schriften usw.

Allgemeine Grundsätze zur Vermeidung von Keimübertragungen

- Staubentwicklung (z. B. beim Betten) vermeiden.
- Die pflegerische Versorgung von Wunden, Kanülen, Venenkathetern
  usw. muß nach der *Non-touch-Methode* erfolgen. Dies bedeutet, daß
  die entsprechende Körperstelle nicht mit den Händen berührt werden
  darf, sondern nur mit sterilen Handschuhen oder sterilen Pinzetten.
  Dasselbe gilt für Materialien, die mit dieser Körperstelle direkt in
  Kontakt kommen. Während dieser Pflegemaßnahmen sollte nicht oder
  nur wenig gesprochen werden. Aktivitäten wie z. B. Bettenmachen
  oder Putzarbeiten sind währenddessen auch in der Umgebung zu unterlassen.
- Kontaminierte Gegenstände wie Schmutzwäsche, Pflegehilfsmittel,
  Verbände usw. müssen sofort in die bereitgestellte Abwurfmöglichkeit
  entsorgt und dürfen nicht zwischengelagert werden.
- Gebrauchsgegenstände, die nicht am Krankenbett verbleiben, wie
  z. B. Salbentuben, Flaschen mit Desinfektionsmittel, Schere, Fön
  usw., dürfen *nicht* im Bett abgelegt oder mit bereits kontaminierten
  Handschuhen angefaßt werden.
- Gegenstände, die auf den Boden gefallen sind, verwerfen oder vor
  Wiederverwendung desinfizieren bzw. sterilisieren.
- Sauberes oder steriles Material so abstellen, daß es nicht mit unsaube-
  ren Gegenständen (Blumen, Eßgeschirr) in Kontakt kommt.
- Bei kontaminierten Händen Türklinke möglichst mit dem Ellenbogen
  bedienen.
- Sterilgut trocken und staubgeschützt aufbewahren.
- Einwegartikel wie z. B. Sauerstoffsonden, Infusionssysteme usw. müs-
  sen regelmäßig nach Vorschriften des Hygieneplans erneuert werden.
- Pflegehilfsmittel (z. B. Lagerungshilfen) erst nach Desinfektion bei
  anderen Patienten anwenden.

Personalhygiene

Schutzkleidung. Diese wird im Krankenhaus zumeist vom Krankenhausträger gestellt und gewaschen. Sie sollte täglich, mindestens jedoch 2mal wöchentlich gewechselt werden. Schutzkleidung wird nur im Krankenhaus getragen. Zum Umziehen stehen Umkleideräume zur Verfügung. Für Arbeiten, bei denen mit einer Verschmutzung der Kleidung zu rechnen ist, gibt es gesonderte Kittel oder Schürzen, die aus Einwegmaterial oder waschbar sind. Schuhe müssen rutschfest, aus Glattleder und gut zu reinigen sein.

Körperhygiene. Dazu gehört, daß lange Haare zusammengebunden oder hochgesteckt sind und Fingernägel zur Vermeidung von Keimansiedelungen kurz und sauber gehalten werden. Ringe und Uhren sind nicht zu tragen, weil sich ebenfalls Keime darunter festsetzen können. Außerdem besteht durch sie Verletzungsgefahr.

Händehygiene. Zur Händehygiene rechnet man Maßnahmen wie die hygienische und chirurgische Händedesinfektion sowie die Händewaschung.

Hygienische Händedesinfektion: Mit ihr will man eine Kontamination durch keimbesiedelte Hände vermeiden.

Vorschriftsgemäß hat die hygienische Händeseinfektion zu erfolgen:

- vor invasiven Eingriffen,
- vor und nach Kontakt mit Einstichstellen, Kathetern, Sonden usw.,
- vor Kontakt mit Patienten, die in besonderem Maß geschützt werden müssen,
- nach Kontakt mit kontaminierten Flächen oder Gegenständen,
- nach Kontakt mit Blut, Sekreten oder Exkreten.

Bei Verschmutzung werden die Hände anschließend gewaschen und erneut desinfiziert.

Durchführung (Händedesinfektion)

– Spenderhebel des Desinfektionsbehälters mit dem Unterarm bedienen. Es werden dabei 3−5 ml Desinfektionslösung in die Hohlhand gegeben.
– Hände und Unterarme so lange einreiben, bis die Haut trocken ist (½−2 Min.), Beachtung der Herstellervorschriften.

Chirurgische Händedesinfektion: Sie ist vor operativen Eingriffen erforderlich und unterscheidet sich von der hygienischen durch eine längere Einwirkungszeit des Desinfektionsmittels.

Händewaschung: Bei Verschmutzung werden die Hände im Anschluß an die hygienische Händedesinfektion gewaschen und erneut desinfiziert.

Durchführung (Händewaschung)

– Seifenspender mit dem Unterarm bedienen, Hände und Unterarme gründlich waschen.

– Mit einem Einmalhandtuch abtrocknen. Wenn der Wasserhahn keine
Bügel zur Ellenbogenbedienung hat, wird er mit dem benutzten Einmaltuch geschlossen.

Zur Vermeidung von Hautschäden werden die Hände nach Bedarf mit einer
geeigneten Creme gepflegt.

Desinfektion

Bei einer Desinfektion werden pathogene Keime vernichtet oder so geschädigt, daß sie nicht mehr infizieren können.

Physikalische Desinfektion: Sie erfolgt durch Hitze, z. B. durch strömenden
Dampf, Heißluft, Auskochen, Abflammen.

Chemische Desinfektion: Bei ihr werden die Keime durch chemische Einflüsse unschädlich gemacht.

Desinfektionspläne. Zur korrekten Durchführung von Desinfektionsmaß-
nahmen werden an geeigneter Stelle Desinfektionspläne ausgehängt
(Abb. 2.**61**). Sie geben genaue Anweisungen zur Vorgehensweise bei der
Desinfektion von Gegenständen bzw. Haut und Schleimhaut.

Desinfektionsmittel. *Feindesinfektionsmittel* dienen der Haut- und Schleim-
hautdesinfektion, *Grobdesinfektionsmittel* werden für Flächen und Gegenstände verwendet. Es ist dabei besonders auf die richtige Konzentration der
Lösung und die erforderliche Einwirkungszeit zu achten. Beim Umgang mit
Desinfektionslösungen sollten zum Selbstschutz Handschuhe getragen werden. Ferner darf ihr keine Seife oder ähnliche Substanzen zugesetzt werden,
weil die Lösung sonst evtl. unwirksam wird.

Laufende Desinfektion. Darunter versteht man die tägliche desinfizierende
Reinigung des Patientenumfeldes bzw. von Gegenständen, die mit dem
Kranken oder Ausscheidungen/Körpersäften in Berührung kamen, mittels
unterschiedlicher Desinfektionsmethoden.

Feuchtes Wischen: Es eignet sich für Flächen wie z. B. Fußböden, Tische usw.
sowie für Gegenstände wie Nachtstühle, Rollstühle, Infusionsständer, Visi-
ten- und Verbandwagen. Die Lösung muß dabei antrocknen, darf also nicht
abgetrocknet werden. Reinigungspersonal muß laufend über die Zimmer-
und Inventardesinfektion unterrichtet werden.

Einlegen in Desinfektionslösung: Es ist für Gegenstände wie z. B. Fieberther-
mometer, Instrumente, Bettschüssel usw. eine sinnvolle Maßnahme. Das
Desinfektionsgut wird in einem Spezial- oder in einem Desinfektionsbecken
so eingelegt, daß es ringsum benetzt ist.

Absprühen mit Desinfektionslösung: Es findet Anwendung bei Gegenständen, die nicht abgewaschen oder eingelegt werden können (z. B. Lagerungshilfsmittel, Blutdruckmanschetten u. ä.).

Desinfektionsplan für Allgemeinbereiche

Was?	Wann?	Womit?	Wie?	Wer?
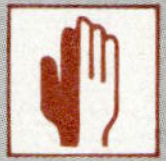 hygienische Händedesinfektion	z.B. vor Verbandwechsel, Absaugen, Blasen-, Venenkatheter legen und nach Kontamination	z.B. Sterillium oder Spitacid	ca. 3 ml in die trockene Hand einreiben, bis Hände trocken sind (mind. 30 Sek.) Kein Wasser zugeben!	Personal Ärzte PD (Pflegedienst) RD (Reinigungsdienst)
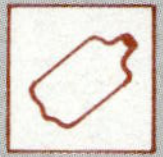 Pflegeutensilien: Nierenschalen Waschschüsseln Bettflaschen usw.	nach Gebrauch	z.B. Lyso FD 10 0,5% 1 Std. z.B. Bacillol-Soray	möglichst Tauchbad, sonst wischen (Einweichzeit 1 Std.), falls nicht möglich satt einsprühen	PD
Textilien		z.B. Lyso FD 10 0,5% 12 Std.	Tauchbad	PD
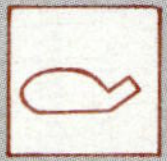 Bettschüsseln	nach Gebrauch	Spülautomat	Geräteanleitung beachten	PD
Urinflaschen Nachttöpfe	nach Entlassung	Dampfdesinfektion oder z.B. Lyso FD 10 0,5% 1 Std	Tauchbad	

Abb. 2.**61** Desinfektionsplan. Ausschnitt aus einem Desinfektionsplan für allgemeine Bereiche (Städt. Krankenhaus Heilbronn)

Für Patienten mit septischen Wunden oder infektiösen Erkrankungen (z. B. Hepatitis, Typhus, AIDS) werden gesonderte Hygienemaßnahmen vorgeschrieben, die genau einzuhalten sind (S. 429).

Schlußdesinfektion. Die Schlußdesinfektion ist notwendig nach Entlassung, Verlegung oder Tod eines Patienten. Neben dem Bett werden Nachttisch, Schrank, Bettplatz und alle gebrauchten Gegenstände nach Vorschrift desinfiziert. Nach Entlassung von Patienten mit infektiösen Erkrankungen kann eine erweiterte Schlußdesinfektion notwendig sein, die ggf. von einem Desinfektor durchgeführt wird, d. h., alle Flächen und Gegenstände im Raum werden desinfiziert und evtl. besonders entsorgt (Wäsche, Abfall).

Sterilisation

Bei der Sterilisation werden alle Keime sowie Sporen vernichtet. Sie erfolgt *thermisch* durch Wasserdampf oder Heißluft bzw. *physikalisch/chemisch* mit Strahlen, Gas, Formaldehyd oder sonstigen Chemikalien.

Die meisten Krankenhäuser haben eine Zentralsterilisation, in der das Sterilgut desinfiziert, gereinigt, gepackt und der Beschaffenheit entsprechend sterilisiert wird.

Als Verpackungsmaterial dienen Folie, Papier, Stoff, Kästen und Siebe. Der Sterilisationsvorgang wird durch Farbumschlagstreifen (Papierstreifen, der nach einer bestimmten Hitze-, Gas- oder Strahleneinwirkung in eine andere Farbe umschlägt) erkennbar gemacht. Das Sterilgut muß bei Nichtverwendung in definierten Zeitabständen (je nach Verpackungsart und Lagerung) erneut sterilisiert werden. Vor der Verwendung von Sterilgut müssen das Verfallsdatum, der Farbumschlagstreifen und die Unversehrtheit der Verpackung kontrolliert werden.

Krankenpflegehilfe bei Patienten mit infektiösen Erkrankungen

Zur Vermeidung einer Ansteckung von Mitpatienten und Krankenhauspersonal ist bei verschiedenen Infektionen eine Isolierung des Kranken notwendig. Darüber hinaus müssen auch besonders infektionsgefährdete, d. h. abwehrschwache Patienten zum Schutz vor einer Infektion isoliert werden.

Je nach Ansteckungsfähigkeit (Kontagiosität) eines Krankheitserregers bzw. der Infektionsgefahr für einen immungeschwächten Patienten unterscheidet man 3 Isolierarten: *Standardisolierung*, *strikte Isolierung* und *Schutzisolierung (Umkehrisolation)*.

Die für eine Erkrankung jeweils erforderliche Isolierungsart ist aus den Empfehlungen der einschlägigen Fachliteratur zu ersehen. Die dazu notwendigen Isoliermaßnahmen sind im Hygieneplan festgehalten. Bei Unklarheiten leistet die Hygienefachkraft kompetente Beratung.

Standardisolierung

Die Standardisolierung ist erforderlich bei verschiedenen Infektionskrankheiten wie z. B. Salmonelleninfektion, Hepatitis, Tuberkulose usw.

Grundsätze zur Standardisolierung

– Besucher müssen sich beim Pflegepersonal melden (Hinweisschild an der Tür des Krankenzimmers). Sie bekommen Schutzkleidung und Anweisungen für richtiges Verhalten (Informationsblatt).
– Der Patient hat ein Einzelzimmer, sofern die Erreger seiner Erkrankung durch die Luft übertragbar sind. Ist dies der Fall, so darf er das Zimmer nur mit Erlaubnis verlassen. Die Tür ist stets geschlossen.
– Bei direktem Kontakt mit dem Kranken muß ein Schutzkittel getragen werden.
– Handschuhe sind anzuziehen bei Kontakt mit infizierten Körperstellen, Ausscheidungen, Wundsekret usw.
– Eine Händedesinfektion muß vor dem Verlassen des Zimmers erfolgen.
– Gebrauchtes Material wie z. B. Instrumente und Wäsche sowie Abfälle sind in dichten, geschlossenen Behältern bzw. in dafür vorgesehenen Plastiksäcken zu entsorgen.

Strikte Isolierung

Die strikte Isolierung ist für verschiedene, meldepflichtige Erkrankungen (S. 718f) vorgeschrieben. Solche sind z. B. Diphtherie, Tollwut, Pest, Pokken u. a.

Grundsätze zur strikten Isolierung

– Evtl. sind Besucher nicht zugelassen, sonst wie bei Standardisolierung.
– Der Patient hat ein Einzelzimmer und darf dieses nicht verlassen. Die Tür ist stets geschlossen.
– Jede Person, die das Zimmer betritt muß einen Schutzkittel tragen. Dieser wird nach einmaligem Gebrauch verworfen.
– Ein Mundschutz ist notwendig, wenn die Keime durch die Luft oder durch Tröpfcheninfektion übertragen werden.
– Handschuhe sind beim Betreten des Zimmers anzuziehen.
– Gebrauchtes Material wie z. B. Instrumente und Wäsche sowie Abfälle sind in dichten, geschlossenen Behältern bzw. in dafür vorgesehenen Plastiksäcken zu entsorgen.
– Eine Händedesinfektion muß vor dem Betreten und Verlassen des Zimmers durchgeführt werden.

Schutzisolierung (Umkehrisolation)

Die Schutzisolierung ist notwendig bei Patienten, die durch eine schwere Erkrankung oder durch aggressive Therapiemaßnahmen immungeschwächt sind (z. B. AIDS-Kranke, Patienten mit Zytostatikatherapie u. a.).

Grundsätze zur Schutzisolierung

- Besucher müssen sich beim Pflegepersonal melden. Sie bekommen Schutzkleidung und Anweisungen für richtiges Verhalten. Personen mit ansteckender Krankheit, z. B. Schnupfen usw., dürfen das Zimmer nicht betreten.
- Der Kranke hat ein Einzelzimmer. Er darf dieses *nicht* verlassen. Die Tür bleibt stets geschlossen.
- Alle Personen, die das Zimmer betreten, müssen einen *Mundschutz* und einen *Schutzkittel* tragen. Diese werden nach einmaligem Gebrauch verworfen.
- Handschuhe sind bei jeglichem Kontakt mit dem Kranken obligat.
- Instrumente, Verbandmaterial usw. müssen steril sein, evtl. ist auch die Bett- und Patientenwäsche vor Gebrauch zu sterilisieren.
- Gebrauchte Gegenstände, Wäsche, Abfälle usw. sind sofort zu entsorgen. Sie dürfen nicht im Zimmer verbleiben.
- Eine Händedesinfektion ist vor dem Betreten des Zimmers durchzuführen.

Allgemeine Grundsätze im Umgang mit infektiösen Patienten

- Laufende Desinfektionsmaßnahmen (S. 426f) sind nach den Vorschriften des Hygieneplans vorzunehmen. Das Reinigungspersonal ist entsprechend zu unterweisen.
- Ausscheidungen von infektiösen Patienten sind in einer dafür vorgesehenen Topfspülmaschine (mit möglichst thermischer Desinfektionsanlage), infektiöse Abfälle (z. B. Verbände, Wundsekret, Blut) nach der klinikinternen Abfallverordnung zu entsorgen.
- Verschiedene Erkrankungen müssen nach dem Bundesseuchengesetz (S. 718f) bei Verdacht, Erkrankung und/oder Todesfall gemeldet werden.
- Krankenhauspersonal muß die Unfallverhütungsvorschriften zur Vermeidung einer Ansteckung einhalten. Dazu gehören u. a. das Tragen von Schutzkleidung und Handschuhen (S. 425), die Vermeidung von Verletzungen beim Umgang mit kontaminierten Instrumenten und Geräten, die Händedesinfektion nach allen Verrichtungen am Kranken bzw. nach Kontakt mit infektiösem Material und kontaminierten Gegenständen usw.

– Infektiöses Untersuchungsmaterial wird in dafür vorgesehene Behälter gegeben. Behälter und Begleitzettel sind entsprechend deutlich zu kennzeichnen.
– Die Beendigung der Isolierung wird vom Arzt bestimmt.
– Patienteneigene Gegenstände dürfen nicht ohne vorherige Desinfektion mit nach Hause genommen werden.
– Die Schlußdesinfektion nach Verlegung, Entlassung oder Tod des Patienten wird nach den Vorschriften des Hygieneplans ausgeführt. Je nach Krankheitserreger findet dabei eine Scheuer-Wisch-Desinfektion oder eine Raumdesinfektion nach Anordnung des Gesundheitsamtes statt (S. 428).

Lebensaktivität „Raum und Zeit gestalten – sich beschäftigen"

Das Leben eines Menschen ist bestimmt vom Wechsel zwischen Arbeit und Ruhephasen. Häufig geht die berufliche Beschäftigung in eine Freizeitbeschäftigung wie z. B. Sport, Reisen usw. über, so daß die eigentliche Muße- und Entspannungszeit individuell sehr unterschiedlich ist.

Im Krankenhaus ist es vielen Menschen nicht möglich, gewohnte Freizeitbeschäftigungen wahrzunehmen. Dies liegt z. T. daran, daß Aktivitäten des Tagesablaufs dem Kranken keine Zeit lassen, sich selbst zu beschäftigen oder Behinderungen, Beeinträchtigung und Schwäche dies unmöglich machen. Außerdem spielt die Eingebundenheit in die räumliche Enge des Krankenzimmers eine Rolle. Es ist günstig, wenn in der Pflegeanamnese Angaben über diesbezügliche Gewohnheiten des Patienten festgehalten werden.

Raum und Zeit gestalten

Krankenzimmer. Diese müssen in Akutkrankenhäusern hygienischen und funktionalen Anforderungen entsprechen und wirken deshalb oftmals nüchtern. Für kranke Menschen, die in Anbetracht ihrer momentanen Situation oft von großen Nöten bedroht sind, ist die wohnliche Gestaltung des Krankenzimmers von außerordentlicher Bedeutung. Sie hat Auswirkungen auf die psychische Befindlichkeit und wirkt damit gesundheitsfördernd.

Psychologisch positiv beeinflussende Elemente sind farblich abgestimmte Wände, Gardinen und Möbel, eine gute Lichtführung, schöne Wandbilder (mit z. B. meditativer oder phantasieanregender Wirkung) sowie die Gelegenheit für Kranke, persönliche Gegenstände wie z. B. Bilder, Blumen usw. aufzustellen.

Einen Schutz der Intimsphäre gewähren kleine Zimmer (höchstens 3 Betten) mit Naßzelle und der Möglichkeit, den Bettplatz abzuschirmen.

Zeitgestaltung. Sie ist in Akutkliniken von pflegerischen und medizinischen Maßnahmen geprägt. Zu einer patientengerechten Planung des Tagesablaufes gehört, daß die Kranken morgens nicht zu früh geweckt werden und daß die Tagesaktivitäten Ruhepausen (z. B. am Nachmittag) ermöglichen. Das nächtliche Waschen Schwerkranker ist unphysiologisch und sollte unterbleiben. Die Besuchszeitregelung soll nach Möglichkeit offen gehandhabt werden, unter Berücksichtigung der festgelegten Ruhezeiten.

Das Pflegepersonal kann die Besonderheiten von persönlichen Ereignissen wie z. B. Geburtstag, das Feiern des Abendmahls usw. berücksichtigen und mitgestalten. Dies ist ohne großen Zeitaufwand möglich, z. B. durch einen Blumengruß auf dem Frühstückstablett, das Singen eines Geburtstagsliedes oder durch Schmücken eines Tisches zum Abstellen sakraler Gegenstände. Diese Form der Zuwendung vermittelt dem Kranken das Gefühl, ganzheitlich angenommen und geachtet zu sein.

Sich beschäftigen

Beschäftigungsmöglichkeiten. In Akutkrankenhäusern wird der Tagesablauf weitgehend von krankheitsspezifischen Diagnose-, Therapie- und Pflegemaßnahmen bestimmt. Für Aufstehpatienten gibt es häufig Aufenthaltsräume, in denen Gespräche, Spiele und sonstige Aktivitäten stattfinden können. Bettlägerige Patienten haben oftmals die Möglichkeit, über die Krankenhausbibliothek Bücher auszuleihen. In vielen Häusern kommen Besuchsdienste, die für Alleinstehende kleine Hilfeleistungen (z. B. Einkaufen) und Unterhaltung (z. B. Vorlesen) anbieten. Angehörige können darüber hinaus in die Pflege mit einbezogen werden, indem sie mit dem Patienten krankengymnastische oder feinmotorische Übungen nach Anleitung durch- bzw. weiterführen, bei täglichen Verrichtungen helfen (z. B. Nahrungsaufnahme) oder den Kranken bei Spaziergängen begleiten.

Die Beschäftigung bringt dem Kranken Ablenkung und kann bei positivem Verlauf Stimmung und Selbstwertgefühl steigern. Langzeitkliniken haben, entsprechend ihrer Fachdisziplin, eine Vielzahl von Beschäftigungsmöglichkeiten, die in der Regel zu therapeutischen Zwecken eingesetzt werden. Solche Häuser sind z. B. psychiatrische und geriatrische Einrichtungen oder Rehabilitationskliniken.

Rehabilitation. Die Rehabilitation bezweckt, den Menschen, die körperlich, geistig oder seelisch behindert sind und die ihre Behinderung oder deren Folgen nicht selbst überwinden können, und den Menschen, denen eine solche Behinderung droht, zu helfen, ihre Fähigkeiten und Kräfte zu entfalten und einen entsprechenden Platz in der Gemeinschaft zu finden. Dazu gehört vor allem auch die Teilnahme am Arbeitsleben.

Im Zentrum der Rehabilitation steht die Wiederherstellung der persönlichen Unabhängigkeit und Zufriedenheit des Behinderten. Anspruch auf Rehabilitation haben Menschen in allen Altersgruppen. Die Finanzierung erfolgt in der Regel über Sozialversicherungsträger.

Medizinische Rehabilitation: Sie beginnt schon im Akutkrankenhaus und beinhaltet nach Jochheim u. Mitarb. (1975) alle ärztlichen und ärztlich verordneten Maßnahmen zur Beschleunigung des Heilungsverlaufs, zur Vermeidung bzw. Verringerung von unerwünschten Dauerfolgen und zur bestmöglichen Hilfe bei vorhandenen Dauerschäden.

Zu den Leistungen der medizinischen Rehabilitation gehören z. B. Heilmittel, Physiotherapie, Sprachtherapie, psychologische und psychotherapeutische Hilfen sowie die Beschäftigungs- und Arbeitstherapie (Ergotherapie). Diese ist ein Selbsthilfetraining zur Erlernung täglicher Verrichtungen wie z. B. anziehen, essen, schreiben usw. Ferner dient sie der Einschätzung beruflicher Fähigkeiten sowie der Belastbarkeit des Behinderten. Des weiteren werden kreative Tätigkeiten wie Basteln und Werken gefördert.

Ein wichtiger Teil der medizinischen Rehabilitation ist die aktivierende Pflege. Sie hat zum Ziel, die Selbstpflegekompetenz des Patienten zu erhöhen und ihn zu befähigen, sich baldmöglichst zu verselbständigen. Eine Pflege, die dem Patienten alles abnimmt, wirkt der Rehabilitation entgegen, weil Selbsthilfefähigkeiten durch mangelnde Forderung und Übung verkümmern. Die aktivierende Pflege erfordert u. a., daß vorhandene Ressourcen bei jeder Pflegehandlung vom Patienten eingebracht und geübt werden. Dazu gehört auch, daß Pflegetechniken (z. B. Stomaversorgung) erlernt werden und Angehörige nach Möglichkeit mit einbezogen sind.

Berufliche Rehabilitation: Sie beinhaltet alle notwendigen Maßnahmen zur beruflichen Wiedereingliederung. Der Kranke bedarf dazu einer sachkundigen Beratung (Arzt, Arbeitstherapeut, Berufsberater u. a.) und wird ggf. umgeschult.

Psychosoziale Rehabilitation: Diese hat zum Ziel, den Betroffenen wieder in die Lage zu versetzen, den Erwartungen, die Familie, Beruf und Gesellschaft an ihn richten, bestmöglich gerecht zu werden. Dazu gehören bei einem nicht heilbaren chronischen Leiden die Vorbereitung und Ermöglichung des Lebens mit der Beeinträchtigung (Reintegration) sowie die Beseitigung einer Sucht oder seelischen Erkrankung mit dem Ziel, die private, berufliche und gesellschaftliche Rolle wieder aufzunehmen (Resozialisierung).

Eine beratende Funktion haben dabei Sozialarbeiter, die bei der Ermittlung von Kostenträgern, Therapieeinrichtungen usw. behilflich sind.

Lebensaktivität „Kommunizieren"

Der Begriff „Kommunikation" bedeutet „in Verbindung treten". Der Mensch ist im Umfeld von Familie und Gesellschaft auf Kommunikation angewiesen. Sie übermittelt Information und entwickelt bzw. erhält zwischenmenschliche Beziehungen.

Eine mangelnde oder fehlende Kommunikation führt zu Vereinsamung und Isolation des Menschen, wodurch eine Beeinträchtigung der psychischen, geistigen und körperlichen Befindlichkeit sowie ein sozialer Rückzug entstehen können. Des weiteren ist die Wahrung der persönlichen Würde bei der Kommunikation bedeutsam. Hierzu gehört, daß alle Patienten, auch Bewußtlose, stets mit Namen angesprochen werden. Oma- und Opatitulierungen sind entwürdigend und ohne den ausdrücklichen Wunsch des Patienten zu unterlassen.

Kommunikationswege

Verbale Kommunikation. Sie beinhaltet die sprachliche und schriftliche Verständigung des Menschen.

Nonverbale Kommunikation. Hierzu gehört das Ausdrucksverhalten (Gebärden- und Mienenspiel, Körperhaltung). Des weiteren sind sensible Gefühlswahrnehmungen über die Haut (Hand halten, Streicheln, Wärmeempfindung usw.) sowie die Verständigung durch Symbole (Farbkennzeichnungen, Figurensymbole usw.) nonverbale Kommunikationswege.

Zur Kommunikation sind Bewußtsein und Orientierung, Sprach-, Hör- und Sehvermögen, Beweglichkeit und sensible Wahrnehmungsfähigkeit notwendig. Beeinträchtigungen in diesen Bereichen können sie erschweren oder verhindern (z. B. Bewußtlosigkeit).

Beobachtung von Stimme, Sprache und Ausdrucksverhalten

Sprache und Ausdrucksverhalten dienen der Informationsvermittlung und geben Aufschluß über die Beziehung zwischen den Kommunikationspartnern (z. B. lautes Sprechen im Streit) sowie über die momentane Befindlichkeit.

Stimme und Sprache

Die Klangfarbe der Stimme sowie der Sprachausdruck sind individuell unterschiedlich bedingt durch die stimmbildenden Organe (Kehlkopf, Zunge, Lippen, Zähne, Gesichtsmuskulatur) und die momentane Stimmungslage. Die Stimme kann durch verschiedene Erkrankungen verändert sein, wie die Beipiele in Tab. 2.**34** zeigen.

Tabelle 2.34 Stimmveränderungen

Veränderung	Erkrankungsbeispiele
Heiser	● Kehlkopfentzündung (Laryngitis) ● Geschwüre im Kehlkopfbereich
Flüsternd	● Stimmbandlähmung ● Schock
Näselnd	● Gaumensegellähmung ● Polypen
Kloßig	● Angina ● Diphtherie
Belegt	● Rachenerkrankungen ● Stimmbandgeschwüre ● Gemütsbewegung

Sprechstörungen wie z. B. Stottern oder Lispeln sind frühzeitig zu erkennen und logopädisch zu behandeln.

Aphasie. Hier handelt es sich um eine durch Hirnschädigung verursachte Sprachstörung.

Bei der *sensorischen Aphasie* (Hirnschädigung im sensorischen Sprachzentrum) hat der Kranke kein Sprachverständnis. Er spricht deshalb oft sinnlose Worte, Silben und Sätze.

Die *motorische Aphasie* zeichnet sich aus durch eine unkoordinierte, stichwortartige Ausdrucksweise. Die Schädigung liegt im motorischen Sprachzentrum; der Kranke hat hierbei ein intaktes Sprachverständnis. Psychische und neurologische Erkrankungen können eine Vielzahl von Sprachstörungen verursachen, die oft nur bedingt therapierbar sind.

Ausdrucksverhalten

Körperhaltung. Diese wird durch die momentan eingenommene Körperlage beeinflußt. Gesunde Menschen haben eine entspannte, im Stehen meist aufrechte Körperhaltung. Sie können diese willkürlich und spontan verändern. Je nach Stimmungslage bzw. körperlicher Verfassung sind Körperhaltungsänderungen beobachtbar wie steif, in sich zusammengesunken, verkrampft, gebeugt, lässig, gezwungen, unsicher usw. Zwangshaltungen werden meist durch starke Beschwerden hervorgerufen, die in dieser Körperlage am ehesten erträglich sind, z. B. angezogene Beine bei Bauchschmerzen (S. 282).

Gang. Er ist bei gesunden Menschen rhythmisch, bei unwillkürlich mitbewegten Armen. Durch Erkrankungen des Nerven- und Skelettsystems kann sich das Gangbild folgendermaßen verändern und, z. B. schlurfend, trippelnd, unsicher, steif, unharmonisch, hinkend, schwankend, mühsam, verlangsamt usw. werden.

Gestik. Sie ist jeweils lebhaft, gehemmt, harmonisch, hastig, anmutig, fahrig usw.

Gesichtsausdruck. Er ist normalerweise durch ein lebhaftes Mienenspiel charakterisiert. Psychische und physische Erkrankungen können den Gesichtsausdruck verändern und prägen. Beispiele hierfür sind: der verzerrte, gequälte Gesichtsausdruck durch starke Schmerzen, das maskenhafte, amimische Gesicht bei Parkinson-Erkrankung und abweisend, ängstlich verschlossene Gesichtszüge bei Depression.

Äußeres Erscheinungsbild. Es gehört neben dem Sprach- und Ausdrucksverhalten zum Gesamteindruck eines Menschen. Ein ungepflegtes Aussehen kann verschiedene Ursachen haben (z. B. Schwäche, Gleichgültigkeit usw.). Es ist die Aufgabe von Pflegenden, daß Kranke, insbesondere auch beim Verlassen des Bettes, korrekt und ordentlich gekleidet, möglichst gekämmt und ggf. rasiert sind. Die Zahnprothese wird eingesetzt, sofern kein zwingender Grund dagegen spricht.

Umgang mit kommunikationseingeschränkten Patienten

Die Kommunikation zwischen Pflegepersonen und Patienten kann durch Erkrankungen oder ärztliche Maßnahmen erschwert sein. So können sich beispielsweise bewußtlose Menschen weder verbal noch nonverbal äußern, intubierte/tracheotomierte Patienten sind sprachunfähig, Hörgeschädigte verstehen Gesagtes nicht usw.

Des weiteren sind Hektik und Zeitmangel, Lärm sowie die fehlende Möglichkeit, sich an einen stillen Ort zurückzuziehen, kommunikationshemmend.

Allgemeine Grundsätze zum Umgang mit Patienten mit eingeschränkter Kommunikationsfähigkeit:

– Stets mit und wenig über den Patienten reden. Auch bei der Visite bewußt den Patienten mit einbeziehen und niemals Äußerungen machen, die ihn ängstigen oder beunruhigen können.
– Zeit und Bereitschaft signalisieren, dem Kranken zuzuhören bzw. seine Ausdrucksbemühungen wahrzunehmen und zu erfassen.

- Verbale und nonverbale Ausdrucksbemühungen stets beachten.
- Während der Kommunikation möglichst Blickkontakt herstellen.
- Natürlich auftreten, nicht gekünstelt sprechen. Lautes Sprechen ist nur bei Hörgeschädigten hilfreich.
- Nicht ungeduldig werden, wenn eine Verständigung nicht zustande kommt. Der Kranke bekommt sonst Angst und zieht sich zurück.
- Den Kranken immer ernst nehmen und vor Lächerlichkeit schützen.

Kommunikation mit bewußtlosen Patienten

Bewußtlose müssen stets mit Namen angesprochen und laufend über vorgenommene Maßnahmen sowie im Raum befindliche Personen informiert werden. Dadurch ist eine Verminderung von Angst und Unsicherheit möglich, sofern das Gehör noch intakt ist. Außerdem vermitteln taktile Reize, z. B. streicheln, Hand halten usw. das Gefühl von Nähe und Geborgenheit.

Kommunikation mit intubierten/tracheotomierten Patienten

Sprechunfähige Patienten können durch Schreiben, Handzeichen/Gesten sowie den Gebrauch von Bild- bzw. Sprechtafeln oder einer elektronischen Kommunikationshilfe ihre Anliegen äußern. Die elektronische Kommunikationshilfe ist ein handliches Gerät mit Drucktastenbedienung durch den Kranken, wobei das Ablesen der Wünsche über eine Leuchtanzeige möglich wird.

Sind diese Hilfsmittel nicht anwendbar, so ist mit entsprechend formulierten Sätzen vielleicht ein individueller Verständigungsmodus möglich, z. B. 1mal blinzeln bedeutet „Ja", 2mal blinzeln „Nein".

Kommunikation mit aphasischen Patienten

Aphasische Patienten können kurze, einfache, deutlich gesprochene Sätze am besten verstehen.

Sprechversuche sind durch Lob und Zuwendung zu bestätigen und wirken dadurch stimulierend für weitere Sprechübungen. Ebenso ist die laufende Erläuterung von Gebrauchsgegenständen und damit vorgenommenen Maßnahmen sprachanregend.

Angefangene Sätze dürfen nicht von den Zuhörenden zu Ende gesprochen werden, dies ist entmutigend und bevormundend. Sofern aphasische Patienten in der Lage sind zu singen, kann das Liedersingen eine gute Übung sein. Weitere, für den jeweiligen Patienten zutreffende Anregungen, können von behandelnden Logopäden eingeholt werden.

Kommunikation mit sehbehinderten Patienten

Stark sehbehinderte oder blinde Menschen erfassen ihre Umwelt durch Hören und Fühlen.

Im Zusammensein mit ihnen sind deshalb folgende Punkte wichtig:

- Beim Betreten des Raumes stellen sich die jeweiligen Personen mit Namen vor, ebenso wird das Verlassen des Zimmers mitgeteilt.
- Eine neue Umgebung (z.B. Krankenzimmer) wird beschrieben. Der Kranke kann evtl. unter Anleitung sein Umfeld mit den Händen ertasten. Der Weg zur Toilette, Bad, Aufenthaltsraum usw. wird ggf. mehrmals in Begleitung abgegangen.
- Persönliche Gegenstände sollen vom Blinden möglichst selbst eingeräumt werden, weil er sie dann wiederfindet. Pflegepersonen dürfen ohne Absprache mit dem Kranken nichts umräumen oder wegstellen.
- Alle Aktivitäten im Zimmer werden laufend erläutert, so daß der Kranke Geräusche zuordnen kann.
- Gegenstände, über die ein Blinder stolpern kann, müssen sofort entfernt werden.
- Speisen werden vorgestellt und ihre Anordnung auf dem Teller erläutert. Tassen und Teller dürfen nicht zu voll sein (Gefahr des Verschüttens).
- Briefe, Karten usw. dürfen nur mit Einverständnis des Blinden vorgelesen werden.
- Bei der Begleitung von sehbehinderten Menschen werden diese stets rechtzeitig auf Schwellen, Stufen und sonstige Unebenheiten aufmerksam gemacht. Es ist günstig, wenn die Begleitperson ihren Arm anbietet und etwas vorausgeht.
- Ist noch ein geringes Sehvermögen vorhanden, so sind Brille und ausreichende Helligkeit sehr wichtig. Des weiteren sollten Wege, Türen, Schwellen u.dgl. mit großen Buchstaben bzw. Symbolen gekennzeichnet sein.
- Blinde Menschen sollten so viel wie möglich selbst ausführen. Dies fördert u.a. ihr Selbstbewußtsein. Pflegepersonen dürfen deshalb nicht ungeduldig werden, wenn Verrichtungen etwas länger dauern.

Kommunikation mit schwerhörigen Patienten

Schwerhörige oder taube Menschen können durch Beobachtung der Mundbewegungen des Kommunikationspartners das nicht verstandene Wort am Mund ablesen. Sie sind in besonderer Weise auf genaues Hinsehen und

Beobachten angewiesen, weil warnende Geräusche (z. B. ein nahendes Auto) oder erklärende Worte nicht wahrgenommen werden.

Zur Vermeidung von Angst, Mißtrauen und Verunsicherung sollten im Umgang mit Schwerhörigen folgende Regeln Beachtung finden:

– Beim Sprechen Blickkontakt halten, so daß der Schwerhörige am Mund ablesen kann. Das Gesicht des Gesprächspartners darf dabei nicht bedeckt und soll gut beleuchtet sein.
– Langsam und deutlich, aber nicht überlaut sprechen. Gesprochene Sätze sollten nicht zu lang sein und in einfacher Ausdrucksweise vorgebracht werden.
– Bei Nichtverstehen den Satzinhalt evtl. mit anderen Worten wiederholen, dabei nicht ungeduldig werden.
– Bei Gruppengesprächen den Schwerhörigen immmer wieder über das Gesprächsthema orientieren.
– Schwerhörige sind im Dunkeln (Röntgen, nachts) oft völlig hilflos. Deshalb muß vor Kommunikationsbeginn unbedingt das Licht angeschaltet werden.

Umgang mit Hörgeräten

Es gibt verschiedene Hörgeräte. Ihre Handhabung muß ggf. vom Patienten oder den Angehörigen erläutert werden.

Grundsätzlich ist folgendes zu beachten:

– Batterie ca. alle 8−11 Tage wechseln.
– Das Ohrpaßstück wird regelmäßig mit Seifenwasser oder einer Speziallösung gereinigt und anschließend gut getrocknet.
– Zum Einsetzen des Geräts werden Ohrmuschel und Gehörgang mit einer geeigneten Creme oder Hirschtalg gleitfähig gemacht; schmerzende Druckstellen im Gehörgang sind ein Hinweis darauf, daß die Paßform des Ohrstücks nicht mehr stimmt.
– Bei Nichtbenutzung das Gerät ausschalten. Zum Telefonieren auf „T", sonst auf „M" einstellen. In Räumen (z. B. Kirche) mit einer Induktionsanlage (Ringleitung) kann durch die Geräteeinstellung „T" ein direkter Kontakt zum Redner hergestellt werden.
– Die Lautstärke ist nach Bedarf an einer Zahlenskala zu regulieren.
– Pfeifgeräusche sind meist durch ein schlecht sitzendes Ohrstück oder zu stark eingestellte Lautstärke verursacht.
– Zum Röntgen, bei Strahlentherapien und zu Wasseranwendungen darf das Hörgerät nicht getragen werden.

Es ist günstig, wenn die Schwerhörigkeit eines Patienten im Dokumentationssystem und am Krankenbett durch Kärtchen oder Klebesymbole hervorgehoben wird. Dies erspart den Betroffenen die ständige Darstellung ihrer Behinderung.

Kommunikation mit fremdsprachigen Patienten

Die Kommunikation mit fremdsprachigen Patienten ist bei fehlender Sprachkenntnis besonders dann schwierig, wenn ihre Lebensweise eine völlig andere kulturelle Prägung hat als bei uns (z. B. Muslime). Ein Nichtverstehen oder Mißverständnisse führen zu Unsicherheit, Angst und evtl. Aggression. Die Kooperationsfähigkeit ist damit stark eingeschränkt.

Das *nonverbale Ausdrucksverhalten* ist bei fehlender Verständigungsmöglichkeit besonders wichtig. Entsprechende Gesten und freundliche Blicke können Befangenheit und Angst mindern. Eine Verständigung ist evtl. über *Bildsymbole* möglich. Dazu gibt es Tafeln, auf denen Pflegeverrichtungen sowie bestimmte Fachausdrücke bildlich dargestellt sind. Weg- bzw. Raummarkierungen durch Bildsymbole (oder mehrsprachige Beschriftung) sind hilfreich für eine bessere Orientierung.

Spezielle *Sprachkurse* (1000-Wort-Kurse) werden von Volkshochschulen und anderen Institutionen angeboten zur Erlernung der wichtigsten Worte und Redewendungen.

Für *Übersetzungsdienste* stehen Dolmetscher zur Verfügung. In manchen Krankenhäusern werden ausländische Patienten von sprachkundigen Mitarbeitern bzw. Landsleuten betreut. Sie unterstützen die Kommunikation des Kranken mit Schwestern und Ärzten durch Übersetzung und Information. Außerdem gibt es gelegentlich Informationsdienste, die ausländische Patienten von Anfang an im Krankenhaus helfend begleiten.

Wie führe ich ein (helfendes) Gespräch?
(nach Eva Maria Hege)

Ein gutes Gespräch ist wie eine Hand, die dem anderen sich entgegenstreckt und ihn spüren läßt, daß ich bereit bin, ein Stück seines Weges mit ihm zu gehen. Seines Weges, denn sein Weg ist ein anderer als der meine. Jeder Mensch ist anders, erlebt seine Situation anders. Das will von mir bewußt bejaht sein. Mein Gesprächspartner muß merken, daß sie/er mir gegenüber die/der sein darf der sie/er ist, weil ich seinem/ihrem Anderssein bei mir Raum gebe, es gelten lasse ohne Vorbehalte.

Ein hilfreiches Gespräch besteht zu einem (zum größeren?) Teil aus Zuhören. Daß ich selber ausreichend zu Wort komme, ist dabei so wichtig nicht. Freilich, gut Zuhören können, ist schwerer als man denken möchte. Gilt es doch, herauszuhören, was der/die andere mir zwischen den Worten sagen will. Die Signale wollen wahrgenommen sein, die mein Gegenüber aussendet in der Hoffnung, daß ich sie erkenne und dazu verhelfe, auch das zu sagen, was auszusprechen meinem Gesprächspartner schwerfällt. Vor Gesprächspausen brauche ich keine Scheu zu haben; auch im gemeinsamen Schweigen kann man sich nahe sein.

Wenig hilfreich ist dagegen, wenn ich in Gedanken gar nicht richtig da bin, wenn ich (zugleich zu meiner eigenen Entlastung) mich in billige Ratschläge und allgemeine Redensarten flüchte, und so mich dem anderen eher entziehe als ihm zur Seite bin. Oder auch, wenn ich kaum erwarten kann, bis ich meine eigenen Erfahrungen loswerde, gar wenn ich verstohlen auf die Uhr schaue (habe ich doch so wenig Zeit!).

Was in dieser Weise, im guten und im weniger guten Sinn, für jedes Gespräch gilt, gilt für das Gespräch am Krankenbett im besonderen. Die Entfernung vom einen zum anderen ist da deutlich größer: Mein Gegenüber liegt im Bett, ich komme zur Tür herein, mein Gegenüber ist krank, ich bin gesund, mein Gegenüber hat viel (zu viel) Zeit, ich zu wenig. Über diese Verschiedenheit hinweg wird meine Hand sich weiter dem anderen entgegenstrecken müssen, gilt in dieser Situation doch verstärkt, daß Helfen bedeutet, etwas für jemand tun, was er selber nicht tun kann, daß ich ihm aber das Gefühl, der Unterlegene zu sein, erspare, dadurch, daß ich ihm durch das, was und wie ich es sage, seine Würde nicht mindere, sondern bestätige (Nie werde ich alte Menschen mit Oma und Opa anreden!).

Allerdings, dies zusammengenommen, kann zu Überforderung führen. Am Krankenbett ist zusätzlich ja die eigene Hilflosigkeit auszuhalten im Erleben, daß das eigene Helfen nur unzureichend oder vielleicht gar nicht gelingen will. Wird man doch am Krankenbett so schmerzhaft wie kaum anderswo an die eigenen Grenzen geführt. Von ungefähr ist es gewiß nicht, daß man beim „burn-out"-Syndrom (Ausgebrannt-, Aufgebrauchtsein) unwillkürlich an die Helfer „im Hauptberuf" denkt. Denn zwischen aufrichtiger Zuwendung und Abgestumpftwerden die richtige Mitte zu finden, ist alles andere als leicht.

Kann es sein, daß hauptberufliche Helferinnen und Helfer sich schwerer als andere tun, sich selber helfen zu lassen? Dabei brauchen gerade sie es doch so sehr, daß auch sie Begleitung erfahren. Zu den „guten Begleitern" gehören nicht zuletzt Worte, die von vielfacher Erfahrung herkommen. Man kann sie wie einen Schatz sich aneignen, weitergeben und selber davon leben.

Lebensaktivität „Sinn finden im Werden, Sein, Vergehen"

Die Frage nach dem Sinn des Lebens beschäftigt Menschen in jeder Altersstufe. Schwere akute (z. B. Herzinfarkt) sowie chronisch verlaufende (z. B. schwere Herzinsuffizienz) Erkrankungen und der evtl. nahende Tod sind Grenzsituationen, in denen diese Frage besondere Bedeutung gewinnt. Sinn kann nicht vermittelt werden. Jeder Mensch muß ihn in seiner derzeitigen

Lebenssituation selbst finden. Pflegepersonen sind dabei Wegbegleiter, die durch Gesprächsbereitschaft (S. 440f, 445f), einfühlsame Zuwendung und pflegerische Hilfe Voraussetzungen für eine diesbezügliche Lebensbewältigung schaffen können.

Das folgende Kapitel gibt Hilfestellungen zur pflegerischen und menschlichen Wegbegleitung von Patienten, die an den körperlichen und seelischen Auswirkungen einer unheilbaren Erkrankung leiden. Im Anschluß daran soll die kurze Darstellung des Burn-out-Syndroms den Pflegenden Möglichkeiten zur besseren Bewältigung der eigenen Belastung im Pflegealltag aufzeigen.

Umgang mit Schmerzen

Beobachtung von Schmerz

Definition. Schmerz ist eine unangenehme Sinneswahrnehmung, die durch Reizung von spezifischen Nervenendigungen (Nozizeptoren) in der Haut und an den Organen entsteht. Der Schmerzreiz wird über sensible Nervenbahnen zum Gehirn weitergeleitet, wodurch das Schmerzgeschehen bewußt wird. Schmerz ist ein Symptom und oft der erste Hinweis auf eine Erkrankung. Es gibt auch seelische Schmerzen, deren Intensität von der Persönlichkeitsstruktur und dem Ausmaß des erfahrenen Leids abhängt.

Schmerzäußerungen. Die Schmerzempfindlichkeit ist subjektiv und von Mensch zu Mensch unterschiedlich. Beeinflussende Faktoren sind hierbei Charaktereigenschaften, Temperament, bisherige Schmerzerfahrungen, psychische Verfassung, Allgemeinzustand usw. Schmerzen beeinträchtigen den ganzen Menschen.

Sie können zu unterschiedlichen beobachtbaren Schmerzreaktionen führen wie:

- ängstlich verzerrter Gesichtsausdruck,
- zusammengebissene Zähne,
- Gereiztheit und Ruhelosigkeit,
- depressive Verstimmung und Abkapselung,
- Weinen, Jammern und Stöhnen,
- Schon- bzw. Zwangshaltungen,
- Schocksymptome mit Blässe, Schweißausbruch, Puls-, Blutdruckanstieg oder -abfall, Bewußtseinsverlust.

Es gibt Menschen, die den Schmerz aus verschiedenen Gründen nicht wahrhaben oder äußern wollen. Sie überspielen ihn evtl. mit gekünstelter Heiterkeit. Pflegende bekommen dann durch genaue Beobachtung des nonverbalen Verhaltens und evtl. körperlicher Symptome (S. 442) den Hinweis auf vorhandene Beschwerden.

Schmerzverlauf. *Akute Schmerzen* sind ein Warnsignal und erzeugen bei starker Intensität Angstgefühle. *Chronische Schmerzen* erscheinen periodisch wiederkehrend oder sind langanhaltend. Ein Schmerzzustand von mindestens 6 Monaten Dauer wird als chronischer Schmerz oder Schmerzkrankheit bezeichnet.

Schmerzlokalisation. *Oberflächenschmerz* entsteht auf der Haut, *Tiefenschmerz* an Knochen und Gelenken, im Kopf usw. Schmerzen im Bauchraum (z. B. Magenschmerzen) werden als *Eingeweideschmerzen* bezeichnet. Ferner können Schmerzen auf bestimmte Körperregionen begrenzt (Kopfweh, Magenschmerzen usw.), gut abgenzbar (Hautwunden) oder nicht lokalisierbar (diffus im ganzen Körper verteilt) sowie ausstrahlend (z. B. Herzschmerzen in den linken Arm ausstrahlend) sein.

Schmerzart. Häufig beschriebene Schmerzempfindungen sind aus Tab. 2.**35** ersichtlich.

Tabelle 2.35 Schmerzempfindungen und ihre Ursachen

Schmerzempfindung	Ursache (Beispiele)
Brennend	● Sonnenbrand ● Blasenentzündung (Zystitis)
Bohrend	● Knochenschmerzen ● Zahnschmerzen
Klopfend	● Nagelbettvereiterung (Panaritium) ● Abszeß
Stechend	● Seitenstechen
Kolikartig	● Gallen- bzw. Nierenkolik
Krampfartig	● Menstruationsbeschwerden
Reißend	● Schürfwunden
Beklemmend	● Herzschmerzen ● Atemnnot ● Kummer
Ziehend	● rheumatische Beschwerden, z.B.Muskel- und Gelenkerkrankungen
Hämmernd	● Kopfschmerzen

Phantomschmerzen sind Schmerzwahrnehmungen in nicht mehr vorhandenen (amputierten) Gliedmaßen

Schmerzintensität. Die Schmerzintensität ist abhängig von der auslösenden Ursache.

Leichte Schmerzen sind kaum spürbar, schwach, erträglich usw.

Mittelschwere bis schwere Schmerzen hingegen können stark, heftig, störend, alarmierend, quälend und unerträglich sein.

Zeitpunkt des Auftretens. Das Schmerzauftreten kann *zeitgebunden* (z. B. morgens nüchtern, abends oder nachts) sein, *im Zusammenhang mit der Nahrungsaufnahme* stehen (z. B. Unverträglichkeit bestimmter Nahrungsmittel), von *bestimmten Ereignissen* hervorgerufen werden (z. B. Anstrengungen, Aufregung, falsche Lagerung usw.) oder *gesetzlos*, d. h. ohne ersichtliche Zusammenhänge erscheinen.

Zur besseren Erkennung von Zusammenhängen, besonders bei chronisch anhaltenden Schmerzzuständen, dient ein *Schmerztagebuch*, in das der Patient Veränderungen seiner Befindlichkeit, besondere Aktivitäten, Medikamenteneinnahme usw. laufend einträgt.

Schmerzbekämpfung

Alle Schmerzzustände müssen umgehend dem Arzt gemeldet werden, der dann entsprechend notwendige Maßnahmen einleitet. Für schmerzbeeinträchtigte Menschen ist jede Zuwendung von Pflegepersonen bedeutungsvoll und hilfreich. Dazu gehört das Ernstnehmen von Beschwerdeäußerungen sowie Bemühungen, diese durch Pflegemaßnahmen wie z. B. Lageveränderungen usw. zu lindern. Das Bedürfnis nach Ruhe und Schonung ist in dieser Situation zu berücksichtigen.

Je nach Arztverordnung können Schmerzen auch durch physikalische Maßnahmen wie Kälte- bzw. Wärmeanwendungen, Wickel, Auflagen, Bäder, Massagen usw. behoben oder gebessert werden. Bestimmte Schmerzzustände (z. B. nach Operationen, Koliken, Karzinomschmerzen u. a.) sind nur durch ärztlich verordnete Schmerzmittel zu beheben. Pflegende überwachen dabei die vorschriftsmäßige Einnahme sowie Wirkung und Nebenwirkungen dieser Medikamente.

Schmerzäußerungen sowie Maßnahmen zur Linderung müssen dokumentiert und bei der Übergabe angesprochen werden.

Der unheilbar kranke Patient

Unter unheilbar Kranken verstehen wir neben Tumorpatienten solche, die an einer chronisch verlaufenden, nicht heilbaren Erkrankung leiden wie z. B. rheumatoide Arthritis, Multiple Sklerose, AIDS, Querschnittslähmung, schwere Herzinsuffizienz usw.

Phasen der Trauerbewältigung bei unheilbarer Erkrankung

Das Bekanntwerden einer unheilbaren Krankheit stürzt Betroffene meist in eine tiefe Lebenskrise. Die sich anschließende Bewältigung der Trauerarbeit ist von Mensch zu Mensch unterschiedlich.

Nach Kübler-Ross verläuft sie in 5 Phasen, die unterschiedlich lange und nicht immer in der gleichen Reihenfolge auftreten:

Phase 1:   Verleugnung, Nicht-wahrhaben-Wollen der Krankheit,
Phase 2:   Auflehnung gegen die bedrohliche Situation, der Kranke hat Aggressionen gegen sich und/oder seine Umwelt,
Phase 3:   Verhandeln mit dem Schicksal, der Kranke erbittet eine „Gnadenfrist" oder die Abwendung seines Schicksals,
Phase 4:   Depressive Verstimmung, Trauer, Verzweiflung,
Phase 5:   Annahme und Bejahung des nahenden Todes.

Daraus resultiert, daß die psychische Verfassung bei Menschen mit unheilbarer Erkrankung immer wieder unterschiedlich sein kann. Für Pflegende ist dies insoweit von Bedeutung, daß aggressive Äußerungen seitens der Kranken oder die Ablehnung einer Pflegeperson von einem depressiv verstimmten Patienten nicht als persönliche Kränkungen zu werten sind.

Begleitung von Patienten mit unheilbarer Erkrankung

Bei der Klinikeinweisung solcher Patienten ist es für die Pflegenden wichtig, über den Informationsstand des Kranken zu seiner Erkrankung und dessen Verfassung Bescheid zu wissen. Die Gelegenheit dazu bietet sich im Erstgespräch zur Erstellung der Pflegeanamnese. Auch Pflegeverrichtungen können zur Gesprächsführung genutzt werden. Von besonderer Bedeutung im Umgang mit diesen Patienten ist das Zuhörenkönnen. Inwieweit sich der Zuhörende selbst mit einbringen soll, wird vom Kranken signalisiert. Nicht erfragte Ratschläge oder Berichte über Krisensituationen des eigenen Lebens sind dabei ebenso falsch wie tröstende Beschwichtigungen nach der Art: „Das wird schon wieder werden" oder „Es ist doch alles halb so schlimm". Niemals darf der Eindruck von Hoffnungslosigkeit durch entsprechende Äußerungen wie „Das hat doch keinen Sinn mehr" entstehen.

Gespräche über die Diagnose orientieren sich am Kenntnisstand des Patienten. Es obliegt dabei der Einfühlung des Gesprächspartners zu erspüren, wie weit der Kranke die Wahrheit zuläßt und erträgt.

Individuelle Ängste vor Lebenssituationen nach einer Operation (z. B. Mammaamputation, Stomaanlage) können durch behutsame Aufklärung über prothetische Hilfsmittel, Selbsthilfegruppen usw. evtl. gemindert werden. Es ist hierbei zu beachten, daß der Kranke nicht durch ein Übermaß an Informationen verunsichert wird.

Die Diagnose einer unheilbaren Krankheit stellt auch für die Angehörigen eine außerordentliche Belastung dar. Sie werden deshalb durch helfende Gespräche (S. 440f) unterstützt und begleitet. Wenn möglich können sie nach entsprechender Anleitung bei der Pflege mithelfen und damit die Zeit des Begleitens sinnvoll ergänzen. Wird ein Schwerkranker Tag und Nacht von Angehörigen betreut, so sollte für sie ein bequemer Sessel oder eine Liege im Zimmer sein. Nach Möglichkeit erhalten sie in dieser Situation Getränke, wenn möglich auch Mahlzeiten. Manche Kliniken bieten für Angehörige ein Rooming-in, wobei Unterkunft und Verpflegung gegen Bezahlung gewährt werden.

Krankenpflegehilfe bei Patienten mit bösartiger Erkrankung

Die Beschwerden unheilbar kranker Menschen sind auf die Erkrankung selbst und auf die Auswirkungen aggressiver Therapien zurückzuführen.

Die Zytostatika- und Strahlentherapie kann Begleiterscheinungen verursachen wie Abwehrschwäche, Appetitlosigkeit, Übelkeit, Erbrechen, Blutungsneigung, Schleimhautschädigungen, Hautreizungen an bestrahlten Körperstellen sowie Haarausfall. Außerdem kommen noch Tumorschmerzen hinzu. Die Kranken befinden sich in einem schlechten Allgemeinzustand, der neben den oben genannten Symptomen noch Leistungsschwäche und depressive Verstimmung (S. 442) mit sich bringt.

Pflegeplanung

In der nachfolgenden Pflegeplanungsgrundlage werden Maßnahmen erwähnt, die die krankheitsbedingten Erscheinungen beheben oder lindern sollen. Die Pflege bei operativer Tumortherapie ist der entsprechenden Fachliteratur zu entnehmen. Eine Pflegeplanung für Patienten mit bösartiger Erkrankung bei Zytostatika- und Strahlentherapie ist beispielhaft in Tab. 2.36 dargestellt.

Pflege von sterbenden Patienten

Die Pflege von sterbenden Menschen ist eine Herausforderung, die durch das Mittragen von Leid sehr belastend sein kann. Die Möglichkeit jedoch, dem Sterbenden diese letzte Wegstrecke seines Lebens durch optimale Pflege und Zuwendung zu erleichtern, gibt dieser Aufgabe besonderen Sinn.

Sterbende sind möglichst in einem Einzelzimmer untergebracht, um das Bedürfnis nach Ruhe und geschützter Intimsphäre zu erfüllen. Ferner sind Freunde und Angehörige dadurch ungestört im Zusammensein mit dem Kranken.

Die Pflegeplanung ist flexibel und so abzustimmen, daß der Schwerkranke genügend Ruhepausen zwischen den einzelnen Aktivitäten hat. Ferner sind alle Verrichtungen so schmerzarm wie möglich durchzuführen, was oft nur

Tabelle 2.36 Planungsgrundlage für die Pflege eines Patienten mit bösartiger Erkrankung bei Zytostatika- und Strahlentherapie

ATL	Pflegeproblem	Pflegeziel	Mögliche Pflegehilfeaktivitäten
Sich waschen und kleiden	Es droht die Gefahr von Hautschäden an den bestrahlten Körperstellen	Der Patient hat eine reizlose, schmerzfreie und intakte Haut	• Bestrahlungsfelder dürfen bis zu ca. 2–3 Wochen nach Bestrahlungsende nicht gewaschen und mit Kosmetika behandelt werden • Vermeiden von mechanischen Reizen durch Kratzen, Bürsten, reibende Kleidungsstücke (Gürtel, Träger, enge Hosen usw.) und von physikalischen Reizen wie Wärme (Sonnenbestrahlung, Wärmeflasche usw.) und Kälte (Eisbehandlung) • Puderbehandlung (Azulonpuder) der Bestrahlungsfelder, sofern verordnet • Behandlung von geschädigter Haut nur nach Arztanweisung. Salbenkompressen mit der Kleidung oder auf nicht bestrahlter Haut mit hautfreundlichem Pflaster befestigen • Beobachrungsmaßnahme: Inspektion der Haut auf Rötung, Bläschen, Ulzeration
	Nach Zytostatikagabe kommt es möglicherweise zu einem Haarausfall	Ein Haarausfall wird verhindert. Ist dieser unvermeidlich, so hat der Patient geeignete Hilfsmittel zur Verfügung	• Anwendung einer Kühlhaube, wodurch mittels Einstellung der Blutgefäße in der Kopfhaut der Haarausfall verhindert bzw. reduziert wird. • Vorgehensweise: Kühlhaube im Gefrierfach des Kühlschranks kühlen. 5–10 Minuten vor der Zytostatikagabe aufsetzen und ca. 30–40 Minuten auf dem Kopf belassen. Unbehaarte Kopfpartien (Schläfen, Stirn, Nacken, Ohren) mit Mull oder Watte schützen • Bei unvermeidlichem Haarausfall tragen die Betroffenen eine Mütze (Tuch), oder es muß dafür gesorgt werden, daß eine Perücke rechtzeitig angefertigt und verfügbar ist (Kostenübernahme durch die Krankenkasse) • Kopfkissen mit einem Tuch bedecken zur besseren Entfernung der Haare. Das stetige Vorhandensein von Haaren auf dem Kopfkissen ist für den Patienten sehr belastend • Beobachtungsmaßnahmen: Kopfhaut, Haarausfall, Reaktionen der Patienten

Tabelle 2.36 (Fortsetzung) Planungsgrundlage für die Pflege eines Patienten mit bösartiger Erkrankung bei Zytostatika- und Strahlentherapie

ATL	Pflegeproblem	Pflegeziel	Mögliche Pflegehilfeaktivitäten
Essen und Trinken	Der Patient ist appetitlos. Es besteht die Neigung zu Übelkeit und Erbrechen	Der Kranke erhält seinen Wünschen entsprechende Kost. Die Essenszeiten sind seinen Bedürfnissen angepaßt. Beschwerden werden bestmöglich verhindert	• Zytostatikagabe individuell auf die Essenszeiten abstimmen. Orale Zytostatika sollen in den vollen Magen, möglichst abends verabreicht werden • Antiemetika (brechreizstillende Medikamente) nach Arztverordnung verabreichen • Betreuung während des Übelseins und beim Erbrechen (S. 386f), evtl. auch durch Bezugspersonen (Angehörige, Freunde) ermöglichen • Wunschkost gewähren. Sie soll kalorien-, eiweiß- und vitaminreich sein. Günstig sind mehrere, kleine Mahlzeiten. Lieblingsspeisen während des Übelseins nicht verabreichen, da sonst eine Abneigung gegen sie entstehen kann. Stark riechende und gewürzte Speisen sind zu meiden • Für frische Luft während des Essens sorgen • Reichliche Flüssigkeitszufuhr durch schluckweises Trinken zwischendurch • Ruhephase mit erhöhtem Oberkörper nach dem Essen anbieten • Beobachtungsmaßnahmen: Beobachten von Besonderheiten in bezug auf Appetit und Essenszeiten sowie von Erbrechen
	Es besteht die Gefahr von Schleimhautschäden, besonders in der Mundhöhle	Der Patient hat eine intakte, belagfreie und feuchte Mundhöhle	• Die Nahrung darf nicht übermäßig sauer, scharf, heiß oder hart sein • Häufiges Spülen der Mundhöhle mit milden, jeweils frisch zubereiteten Lösungen (S. 356) anbieten • Behandlung von Schleimhauterkrankungen aller Art je nach ärztlicher Anordnung wie z. B. Pinselung mit Moronallösung bei Soorpilzinfektion • Oberflächenanästhesierende Lutschtabletten sind bei Schluckbeschwerden hilfreich • Beobachtungsmaßnahmen: täglich mehrmalige Inspektion der Mundhöhle auf Entzündung bzw. Defekte

Tabelle 2.36 (Fortsetzung)

ATL	Pflegeproblem	Pflegeziel	Mögliche Pflegehilfeaktivitäten
Für Sicherheit sorgen	Der Patient ist abwehrschwach	Der Patient bekommt keine nosokomialen Infektionen	• Unterbringung in einem Einzelzimmer mit evtl. Umkehrisolation (S. 430) • Strenge Einhaltung der Hygienevorschriften (S. 424ff) bei allen Verrichtungen • Sorgfältige Mund-, Genital- und Analhygiene. Sofern möglich Patienten zur Selbstversorgung unter Verwendung von Einwegmaterial und desinfizierenden Seifenlösungen anleiten • Prophylaxen, besonders Pneumonieprophylaxe, sind dem Zustand des Kranken anzupassen • Ausgewogene Ernährung, dabei Frischkost gründlich waschen! • Beobachtungsmaßnahmen: Körpertemperatur auf Fieber, Haut/Schleimhäute auf Infektionen, besonders auch an Einstichstellen; Infektzeichen, besonders Halsschmerzen, Husten, Schnupfen, Atembeschwerden usw.; Miktion/Urin, besonders Brennen beim Wasserlassen, trüber, eitriger übelriechender Urin
	Es besteht eine Blutungsneigung	Der Patient erleidet keine Blutung infolge von Sturz oder von Pflegeverrichtungen	• Maßnahmen zur Blutungsprophylaxe • Den Kranken vor Sturz und Stoß schützen und stets vorsichtig anfassen • Information, daß keine harte Zahnbürste verwendet werden darf (Zahnfleischbluten, S. 330) • Keine i.m. Injektionen verabreichen • Beobachtungsmaßnahmen: Körperausscheidungen auf Blutbeimengungen, Haut auf Hämatome und Petechien, Haut- und Schleimhautfarbe auf Blässe und Blutverluste; Puls und Blutdruck auf Pulsanstieg sowie Blutdruckabfall bei größerem Blutverlust

Tabelle 2.36 (Fortsetzung) Planungsgrundlage für die Pflege eines Patienten mit bösartiger Erkrankung bei Zytostatika- und Strahlentherapie

ATL	Pflegeprobelm	Pflegeziel	Mögliche Pflegehilfeaktivitäten
Sinn finden	Der Patient leidet unter Schmerzen	Der Patient ist schmerzfrei	• Orale Gabe von Morphium in regelmäßigen Abständen zur Vermeidung des Schmerzaufkommens bei Patienten mit chronischen, starken Schmerzen. Neuerdings steuern die Betroffenen die Schmerzmedikation eigenhändig. Nebenwirkungen, wie z. B. Verstopfung, müssen beachtet und behoben werden. • Psychotherapeutische Maßnahmen wie z. B. autogenes Training ermöglichen. Sie können eine Besserung der Befindlichkeit herbeiführen. • Weitere Maßnahmen zur Behebung von Schmerzen (S. 444) • Beobachtungsmaßnahmen auf verbale und nonverbale Schmerzäußerungen

mit der Hilfe weiterer Pflegepersonen möglich wird. Schmerzmittelgaben sind so in den Pflegeplan zu integrieren, daß das Wirkungsmaximum während der Pflegeaktivitäten vorhanden ist.

Im Krankenzimmer soll eine ruhige Atmosphäre herrschen, Gespräche (S. 440f) orientieren sich sowohl in ihrer Häufigkeit als auch inhaltlich am Bedürfnis des Kranken. Auf Wunsch bzw. bei Bedarf übernehmen Pflegepersonen Vermittlungsaufgaben im Austausch mit Angehörigen, dem Arzt, dem Seelsorger oder sonstigen Personen.

Sterbende Menschen werden selbstverständlich, wie alle anderen Patienten, nach dem Grundsatz der Selbstbestimmung gepflegt.

Pflegeplanung

Eine standardisierte Grundlage zur Planung von Pflegehilfeaktivitäten bei sterbenden Menschen zeigt Tab. 2.37.

Religiöse Rituale bei Sterbenden

Im folgenden werden in Anlehnung an Ströter u. Fichtner (1987) beispielhaft christliche und islamische Gebräuche bei Sterbenden erwähnt. Umfassende Informationen sind weiterführender Literatur zu entnehmen (z.B. Juchli 1991).

Katholische Christen: Bei ihnen besteht oftmals der Wunsch nach dem Besuch eines Priesters, der die Kommunion und Krankensalbung spendet und dem Kranken mit Gebeten beisteht. Nach dem Ableben ist es für viele Angehörige wichtig, mit dem Priester zusammen am Totenbett zu beten.

Evangelische Christen: Auf Bitte wird eine seelsorgerliche Begleitung durch den Pfarrer ermöglicht. Er feiert nach Wunsch das Abendmahl mit dem Sterbenden.

Muslime: In der Sterbephase werden gläubige Muslime sowohl von Angehörigen als auch von einem Seelsorger betreut. Der Sterbende spricht mit erhobenem Finger das Sterbegebet, evtl. wird er dabei vom Seelsorger, Angehörigen oder Pflegepersonen (wenn niemand sonst zugegen ist) unterstützt. Sterbende Muslime sollten immer wieder trinken, um nicht durstig zu sterben. Sie werden mit dem Gesicht in Richtung Mekka (Südosten) gelagert. Nach dem Ableben wird der Leichnam von einem Muslim gewaschen und mit fließendem Wasser abgespült. Die Hände werden bei Männern über dem Bauch, bei Frauen über der Brust zusammengelegt. Im Anschluß daran erfolgt die Einhüllung des Toten in Tücher und die rechte Seitenlagerung. Die Totenklage von Angehörigen kann laut und gebärdenreich sein.

Tabelle 2.37 Planungsgrundlage für die Pflege sterbender Patienten

ATL	Pflegeproblem	Pflegeziel	Mögliche Pflegehilfeaktivitäten
Sich bewegen	Der Patient ist dekubitusgefährdet	Der Patient hat an den aufliegenden Körperstellen eine gut durchblutete und intakte Haut	• 30-Grad-Lagerung oder Weichlagerung auf einer Spezialmatratze zur Dekubitusprophylaxe • Beobachtungsmaßnahmen: Haut der aufliegenden Körperteile auf Rötung und Defekte
Sich waschen und kleiden	Der Kranke ist zu schwach, um die Körperpflege selbst auszuführen	Der Patient fühlt sich erfrischt und ist in einem guten Pflegezustand	• Durchführung von Teilwaschungen, evtl. in Verbindung mit einem Wäschewechsel bei starkem Schwitzen, sofern eine Ganzwaschung zu anstrengend wäre • Persönliche Wünsche (z. B. Verwendung spezieller Hautpflegemittel, Frisur usw.) sind zu berücksichtigen • Beobachtungsmaßnahmen: Pflegezustand der Haut, Körpergeruch
Essen und Trinken	Der Sterbende hat eine durch Mundatmung ausgetrocknete Mundhöhle. Es besteht oft ein mangelndes Durstgefühl. Er ist dadurch gefährdet für Infektionen bzw. Schädigung der Mundhöhle.	Der Sterbende hat eine intakte, belagfreie und ausreichend feuchte Mundschleimhaut	• Häufiges Spülen bzw. Auswischen der Mundhöhle mit Mundpflegelösungen nach Wunsch (S. 356). Es eignen sich auch erfrischende, verdünnte Fruchtsäfte • Den Patienten so häufig wie möglich schluckweise trinken lassen • Beobachtungsmaßnahmen (S. 330)
	Der Sterbende ist appetitlos. Darüber hinaus treten oft Schluckbeschwerden auf	Der Sterbende steuert die Nahrungsaufnahme nach seinen Bedürfnissen	• Das Speiseangebot orientiert sich an den Wünschen des Sterbenden. Pürierte Nahrung, Joghurt, Breie, Fruchtmus sowie Lieblingsgetränke werden am ehesten akzeptiert • Bei nachlassender Schluckfähigkeit entscheidet der Arzt (evtl. mit dem Kranken zusammen), ob eine Ernährung per Sonde bzw. Infusion erfolgen soll • Beobachtungsmaßnahmen: Appetit, besonders Vorlieben, Nahrungsmenge; Hautturgor auf Exsikkosezeichen

Tabelle 2.37 (Fortsetzung)

ATL	Pflegeproblem	Pflegeziel	Mögliche Pflegehilfeaktivitäten
Ausscheiden	Der Sterbende ist harn- und stuhlinkontinent	Der Sterbende ist im Genital- und Analbereich in einem guten Pflegezustand	• Regelmäßige, sorgfältige Hautpflege (S. 334, 384 f) ist zur Vermeidung von Wundsein und Geruchsbelästigung unumgänglich, vor allem nach jeder Urin- und Stuhlentleerung vorzunehmen • Die Anwendung von Einmalwindeln ist angezeigt. Die Harninkontinenz erfordert evtl. das Legen eines Blasenverweilkatheters (S. 366) • Beobachtungsmaßnahmen: Harn- und Stuhlausscheidung, Hautzustand im Genital- und Analbereich
Atmen	Der Sterbende leidet an einer Dyspnoe. Häufig ist eine Mundatmung vorhanden	Der Sterbende hat eine erleichterte Atmung. Sein Organismus ist ausreichend mit Sauerstoff versorgt	• Leichte Oberkörperhochlagerung • Befeuchtung der Atemluft mittels Dauervernebler, sofern notwendig • Ausreichende Frischluftzufuhr bzw. bei Verordnung Sauerstoffgabe (S. 415 f) • Bei Bedarf Absaugen des Nasen-Rachen-Raumes (S. 412 ff) • Beobachtungsmaßnahmen: Atmung (S. 402 ff)
Sinn finden	Der Sterbende nimmt evtl. den bevorstehenden Tod wahr	Der Sterbende erfährt eine seinen Bedürfnissen entsprechende Begleitung	• Für ruhige Atmosphäre im Zimmer sorgen, möglichst Einzelzimmer (Privatsphäre) • Auf Wunsch seelsorgerliche Begleitung und religiöse Rituale ermöglichen (S. 451) • Angehörige betreuen durch Anteilnahme und mitfühlende Gespräche (S. 440 f)

454 Krankenpflegehilfe bei den Aktivitäten des täglichen Lebens

Anzeichen des nahenden Todes/Todeseintritt

Dazu gehören:

- Pulsfrequenzanstieg mit fadenförmigem Puls,
- Blutdruckabfall,
- Kaltschweißigkeit,
- blasse oder marmorierte, meist kühle Haut bevorzugt an den Extremitäten und im Gesicht,
- Cheyne-Stokessche Atmung oder Schnappatmung,
- motorische Unruhe,
- maskenhaftes Gesicht,
- auftretende Bewußtlosigkeit.

Der Todeseintritt zeigt sich durch das Aussetzen von Puls und Atmung (unsichere Todeszeichen). Des weiteren kommt es zum Auftreten von Totenflecken und nach einiger Zeit zur Totenstarre (sichere Todeszeichen). Die Feststellung des Todes ist aus rechtlichen Gründen vom Arzt vorzunehmen, da dieser auch nur befugt ist, die Todesbescheinigung auszustellen.

Versorgung von Toten

Die Benachrichtigung von Angehörigen ist Aufgabe des Arztes. Die Versorgung des Toten geschieht (möglichst durch 2 Pflegepersonen) in ruhiger Atmosphäre.

Durchführung

- Kanülen, Sonden, Katheter u. dgl. entfernen, ebenso Lagerungshilfsmittel und alle Gebrauchsgegenstände, z. B. Absauggerät;
- den Leichnam flach lagern, bei Bedarf waschen und mit einem Flügelhemd bekleiden; das herabsinkende Kinn mit einer angefeuchteten Binde hochbinden, zuvor die Prothese einsetzen. Augen schließen und mit feuchten Kompressen bedecken, Haare kämmen und Schmuck entfernen;
- am Unterschenkel einen Begleitschein befestigen mit dem Namen des Toten sowie Geburts- und Sterbedatum, Zeitpunkt des Todes und Stationsbezeichnung;
- den Toten mit einem Leintuch bedecken;
- vorhandene Blumen auf den Nachttisch stellen;
- das Eigentum des Verstorbenen verpacken und beschriften, Wertgegenstände einschließen.

Der Tote bleibt meist bis zum Eintreffen der Angehörigen im Zimmer. Der wahrscheinliche Zeitpunkt des Eintreffens von Angehörigen ist bei der Benachrichtigung zu erfragen. Sie werden teilnehmend empfangen und betreut.

Sie können auf Wunsch einige Zeit allein mit dem Toten verweilen. Die Beratung zur Erledigung notwendiger Formalitäten erfolgt in der Verwaltung.

Burn-out-Syndrom

Definition. Das Burn-out-Syndrom ist ein Zustand des Ausgebranntseins, der zu körperlicher, emotionaler und geistiger Erschöpfung führt. Betroffen sind Menschen, die einen helfenden Beruf ausüben und sich über lange Zeit intensiv für andere Menschen einsetzen, stets „Gebende" sind.

Beispiele für gefährdete Berufsgruppen sind Therapeuten, Ärzte, Pflegepersonen, Lehrer, Sozialarbeiter u. a.

Symptome. *Körperliche Symptome* wie häufige Erkältungen, Kopf-, Rükken- und Nackenschmerzen, Schlafstörungen, Verdauungsbeschwerden, Müdigkeit und Erschöpfung, Migräne, Magengeschwüre u. a.

Emotionale und geistige Erschöpfungssymptome wie Resignation, Hilflosigkeit, Nervosität, Unzufriedenheit, Reizbarkeit, Verzweiflung, innere Leere, fehlende Selbstachtung, Minderwertigkeits- und Versagensgefühle, fehlende Zuwendungsfähigkeit, negative Einstellungen usw.

Der Zustand des Ausbrennens kann zu unterschiedlichen Reaktionen führen. Solche sind, z. B. vermehrter Zigaretten-, Kaffee- und Alkoholkonsum, Veränderungen des Eßverhaltens, vermehrter Schmerz- und Schlafmittelgebrauch usw.

Ursachen. Pflegende müssen im Alltag ein hohes Maß an Anforderungen bewältigen. Dies ergibt sich aus dem großen Anfall von pflegerischen Aufgaben, der ständigen Auseinandersetzung mit menschlicher Not und dem verbesserungsbedürftigen innerbetrieblichen Image der Pflegenden. Dies kann im Lauf der Zeit zu einer Überforderung der physischen und psychischen Kräfte führen, insbesondere dann, wenn Personalmangel nur eine unzureichende Erledigung der pflegerischen Aufgaben zuläßt. Dadurch werden die der Arbeit zugrundeliegenden Qualitätsansprüche nicht erreicht, wodurch Unzufriedenheit, Enttäuschung und Mißerfolgsgefühle entstehen.

Vorbeugung und Hilfemaßnahmen gegen das Ausbrennen

Sobald Pflegende Symptome des Ausbrennens an sich bemerken, sollten sie herausfinden, welche Alltagssituationen besonders belasten und damit eine Streßsituation verursachen. Die Wahrnehmung von positiven Umweltbedingungen sowie die Bereitschaft, diese mitzugestalten, kann der erste Schritt in eine bessere Situation sein. Dabei müssen sich Ziele an der Realität orientieren, Idealsituationen sind meist nicht zu verwirklichen.

Grundsätze zu Vorbeugung und Hilfemaßnahmen beim Burn-out-Syndrom

Regelmäßige Mitarbeiterbesprechungen. Diese dienen der Besprechung und Lösung von Konflikten, Problemen sowie Ängsten und ermöglichen eine gegenseitige soziale Unterstützung durch Zuhören, Anerkennung, Anteilnahme und Vertrauen.

Zeit zum Abschalten. Verschnaufpausen bieten dazu Gelegenheit, für kurze Zeit den direkten Kontakt mit dem Patienten zu unterbrechen. Es können patientenferne Arbeiten erledigt werden, sofern eine kurze Kaffeepause nicht möglich ist.

Flexible Arbeitsorganisation. Sie ermöglicht Mitarbeitern den zwischenzeitlichen Wechsel in eine andere Patientengruppe oder je nach Neigung in einen anderen Arbeitsbereich.

Ansprechende Arbeitsplatzgestaltung. Hierdurch wird darauf geachtet, daß Arbeits- und Pausenräume den Bedürfnissen des Personals entsprechend gestaltet und nicht nur funktional ausgerichtet sind.

Fort- und Weiterbildung. Sie kann neue Impulse setzen und damit neue Wege aufzeigen. Ferner sind Streßbewältigungsstrategien erlernbar.

Freizeitausgleich. Loslassen und Abschalten bringen ausreichend Ruhe und Entspannung, Wahrnehmung sozialer Kontakte (z.B. Freundeskreis pflegen). Hobbies wie Sport, musische und kreative Beschäftigungen, Reisen usw. tragen ebenso dazu bei.

Lebensaktivität „Sich als Mann oder Frau fühlen"

Jeder Mensch bringt sich im gesellschaftlichen Umfeld neben seiner funktionalen und berufsbezogenen Rolle auch als Mann oder Frau in seiner geschlechtsspezifischen Leiblichkeit zum Ausdruck.

Im pflegerischen und medizinischen Bereich gewinnt die Wahrnehmung und Reflexion der Geschlechtlichkeit des Menschen zunehmend an Bedeutung. Zu dieser Entwicklung führte die Erkenntnis, daß die Vielschichtigkeit von Berührung und Beziehung in der Pflege sowie viele medizinische Eingriffe (z.B. urologische und gynäkologische Operationen) eine diesbezügliche Aufarbeitung erfordern.

Eine umfassende Erörterung dieser Thematik ist im Rahmen dieses Buches nicht möglich. Das folgende Kapitel beschäftigt sich deshalb schwerpunktmäßig mit Schamgefühlen, weil sie sowohl für den Patienten als auch für Pflegende häufig Problemsituationen verursachen.

Weiterführende Informationen sind aus themenbezogenen Büchern zu entnehmen.

Berührung und Beziehung in der Pflege

Pflegeverrichtungen an kranken Menschen sind Zuwendungen, die mit Körper- bzw. Hautkontakt einhergehen. Neben der pflegenden Berührung kann die Hand durch Streicheln, Handhalten, Hand-auf-die-Stirn-Legen usw. tröstenden Beistand, Geborgenheit und Nähe vermitteln.

Die positive Prägung dieser Zuwendung ist neben der sachrichtigen Ausführung der Pflegemaßnahmen abhängig von dem Interagieren zwischen Pflegeperson und Patient. Eine tragfähige, auf Vertrauen basierende Beziehung hat therapeutischen Charakter und ist heilungsfördernd.

Voraussetzungen des Pflegepersonals dafür sind optimale Pflegemotivation, harmonische Stationsatmosphäre, Zimmerpflege, genügend Personal, Pflegeplanung nach dem Krankenpflegeprozeß, Wahrnehmung von Fortbildungsangeboten usw.

Umgang mit Schamgefühlen

Entstehung von Schamgefühlen

Schamgefühle können sich entwickeln, wenn Pflegemaßnahmen ein Eindringen in die Intimsphäre des Patienten erfordern. Maßgebend hierbei sind das Alter, die Erziehung, der Kulturkreis sowie Selbstwahrnehmung und Selbstverständnis in bezug auf die sog. Tabuzonen des Körpers.

Persönliche Gespräche in ungeschützter Atmosphäre (z.B. vor anderen Patienten im Zimmer) sowie das Vorhandensein körperlicher Gebrechen (z.B. Zittern) oder Mißbildungen (z.B. nach verstümmelnden Operationen) können ebenfalls zur Entstehung von Schamgefühlen führen.

Das Gefühl von Entwürdigung und Ausgeliefertsein kann Abwehr, Abkapselung, Aggressivität oder völlige Passivität zur Folge haben.

Beispiele für Pflegesituationen, die häufig Schamgefühle verursachen sind:

- Ganzwaschung mit Intimhygiene,
- Legen eines Blasenverweilkatheters, Katheterpflege,
- Mithilfe beim Gebrauch von Steckbecken, Urinflasche und Nachtstuhl,
- Verabreichung eines Einlaufs,
- Reinigung einer Zahnprothese,
- Hilfe beim Erbrechen usw.

Vermeidung von Verletzung des Schamgefühls bei Patienten

Pflegerische Hilfen, die einer Verletzung des Schamgefühls bei Patienten vorbeugen, sind zum einen die Aufklärung und das Gespräch und zum anderen die Wahrung der Intimsphäre.

Aufklärung und Gespräch. Pflegepersonen sollten bei entsprechenden Pflegeverrichtungen, wie sie zuvor genannt wurden, möglichst natürlich und ungezwungen auftreten. Geäußerte Hemmungen können evtl. durch die Versicherung, daß diese Tätigkeit alltäglich und selbstverständlich für uns ist, etwas verringert werden. Des weiteren ist eine vorherige Information über die Vorgehensweise bei der Pflegeverrichtung hilfreich und angstabbauend.

Grundsätze zur Wahrung der Intimsphäre

- Dazu gehört die Gewährung eines Blickschutzes bei Pflegemaßnahmen im Intimbereich. Evtl. können mobile Mitpatienten das Zimmer für kurze Zeit verlassen. Für Besucher ist dies obligat.
- Patienten dürfen bei allen Pflegeverrichtungen nur so weit entblößt bzw. aufgedeckt werden, wie unbedingt erforderlich. Auch bei der Ganzwaschung (S. 331 ff) muß jeweils der Unter- bzw. Oberkörper abgedeckt sein.
- Nach Möglichkeit sollten Pflegetätigkeiten im Intimbereich bei Männern von männlichen Pflegepersonen, bei Frauen von weiblichen Pflegepersonen ausgeführt werden.
- Sofern möglich, wird der Patient zur Toilette begleitet.
- Verschiedene Maßnahmen (z. B. Einlauf, Verbandwechsel) können evtl. in einem separaten Raum vorgenommen werden.
- Vertrauliche Gespräche (z. B. Erstellung der Pflegeanamnese) sollten ebenfalls in einem gesonderten Raum, unter vier Augen, stattfinden.

Vermeidung von Verletzung des Schamgefühls bei Pflegenden

Auch Pflegende empfinden oft Hemmungen und Schamgefühle bei pflegerischen Verrichtungen in der Intimsphäre von Patienten. Maßgebend hierbei ist die pflegerische Erfahrung der Betreffenden.

Eine offene, diskrete Gesprächsatmosphäre, die Äußerungen über momentane Befindlichkeiten zuläßt und auffängt, ist sowohl für Pflegende als auch für Patienten hilfreich und entspannend. Ebenso trägt ein ablenkendes Gespräch während der Pflegeverrichtung zum Abbau von Hemmungen bei.

Jüngere oder unerfahrenere Pflegepersonen bzw. Schüler/innen sollten Maßnahmen im Intimbereich, insbesondere bei andersgeschlechtlichen Patienten, anfangs mit einer erfahreneren Pflegeperson durchführen.

Provozierende Situationen, ausgelöst durch Körpersignale wie z. B. Kleidung, Parfums usw. sind zu meiden.

Bei einer nicht überwindbaren Scheu ist, nach Absprache im Kollegenkreis, ggf. die Versorgung eines Patienten durch andere Pflegepersonen angezeigt.

Eventuelle anzügliche Bemerkungen seitens der Patienten sind möglichst wertneutral zu nehmen und müssen mit Bestimmtheit und Nachdruck untersagt werden.

Krankenpflegehilfe bei diagnostischen und therapeutischen Maßnahmen

Zum Aufgabenbereich der Pflegepersonen gehören die Vor- und Nachbereitung von Untersuchungen bzw. ärztlichen Eingriffen. Die untersuchungsspezifische Aufklärung des Patienten erfolgt durch den Arzt, der dabei auch eine Einverständniserklärung unterschreiben läßt.

Im folgenden werden grundsätzliche Maßnahmen zur Vor- und Nachbereitung von häufig vorkommenden Untersuchungen (Eingriffen) vorgestellt.

Hausübliche, spezielle Vorgehenweisen sind jeweils zu erfragen.

Mithilfe bei Punktionen

Punktionen oder Biopsien sind nach Gehrmann Flüssigkeits- bzw. Gewebsentnahmen aus Organen oder Körperhöhlen mit einer für die Entnahme speziellen Punktionskanüle.

Sie werden aus diagnostischen (Probepunktion) oder therapeutischen (Entlastungspunktion) Gründen durchgeführt.

Das bei einer Punktion gewonnene Material heißt Punktat. Eine Übersicht über die häufig vorkommenden Punktionen ist aus Tab. 2.**38** ersichtlich.

Tabelle 2.38 Häufig vorkommende Punktionen

Punktion	Punktionszielort	Punktat
Venenpunktion	Vene	Blut
Lumbalpunktion	Wirbelkanal, lumbaler Durasack	Liquor
Pleurapunktion	Brustfellraum, Pleuraspalt	Erguß* (s. u.), Eiter oder Blut
Gelenkpunktion	Gelenkkapsel	Erguß, Eiter oder Blut
Aszitespunktion	Bauchhöhle	Erguß
Kristapunktion	Beckenkamm	Knochengewebe und Knochenmark
Sternalpunktion	Markhöhle des Brustbeins	Knochenmark
Perikardpunktion	Herzbeutel	Erguß, Blut
Leberpunktion	Leber	Lebergewebe
Milzpunktion	Milz	Milzgewebe
Harnblasenpunktion	Harnblase	Urin
Nierenpunktion	Niere	Nierengewebe

* Entzündlicher Erguß wird Exsudat, nicht entzündlicher, stauungsbedingter Erguß Transsudat genannt.

Die Durchführung von Punktionen erfolgt oftmals in Ambulanzen oder im Operationssaal.

Im folgenden werden allgemeine Grundsätze zur Vorbereitung, Durchführung und Nachbereitung von Punktionen vorgestellt. Die im Anschluß daran ausführlich abgehandelte Venenpunktion ist durch das tägliche Vorkommen auf den Krankenstationen begründet.

Allgemeine Grundsätze zur Mithilfe bei Punktionen

Vorbereitungen

Gegenstände:

– evtl. zusätzliche Lichtquelle,
– Lagerungshilfsmittel,
– Bettschutzeinlage, Molton zum Abdecken,
– Haut- und Händedesinfektionsmittel, evtl. Äther zur Hautentfettung,
– Lokalanästhetikum mit Spritze und Kanülen,
– evtl. Kreislaufmittel (oder sonstige, verordnete Medikamente) inkl. Spritzen und Kanülen,
– sterile Handschuhe (ggf. steriler Schutzkittel, Haube und Mundschutz für den Arzt),
– sterile Abdecktücher,
– sterile Punktionsinstrumente (häufig als Einwegset vorhanden), z. B. Kanüle, Trokar, Kanüle mit Mandrin, mit Hemmvorrichtung usw.,
– Auffanggefäß für das Punktat,
– beschriftete Laborröhrchen mit Begleitzettel,
– steriles Verbandmaterial, Pflaster, Schere,
– evtl. Zellstofftücher zum Abwischen,
– Abwurfbehälter,
– Blutdruckapparat (zur Blutdruckmessung vor der Punktion und bei Bedarf während bzw. nach der Punktion),
– Krankenakte mit den Befunden evtl. verordneter Voruntersuchungen (z. B. Gerinnungsstatus, Blutgruppe vor Leberpunktionen usw.).

Patient:

– Information/Aufklärung durch den Arzt, eine schriftliche Einwilligungserklärung ist nötig,
– Angstabbau, auf evtl. anschließende Besserung des Befindens, wie z. B. leichtere Atmung nach Pleurapunktion, hinweisen,
– Blase und ggf. Darm entleeren lassen,
– Lagerung der Punktion entsprechend, jedoch so bequem wie möglich vornehmen,
– Einstichstelle freimachen, evtl. rasieren, Patient sonst abdecken und vor Auskühlung schützen,
– evtl. verordnete Medikamente verabreichen,
– Wahrung der Intimsphäre durch Aufstellen eines Blickschutzes bzw. Besucher, wenn möglich Mitpatienten hinausbitten.

Raum:

– Fenster schließen, für angenehme Raumtemperatur sorgen,
– Platz und eine saubere Arbeitsfläche schaffen,
– Hinweisschild „Bitte nicht eintreten" an die Außenseite der Tür anbringen.

Durchführung

- Laufende Informationen des Patienten,
- Äußerungen des Patienten beachten und darauf eingehen, evtl. ein ablenkendes Gespräch führen,
- Beobachtung des Kranken, vor allem Puls, Atmung, Hautfarbe, Schweißbildung, Mimik und Schmerzäußerungen,
- Assistenz des Arztes durch Anreichen von Instrumenten usw.,
- Unterstützung des Patienten bei der Lagerung.

Nachbereitung

- bequeme Lagerung des Patienten, evtl. vorhandene Lagerungsvorschriften wie z. B. Flachlagerung nach Lumbalpunktion beachten,
- Betreuung des Patienten, Beobachtung der Punktionsstelle sowie Beachtung der oben erwähnten Beobachtungskriterien,
- Versorgung und Weiterleitung des Punktates, dabei ist besonders auf Infektionsschutz zu achten (Einmalhandschuhe tragen, Verletzungen vermeiden),
- sachgerechte Entsorgung der gebrauchten Gegenstände (Unfallverhütung, Infektionsschutz berücksichtigen!), z. B. Einlegen der Punktionsnadel in Desinfektionslösung, Reinigung, Überprüfung der Funktionsfähigkeit und Aufbereitung zur Sterilisation; Einwegmaterial wird in einen dafür vorgesehenen Behälter abgeworfen.
- Dokumentation der Punktion und des Patientenzustandes.

Mithilfe bei der Venenpunktion

Die Venenpunktion erfolgt meist zum Zweck der Blutentnahme. Geeignete Punktionsstellen sind die Venen der Ellenbeuge, des Unterarms und des Handrückens. Krankenpflegehelfer/innen haben die Aufgabe, die Punktion vor- und nachzubereiten sowie bei der Durchführung zu assistieren.

Vorbereitungen

Gegenstände:

- Bettschutzeinlage, evtl. ein kleines Kissen zur Unterstützung des Armes,
- Haut- und Händedesinfektionsmittel,
- sterilisierte Tupfer,
- Spritze und Kanüle zur Blutentnahme, evtl. Blutentnahmesysteme wie Vacutainer, Monovette u. a.,
- beschriftete Laborröhrchen (Patientenname, erwünschte Untersuchung, Stationsbezeichnung),
- Stauschlauch oder Blutdruckgerät,
- Einweghandschuhe,
- Abwurfbehälter,
- Schnellverband.

Patient:
- Information des Patienten. Er muß der Maßnahme zustimmen!
- Bequeme Lagerung, möglichst auf dem Rücken, dabei den Arm frei machen,
- Maßnahmen zur Verbesserung der Venenfüllung (S. 347, 478).

Durchführung

Die Venenpunktion wird vom Arzt vorgenommen. Dabei ist folgendes Vorgehen möglich:

- günstige Lagerung des Armes, so daß der Punktionsort optimal zugängig ist,
- Bettschutzeinlage einbringen,
- Händedesinfektion,
- Anlegen einer Venenstauung,
- Desinfektion der Einstichstelle, Abwischen derselben mit einem sterilisierten Tupfer, erneute Desinfektion, Einwirkungszeit abwarten,
- Einweghandschuhe anziehen,
- Punktion der Vene und vorsichtiges Ansaugen von Blut in eine Spritze, die Handhabung von Blutentnahmesystemen erfolgt nach Herstellervorschriften,
- Venenstauung lösen,
- Tupfer auf die Einstichstelle drücken, Kanüle und Spritze rasch herausziehen,
- Einstichstelle einige Minuten komprimieren (S. 479), Schnellverband anlegen. Bei antikoagulierten Patienten oder bei Gerinnungsstörungen muß wegen der verlängerten Blutungszeit ein Druckverband angelegt werden.

Nachbereitung

- Blut vorsichtig aus der Spritze (an der Innenseite des Röhrchens entlang) in die Laborröhrchen einspritzen, diese verschließen und vorsichtig einige Male hin und her neigen, sofern ein gerinnungshemmendes Zusatzmittel im Röhrchen ist. Blutröhrchen dürfen nicht geschüttelt werden, weil sonst Erythrozyten platzen und falsche Meßwerte entstehen können,
- Kontrolle der Röhrchenbeschriftung sowie des Begleitzettels fürs Labor und Weiterleitung des Blutes an das Labor,
- Abwurf gebrauchter Spritzen und Kanülen in einen Spezialbehälter,
- Desinfektion sonstiger noch gebrauchter Gegenstände.

Mithilfe bei der Blutsenkung

Die Blutsenkung, BSG (Blutsenkungsgeschwindigkeit) oder BKS (Blutkörperchensenkung), mißt die Geschwindigkeit, mit der die Erythrozyten, bei ungerinnbar gemachtem Blut, im Reagenzröhrchen zu Boden sinken. Die

BSG wird beeinflußt vom Verhältnis der Bluteiweißkörper (Albumine und Globuline) zueinander sowie von der Größe und Menge der Erythrozyten. Sie ist ein diagnostisches Hilfsmittel, wobei eine normale BSG eine ernste Erkrankung nicht ausschließt.

Zu einer erhöhten Blutsenkung kommt es beispielsweise bei Entzündungen aller Art, grippalem Infekt, Tumorkrankheit, rheumatischen Erkrankungen, Blutvergiftung usw. Eine physiologische Senkungserhöhung wird während der Schwangerschaft und im Wochenbett beobachtet.

Vorbereitungen

Gegenstände:
– Gegenstände zur Venenpunktion (S. 462)
– 2-ml-Einmalspritze mit 0,4 ml Natrium citricum 3,8%ig (oder gebrauchsfertiges Blutentnahmesystem, z. B. Monovette, Vacutainer zur BSG),
– Ständer mit Blutsenkungsröhrchen Es gibt hierbei verschiedene Systeme, z. B. Sedifix oder Sediplus, BSG-Monovette u. a.),
– Notizblock,
– Kurzzeitwecker.

Durchführung

– Der Arzt entnimmt in die vorbereitete Spritze 1,6 ml Venenblut. Dieses wird durch vorsichtiges Hin- und Herbewegen mit dem Natrium citricum vermengt.
– Der Spritzeninhalt wird in das Senkungsröhrchen bis zur Markierung 0 eingespritzt, dabei sind die Herstellervorschriften des jeweiligen Systems zu beachten.
– Das Röhrchen wird senkrecht in den Senkungsständer eingehängt.
– Patientenname anbringen,
– Kurzzeitwecker aufziehen,
– ablesen der BSG an der Grenze zwischen Blutkörperchensäule und Blutplasma nach 1 und nach 2 Stunden.

Normalwerte nach Roche-Lexikon (1987) sind:		
	nach 1 Std.	nach 2 Std.
beim Mann:	3–8 mm	5–18 mm
bei der Frau:	6–11 mm	6–20 mm

Aussehen und Farbe der Plasmasäule geben ebenfalls Hinweis auf evtl. vorhandene Erkrankungen. So ist z. B. gelbes Plasma ein Hinweis auf erhöhte Bilirubinwerte im Blut (bei Ikterus), sehr helles Plasma kommt vor bei Eisenmangelanämie und milchiges Plasma bei erhöhtem Triglyzeridspiegel.

Mithilfe bei Injektionen

Eine Injektion ist eine Einspritzung von Medikamenten in das Gewebe oder in die Blutbahn. Die Verordnung von Injektionen ist Aufgabe des Arztes. Sie muß schriftlich erfolgen. Krankenschwestern/Krankenpfleger haben durch ihre Ausbildung die Handlungskompetenz für die subkutane und intramuskuläre Injektion erworben (Juchli 1991). Sie übernehmen damit auch die Durchführungsverantwortung. Wird die Verabreichung einer Injektion an eine Krankenpflegehelferin/einen Krankenpflegehelfer delegiert, so muß sich die delegierende Person von der Kompetenz der Krankenpflegehelferin/ des Krankenpflegehelfers überzeugt haben.

Vorteile einer Injektion

● genaue Dosierungsmöglichkeit des Medikamentes (Resorptionsfähigkeit im Magen-Darm-Trakt ist unterschiedlich),
● schnellerer Wirkungseintritt des Medikamentes besonders bei intravenöser Verabreichung,
● Vermeidung einer unvollständigen Resorption des Medikamentes, z.B. bei Magen-Darm-Erkrankungen,
● Medikamente sind jederzeit, unabhängig von der Schluckfähigkeit und Bewußtseinslage verabreichbar.

Manche Medikamente können nur als Injektion verabreicht werden, weil sie durch Verdauungssäfte inaktiviert, also verdaut werden (z.B. Insulin).

Injektionsarten

Entsprechend der Lokalisation des Injektionsortes werden diese eingeteilt in:
● intrakutane Injektion   (i.c.)   in die Haut,
● subkutane Injektion   (s.c.)   unter die Haut,
● intramuskuläre Injektion   (i.m.)   in den Muskel,
● intravenöse Injektion   (i.v.)   in die Vene,
● intraarterielle Injektion   (i.a.)   in die Arterie.

Injektionszubehör

Injektionsspritzen. Sie sind meist aus Einwegmaterial und bestehen aus einem graduierten Zylinder, dem Kolben und Kanülenansatzstück. Manche Spritzen (z.B. Insulinspritzen, Tuberkulinspritzen) haben eine Feingraduierung, die in Zehntelmilliliter oder Einheiten eingeteilt ist. Injektionssprit-zen sind ausschließlich steril zu verwenden.

Es gibt auch Spezialspritzen, z. B. zur Wund- und Blasenspülung oder für bestimmte Punktionen oder Sondierungen. Sie haben gegenüber den Injek-tionsspritzen meist ein größeres Fassungsvermögen (z. B. 100 ml).

Injektionskanülen. Es sind Hohlnadeln aus rostfreiem Stahl und einem Plastikansatzstück. Sie haben unterschiedliche Längen und Durchmesser sowie an der Kanülenspitze einen kurzen oder langen Schliff (z. B. kurzer Schliff für die i. v. Injektion).

Die Kanülengröße ist an einer Farbkennzeichnung (Kanülenansatzstück) zu erkennen (Tab. 2.39). Die für eine Injektion geeignete Kanüle richtet sich nach der Injektionsart, dem Medikament (z. B. ob wäßrige oder ölige Lö-sung) und nach der Konstitution des Patienten.

Kanülen sind mit einer Plastikhülse versehen, steril verpackt und werden nach Gebrauch verworfen.

Medikamente. Die zur Injektion bestimmten Medikamente sind steril und entweder in Glasampullen (Einzeldosis) oder Stechampullen (Mehrdosisbe-hältnis) erhältlich. Es gibt auch Fertigspritzen, in denen das Medikament injektionsbereit aufgezogen ist.

Vor der Verabreichung eines Medikamentes müssen folgende Punkte mehr-mals kontrolliert werden:

● Name und Verfallsdatum des Medikamentes,
● verordnete Dosis und verordnete Verabreichungsart,
● Zeitpunkt der Verabreichung,
● Name des Patienten.

Lichtempfindliche Medikamente werden in der Verpackung aufbewahrt. Häufig müssen sie im Kühlschrank lagern. Entsprechende Hinweise sind auf der Verpackung und im Beipackzettel vermerkt.

Aufgezogene Medikamente müssen umgehend injiziert werden wegen der Gefahr der Kontamination bzw. Veränderungen durch Lufteinwirkung. Verfallene Medikamente oder solche mit Trübungen, Ausflockungen und Verfärbungen dürfen nicht verabreicht werden.

Vorbereitungen

Gegenstände:

– frisch desinfiziertes Tablett,
– verordnetes Medikament,
– Spritze,
– Aufzieh- und Injektionskanülen,
– Ampullenfeile,

– Hautdesinfektionsmittel,
– Händedesinfektionsmittel,
– sterilisierte Tupfer,
– Kanülen-, Spritzenabwurfbehälter,
– Abwurfschale.

Tabelle 2.39 Kanülengrößen am Beispiel Sterican

Stärke	Farbe	Verwendung	Länge	Durch-messer
1	gelb	● Blutentnahme ● i. v. Injektion	40 mm	0.90 mm
2	grün	● Blutentnahme ● i. v. Injektion	40 mm	0.80 mm
12	schwarz	● s. c. Injektion (größere Menge)	30 mm	0,70 mm
14	blau	● s. c. Injektion	30 mm	0,60 mm
17	lila	● s. c. Injektion	25 mm	0,55 mm
20	grau	● s. c. Injektion ● i. c. Injektion	20 mm	0,40 mm
*	braun	● s. c. Insulininjektion Einstichwinkel 90 Grad	12 mm	0.45 mm
*	orange	● s. c. Heparininjektion Einstichwinkel 90 Grad	16 mm	0,5 mm
*	rosa	● i. m. Injektion	50 mm	1,2 mm
*	gelb	● tiefe i. m. Injektion	70 mm	0,9 mm

* Stärke ist hierzu ohne Angaben
Es gibt noch eine Vielzahl weiterer Kanülen, die, je nach Verwendungszweck, unterschiedlich lang und dick sind. So sind z. B. für die i. m. Injektion auch 60 und 80 mm lange Kanülen verfügbar.

Durchführung

Aufziehen eines Medikamentes aus der Glasampulle:

Dies sollte an einem geeigneten, sauberen Arbeitsplatz erfolgen.

– Händedesinfektion,
– Spritze und Kanüle nach den Herstellervorschriften auspacken,
– Kanüle mit Schutzhülle auf die Spritze aufsetzen, ohne dabei die Ansatzstücke zu berühren,
– Medikament aus dem Ampullenhals herausschütteln,
– Ampullenhals und Ampullensäge desinfizieren,
– Ampullenhals ansägen,
– Zellstofftupfer zum Abbrechen des Ampullenkopfes zwischen Zeigefinger und Ampullenhals legen (Unfallverhütung zur Vermeidung von

Schnittwunden). Ein mit Ring gekennzeichneter Ampullenhals muß nur abgebrochen werden.

– Aufziehkanüle, ohne die Außenseite zu berühren, in die Ampulle einbringen, diese schräg halten und dabei das Medikament aufziehen (Abb. 2.**62**),
– Spritze luftleer machen, indem der Kolben vorsichtig nach vorn gedrückt wird (Kanüle dabei nach oben und von sich weg halten) bis ein Tropfen an der Kanülenspitze erscheint,
– Aufziehkanüle verwerfen, Injektionsnadel aufsetzen,
– leere Ampulle neben die Spritze auf das Tablett legen.

Aufziehen aus der Stechampulle:

– Händedesinfektion,
– Spritze und Aufziehkanüle zusammensetzen (s. Glasampulle),
– Gummikappe der Ampulle desinfizieren (Einwirkungszeit abwarten),
– Aufziehkanüle mit aufgesetzter Spritze in die Ampulle einstechen,
– Stechampulle nach oben kippen und die verordnete Medikamentenmenge aufziehen (Abb. 2.**63**).

Weiter verfahren, wie beim Aufziehen aus der Glasampulle zuvor beschrieben. Die Aufziehkanüle darf nicht in der Ampulle stecken bleiben, ausgenommen bei hintereinander erfolgenden Mehrfachentnahmen, da sonst die Gefahr der Kontamination des Ampulleninhaltes besteht.

Wird die Injektionslösung nicht gebrauchsfertig geliefert, so muß das Medikament vor dem Aufziehen mit evtl. beigelegten Lösungsampullen entsprechend der Vorschrift des Beipackzettels aufgelöst werden. Dabei ist zu beachten, daß die Führungsschiene des Kolbens unberührt bleibt, weil sonst der Spritzeninhalt kontaminiert wird.

Die Ampullen werden mit dem Anbruchs- und Verfallsdatum versehen und meist im Kühlschrank aufbewahrt.

Anweisungen des Medikamentenherstellers müssen immer streng beachtet werden.

Allgemeine Grundsätze zur Verabreichung von Injektionen

– Die Pflegeperson ist über die Wirkung und Nebenwirkungen des Medikamentes informiert.
– Der Patient ist über den Zweck der Injektion unterrichtet und damit einverstanden. Evtl. vorhandene Ängste werden ernst genommen und nach Möglichkeit abgebaut (z.B. durch Information über eine schmerzarme Vorgehensweise beim Spritzen usw.).
– Der Patient liegt, entsprechend dem Injektionsort, so entspannt wie möglich. Evtl. kann die Injektion auch im Sitzen erfolgen.

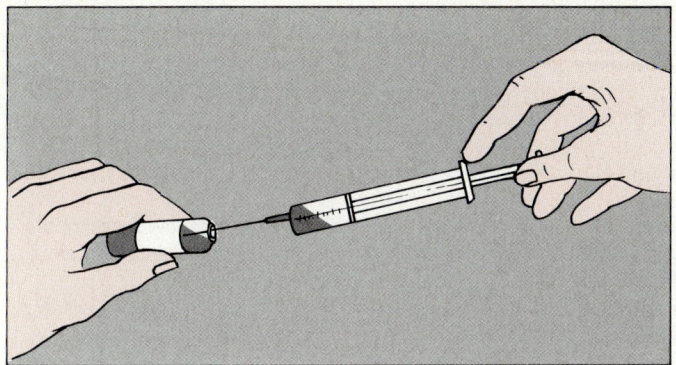

Abb. 2.**62** Aufziehen eines Medikamentes aus der Glasampulle

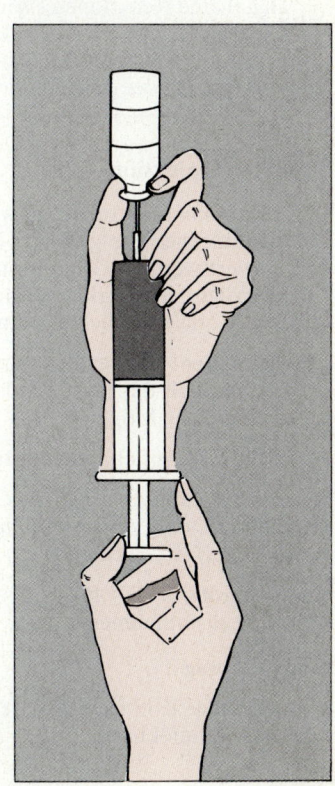

Abb. 2.**63** Aufziehen eines Medikamentes
aus der Stechampulle

- Injektionen dürfen nur in intaktes Gewebe verabreicht werden, d. h., die Injektionsstelle ist frei von Narben, Entzündungen, Schwellungen, Wunden, Hauttumoren usw. Ebenso müssen Injektionen in gelähmte Körperteile unterbleiben.
- Bei der Auswahl des Injektionsortes ist darauf zu achten, daß keine Nerven und Blutgefäße (außer bei der i. v. und i. a. Injektion) verletzt werden.
- Zur Vermeidung von unnötigen Schmerzen werden gewebereizende Medikamente (besonders bei größeren Mengen) sehr langsam injiziert. Kalte Flüssigkeiten sind zuvor in der Hand zu erwärmen.
- Kinder, Bewußtlose, verwirrte und unruhige Patienten müssen bei der Injektion von einer weiteren Person gehalten werden, um Unfälle bzw. Verletzungen durch Abwehrbewegungen (Gefahr des Abbrechens der Nadel!) zu vermeiden.
- Der Patient wird während und nach der Injektion auf lokale und allgemeine Reaktionen (Wirkung und Nebenwirkungen) beobachtet.
- Injektionen müssen nach der Ausführung dokumentiert werden mit Name und Dosis des Medikaments, Verabreichungsart und -zeit sowie Unterschrift des Ausführenden.

Subkutane Injektion

Bei der subkutanen Injektion wird das Medikament unter die Haut, in das Unterhautzellgewebe gespritzt (Abb. 2.**64**). Es dürfen nur wäßrige Lösungen injiziert werden. Ölige Lösungen sowie bestimmte Depotmedikamente (mit verzögertem Wirkungseintritt) können zu Verhärtungen, Nekrosen, Abszessen und erheblichen Schmerzen führen.

Einstichstellen. Bei der Bestimmung des Injektionsortes muß darauf geachtet werden, daß das betreffende Gebiet nerven- und gefäßarm ist. Es gibt unterschiedliche Möglichkeiten.

Juchli (1991) empfiehlt als Einstichstellen für s. c. Injektionen:

- *mittleres, äußeres Drittel am Oberschenkel,*
- *mittleres Drittel Außenseite am Oberarm,*
- *Bauchdecke (Gegend um den Nabel).*

Kanülengröße. Die für s. c. Injektionen geeignete Kanülengröße ist Tab. 2.**39** zu entnehmen.

Durchführung

- nochmalige Kontrolle des Medikamentes,
- Händedesinfektion,

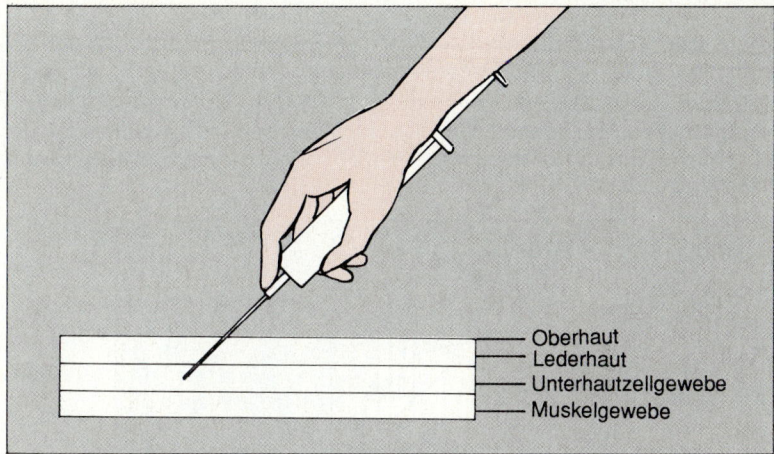

Abb. 2.**64** Subkutane Injektion. Lokalisation der Kanülenspitze

– vorgesehene Injektionsstelle freimachen und in einer Fläche von ca. 5 cm^2 desinfizieren (Einwirkungszeit beachten)
– Mit der linken Hand eine Hautfalte abheben
– Spritze, z. B. wie einen Bleistift oder von oben her im Zangengriff fassen und die Kanüle im Winkel von ca. 45 Grad ca. 2 cm rasch in die Hautfalte einstechen (Kanülenöffnung soll dabei nach oben zeigen),
– Hautfalte loslassen, Spritze und Kanüle festhalten,
– Kolben leicht zurückziehen (aspirieren), um festzustellen, daß die Kanülenspitze nicht in einem Blutgefäß liegt. Wird Blut aspiriert, so muß die Injektion mit neuer Kanüle an einer anderen Stelle erfolgen.
– Das Medikament wird durch leichten, gleichmäßigen Druck auf den Kolben langsam injiziert.
– Tupfer auf die Einstichstelle legen, Kanüle und Spritze fassen und im Einstichwinkel rasch herausziehen,
– Kanüle mit Spritze sofort in den Abwurfbehälter abwerfen und wegen Verletzungsgefahr die Schutzhülse nicht darüberziehen!
– Bei Spezialspritzen mit sehr kurzen Kanülen (z. B. zur Heparinverabreichung) wird die Kanüle für Injektionen in den Bauch senkrecht, im rechten Winkel zur Haut, in die Hautfalte eingestochen. Eine Aspiration ist bei der Heparinverabreichung (Ausnahme Embolex) nicht notwendig, so daß der Hautwulst erst nach der Injektion losgelassen wird.
– Der Patient wird anschließend bequem gelagert.

Intramuskuläre Injektion

Die intramuskuläre Injektion erfolgt in den Muskel (Abb. 2.**65**). Die gute Muskeldurchblutung gewährt eine rasche Resorption des injizierten Medika-

mentes. Es können ölige und konzentrierte Lösungen sowie Depotmedikamente i. m. verabreicht werden. Die i. m. Injektion ist nicht erlaubt bei
Blutungsneigung (z. B. Marcumarbehandlung) und bei Verdacht auf Herzinfarkt.

Einstichstellen. Wie bereits bei der s. c. Injektion erwähnt, orientiert sich die
Auswahl des Injektionsortes daran, ob größere Nerven und Blutgefäße in der
Nähe verlaufen.

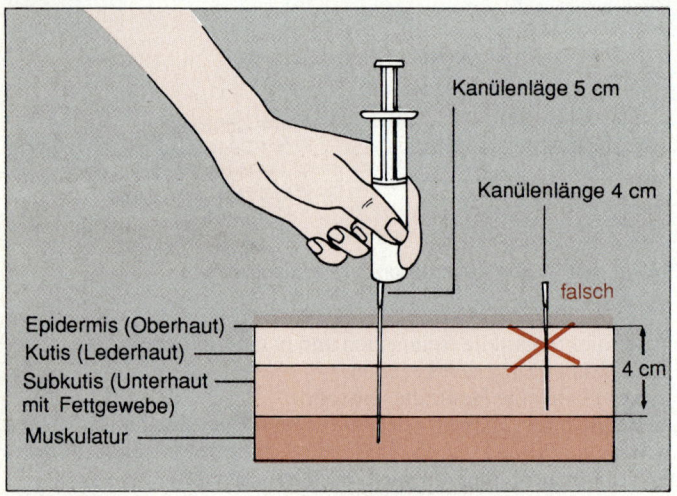

Abb. 2.**65** Intramuskuläre Injektion. Lokalisation der Kanülenspitze

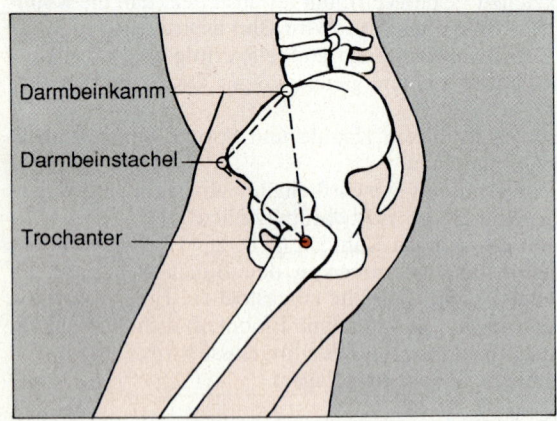

Abb. 2.**66** Intramuskuläre Injektion Orientierungspunkte zum Aufsuchen der Injektionsstelle zur ventroglutäalen Injektion

Darum kommen nach Juchli (1991) beispielsweise folgende Einstichstellen in Frage:

- *mittlerer Gesäßmuskel* (vorderer Anteil) (Abb. 2.**66**) für die ventroglutäale Injektion,
- *mittleres Drittel etwas außerhalb der Mittellinie ("Bügelfalte") am Oberschenkel* (Abb. 2.**67**),
- *oberes mittleres Drittel an der Außenseite der Mittellinie am Oberarm* (Abb. 2.**68**).

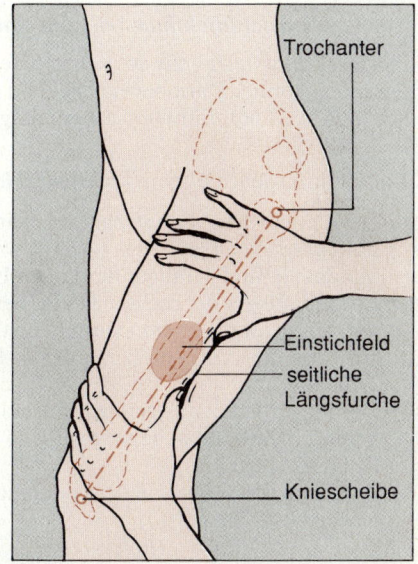

Abb. 2.**67** Intramuskuläre Injektion. Injektionsstelle für die i.m. Injektion in den Oberschenkel

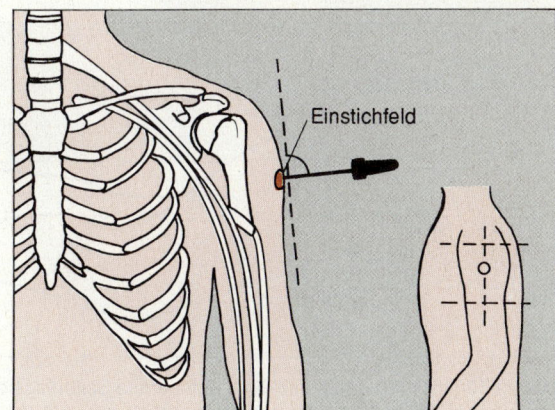

Abb. 2.**68** Intramuskuläre Injektion. Injektionsstelle für die i.m. Injektion in den Oberarm

Die ventroglutäale Injektion ist gegenüber den anderen Injektionsorten vorzuziehen, weil sie bei richtiger Durchführung wegen der nerven- und blutgefäßarmen Region am ungefährlichsten ist.

Kanülengröße. Diese sollte in ihrer Länge 5−6 cm bei normal- bis leicht übergewichtigen Patienten, bei sehr adipösen Menschen bis zu 8 cm betragen. Zur Vermeidung einer versehentlichen s. c. Injektion ist unbedingt auf die richtige Kanülenlänge zu achten!

Lokalisation der Injektionsstelle zur ventroglutäalen Injektion

Die Injektionsstelle befindet sich in einem gedachten Dreieck zwischen dem Darmbeinkamm, Darmbeinstachel und dem großen Rollhügel (Hüftgelenkkopf) (Abb. 2.**66**). Für ihre Bestimmung stehen 2 Methoden zur Verfügung.

Lokalisation der Injektionsstelle nach Hochstetter:

− Der Patient liegt in entspannter Seitenlage, möglichst flach. Das obere Bein ist leicht angewinkelt (Abb. 2.**69**).
− Mit dem 2. und 3. Finger der linken Hand (bei Rechtshändern) oder dem 2. und 3. Finger der rechten Hand (bei Linkshändern) tastet die Pflegeperson den vorderen oberen Darmbeinstachel (Knochenvorsprung zur Leiste hin) und durch Abspreizung des 2. Fingers den Darmbeinkamm (Abb. 2.**70a** u. **b**).
− Der Finger auf dem Darmbeinstachel bleibt liegen, während die Hand ca. 2 cm weit nach unten bewegt wird, so daß der Handballen auf dem großen Rollhügel liegt.
− Zwischen den Grundgliedern der beiden Tastfinger liegt das Injektionsgebiet (Abb. 2.**70a** u. **b**).

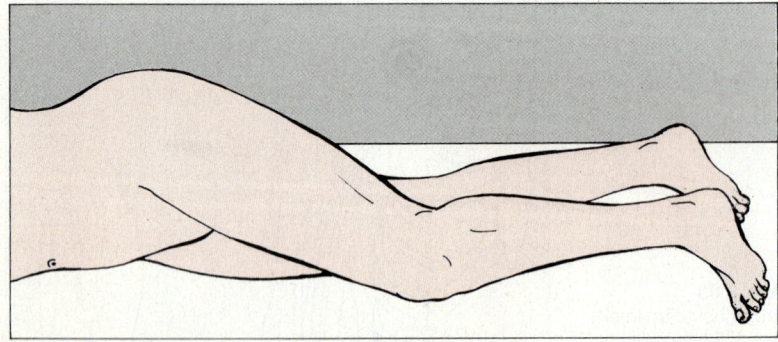

Abb. 2.**69** Intramuskuläre Injektion. Entspannte Seitenlage des Patienten zur ventroglutäalen Injektion

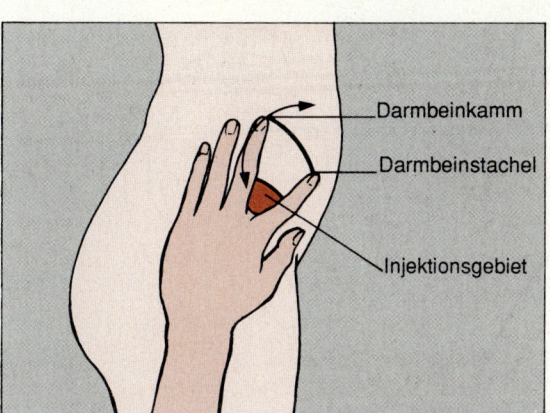

Darmbeinkamm

Darmbeinstachel

Injektionsgebiet

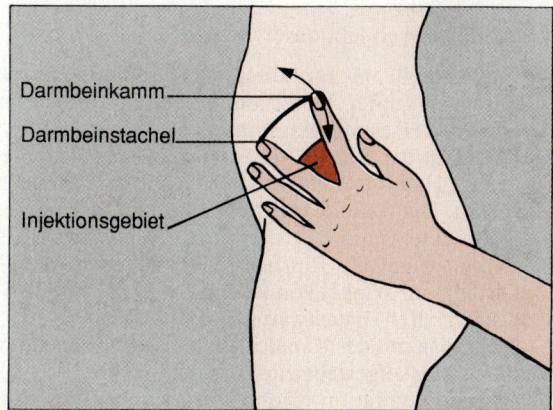

Darmbeinkamm

Darmbeinstachel

Injektionsgebiet

Abb. 2.**70**
Intramuskuläre Injek-
tion.
a und **b** Aufsuchen der
Injektionsstelle zur
ventroglutäalen Injek-
tion

Lokalisation der Injektionsstelle nach Sachtleben (Kristamethode)

- Lagerung des Patienten, wie zuvor bei Methode nach Hochstetter beschrieben. Der Kranke befindet sich möglichst links von der Pflegeperson.
- Die linke Hand der Pflegeperson tastet den Darmbeinkamm und legt den
  Zeigefinger dabei auf die Knochenleiste.
- Der Injektionsort liegt nun 3 Querfinger breit unterhalb des Darmbein-
  kammes bei Erwachsenen, bei Kindern 2 Querfinger breit und bei Säuglingen 1 Querfinger breit darunter (Abb. 2.**71**).

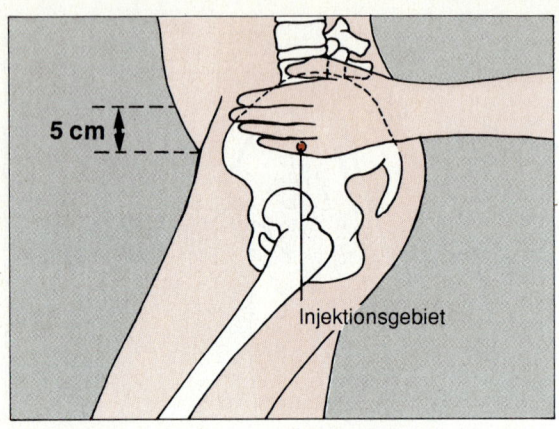

5 cm

Injektionsgebiet

Abb. 2.**71**
Intramuskuläre Injektion. Aufsuchen der Injektionsstelle zur ventroglutäalen Injektion nach Sachtleben (Krista-Methode)

Durchführung (Injektionsort ventroglutäal)

– Einstichstelle mit Hautdesinfektionsmittel einsprühen und mit einem sterilisierten Tupfer abwischen, erneut einsprühen und die Einwirkungszeit abwarten (Desinfektionsmittel antrocknen lassen).
– Die Haut der Einstichstelle wird mit dem Daumen und Zeigefinger der linken Hand (bei Rechtshändern, bei Linkshändern umgekehrt) gespannt. Die Kanüle dringt dann leichter und schmerzärmer ein.
– Die rechte Hand hält die Spritze wie einen Bleistift (die Kanüle zeigt senkrecht auf die Einstichstelle) und sticht die Nadel rasch aus kurzer Distanz, im Winkel von 90 Grad zur Haut ca. 3–5 cm tief (je nach Dicke des Patienten) bauchwärts ein.
– Stößt man mit der Kanüle gegen einen Knochen, so zieht man sie vorsichtig ins Muskelgewebe zurück.
– Bei der Aspiration (durch Zurückziehen des Kolbens) von wenig Blut zieht man die Kanüle etwas zurück und aspiriert erneut. Wird viel Blut angesaugt, so muß die Injektion mit frisch aufgezogenem Medikament an anderer Stelle erfolgen.
– Die Beendigung der i.m. Injektion erfolgt wie bei der s.c. Injektion beschrieben (S. 471).

Klagt ein Patient während der Injektion über starke Schmerzen oder Kribbeln (Ameisenlaufen) im Bein, so muß sie abgebrochen werden.

Durchführung (Injektionsort Oberschenkel/Oberarm)

– Nach dem Aufsuchen und der Desinfektion der Einstichstelle wird die Haut *nicht* gespannt, sondern der Oberarm/Oberschenkel mit der linken Hand (bei Rechtshändern, bei Linkshändern umgekehrt) vorsichtig so umfaßt, daß das Injektionsgebiet etwas abgehoben wird. Die Gefahr der

Verletzung von Nerven und Blutgefäßen, die unter dem Muskel verlaufen, wird dadurch verringert.

- Es dürfen nur kleine Mengen (beispielsweise 2 ml) in den Oberarm oder Oberschenkel injiziert werden. Größere Mengen und ölige Lösungen sind ventroglutäal zu verabreichen.

Gefahren. Hierzu gehören das Anstechen eines Blutgefäßes mit Hämatombildung und der Spritzenabszeß durch fehlerhafte Injektionstechnik. Häufig kommt es zu einem „sterilen" Spritzenabszeß, z. B. bei atrophischen Muskeln, versehentlicher s. c. Injektion oder Unverträglichkeit des Medikamentes; Nervenverletzungen, die sich durch starke Schmerzen, Parästhesien (Taubheitsgefühl, Kribbeln) oder schlimmstenfalls durch Lähmungserscheinungen äußern.

Mithilfe beim Legen von venösen Zugängen

Mithilfe beim Legen von Venenverweilkanülen

Verweilkanülen werden zur Infusions- und Transfusionstherapie sowie bei häufig notwendigen i. v. Injektionen angelegt.

Günstige Plazierungsorte sind die Venen der Hand, des Unterarmes und der Ellenbeuge. Verweilkanülen werden in der Regel vom Arzt angelegt. Sie bestehen meist aus einer Plastikhülse mit Anschlußstück und einem Stahlmandrin, der nach der Venenpunktion entfernt wird (z. B. Braunüle).

Butterfly-Kanülen sind fein, kurz, mit extra scharf geschliffener Spitze, 2 halbstarren Flügel zur Fixierung und einem flexiblen Plastikschlauch mit Ansatzstück. Sie eignen sich besonders zur Punktion kleiner, oberflächlicher Venen, insbesondere bei Kindern.

Verweilkanülen sollten nach 48–72 Stunden gewechselt werden.

Vorbereitungen

Gegenstände:

- frisch desinfiziertes Tablett mit je nach Bedarf Einmalrasierer und Rasierschaum, Haut- und Händedesinfektionsmittel, Stauschlauch oder RR-Gerät
- Verweilkanülen je nach angeordneter Infusionslösung und zu punktierender Vene,
- sterile Tupfer, Pflaster und Schere, evtl. steriles Pflaster,
- sterile 2- oder 5-ml-Spritze,
- Bettschutz und evtl. ein kleines Kissen zum Unterlegen des Armes,
- Einweghandschuhe,
- Molton zum Abdecken des Armes,
- evtl. gerichtete Infusion bzw. Transfusion,
- Abwurfmöglichkeit.

Patient:

– Information, wenn nötig Blase entleeren,
– bequeme Lagerung, Arm (möglichst links bei Rechtshändern und umgekehrt) freimachen, Bettschutz unterlegen,
– bei schlecht gefüllten Venen evtl. ein warmes Armbad oder warme Umschläge (S. 347) durchführen, den Arm nach unten hängen lassen, Faust mehrmals schließen und öffnen lassen,
– Einstichstelle großflächig rasieren sofern nötig.

Durchführung

Das Legen einer Verweilkanüle ist ärztliche Aufgabe, die Krankenpflegehilfeperson assistiert dabei. Zum besseren Verständnis wird deshalb der Vorgang beschrieben.

– Einstichstelle desinfizieren, mit sterilisiertem Tupfer abwischen, erneut desinfizieren, Einwirkungszeit abwarten,
– Venenpunktion, Entfernung der Stahlkanüle, Plastikhülse bleibt in der Vene liegen,
– Anschließen der bereitgestellten Infusion oder Abstöpseln der Kanüle mit sterilem Stöpsel,
– Einstichstelle mit steriler Kompresse oder sterilem Pflaster bedecken,
– Fixierung der Kanüle mit Pflasterstreifen,
– sterile Kompresse unter die Konnektionsstelle legen,
– Infusionsschlauch sichern, mit einer Schlaufe fixieren, um einen direkten Zug an der Kanüle zu vermeiden,
– bei länger dauernder Infusion Kanüle (oder die abgestöpselte Kanüle) mit einer sterilen Kompresse abdecken und mit einem Binden- bzw. Schlauchmullverband schützen,
– Infusionsarm mit Molton abdecken.

Entfernung der Venenverweilkanüle

Venenverweilkanülen werden nach Rücksprache mit dem Arzt entweder nach Beendigung der Infusionstherapie oder bei entzündlicher Venenreizung entfernt.

Vorbereitungen

Gegenstände:
Die benötigten Materialien werden auf einem desinfizierten Tablett zusammengestellt.
– Hände- und Hautdesinfektionsmittel,
– Bettschutz,
– Tupfer, sterile Kompressen oder steriles Pflaster,
– Äther,
– evtl. Einmalhandschuhe,
– Abwurfbehälter.

Durchführung

– Patienten informieren, bequem lagern, Bettschutz einlegen,
– Händedesinfektion,
– Pflasterstreifen evtl. mit Hautdesinfektionsmittel befeuchten, damit das Ablösen erleichtert wird,
– evtl. Einmalhandschuhe anziehen,
– Infusion abstellen,
– Pflasterstreifen von außen her sehr vorsichtig lösen, Haut dabei etwas spannen,
– Verband abnehmen und abwerfen,
– Einstichstelle desinfizieren,
– sterile Kompresse auf die Einstichstelle drücken und die Kanüle vorsichtig herausziehen,
– Einstichstelle einige Minuten komprimieren (kann evtl. Patient selbst übernehmen) und zur Blutstillung dabei den Arm gestreckt leicht nach oben halten,
– Entfernung der Pflasterreste mit Äther,
– Desinfektion der Einstichstelle und Pflasterverband (evtl. Druckverband) anlegen.

Bei entzündlichen Venenreizungen sind kühlende Umschläge auf die schmerzenden Stellen (S. 397 f) hilfreich.

Mithilfe beim Legen eines Venenkatheters

Venenkatheter sind dünne Plastikkatheter, die je nach Lokalisation der Katheterspitze entweder *zentral*, d. h. herznah, im Bereich der oberen Hohlvene, oder *peripher*, d. h. vor dem Hohlvenenbereich, liegen.

Zentrale Venenkatheter werden meistens verordnet, weil sie eine bestmögliche Venenschonung gewährleisten.

Gängige Zugangswege für zentrale Venenkatheter sind die *Venen in der Ellenbeuge* (V. basilica), die *Halsvenen* (Jugularisvenen) und die *Schlüsselbeinvene* (V. subclavia).

Das Einlegen eines zentralen Venenkatheters ist Aufgabe des Arztes. Er wird, z. B. bei einer Langzeitinfusionstherapie verordnet, wie dies bei Patienten, die ausschließlich parenteral ernährt werden müssen der Fall ist.

Zu den Aufgaben von Pflegepersonen gehören die Vorbereitung der Maßnahme sowie die Assistenz beim Legen.

Vorbereitungen

Gegenstände:
- gerichtete Infusion, 1 steriler Dreiwegehahn,
- Bettschutzeinlage,
- Stauschlauch (bei Punktion der Venen in der Ellenbeuge),
- Rasierapparat und Rasierschaum je nach Bedarf,
- Äther und Tupfer zur Hautentfettung,
- Haut- und Händedesinfektionsmittel,
- Lokalanästhetikum mit Spritze und Kanülen,
- 10 ml sterile physiologische Kochsalzlösung, 10-ml-Spritze
- sterile Kompressen, sterile Einmalpinzetten,
- Venenkatheter (Größe und Art nach Anordnung),
- sterile Einmalhandschuhe,
- steriles Lochtuch,
- Schutzkleidung (z. B. Mundschutz, Haube und steriler Kittel),
- evtl. Nahtmaterial zur Katheterfixierung (mancherorts wird der Katheter mit einer Pflasterschlinge, dem Zügel, fixiert),
- steriles Verbandmaterial (Pflaster, Kompressen),
- Leukoplastpflaster oder Klebevlies, Schere,
- Abwurfmöglichkeit.

Sterile Gegenstände werden entweder ausgepackt auf einem steril abgedeckten Tisch (sterile Fläche) griffbereit zurechtgelegt oder in der Verpackung auf einem desinfizierten Tablett (unsterile Fläche) so bereitgelegt, daß sie nach Bedarf steril angereicht werden können.

Patient:
- Information, evtl. Blase entleeren lassen,
- Blickschutz aufstellen,
- Rasur der Einstichstelle (bei starker Behaarung),
- Entfernung des Kopfkissens und Einbringen des Bettschutzes,
- bei der Punktion der Schlüsselbeinvene evtl. ein kleines Kissen unter die der Punktionsseite gegenüberliegende Schulter legen,
- der Patient dreht den Kopf von der Punktionsstelle weg, lange Haare werden evtl. hochgebunden,
- bei schlechtem Allgemeinzustand (z. B. Exsikkose, Hypotonie, Schock usw.) Kopftieflage (Trendelenburg-Lage, S. 294 f) durchführen, um einen positiven Venendruck zu erreichen, da bei einem negativen Venendruck die Gefahr einer Luftembolie besteht.

Durchführung (Assistenz beim Legen)

Die Vorgehensweise beim Legen eines zentralen Venenkatheters ist von Klinik zu Klinik unterschiedlich. Die hier erwähnte Reihenfolge im Anreichen der Gegenstände ist beispielhaft.

– Händedesinfektion (Arzt und Pflegeperson),
– Entfettung der Einstichstelle mit Äther (Hinweis auf Kältegefühl),
– Desinfektion der Einstichstelle, dazu mit sterilisiertem Tupfer abreiben,
  erneut desinfizieren, Einwirkungszeit abwarten,
– Lokalanästhesie (Hinweis auf den Einstich), Nebenwirkungen beachten,
– erneute Desinfektion der Einstichstelle, der Arzt desinfiziert die Hände
  und zieht evtl. sterilen Kittel, Mundschutz und Haube, auf jeden Fall
  jedoch sterile Handschuhe an,
– Plazierung des sterilen Lochtuchs,
– Venenpunktion, dazu wird evtl. eine mit physiologischer Kochsalzlösung
  gefüllte Spritze benötigt,
– Vorschieben des Venenkatheters und vorläufige Fixierung durch eine
  Pflasterschlinge (Zügel) ca. 3–5 cm von der Einstichstelle entfernt,
– Anschluß der Infusion über einen Dreiwegehahn, Tropfenzahl einstellen,
– Abdeckung der Einstichstelle mit sterilem Pflaster, Transparentfolie oder
  Kompressen (Non-touch-Methode!),
– Prüfung der Katheterlage durch Röntgenkontrolle,
– endgültige Katheterfixierung durch Naht oder Zügel, so daß kein Knick
  entsteht,
– Unterpolsterung und Fixierung des freiliegenden Katheterteils mit Kom-
  pressen, Pflasterstreifen, Klebevlies oder Mullbinde,
– sterile Kompresse unter das Infusionsanschlußstück (Konnektionsstelle)
  legen.

Der Patient wird während des Legens fortlaufend informiert und auf Komplikationen beobachtet.

Nachbereitung

– den Patienten bequem lagern und auf Komplikationen beobachten,
– Maßnahme dokumentieren,
– gebrauchte Gegenstände verwerfen bzw. entsorgen.

Komplikationen. Durch das Legen eines Venenkatheters verursacht sind
folgende Komplikationen möglich:

● Fehlpunktion mit Hämatombildung,
● Fehllage durch Vorschieben der Katheterspitze, z.B. in das rechte Herz
  oder in eine Halsvene,
● Pneumothorax (Zusammenfallen eines Lungenflügels) durch Fehlpunktion mit Verletzung des Lungenfells. Dies ist besonders bei der Punktion
  der Schlüsselbeinvene möglich.
● Luftembolie durch Diskonnektion des Infusionssystems oder unsachgemäße Legetechnik,
● Thrombophlebitis besonders bei Punktion peripherer Venen (Ellenbeuge),

● Katheterembolie (sehr selten) durch z. B. Abbrechen des Katheters an Knickstellen, bei Materialermüdung oder -schäden und bei unsachgemäßer Katheterfixierung.

Pflegerische Aufgaben bei Venenverweilkanüle und liegendem Venenkatheter

Hygienemaßnahmen. Vor allen Verrichtungen an der Infusion (am Infusionssystem, der Verweilkanüle usw.) muß eine hygienische Händedesinfektion erfolgen. Ebenso muß vor Manipulationen an Konnektionsstellen (z. B. beim Wechsel von Infusionssystemen und Dreiwegehähnen, bei der ZVD-Messung usw.) eine gründliche Umfelddesinfektion vorgenommen werden. Nach Beendigung der jeweiligen Tätigkeit wird eine neue, sterile Kompresse unter die Konnektionsstelle gelegt.

Infusionssysteme, Mehrfachverbindungsstücke und Dreiwegehähne werden einmal täglich nach Plan erneuert. Neben der hygienischen Vorgehensweise muß darauf geachtet werden, daß alle Zuleitungen vor dem Anschließen an die Kanüle (den Katheter) luftblasenfrei gefüllt sind. Bei Manipulationen am zentralen Venenkatheter darf wegen der Gefahr einer Luftembolie keine offene Verbindung vom Katheter zur Außenwelt entstehen.

Verbandwechsel. An Verweilkanülen bzw. zentralvenösen Zugängen erfolgt dieser, je nach Verordnung, täglich oder jeden 2. Tag.

– Das Gebiet um die Kanülen- bzw. Kathetereintrittstelle wird dabei nach den Prinzipien des aseptischen Verbandwechsels (S. 494 ff) nach Desinfektion mit einer sterilen Kompresse, sterilem Pflaster oder Transparentfolie abgedeckt.
– Beim Venenkatheter ist darauf zu achten, daß die Katheterlage nicht verändert wird, d. h. er darf weder herausrutschen noch weiter eingeschoben werden.
– Der Pflasterzügel wird vorsichtig entfernt (evtl. muß bei unruhigen Patienten eine Hilfsperson den Katheter so lange halten) und etwas versetzt neu angelegt.
– Der freiliegende Katheterteil wird unterpolstert und so plaziert, daß er nicht abknickt und den Patienten so wenig wie möglich beeinträchtigt.
– Die Fixierung erfolgt durch Klebevlies oder Pflasterstreifen.
– Nicht kooperative Patienten müssen bei Bedarf fixiert werden, um eine Diskonnektion oder Entfernung der Kanüle (des Katheters) zu vermeiden.
– Der Patient bekommt Hilfeleistungen bei den täglichen Verrichtungen, wie z. B. Essen, Körperpflege, Toilettengang usw.
– Die Klingel ist griffbereit anzubringen.

Beobachtungsmaßnahmen. Einstichstelle (Rötung, Schwellung, Schmerz, Kanülensitz); Beschwerdeäußerungen (Übelkeit, Hitze- oder Kältegefühl); Schmerzen im Kopf, Rücken und im Brustraum; Urinausscheidung (Bilanzierung, S. 358), Hautturgor (Ödemeinlagerung bei ungenügender Urinausscheidung); Körpergewicht (Gewichtszunahme bei Flüssigkeitseinlagerung); Atmung (Rasselgeräusche bei beginnendem Lungenödem); Puls (Tachykardie bei evtl. Unverträglichkeitsreaktion); Blutdruck (Hypotonie bei Unverträglichkeitsreaktion, Hypertonie bei Überwässerung); Hautfarbe (Blässe oder Exanthem bei Unverträglichkeitsreaktionen).

Mithilfe bei Infusionen

Unter einer Infusion versteht man die Zufuhr von Flüssigkeit unter Umgehung des Magen-Darm-Traktes. Die parenterale Zufuhr einer größeren Flüssigkeitsmenge erfolgt zumeist in eine Vene.

Indikation. Die Infusionstherapie wird beispielsweise verordnet zur parenteralen Ernährung, zur Ersatzbehandlung bei Flüssigkeitsverlusten aus Sonden, Drainagen, bei Erbrechen und Durchfall, als Trägerlösung für Medikamente, die über einen bestimmten Zeitraum hinweg verabreicht werden müssen.

Das Anlegen einer Infusion ist Aufgabe des Arztes. Die Vorbereitung einer Infusion, das Wechseln der Infusionsflasche sowie die Beendigung einer Infusion kann an eine Krankenpflegehelferin/einen Krankenpflegehelfer delegiert werden, wenn sich die delegierende Person von der Kompetenz der Krankenpflegehelferin/des Krankenpfegehelfers überzeugt hat.

Richten einer Infusion

Vorbereitungen

Gegenstände:
- *verordnete Infusionslösung*: Infusionslösungen werden in Glas- oder Plastikflaschen bzw. -beuteln in 100-, 250-, 500- oder 1000-ml-Mengeneinheiten angeboten. Sie sind steril und pyrogenfrei (frei von fiebererzeugenden Substanzen). Flasche (Beutel) und Verschlußkappe müssen unversehrt sein. Ferner darf die Lösung keine Trübungen, Verfärbungen, Ausflokkungen oder Partikelteile aufweisen;
- *Infusionsgerät*: Dieses ist aus Einwegmaterial, steril verpackt und besteht aus dem Einstechdorn mit Schutzkappe sowie einem Belüftungsteil, der Tropfkammer in die das Tropfrohr mündet, dem Schlauch mit Durchflußregler (Rollklemme zur Regulierung der Tropfenzahl), Kanülenansatzstück mit Schutzkappe (Abb. 2.**72**).
- Hände- und farbloses Hautdesinfektionsmittel,
- sterile Kompressen,
- Infusionsständer,
- Abwurfmöglichkeit.

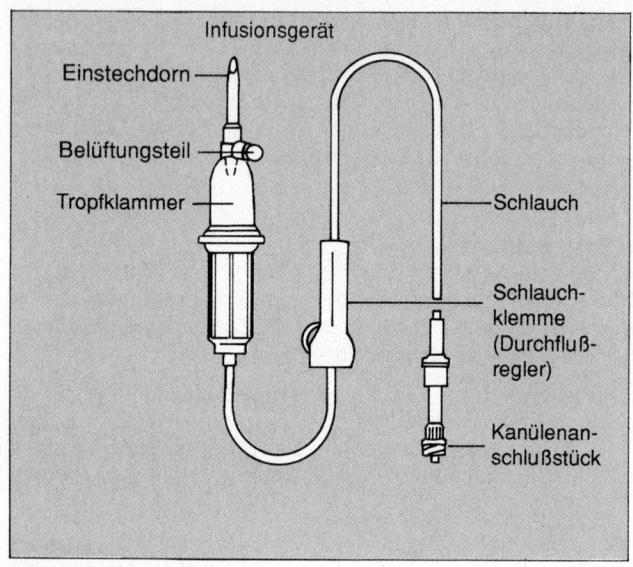

Abb. 2.72 Infusionsgerät

Durchführung

Die Infusion wird zur Vermeidung einer bakteriellen Verunreinigung erst kurz vor der Verabreichung gerichtet. Beim Anlegen soll die Infusion Zimmertemperatur haben.

– Händedesinfektion,
– Entfernung der Schutzkappe von der Infusionsflasche und Desinfektion des Gummistopfens (Einwirkungszeit beachten), evtl. vorhandene Desinfektionsmittelreste mit einer sterilen Kompresse aufsaugen,
– evtl. verordnete Medikamente in die Flasche einspritzen und durch vorsichtiges Hin- und Herbewegen der Flasche gut mengen, Kennzeichnung der Flasche mit dem Patientennamen, Name und Menge des zugespritzten Medikamentes, Uhrzeit und verordnete Einlaufzeit,
– den Einstechdorn des Infusionsgerätes in die stehende Flasche einstechen, nachdem vorher die Schutzkappe entfernt wurde,
– Rollklemme schließen, Flasche aufhängen,
– Tropfkammer so oft zusammendrücken, bis der Flüssigkeitsspiegel an der Markierungslinie ist, Belüftungsklappe öffnen,
– Rollklemme öffnen und den Schlauch luftblasenfrei füllen.
– Bekommt der Patient mehrere Infusionen gleichzeitig (Simultaninfusion), so wird ein Mehrfachverbindungsstück (Abb. 2.73) an das Infusionsgerät angeschlossen. Dieses muß ebenfalls luftblasenfrei sein. Simultaninfusionen dürfen nur auf ärztliche Anordnung verabreicht werden, da die Gefahr einer Unverträglichkeitsreaktion besteht.
– Dokumentation der Infusion.

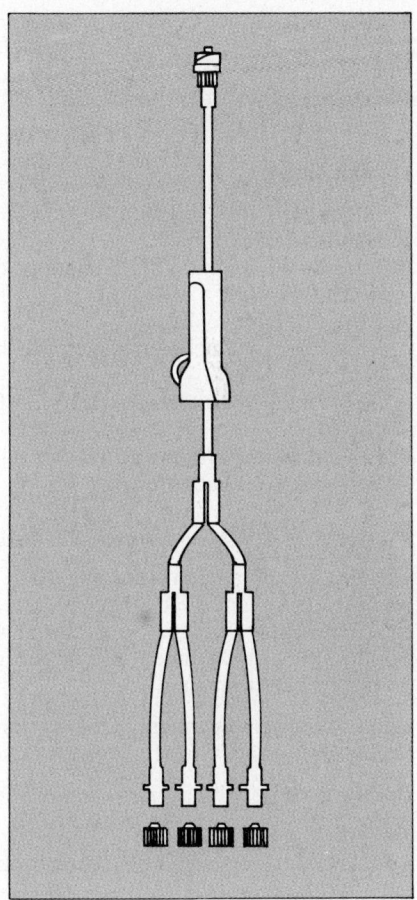

Abb. 2.**73** Mehrfachverbindungsstück
für Simultaninfusionen

Wechsel der Infusionsflasche

Beim Flaschenwechsel ist darauf zu achten, daß der Flüssigkeitsspiegel in der Tropfkammer nicht abgesunken ist. Bei versehentlichem Durchlaufen der Infusion (kein Flüssigkeitsspiegel mehr in der Tropfkammer) muß ein neues Infusionssystem angeschlossen werden (S. 484).

Vorbereitungen

Gegenstände:
- Hände- und Hautdesinfektionsmittel,
- verordnete Infusion.

Durchführung

- Information des Patienten,
- Händedesinfektion,
- Infusion öffnen und Verschlußkappe desinfizieren, dabei Einwirkungszeit beachten,
- Rollenklemme schließen,
- leere Flasche abnehmen und Einstechteil des Infusionsgerätes herausziehen,
- Einstechteil in die stehende Infusionsflasche einstechen und diese aufhängen,
- Rollenklemme öffnen und Tropfenzahl neu einstellen
- Betreuung des Patienten.

Pflegerische Aufgaben während der Infusion

Die Pflegemaßnahmen während des Einlaufens der Infusion entsprechen weitgehend denen, die bei liegender Venenverweilkanüle und Venenkatheter besprochen wurden. Nachfolgend sind dazu ergänzend die speziellen Beobachtungsmaßnahmen, die in bezug auf laufende Infusionen anfallen, gesondert beschrieben.

Beobachtungsmaßnahmen. Überwachung und Kontrolle des Infusionssystems, der Konnektionsstellen und der verordneten Tropfenzahl.

Bei Vorgabe der Einlaufzeit kann die Tropfenzahl wie folgt errechnet werden:

Infusionsmenge in ml x 20 = Tropfenzahl: verordnete Minutenzahl = Tropfen pro Minute.

Überwachung von Infusionspumpen auf Alarmierung, da Infusionslösungen, die bei zu schnellem Einlaufen lebensbedrohlich sind (z. B. kaliumangereicherte Lösungen, Distraneurin, Fettinfusionen, Natriumbikarbonat), meist mit einer Infusionspumpe verabreicht werden. Diese löst bei Störungen jeglicher Art akustischen und optischen Alarm aus.

Bei Unverträglichkeitsreaktionen (Beschwerdeäußerungen, Hauterscheinungen, Puls- und Blutdruckveränderungen) wird die Infusion sofort abgestellt und der Arzt benachrichtigt.

Weitere Beobachtungen sind auf nachstehende Komplikationen durchzuführen.

Komplikationen. *Paravenöse Infusion*: Hier läuft Flüssigkeit in das Gewebe. Das Gebiet um die Einstichstelle schwillt schmerzhaft an, entzündet sich und kann im schlimmsten Fall nekrotisieren.

Thrombophlebitis: Es handelt sich dabei um eine mechanische (Kanüle, Venenkatheter), chemische (Infusion, Medikamente) oder bakteriell (bei nosokomialer Infektion) verursachte Reizung der Venenwand. Das betroffene Gebiet ist gerötet, heiß, geschwollen und schmerzt stark.

Hämatombildung: Durch Fehlpunktion, besonders bei Patienten mit Antikoagulanzientherapie, entsteht ein Bluterguß.

Überwässerung: Sie kann bei unzureichender Urinausscheidung entstehen und die Gefahr eines Lungenödems mit sich bringen.

Überempfindlichkeitsreaktionen (*Anaphylaxie*): Sie werden durch Medikamente bzw. bestimmte Infusionslösungen (z. B. Fettlösungen, eiweißhaltige Lösungen) verursacht.

Luftembolie: bei einem Zentralvenenkatheter durch Diskonnektion des Infusionssystems möglich.

Sepsis: Nosokomiale Infektionen, über die Verweilkanüle bzw. den Venenkatheter aufsteigend, sind die auslösende Ursache.

Beendigung einer Infusion

Venenverweilkanülen können nach Beendigung einer Infusion bis zum Wiedergebrauch abgestöpselt werden, sofern die Vene reizlos und der Patient beschwerdefrei ist.

Vorbereitungen

Gegenstände:
– Haut- und Händedesinfektionsmittel,
– sterile Einmalstöpsel (ggf. steriler Mandrin),
– sterile Kompressen,
– Mullbinde oder Schlauchmull,
– evtl. Einweghandschuhe,
– Abwurfmöglichkeit,
– Bettschutz.

Durchführung

– den Patienten informieren,
– Bettschutz einlegen,
– Händedesinfektion,
– Entfernung der Kompressen unter und über der Konnektionsstelle,
– Desinfektion der Konnektionsstelle, dabei Einwirkungszeit beachten!
– Dreiwegehahn und Rollenklemme schließen,

– evtl. Einweghandschuhe anziehen,
– Infusion vorsichtig von der Verweilkanüle abnehmen,
– Stöpsel sorgfältig, ohne Kontamination auf die Verweilkanüle aufsetzen. Bei versehentlichem Abgehen des Stöpsels besteht Blutungsgefahr!
– Kanüle mit steriler Kompresse unterlegen, abdecken und mit einem Binden- oder Schlauchmullverband fixieren,
– Infusionsflasche und -system unfallsicher entsorgen.

Zentrale Venenkatheter werden in der Regel nicht abgestöpselt, sondern durch Infusion offengehalten. In manchen Krankenhäusern wird jedoch nach Beendigung der Infusion Heparinlösung (0,2 ml) in den Katheter vor dem Abstöpseln eingespritzt.

Mithilfe bei Transfusionen

Die Bluttransfusion ist eine Übertragung von Spender- oder Eigenblut. Neben Vollblut können auch Blutbestandteile (z. B. Erythrozyten, Thrombozyten, Granulozyten) oder Blutplasma bzw. Plasmabestandteile transfundiert werden.

Eine Bluttransfusion wird beispielsweise verordnet bei starkem Blutverlust durch Verletzungen, inneren Blutungen und Operationen oder bei bösartigen Erkrankungen, die mit einer schweren Anämie einhergehen.

Blutkonserven werden durch Konservierungs- und gerinnungshemmende Mittel haltbar gemacht. Sie sind im Kühlschrank bei +4 bis +6 °C bis zu 5 Wochen bei ununterbrochener Kühlkette haltbar. Konserven sind erschütterungsfrei möglichst in Spezialkühlschränken zu lagern.

Spenderblut muß bei der Übertragung gruppengleich und untergruppengleich (z. B. Rhesusfaktor) sein, weil es sonst zu tödlichen Komplikationen kommen kann. Bluttransfusionen werden vom Arzt angehängt.

Vorbereitungen:

– Bestellung der Blutkonserve, Entnahme von Testblut zur Kreuzprobe (Verträglichkeitsprobe) und ggf. zur Blutgruppenbestimmung durch den Arzt. In manchen Kliniken ist es sogar vorgeschrieben, daß der Arzt die Beschriftung der Blutröhrchen vornehmen muß.
– Die Konserve wird ca. 30 Minuten vor der Verabreichung aus dem Kühlschrank entnommen.
– Kontrolle der Konserve durch 2 Personen (Krankenschwestern/Krankenpfleger oder Arzt und Pflegeperson), von Name des Patienten, Blutgruppe und Rhesusfaktor, Konservennummer, Entnahmedatum, Verfallsdatum sowie Ergebnis der Kreuzprobe. Die Angaben auf dem Konservenetikett müssen identisch sein mit dem Begleitzettel. Die Blutkon-

serve darf keine auffälligen Verfärbungen aufweisen (z. B. rosafarbenes Plasma). Bei Besonderheiten muß eine Rückfrage im Blutspendelabor erfolgen.

– Beim Anschließen des Transfusionsgerätes wird nach denselben Prinzipien wie bei der Infusion verfahren (S. 484). Es gibt Kunststoffbeutel und Glasflaschen. Um die abgesetzten, festen Blutbestandteile unterzumengen wird der Beutel/die Flasche vorsichtig hin und her bewegt (Schütteln ist verboten!). Zum Anschließen muß bei Glasflaschen zusätzlich eine Belüftungskanüle eingeführt werden. Kunststoffbeutel sind nach der beiliegenden Gebrauchsanleitung anzuschließen. Bei der Herstellung des Flüssigkeitsspiegels in der Tropfkammer muß das Sieb bedeckt sein, da die Erythrozyten beim Aufprall darauf platzen können.

– Vorbereitung der Gegenstände zum Legen einer Verweilkanüle (S. 477) sofern nötig.

– Der Arzt führt unmittelbar vor dem Anlegen der Transfusion einen Bedside-Test durch, welcher zur Verträglichkeitsprobe von Empfänger- und Spenderblut ist und als zusätzliche Sicherheitsmaßnahme vor Fehltransfusion dient.

Pflegerische Aufgaben während einer Transfusion

– Sicherung des Transfusionsschlauches (S. 478).
– Unterstützung des Patienten bei den täglichen Verrichtungen (S. 482),
– Überwachung der Transfusion mit Kontrolle der Tropfenzahl. Sind keine ärztlichen Anweisungen vorhanden, so kann die Transfusion mit ca. 40–60 Tropfen/Min. einlaufen.
– Beobachtung des Patienten auf Zeichen einer Unverträglichkeitsreaktion. Als Hinweis darauf gelten das Auftreten von Übelkeit, Erbrechen, Kopf-, Rücken- und Gliederschmerzen, Dyspnoe, Tachykardie, Blutdruckabfall, Schweißausbruch, Unruhe, Beklemmungsgefühl, Frösteln, Hitzegefühl, Gesichtsödem, Hautrötung oder Blässe, Juckreiz, Ausschlag (Exanthem), Schüttelfrost, Temperaturanstieg, Oligurie. Sie können bis zu 24 Stunden nach Transfusionsende (Spätreaktionen) beobachtbar sein. Darüber hinaus wird die Punktionsstelle auf Hämatombildung kontrolliert. Bei jeglicher Auffälligkeit Transfusion sofort abstellen und den Arzt unverzüglich benachrichtigen.

Beendigung der Transfusion

– Bei Transfusionsende wird der Beutel/die Flasche mit einer Restmenge von 10 ml Blut auf der Station über 24 Stunden aufbewahrt. Bei Spätreaktionen ist damit die Möglichkeit einer Blutuntersuchung gegeben.
– Dokumentation des Transfusionsverlaufes.

Mithilfe bei der Zentralen Venendruckmessung

Der im klappenlosen, oberen Hohlvenenbereich gemessene Druck wird als zentraler Venendruck oder ZVD bezeichnet. Er wird über einen zentralen Venenkatheter per Flüssigkeitsmanometrie gemessen.

Mit dem ZVD werden die Volumensituation (zirkulierende Blutmenge) und die Leistung des rechten Herzens beurteilt.

Der Normalwert des ZVD ist bei +4 bis 11 cm Wassersäule (Juchli 1991).

Veränderungen des ZVD und Beispiele für mögliche Ursachen zeigt Tab. 2.40.

Tabelle 2.40 Ursachen für ZVD-Änderungen

ZVD-Veränderung	Mögliche Ursachen
Erhöht (höher als + 15 cm Wassersäule)	• Hypervolämie (vermehrtes Blutvolumen) z. B. durch umfangreiche Infusionstherapie bei unzureichender Nierenfunktion • Rechtsherzinsuffizienz (das insuffiziente Herz kann das venöse Blutangebot nicht im erforderlichen Maß aufnehmen, weshalb es zur Rückstauung in den Hohlvenenbereich kommt) • Erkrankungen, die die Funktion des rechten Herzens beeinträchtigen z. B. Pulmonalstenose, Störungen der Lungenstrombahn usw.
Erniedrigt (niedriger als + 4 cm Wassersäule)	• Hypovolämie (vermindertes Blutvolumen) bei Blutungen, Exsikkose, Schock usw.

Die Überwachung des ZVD wird bei Patienten mit umfangreicher Infusionstherapie, Ausscheidungsstörungen, Herzinsuffizienz, akuten, schweren Herz-Kreislauf-Erkrankungen usw. angeordnet. Voraussetzung dafür ist ein zentralvenös liegender Venenkatheter.

Vorbereitungen

Gegenstände:

– Haut- und Händedesinfektionsmittel,
– sterile Kompressen,
– transparentes Pflaster,
– Thoraxschublehre (Gerät, mit dem der Thoraxquerschnitt automatisch in ⅖ und ⅗ unterteilt wird, Abb. 2.**74**).
– fett- oder wasserfester Filzstift,

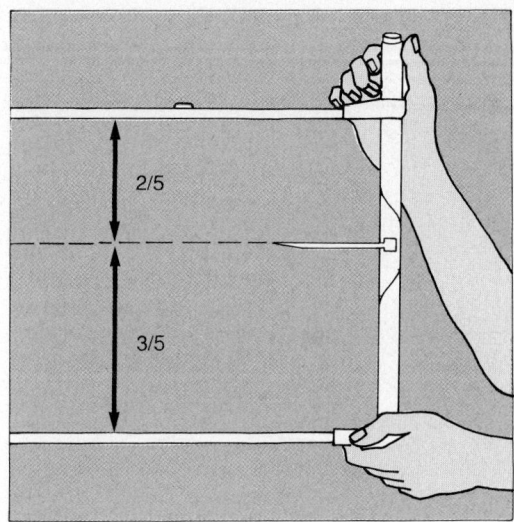

Abb. 2.**74**
Thoraxschublehre
nach Burri

- Infusionsständer,
- Meßlatte (Venotonometer),
- Infusion mit physiologischer Kochsalzlösung,
- Venendruckmeßsystem, bestehend aus einem Infusionssystem mit Drei-
  wegehahn, an den der Meßschenkel und das Verbindungsstück zum Ve-
  nenkatheter angeschlossen sind.

Patient:

- Information,
- Flachlagerung in Rückenlage (sofern möglich),
- Nullpunktbestimmung mit Hilfe der Thoraxschublehre (Abb. 2.**75**), indem die Schublehre unter den Brustkorb des Kranken in Herzhöhe geschoben wird. Den oberen beweglichen Teil der Thoraxschublehre auf
  den Thorax im Bereich der Brustbeinmitte auflegen, die angebrachte
  Wasserwaage ins Lot bringen. Der seitlich angebrachte Zeiger zeigt nun
  den Nullpunkt am Thorax an. Dieser wird mit einem Fett- oder Filzstift
  markiert. Schublehre aus dem Bett entfernen. Die Markierung mit trans-
  parentem Pflaster überkleben, damit diese beim Waschen nicht entfernt
  wird.

Der Nullpunkt entspricht der Höhe des rechten Vorhofes, vor dem sich die
Spitze des Venenkatheters befindet.

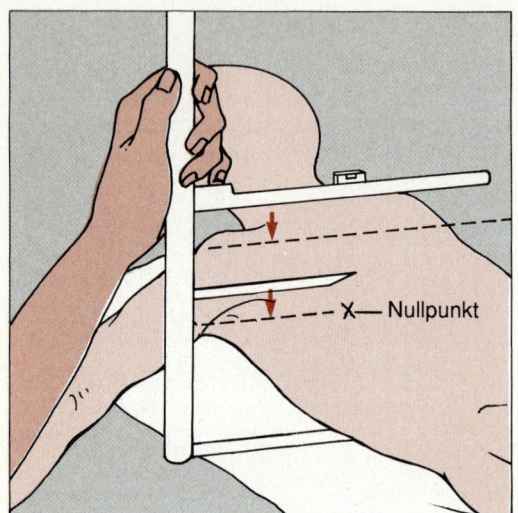

Abb. 2.**75** Nullpunktbestimmung am Thorax zur ZVD-Messung

Anschließen des ZVD-Meßsystems

– Meßlatte an dem Infusionsständer befestigen,
– ZVD-Meßsystem in die Infusionsflasche einstechen (S. 484)
– Meßschenkel und Verbindungsschlauch zum Venenkatheter werden über den Dreiwegehahn luftblasenfrei gefüllt.

Durchführung

– alle vorbereiteten Gegenstände am Krankenbett plazieren,
– den ausklappbaren Zeiger am Nullpunkt der Meßlatte mit dem Nullpunkt am Thorax des Patienten auf gleiche Höhe bringen (Justieren oder Eichen des Systems),
– nach Händedesinfektion und Desinfektion der Konnektionsstellen wird die laufende Infusion abgestellt, das Verbindungsstück am Venenkatheter wird mit dem ZVD-Meßsystem zusammengeschlossen (Abb. 2.**76**). Der Verbindungsschlauch zum Venenkatheter soll dabei eine nach unten hängende Schlaufe bilden, damit bei negativem Venendruck keine Luftembolie auftreten kann.
– Durchgängigkeit des Venenkatheters prüfen durch rasche Infundierung von physiologischer NaCl-Lösung.
– Infusion abstellen, Verbindung zwischen Meßlatte und Venenkatheter (über Dreiwegehahn) herstellen. Sinkt der Flüssigkeitsspiegel im Meßschenkel nicht mehr, so bittet man den Kranken, tief ein- und auszuat-

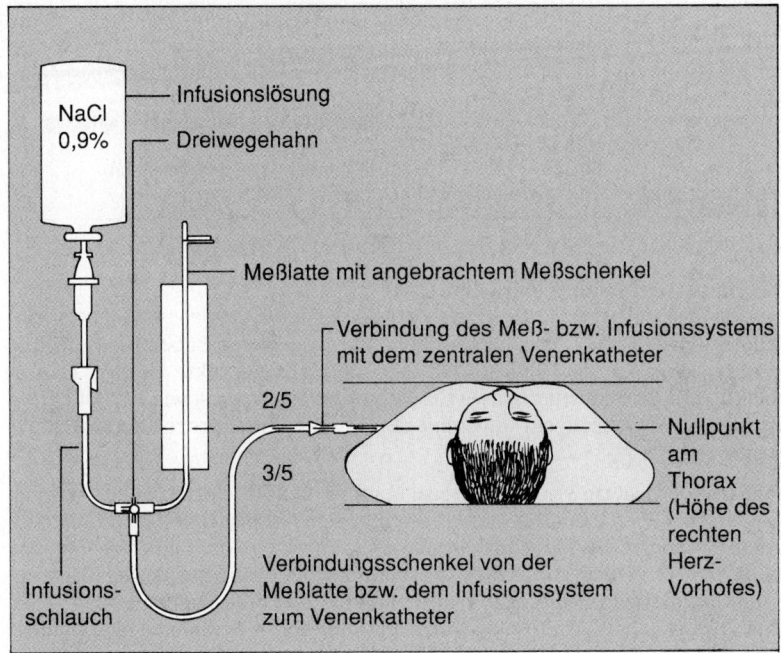

Abb. 2.**76** ZVD-Messung

men. Schwankt der Spiegel dabei atemsynchron auf und ab, so kann der
ermittelte Wert abgelesen und protokolliert werden.
– ZVD-System entfernen, wie beim Wechsel der Infusion (S. 485) beschrie-
ben, Anschlußstück mit einer sterilen Schutzkappe schützen, Infusion
anschließen, Tropfenzahl einstellen; unter die Konnektionsstelle sterile
Kompresse legen,
– bequeme Lagerung und Betreuung des Patienten.
– ZVD-Werte vor allem bei Auffälligkeiten umgehend dem Arzt melden!
– Die Kochsalzlösung und das ZVD-Meßsystem werden einmal täglich nach
Plan erneuert.

Fehlerquellen. Mögliche Fehlerquellen bei der ZVD-Messung weist
Tab. 2.**41** auf.

Tabelle 2.**41** Mögliche Fehlerquellen bei der ZVD-Messung

- Abknickung des Venenkatheters oder des ZVD-Meßsystems (Flüssigkeitssäule im Meßschenkel sinkt nicht)
- Verstopfung des Venenkatheters (Flüssigkeitssäule im Meßschenkel sinkt nicht)
- Unkorrekte Lagerung des Patienten (Werte sind nicht vergleichbar)
- Falsche Einstellung des Nullpunktes (ZVD-Werte sind nicht realistisch)
- Undichtigkeit im Infusionssystem (ZVD ist extrem niedrig)

Verbandwechsel bei Wunden

Jede Wunde (S. 182) erfordert, unabhängig von ihrem Entstehungsmechanismus, einen Verband. Dieser hat den Zweck, die defekte Haut, z. B. vor Infektionen und mechanischen Einflüssen zu schützen sowie abfließendes Wundsekret aufzusaugen, um somit den Wundheilungsprozeß zu unterstützen.

Eine standardisierte Vorgehensweise beim Verbandwechsel für alle Wunden gibt es nicht. Der Handlungsablauf richtet sich hauptsächlich nach Art und Lokalisation der Wunde. Darüber hinaus ist entscheidend, ob es sich um eine *aseptische*, d. h. frei von Krankheitskeimen, oder eine *septische*, d. h. mit Krankheitskeimen besiedelte Wunde handelt. So muß jedes mal zum Verbandwechsel das Verfahren neu überlegt und der individuellen Wundsituation angepaßt werden.

Der Verbandwechsel ist vorwiegend Aufgabe des Arztes, da er die Wundverhältnisse des Patienten kennen muß. Er kann diese Tätigkeit an Krankenschwestern/Krankenpfleger delegieren. Krankenpflegehelfer/innen haben dabei, evtl. mithelfend, zu assistieren. Deshalb sollten sie über den Verbandwechsel grundlegend informiert sein.

Allgemeine Grundsätze zum Wundverbandwechsel

- Generell wird ein Verbandwechsel nur wenn unbedingt notwendig, meist nach einem Plan (z. B. täglich, jeden 2. Tag usw.), durchgeführt. Ausnahmen sind Hinweise auf Störungen im Heilungsverlauf wie z. B. Entzündungszeichen, Durchblutung oder Durchfeuchtung des Verbandes usw.
- Alle Maßnahmen zur Vorbereitung, Durchführung und Nachbereitung beim Verbandwechsel sind von *aseptischem Handeln* bestimmt. Dies bedeutet, daß durch entsprechende Arbeitsweise (z. B. Tragen von Handschuhen, Schutzkleidung usw.) Krankheitskeime von der Wunde ferngehalten werden.

Vorbereitungen

Gegenstände:

– Die Auswahl des notwendigen Materials hängt von Charakteristik, Lokalisation, Ausdehnung und Beschaffenheit der Wunde ab.
  Eine Auflistung der möglicherweise benötigten Gegenstände zum Verbandwechsel zeigt Tab. 2.**42**.
– Es ist immer soviel wie nötig, aber so wenig wie möglich an Verbandmaterial zum Patienten zu nehmen.
– Dabei ist zu beachten, daß alle Gegenstände, die wahrscheinlich oder sicher mit der Wunde in Berührung kommen, *steril* sein müssen, diejenigen, die sicher nicht mit der Wunde in Kontakt kommen, können *unsteril*, aber so keimarm wie möglich verwendet werden.
– Wird ein Verbandwagen gebraucht, so ist streng zu trennen in einen für aseptische und einen für septische Verbandwechsel.

Patient:

– Information über Zeitpunkt und Vorgehen bei der Durchführung;
– die Lagerung soll schmerzarm und dabei das Wundgebiet gut zugänglich sein;
– Gabe eines Schmerzmittels auf Anordnung, sofern absehbar ist, daß der Verbandwechsel mit großen Schmerzen verbunden sein wird.

Pflegeperson:

– Hygienische Händedesinfektion bereits vor der Materialzusammenstellung.

Raum:

– Fenster schließen, um eine Kontamination der Wunde durch Zugluft mit Luftkeimen zu verhindern,
– keine Raumreinigung kurz zuvor, da diese eine vermehrte Keimaufwirbelung bewirkt und die Gefahr der Keimbesiedelung der Wunde zur Folge haben kann.

Durchführung

– Patienten mit aseptischen Wunden werden immer vor Patienten mit septischen Wunden verbunden.
– Richten einer sterilen und unsterilen Fläche, sofern unterschiedliche Materialien erforderlich sind, dabei werden sterile Gegenstände immer patientenfern, die unsterilen patientennah zurechtgelegt;
– stets Handschuhe tragen, um eine Keimübertragung von den Händen des Personals auf die Wunde zu verhindern sowie zur Vermeidung von Kreuzinfektionen von Patient zu Patient und zum Selbstschutz,

- alten Verband mit unsterilen Handschuhen abnehmen, sein Aussehen wird beurteilt, wobei Beobachtungen, wie z. B. Durchfeuchtung, Blut- oder Eiterauflagen weiterzugeben sind.
- Daran schließt sich die Beobachtung der Wunde an. Hierzu gehört die Beurteilung von Lokalisation, Nahttechnik (z. B. einfache Hautnaht, Intrakutannaht), Flächen- und Tiefenausdehnung, Beläge/Absonderungen (z. B. Nekrosen, Eiter, Blutung), Entzündungszeichen und Geruch.
- Während der gesamten Durchführung darf wegen der Gefahr der Tröpfcheninfektion nicht gesprochen werden.
- Unsterile Gegenstände zum mehrmaligen Gebrauch, wie Flaschen und Behälter für Hautdesinfektionsmittel, dürfen nicht mit kontaminierten Handschuhen, die mit der Wunde oder gebrauchtem Verbandmaterial in Berührung gekommen sind, angefaßt werden. Es besteht anderenfalls bei nachfolgendem Gebrauch die Gefahr der Keimverschleppung.
- Antibiotikahaltige Substanzen dürfen nur auf besondere Anordnung verwendet werden.
- Zum Fixieren von Wundauflagen eignen sich Pflasterstreifen, Klebemullverbandstoffe, Bindenverbände, Schlauch- oder Netzverbände. Werden Pflasterstreifen verwendet, so ist beim Anbringen darauf zu achten, daß sie nicht zirkulär geklebt werden, da es sonst zu Einschnürungen und Stauungen mit Durchblutungsstörungen kommen kann.
- Der Wundverband soll so angelegt werden, daß das Wundgebiet leicht komprimiert wird. Dadurch wird die Wundheilung gefördert.

Nachbereitung

- Patienten wiederholt bequem lagern,
- gebrauchtes Einmalmaterial verwerfen, wiederverwendbares Material dem Hygieneplan entsprechend entsorgen, Instrumente nach Verwendung in Desinfektionslösung einlegen,
- hygienische Händedesinfektion nach beendetem Verbandwechsel vornehmen,
- Durchführung dokumentieren, dabei die Wundbeobachtungen präzise notieren.

Tabelle 2.**42** Materialien zum Verbandwechsel bei Wunden

Steriles Material	Unsteriles Material
Wundauflagen	*Materialien zum Fixieren der Wundabdeckung*
• Kompressen	
• Tupfer	• Pflaster
• Tamponaden	• Binden
• Wundschnellverband	• Netz- oder Schlauchverband
Instrumente	*Sonstiges Material*
• anatomische/chirurgische Pinzette	• Verbandschere
• Scheren	• unsterile Handschuhe
• Knopfkanülen	• Abwurfmöglichkeit
• Skalpell	
• Fadenschere oder Klinge	
• Spritzen	
• Spatel	
• Watteträger	
• Sicherheitsnadeln	
Sonstiges Material	
• sterile Handschuhe	
• Abdecktuch	
• Drainagen	
• Mittel zur Wundbehandlung	

Verbandwechsel bei aseptischen Wunden

Aseptische Wunden (z. B. Operationswunden) sind frei von Krankheitskeimen.

Ziel: Mit dem aseptischen Verbandwechsel will man durch aseptische Arbeitsweise Wunden von Krankheitskeimen freihalten.

Dazu gehört, daß aseptische Wunden möglichst selten verbunden werden, da jegliche Manipulation wie Verbandentfernung zur lokalen Unruhe führt. Operationswunden, die mittels einer Naht verschlossen sind, gelten bereits nach 48 Stunden als komplett dicht. Der erste postoperative Verband soll deshalb so lange als möglich belassen werden.

Vorbereitungen

– Der Materialbedarf richtet sich nach den Wundverhältnissen. Oft erweist
  sich die Verwendung eines Wundschnellverbandes als ausreichend.

Durchführung

– Wird eine Wundreinigung zum Entfernen von z. B. Sekret- und Blutkru-
  sten oder eine Hautdesinfektion notwendig, so sind dabei aseptische
  Regeln (S. 424, 494) zu berücksichtigen. Da die Haut physiologischerwei-
  se immer mit Hautkeimen besiedelt ist, müssen sowohl Hautreinigung als
  auch -desinfektion immer von der Wunde weg erfolgen (Abb. 2.**77a**),
  damit nicht die Keime der Hautflora die Wunde kontaminieren können.

Septischer Verbandwechsel

Als septische Wunde bezeichnet man Wunden, die infiziert, also mit Krankheitskeimen behaftet sind oder durch eine Lokalinfektion (z. B. Furunkel)
hervorgerufen wurden.

> *Ziele:* Mit dem septischen Verbandwechsel will man vorhandene Krank-
> heitskeime bekämpfen sowie deren Verschleppung und Ausbrei-
> tung vermeiden.

Der septische Verbandwechsel grenzt sich gegenüber dem aseptischen vor
allem durch die antiseptischen Maßnahmen zur Wundbehandlung ab, indem
gezielt Krankheitskeime beseitigt werden.

Häufigkeit und Intervall dieses Verbandwechsels richten sich in der Regel
nur nach einem festgelegten Verbandplan. Die Planung wird dabei den
individuellen Wundverhältnissen angepaßt. Stark sezernierende („suppen-
de") Wunden müssen evtl. mehrmals täglich behandelt und verbunden werden.

Vorbereitungen

Gegenstände:

– Auswahl des Verbandmaterials entsprechend der Wundsituation,
– Mittel zur Wundbehandlung, wobei man Mittel zur Reinigung der Wunde
  (z. B. Wasserstoffperoxid, NaCl-Lösung 10% usw.), solche zur Bekämpfung von Krankheitskeimen (z. B. Betaisodona, Rivanollösung usw.), zur
  Förderung von Granulation und Epithelialisierung (z. B. Bepanthensal-
  be, Branolind usw.) und zur Abdeckung des Wundrandes (z. B. Zinkpaste
  usw.) unterscheidet.

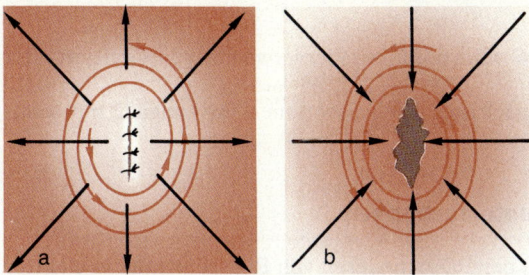

Abb. 2.77 Reinigung/Desinfektion von aseptischen und septischen Wunden
a Die aseptische Wunde wird, sofern notwendig, immer von innen nach außen gereinigt oder desinfiziert. Keime der Umgebung werden somit von der Wunde ferngehalten.
b Die Reinigung der septischen Wunde erfolgt stets zur Wunde hin, also von außen nach innen. Eine Keimverschleppung in die Wundumgebung kommt somit nicht zustande (aus Paetz, B.: Chirurgie für Krankenpflegeberufe, 17. Aufl. Thieme, Stuttgart 1990)

Patient:
– Bei ausgedehntem, für den Patienten schmerzhaftem Vorgehen ist in angemessenem Abstand (ca. 30 Min.) auf ärztliche Anordnung ein Schmerzmittel zu verabreichen.

Pflegeperson:
– Schutzkleidung ist zwingend erforderlich.

Durchführung

– Die Durchführung durch zwei Pflegepersonen ist bei aufwendig zu verbindenden Wunden empfehlenswert.
– Die Wundbehandlung erfolgt immer nach festgelegtem Behandlungsschema in Einzelschritten, wobei die Reihenfolge:
  1. Reinigung der Wunde,
  2. Bekämpfung der Krankheitskeime,
  3. Förderung der Granulation und Epithelialisierung,
     prinzipiell einzuhalten ist.
– Reinigungs- und Desinfektionsmaßnahmen werden nach aseptischen Regeln vorgenommen, indem bei deren Ausführungen stets eine Ausbreitung der Krankheitskeime vermieden wird. Das Reinigungs- und Desinfektionsverfahren hat immer zur Wunde hin zu erfolgen, da bei umgekehrter Handhabung Keime in das Umfeld gelangen würden (Abb. 2.**77b**).

Nachbereitung

- Alles benutzte Material wird, sofern wiederverwendbar, desinfiziert oder sogar sterilisiert.
- Einmalmaterial wird nach speziellen Richtlinien für Umgang mit septischem Material entsorgt.

Mithilfe bei Röntgenuntersuchungen

Ein Röntgenbild entsteht beim Durchqueren von Röntgenstrahlen (elektromagnetische Wellen) durch den menschlichen Körper. Je nach Gewebsstruktur werden die durchfließenden Röntgenstrahlen mehr oder weniger absorbiert (geschwächt), wodurch eine unterschiedliche Belichtung (Schwarzweiß-Abstufung) des Röntgenbildes entsteht. So sind z. B. Knochendarstellungen auf dem Röntgenbild deshalb so hell, weil die dichte Knochenstruktur fast die gesamte Röntgenstrahlung absorbiert.

Röntgenuntersuchungen ohne Kontrastmittel (Leer- und Übersichtsaufnahmen)

Leer- bzw. Übersichtsaufnahmen werden beispielsweise verordnet zur Abklärung des Vorhandenseins von freier Luft (bei Perforationen) in der Bauchhöhle, zur Beurteilung der Herzgröße, der großen Blutgefäße und der Lungenstruktur sowie evtl. vorhandener Frakturen.

Zu diesen Aufnahmen ist in der Regel keine besondere Vor- bzw. Nachbereitung nötig.

Röntgenuntersuchungen mit Kontrastmittel

Orale Kontrastmittelgabe (Magen-Darm-Passage). Sie dient der Beurteilung von Ösophagus und Magen-Darm-Kanal.

Vorbereitung: Der Kranke ist nüchtern (letzte Mahlzeit am Vorabend). Er darf vor der Untersuchung auch nicht rauchen.

Nachbereitung: Evtl. werden Abführmaßnahmen zur raschen Entleerung des Kontrastmittels angeordnet. Das Kontrastmittel (Bariumsulfat) wird wieder unverändert ausgeschieden. Der Stuhlgang verfärbt sich dadurch weißlich. Die Patienten sind daraufhin zu beobachten und zu informieren.

Rektale Kontrastmittelgabe (Kolonkontrasteinlauf). Hiermit ist die röntgenologische Beurteilung des Dickdarmes möglich.

Vorbereitung: Am Untersuchungstag bekommt der Patient ein leichtes Frühstück, sonst nur schlackenarme, vollresorbierbare Kost (z. B. klare Flüssigkeiten wie Fleischbrühe, Mineralwasser, Tee). Ferner werden Abführmaßnahmen durch stark wirksame Abführmittel (z. B. Cascara-Salax u. a.) verordnet. Weitere Abführmaßnahmen (z. B. Reinigungseinlauf, orthograde Darmspülung usw.) sind von der individuellen Patientensituation abhängig. Die bei einem Reinigungseinlauf verbliebenen Flüssigkeitsreste im Darm können die diagnostische Beurteilung erschweren, deshalb wird dieser nur im Ausnahmefall verordnet.

Nachbereitung: wie zuvor bei der Magen-Darm-Passage.

Intravasale Kontrastmittelgabe. Bei der intravasalen, besonders bei der arteriellen Kontrastmittelgabe besteht die Gefahr der Überempfindlichkeitsreaktion gegen das Kontrastmittel (Anaphylaxie). Der Patient muß deshalb zur Untersuchung nüchtern sein, um bei Erbrechen eine Aspiration zu vermeiden. Des weiteren können sich durch die Nahrungsaufnahme Darmgase entwickeln, die eine Beurteilung von Röntgenaufnahmen im Abdominalbereich erschweren. Ferner soll der Kranke nach Untersuchungen mit nierengängigen Kontrastmitteln (z. B. i. v. Urogramm) reichlich trinken, um eine rasche Ausscheidung des Kontrastmittels zu gewährleisten.

Cholegraphie (i. v. Cholegramm/Cholangiogramm). Sie wird zur Beurteilung der Gallenblase und Gallenwege durchgeführt.

Vorbereitung: Der Patient bekommt am Vortag der Untersuchung leichte, nicht blähende Kost. Bei Blähungen (Meteorismus) werden evtl. entgasende Tabletten (z. B. Lefax) verordnet.

Nachbereitung: Bei komplikationslosem Untersuchungsverlauf ist keine Überwachung notwendig.

Urographie (i. v. Urogramm). Durch diese Untersuchung wird die Beurteilung von Nierenbecken, Harnleiter und Harnblase möglich.

Vorbereitung: Evtl. wird am Untersuchungsvortag ein Abführmittel verordnet, sonst wird wie bei der Cholegraphie verfahren. Der Kranke entleert kurz vor der Untersuchung die Blase.

Nachbereitung: s. Cholegraphie

Phlebographie (Phlebogramm/Venogramm). Diese Gefäßdarstellung dient zur Beurteilung der Extremitätenvenen, z. B. vor Varizenoperationen oder bei Beckenvenenthrombose.

Vorbereitung: Der Patient ist zur Untersuchung nüchtern, evtl. wird eine Prämedikation verordnet.

Nachbereitung: Bei komplikationslosem Untersuchungsverlauf ist in der Regel keine besondere Überwachung notwendig. Bettruhe wird bis zu 24 Stunden verordnet.

Angiographie/Arteriographie (Angiogramm). Sie wird zur Beurteilung von Arterien bzw. Arterienverlauf in bestimmten Organen (z. B. Gehirn, Nieren) durchgeführt.

Vorbereitung: Die Gerinnungswerte müssen wegen der Nachblutungsgefahr vorliegen. Der Patient ist zur Untersuchung nüchtern. Ist die Einstichstelle zur Verabreichung des Kontrastmittels bekannt (z. B. A. femoralis in der Leistenbeuge), so wird diese im Umkreis von ca. 1 Handbreite rasiert.

Nachbereitung: Der Patient bekommt einen Druckverband auf die Einstichstelle. Er hat 24 Stunden Bettruhe. Des weiteren werden Puls, Blutdruck und Hautfarbe (Gefahr der Nachblutung) sowie die Einstichstelle (Hämatombildung, Nachblutung) in definierten Zeitabständen kontrolliert. Der Kranke soll viel trinken (S. 501), eine Bettschüssel/Urinflasche muß bereitstehen.

Mithilfe bei der Computertomographie

Bei der Computertomographie können anatomische Querschnittsbilder (Schichten) vom menschlichen Körper angefertigt werden. Sie ist daher zu Diagnosemaßnahmen in allen Körperbereichen geeignet.

Die Patienten benötigen hierzu keine besondere Vorbereitung, sofern die Untersuchung ohne Kontrastmittel durchgeführt wird. Bei Kontrastmittelgabe gelten die oben beschriebenen Ausführungen zur Vor- und Nachbereitung.

Um unnötige Ängste zu vermeiden, sollte der Patient wissen, daß er sich während der Untersuchung in einem großen, röhrenartigen Apparat befindet.

Mithilfe bei Isotopenuntersuchungen (Szintigraphie)

Unter einer Szintigraphie versteht man nuklearmedizinische Untersuchungen, bei denen radioaktive Substanzen gespritzt, getrunken oder inhaliert werden. Mit einem Spezialgerät (Szintillationszähler) wird die radioaktive Strahlung über dem zu untersuchenden Organ gemessen. Das dabei angefertigte Szintigramm gibt Auskunft über Bau, Gestalt und Funktion des Organs.

Vorbereitung: Eine besondere Vorbereitung ist nicht notwendig. Die Kranken sollten vor der Untersuchung die Blase und evtl. den Darm entleeren, weil sie relativ lange ruhig auf dem Untersuchungstisch liegen müssen, was durch eine volle Blase erschwert wird. Schmuck und sonstige am Körper getragene Metallteile sind zu entfernen. Sie können das Untersuchungsergebnis verfälschen. Zur raschen Ausscheidung des Kontrastmittels bzw. zum besseren Nierendurchfluß müssen die Patienten vor manchen Untersuchungen wie, z. B. bei der Skelett- und Nierenszintigraphie eine definierte Flüssigkeitsmenge trinken.

Nachbereitung: Um eine rasche Ausscheidung der radioaktiven Substanz über die Nieren zu bewirken sollen die Patienten, sofern erlaubt, möglichst viel trinken.

Mithilfe bei Ultraschalluntersuchungen (Sonographie)

Bei der Sonographie werden mit Hilfe von Schallwellen zweidimensionale Schnittbilder von den untersuchten Organen angefertigt. Auch Bewegungsabläufe (Darmperistaltik, Gefäßpulsation, Fetus im Uterus) können sonographisch untersucht werden.

Vorbereitung: Der Patient bedarf keiner besonderen Vorbereitungsmaßnahmen. Bei starken Blähungen werden evtl. entgasende Medikamente (z. B. Lefax-Tabletten) verordnet. Zur Sonographie der Beckenorgane ist eine gut gefüllte Harnblase notwendig, deshalb müssen die Patienten vorher reichlich trinken.

Mithilfe bei endoskopischen Untersuchungen/Eingriffen

Bei der Endoskopie handelt es sich um die diagnostische Betrachtung (Spiegelung) von Körperhöhlen und Hohlorganen mit einem Endoskop (röhrenförmiges, mit Lichtquelle und optischem System ausgestattetes Instrument) (Roche-Lexikon 1987). Häufig ist die Spiegelung kombiniert mit einem therapeutischen Eingriff, wie z. B. Entfernung von Darmpolypen, Gallensteinen usw. Neuerdings werden auch operative Eingriffe wie Entfernung des Blinddarmes oder der Gallenblase endoskopisch vorgenommen.

Allgemeine Grundsätze zur Vorbereitung und Nachbereitung von endoskopischen Untersuchungen

- Vor der Untersuchung müssen Blutbild, Gerinnungswerte und evtl. eine Blutgruppenbestimmung durchgeführt werden.
- Krankenakte, Röntgenbilder und Untersuchungsergebnisse sind zur Untersuchung mitzugeben.
- Evtl. ist eine Prämedikation verordnet.
- Der Kranke ist zur Untersuchung nüchtern und hat Blase sowie Darm entleert.
- Evtl. wird vor der Untersuchung eine venöse Verweilkanüle gelegt.
- Besonderheiten (Allergien, evtl. vorhandene Infektionen usw.) sind auf dem Anforderungszettel zu vermerken.

- Nach der Untersuchung ist in der Regel eine Kontrolle der Vitalfunktionen notwendig. Die Häufigkeit der Kontrollen richtet sich nach der Art des Eingriffs (z. B. ist nach Entfernung von Gewebewucherungen oder bei Biopsien eine häufigere Kontrolle wegen der Nachblutungsgefahr notwendig) sowie nach dem Zustand des Patienten. Des weiteren ist die laufende Kontrolle der Befindlichkeit des Kranken unabdingbar. Die Patienten sind darauf hinzuweisen, daß sie sich bei Veränderungen in ihrem Befinden unverzüglich melden sollen. Dazu ist die Klingel griffbereit zu legen.
- Beim Auftreten von Komplikationen wie z. B. Kreislaufversagen (Pulsanstieg, Blutdruckabfall, Blässe, Schweißausbruch), Atemnot, starken Schmerzen, Blutungen usw. ist der Arzt unverzüglich zu verständigen.
- Untersuchungen sowie evtl. auftretende Besonderheiten werden dokumentiert.

Ösophagogastroskopie

Diagnostische Indikation: Spiegelung der Speiseröhre und des Magens, Gewebeentnahme.

Therapeutische Indikation: Verödung von Ösophagusvarizen (Speiseröhrenkrampfadern), Bougierung (Dehnung) der Speiseröhre, Fremdkörperentfernung, Blutstillung u. a.

Vorbereitung: Der Patient ist nüchtern, die Zahnprothese wird entfernt, evtl. erfolgt eine Prämedikation zur Sedierung.

Nachbereitung: Der Kranke darf mindestens 2 Stunden keine Nahrung zu sich nehmen (Gefahr des Verschluckens wegen Rachenanästhesie). Wurde eine Gewebeentnahme vorgenommen, so erfolgt die erste Nahrungszufuhr nach 4 Stunden. Beobachtung von Puls, Blutdruck und Hautfarbe in regelmäßigen Abständen ist wegen der Gefahr der Nachblutung angezeigt. Eine Bettruhe besteht für ca. 2 Stunden.

Endoskopisch retrograde Cholangiopankreatikographie (ERCP)

Diagnostische Indikation: Beurteilung des Gallengangsystems und des Bauchspeicheldrüsenganges durch Einspritzung eines Kontrastmittels in die Duodenalpapille (S. 62) mit anschließender Röntgenaufnahme und Gewebsentnahme.

Therapeutische Indikation: Entfernung von Gallensteinen mittels einer Schlinge oder medikamentöser Auflösung.

Vorbereitung: Am Untersuchungstag bekommt der Patient schlackenarme Kost und evtl. darmentgasende Tabletten. Vor der Untersuchung wird die Zahnprothese entfernt und eine Prämedikation verabreicht. Weitere Maßnahmen s. Allgemeine Grundsätze (S. 503f).

Nachbereitung: Kreislaufüberwachung durch Beobachtung von Puls, Blutdruck, Hautfarbe, Schweißbildung in definierten Zeitabständen über mehrere Stunden hinweg wegen der Blutungsgefahr und der Nachwirkung der Prämedikation. Bei der diagnostischen ERCP bleibt der Patient ca. 2–3 Stunden nach Untersuchungsende nüchtern und hält für 2 Stunden Bettruhe ein. Nach einer Steinentfernung kann er nachmittags schluckweise Tee trinken und bekommt am folgenden Tag leichte Kost. Die Bettruhe sollte hier mehrere Stunden, meist bis zum Abend eingehalten werden.

Koloskopie/Rektoskopie

Diagnostische Indikation: Spiegelung des Dickdarmes bzw. des Rektums, Gewebsentnahme.

Therapeutische Indikation: Entfernung von Darmpolypen (Polypektomie), Blutstillung.

Vorbereitung: Der Kranke bekommt 3 Tage vor der Untersuchung leichte Kost. Am Untersuchungsvortag ein leichtes Frühstück, dann nur noch vollresorbierbare Kost, z. B. klare Flüssigkeiten wie Tee, Mineralwasser, Fleischbrühe. Zur völligen Entleerung des Kolons werden meist ein Abführmittel (z. B. Cascara Salax) sowie eine orthograde Darmspülung verordnet. Dabei muß der Patient in einem bestimmten Zeitraum 3–5 l (wenn nötig sogar mehr) körperwarme Elektrolytlösung trinken, bis der Stuhlgang wasserklar ist (Spülung des Darmtraktes). Evtl. können am Vorabend der Untersuchung 2–3 l und morgens vor der Untersuchung nochmals ca. 1 l Elektrolytlösung bis zum gewünschten Erfolg getrunken werden. Zur Geschmacksverbesserung der Elektrolytlösung können Vitaminbrausetabletten zugesetzt werden. Bei Patienten, die sehr ungern trinken, kann die Trinklösung über eine Magensonde verabreicht werden.

Bei Herz- und Niereninsuffizienz ist die orthograde Darmspülung evtl. kontraindiziert.

Vor Untersuchungsbeginn wird eine Prämedikation verabreicht.

Weitere Maßnahmen entsprechend den Allgemeinen Grundsätzen (S. 503f) durchführen.

Bei der Rektoskopie genügt zum Abführen ein Klysma kurz vor dem Eingriff.

Nachbereitung: Kreislaufkontrolle wegen der Gefahr der Nachblutung bei Polypektomie, Beobachtung der Stuhlausscheidung. Bettruhe muß über ca.

2 Stunden eingehalten werden. Eine Nahrungsaufnahme ist nach 1−2 Stunden, bei Darmblutungen jedoch erst nach Arztverordnung wieder möglich.

Wegen der Perforationsgefahr während der Untersuchung wird im Anschluß nach dem Eingriff eine Abdominalübersichtsaufnahme angeordnet.

Laparoskopie

Diagnostische Indikation: Spiegelung der Bauchhöhle mit Begutachtung der Leberoberfläche, Gallenblase, Magen, Bauchfell, Milz und Beckenorgane.

Therapeutische Indikation: Lösung von Verwachsungen in der Bauchhöhle.

Vorbereitung: Rasur der Bauchhaut, Reinigung des Bauchnabels und der Bauchhaut, Prämedikation, evtl. wird am Vorabend ein Einlauf angeordnet. Weitere Maßnahmen sind wie bei den Allgemeinen Grundsätzen zu handhaben.

Nachbereitung: Kreislaufüberwachung zunächst engmaschig ¼- bis ½stündlich, dann langsam in größeren Abständen über insgesamt 12 Stunden (Nachblutungsgefahr). Beschwerdeäußerungen, Kontrolle des Wundverbandes und des Leibesumfangs (Nachblutung), Bettruhe bis zu 24 Stunden; nach einer Leberpunktion liegt der Patient ca. 2 Stunden auf der rechten Seite, die Leber wird dabei mit einem Kissen oder Sandsack komprimiert (Blutstillung), Schmerzmittelgabe erfolgt nach Verordnung. Nach 2 Stunden kann schluckweise Tee getrunken werden, nach 4−6 Stunden ist bereits leichte Kost möglich.

Zystoskopie/Urethroskopie

Diagnostische Indikation: Spiegelung der Harnblase und Harnröhre, Anfertigung eines Röntgenbildes vom Nierenbecken und den ableitenden Harnwegen nach retrograder (über einen zystoskopisch eingeführten Harnleiterkatheter) Verabreichung eines Kontrastmittels, Gewebsentnahme

Therapeutische Indikation: Entfernung von Uretersteinen mittels einer Schlinge, Entfernung von Papillomen (gutartige Schleimhautwucherung)

Vorbereitung: Bei Bedarf Intimtoilette durchführen und Blasenkatheter entfernen. Der Patient trinkt vor dem Eingriff ca. ½ l Flüssigkeit. Eine Prämedikation mit einer Schmerzmittelgabe wird vor allem bei Männern angeordnet.

Ist eine Röntgenaufnahme geplant, so muß zuvor abgeführt werden. Weitere Maßnahmen wie bei Allgemeine Grundsätze (S. 503 f) ausführen.

Nachbereitung: Kreislaufkontrolle, Beobachtung der Urinausscheidung sowie von Beschwerdeäußerungen.

Bronchoskopie

Diagnostische Indikation: Spiegelung der Trachea sowie von Teilen des Bronchialbaumes, Gewebsentnahme.

Therapeutische Indikation: Entfernung von Fremdkörpern, Lavage (Bronchialspülung) und Absaugen von festsitzendem Bronchialsekret.

Vorbereitung: Der Patient bekommt eine Prämedikation. Die Zahnprothese wird entfernt, im übrigen s. Allgemeine Grundsätze (S. 503 f).

Nachbereitung: Kontrolle der Atmung auf Dyspnoe, Stridor (Gefahr eines Asthmaanfalles, Laryngospasmus), Hustenreiz und Auswurf. Wegen der Nachblutungsgefahr muß beim Auftreten von blutigem Sputum der Arzt unverzüglich benachrichtigt werden. Geringe Blutbeimengungen sind als normal zu werten. Des weiteren sind die Beobachtung von Hautfarbe (Zyanose bei O_2-Mangel), Kreislauf (engmaschig, da Kreislaufverschlechterung bei Nachblutung, Sauerstoffmangel) und Körpertemperatur wichtig (ca. 4−5 Std. nach einer Bronchiallavage kann es evtl. zum Temperaturanstieg bis ca 39 °C kommen).

Bettruhe besteht für ca. 2 Stunden, nach 2−3 Stunden kann Tee bzw. Normalkost zu sich genommen werden.

Krankenpflegehilfe in unterschiedlichen Pflegedisziplinen

Im folgenden Kapitel werden Pflegemaßnahmen bei Erkrankungen aus den Fachdisziplinen Innere Medizin, Chirurgie, Geburtshilfe und Psychiatrie vorgestellt.

Die Auswahl der Pflegesituationen wurde von der Häufigkeit ihres Vorkommens sowie von Umfang und Vielfalt der dazugehörenden pflegerischen Aufgaben bestimmt.

Ausschlaggebend für die pflegerischen Aktivitäten sind vorwiegend Krankheitssymptome und ärztlich verordnete Maßnahmen. Deshalb wird zum besseren Verständnis vor jeder Pflegeplanung ein kurzer Überblick von krankheitsspezifischen Symptomen und Therapiemaßnahmen gegeben.

Die jeweilige Zuordnung von Pflegeproblemen und Pflegehilfeaktivitäten zu den einzelnen Lebensaktivitäten erfolgt entsprechend dem Vorgehen in den vorangegangenen Ausführungen (z. B. Thromboseprophylaxe zur Lebensaktivität „sich bewegen"). Manche Pflegeprobleme könnten durchaus bei unterschiedlichen ATL eingeordnet werden.

Die exemplarische Darstellungsweise der Pflege soll die Übertragung auf andere, nicht beschriebene Pflegesituationen erleichtern.

Die Pflegehilfe bei alten Menschen wird an den Anfang gestellt, da sie, bis auf wenige Ausnahmen, interdisziplinär vorkommt und als Ergänzung zu der Krankenpflegehilfe in den anderen Fachgebieten betrachtet werden soll.

Die Säuglingspflege wird im Rahmen der Wochenbettpflege bei der Geburtshilfe abgehandelt.

Außerdem wird an dieser Stelle darauf hingewiesen, daß Pflegehilfemaßnahmen bei Patienten mit unheilbarer Krankheit (S. 446 ff), bei fieberhaften Erkrankungen (S. 394 ff) und bei eingeschränkter Atemfunktion (S. 417) bereits im vorhergehenden Kapitel besprochen wurden.

Krankenpflegehilfe bei alten Menschen

Der Alterungsprozeß des Menschen führt zu Beeinträchtigungen der körperlichen und psychisch-geistigen Leistungsfähigkeit von individuell unterschiedlichem Ausmaß. Darüber hinaus kommen oft noch soziale Veränderungen hinzu, z. B. die Aufnahme in ein Altenheim, Partnerverlust, Verlust der sozialen Anerkennung usw.

Körperliche Beeinträchtigungen. Sie sind vorwiegend auf Verschleißerscheinungen des Bewegungsapparates und durch nachlassende Organleistungen (z. B. der Sinnesorgane) zurückzuführen.

Folgende Beschwerden können auftreten:

- rasche Ermüdbarkeit, nachlassende Körperkraft,
- langsamere und oft mit Beschwerden verbundene Bewegungsabläufe,
- Verschlechterung des Hör- und Sehvermögens sowie des Riech- und Geschmackssinnes, nachlassendes Durstgefühl,
- Neigung zu Schwindel, Juckreiz, Parästhesien, Schlafstörungen, Unruhezuständen.

Psychisch-geistige Beeinträchtigungen. Sie sind die Folge von Veränderungen im Nervenstoffwechsel des Gehirns.

Häufig vorkommende Symptome sind dabei:

- Ängste und depressive Verstimmung (S. 231 ff), z. B. durch nachlassende Körperkraft, körperliche Beschwerden, Konflikte mit Angehörigen, Einsamkeit usw.
- Gedächtnisstörungen, welche sich oft in einer starken Vergeßlichkeit (Merkfähigkeitsstörung) äußern. Das Altgedächtnis, d. h. die Erinnerungsfähigkeit an weiter zurückliegende Ereignisse, ist meist kaum beeinträchtigt.

- Störungen der Lernfähigkeit und damit auch der Anpassungsfähigkeit an veränderte Situationen durch Beeinträchtigung der Wahrnehmungs- und Merkfähigkeit. Durch Ausdauer und geeignete Lernhilfen kann die Lernfähigkeit jedoch bis ins hohe Alter erhalten bleiben.
- Orientierungsverlust (Verwirrtheit) kann akut auftreten und vielerlei Ursachen haben. Solche sind z. B. Blutdruckabfall, alle Infekte, Stoffwechselstörungen (Hypoglykämie), Exsikkose, Medikamenteneinnahme, fehlende soziale Anerkennung, Partnerverlust, Einweisung in ein Krankenhaus usw.

Pflegeplanung

Bei der Krankenhausaufnahme eines alten Menschen ist die Erstellung einer umfassenden Pflegeanamnese von besonderer Bedeutung. Kenntnisse über Selbständigkeit, bisherige Lebensgewohnheiten, Interessen u.dgl. befähigen Pflegepersonen dazu, drohenden Angst-, Unruhe- und Verwirrtheitszuständen entgegenzuwirken.

Die Pflegeanamnese sollte deshalb Angaben enthalten über:

- Mobilität/Selbständigkeit,
- Gedächtnis und Reaktionsvermögen,
- Seh- und Hörfähigkeit,
- Appetit und Eßverhalten,
- Schlaf- und Wachrhythmus,
- körperliche Beschwerden,
- Beherrschung der Blasen- und Darmfunktion,
- Unterhaltungs- und Beschäftigungsmöglichkeiten.

Nachstehende Pflegeplanungsgrundlage in Tab. 2.**43** orientiert sich an den bei alten Menschen am häufigsten vorkommenden Pflegeproblemen.

Tabelle 2.43 Planungsgrundlage für die Pflege bei alten Menschen

ATL	Pflegeproblem	Pflegeziel	Mögliche Pflegehilfeaktivitäten
Ruhen und Schlafen	Beim alten Menschen besteht die Gefahr von nächtlichem Verwirrtsein, vor allem bezüglich der Örtlichkeit. Es kann zur Unruhe und Schlafumkehr kommen	Der alte Mensch hat einen ausreichenden und erholsamen Schlaf. Seine Sicherheit bei nächtlichem Erwachen ist gewährleistet	• Den alten Menschen ausreichend aktivieren. Dabei darauf achten, daß die Mittagsruhe nicht überlang gehalten wird. Therapieprogramme sind bei der Aktivierung eine gute Hilfe • Einschlafrituale (Pflegeanamnese!) möglichst einhalten • Das Nachtlicht sollte zur besseren Orientierung über Nacht anbleiben. Die Klingel ist stets griffbereit zu legen • Bei Erwachen ist der Patient nötigenfalls zur Toilette zu führen und bei Bedarf ein kleines Getränk anzubieten • Weitere Maßnahmen zur Schlafförderung s. S. 278f • Nach dem morgendlichen Wecken evtl. ein kleines Frühstück anbieten, verordnete Medikamente geben (z. B. gegen Parkinson-Erkrankung) • Beobachtungsmaßnahmen: Schlafverhalten auf Einschlaf-/Durchschlafstörungen oder frühes Erwachen; schlafhindernde Faktoren wie Angst, Harndrang usw.
Sich bewegen	Der alte Mensch ist durch Schmerzen und Schwäche in seiner Bewegungsfähigkeit beeinträchtigt. Er ist dadurch gefährdet für Kontrakturen, Muskelschwäche, Dekubitus und Thrombose	Der alte Mensch ist körperlich aktiv und bewegungsfähig. Er bekommt keine zusätzlichen Schäden bzw. Erkrankungen	• Bestmögliche Mobilisation mit Hilfen beim Aufstehen und unter Einbeziehen von Angehörigen, evtl. zu kleinen Spaziergängen ermuntern • Für entsprechende Altersgymnastik (z. B. Hockergymnastik, Krankengymnastik), wenn möglich für Bewegungsspiele (Ballspielen, Tanzen) sorgen (s. auch ATL Sich Beschäftigen, S. 432f)

Tabelle 2.43 (Fortsetzung)

ATL	Pflegeproblem	Pflegeziel	Mögliche Pflegehilfeaktivitäten
Sich bewegen			• Bei Bettlägerigkeit Dekubitus- (S. 318ff), Thrombose- (S. 323ff) und Kontrakturenprophylaxe (S. 316ff) durchführen • Beobachtungsmaßnahmen: Mobilität und Motorik, vor allem Grad der Selbständigkeit und Beschwerdeäußerungen sowie Beweglichkeit der Gelenke; Haut bezüglich beginnendem Dekubitus; Thrombosezeichen
Sich waschen und kleiden	Der alte Mensch kann, bedingt durch körperliche und geistige Schwäche sowie eingeschränkter Bewegungsfähigkeit, die Körperpflege und evtl. das An- und Auskleiden nicht mehr richtig ausführen	Dem alten Menschen bleibt seine Selbständigkeit für die Körperpflege sowie die Fähigkeit sich zu kleiden, erhalten, oder er erlangt diese wieder. Er hat ein gepflegtes Aussehen, Haut und Schleimhäute sind gepflegt und intakt	• Hilfestellungen geben bei der Körperpflege sowie beim An- und Auskleiden, dabei nicht drängen und genügend Zeit lassen • Den alten Menschen vor Unfallgefahren schützen, z. B. Ausrutschen im Bad • Hautpflege mit Creme nach dem Duschen oder Waschen, da die Altershaut in der Regel sehr trocken ist • Auf regelmäßige Mundhygiene achten • Haarwäsche und Nagelpflege 1 mal wöchentlich durchführen • Für bequeme, gepflegte Kleidung sorgen. Sofern notwendig, auch auf Auswahl einer jahreszeitlich entsprechenden Kleidung achten • Beobachtungsmaßnahmen: Pflegezustand der Haut und Schleimhaut, vor allem, ob geschmeidige oder trockene Haut, ob Mundschleimhaut feucht oder belegt; Aussehen der Kleidung; Ressourcen bei der Körperpflege

Tabelle 2.43 (Fortsetzung) Planungsgrundlage für die Pflege bei alten Menschen

ATL	Pflegeproblem	Pflegeziel	Mögliche Pflegehilfeaktivitäten
Essen und Trinken	Der alte Mensch hat durch Mangel an Appetit und Durstgefühl, schlecht sitzende Prothesen oder Zittern eine unzureichende Nahrungs- und Flüssigkeitsaufnahme	Der alte Mensch ist ausreichend und ausgewogen ernährt. Die Nahrungsaufnahme ist ungehindert bei erhaltener Selbständigkeit	• Möglichst am Tisch und in Gesellschaft essen lassen • Konsistenz der Nahrung dem Kauvermögen anpassen, z. B. Schrot anstatt ganzer Körner • Bei Bedarf den Prothesensitz vom Zahnarzt korrigieren lassen • Nahrungsangebot zur Entlastung der Verdauungsorgane auf 5–6 kleine Mahlzeiten verteilen • Immer wieder zum Trinken auffordern, Lieblingsgetränke herausfinden bzw. Getränkeangebot abwechslungsreich gestalten; Trinkmenge von ca. 1,5 l pro Tag einhalten, wenn nötig Trinkzettel anlegen • Bei Zittern geeignetes Geschirr und Besteck verwenden (nicht zu schwer und zu klein); Teller und Tasse nicht ganz füllen; die Kleidung durch eine große Serviette schützen; versehentliches Bekleckern nicht kommentieren • Essen bei langer Eßdauer zwischendurch wieder erwärmen • Auf korrekte Medikamenteneinnahme achten • Beobachtungsmaßnahmen: Eßverhalten auf Selbständigkeit; Appetit auf Vorlieben, Nahrungs- und Trinkmenge; Körpergewicht auf Zu- oder Abnahme; Hautturgor bezüglich Exsikkose

Tabelle 2.43 (Fortsetzung)

ATL	Pflegeproblem	Pflegeziel	Mögliche Pflegehilfeaktivitäten
Ausscheiden	Der alte Mensch leidet häufig an Harn- und Stuhlinkontinenz sowie an Obstipation	Der alte Mensch ist möglichst kontinent. Seine Stuhl- und Urinausscheidung ist regelmäßig und beschwerdefrei. Die Haut im Anal- und Genitalbereich ist intakt und reizlos	• Kontinenz- und Toilettentraining (S. 383f) durchführen • Unterstützung des alten Menschen bei der Intimhygiene (S. 334) • Bei Obstipation diese möglichst diätetisch beseitigen, sonst Abführmaßnahmen nach Arztverordnung • Beobachtungsmaßnahmen: Urinausscheidung auf Menge, Aussehen, Geruch; Stuhlausscheidung bezüglich Konsistenz, Menge, Häufigkeit; Haut im Genital- und Analbereich auf Wundsein
Für Sicherheit sorgen	Der alte Mensch ist durch Schwäche, Schwindel und Bewegungsunsicherheit sturzgefährdet. Bei Orientierungsverlust besteht die Gefahr des Verlaufens. Es kommt zur Verkennung von Personen und Gefahren (z. B. Feuer, Gas usw.)	Der alte Mensch bewegt sich sicher, angstfrei und ungefährdet innerhalb der stationären Einrichtung	• Pflegepersonen stellen sich bei Bedarf wiederholt mit Namen vor. Sie tragen gut lesbare Namensschilder • Es ist darauf zu achten, daß alte Menschen möglichst in der Nähe des Personalarbeitsplatzes in einem Zimmer untergebracht sind. Dadurch werden weite Wege vermieden und eine bessere Beobachtungs- und Kommunikationsmöglichkeit geschaffen • Den alten Menschen dazu anhalten, sich bei Unwohlsein zu melden und das Bett nicht allein zu verlassen; Stolperstellen (Möbel, Kabel) sind zu vermeiden • Alle wichtigen Wege (Toilette, Bad, Aufenthaltsraum) so lange mit dem alten Menschen gehen, bis er sich auskennt und sicher ist • Wege und Türen (innen und außen) müssen mit gut sichtbaren Symbolen und/oder Schriftzeichen gekennzeichnet werden

Tabelle 2.43 (Fortsetzung) Planungsgrundlage für die Pflege bei alten Menschen

ATL	Pflegeproblem	Pflegeziel	Mögliche Pflegehilfeaktivitäten
Für Sicherheit sorgen	Der alte Mensch kann sich durch Gedächtnis-, Konzentrationsschwäche oder Verwirrtheit evtl. nicht sinnvoll beschäftigen	Der alte Mensch hat eine angemessene, möglichst selbstbestimmte, körperliche und geistige Beschäftigung	• Wenn nötig, Mitpatienten bitten zu läuten, sofern der alte Mensch ohne Begleitung das Zimmer verläßt. Angehörige zur Betreuung und Beobachtung mit einbeziehen • Alle notwendigen Sicherungsmaßnahmen sind dem Kranken gut zu erklären, um das Aufkommen von Angst und Mißtrauen zu verhindern • Weitere Maßnahmen s. Pflege des Dementen (S. 584f) • Beobachtungsmaßnahmen: Tritt- und Gehsicherheit, Orientierungssinn sowie Orientierung über Zeit, Ort, Person und Situation; Aktivitäten, vor allem bezüglich realitätsfremden, sinnlosen Handelns
Sich beschäftigen			• Angehörige nach Lieblingsbeschäftigung fragen und diese möglichst unter Berücksichtigung von Ruhephasen anbieten • Geriatrische Kliniken (Kliniken für Alterskrankheiten) haben oftmals Rehabilitationseinrichtungen mit einem vielseitigen Beschäftigungsangebot wie Beschäftigungstherapie, Realitätsorientierungstraining (S. 585ff), Wahrnehmungs- und Gedächtnistraining, Gesellschaftsspiele usw. • Den alten Menschen ermuntern, an Veranstaltungsangeboten teilzunehmen, dabei Aktivitäten durch Lob und Anerkennung verstärken

Tabelle 2.43 (Fortsetzung)

ATL	Pflegeproblem	Pflegeziel	Mögliche Pflegehilfeaktivitäten
Sich beschäftigen			• Bei Aktivitäten nach Möglichkeit Angehörige (z. B. Lebenspartner) hinzuziehen, weil sich der alte Mensch in Gegenwart einer Bezugsperson besser konzentrieren kann • Beobachtungsmaßnahmen: Aktivitäten bezüglich Interessen, Geschicklichkeit
Kommunizieren	Der alte Mensch ist in seinem Seh- und Hörvermögen eingeschränkt	Der alte Mensch kann sein Seh- und Hörvermögen entsprechend seinen Ressourcen nutzen	• Es ist täglich darauf achten, daß die Brille sauber und das Hörgerät funktionstüchtig ist. Beide Hilfen sind in Reichweite bereitzulegen und sofern nötig auch anzubieten. Zum Umgang mit seh- und hörbehinderten Patienten s. S. 438f • Bei zunehmenden Einschränkungen anderweitige Sinneswahrnehmungen fördern wie Riechen, Schmecken, Tasten, Fühlen • Äußerungen des Patienten ernst nehmen und darauf eingehen • Beobachtungsmaßnahmen: Hör- und Sehvermögen, Kommunikation, besonders Wortschatz, Gesprächsinhalte, Gesprächspartner
Sinn finden	Der alte Mensch ist ängstlich und verstimmt durch nachlassende Kraft, körperliche Beschwerden. Seine Selbstpflege- und Alltagskompetenz nimmt ab	Der alte Mensch fühlt sich anerkannt, ernstgenommen und geborgen bei erhaltener Selbsthilfefähigkeit	• Der alte Mensch wird seinen Fähigkeiten gemäß mit in die Pflegeplanung einbezogen. Er darf jedoch nicht überfordert werden, weil dies zu Mißerfolgsgefühlen, Abhängigkeit und verstärkter Depression führt • Fortschritte und Beschwerdebesserungen werden hervorgehoben. Jedes Bemühen um Mitarbeit ist durch Lob und Anerkennung zu verstärken

Tabelle 2.43 (Fortsetzung) Planungsgrundlage für die Pflege bei alten Menschen

ATL	Pflegeproblem	Pflegeziel	Mögliche Pflegehilfeaktivitäten
Sinn finden			• Der Besuch von Gottesdiensten oder Festlichkeiten ist bei Wunsch zu ermöglichen • Beobachtungsmaßnahmen: Stimmung, vor allem ob depressiv oder zuversichtlich; Selbstpflegefähigkeiten, ob zu- oder abnehmend, Verhalten gegenüber Angehörigen, Pflegepersonal usw.; Ausdrucksverhalten, ob lebhafte oder verlangsamte Mimik und Gestik
Mann und Frau sein	Der alte Mensch hat häufig eine gestörte Selbstwahrnehmung durch den Verlust der Pflege- und Alltagskompetenz. Seine Schamgefühle sind sehr ausgeprägt.	Der alte Mensch fühlt sich in seinem Mann- oder Frausein menschenwürdig behandelt und geführt	• Der alte Mensch wird stets korrekt mit vollem Namen angesprochen. Vertrauliches Ansprechen mit Opa oder Oma ist zu unterlassen, da diskriminierend • Die Wahrung der Intimsphäre wird bei allen Pflegeverrichtungen beachtet (S. 458) • Lebenspartner, Freunde, Angehörige werden ohne strenge Besuchszeitregelung zugelassen • Beobachtungsmaßnahmen: Stimmung; Äußerungen bezüglich Bitterkeit und Zuversicht

Krankenpflegehilfe in der Inneren Medizin

Krankenpflegehilfe bei Patienten mit Herzinsuffizienz

Die pflegerischen Aktivitäten orientieren sich an Beeinträchtigungen durch Symptome der Rechts- und Linksherzinsuffizienz (Globalinsuffizienz).

Symptome. Je nach Ausprägungsgrad der Erkrankung können einige der folgenden Symptome nur bei Belastung oder bereits im Ruhezustand typischerweise auftreten:

- Dyspnoe
- Husten,
- Auswurf,
- Zyanose,
- Tachykardie,
- Nykturie,
- Appetitlosigkeit,
- Völlegefühl,
- Neigung zu Obstipation,
- Schwäche/Müdigkeit,
- Leistungsminderung,
- Angst/Verstimmung,
- Ödeme an den Unterschenkeln oder im Kreuzbeinbereich.

Therapiemaßnahmen. Die Auswahl ist beispielhaft getroffen:

- Digitalispräparate (zur Herzkraftstärkung),
- Diuretika (zur Ausschwemmung der Ödeme),
- Expektoranzien (zur Auswurfförderung),
- Herzdiät (salzarm, blähstoffarm),
- bilanzierte Flüssigkeitszufuhr (zur Ödemprophylaxe, Entlastung des Herzens),
- O_2-Gabe (bei Dyspnoe und Zyanose),
- Antikoagulanzien (zur Thromboseprophylaxe),
- Abführmittel (bei Bedarf).

Pflegeplanung

Die möglichen Pflegehilfemaßnahmen, die sich aus Symptomen und Therapie ableiten lassen, sind in der Planungsgrundlage (Tab. 2.**44**) zusammengestellt.

Tabelle 2.**44** Planungsgrundlage für die Pflege eines Patienten mit Herzinsuffizienz

ATL	Pflegeproblem	Pflegeziel	Mögliche Pflegehilfeaktivitäten
Sich bewegen	Der Patient hat eine eingeschränkte Bewegungsfähigkeit. Es besteht dadurch eine Dekubitus- und Thrombosegefahr	Der Patient bewegt sich möglichst beschwerdefrei. Er erleidet keine zusätzliche Erkrankung oder Schädigung und ist seinen Kräften entsprechend mobilisiert und aktiviert	• Aktivierend pflegen, d.h. den Patienten nur so weit unterstützen, wie es der körperliche Zustand erfordert • Patienten dazu motivieren, das Bett möglichst oft zu verlassen (z. B. Mahlzeiten am Tisch einnehmen) • Maßnahmen zur Thromboseprophylaxe (S. 323ff), schwerpunktmäßig dazu Stützstrümpfe anziehen lassen oder Beine wickeln, Heparingabe nach Verordnung • Maßnahmen zur Dekubitusprophylaxe (S. 318ff), schwerpunktmäßig Hautpflege/Weichlagerung des Steißbeins sowie Hautpflege/Hohllagerung der Fersen durchführen • Weitere unterstützende Maßnahmen evtl. durch die Krankengymnastin veranlassen • Beobachtungsmaßnahmen: Aktivität/Interesse bezüglich Eigeninitiative usw.; Belastbarkeit auf Besserung der Bewegungsfähigkeit; Thrombosezeichen (S. 34f); Haut auf beginnenden Dekubitus, besonders im Kreuzbeinbereich und an den Fersen
Essen und Trinken	Der Patient leidet an Appetitlosigkeit und Völlegefühl	Der Patient hat Appetit. Er nimmt seine verordnete Diät beschwerdefrei zu sich und hat eine ausgewogene Nährstoffbilanz. Er versteht die Notwendigkeit seiner Diät	• Der Patient bekommt Herzdiät. Sie ist in 5 – 6 kleinen Mahlzeiten über den Tag verteilt. Die Flüssigkeitszufuhr erfolgt nach Verordnung (z. B. Urinmenge des Vortags plus 500 ml) • Gabe von Fenchel- oder Kümmeltee, evtl. entgasende Medikamente nach Verordnung bei Völlegefühl oder Blähungen

Tabelle 2.44 (Fortsetzung)

ATL	Pflegeproblem	Pflegeziel	Mögliche Pflegehilfeaktivitäten
Essen und Trinken			• Kaliumhaltiges Obst, Gemüse oder Säfte (z. B. Tomaten, Bananen, Aprikosen) bei Entwässerungstherapie anbieten • Diätberatung vor der Entlassung, evtl. mit dem Ehepartner, durch die Diätassistentin bei Bedarf veranlassen • Beobachtungsmaßnahmen: Appetit auf Annahme der Diät; Verdauungsbeschwerden; Körpergewicht
Ausscheiden	Der Patient hat eine Nykturie. Er neigt zur Obstipation, zu Unterschenkel- bzw. Sakralödemen	Der Patient hat eine weitgehend ungestörte Nachtruhe. Die Stuhlausscheidung erfolgt spontan (zumindest jeden 2. Tag) und beschwerdefrei. Er ist frei von Ödemen	• Ausschwemmende Medikamente werden morgens verabreicht, womit der nächtliche Harndrang vermieden wird. Aus diesem Grund ist auch der Patient darauf hinzuweisen, daß er abends möglichst wenig trinken soll • Obstipationsprophylaxe möglichst durch diätetische Maßnahmen (S. 374f), sonstige Abführmaßnahmen nach Arztverordnung • Beobachtungsmaßnahmen: Flüssigkeitsbilanz (evtl. ist bis zum Verschwinden der Ödeme eine leichte Positivbilanz, S. 358, verordnet); Stuhlgang, vor allem Menge, Beschaffenheit und Häufigkeit; Ödeme, vor allem Umfang der Unterschenkel, Hautturgor an den betreffenden Körperteilen

Tabelle 2.44 (Fortsetzung) Planungsgrundlage für die Pflege eines Patienten mit Herzinsuffizienz

ATL	Pflegeproblem	Pflegeziel	Mögliche Pflegehilfeaktivitäten
Atmen	Der Patient leidet unter Dyspnoe, Hustenreiz und Auswurf	Der Patient kann bei durchschnittlicher Tagesbelastung beschwerdefrei atmen	• Bett in Fensternähe ermöglichen, da das subjektive Bedürfnis nach frischer Luft erfüllt wird • Herzlagerung zur Atemerleichterung (Abb. 2.**16**) durchführen. Sie dient der Atemerleichterung und der Entlastung der Lungenstrombahn • Maßnahmen zur Pneumonieprophylaxe (S. 406ff), schwerpunktmäßig Inhalationen mit verordneten Medikamenten; Abhusthilfe bei Bedarf, ebenso Frischluft- bzw. O_2-Zufuhr; Atemgymnastik meist unter Anleitung der Krankengymnastin • Angemessene Unterstützung bei den täglichen Verrichtungen, wodurch eine körperliche Überbelastung vermieden wird • Beobachtungsmaßnahmen: Atemqualtität und Atemfrequenz auf Besserung der Dyspnoe; Hustenreiz und Auswurf auf Wirkung der verordneten Medikamente sowie Menge und Beschaffenheit des Auswurfs; Hautfarbe und Hauttemperatur auf Zyanose sowie evtl. kühle Haut bei Kreislaufschwäche; Puls und Blutdruck auf Zeichen einer schlechten Kreislaufsituation oder O_2-Mangel, Temperatur auf Fieber durch beginnende Bronchitis oder Pneumonie
Für Sicherheit sorgen	Der Patient ist möglicherweise in seinem Gang unsicher, wodurch die Gefahr des Hinstürzens besteht	Der Patient ist bei den täglichen Verrichtungen vor Sturz und Verletzung geschützt	• Der Patient wird informiert, daß er ggf. vor dem Verlassen des Bettes läuten soll, damit eine entsprechende Unterstützung bekommt

Tabelle 2.44 (Fortsetzung)

ATL	Pflegeproblem	Pflegeziel	Mögliche Pflegehilfeaktivitäten
Für Sicherheit sorgen	Er muß stark wirksame Medikamente einnehmen wie z. B. Digitalispräparate, Diuretikum mit der Gefahr von Nebenwirkungen	Zeichen der Unverträglichkeit bzw. Nebenwirkungen der Medikamente werden sofort erkannt und weitergeleitet	• Medikamente werden nach Verordnung verabreicht. Nebenwirkungen wie z. B. Tachykardie, Bradykardie, Rhythmusstörungen, Übelkeit, Erbrechen, Durchfall, Gelbsehen bei Digitalispräparaten oder Muskelschwäche, starke Müdigkeit, Obstipation, Rhythmusstörungen bei Diuretikagabe werden durch kontinuierliche Beobachtung sofort erkannt und weitergeleitet • Beobachtungsmaßnahmen: Bewegungssicherheit bezüglich Selbständigkeit im Gehen und Bewegen sowie Wirkung und Nebenwirkungen der Medikamente, wie zuvor beschrieben
Sinn finden	Der Patient leidet evtl. unter Angstzuständen und depressiver Verstimmung	Der Patient ist angstfrei. Er kann über Mißbefindlichkeiten sprechen und fühlt sich in seiner Situation akzeptiert. Er zeigt Interesse und ist bereit, an seinem Besserungsprozeß aktiv mitzuarbeiten	• Dem Patienten zuhören und auf geäußerte Ängste eingehen (S. 440 f, 445 f) • Fortschritte aufzeigen und das Bemühen darum lobend hervorheben • Um eine Besserung des Befindes bemüht sein durch Verbesserung der Lagerung, Frischluftzufuhr, Erfrischungsangebote usw. • Angehörige und Freunde nach Wunsch des Kranken mit in die pflegerische Betreuung einbeziehen • Für Abwechslung und Ablenkung sorgen, z. B. durch geeignete Lektüre, Fernsehapparat, Radio, Telefon u. dgl. • Beobachtungsmaßnahmen: Stimmung, vor allem gedrückt oder heiter; Verhalten gegenüber Angehörigen und Klinikpersonal (abweisend, freundlich, kooperativ); Äußerungen in bezug auf positive oder negative Bemerkungen über die Befindlichkeit; Interessenslage (teilnehmend oder teilnahmslos)

Krankenpflegehilfe bei Patienten mit Apoplexie

Symptome. Je nach Lokalisation der geschädigten Hirnbereiche können die Symptome sehr unterschiedliche Ausprägungsgrade haben.

Die folgenden Krankheitszeichen sind typisch bei einer Apoplexie:

- schlaffe Halbseitenlähmung (Hemiplegie) zu Beginn der Erkrankung, später Neigung zu Spastizität
- Tabaksbeutelatmung (gelähmte Wange wird bei der Ausatmung aufgebläht),
- Aphasie (S. 435),
- Schlucklähmung,
- Stuhl- und Harninkontinenz,
- labile Stimmungslage, Weinerlichkeit.

Therapie. Der Behandlungschwerpunkt beruht auf Maßnahmen zur Rehabilitation, z.B. Mobilisation, Ergotherapie, Physiotherapie, Sprachheiltherapie usw. Weitere Therapiemaßnahmen, z.B. hirnentwässernde oder hirndurchblutungsfördernde sowie blutdrucksenkende Medikamente, parenterale Ernährung usw. werden entsprechend der auslösenden Ursache und den individuellen Krankheitssymptomen angeordnet.

Pflegeplanung

Tab. 2.**45** stellt eine Planungsgrundlage für die Krankenpflegehilfe bei Patienten mit Apoplexie dar.

Da aufgrund der Pflegesituation die Lagerung und Mobilisation der Patienten eine zentrale Rolle in der Betreuung einnehmen und diese entscheidend zum Pflegeerfolg beitragen, werden sie nachfolgend ausführlich behandelt.

Lagerungsmaßnahmen nach Bobath

> *Ziel:* Die Bobath-Lagerung hat zum Ziel, die Entwicklung von Spastizität zu vermeiden.

Beim Patienten mit Hemiplegie zeigt sich für die Lagerung folgende Ausgangssituation:

- Der Kopf ist zur kranken Seite hin geneigt.
- Die gelähmte Seite fällt nach hinten.
- Der Arm ist in Beugestellung an den Rumpf herangeführt mit Faustschluß der Hand.
- Das Bein liegt nach außen gedreht in Streckstellung.

Daraus ergeben sich für die Bobath-Lagerung nachstehende Vorgehensweisen.

Tabelle 2.45 Planungsgrundlage für die Pflege eines Patienten mit Apoplexie

ATL	Pflegeproblem	Pflegeziel	Mögliche Pflegehilfeaktivitäten
Sich bewegen	Der Patient ist durch Hemiplegie immobil. Es droht die Gefahr der Entwicklung einer Spastizität an der gelähmten Körperseite. Es besteht ein Verlust der Tiefen- und Oberflächensensibilität auf der gelähmten Körperhälfte mit Gefühls- und Wahrnehmungsstörungen. Der Patient ist dadurch gefährdet für zusätzliche Schäden wie Dekubitus, Thrombose und Kontraktur	Der Patient erleidet keine zusätzlichen Erkrankungen oder Schäden. Er nimmt seine gelähmte Körperseite wahr und bezieht sie bei den Aktivitäten des täglichen Lebens mit ein. Seine Selbsthilfefähigkeit ist entwickelt	• Alle pflegerischen Aktivitäten erfolgen von der von der gelähmten Seite aus zur Einübung einer besseren Wahrnehmungsfähigkeit • Regelmäßige Umlagerung des Patienten, beispielsweise alle 2–3 Stunden nach den Lagerungsprinzipien von Bobath (S. 528ff) • Mobilisationsmaßnahmen (Krankengymnastik, in den Sessel setzen, Gehübungen usw.) sind der Belastbarkeit des Patienten anzupassen. Pflegepersonal und Krankengymnastin müssen dabei eng zusammenarbeiten (S. 296ff) • Maßnahmen zur Thromboseprophylaxe (S. 323ff), schwerpunktmäßig mit Ausstreichen der Beinvenen, Anpassung von Antiemboliestrümpfen • Maßnahmen zur Dekubitusprophylaxe (S. 318ff), schwerpunktmäßig Steißbein und Fersen (in Rückenlage) sowie Hüftkopf und Außenknöchel (in Seitenlage) weich bzw. hohl lagern • Förderung der Selbsthilfefähigkeit bei allen Verrichtungen des täglichen Lebens • Beobachtungsmaßnahmen: Motorik auf Spontanbewegungen; Rigor in bezug auf erhöhte Muskelspannung; Gelenkstellungen auf Zwangshaltungen oder Kontrakturen auf der gelähmten Körperseite; Eigenaktivitäten bei den Mobilisationsmaßnahmen sowie bei den ergotherapeutischen Übungen, dabei besonders auf Kräftezustand und Besserung der Selbsthilfefähigkeit achten, Haut an aufliegenden Körperteilen auf beginnenden Dekubitus; Thrombosezeichen (S. 34)

Tabelle 2.45 (Fortsetzung) Planungsgrundlage für die Pflege eines Patienten mit Apoplexie

ATL	Pflegeproblem	Pflegeziel	Mögliche Pflegehilfeaktivitäten
Sich waschen und kleiden	Der Patient ist unfähig, die Körperpflege sowie das Aus- und Ankleiden selbständig durchzuführen	Der Patient hat seine Selbstpflegekompetenz wiedererlangt, seine Selbsthilfefähigkeiten sind wieder entwickelt. Haut, Haare und Nägel sind in einem guten Pflegezustand	• Körper-, Haar- und Nagelpflege nach Wunsch des Kranken durchführen • Maßnahmen, die der Patient zunehmend beherrscht (wie z. B. Gesicht, Brust und Bauch waschen, Haare kämmen, Zähne putzen usw.), werden stets von ihm selbst ausgeführt • Beobachtungsmaßnahmen: Haut, Haare und Nägel auf Beschaffenheit und Pflegezustand; Körpergeruch; Selbsthilfefähigkeit
Essen und Trinken	Der Patient hat eine Schlucklähmung mit Aspirationsgefahr. Er wird zunächst parenteral ernährt	Der Patient hat ein intaktes Kau- und Schluckvermögen und kann selbständig essen und trinken. Die Infusionstherapie verläuft komplikationslos	• Eß- und Trinkversuche sehr vorsichtig bei erhöhtem Oberkörper vornehmen • Bei ungestörtem Schluckakt kann der Patient wieder normale Kost zu sich nehmen • Zum Essen Kranken aufrecht setzen, möglichst an den Tisch. Bei Bedarf bekommt er ein Spezialbesteck (z. B. Einhändermesser) und einen Teller mit hohem Rand • Die Mundpflege hat je nach Zustand der Mundschleimhaut mehrmals täglich, mindestens jedoch nach jeder Nahrungsaufnahme zu erfolgen. Essensreste müssen dabei aus der Wangentasche der gelähmten Seite entfernt werden. • Die Prothese wird zur Erhaltung der Paßform des Kiefers eingesetzt • Die Infusionstherapie erfolgt nach Plan

Tabelle 2.45 (Fortsetzung)

ATL	Pflegeproblem	Pflegeziel	Mögliche Pflegehilfeaktivitäten
Essen und Trinken			• Beobachtungsmaßnahmen: Schluckfähigkeit, besonders auf häufiges Verschlucken bei Eß- und Trinkversuchen achten; Appetit, vor allem Nahrungsmenge; Körpergewicht, besteht Zu- oder Abnahme; Mundhöhle, vor allem Prothesensitz, Aussehen der Mundschleimhaut; Flüssigkeitsbilanz, Überwachung der Infusion (S. 486f)
Ausscheiden	Der Patient hat eine Stuhl- und Harninkontinenz. Er ist gefährdet für Wundsein im Genital- bzw. Analbereich und für aufsteigende Harnwegsinfektionen	Der Patient hat eine kontrollierte Harn- und Stuhlausscheidung. Die Urinausscheidung ist ausreichend und beschwerdefrei, die Stuhlausscheidung spontan und regelmäßig. Er hat eine intakte, reizlose Haut im Anal- und Genitalbereich	• Da während der Infusionstherapie zur besseren Kontrolle der Urinausscheidung ein Blasenkatheter verordnet ist, müssen die entsprechenden Pflegeaktivitäten (S. 366f) erfolgen • Nach Absetzen der Infusionstherapie wird der Blasenverweilkatheter entfernt (S. 368) Es sind Maßnahmen zur Inkontinenzversorgung bzw. bei kooperativen Patienten Kontinenz- und Toilettentraining anzuschließen (S. 383f) • Selbsthilfefähigkeiten werden bei allen Verrichtungen geübt, z. B. An- und Auskleiden, Säuberung usw. • Besteht eine Obstipation, so wird diese möglichst mit milden Abführmaßnahmen nach Arztverordnung behoben • Beobachtungsmaßnahmen: Urinausscheidung, besonders Bilanzierung, Aussehen, Geruch; Stuhlausscheidung auf Häufigkeit der Defäkation, Konsistenz und Menge, Haut im Anal- und Genitalbereich, ob intakt oder wund; Kontinenz bezüglich Verbesserung der Kontrolle über die Ausscheidungsfunktion nach Entfernung des Verweilkatheters

Tabelle 2.45 (Fortsetzung) Planungsgrundlage für die Pflege eines Patienten mit Apoplexie

ATL	Pflegeproblem	Pflegeziel	Mögliche Pflegehilfeaktivitäten
Atmen	Der Patient hat eine Tabaksbeu-telatmung. Es besteht die Gefahr der Aspiration wegen Schlucklähmung und der Pneumonie wegen Immobilität und Abwehrschwäche	Der Patient hat sekretfreie Atemwege und atmet beschwerdefrei. Er bekommt keine Aspiration und Pneumonie. Die Sauerstoffversorgung des Organismus ist gewährleistet	• Maßnahmen zur Verhinderung einer Aspiration durch Seitenlagerung, Freihalten der Mundhöhle von Sekret und Nahrungsresten durch häufiges Auswischen der Mundhöhle (S. 355ff) • Maßnahmen zur Pneumonieprophylaxe (S. 407ff), schwerpunktmäßig mit Einreibungen, Inhalationen, wenn nötig Abhusthilfe oder Absaugung des Nasen-Rachen-Raumes (S. 412ff), Sauerstoffgabe nach Verordnung, evtl. Atemgymnastik, meist zusammen mit der Krankengymnastin • Beobachtungsmaßnahmen: Atemqualität, Atemfrequenz auf Dyspnoe, flache Atmung, Atemgeräusche und Tachypnoe bei beginnender Pneumonie; Hautfarbe auf Zyanose; Hustenreiz und Auswurf in bezug auf produktiven Husten bei beginnender Pneumonie; Puls und Blutdruck auf Tachykardie, Blutdruckabfall als Hinweis auf Pneumoniezeichen; Temperatur auf Fieber; Schweißbildung
Für Sicherheit sorgen	Der Patient hat einen Venen- und Blasenverweilkatheter. Es besteht z. B. die Gefahr einer nosokomialen Infektion. Er wird parenteral mittels Infusionstherapie ernährt. Bei Mobilisationsmaßnahmen kann es zu Sturz oder Verletzung kommen	Der Patient bekommt keine nosokomiale Infektion. Nebenwirkungen der Infusionstherapie werden sofort erkannt. Mobilisationsmaßnahmen verlaufen für den Kranken gefahrenfrei	• Pflegehilfemaßnahmen bei Venen- und Blasenverweilkatheter, wie S. 366 f, 482 f beschrieben • Pflegehilfeaktivitäten bei Infusionen, S. 482 f, 486 f, durchführen • Mobilisationsmaßnahmen unter Einhaltung der Unfallverhütungsvorschriften ausführen, evtl. sind dazu mehrere Pflegepersonen notwendig • Beobachtungsmaßnahmen: Körpertemperatur auf Fieber wegen nosokomialer Infektionen; Eintrittsstelle des Venenkatheters, vor allem ob reizlos oder gerötet; Urin bezüglich Harnwegsinfekt; Nebenwirkungen der Infusionstherapie

Tabelle 2.45 (Fortsetzung)

ATL	Pflegeproblem	Pflegeziel	Mögliche Pflegehilfeaktivitäten
Kommunizieren	Der Kranke ist in seiner Kommunikationsfähigkeit stark beeinträchtigt, bedingt durch die Sprechstörung	Der Patient hat eine weitgehend uneingeschränkte Kommunikationsfähigkeit. Er ist informiert, fühlt sich angenommen und integriert	• Eine logopädische Behandlung wird eingeleitet • Kommunikationsmöglichkeiten anwenden, wie bei aphasischen Patienten (S. 437) beschrieben • Laufende Information über alle Verrichtungen und Maßnahmen • Beobachtungsmaßnahmen: Sprachäußerung, besonders Artikulation und Sinngehalt der Worte, Sprachverständnis, besonders Reaktion auf Ansprache, Ausdrucksverhalten, bevorzugt Gestik und Mimik
Sinn finden	Der Patient ist möglicherweise stimmungslabil und weinerlich	Der Patient hat eine ausgewogene Stimmungslage und beteiligt sich aktiv an seinem Gesundungsprozeß. Er kann nach Hause entlassen werden und Aufgaben, die seinen körperlichen und intellektuellen Fähigkeiten entsprechen, übernehmen	• Zuhören und mit dem Patienten sprechen (S. 440f), auf vorhandene Fortschritte hinweisen • Gesprächsinhalte nach Besserung der Aphasie auf neutrale Gebiete (z. B. Hobby, Politik, Familie usw.) lenken • Eigeninitiative loben und anerkennen. Den Kranken dabei nicht überfordern, da sonst leicht Mißerfolgsgefühle auftreten können • Entlassung mit der Familie oder Bezugspersonen, wenn notwendig in Zusammenarbeit mit der Sozialarbeiterin bzw. der Sozialstation vorbereiten • Beobachtungsmaßnahmen: Stimmungslage, besonders verbale und averbale Äußerungen; Antrieb bezüglich Eigeninitiative; Reaktionen auf Besucher, Pflegepersonen; Interessenslage

Rückenlage (Abb. 2.**78**):

– Der Kopf liegt auf einem Kissen achsengerade zum Rumpf, das Gesicht ist dabei der gelähmten Seite zugewandt.
– Die gelähmte Körperseite wird mit einem langen, keilförmigen Kissen von der Hüfte bis zum Schultergelenk leicht unterstützt.
– Der Oberarm ist im Winkel von ca. 45 Grad abgelegt, im Ellenbogen möglichst gestreckt. Der Unterarm liegt auf einem zusätzlichen Kissen leicht erhöht.
– Die Hand darf nicht in Fauststellung (also keinen Ball in die Hand geben!), sondern muß mit gespreizten, nur leicht gebeugten Fingern gelagert sein. Dabei können gefaltete Tücher oder speziell zugeschnittene Schaumstoffplatten behilflich sein.

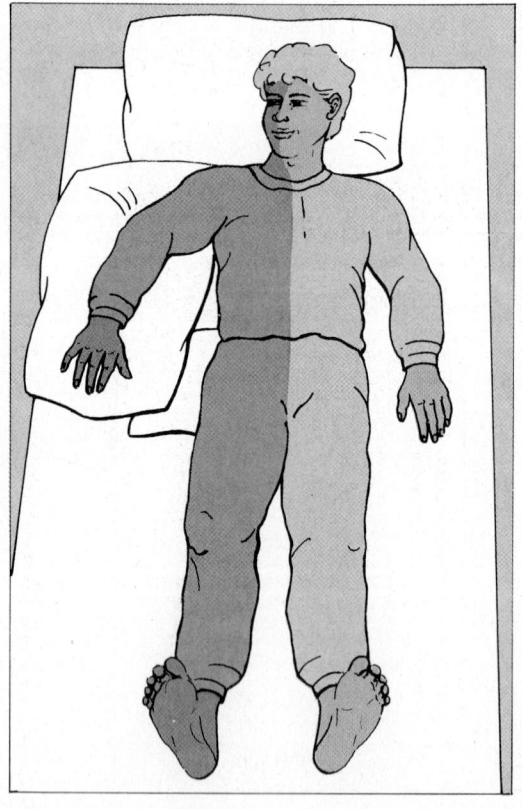

Abb. 2.**78**
Rückenlagerung
eines Patienten
mit Apoplexie

– Zur Spitzfußprophylaxe wird der Deckendruck durch eine Reifenbahre abgehalten. Des weiteren muß der Fuß, in Hüft- und Kniegelenkbeugung, so rumpfnah wie möglich, mehrmals täglich gegen die Matratze gedrückt werden. Das Einbringen einer Bettkiste ist verboten, weil der durch sie ausgelöste Fußsohlendruck die Spastizität fördert.

Die Rückenlage ist therapeutisch nicht sehr günstig, weil sie der Spastizität nicht ausreichend entgegenwirkt.

Lagerung auf der kranken Seite (Abb. 2.**79**):

– Der Kopf wird mit einem zur Hälfte gefalteten Kopfkissen oder 2 Nackenkissen gut abgestützt.
– Die Schulter wird vorsichtig vorgezogen. Dabei wird das Schultergelenk umfaßt und nicht am Arm gezogen.

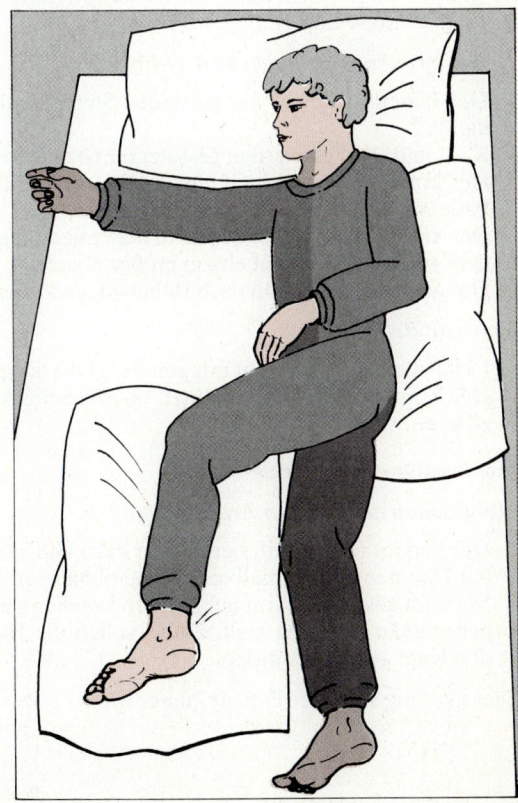

Abb. 2.**79**
Lagerung eines
Patienten mit
Apoplexie auf
die kranke Seite

– Der gelähmte Arm ist gestreckt und im Winkel von ca. 90 Grad vom Patienten abgelagert. Wenn der Kranke mit dem Rücken an der Bettkante liegt, kann der Arm evtl. im Bett gelagert werden, sonst wird er auf einem Tischchen oder Stuhl abgelegt.
– Der Rücken ist mit einem Kissen gut abgestützt.
– Das gesunde, oben liegende Bein ist gebeugt und liegt mit dem ganzen Unterschenkel vor dem Kranken auf einem großen Kissen.
– Die aufliegende Hüfte wird leicht vorgezogen zur Druckentlastung für den Hüftkopf.
– Das kranke Bein liegt in der Hüfte gestreckt, im Kniegelenk leicht nach hinten gebeugt. Zur Vermeidung eines Knöcheldekubitus muß evtl. ein weiches Kissen unter den Fuß gelegt werden.

Die Lagerung auf der kranken Seite fördert die Wahrnehmungsfähigkeit und wirkt der Spastizität entgegen. Sie ist deshalb therapeutisch wertvoll. Wird sie jedoch wegen Schmerzen schlecht toleriert, so muß sich der Patient langsam an diese Lagerung gewöhnen.

Lagerung auf der gesunden Seite (Abb. 2.**80**)

– Der Patient liegt auf der gesunden Seite mit dem Rücken an der Bettkante.
– Kopf und Rücken werden gestützt durch entsprechend gelegte Kissen.
– Der kranke Arm wird auf einem Kissen im Winkel von ca. 90 Grad vom Patienten abgelagert, die Hand ist geöffnet.
– Das kranke Bein ist gebeugt und liegt mit dem ganzen Unterschenkel vor dem gesunden Bein auf einem großen Kissen.
– Das gesunde Bein kann nach Belieben des Patienten gelagert werden.

Sitzen im Bett

– Der Patient sitzt aufrecht mit geradem Oberkörper im Bett.
– Der Kopf wird nicht unterstützt, um die Selbstkontrolle der Kopfhaltung zu üben.

Mobilisationsmaßnahmen

Mobilisation des kranken Armes

– Der Patient faltet (evtl. benötigt er dazu Hilfestellung) die Hände so, daß der Daumen der geschädigten Hand oben liegt.
– Mit dem gesunden Arm hebt er den kranken nach oben, bis die Ellenbogengelenke gestreckt sind. Dabei sollen die Hände möglichst weit über den Kopf gehoben werden.

Diese Übung kann der Patient immer wieder selbst durchführen.

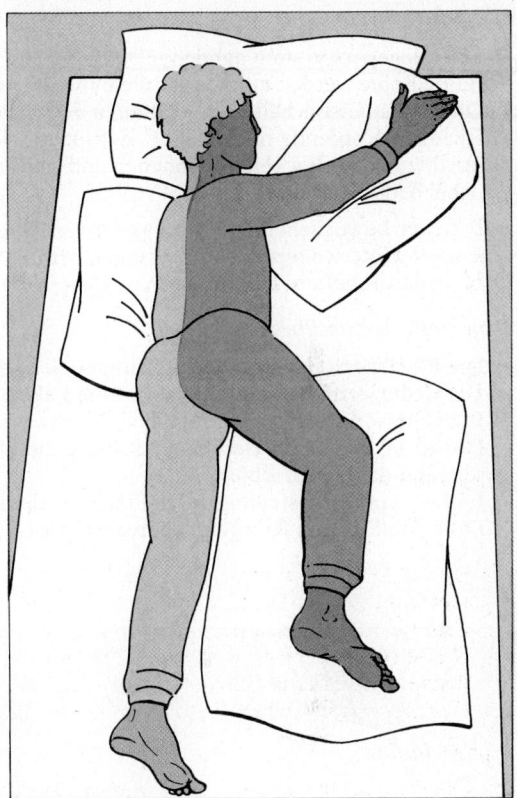

Abb. 2.**80**
Lagerung eines
Patienten mit
Apoplexie auf
die gesunde Seite

Drehen auf die gesunde Seite

– Die Pflegeperson steht an der gesunden Seite des Patienten.
– Der Kranke streckt, wie zuvor beschrieben, die Arme mit gefalteten Händen.
– Das gelähmte Bein wird aufgestellt und beim Drehen von der Pflegeperson vorsichtig geführt.

Drehen auf die kranke Seite

– Die Pflegeperson steht auf der gelähmten Seite.
– Der gelähmte Arm wird in der Schulter unterstützt und vom Körper abgelagert.
– Das gesunde Bein ist aufgestellt.
– Beim Drehen stützt die Pflegeperson das Becken, damit der Kranke nicht nach vorn fällt.

Höherrutschen im Bett

– Die Pflegeperson steht auf der gelähmten Seite des Patienten.
– Beide Beine werden aufgestellt, die Füße stehen dabei beckennah.
– Die Pflegeperson hält den gelähmten Fuß, während sich der Patient in Richtung Kopfende hochschiebt. Evtl. kann die Pflegeperson durch Unterstützung des Beckens (hochheben und gleichzeitig nach oben schieben) dabei behilflich sein.

Bei schwer beweglichen, nicht kooperativen Patienten muß das Höherrutschen mit Hilfe weiterer Pflegepersonen erfolgen. Der Kranke darf dabei nicht an den Schultern hochgezogen werden (S. 298 ff).

Benutzung des Steckbeckens

– Die Pflegeperson steht an der gelähmten Seite des Patienten.
– Die Beine werden so aufgestellt, daß die Füße parallel stehen. Evtl. ist die Pflegeperson beim kranken Bein behilflich.
– Der Kranke hebt das Becken an, solange die Pflegeperson die Bettschüssel unter das Gesäß schiebt.
– Evtl. ist eine Hilfestellung durch Fixierung des kranken Fußes bzw. durch Druck und Zug im Kniegelenkbereich nötig (Abb. 2.**81**).

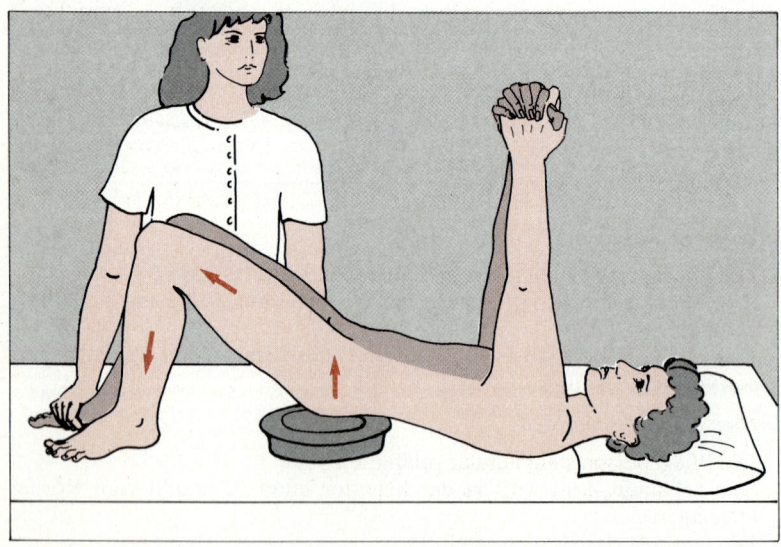

Abb. 2.**81** Hilfestellung bei der Benutzung des Steckbeckens bei einem Patienten mit Apoplexie

Sitzen am Bettrand

– Das Aufsitzen erfolgt über die gelähmte Körperseite. Der Kranke wird dazu mit gebeugten Knien auf die geschädigte Seite gedreht.
– Die Pflegeperson unterstützt beim Aufsitzen mit einer Hand die Achsel der gelähmten Seite und führt mit der anderen Hand die Beine, am Kniegelenk fassend, über den Bettrand (Abb. 2.**82**).

Aufstehen und Sitzen im Stuhl

– Der Patient sitzt, wie zuvor beschrieben, am Bettrand.
– Er faßt seine Hände im Nacken der Pflegeperson (Abb. 2.**27**, 2.**83**).
– Diese steht vor dem Kranken und hält seinen Oberkörper, indem ihre Hände auf den Schulterblättern liegen.
– Die Pflegeperson fixiert mit ihren Knien die des Patienten, dabei wird sein Oberkörper so weit vorgebracht, bis er sich über den Füßen befindet.
– Durch Verlagerung ihres Gewichtes nach hinten hebt die Pflegeperson das Gesäß des Kranken an.
– Mit einer Drehbewegung erfolgt nun das Heraussetzen in einen Stuhl über die gelähmte Seite (Abb. 2.**83**). Der Patient kommt dabei nicht zum Stehen.

Das Zurücktransferieren ins Bett erfolgt auf dieselbe Weise.

Es gibt, je nach Mobilitätsgrad des Kranken, zahlreiche Möglichkeiten der Mobilisation von hemiplegischen Patienten. Speziell ausgebildete Physiotherapeuten können hierbei Beratung und Hilfe bieten.

Krankenpflegehilfe bei Patienten mit Diabetes mellitus

Umfang und Art der Pflegemaßnahmen bei Patienten mit Diabetes mellitus hängen davon ab, ob bei dem Betroffenen eine Typ-1- oder Typ-2-Diabeteserkrankung (S. 140) vorliegt und wie ausgeprägt deren Krankheitsverlauf ist.

Symptome

● Müdigkeit,
● Erschöpfung und Leistungsknick,
● Durst,
● vermehrte Urinausscheidung,
● schlechte Wundheilung,
● Neigung zu Hautinfektionen,
● Juckreiz,
● Adipositas (bei 80% der Typ-2-Diabetiker),
● Gewichtsabnahme (bei Typ-1-Diabetes).

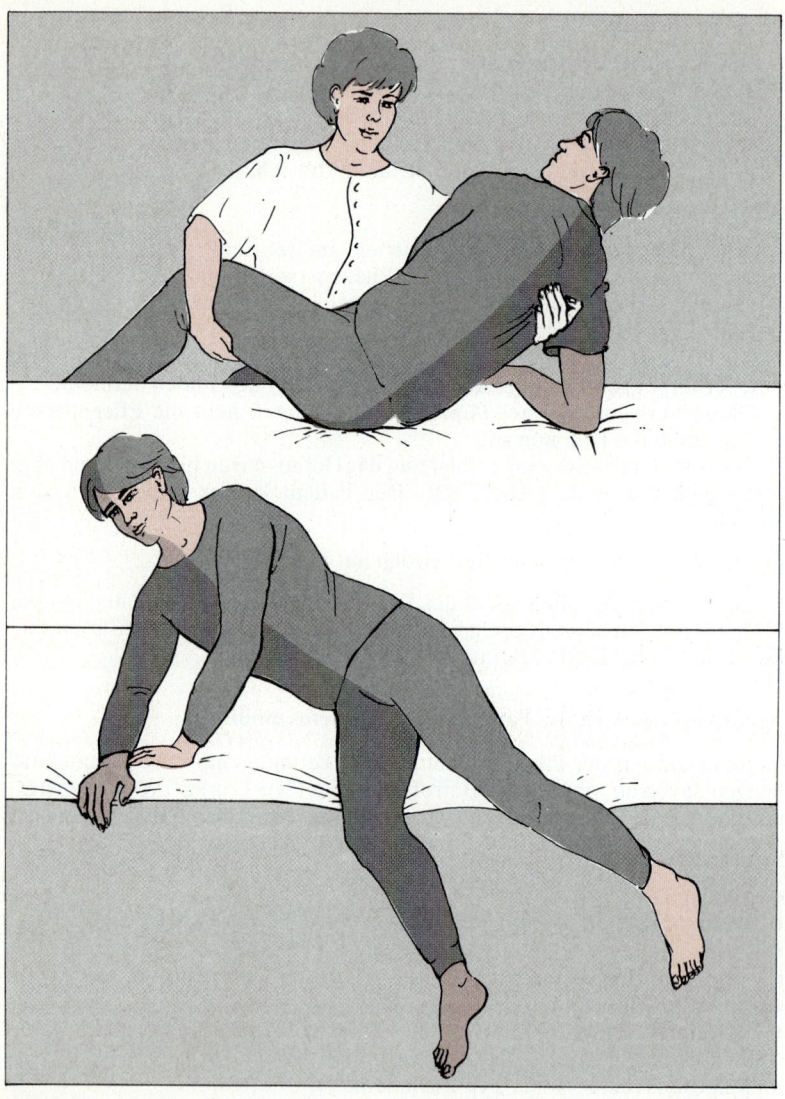

Abb. 2.**82** Aufsetzen eines Patienten mit Apoplexie am Bettrand über die gelähmte Seite

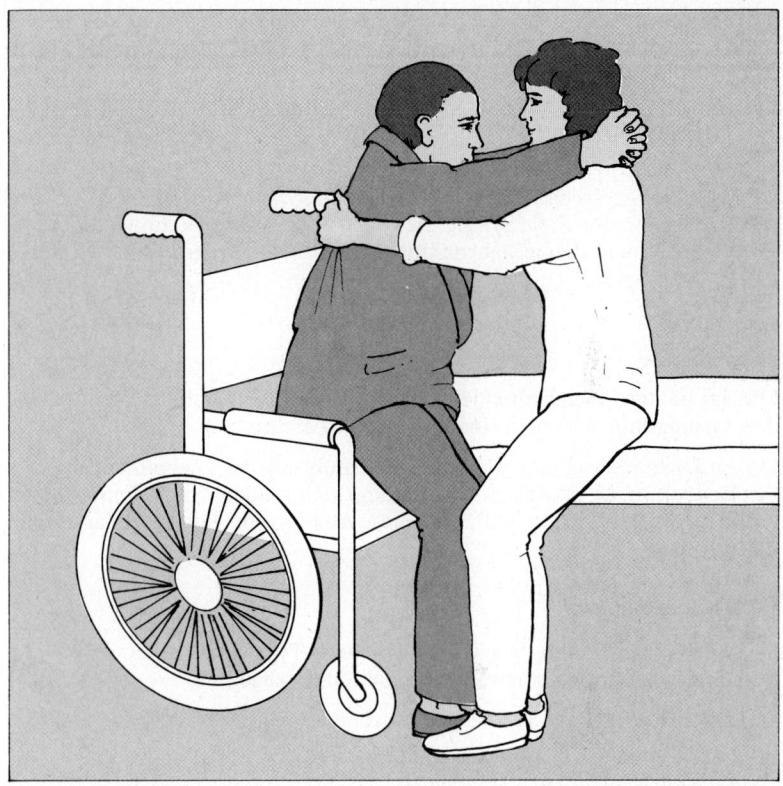

Abb. 2.**83** Umsetzen eines Patienten mit Apoplexie vom Bett in den Rollstuhl: der Patient wird mittels einer Drehbewegung vom Bett in den Rollstuhl gesetzt, ohne daß er dabei zum Stehen kommt

Im Rahmen der diabetischen Späterkrankungen kommt es zu:

- Neuropathien (Schmerzen, Empfindungsstörungen usw.),
- Gangränbildung an den Füßen und Unterschenkeln,
- Nierenerkrankungen (Harnwegsinfekte, Bluthochdruck u. a.),
- Sehstörungen bis zur Erblindung (S. 141).

Therapie

- *Diät:* (S. 142, 633) Die Diabetesdiät ist je nach Körpergewicht kalorienreduziert oder kalorienreich, fettarm und kohlenhydratreich. Die Kohlenhydrate werden in Form von langsam abbaubaren Mehrfachzuckern (z. B. Reis, Getreide, Kartoffeln) in Broteinhejten berechnet verabreicht.

- *Antidiabetika* (S. 142) sind Tabletten, die eine Freisetzung des in der Bauchspeicheldrüse produzierten Insulins bewirken. Sie sind nur beim Typ-2-Diabetes einsetzbar.
- *Insulin* (S. 142, 540) ist notwendig zur Therapie des Typ-1-Diabetes und sofern Diät und Antidiabetika beim Typ-2-Diabetes nicht ausreichen.

> *Ziele:* Die Pflege- und Behandlungsmaßnahmen beim Diabetes mellitus haben zum Ziel, Symptome zu bessern, Komplikationen zu vermeiden und eine nahezu unbeeinträchtigte Lebensführung zu ermöglichen.

Pflegeplanung

Die am häufigsten auftretenden Pflegeprobleme bei Diabetes mellitus und ihre Lösungsmöglichkeiten sind in Tab. 2.**46** beschrieben.

Da die Diabetikerschulung für die Lebensführung des Diabetikers von großer Bedeutung ist und die Krankenpflegehelferin/der Krankenpflegehelfer darüber Bescheid wissen muß, wird diese nachfolgend gesondert dargestellt.

Diabetikerschulung

Die Diabetikerschulung wird für Typ-1-und Typ-2-Diabetiker jeweils getrennt mit unterschiedlichen Schwerpunkten durchgeführt.

Dabei werden folgende Teilziele angestrebt:

- Der Diabetiker führt die Selbstkontrolle von Urin- und Blutzuckerwerten fehlerfrei durch.
- Er kennt Insulinarten, berechnet die Insulinmenge anhand der Blutzuckerwerte richtig (Anpassung der Insulindosis) und beherrscht die Injektionstechnik fehlerfrei.
- Er weiß, was bei der Einnahme von Tabletten (Antidiabetika) zu beachten ist.
- Er erstellt einen seiner Situation angemessenen Diätplan und beherrscht die Zubereitung der Mahlzeiten.
- Er kennt Frühzeichen von beginnenden Komplikationen.
- Er kennt Maßnahmen, die durch Änderung der Befindlichkeit, der Blut- und Urinzuckerwerte oder durch veränderte äußere Umstände (z. B. Erkrankung, Reisen usw.) notwendig werden.
- Er beherrscht die Protokollierung aller wichtigen Beobachtungs- und Behandlungsmaßnahmen (Protokollheft, Diabetikerausweis).

Tabelle 2.46 Planungsgrundlage für die Pflege eines Patienten mit Diabetes mellitus

ATL	Pflegeproblem	Pflegeziel	Mögliche Pflegehilfeaktivitäten
Essen und trinken	Der Patient muß eine Diät einhalten. Bei Typ-2-Diabetikern muß evtl. eine Gewichtsreduktion erfolgen	Der Diabetiker bekommt eine bilanzierte, seinem Bedarf und Geschmack entsprechende Kost. Er versteht die Notwendigkeit einer korrekten Diäteinhaltung und erlernt, sofern nötig, die Zusammenstellung und Zubereitung der Diabetesdiät	• Den Diabetiker evtl. zur Übung schon im Krankenhaus seine Mahlzeiten mit Hilfe von Austauschtabellen zusammenstellen lassen, z. B. für Zwischenmahlzeiten, Beilagen zum Hauptgericht usw. • Vermittlung von Informationen über die Zusammenstellung und Zubereitung der Diabetesdiät bei der Diabetikerschulung (S. 536ff) • Beobachtungsmaßnahmen: Appetit, Durst- und Sättigungsgefühl, besonders dabei Schmackhaftigkeit des Essens und ausreichende Nahrungs- sowie Trinkmenge; Körpergewicht auf Zu- oder Abnahme
Sich waschen und kleiden	Der Diabetiker hat gelegentlich Juckreiz, Hautschäden heilen sehr schlecht (z. B. Druckstellen jeglicher Art usw.)	Der Diabetiker hat eine reizlose, gut durchblutete und intakte Haut. Er kennt und beherrscht die Besonderheiten der Körperpflege bei dieser Erkrankung	• Der Patient wird zur Selbstpflege mit geeigneten Hautreinigungs- und -pflegemitteln angeleitet • Empfehlung von kühlen Waschungen oder Puderbehandlung bei Juckreiz • Anleitung zur Fußpflege, da diese von besonderer Wichtigkeit ist, weil Druckstellen oder Verletzungen evtl. nicht bemerkt werden und schlecht heilen. Dabei sind folgende Grundsätze zu beachten: – tägliche Fußwaschung und anschließendes Eincremen, Zehenzwischenräume sind besonders gut zu trocknen – behutsame Nagelpflege, so daß keine Verletzungen entstehen – Problemnägel wie besonders dicke oder eingewachsene Nägel sowie Hornhaut und Hühneraugen müssen von Fachkräften behandelt werden

Tabelle 2.46 (Fortsetzung)

ATL	Pflegeproblem	Pflegeziel	Mögliche Pflegehilfeaktivitäten
Sich waschen und kleiden			– Strümpfe/Socken sollten aus Naturfaser sein, da sie besser Fußschweiß aufnehmen – Schuhe müssen weit genug sein und dürfen keinesfalls drücken. Sie sollten wegen drohender Druckschäden mehrmals täglich gewechselt werden – Barfußlaufen ist wegen der Verletzungs- und Fußpilzgefahr untersagt – Wärmebehandlungen an den Unterschenkeln und Füßen sind wegen der Verbrennungsgefahr, vor allem bei Sensibilitätsstörungen, kontraindiziert ● Beobachtungsmaßnahmen: Haut, besonders an den Füßen auf Druckstellen, Rötungen, Juckreiz, Sensibilitätsstörungen, Turgor. Der Diabetiker kann zur Selbstbeobachtung der Füße einen Spiegel benutzen
Für Sicherheit sorgen	Der Diabetiker ist durch die Erkrankung und die Behandlungsmaßnahmen gefährdet für Komplikationen und Spätschäden	Der Patient hat Selbstpflegekompetenz und ist in der Lage, bei unvorhergesehenen Situationen oder Komplikationen richtig zu handeln	● Durchführung einer Diabetikerschulung (S. 436ff)

Diese Ziele werden erreicht durch Informationen über das Krankheitsbild, Kenntnisse und Fertigkeiten zur Selbstkontrolle von Urin- und Blutzuckerwerten sowie zur Diät-, Insulin und Tablettenbehandlung und Hilfestellungen zur Lebensorganisation, wie z. B. Freizeitgestaltung usw.

Informationen zum Krankheitsbild. Sie dienen der Sensibilisierung und Motivation für eine korrekte Selbstkontrolle und Selbstbehandlung.

Dazu gehören vor allem die Kenntnis von Zeichen der Unterzuckerung sowie Überzuckerung einschließlich der Symptome diabetischer Späterkrankungen (S. 141).

Zeichen der Unterzuckerung (Hypoglykämie):

● Zittern,
●.Heißhunger,
● Sehstörungen,
● „weiche Knie",
● Schweißausbruch,
● Herzklopfen,
● Kopfschmerzen,
● evtl. Verwirrtheit.

Hilfsmaßnahmen:

● Zucker, süße Säfte oder gesüßten Tee geben,
● bei Bewußtlosigkeit wird Glukose i. v. oder Glukagon s. c. verabreicht.

Zeichen der Überzuckerung (Hyperglykämie):

● Schläfrigkeit,
● Durst,
● Polyurie,
● Übelkeit und Erbrechen,
● trockene Haut und Schleimhäute,
● Schwäche,
● große, tiefe Atemzüge (Kußmaulsche Atmung).

Hilfsmaßnahmen:

● unverzügliche Krankenhausaufnahme,
● Infusions- und Insulintherapie,
● laufende Überwachung der Vitalzeichen, der Blut- und Urinzuckerwerte.

Eine Blutzuckerentgleisung wird beispielsweise verursacht durch Diätfehler, schwere Erkrankungen, Unfälle, Operationen und Schwangerschaft.

Selbstkontrolle von Blut- und Urinzuckerwerten. Hier erlernen die Betroffenen die Anwendung von Teststäbchen zur Urin-, Blutzucker- und Azetonkontrolle (Anwendungsvorschriften liegen auch den Packungen bei), den

Umgang mit Blutzuckermeßgeräten (z. B. Reflolux) sowie die Protokollierung der ermittelten Werte in ein Protokollheft.

Insulinberechnung und Insulininjektion. Es gibt verschiedene Insulinarten
(S. 142). Die Berechnung der Insulinmenge erfolgt in Internationalen Einheiten (IE). In Deutschland enthält 1 ml 40 IE Insulin.

Der Patient erlernt das Aufziehen aus der Stechampulle (S. 648) sowie die
s. c. Injektionstechnik unter Anleitung einer Pflegeperson und kennt die
Merkpunkte zur Insulinverabreichung.

Folgende Besonderheiten sind bei der Insulinverabreichung zu beachten:

- Insulin wird im Kühlschrank aufbewahrt. Nach Anbruch kann es einige
  Wochen (s. dazu auch Packungsbeilage) bei Zimmertemperatur lagern.
- Trübe Insuline (Suspensionen) werden vor dem Aufziehen vorsichtig in
  der Hand hin und her gerollt. Sie dürfen nicht geschüttelt werden.
- Zur Insulininjektion gibt es Spezialspritzen (Graduierung in Einheiten)
  und Injektionshilfen (z. B. PEN). Ihre Handhabung erfolgt nach Herstellervorschriften.
- Die Verabreichungszeit richtet sich nach der Insulinart und der Höhe des
  Blutzuckerspiegels, z. B. kurzwirksame Insuline wie Altinsuline 15 Minuten vor dem Essen, langwirksame Insuline wie Depotinsuline 30 Minuten
  vor dem Essen. Die Insulininjektionen werden je nach Blutzuckerwerten
  (Anpassung der Insulindosis) mehrmals täglich (ca. 2- bis 4mal) ausgeführt.
- Günstige Injektionsstellen sind die Oberschenkel (Vorder- und Außenseite), die Bauchdecke und das Gesäß. Die Injektionsstelle ist systematisch
  bei jeder Injektion zu wechseln.
- Außerhalb des Krankenhauses wird die Insulininjektion ohne vorherige
  Hautdesinfektion ausgeführt.

Diätzusammenstellung und -zubereitung. Lerninhalte für den Diabetiker
sind:

- Berechnung von Broteinheiten (S. 633 f) und Nährstoffgehalt der verordneten Diät,
- Umgang mit Austauschtabellen, d. h. Aufstellungen, in denen der Koh-
  lenhydrat- bzw. BE-Gehalt der Nahrungsmittel zusammengestellt ist. Sie
  dienen der beliebigen Austauschmöglichkeit kohlenhydrathaltiger Nahrungsmittel;
- Zubereitung der Mahlzeiten und dabei das Abwiegen der Kohlenhydrate
  mit der Waage,
- Umgang mit Zuckerersatz- und Zuckeraustauschstoffen,
- Diätverhalten in besonderen Situationen (z. B. Erkrankung).

Hilfen zur Lebensgestaltung. Darunter fallen folgende Bereiche:

- Freizeitgestaltung (Reisen, Sport usw.),
- Durchführung der Körper- und Fußpflege,
- Adressen von Selbsthilfegruppen, Diabetikervereinen usw.,
- Führung des Protokollheftes bzw. des Diabetikerausweises, welcher immer mitgeführt werden muß zur raschen Information bei Unfällen oder Komplikationen,
- Planung der notwendigen Kontrolluntersuchungen beim Hausarzt,
- Diabetiker sollen stets Trauben- oder Würfelzucker bei sich haben, um bei einer auftretenden Hypoglykämie (S. 141, 539) Abhilfe schaffen zu können.

Krankenpflegehilfe in der Chirurgie

Operationen werden in der Regel geplant als Wahleingriff und seltener ungeplant als Notfalleingriff durchgeführt.

Krankenpflegehilfe in der präoperativen Phase

Jeder operative Eingriff erfordert entsprechende Vorbereitungen des Patienten, welche unabhängig vom Narkoseverfahren sowie von Art, Schwere und Dauer der Operation durchzuführen sind.

> *Ziele:* Alle präoperativen Maßnahmen haben zum Ziel, das Operationsrisiko zu senken und einen ungestörten Operations- und Narkoseverlauf zu gewährleisten.

Im folgenden wird von der Regelsituation einer planbaren Operation ausgegangen, und die Inhalte werden ausgeführt, die auf jede präoperative Situation übertragen werden können.

Allgemeine ärztliche Maßnahmen. Hierzu zählen:

- Anamnese und körperliche Untersuchung,
- Routinediagnostik mit Bestimmung von Blutwerten, (z. B. kleines Blutbild, BSG, Blutgruppe usw.), Urinuntersuchung, EKG, Röntgenthorax, Körpergewicht und Körpergröße,
- Aufklärung und Einwilligung des Patienten,
- spezielle Vorbehandlung (z. B. Blutzuckereinstellung, Besserung der Herz-Kreislauf-Funktion usw.).

Pflegeplanung

Die allgemeinen pflegerischen Aufgaben lassen sich zeitlich gliedern in Aktivitäten an den Tagen vor der Operation und in solche am Operationstag selbst.

Tab. 2.**47** beinhaltet eine Planungsgrundlage für die allgemeinen präoperativen Pflegehilfemaßnahmen. Im Anschluß sind die typischen präoperativen Pflegehilfetätigkeiten des Operationstages noch einmal gesondert hervorgehoben.

Spezielle Pflegehilfeaktivitäten am Operationstag

Gerade der Operationstag ist für die meisten Patienten und ihre Angehörigen von Ängsten bestimmt. Deshalb gilt bis zur Übernahme des Patienten in die Operationsabteilung, daß das Pflegepersonal bei allen Kontaktmöglichkeiten Ruhe vermittelt und sich für Fragen bzw. Gespräche Zeit nimmt.

Bis zum Abruf aus der Operationabteilung:

- Dem Patienten ausreichend Zeit zur Morgentoilette lassen. Bei sehr frühem OP-Termin evtl. rechtzeitig wecken.
- Einhalten des Nüchternseins, d. h. außer der absoluten Nahrungs- und Flüssigkeitskarenz darf auch nicht mehr geraucht werden
- Spätestens am Operationstag muß Nagellack entfernt werden. Patienten ebenso darauf aufmerksam machen, daß Make-up wegen der Beurteilung der Hautfarbe nicht verwendet werden darf.
- Sofern der Patient noch nicht rasiert ist, muß jetzt die Rasur vorgenommen werden (S. 343 f, 544).
- Beobachtungsmaßnahmen auf Durchführbarkeit der Operation mit Kontrolle von Temperatur, Puls und Blutdruck einschließlich Hautzustand im Operationsgebiet vornehmen. Jegliche Auffälligkeiten im Befinden des Patienten (z. B. Infektzeichen wie Schnupfen, Heiserkeit, Husten), die die Operation in Frage stellen, müssen unverzüglich weitergegeben werden.
- Schmuck ablegen und aus Sicherheitsgründen mit anderen Wertgegenständen für den Patienten aufbewahren. Aus juristischen Gründen Patienten dabei gegenzeichnen lassen, welche Gegenstände er zur Aufbewahrung gegeben hat.
- Prothesen (z. B. Zahnprothesen, Körperteile) müssen entfernt und gekennzeichnet in einem entsprechenden Behältnis sicher aufgehoben werden. Dabei Schamgefühle berücksichtigen, d. h. Zahnprothesen erst direkt vor dem Transport in den OP herausnehmen lassen.
- Je nach klinküblicher Handhabung Bett mit Namen und Station kennzeichnen. Lagerungshilfsmittel und Aufhängevorrichtungen wie, z. B. für Infusionen und Drainagen, die in den OP mitgegeben werden, sind bereitzustellen.

Tabelle 2.47 Planungsgrundlage für die Pflege eines Patienten in der präoperativen Phase

ATL	Pflegeproblem	Pflegeziel	Mögliche Pflegehilfeaktivitäten
Ruhen und schlafen	Der Patient ist, bedingt durch die bevorstehende Operation, innerlich unruhig und angespannt. Seine Nachtruhe ist dadurch möglicherweise gestört	Der Patient hat eine ausreichende und erholsame Nachtruhe	• Gesprächsbereitschaft, besonders auch am Vorabend vor der Operation signalisieren, s. auch ATL Kommunizieren (S. 434ff) • Verabreichung der vom Anästhesisten verordneten Prämedikation für den Vorabend der Operation, wobei häufig ein Beruhigungsmittel (Sedativum) und/ oder ein Schlafmittel (Hypnotikum) gegeben wird. Bei Schmerzen ist ein Schmerzmittel indiziert
Sich bewegen	Der Patient ist nach der Operation in vielen Bereichen seiner Beweglichkeit eingeschränkt. Er muß ungewohnte Bewegungen z. B. unter Schmerzen durchführen. Es besteht eine Thromboemboliegefahr	Der Patient erlernt ungewohnte Bewegungen und stellt sich auf die Mobilisationsanforderungen der postoperativen Phase ein Der Patient bekommt keine Thromboembolie	• Bewegungsabläufe (z. B. Aufstehen aus bestimmten Lagerungspositionen), die postoperativ besonders erschwert sind, üben lassen • Spezielle Lagerungen zeigen und erfahren lassen • Miktion in flacher Rückenlage bzw. unter Gebrauch der Bettschüssel üben lassen • Kompression der Beinvenen durch Antithromboemboliestrümpfe (S. 324) oder Wickeln der Beine mittels Kompressionsverband (S. 325f). Diese Maßnahmen beginnen spätestens am Operationstag • Bei Bedarf verordnete Heparininjektion s. c. verabreichen
Sich waschen und kleiden	Der Patient ist anfällig für Wundinfektionen, da Haut und Haare physiologischerweise mit Keimen besiedelt sind	Die Keime an Haut und Haaren des Patienten sind bestmöglich reduziert	• Vollbad oder am besten Dusche mobilen Patienten ermöglichen. Bettlägerige erhalten eine ausgiebige Ganzkörperwaschung Ideal ist es, wenn diese Maßnahmen am OP-Tag erfolgen. Sofern dies aus organisatorischen Gründen (z. B. früher OP-Termin) nicht möglich ist, Patienten ausreichend Zeit zur Morgentoilette lassen

Tabelle 2.47 (Fortsetzung) Planungsgrundlage für die Pflege eines Patienten in der präoperativen Phase

ATL	Pflegeproblem	Pflegeziel	Mögliche Pflegehilfeaktivitäten
Sich waschen und kleiden			• Im Anschluß an die Körperpflege für frische Bettwäsche und Nachthemd sorgen, welches auch zum Wohlbefinden des Patienten beiträgt • Spezielle Reinigung bestimmter Körperregionen vornehmen: Hautfalten, Nabel (besonders bei allen abdominellen Eingriffen), Fuß- und Fingernägel, wobei Nagellack wegen der Beurteilungsmöglichkeit der Nagelbettdurchblutung entfernt werden muß • Rasur des Operationsgebietes (Infektionsprophylaxe) nach kliniküblichen Vorschriften. Allgemein ist dabei zu beachten, daß großflächig rasiert wird. Die Größe der zu rasierenden Hautfläche hängt dabei von der vorgesehenen Schnittführung einschließlich möglicher -erweiterungen, Austrittsstellen von Drainagen sowie Verbandgröße ab. Als Methode stehen Naß- und Trockenrasur sowie die Haarentfernung mittels Cremes (Depilation) zur Verfügung. Die Naßrasur ist wegen der geringeren Verletzungsgefahr gegenüber der Trockenrasur zu bevorzugen. Eine Trockenrasur ist nur bei spärlichem Haarwuchs und kleinen Flächen zu empfehlen. Depilationscremes sind wegen ihrer Allergiegefahr mit Vorsicht einzusetzen, im Intimbereich wegen der Schleimhautnähe sogar verboten. Als günstiger Zeitpunkt hat sich wegen der geringeren Wiederverkeimung die Rasur am OP-Tag kurz vor Operationsbeginn erwiesen. Ist dies aus organisatorischen Gründen nicht möglich, so sollte frühestens am Vorabend nach dem Baden oder Duschen rasiert werden

Tabelle 2.47 (Fortsetzung)

ATL	Pflegeproblem	Pflegeziel	Mögliche Pflegehilfeaktivitäten
Sich waschen und kleiden	Der Patient kann bei der Narkoseeinleitung und nach der Operation erbrechen, wodurch eine Aspiration möglich wird	Der Patient hält sich an die Nahrungs- und Flüssigkeitskarenz	• Desinfektionsverband nach der Rasur anlegen, sofern dies angeordnet wird, z. B. bei Gefäßoperationen, bei Eingriffen an Extremitäten usw. • Am OP-Tag aus hygienischen Gründen für spezielle Operationsbekleidung sorgen. Dazu gehören OP-Hemd (mit Rückenschluß), Kopfbedeckung (lange Haare nicht als Knoten oder Zopf binden, sondern beidseitig locker zusammenfassen und binden, damit Hinterkopf als Auflagefläche frei bleibt), keine Spangen, Nadeln, Reifen, usw., da Dekubitusgefahr, evtl. Einmalslip • Beobachtungsmaßnahmen: Haut im Operationsgebiet bezüglich Hautveränderungen (z. B. Ekzeme, Allergien, eitrige Entzündungen)
Essen und Trinken			• Patienten über Nahrungsabbau und Flüssigkeitskarenz genau und ausführlich informieren. Mit dem Nahrungsabbau beginnt man in der Regel am Vortag der Operation, wobei Zusammensetzung der Mahlzeiten von dem geplanten Eingriff abhängt. Bei allen extraabdominellen Operationen wird frühestens abends auf eine leicht verdauliche Mahlzeit geachtet. Alle intraabdominellen Eingriffe verlangen eine spezielle präoperative Ernährungsweise (z. B. Darmoperationen, S. 559 f) • Das Nüchternsein (Nahrungs- und Flüssigkeitskarenz) beginnt spätestens 6–8 Std. vor der Operation.

Tabelle 2.47 (Fortsetzung) Planungsgrundlage für die Pflege eines Patienten in der präoperativen Phase

ATL	Pflegeproblem	Pflegeziel	Mögliche Pflegehilfeaktivitäten
Essen und trinken			Da der genaue Zeitpunkt der Operation oft nicht einzuschätzen ist, gilt in den meisten Kliniken, daß routinemäßig ab 0 Uhr des Operationstages nichts mehr gegessen oder getrunken werden darf. Bei nicht kooperationsfähigen Patienten sind Getränke und Flüssigkeiten vorsichtshalber außer Reichweite zu stellen. Angehörige werden ebenso darüber informiert. Bei aufkommendem Durstgefühl ist eine Mundpflege vorzunehmen
			• Patienten mit schlechtem Ernährungszustand (z. B. bei Tumorkachexie) werden bis zur Operation meist über Tage zusätzlich hochkalorisch ernährt, entweder oral mit vollresorbierbarer Flüssigkost oder mittels Infusion
			• Beobachtungsmaßnahmen: Hunger- und Durstgefühl
Ausscheiden	Der Patient kann narkosebedingt während der OP Stuhlgang absetzen. Postoperativ kann es durch extreme Stuhleindickung zur erschwerten Stuhlentleerung kommen	Der Patient hat intraoperativ keine Stuhlentleerung. Postoperativ kommt die Darmfunktion wieder problemlos in Gang	• Den Patienten seinem operativen Eingriff entsprechend so schonend wie möglich abführen lassen. Zur Verfügung stehen Abführmaßnahmen mittels Laxanzien, Suppositorien, Klysma, Einlauf sowie orthograde Magen-Darm-Spülung. Bei allen intraabdominellen Eingriffen ist eine gründliche Dickdarmreinigung, bei allen extraabdominellen Eingriffen nur eine Entleerung des Enddarmes (Rektum) erforderlich
			• Die Nachtruhe des Patienten soll störungsfrei verlaufen, deshalb z. B. Zeitpunkt der Laxanziengabe so festlegen, daß die Stuhlentleerung nicht in die Nacht fällt

Tabelle 2.**47** (Fortsetzung)

ATL	Pflegeproblem	Pflegeziel	Mögliche Pflegehilfeaktivitäten
Für Sicherheit sorgen	Der Patient kann nur erfolgreich operiert werden, wenn bezüglich seiner Sicherheit optimale Voraussetzungen geschaffen sind	Der Patient ist narkose- und operationsfähig. Seine Sicherheit ist gewährleistet	• Begleitpapiere müssen rechtzeitig, am besten am Vortag der Operation, vollständig bereitgelegt werden. Dazu gehören mindestens Anästhesieprotokoll, Einverständniserklärung und die komplette Krankenakte, einschließlich Röntgenbilder und sonstige Befunde • Prämedikation verabreichen, welche vom Anästhesisten bei der Narkosevisite festgelegt worden ist. Hierzu zählt die Prämedikation am Vorabend (s. ATL Ruhen und Schlafen, S. 277ff). Am OP-Tag werden auf Abruf aus dem Operationssaal, ca. 1 Std. vor Operationsbeginn, die angeordneten Medikamente i.m. injiziert. Zuvor ist es den Patienten zu ermöglichen, die Blase zu entleeren, da sie im Anschluß an die Injektion wegen Kollapsgefahr nicht mehr aufstehen dürfen. Sie sind auch darauf hinzuweisen, daß durch die Atropingabe eine Mundtrockenheit oder eine zunehmende Müdigkeit durch das Beruhigungs- und/oder Schmerzmittel auftreten kann. Die Gabe der Prämedikation muß mit Datum, Uhrzeit und Unterschrift des Ausführenden auf dem Narkoseprotokoll vermerkt werden • Persönliche Wertsachen der Patienten sind wegzuschließen. Aus juristischen Gründen empfiehlt es sich, Geldbeträge, Schmuck usw. verschlossen, nach Gegenzeichnung durch den Patienten, am besten bei der Verwaltung aufbewahren zu lassen

Tabelle 2.47 (Fortsetzung) Planungsgrundlage für die Pflege eines Patienten in der präoperativen Phase

ATL	Pflegeproblem	Pflegeziel	Mögliche Pflegehilfeaktivitäten
Für Sicherheit sorgen			• Beobachtungsmaßnahmen: Hierzu rechnet man alle Beobachtungen, die im Hinblick der Durchführbarkeit vor der Operation vorgenommen werden. Dazu gehören besonders regelmäßige Kontrolle von Puls, Blutdruck und Temperatur auf Auffälligkeiten. Hat der Patient z. B. Fieber, so wird die Operation bis zur Fieberfreiheit verschoben, sofern keine Dringlichkeit besteht. Größe und Gewicht sind für den Anästhesisten zur Festlegung von Prämedikation und Menge der Narkosemittel wichtige Angaben
Kommunizieren	Der Patient leidet durch die bevorstehende Operation unter Ängsten, z. B. vor der Narkose, vor Schmerzen, vor Ausgeliefertsein, vor ungünstigem Operationsergebnis, vor Komplikationen usw. Hinzu kommen individuelle Ängste, welche auf die persönliche Lebenssituation (Familie, Beruf) zurückzuführen sind	Der Patient bringt seine individuellen Ängste zum Ausdruck. Er ist über den prä- und postoperativen Verlauf informiert	• Positive Aufnahmesituation ermöglichen. Ideal ist es, wenn das Zimmer so ausgewählt wird, daß Mitpatienten aufgrund eines komplikationslosen Verlaufs Zuversicht vermitteln • Dem Patienten häufige Kontaktmöglichkeiten anbieten, um ihn bei seiner Angstbewältigung zu unterstützen • Im Aufnahmegespräch Erwartungen und individuelle Bedürfnisse erfragen und in der Pflegeanamnese dokumentieren • Information über den prä- und postoperativen Verlauf. Dazu zählt auch z. B. die Information, wann der Patient etwa in den OP gebracht wird, denn gerade ungewisse Wartezeiten sind sehr zermürbend. Ebenso muß auf den Aufenthalt im Aufwachraum oder – sofern absehbar – auf der Intensivstation hingewiesen werden

Tabelle 2.47 (Fortsetzung)

ATL	Pflegeproblem	Pflegeziel	Mögliche Pflegehilfeaktivitäten
Kommunizieren			• Angehörige oder Bezugspersonen werden idealerweise mit in die Informationen einbezogen bzw. sollen, sofern gewünscht wird, bei präoperativen Pflegemaßnahmen zugegen sein, da auch sie Ängste haben • Besuchszeitregelungen sind individuell zu handhaben, d. h. Bedürfnisse des Patienten bezüglich Besucherbeschränkungen sind ebenso zu berücksichtigen • Sofern es gewünscht wird, sollte der Kontakt zu einem Seelsorger hergestellt werden. Zur Lösung von sozialen Problemen muß evtl. bereits vor der Operation der Sozialdienst eingeschaltet werden • Die Begleitung bis zur OP-Schleuse durch eine vertraute Pflegeperson und evtl. durch Angehörige ist für viele Patienten hilfreich. Dies sollte auch bei einem Transport durch einen zentralen Abholdienst möglich gemacht werden

Nach Abruf aus der Operationsabteilung:

- Patienten die Gelegenheit geben, Blase und Darm zu entleeren
- Patient muß OP-Bekleidung anziehen, d. h. frisches Hemd mit Rückenschluß, Kopfhaube und Antithromboemboliestrümpfe, alternativ dazu müssen die Beine gewickelt sein.
- Prämedikation laut Anordnung verabreichen (S. 547) und auf dem Narkoseprotokollblatt mit Datum, Uhrzeit und Unterschrift vermerken. Patienten auf unangenehme Nebenwirkungen wie Mundtrockenheit, zunehmende Müdigkeit usw. aufmerksam machen.
- Sehhilfen wie Brille sowie Hörgeräte sollen dem Patienten bis zur Übergabe an das Personal der Operationsabteilung belassen werden. Sie fühlen sich dadurch sicherer und sind in ihrer Kommunikationsfähigkeit nicht so sehr eingeschränkt.
- Begleitpapiere müssen komplett zum OP mitgenommen werden.
- Eine persönliche Begleitung des Patienten in die OP-Abteilung durch das Pflegepersonal, wenn gewünscht wird sogar zusammen mit Angehörigen, ist möglich zu machen. Beim Patienten bis zur Übergabe an das OP-Personal bleiben.

Krankenpflegehilfe in der postoperativen Phase

Die postoperative Phase beginnt direkt im Anschluß an die Operation und dauert bis zur Entlassung.

Sie ist gekennzeichnet von physischen sowie psychischen Auswirkungen, die durch die Operation selbst und die Narkose bedingt sind. Je nach Größe, Dauer und Verlauf des Eingriffes können unterschiedliche Störungen und Komplikationen auftreten.

Ziel: Die postoperative Phase hat zum Ziel, einen komplikationslosen Heilungsverlauf zu ermöglichen.

Allgemeine postoperative Komplikationen. Die wichtigsten Komplikationen, die nach jedem Eingriff auftreten können, sind nach Paetz (1990):

- Nachblutung,
- Wundhämatom,
- Anurie,
- Erbrechen,
- Wundinfekt,
- Pneumonie,
- Harnwegsinfekt,
- Phlebitis,
- Alkoholdelir,
- postoperative Psychose,
- Parotitis,
- Nahtinsuffizienz,
- Thromboembolie,
- Streßulkus,
- postoperativer Ileus,
- Platzbauch,
- Dekubitalulkus,
- intraabdomineller Abszeß,
- Fadengranulom,
- Narbenbruch.

Pflegeplanung

Pflegebedarf und -intensität bei Operierten orientieren sich immer am durchgeführten Operations- und Narkoseverfahren. Die Aufgaben, die dabei schwerpunktmäßig bei allen operierten Patienten anfallen, sind Inhalt von Tab. 2.**48**. Die pflegerischen Vorbereitungen, die bis zum Wiedereintreffen des Patienten auf der Station erledigt sein müssen, werden der Planungsgrundlage vorangestellt.

Pflegerische Vorbereitungen vor der Übernahme des Frischoperierten auf die Allgemeinstation

In der Regel werden die Frischoperierten vorübergehend bis zur vollen Ansprechbarkeit in den Aufwachraum gebracht. Eine Rückverlegung auf die Station erfolgt erst nach komplikationsloser Aufwachphase bei stabilen Vitalfunktionen nach schriftlicher Zustimmung des Anästhesisten.

Risikopatienten, bei denen während der Operation Zwischenfälle auftraten oder bei denen Komplikationen erwartet werden, werden sofort postoperativ oder nach einem Zwischenaufenthalt im Aufwachraum auf die Wach- oder Intensivstation verlegt.

Bevor die Operierten auf die Station zurückkehren, müssen die notwendigen Vorbereitungen getroffen werden.

Grundsätzlich sollte nach Möglichkeit für Frischoperierte kein Mehrbettzimmer, wie z.B. Fünfbettzimmer, sondern ein ruhigeres Zimmer ausgesucht werden.

Im Zimmer selbst müssen die Materialien bereitgelegt und auf ihre Funktionstüchtigkeit hin überprüft werden, die zur postoperativen Betreuung notwendig sind.

Dazu gehören entsprechend der Größe des Eingriffes zumindest:

- Blutdruckapparat,
- Stethoskop,
- Überwachungskurve,
- Urinflasche und/oder Bettpfanne,
- Mundpflegeset,
- Abwurfmöglichkeit,
- Nierenschale mit Zellstoff,
- evtl. Infusionsständer,
- Haltevorrichtung mit Bettbügel,
- Klingel.

Krankenpflegehilfe bei Darmoperationen

Operative Eingriffe sind in allen Darmabschnitten möglich, am häufigsten ist dabei der Dickdarm betroffen.

Die prä- und postoperativen Maßnahmen bei allen Darmeingriffen sind identisch, außer wenn die Anlage eines künstlichen Darmausganges (Stoma) geplant bzw. notwendig geworden ist.

Nachfolgend wird deshalb stellvertretend für die pflegerischen Besonderheiten bei abdominellen Eingriffen die Krankenpflegehilfe bei Darmoperationen beschrieben (Tab. 2.**49a** u. **b**, S. 559–562).

Tabelle 2.**48** Planungsgrundlage für die Pflege eines Patienten in der postoperativen Phase

ATL	Pflegeproblem	Pflegeziel	Mögliche Pflegehilfeaktivitäten
Sich bewegen	Der Frischoperierte ist am Operationstag meist noch schläfrig. Er bewegt sich dadurch wenig und leidet unter Schmerzen, die oft lagerungsabhängig sind. Komplikationen wie Thromboembolie, Pneumonie und Dekubitus sind dadurch begünstigt	Der Frischoperierte ist bequem und schmerzarm gelagert. Komplikationen wie Thromboembolie, Pneumonie und Dekubitus treten nicht auf	● Frischoperierte werden bis zur vollständigen Ansprechbarkeit, sofern die Operation keine spezielle Lagerung notwendig macht, flach auf dem Rücken gelagert. Dabei darauf achten, daß die Atemwege nicht durch Zurückfallen der Zunge verlegt werden (Guedel-Tubus einlegen) ● Bei erreichter Ansprechbarkeit Patienten entsprechend seiner Operation lagern. Allgemein gelten folgende Richtlinien: – Das Wundgebiet darf nicht gedehnt werden oder unter Spannung stehen (Schmerzen), – Drainageableitungen dürfen nicht abgeknickt sein (Abflußhindernis) oder unter Zug stehen (Schmerzen), – Lagewechsel ist so oft als möglich den Bedürfnissen des Patienten entsprechend vorzunehmen ● Frühmobilisation ist eine wirkungsvolle Maßnahme, um Komplikationen wie z. B. Thrombose, Pneumonie und Dekubitus zu verhindern. Dazu stehen Patienten postoperativ so früh und so häufig als möglich auf. Das bedeutet, daß bei kleineren Eingriffen noch am OP-Tag, bei mittleren und größeren spätestens am Morgen des 1. postoperativen Tages mobilisiert wird. Wegen der Gefahr von Kreislaufstörungen wird dabei schrittweise vorgegangen mit zunächst Sitzen an der Bettkante, danach Stehen vor dem Bett, dann erst Gehen einer kurzen Strecke, stets unter Hilfestellung von 2 Pflegepersonen

Tabelle 2.48 (Fortsetzung)

ATL	Pflegeproblem	Pflegeziel	Mögliche Pflegehilfeaktivitäten
Sich bewegen	Der Frischoperierte ist in seiner Mobilität mehr oder weniger durch Schmerzen eingeschränkt. Er ist dadurch nicht in der Lage, seine Körperpflege selbstständig durchzuführen		• Spätmobilisation mit 1. Aufstehen nach dem 1. postoperativen Tag ist nur Ausnahmefällen vorbehalten, z. B. nicht belastungsstabilen knochenchirurgischen Eingriffen. In solchen Fällen ist eine Teilaktivierung durch Stoffwechselgymnastik und z. B. Durchbewegen von Gelenken auszuführen.
Sich waschen und kleiden	Der Frischoperierte bekommt seinen Ressourcen entsprechend bei der Körperpflege Unterstützung		• Übernahme der Körperpflege, vor allem nach großen Eingriffen in den ersten Tagen nach der Operation. Im übrigen richtet sich die Mithilfe bzw. Unterstützung bei der persönlichen Hygiene nach dem Allgemeinzustand des Operierten • Teilwäschen werden so bald als möglich angestrebt, da sie eine Frühaktivierung bewirken
Essen und trinken	Der Frischoperierte kann als Folge der Narkosewirkung in den ersten postoperativen Stunden erbrechen. Darüber hinaus besteht eine Magen-Darm-Atonie, die vor allem bei abdominellen Operationen anhält. Es können sich eine Mundsoorinfektion und eine Parotitis entwickeln	Der Frischoperierte hält sich an die vorübergehende Nahrungs- und Flüssigkeitskarenz. Er akzeptiert den seinem Eingriff entsprechenden schonenden Nahrungsaufbau	• Patienten über den Verlauf der Nahrungs- und Flüssigkeitskarenz sowie den Nahrungsaufbau informieren • Bei allen Operierten mit extraabdominellen Eingriffen darf bereits 6–8 Std. nach der Operation getrunken werden. Zeitpunkt der 1. Flüssigkeitsaufnahme ist meist vom Anästhesisten auf dem Narkoseprotokoll vermerkt • Bei allen Operierten mit intraabdominellen Eingriffen ist eine länger andauernde Nahrungs- und Flüssigkeitskarenz notwendig. Zwischenzeitlich erfolgt die Deckung von Flüssigkeits- und Nährstoffbedarf über Infusionen

Tabelle 2.48 (Fortsetzung) Planungsgrundlage für die Pflege eines Patienten in der postoperativen Phase

ATL	Pflegeproblem	Pflegeziel	Mögliche Pflegehilfeaktivitäten
Essen und trinken			• Der Nahrungsaufbau erfolgt erst, wenn die Darmfunktion sichergestellt ist (Nachweis von Darmgeräuschen, Blähungen, Stuhlentleerung). Bei allen extraabdominellen Operationen ist dieser rasch, während bei allen Abdominaloperationen ein vorsichtiges und stufenweises Vorgehen zwingend ist (s. Beispiel Darmoperationen, S. 560f) • Mundpflege (S. 335f, 355ff) während der Phase des absoluten Trinkverbotes durchführen, da die Patienten meist unter starkem Durstgefühl leiden
Ausscheiden	Beim Frischoperierten kann es durch Narkosenachwirkung zu einem Harnverhalten kommen	Der Frischoperierte hat spätestens 6 Std. postoperativ Urin gelassen	• Patienten zum Wasserlassen anhalten. Sofern kein Spontanurin möglich: – Bettschüssel anwärmen, – Wasserhahn laufen lassen, – Männer im Stehen vor dem Bett Wasserlassen ermöglichen, – Toilettenstuhl anbieten, – möglichst zur Toilette führen, – Schamgefühle (z. B. Wunsch nach Alleinsein) berücksichtigen. Erst bei Erfolglosigkeit auf Anordnung Einmalkatheterismus oder Gabe von Doryl i. m.

Tabelle 2.48 (Fortsetzung)

ATL	Pflegeproblem	Pflegeziel	Mögliche Pflegehilfeaktivitäten
Ausscheiden	Der Frischoperierte hat eine Magen-Darm-Atonie, die bei Abdominaleingriffen für 3–5 Tage nach der Operation bestehen bleibt. Es treten häufig durch die wiederkehrende Darmtätigkeit Beschwerden wie quälende Blähungen auf	Der Operierte hat bis spätestens zum 5. postoperativen Tag zum 1. Mal Stuhlgang. Beschwerden durch die wiedereinsetzende Darmfunktion sind auf ein erträgliches Maß reduziert	• Anregung der Darmtätigkeit, wenn diese ausbleibt, mit schonenden Methoden durch ein Klysma oder Einlauf oder medikamentös mit mild wirkenden Abführmitteln wie Agiolax, Kräuterlax usw. Sie wirken aber nur bei ausreichender Flüssigkeitszufuhr • Bei quälenden Blähungen Erleichterungen schaffen durch trockene Wärme (Heizkissen, Wärmflasche oder Lichtbogen). Evtl. ein Darmrohr (niemals länger als 30 Min.) einlegen, damit die Darmgase entweichen können. Kräutertee (z. B. Fenchel, Anis, Pfefferminz usw.) oder auf Anordnung die Gabe eines Mittels gegen Blähungen wie z. B. Lefax kann, sofern der Patient keinem Trinkverbot unterliegt, Beschwerden lindern • Beobachtungsmaßnahmen auf sicheren Zeichen der Darmfunktion wie Absetzen von Stuhlgang, Blähungen und Darmgeräuschen, Beschwerden, vor allem Schmerzhaftigkeit von Blähungen
Regulieren der Körpertemperatur	Der Frischoperierte ist vor allem nach länger andauernder Narkose ausgekühlt. Es kann postoperatives Kältezittern auftreten	Der operationsbedingte Wärmeverlust beim Frischoperierten ist wieder ausgeglichen	• Frischoperierten nach Narkoseende in ein vorgewärmtes Bett legen und gut zudecken. Bei stabilen Kreislaufverhältnissen evtl. kontrolliert Wärme (z. B. durch Lichtbogen) zuführen. Niemals wegen der Verbrennungsgefahr bei nicht ansprechbaren Patienten unkontrolliert Wärme anwenden • Beobachtungsmaßnahmen: Haut, vor allem Temperatur, Körpertemperatur auf Unterkühlung

Tabelle 2.48 (Fortsetzung) Planungsgrundlage für die Pflege eines Patienten in der postoperativen Phase

ATL	Pflegeproblem	Pflegeziel	Mögliche Pflegehilfeaktivitäten
Für Sicherheit sorgen	Der Frischoperierte ist in den ersten postoperativen Stunden besonders anfällig für Komplikationen wie z. B. Nachblutung und Wundhämatom	Der Frischoperierte ist hinsichtlich Komplikationen in der postoperativen Frühphase optimal überwacht	• Bei Übernahme des Frischoperierten auf die Normalstation müssen sich die Pflegenden über die Ausgangssituation informieren. Dazu zählen Allgemeininformationen: – Art der ausgeführten Operation bzw. postoperative Diagnose, – Operationsverlauf (z. B. Blutungen, Stabilität des Kreislaufs usw.), – Art der Anästhesie (Intubationsnarkose, Lokal-, Spinalanästhesie) und Narkosedauer, – Postoperative Verordnungen (z. B. Art und Häufigkeit der Kontrollen, Infusionen, Transfusionen, Medikamente, Laborkontrollen, Lagerung, Mobilisationszeitpunkt, 1. orale Flüssigkeitszufuhr). Diese Angaben werden im Rahmen der mündlichen Übergabe weitergegeben oder sind schriftlich dem Narkoseprotokoll zu entnehmen • Beobachtungsmaßnahmen: Direkt nach der Übernahme des Patienten werden routinemäßig kontrolliert: Bewußtseinslage, vor allem Ansprechbarkeit; Puls, vor allem auf Tachykardie; Blutdruck, vor allem auf Hypotonie; Atmung, vor allem Frequenztiefe und Beschwerden; Haut, bevorzugt Farbe und Temperatur, Schmerzen; Verband auf Durchblutung, Durchfeuchtung; Drainagen und Sonde, vor allem Lokalisation, Absonderungsmenge und Aussehen; Infusionen/Infusionswege, vor allem Stand der Infusionsmenge; Urinausscheidung.

Tabelle 2.48 (Fortsetzung)

ATL	Pflegeproblem	Pflegeziel	Mögliche Pflegehilfeaktivitäten
			Die Überwachungsmaßnahmen werden fortlaufend in bestimmtem Intervall fortgeführt und dokumentiert, welches erfahrungsgemäß in den ersten 24 Std. zunächst 1/2stündlich und bei Stabilität immer mehr ausgedehnt werden kann. Darüber hinaus werden noch die Körpertemperatur und die Bilanz festgestellt
Für Sicherheit sorgen	Der Frischoperierte leidet operationsbedingt unter Schmerzen	Der Frischoperierte hat möglichst keine Schmerzen. Vermeidbare Schmerzen sind ursächlich behoben	• Patienten darauf aufmerksam machen, daß er bei Bedarf ein Schmerzmittel verordnet bekommt • Vermeidbare Schmerzen, z. B. durch Lagerung bedingt oder durch Blähungen, werden durch geeignete Gegenmaßnahmen in ihrer Ursache behoben • Beobachtungsmaßnahmen: Schmerzen, vor allem auf Äußerung, Ursache, Zeitpunkt des Auftretens
	Der Operierte hat eine Operationswunde, die mittels Naht verschlossen ist. Es kann zu Wundheilungsstörungen kommen	Die Operationswunde des Patienten heilt komplikationslos ab	• Der 1. Verbandwechsel wird in der Regel am 2. postoperativen Tag vom behandelnden Arzt durchgeführt. Weitere Verbandswechsel werden meistens von den Pflegenden nach den Regeln des aseptischen Verbandswechsels vorgenommen • Die Entfernung der nicht resorbierbaren Hautfäden erfolgt je nach Wundlokalisation zu unterschiedlichem Zeitpunkt, meist um den 10. postoperativen Tag. Häufig werden dabei zunächst Teilfäden, d.h. jeder 2. Faden, am übernächsten Tag die Restfäden gezogen • Beobachtungsmaßnahmen: Wunde vor allem auf Entzündungszeichen wie Rötung, Schwellung, Schmerz, lokale Überwärmung; Schmerzäußerungen; Körpertemperatur auf Fieberanstieg

Tabelle 2.48 (Fortsetzung) Planungsgrundlage für die Pflege eines Patienten in der postoperativen Phase

ATL	Pflegeproblem	Pflegeziel	Mögliche Pflegehilfeaktivitäten
Für Sicherheit sorgen	Der Operierte kann auch noch nach der Entlassung Komplikationen entwickeln. Er muß evtl. durch die Auswirkungen der Operation seine Lebensführung ändern	Der Operierte ist über Verhaltensregeln für die Zeit nach der Entlassung informiert	• Patienten und Angehörige frühzeitig vor der Entlassung geeignet beraten, z. B. in bezug auf: – Handhabung von Hilfsmitteln wie beispielsweise Stomaversorgung, Umgang mit Prothesen, – Ernährung, – Medikamenteneinahme, – Wunddehiszenz-(Aufgehen der Wunde) und Narbenhernienprophylaxe, – Veränderungen der Lebensführung wie z. B. Vermeidung eines Rezidivs durch geeignete Lebensweise • Frühzeitig abklären, inwieweit eine häusliche Nachbetreuung notwendig ist. Dazu Kontaktaufnahme mit Sozialdienst und Sozialstation vornehmen
Sinn finden	Der operierte Patient ist durch die Auswirkungen der Operation psychisch und physisch erschöpft. Ein ungünstiges Operationsergebnis wie z. B. Tumordiagnose oder Verstümmelung durch den Verlust eines Körperteils führen zu einer Lebenskrise. Die postoperativen Ängste konzentrieren sich verstärkt bei den Betroffenen und ihren Angehörigen auf die zukünftige Lebenssituation	Der operierte Patient beginnt sich mit seiner neuen Lebenssituation positiv auseinanderzusetzen	• Persönliche Ressourcen des Betroffenen und seiner Angehörigen ausfindig machen • Patienten ermutigen, Ängste zu äußern • Das Gespräch mit Angehörigen suchen • Selbstpflegekompetenz so früh als möglich fördern. Dazu gehört auch das schrittweise Heranführen an die Selbstversorgung bei Stomapatienten • Häufig auf positive Fortschritte im Heilungsverlauf hinweisen • Regelmäßige Mitarbeiterbesprechungen, bei denen Pflege-, Krankengymnastikpersonal, Ärzte, Seelsorger, Sozialarbeiter gemeinsam beraten, Beobachtungen ausgetauscht und Vorgehensweisen miteinander besprochen werden, können ein wichtiger Beitrag sein, den Patienten bei der Bewältigung seiner Lebenskrise zu unterstützen

Tabelle 2.49a Planungsgrundlage für die präoperative Pflege eines Patienten mit Darmoperation

ATL	Pflegeproblem	Pflegeziel	Mögliche Pflegehilfeaktivitäten
Sich waschen und kleiden	Der Patient bekommt das Abdomen eröffnet (Laparotomie). Die Schnittführung erfolgt dazu meist in Bauchmitte vom Nabel bis zur Symphyse (mediane Laparotomie)	Die Haut im Operationsgebiet des Patienten ist optimal vorbereitet	• Rasur des Patienten, wobei der vordere Körperstamm von der Axillarlinie bis einschließlich der Schambehaarung rasiert wird. Falls eine orthograde Magen-Darm-Spülung durchgeführt werden soll, Rasur zuvor vornehmen. Bei sakraler Zugangsweise muß zusätzlich die perianale Region bis zum Lendenbereich einschließlich der Oberschenkel rasiert werden
Essen und trinken	Der Patient muß aufgrund der besonderen Anfälligkeit gegenüber postoperativen Komplikationen des Magen-Darm-Traktes bei Darmoperationen präoperativ speziell ernährt werden	Der Patient beginnt seinen Nahrungsabbau bereits am Vortag der Operation	• Die Patienten erhalten am Tag vor der OP morgens nur noch leichte Kost, ab dem Mittagessen ist nur noch Flüssigkeit wie Suppe, Tee, Saft, Mineralwasser, abends ausschließlich Tee oder Mineralwasser erlaubt
Ausscheiden	Der Patient kann bei einer ungenügend vorausgegangenen Darmreinigung gefährdet sein für eine Wundinfektion und eine Anastomoseninsuffizienz	Der Patient ist entsprechend den Anforderungen bei Darmoperationen ausreichend abgeführt	• Durchführung einer orthograden Magen-Darm-Spülung. Dabei wird über eine Magensonde eine Spüllösung (Elektrolytlösung) körperwarm verabreicht und so lange gespült, bis über den Darm wäßrig-klare Flüssigkeit ausgeschieden wird. Meistens sind dazu mindestens 10 l Lösung notwendig. Die Flüssigkeitsmenge kann auch auf Wunsch getrunken werden, dann sollten aber zur Geschmacksverbesserung Vitaminbrausetabletten zugesetzt werden.

Tabelle 2.49a (Fortsetzung) Planungsgrundlage für die präoperative Pflege eines Patienten mit Darmoperation

ATL	Pflegeproblem	Pflegeziel	Mögliche Pflegehilfeaktivitäten
Ausscheiden			• Die Spülung ist bei Herz- und Niereninsuffizienz, Stenosen im Verdauungstrakt, bei Ileus und Subileus kontraindiziert. Sie wird bevorzugt vor Dickdarmoperationen eingesetzt • Ein hoher Schwenkeinlauf wird dann angeordnet, wenn keine komplette Darmreinigung erreicht werden soll bzw. eine orthograde Magen-Darm-Spülung nicht durchgeführt werden kann

Tabelle 2.49b Planungsgrundlage für die postoperative Pflege eines Patienten mit Darmoperation

ATL	Pflegeproblem	Pflegeziel	Mögliche Pflegehilfeaktivitäten
Sich bewegen	Der Frischoperierte leidet bei angespannter Bauchdecke unter Schmerzen	Der Frischoperierte ist bauchdeckenentspannend gelagert	• Bauchdeckenentspannende Lagerung durch Unterstützung der Knie (evtl. Kissen) herbeiführen. Ein Fußkasten oder Fußbrett wirkt unterstützend bei kleinwüchsigen Patienten
Essen und trinken	Der operierte Patient darf erst oral etwas zu sich nehmen, wenn die Anastomose einer erhöhten Belastung durch die Nahrungspassage ausgesetzt werden kann, da sonst Nahtinsuffizienz droht. Die Anastomosenheilungsdauer beträgt bei Dickdarmeingriffen 5–7 Tage, bei Rektumoperation etwa 9 Tage. Die Ernährung erfolgt bis dahin parenteral über Infusionen	Der Operierte hält sich an die orale Nahrungs- und Flüssigkeitskarenz. Er bekommt keine Anastomoseninsuffizienz durch zu frühzeitig begonnenen Nahrungsaufbau	• Patient wird über langsamen stufenweisen Nahrungsaufbau informiert • Nahrungsaufbau erst nach dem sicheren Einsetzen der Darmfunktion beginnen. Die Nahrungsumstellung von parenteral auf oral erfolgt dabei nach Schema, z. B. nach Beginn der oralen Nahrungsaufnahme: am 1. Tag schluckweise Tee Infusionen 3000 ml am 2. Tag 5 Tassen Tee Infusionen 2000 ml am 3. Tag Tee, Schleim, Zwieback Infusionen 1000 ml am 4. Tag passierte Kost keine am 5. Tag leichte Kost keine

Tabelle 2.49b (Fortsetzung) Planungsgrundlage für die präoperative Pflege eines Patienten mit Darmoperation

ATL	Pflegeproblem	Pflegeziel	Mögliche Pflegehilfeaktivitäten
Essen und trinken			Die Stufe der leichten Kost ist meist ab dem 11. postoperativen Tag erreicht • Sorgfältige Mundpflege zur Bekämpfung des Durstgefühls vornehmen. Kooperationsfähige Patienten kann man den Mund ausspülen lassen • Beobachtungsmaßnahmen: Zeichen der sicheren Darmaktivität, besonders Stuhlgang und Blähungen; Hunger- und Durstgefühl; Infusionstherapie
Ausscheiden	Beim Operierten soll sich bis spätestens zum 5. postoperativen Tag die Darmtätigkeit wieder spontan eingestellt haben. Die Anastomosen dürfen keinesfalls durch aggressive Abführmaßnahmen belastet werden	Der Operierte hat spätestens am 5. postoperativen Tag abgeführt, wenn notwendig mittels schonender Abführmaßnahmen	• Sofern die Darmfunktion noch nicht in Gang gekommen ist, wird ab dem 5. postoperativen Tag zunächst ein Klysma verabreicht Bei Operierten mit Anastomosen im Rektumbereich sind Einläufe streng untersagt! • Beobachtungsmaßnahmen: Darmfunktion auf Blähungen, Stuhlabgang vor allem nach der 1. postoperativen Entleerung auf Regelmäßigkeit
Für Sicherheit sorgen	Der Frischoperierte hat wegen der Magen-Darm-Atonie vorübergehend eine Magensonde liegen. Zur Ableitung von Wundsekret sowie zur frühzeitigen Erkennung von Anastomosenundichtigkeiten sind Ableitungsdrainagen eingelegt, die ca. 1 Woche verbleiben.	Der operierte Patient hat einen ungefährdeten Anastomosenheilungsverlauf	• Entfernung der Magensonde, sobald sie nichts mehr fördert. Sie kann oft bereits am Abend des Operationstages gezogen werden • Auf ungehinderte Abflußmöglichkeit aus den Drainagen achten. Beim Wechsel des Ableitungssystems auf streng aseptisches Vorgehen achten. Ableitungsdrainagen werden nach ca. 1 Woche, Redondrainagen bereits nach ca. 5 Tagen entfernt. Regelmäßige Verbandswechsel an den Drainageaustrittsstellen sind erforderlich

Tabelle 2.49b (Fortsetzung) Planungsgrundlage für die präoperative Pflege eines Patienten mit Darmoperation

ATL	Pflegeproblem	Pflegeziel	Mögliche Pflegehilfeaktivitäten
Für Sicherheit sorgen	Ein Blasenverweilkatheter dient der Urinableitung		• Blasenkatheter verbleiben nach Koloneingriffen für 1–2 Tage, bei Rektumeingriffen für 5–6 Tage. Zwischenzeitlich entsprechende Pflegemaßnahmen bei Blasenverweilkatheter (S. 366 f) ausführen • Beobachtungsmaßnahmen: Magensonde, vor allem Menge; Drainagen, vor allem Menge, Aussehen, Drainagenaustrittstelle, Schmerzen; Blasenkatheter, vor allem Urin, Menge, Aussehen

Krankenpflegehilfe in der Geburtshilfe

Krankenpflegehilfe bei gesunden Wöchnerinnen

Das Wochenbett beginnt nach der Geburt und dauert so lange, bis sich die durch Schwangerschaft und Geburt entstandenen Veränderungen wieder zurückbilden (ca. 6−8 Wochen).

Kennzeichnend für das Wochenbett sind:

- Rückbildungsvorgänge am und um den Genitalbereich, z. B. Uterus (Wochenfluß welcher in der 1. Woche blutig, in der 2. Woche braunrot, Ende der 2. Woche gelb und ab der 3. Woche helles Aussehen hat), Beckenboden, Bauchdecke, Blase, Darm,
- Wundheilungsvorgänge an Uterus, Scheide und Damm,
- Ingangkommen der Milchbildung (Laktation) und der Ovarialtätigkeit.

Pflegeplanung

In Tab. 2.**50** wird von der Pflegesituation einer gesunden Wöchnerin mit einer komplikationslosen Geburt ausgegangen. Der Wochenbettverlauf bei einer operativen Entbindung (Kaiserschnitt oder Sectio caesarea) bleibt unberücksichtigt.

Tabelle 2.50 Planungsgrundlage für die Pflege einer gesunden Wöchnerin

ATL	Pflegeproblem	Pflegeziel	Mögliche Pflegehilfeaktivitäten
Essen und trinken	Die Wöchnerin benötigt eine bedarfsgerechte Ernährung. Das Neugeborene kann mit Beschwerden (z. B. Blähungen) oder Schäden (z. B. Wundsein) empfindlich auf das Stillen reagieren	Die Wöchnerin hat eine bedarfsgerechte, ausgewogene Nahrungs- und Flüssigkeitszufuhr	● Die Wöchnerin bekommt eine eiweiß-, vitamin- und mineralstoffreiche Ernährung, am besten Vollwertkost, angeboten. Sie hat während der Stillzeit einen Mehrbedarf von ca. 300–500 Kalorien/Tag. Die Flüssigkeitszufuhr liegt bei mindestens 2 l täglich. Bei nichtstillenden Wöchnerinnen muß allerdings auf eine Einschränkung der Flüssigkeitsmenge geachtet werden ● Blähende Speisen (z. B. Kohlarten, Hülsenfrüchte, Zwiebeln, Knoblauch) und saure Früchte oder Säfte (z. B. Orangen, Zitronen) sind zu meiden, da das Neugeborene sonst Blähungen bekommen und/oder wund werden kann. Kaffee, schwarzer Tee und Alkohol sind wegen ihrer Wirkungsweise auf das Neugeborene in größeren Mengen, Nikotin vollkommen, wegzulassen ● Wöchnerinnen über ideale Ernährung unterrichten, ebenso sie darauf hinweisen, daß Medikamente nur auf strenge ärztliche Anordnung eingenommen werden dürfen ● Beobachtungsmaßnahmen: Verträglichkeit der Muttermilch beim Neugeborenen, besonders auf Anzeichen von Wundsein, Blähungen sowie Gewichtszunahme; Ernährungs- und Kräftezustand der Mutter, vor allem Appetit, Durstgefühl, Milchbildung und Belastbarkeit beim Stillen

Tabelle 2.50 (Fortsetzung)

ATL	Pflegeproblem	Pflegeziel	Mögliche Pflegehilfeaktivitäten
Ausscheiden	Die Wöchnerin sondert als Zeichen der Uterusrückbildungsbzw. Wundheilungsvorgänge Wochenfluß ab. Dieser verkeimt rasch. Es kann zur Infektion von Uterus und Dammnaht kommen	Die Wöchnerin hat eine primäre Wundheilung (Uterus, Dammnaht). Beschaffenheit und Menge des Lochialsekrets entsprechen dem Heilungsverlauf der Uteruswunde	• Pflege des äußeren Genitales durch Abspülen. Dies geschieht anfangs mehrmals täglich, besonders nach jedem Toilettengang, mit körperwarmem Wasser, evtl. mit Kamille oder desinfizierenden Zusätzen unter Zuhilfenahme einer Spülkanne, am Bidet oder einer Intimdusche. Im Anschluß ist die Vorlage zu wechseln. Die Wöchnerin muß zum Abspülen und zum Umgang mit Vorlagen unter Berücksichtigung der erforderlichen Hygienemaßnahmen (z. B. Einmalhandschuhe beim Entfernen der Vorlagen tragen) angeleitet werden
	Die Wöchnerin hat geburtsbedingt eine schlaffe Beckenbodenmuskulatur und evtl. Verletzungen an Blase und Harnröhre. Es besteht dadurch die Gefahr einer Harnverhaltung und die Neigung zur Obstipation	Die Wöchnerin hat spätestens 8 Stunden nach der Geburt Urin gelassen. Sie führt am 2. Tag danach so schonend wie möglich ab	• Die Wöchnerin beim 1. Gang zur Toilette begleiten. Kommt es zu keiner Spontanurinentleerung innerhalb der ersten 6 – 8 Stunden nach der Geburt, so müssen unterstützende Maßnahmen wie z. B. laufender Wasserhahn ergriffen werden • Bei Obstipation wird ein leichtes Abführmittel nach Verordnung verabreicht. Ferner sollte die Wöchnerin reichlich trinken (s. ATL Essen und trinken) • Beobachtungsmaßnahmen: äußere Genitale, vor allem Dammnaht auf Entzündungszeichen und Hämatom; Wochenfluß, vor allem auf Aussehen, Farbe, Beschaffenheit, Menge und Geruch; Urinausscheidung bezüglich Menge und Miktion; Stuhlausscheidung, besonders Häufigkeit, Beschwerden bei der Defäkation

Tabelle 2.50 (Fortsetzung) Planungsgrundlage für die Pflege einer gesunden Wöchnerin

ATL	Pflegeproblem	Pflegeziel	Mögliche Pflegehilfeaktivitäten
Für Sicherheit sorgen	Die Wöchnerin leidet unter Beschwerden an der Dammnaht, durch Nachwehen und durch das Ingangkommen der Milchbildung. Komplikationen wie z. B. Venenentzündung, Thrombose, Brustdrüsenentzündung und Endometritis oder Wochenbettfieber können auftreten	Das Wochenbett der Wöchnerin verläuft komplikationslos. Die Wöchnerin hat kaum Beschwerden	• Bei Beschwerden an der Dammnaht kann beim Sitzen ein Schaumstoffring durch Druckentlastung erleichterung bringen. Salbenkompressen (z. B. mit Panthenol) wirken schmerzlindernd und heilungsfördernd, ebenso ein Sitzbad, welches ab ca. dem 3. Tag angeboten wird • Rückenbildungsvorgänge werden durch Wochenbettgymnastik unterstützt. Die Wöchnerin wird dazu meist von einer Krankengymnastin angeleitet • Beschwerden beim Stillen durch gereizte Brustwarzen können durch Pflege mit einer Spezialsalbe gelindert werden. Kommt es beim Milcheinschuß zu unangenehmen schmerzhaften Empfindungen, so wirken z. B. Quarkwickel wohltuend • Der Entstehung einer Brustdrüsenentzündung sowie von Wochenbettfieber kann durch sorgfältige und einwandfreie Brustpflege sowie durch die strenge Beachtung von Hygieneregeln bei Kontakten mit dem Brust- und Intimbereich verhindert werden. Zur Infektionsprophylaxe wird stets vor dem Anfassen der Brust eine Händedesinfektion oder gründliches Händewaschen durchgeführt. Nach jedem Stillvorgang werden die Brustwarzen mit sterilen Kompressen geschützt. Die Wöchnerin soll kochbare Baumwollwäsche (Nachthemd, Still-BH) tragen. Die Brust wird täglich gewaschen oder abgeduscht und mit einem sauberen, weichen Tuch, welches nur dafür benutzt wird, abgetrocknet.

Tabelle 2.50 (Fortsetzung)

ATL	Pflegeproblem	Pflegeziel	Mögliche Pflegehilfeaktivitäten
Für Sicherheit sorgen			Bei der Versorgung des Intimbereichs stets Einmalartikel (z. B. Vorlagen, Einmalwaschlappen) verwenden.
			Zur Körperpflege ist Duschen gestattet, ein Vollbad darf wegen der Infektionsgefahr erst nach Versiegen der Lochien genommen werden.
			Die Wöchnerin ist über die entsprechenden Hygieneverhaltensregeln zu unterrichten
			• Bei erhöhter Thrombosegefahr (z. B. Wöchnerinnen mit Varizen) werden Antithromboemboliestrümpfe getragen, weitere Maßnahmen (z. B. Heparingabe) nach Arztverordnung
	Bei der Wöchnerin kommt es zwischen dem 3. – 4. Wochenbettag zum Milcheinschuß	Die Wöchnerin entwickelt zunehmend Sicherheit beim Stillen	• Anleitung der Wöchnerin zum Stillen. Dabei ist zu beachten, daß sie entspannt und bequem sitzt oder liegt
			• Beobachtungsmaßnahmen: Beschwerdeäußerungen, vor allem Dammnaht, Bauchschmerzen, Milcheinschuß; Stillvorgang, vor allem ausreichende (Wiegen des Neugeborenen) und beschwerdefreie Nahrungsaufnahme für das Kind; Zeichen beginnender Komplikationen wie Venenentzündung mit schmerzhaften, geröteten Venensträngen an den Beinen, Thrombosezeichen (S. 634), Brustdrüsenentzündung mit geröteter, heißer, verhärteter, schmerzhafter Brust, Wochenbettfieber mit Temperaturanstieg und übelriechendem, eitrigem Wochenbettfluß

Tabelle 2.50 (Fortsetzung) Planungsgrundlage für die Pflege einer gesunden Wöchnerin

ATL	Pflegeproblem	Pflegeziel	Mögliche Pflegehilfeaktivitäten
Sinn finden	Die Wöchnerin ist durch die Strapazen der Schwangerschaft und vor allem durch die Geburt geschwächt. Die Stimmungslage ist zunächst euphorisch, dann kommt es zwischen dem 3. und 5. Tag nach der Geburt durch die Hormonumstellung zu einem Stimmungswechsel ("Heultage"). Beim ersten Kind besteht oft noch Unsicherheit und Angst vor der Versorgung des Kindes	Die Wöchnerin entwickelt zunehmend Zuversicht und interessiert sich für die Pflege des Kindes	• Rooming-in-Pflege ermöglichen, d.h., daß das Neugeborene sich bei der Mutter befindet. Auf Wunsch der Mutter wird das Neugeborene über Nacht im Kinderzimmer betreut, so daß sie zur besseren Erholung eine ungestörte Nachtruhe hat. Die Rooming-in-Methode bietet der Mutter die Gelegenheit, sich rasch an das Kind zu gewöhnen und die Pflege unter Anleitung einer Kinderkrankenschwester nach Bedarf zu erlernen • Besuchszeitregelungen für Väter großzügig gestalten, so daß sie ebenfalls mit dem Kind vertraut werden und die Wöchnerin entsprechend unterstützen können • Das Selbstbewußtsein stärken und die Stimmung der Wöchnerin bessern, indem Pflegende Fortschritte bei der Versorgung des Kindes oder im Wochenbettverlauf lobend hervorheben sowie auf Fragen und Ängste eingehen • Beobachtungsmaßnahmen: Stimmung; Interesse und Aktivitäten, vor allem bezüglich verbalen und nonverbalen Äußerungen, Eigeninitiative bei der Pflege des Neugeborenen

Krankenpflegehilfe bei Neugeborenen

Das Neugeborene wird nach der Geburt im Kreißsaal von der Hebamme versorgt. Erste ärztliche Untersuchungen wie z. B. auf Reifezeichen, Fehlbildungen, APGAR-Test (S. 164 f) und Vorsorgemaßnahmen wie z. B. Credé-Prophylaxe (S. 164) erfolgen unmittelbar nach der Geburt.

Die Neugeborenenperiode dauert ca. 3—4 Wochen. Sie ist geprägt durch Anpassungsvorgänge des Kindes an das extrauterine (außerhalb des Mutterleibes) Leben.

Allgemeine Grundsätze zur Pflege von gesunden Neugeborenen

– *Beobachtungsaufgaben* sowie sich daraus ableitende pflegerische Aktivitäten sind in Tab. 2.**51** nachzulesen.
– *Händedesinfektion*: Vor allen Verrichtungen am Neugeborenen ist zur Infektionsprophylaxe eine gründliche Händedesinfektion notwendig, da die Immunabwehr bei Neugeborenen noch nicht vollständig ausgebildet ist.
– *Nabelpflege*: Sie erfolgt meist offen, d. h. der Nabelschnurrest wird mindestens einmal täglich, bei Bedarf öfter, desinfiziert. Häufig wird 70%iger Alkohol verwendet.
– *Hautpflege*: Diese ist von besonderer Bedeutung. Die zarte Haut kann sonst schnell wund werden und Schaden erleiden. Für das Waschen oder das Bad gibt es besonders milde Seifen (Babyseifen) oder Badezusätze, die nach Herstellervorschrift dosiert werden. Hautfalten (Hals, Ohrmuschel, hinter dem Ohr, Achselhöhle, Leistenbeuge, Bauchnabel) sind sorgfältig abzutrocknen und werden ggf. mit einer für Säuglinge geeigneten Creme gepflegt.
– *Gesäßpflege*: Beim Trockenlegen vor oder nach der Nahrungsaufnahme oder wenn das Kind Stuhlgang in der Windel hat, wird eine Gesäßpflege vorgenommen. Das Wickeln erfolgt meist mit Einwegwindeln, die in ihrer Handhabung sehr einfach sind. Sofern das Kind nur eingenäßt hat, genügt es, die Haut gut abzutrocknen. Bei Stuhlverschmutzung wird der Genital- und Analbereich mit warmem Wasser gereinigt. Bei Mädchen ist darauf zu achten, daß die Wischrichtung immer vom Genitalbereich in Richtung Anus erfolgt, um eine Verschleppung von Kolibakterien in die Scheide oder Harnröhre zu vermeiden. Zum Schutz der Haut dient eine geeignete Kindercreme, die bei Bedarf allerdings nur dünn aufgetragen wird.
– *Haarpflege*: Hier verwendet man eine weiche Babyhaarbürste.
– *Nagelpflege*: Mit einer kleinen Nagelschere werden Fingernägel rund, die Fußnägel gerade geschnitten.
– *Zuwendung und Sicherheit*: Bei allen Pflegeverrichtungen wird das Neugeborene immer wieder gestreichelt und angesprochen, so daß es

die Nähe einer Bezugsperson spürt. Außerdem ist darauf zu achten, daß es stets beaufsichtigt und gesichert ist und niemals versehentlich vom Wickeltisch fallen kann oder sonstige Verletzungen erleiden muß.

– *Schutz vor Auskühlung*: Der Säugling soll in gut temperierten Räumen (ca. 22 °C) oder unter einer Wärmelampe versorgt werden. Nach dem Bad ist das Kind sofort in ein vorgewärmtes Tuch zu hüllen und nach dem Abtrocknen rasch mit ebenfalls vorgewärmter Babywäsche zu bekleiden.

Allgemeine Informationen zur Ernährung mit Muttermilch

Die Muttermilchernährung ist für das Kind in den ersten Lebensmonaten optimal.

Sie entspricht in idealer Weise den Bedürfnissen des Kindes und hat z.B. folgende *Vorteile*:

- qualitativ und quantitativ richtige Flüssigkeits-, Nährstoff-, Kalorien- und Vitaminzufuhr,
- Zufuhr von Schutzstoffen,
- leichte Verdaulichkeit,
- Keimfreiheit,
- keine Kosten,
- ist immer ohne Vorbereitungsmaßnahmen in richtiger Temperatur verfügbar,
- fördert die Mutter-Kind-Beziehung.

Die Nahrungszufuhr erfolgt nach Belieben, d.h., das Kind steuert den Trinkrhythmus, die Trinkzeit und Trinkmenge selbst. Da die dünnflüssige Muttermilch nicht lange im Magen des Kindes verweilt, ist es möglich, daß das Kind im Abstand von 2–3 Stunden angelegt werden muß.

Die Gewichtskurve gibt Auskunft darüber, ob eine ausreichende Nahrungsmenge verabreicht wird. Nach der physiologischen Gewichtsabnahme (5–10% des Geburtsgewichts) in den ersten 5 Lebenstagen (durch Ausscheidungen und eine geringe Nahrungszufuhr bedingt), hat das Neugeborene am Ende der 2. Lebenswoche sein Geburtsgewicht wieder erreicht und nimmt dann im ersten Lebenshalbjahr durchschnittlich 200 g pro Woche zu.

Bei gut trinkenden, gesunden Säuglingen ist eine gelegentliche Gewichtskontrolle ausreichend. Schlecht trinkende Kinder hingegen müssen öfter kontrolliert werden.

Nach 5–6 Monaten erfüllt die Muttermilch den Nährstoffbedarf des Kindes nicht mehr vollständig. Es erfolgt dann eine Zufütterung von Obst- bzw. Gemüsebreien in Absprache mit dem Kinderarzt.

Tabelle 2.**51** Beobachtungsaufgaben bei Neugeborenen

Beobachtung	Normalwert/-zustand	Pflegerische Aktivitäten
Atmung	40–45 Atemzüge/Min. geräuschlos ohne Anstrengung	• Seitenlage des Neugeborenen
Kreislauf	Pulsfrequenz: 120–140 Schläge/Min. Hauttemperatur: warm Hautfarbe: rosig	
Körpertemperatur	nach der Geburt: 37 °C in den ersten Stunden fällt sie auf 36 °C ab	• Bettchen zum Schutz vor Auskühlung vorwärmen • Raumtemperatur bei 20–22°C
Nabel	Nabelschnurrest ist mit steriler Kompresse und Nabelbinde geschützt	• auf Nachblutung aus dem Nabelschnurrest unmittelbar nach der Geburt achten
Haut	rosige, zarte Haut evtl. Käseschmierereste physiologischer Ikterus am 3.–8. Tag durch gesteigerten Erythrozytenabbau	• geringe Käseschmiereste werden nicht entfernt (Hautschutz)
Erste Urinentleerung	meist rötlich-orangefarbener Urin durch harnsäurehaltiges Ziegelmehlsediment	• Dokumentation der ersten Urinentleerung
Erste Stuhlausscheidung	schwarz-grünfarbener, zäher Stuhl (Mekonium, Kindspech) aus eingedickten Verdauungssekreten, verschlucktem Fruchtwasser, Epithelzellen, Haaren. Vor dem Auftreten von Milchstühlen kommt es zu Übergangsstühlen (Mischung von Mekonium und Milchstuhl)	• Dokumentation der ersten Stuhlausscheidung
Stimme	kräftige Stimme (kräftiges Schreien)	

Krankenpflegehilfe in der ambulanten Krankenpflege

Die ambulante Krankenpflege ist von zunehmender Bedeutung, weil im häuslichen Bereich immer mehr chronisch kranke, alte und alleinstehende Menschen Unterstützung und Hilfe brauchen. Auch die stets kürzer werdende Verweildauer im Krankenhaus erfordert häufig eine nachgehende, pflegerische Versorgung zu Hause.

In der Regel leisten Sozialstationen ambulante Pflegedienste. Sie werden von Kirchen, freien Wohlfahrtsverbänden oder Kommunen getragen. Die häusliche Pflege ist eingebunden und stark geprägt vom sozialen Umfeld des Kranken. Zur ganzheitlichen Betreuung dieser Patienten gehört deshalb ein vielfältiges Aufgabenspektrum.

Aufgabenschwerpunkte der ambulanten Krankenpflegehilfe

Die Pflegedienstleitung der Sozialstation koordiniert die Patientenbetreuung.

Bei Teambesprechungen, die regelmäßig mindestens einmal wöchentlich stattfinden, werden organisatorische Fragen geklärt. Ferner berichten die einzelnen Pflegepersonen über Besonderheiten in der Betreuung von Patienten.

Aufgaben zur Unterstützung bei den ATL. Sie umfassen alle pflegerischen Aktivitäten zur Rehabilitation sowie die aktivierende Unterstützung bei der Körperpflege (S. 330 ff), der Nahrungsaufnahme (S. 350 ff), bei Ausscheidungsvorgängen (S. 362 ff) und bei der Mobilisation. Zur Übertragung von Mithilfeaufgaben bei diagnostischen und therapeutischen Maßnahmen (z. B. Verbände, Injektionen) gelten die auf S. 465 erwähnten Ausführungen. Der Patient wird hinsichtlich seiner körperlichen und seelischen Verfassung fortlaufend beobachtet.

Angehörige sind, soweit dies möglich ist, in die pflegerische Versorgung miteinzubeziehen.

Psychische Betreuung und Begleitung. Für alleinstehende Patienten ist die Pflegeperson oftmals der einzige Ansprechpartner. Freundliche Zuwendung und Gesprächsbereitschaft (S. 440 f) sind für das Wohlbefinden dieser Menschen von besonderer Bedeutung. Bei nicht alleinstehenden Patienten sind oft auch strapazierte und erschöpfte Angehörige aufmerksam zu betreuen, insbesondere in der Begleitung von Sterbenden (S. 445 f).

Pädagogische Aufgaben. Dazu gehören Beratungs- und Anleiteaufgaben hauptsächlich zur Pflegeorganisation, zur Gesundheitsvorsorge (z. B. Ernährung, Hygienemaßnahmen usw.) sowie zur Lebensgestaltung (z. B. Beschäftigungsmöglichkeiten des Kranken usw.).

Vermittlungsaufgaben. Hierbei handelt es sich um die Mithilfe bei der Vermittlung notwendiger Hilfs- und Betreuungsdienste wie, z. B. Familienpflege zur Weiterführung des Haushaltes, Essen auf Rädern, Einkaufsdienste, Nachbarschaftshilfe u. dgl. Des weiteren zählt dazu auch die Hilfe bei der Beschaffung von Pflegehilfsmitteln.

Verwaltungsaufgaben. Darunter versteht man die Maßnahmen zur Pflegedokumentation wie z. B. Führen der Patientenkartei, von Tätigkeitsnachweisen usw.

Krankenpflegehilfe in der Psychiatrie

Psychiatrische Krankenpflege im Wandel der Zeiten

Geisteskrankheiten sind so alt wie die Menschheit. Die Behandlung und Pflege dieser menschlichsten aller Krankheiten erfuhr im Laufe der Geschichte viele Wandlungen.

Unverständnis, Haß, Spott und quälende Maßnahmen gegenüber den Geisteskranken prägten durch Jahrhunderte hindurch die Daseinsform dieser Kranken und den Umgang mit ihnen. Dramatische Szenen spielten sich fortwährend in den Bewahranstalten, Narrentürmen, Tollhäusern und Irrenanstalten ab. Das Personal der Psychiatrie verstand sich als „Irrenwärter", welche auf die Patienten aufzupassen hatten, damit sie sich nicht selbst oder anderen Gewalt antaten. Wärter und Wärterinnen hatten in erster Linie für Ruhe und Ordnung zu sorgen sowie Entweichungen und Selbstmorde zu verhindern. Pflegerische Maßnahmen erstreckten sich allenfalls auf die Pflege der körperlichen Krankheiten.

Die besonderen Bedürfnisse der Geisteskranken jedoch wurden übersehen bzw. nicht erkannt. Diese „bewahrende Psychiatrie", die bis weit in den Anfang unseres Jahrhunderts hineinreichte, wußte noch nichts über die Chancen psychisch Kranker, wieder in die Gesellschaft zurückgeführt zu werden.

Hand in Hand mit den neuen therapeutischen Möglichkeiten haben sich auch die Aufgaben des Pflegepersonals verändert. Die Tätigkeiten der Schwestern und Pfleger richten sich nicht mehr in erster Linie an den Bedürfnissen der Institutionen aus, sondern orientieren sich mehr an den Bedürfnissen der einzelnen Patienten.

Virginia Henderson, amerikanische Krankenschwester, definiert die Aufgaben der allgemeinen Krankenpflege so: „Die besondere Funktion der Schwester/des Pflegers besteht in der Hilfeleistung für den einzelnen, ob krank oder gesund; in der Durchführung jener Handreichungen, die zur Gesundheit oder Genesung beitragen (oder zu einem friedlichen Tod), welche der Kranke selbst ohne Unterstützung vornehmen würde, wenn er über die nötige Kraft, den Willen und das Wissen verfügte. Diese Hilfeleistung hat in der Weise zu geschehen, daß der Kranke so rasch wie möglich seine Unabhängigkeit wiedererlangt."

Was so formuliert die allgemeine Krankenpflege für sich in Anspruch nimmt, gilt vom Grundsatz her auch für die psychiatrische Krankenpflege. Hilfeleistung mit dem Ziel „Wiedereingliederung der Patienten in die Gesellschaft bei größtmöglicher Selbständigkeit und Unabhängigkeit von anderen" bedeutet z. B. gemeinsames Einüben von alltagspraktischen Fähigkeiten und Fertigkeiten. Vom Pflegepersonal begleitet, übernimmt der psychisch Kranke mehr und mehr Selbstverantwortung und gewinnt dadurch sein Selbstvertrauen zurück.

„So verstanden hat die psychiatrische Krankenpflege heute einen wichtigen therapeutischen Platz im Gesamtbehandlungsplan eingenommen. Der Wandel vom Aufsichtführen, Ordnunghalten und Bewahren der Patienten zum geplanten, gezielten und ganzheitlichen Pflegen wird in den psychiatrischen Kliniken mehr und mehr vollzogen. Die Pflegenden finden in der Psychiatrie ein Aufgabengebiet, welches einerseits von ihnen Vielseitigkeit, hohes Verantwortungsbewußtsein, menschliche Integrität und fachliches Können erfordert. Andererseits jedoch erfahren sie dabei persönliche Bereicherung und berufliche Zufriedenheit durch Begegnungen mit kranken Menschen, deren Vertrauen sie gewinnen und an deren Schicksal sie teilhaben können."

„Es werden in den folgenden Abschnitten Pflegesituationen und Pflegehandlungen beschrieben, die vom Grundstz her für alle psychisch kranken Menschen während des stationären Aufenthaltes gelten. Die Pflegepersonen übernehmen innerhalb des Therapeutischen Teams selbständige Aufgaben, für die das ethische, romantische oder gefühlsmäßige Engagement nicht ausreicht. Es muß über psychologisch-psychiatrisches Wissen verfügt werden, damit psychiatrische Krankenpflege ihren Beitrag zur Therapie leisten kann."

Aufnahme in eine psychiatrische Klinik

Für einen Menschen, der in eine psychiatrische Klinik aufgenommen wird, ist dieses Ereignis einschneidend. Es ist für ihn einschneidender, als wenn er mit Herzinfarkt auf eine Station im Allgemeinkrankenhaus gebracht wird. Dies hängt mit den Vorurteilen zusammen, welche die Bevölkerung der Institution Psychiatrie und den dort untergebrachten Menschen entgegenbringt. Somit hat der Erkrankte – bis dahin Mitglied der Bevölkerung – Angst

- vor dem Eingesperrtsein,
- vor den Mitpatienten (den „Irren"), vor den „Irrenwärtern",
- vor Elektroschock und Psychopharmaka,
- vor jahrelangem Krankenhausaufenthalt,

- vor dem Verlust von Angehörigen und Freunden,
- vor dem Verlust des Arbeitsplatzes,
- vor dem Prestigeverlust (er ist gezeichnet).

Mit diesen Ängsten kommt er auf die Station, sie bestimmen sein Verhalten. Mit den Pflegepersonen haben die Patienten den ersten Kontakt. Die Art, wie die Pflegepersonen die ersten Stunden gestalten, prägt den weiteren Verlauf und den Erfolg der Therapie.

Das erste Gespräch muß den Patienten die Möglichkeit geben, über ihre Ängste zu reden. Die Ängste müssen von den Pflegepersonen angesprochen werden (. . . ich kann mir denken, daß Sie vor . . . Angst haben). Unter dem Druck von Zeitnot kann kein gutes Gespräch über Ängste und Probleme geführt werden. Es soll dann auf einen späteren Zeitpunkt verschoben werden.

Die falsche Vorstellung von dem, was anläßlich des Krankenhausaufenthaltes auf sie zukommt, verunsichert die Patienten und macht sie verschlossen und abweisend. Daher muß die Pflegeperson bei der Aufnahme einige Informationen geben, die bei den Patienten für Sicherheit sorgen. Das Zimmer, das Bett und der Kleiderschrank, die Bettnachbarn und die Tischnachbarn muß man unbedingt kennen, um sich wohlzufühlen. Das Informationsblatt klärt über die Struktur der Station auf. Es macht Aussagen über die Organisation und den Verlauf der einzelnen Tage und über therapeutische Fixpunkte während der Woche. Die Hausordnung ist im Info-Blatt abgedruckt und auch welche Personen und Berufsgruppen mit den Patienten zusammenarbeiten werden.

Die Schwester/der Pfleger sollte dieses Info-Blatt den Patienten vorstellen und erklären. Es ist wichtig, die Gründe zu nennen für diverse Hausordnungspunkte (z. B. Rauchverbot, Ausgangsregelung, geschlossene Station usw.). Nicht immer sind die akut psychisch Kranken in der Lage, alle Informationen sofort aufzunehmen. Dann ist man während des Aufnahmegesprächs mit Worten sparsam und erklärt nur das Notwendigste.

Zusammenfassung: Wird bei der Aufnahme ein einfühlendes Gespräch geführt, werden wichtige Informationen klar vermittelt und das Vorstellen der Mitpatienten und der Räumlichkeiten in ruhiger, freundlicher Weise vorgenommen, dann ist der Anfang der Therapie gemacht. Denn dadurch erfahren die kranken Menschen Zuwendung, sie fühlen sich ernstgenommen und aufgenommen. Die begleitenden Angehörigen haben das Gefühl, daß hier viel für die erfolgreiche Behandlung getan und die Würde des Menschen gewahrt wird. So sind sie u. U. zur notwendigen Zusammenarbeit mit dem therapeutischen Team eher bereit.

Beobachtung von psychisch Kranken

Da das Pflegepersonal rund um die Uhr mit den Patienten zusammen ist, hat es – wie keine andere Berufsgruppe im Krankenhaus – ständig Gelegenheit zur Beobachtung. Die Beobachtung der Vitalwerte z. B. oder der Funktion von verschiedenen Organen usw. unterscheidet sich in nichts von den Beobachtungsaufgaben im Allgemeinkrankenhaus. Zusätzlich müssen in der Psychiatrie jedoch die **Verhaltensweisen** der Patienten beobachtet werden. Die Möglichkeiten dazu sind vielfältig:

– Verhalten gegenüber Mitpatienten während des Essens,
                                       während der Freizeitaktivitäten,
                                       während der Gruppenaktivitäten,
– Verhalten gegenüber dem therapeutischen Personal,
– Verhalten beim Einnehmen (Annehmen) der Medikamente,
– Verhalten gegenüber dem anderen Geschlecht,
– Verhalten während der Arbeit oder des Ausruhens,
– Verhalten vor – während – nach den Besuchszeiten,
– Verhalten bei der Körperpflege und der Auswahl der Kleidung.

Diese Aufzählung ist nicht vollständig.

Das von den Pflegenden Beobachtete muß korrekt mündlich und schriftlich (Doku-System) so weitergegeben werden, daß sich jedermann den Kranken bildlich vorstellen kann.

Beispiel:
Falsch: Frau H. halluzinierte heute Nacht stark.
Richtig: Frau H. saß bis 3 Uhr früh auf der Bettkante und starrte angespannt zur Decke, so als ob sie von dort Stimmen hören würde.

Falsch: Herr A. ist aggressiv.
Richtig: Herr A. hat sich beim Frühstück mit seinem Tischnachbarn heftig gestritten. Es kam zu einem Handgemenge. Seitdem geht er unruhig den Stationsflur auf und ab und beschimpft jeden, der ihm begegnet.

Die Beobachtungen dürfen nicht wertend sein (aufwertend, abwertend). Wertungen sind unsachlich und haben keinen therapeutischen Wert.

Beispiel:
Falsch: Herr X. war bei der Aufnahme schlampig gekleidet.
Richtig: Herr X. trug bei der Aufnahme einen Pullover, der ihm viel zu groß war und zahlreiche Löcher aufwies. Seine Jeans waren ebenfalls löchrig und ausgefranst, bei den Schuhen löste sich die Sohle ab.

Zusammenfassung: Da Verhaltensweisen nicht nur Aufschluß geben über psychische Befindlichkeiten, sondern auch über psychische Erkrankungen, über Besserung oder Verschlechterung des Gesundheitszustandes, ist es unerläßlich für die Pflegenden, die Beobachtungsgabe zu schulen. Gezielte Beobachtung, korrekte und knappe Berichterstattung sind Grundvoraussetzung für eine effektive Therapie.

Das Therapeutische Milieu

Die Umgebung muß so sein, daß die Patienten in ihr gesund und nicht noch zusätzlich krank werden. Sie muß die Möglichkeit geben, noch vorhandene Fähigkeiten auszubauen, verschüttete Fähigkeiten neu zu erwerben, Selbständigkeit und Selbstvertrauen zu erlangen. Die psychiatrische Klinik/Station kann zusätzlich krank, d. h. unselbständig und von den anderen abhängig machen, wenn durch sie alle wichtigen Bedürfnisse befriedigt werden (Aktivitäten des täglichen Lebens), wenn die Institution über einen längeren Zeitraum hinweg für die psychisch Kranken denkt und handelt. Dadurch entsteht das als *„psychischer Hospitalismus"* bekannte Phänomen, bei dem der Mensch auf eine frühere, nicht seinem Alter und Intellekt entsprechende Reifestufe zurückfällt. Er ist nicht mehr in der Lage, für sich selbst zu entscheiden.

Grundprinzip der „Milieutherapie": Der Stationsalltag soll dem Tages-, Wochen- und Jahresablauf außerhalb der Klinik angeglichen werden. Je besser dies gelingt, um so therapeutischer ist das Milieu, umso mehr lernen die Patienten „Selbständigkeit und Unabhängigkeit".

Dabei ist wichtig:

– die Stationen zu öffnen,
– die Stationen mit Männern und Frauen zu belegen,
– die Stationsräumlichkeiten wohnlich auszugestalten,
– den Tages-/den Wochenablauf zu organisieren,
– gemeinsam zu kochen – die Mahlzeiten harmonisch zu gestalten
– die Freizeit zu gestalten – den Urlaub zu planen und gemeinsam zu verbringen,
– das Zusammenleben auf der Station durch Stationsbesprechungen zu regeln.

Offene Stationen bedeuten nicht, daß die Patienten aus- und eingehen können, wie sie möchten. Sie müssen sich nach den vorbesprochenen Ausgangsregelungen richten und sich beim Verlassen in das Ausgangsbuch eintragen. Hierbei wird ihnen ein hohes Maß an Vertrauen entgegengebracht, und es fällt der schützende Rahmen einer geschlossenen Station weg. Jeder muß für sich entscheiden, was er tut, die Konsequenzen dafür sind bekannt. Am Anfang ist es für die Patienten schwer, mit dieser Regelung zurechtzukommen. Das Pflegepersonal ist dann verständnisvoller Ansprechpartner ohne eine Entscheidung zu fällen. Man wird gemeinsam abwägen. Nicht alle Stationen können offen geführt werden. Die Entscheidung hängt von der Schwere der Krankheitsbilder ab.

Die Stationen sind mit Männern und Frauen belegt (gemischtgeschlechtliche Belegung). Viele psychisch kranke Menschen haben ein gestörtes Verhältnis zu ihrer Umwelt und zum anderen Geschlecht. Ihre Abkapselung führt zum sozialen Defizit, ihre Aufdringlichkeit/Distanzlosigkeit führt zur sozialen Ablehnung. Im Miteinanderleben auf einer Station kann herausgefunden werden, wie man durch sein Verhalten auf andere wirkt, wem man sympathisch ist. Das Pflegepersonal lebt mit den Patienten auf der Station und wird aus diesem Prozeß nicht ausgeschlossen. Positive und negative Gefühlsbeziehungen müssen geklärt und benannt werden. Das erfordert von jedem Patienten und Mitarbeiter seelische Stabilität und Einfühlungsvermögen. Im angstfreien, geschützten Rahmen der Stationsgruppe können Verhaltensweisen geübt werden, die den Patienten dann „draußen" Schwierigkeiten ersparen werden.

Stationsräumlichkeiten wohnlich auszugestalten, ihnen den sterilen Klinikcharakter zu nehmen, ist notwendig, da die Aufenthaltsdauer in der Psychiatrie länger ist als im Allgemeinkrankenhaus und Räume, Farben, Mobiliar, Bilder, Blumen usw. die seelische Befindlichkeit beeinflussen. Man fühlt sich wohl oder auch nicht in einem Raum, weil er ... so eingerichtet ist, ... solche Farben vorherrschen usw. Das Ausgestalten der Patientenzimmer, der Aufenthaltsräume, der Flure muß gezielt durchgeführt werden, dann bekommen die Kranken wieder ein Gefühl für bewohnbare Räume. Möglichkeiten des Ausschmückens und Einrichtens werden besprochen und ausprobiert, so daß man später „draußen" darauf zurückgreifen kann. Das Pflegepersonal wird seine raumgestalterischen Fähigkeiten beratend und fördernd miteinbringen.

Den Tag/die Woche zu organisieren und zu strukturieren ist eine Grundvoraussetzung zur Wiedereingliederung, da sowohl das private wie auch das berufliche Leben der Menschen straff durchorganisiert ist. Auf den Stationen gibt es therapeutische Aktivitäten zu festgelegten Zeiten, die den Tages- und Wochenablauf bestimmen. Alle Patienten finden sich im Tages- und Wochenprogramm mit den für sie geplanten Aktivitäten wieder. Die Zeiten sind von allen, auch von den Teammitgliedern einzuhalten. Über Änderungen von Terminen muß vorher geredet werden. Nichterscheinen z. B. zum Frühstück, zur Gruppensitzung oder zur Wanderung hat Konsequenzen, die allen Patienten bekannt sein müssen. Das Vernachlässigen von übernommenen Pflichten, beispielsweise Küchendienst, Einkaufen, den Rollstuhlfahrer zur Arbeitstherapie bringen, hat ebenfalls Konsequenzen. Zudem muß eine Begründung für das Verhalten gegeben werden. Der Stundenplan für die ganze Woche hängt an gut sichtbarer Stelle.

Das Pflegepersonal hat dabei beratende, unterstützende Funktion und nicht den Status der Bestrafenden. Sowohl die positiven als auch die negativen Konsequenzen sind den Patienten vorher bekannt, so daß sie mehr oder weniger frei über ihr Tun entscheiden können und dafür nicht bestraft werden.

Gemeinsam kochen, gemeinsam essen heißt planen:

– Wieviel Geld soll/kann ausgegeben werden, was wird gekocht?
– Wer kauft was ein, wer kocht was?
– Wer deckt/schmückt den Tisch, wer wäscht ab und räumt auf?

Jeder Teilnehmer an der Kochtherapie verpflichtet sich, die durch ihn übernommene Arbeit auszuführen. Kann diese Abmachung nicht eingehalten werden, ist vom Betroffenen ein Ersatzmann/-frau zu suchen.

Das Pflegepersonal:

– läßt sich mit einplanen und führt die übernommene Arbeit aus,
– beobachtet die Patienten und greift helfend/beratend ein,
– weist ab und zu auf die Zeit hin, die eingehalten werden muß,
– ißt mit, beteiligt sich an den Tischgesprächen,
– bespricht anschließend mit der Gruppe, ob alles planmäßig verlief und welche Punkte beim nächsten Termin beachtet werden sollten.

Es geht bei dieser Übung nicht nur um das Rechnen/Planen/Durchführen, sondern auch um das gemeinsame Arbeiten und um den Spaß an der Sache.

Freizeit(-gestaltung) nimmt einen großen Raum im Leben der Menschen ein. Diese Freizeit sinnvoll zu gestalten, bringt Spaß, Freude und Zufriedenheit. Es müssen sich aktive Phasen mit erholsamen Phasen abwechseln, sonst wird Freizeit zur Streß-Zeit. Durch Freizeittherapie kann

– Abwechslung in den Stationsalltag gebracht werden,
– das Gemeinschaftsgefühl untereinander gefördert werden,
– zeitweilig von Problemen abgelenkt werden,
– Freude an bis dato unbekannten Aktivitäten geweckt werden,
– vielseitige Anregung für die Zeit nach der Entlassung gegeben werden.

Wie im vorhergehenden Abschnitt „Kochen" beschrieben, ist auch die Freizeittherapie unterteilt in:

gemeinsames Planen – Durchführen – Nachbesprechen.

Verabredungen sind einzuhalten, das Pflegepersonal macht mit, beobachtet und steht beratend und lobend zur Seite.

Um den Patienten den Schritt nach draußen zu erleichtern, sollte darüber nachgedacht werden, ob mit örtlichen Freizeitvereinen (Sport-, Sing-, Tanz-, Skatverein, Volkshochschule u. ä.) Kontakt aufgenommen werden kann. So könnte schon während des stationären Aufenthaltes an den Übungsstunden teilgenommen werden. Vielen psychisch kranken Menschen fällt es schwer, an Freizeitaktivitäten teilzunehmen. Zum einen läßt dies der Gesundheitszustand nicht zu (Traurigkeit, Wahnideen, epileptische Anfälle u. ä.), zum andern machen öfter die verordneten Medikamente müde oder hemmen den Antrieb. Hier ist die Vielseitigkeit des Pflegepersonals gefragt. Keinesfalls darf der Fernsehapparat zum einzigen Freizeitinhalt werden.

Stationsversammlungen (Forum, Meeting) sollen das Zusammenleben der unterschiedlichsten Menschen auf engem Raum regeln. Diese Übung dient nicht nur dem reibunglosen Miteinander auf der Station, sie soll die kranken Menschen befähigen, auch nach der Entlassung die Schwierigkeiten des Zusammenlebens zu meistern. Es gibt verschiedene Möglichkeiten, eine Stationsversammlung, ein Forum, zu gestalten.

Möglicher äußerer Rahmen:
– Das Forum findet regelmäßig statt (z. B. täglich, einmal pro Woche).
– Die Dauer ist festgelegt (½ Std., 1 Std.), muß eingehalten werden.
– Es müssen alle Patienten und alle Mitarbeiter daran teilnehmen.
– Wer verhindert ist, muß dies durch einen anderen ausrichten lassen.
– Es wird über die Veranstaltung Protokoll geschrieben.
– Zu Beginn werden Tagesordnungspunkte gesammelt.
– An den Diskussionen sollen möglichst viele Personen teilnehmen.
– An den Entscheidungen sind alle beteiligt, viele Meinungen sind nötig.

Mögliche Inhalte:
– Aufgaben und Pflichten werden unter den Patienten verteilt (Küchendienst, Raucherzimmerdienst, Blumendienst, Tiere füttern, Begleitdienst u. v. m.)
– Es wird nachgefragt, ob die Aufgaben der zurückliegenden Woche ordnungsgemäß erfüllt wurden (. . . hat Frau H. die Frau B. beim Stadtbummel begleitet, was fiel Frau H. dabei an Frau B. auf?)
– Probleme zwischen Team und Patienten und zwischen Patienten werden besprochen
– Ausflüge, Hüttenaufenthalte, Grillfeste werden zeitlich vorgeplant
– Reparaturen werden gemeldet
– Ausgangsregelungen für die einzelnen Patienten werden festgelegt
– Suizidversuche und Suizide werden angesprochen und – wenn möglich – aufgearbeitet.

Das therapeutische Team lebt einen Teil des Tages mit den Patienten auf der Station. Die Teammitglieder sind daher nicht nur Beobachter, sondern auch Teilnehmer am Forum (Stationsversammlungen). Probleme mit ihnen und durch sie können von den Patienten formuliert werden. Dort getroffene Entscheidungen haben für alle Gültigkeit. So werden hierarchische Strukturen abgebaut und eine größere Nähe zueinander aufgebaut. Diese Nähe bringt zweifellos mehr Probleme für die Beteiligten, vor allem wenn die für alle Menschen notwendige Distanz nicht beachtet wird.

Arbeits- und Beschäftigungstherapie

Im Rahmen der therapeutischen Möglichkeiten einer psychiatrischen Klinik sei an dieser Stelle noch kurz auf die Arbeits- und Beschäftigungstherapie hingewiesen. Beide sind sehr wesentliche Elemente für die Behandlung und Wiedereingliederung und stellen wichtige Hilfsmittel in der Förderung sozialer und beruflicher Fähigkeiten dar. Der Sinn der Beschäftigungstherapie besteht nicht in Zeitvertreib für die Patienten, die sonst gelangweilt auf den Stationen herumsäßen oder Ärzten und Pflegepersonen mit ihren Wünschen lästig werden könnten! **Beschäftigungstherapie** wird gezielt eingesetzt schon bei solchen Patienten, die sich noch in einem akuten psychotischen Zustand befinden. Selbst wenn es ihnen schwerfällt, etwas zu gestalten, ist es wichtig, daß sie dies tun. Sie sollen dadurch

– von ihrer psychotischen Gedankenwelt abgelenkt werden,
– zu gestaltender Aktivität angeregt werden,
– das Selbstvertrauen wiedergewinnen,
– Fähigkeiten wieder erwerben, die unter der Krankheit gelitten haben, nämlich Konzentration, Geduld, Beobachtungsgabe, Einfühlungsvermögen.

Das Arbeiten in der Beschäftigungstherapie geschieht ohne Druck und Zwang, es gibt keine Leistungsbewertung nach materiellen und finanziellen Gesichtspunkten. Die Patienten werden daher nicht überfordert. Es soll dadurch erreicht werden, daß sie gerne und regelmäßig zur Beschäftigungstherapie gehen und damit auch der *psychische Hospitalismus* von Anfang an vermieden wird.

Arbeitstherapie wird angewandt bei solchen Patienten, die auf die Entlassung vorbereitet werden. Durch stufenweise Leistungssteigerung soll eine allmähliche Wiedereingliederung in die Arbeitswelt erfolgen. Es sollen Tätigkeiten, die aufgrund der Krankheit teilweise verlorengingen, wiedererworben werden:

– Pünktlichkeit, Regelmäßigkeit, Konzentrationsfähigkeit, Ausdauer und Durchhaltevermögen, Fingerfertigkeit.

Bei der Arbeitstherapie stehen leistungsorientierte Gesichtspunkte im Vordergrund.

Eine strenge und in sich abgeschlossene Begrenzung der einzelnen Therapieformen ist nicht möglich, auch nicht erwünscht. In der Beschäftigungstherapie sehen wir den Beginn eines sinnvollen Tuns, das über die Arbeitstherapie zum Arbeitstraining führt, mit dem Ziel, den Kranken für den Arbeitsplatz vorzubereiten. Fließende Übergänge sind also vorhanden, Beschäftigungstherapie und Arbeitstherapie sollen sich ergänzen.

Extramurale Einrichtungen

Unter extramuralen Einrichtungen versteht man Betreuungssysteme für psychisch Kranke außerhalb von Klinikmauern. Die diesem Zweck dienenden Institutionen sollen sich in Wohnortnähe des Patienten befinden und ihm ein den individuellen Bedürfnissen angepaßtes, vielseitiges Angebot in Richtung Hilfe zur Selbsthilfe machen. Da sich hierbei das Ausmaß der Unterstützung dem jeweiligen Zustand des Patienten anpassen muß, sind die Hilfsmaßnahmen sehr unterschiedlich strukturiert. Um sie optimal zu nutzen, ist eine enge Zusammenarbeit der therapeutischen Arbeitsgruppen untereinander erforderlich. Gelingt dies und empfinden sich die einzelnen Institutionen als Glieder eines einheitlichen Konzeptes, spricht man von einer *therapeutischen Kette*. Dazu zählen u. a. ambulante Einrichtungen, durch welche die Patienten regelmäßig betreut werden:

– psychiatrische Ambulanz, sozialpsychiatrischer Dienst (Gemeindearbeit), Beratungsstellen, Selbsthilfegruppen, Telefonseelsorge.

Außerdem gehören Einrichtungen dazu, in denen die Patienten nur einen Teil des Tages verbringen:

– Tagesklinik/Nachtklinik, Übergangswohnheim, Wohngemeinschaft, Werkstätte für Behinderte, Familienpflege.

Im Rahmen einer derartigen stufenweisen Rehabilitation kann ein großer Teil der Kranken, die wegen einer schizophrenen Psychose stationär behandelt wurden, auch bei einer nur allmählichen Besserung wieder die alte Selbständigkeit zurückgewinnen. Es bleibt aber, und das soll nicht verschwiegen werden, eine gewisse Anzahl von Patienten, die nicht wieder fähig werden, außerhalb eines institutionalen Rahmens zu leben.

Die extramuralen Einrichtungen gewinnen nicht nur bei Personen mit einer Psychose aus dem schizophrenen Formenkreis an Bedeutung, sondern auch bei Kranken mit andersartigen seelischen Störungen, da sie die Lebensqualität nachhaltig erhöhen können und zudem einen nicht geringen Teil von Krankenhausbetten überflüssig machen.

Die begleitende Hilfe für psychisch Kranke im Rahmen der ambulanten Betreuung bietet im übrigen ein neues, selbständiges und verantwortungsvolles Betätigungsfeld für daran interessierte und entsprechend geschulte Pflegekräfte. Die entsprechenden Dienste, z. B. sozialpsychiatrische Dienste, sind vielerorts erst im Aufbau und werden in den nächsten Jahren noch viel Unterstützung seitens der gesundheitspolitischen Planer und der Kostenträger bedürfen, um eine große Lücke in der psychiatrischen Versorgung wirklich schließen zu können.

Die Pflege von Patienten mit akuten exogenen Psychosen

Patienten mit einem *leichten* oder *mittelschweren* Durchgangssyndrom werden seltener auf psychiatrischen, eher auf chirurgischen oder internistischen Stationen behandelt. Leicht wird man bei der Pflege dazu neigen, die Patienten als dumm, schlampig, unbeherrscht und unsympathisch abzuwerten, wenn nicht bekannt ist, daß diese Verhaltensweisen aus den **Krankheitssymptomen** resultieren. Die Kranken registrieren die Art des Umgangs mit ihnen, und ihre Hoffnungslosigkeit wird durch pflegerischen Unwillen noch verstärkt. Aufgabe der Pflege ist es, die „Durchgangszeit" für die Patienten erträglich zu machen. Dabei spielt neben fachlich qualifizierter Krankenpflege die persönliche Zuwendung eine wichtige Rolle.

Man kann das Vertrauen des Patienten leichter gewinnen, wenn man die Hilfe ganz selbstverständlich anbietet:

- bei Vergeßlichkeit Erinnerungshilfen gibt,
- bei Verlangsamen den Patienten dennoch mitmachen läßt und nicht selbst alle Arbeit erledigt,
- bei Reizbarkeit nicht ärgerlich wird oder endlos argumentiert,
- bei Kritiklosigkeit oder fehlender Distanz höflich aber klar auf die Mängel hinweist,
- bei Unfähigkeit, die Zusammenhänge zu erkennen, immer wieder in einfachen, klaren Sätzen aufzeigt, worum es geht,
- bei abnormen Schwankungen der Stimmungslage nicht verständnislos reagiert, sondern versucht, mit dem Patienten diese z. B. „unangemessene Traurigkeit" oder „unangepaßte Heiterkeit" zu besprechen.

Eine Verschlechterung zum „schweren Durchgangssyndrom" oder die Eintrübung des Bewußtseins muß durch gezielte Krankenbeobachtung erkannt werden.

Patienten mit einem *schweren* Durchgangssyndrom sind nicht in der Lage, sich selbständig zu pflegen und ihre Bedürfnisse allein zu befriedigen. Sie sind bei der Bewältigung der Aktivitäten des täglichen Lebens auf die Hilfe der Pflegenden angewiesen.

Ein Pflegeplan ist für den Patienten zu erstellen und die noch vorhandenen Fähigkeiten (Ressourcen) sind unbedingt mit einzuplanen. Die Krankenbeobachtung spielt eine wichtige Rolle, die Vitalwerte müssen überwacht werden. Bei einer raschen Verschlechterung der Befunde, insbesondere bei abnehmender Bewußtseinshelligkeit, ist an eine **Hirnblutung** zu denken. Es muß sofort der zuständige Arzt informiert werden.

Der „gute Kontakt" und die „gezielte Pflegeplanung" ermöglichen eine raschere Reaktivierung der Patienten.

Patienten mit **Alkoholdelir** werden meist für 4–6 Tage zur Behandlung auf die Intensivstation des Allgemeinkrankenhauses verlegt, da ein Kreislaufzusammenbruch unter intensiver Überwachung (Monitor), Therapie (z. B. Infusionstherapie) und Pflege (rund um die Uhr) verhindert werden soll.

Die intensiven pflegerischen Aufgaben sind vergleichbar mit denen bei hochfiebernden Kranken:

- ruhiges, abgedunkeltes, kühles Zimmer herrichten, da Reize wie Licht, Lärm und Hitze die Unruhe vergrößern,
- alle pflegerischen Tätigkeiten zu zweit durchführen, da Stöße und häufiger Lagewechsel weitere Erregungen hervorrufen,
- sorgfältige Körperpflege, häufigen Bettwäschewechsel durchführen, da die Patienten stark schwitzen,
- regelmäßige Mundpflege anbieten, da die Patienten im akuten Stadium über Infusionen ernährt werden und später Breikost erhalten,
- intensiv Pneumonieprophylaxe durchführen,
- ausgewogene und vitaminreiche Ernährung und reichlich Flüssigkeit anbieten, da der Körper entgiftet werden muß und durch die motorische Unruhe viel Energie und Flüssigkeit (Schweiß) verloren geht,
- Ein- und Ausfuhr bilanzieren, evtl. Dauerkatheter legen,
- ständige Vitalwerteüberwachung durch Monitor gewährleisten, da ein Kreislaufkollaps vermieden werden muß,
- pflegerische Beobachtung rund um die Uhr (evtl. Sitzwache, evtl. den Patienten fixieren) bei stark unruhigen und ängstlichen Patienten anordnen, da sie bettflüchtig sind und die parenterale Ernährung, der Monitoranschluß und die Lage des Dauerkatheters gewährleistet sein müssen,
- Tag und Nacht ein Abblendlicht brennen lassen, da bei Dunkelheit und Nacht das Krankheitsbild stärker ausgeprägt ist und die Patienten stärker unter Angst leiden.

Präzise Überwachung und sachgemäße Pflege während der kritischen Phase sind unabdingbare Forderungen, damit die Patienten im Delir nicht sterben.

Die Pflege dementer Patienten

Zur Pflege und zum Umgang mit dementen Patienten sollen an dieser Stelle zwei Aspekte beschrieben werden:
- Pflegerische Tätigkeiten im Hinblick auf die körperliche Leistungsminderungen,
- realitätsorientiertes Training (ROT) im Hinblick auf die geistigen Leistungsminderungen.

Pflegerische Tätigkeiten im Hinblick auf körperliche Leistungsminderungen

Die Pflegenden müssen – wie schon mehrfach an anderen Stellen beschrieben – eine Pflegeanamnese erstellen, um zu erfahren, wo die Patienten pflegerische Hilfe und Unterstützung benötigen und welche Ressourcen für sie genützt werden können.

Sie benötigen evtl. Hilfe und Unterstützung beim

– Waschen und Kleiden, Essen und Trinken, Ausscheiden, Sich-Bewegen.

Solange die Patienten nicht bettlägerig sind, müssen sie in all die Aktivitäten miteinbezogen werden, da es für sie demütigend ist, abhängig zu sein und Hilfe annehmen zu müssen. Es kommt sehr schnell zur schmerzlichen Resignation und zum weiteren Abbau der Kräfte.

Bettlägerige demente Patienten sind meist auf vollständige pflegerische Hilfe angewiesen. Diese unterscheidet sich nicht von den Pflegetätigkeiten für Bettlägerige mit anderen Grunderkrankungen. Dies wird in diesem Buch an anderen Stellen beschrieben.

Durch ihre Bettlägerigkeit blicken die Patienten nur an weiße Decken und weiße Wände. Dadurch fehlt die Stimulation der Sinnesorgane, das Weiß wirkt eher einschläfernd. Da man weiß, daß Farben und Bilder positive Auswirkungen auf die Stimmungslage haben, sollte man diese Erkenntnis nützen und farbige Bilder in Blickrichtung aufhängen. Deckenschmuck aller Art weckt die Aufmerksamkeit und regt die Phantasie an.

Realitätsorientiertes Training (ROT):

Es erscheint uns wichtig, an dieser Stelle ausführlich das realitätsorientierte Training zu beschreiben. Es kann auf gerontopsychiatrischen Stationen (Aufnahmestationen) für vorwiegend demente Patienten durchgeführt werden.

Es beinhaltet den gesamten Stationsalltag, der so gestaltet ist, daß die Patienten sich jederzeit orientieren können:

– klare Tagesstruktur vom Aufstehen bis zum Schlafengehen: unbedingt feste Zeiten für Aufstehen, Waschen, Essen, Visite usw.
– Orientierungshilfen auf Station: große Tafel mit Orts- und Zeitangaben, Tagesplan, Speisekarte, großer Kalender und große Uhr, Namensschilder an den Zimmertüren, großer Wegweiser für WC, Bad, Pflegedienst und Arztzimmer, Küche, Personaltafel (Paßbilder, Namen, Berufsbezeichnung).
Von Vorteil ist es, die Räumlichkeiten farblich zu unterscheiden, z. B. die Zimmertüren farblich unterschiedlich zu streichen.
– Aktivitäten des täglichen Lebens unterstützen, fördern und erhalten: Toilettentraining, Waschtraining mit An- und Ausziehen, Gehübungen und Nahrungsaufnahme.
– Teilnahme an verschiedenen Gruppen, dabei die Fähigkeiten der einzelnen Patienten berücksichtigen: Backgruppe, Zeitungsgruppe, Kegelclub, Patientenclub, Einkaufsgruppe.
– Gruppendenken fördern: gegenseitiges Erkennen und Probleme des anderen verstehen, z. B. einmal wöchentlich Gesprächskreis, Gymnastik, Singen.

– Festgestaltung: Ziel der Festgestaltung ist es durch Schmücken der Station die Patienten immer wieder an besondere Festtage, damit verbundene Jahreszeiten zu erinnern (Weihnachten, Ostern, Geburtstage). Geburtstage der einzelnen sollten deshalb gefeiert werden, um das Wertgefühl der Patienten zu erhalten und zu steigern.

– Verantwortung übertragen, um den Patienten das Gefühl zu geben, daß sie gebraucht werden: Tische abwischen, Blumen gießen, abspülen und abtrocknen, eigenes Bett machen, eigenes Zimmer in Ordnung halten.

– Einführung der Patienten auf Station: bei jeder Neuaufnahme findet ein Aufnahmegespräch mit Patient, Arzt und Pflegeperson statt, um einmal dem Pflegepersonal für das ROT wichtige Informationen zu vermitteln und zum anderen den Patienten erste wichtige Orientierungspunkte, z.B. die Bezugsperson, zu geben.

Bei all diesen Punkten muß darauf geachtet werden, daß die Patienten nicht überfordert werden und das ROT Spaß macht. Wichtig ist auch, die Ressourcen der Patienten zu beachten. Sinn des 24-Stunden-ROT ist es, im Tagesverlauf ganz normales Geschehen durchzuspielen, möglichst häufig orientierende Informationen zu geben (z.B. Patienten mit Namen ansprechen, sich vorstellen, Ort, Datum, Jahreszeit, Wetter benennen) und die Patienten zum Nachdenken, Überlegen und Sprechen auffordern.

Das 24-Stunden-ROT kann durch ein ROT- und Gedächtnistraining unterstützt werden.

Classroom-ROT. Der zweite Bestandteil des ROT sind feste Gruppensitzungen von jeweils 30 Minuten bis einer Stunde. Diese ROT-Gruppen finden immer in demselben Raum statt mit 4–10 Patienten. Der Raum soll hell und freundlich sein und sich von der übrigen Station abheben. Eine große Orientierungstafel zeigt Ort, Jahreszeit und das aktuelle Datum an. Zu manchen Zeiten kann die Gruppe zur Mehrzahl nur aus geringfügig dementen Patienten bestehen, dann hat die Gruppe ein angehobenes Niveau. Dann wieder kann sie sich vorwiegend aus stark dementen Patienten zusammensetzen oder aus sehr stark sprachgestörten. Patienten mit Aphasien brauchen neben einer separaten logopädischen Therapie auch ein ROT, das auf ihre Bedürfnisse abgestimmt ist. In der normalen ROT-Gruppe sind die Patienten meist sprachgewandt und schnell und setzen so die Aphasiepatienten unter Druck. Das verstärkt die Sprachschwierigkeiten, so daß sie kaum Erfolgserlebnisse haben und sich möglicherweise zurückziehen.

In allen ROT-Gruppen werden die verschiedenen Hirnleistungen trainiert:

– Realitätsorientierung, Wortbildungsfähigkeit, Flexibilität, Spontaneität, Wortflüssigkeit, Begriffsverständnis, flüssiges Denken, Körperwahrnehmung.

Außerdem wird die Gruppenfähigkeit gefördert, das gegenseitige Verständnis für die Probleme des einzelnen. Das Erkennen der eigenen Schwierigkeiten ist der beste Ausgangspunkt für das Gelingen des ROT.

Ein wesentlicher Bestandteil der Gruppe ist es, den Patienten zum Überlegen und zum Gespräch aufzufordern. Dabei wird es wichtig, daß die Pflegenden auch von sich erzählen: was haben wir im Urlaub gemacht, wie gestalten wir die Feiertage, wir fühlen uns heute nicht wohl, heute ist die Laune besonders gut usw.

Dadurch fühlt sich der einzelne weniger als Patient, sondern als Teil einer Gruppe und kann sich besser einbringen. Er kann uns von sich erzählen und dabei erfährt man oft Dinge, die im Aufnahmegespräch nicht erwähnt wurden.

Je angstfreier und lockerer die Patienten sind, um so eher nehmen sie die Therapie an. Ein fester inhaltlicher Wochenplan für ROT ist meist nicht möglich, da

– häufig starke Schwankungen in der Leistungsfähigkeit dementer Patienten bestehen,
– die Gruppenmitglieder wechseln,
– aktuelle Ereignisse oder anfallende Probleme den Inhalt der Gruppenstunde bestimmen.

Da bei solchen Gruppenstunden auch Fragen wie „Warum bin ich krank, was habe ich gesündigt?" auftreten können (sollen) und die Angst vor dem Tod sowie auch Suizidgedanken besprochen werden sollten, kann die Gruppe in regelmäßigen Abständen auch vom Krankenhausseelsorger gestaltet werden.

Möglichkeit der Durchführung einer ROT-Gruppe

– Begrüßung und Vorstellung – Nennen von Zeit und Ort,
– Feststellen wie es draußen aussieht, welches Wetter wir haben,
– Trainieren der verschiedenen geistigen Fähigkeiten durch spielerische Aufgaben,
– Ausklingenlassen der Gruppe. Namen, Zeit und Ort werden nochmals genannt.

Das Training soll Spaß machen und keine Angst bereiten (spielerisch gestaltet werden). Die Patienten müssen gerne zum ROT kommen, sollen sich wohlfühlen, sonst ist kaum ein Erfolg zu verbuchen.

Für das therapeutische Team gelten folgende Thesen:

– Lernen ist ein lebenslanger Prozeß
– Lernen im Alter ist ein Stück Lebensqualität

Anm.: Der an manchen Stellen leicht abgewandelte Text wurde einer Abhandlung entnommen, die das Team der gerontopsychiatrischen Aufnahmestation des Psychiatrischen Landeskrankenhauses Weißenau 1991 veröffentlicht hat.

Pflege und Rehabilitation von Patienten mit psychoorganischen Folgezuständen nach Schädel-Hirn-Traumen und entzündlichen Hirnerkrankungen

Pflege und Betreuung. Als Folge einer traumatischen Hirnschädigung oder eines entzündlichen Hirnprozesses bleiben häufig neben neurologischen Ausfällen auch psychische Veränderungen zurück, welche den Umgang mit den Patienten oft erschweren. Nicht selten leiden die Kranken unter auffallenden Stimmungsschwankungen, oder sie wirken unbeherrscht, rücksichtslos und enthemmt. Sie sind in ihrem Antrieb gemindert oder gesteigert, körperlich und geistig nur wenig belastbar und ermüden sehr schnell. Diese unterschiedlichen Symptome erfordern ein darauf abgestimmtes Reagieren des Pflegepersonals.

Ist der Antrieb im Sinne einer Antriebsminderung gestört, so neigt man leicht dazu, die Patienten dahingehend zu beurteilen, daß sie eigentlich schon etwas mehr tun könnten, wenn sie nur wollten. Arbeitet man nämlich mit ihnen zusammen, erweisen sie sich zumindest über kurze Zeitspannen hinweg als schnell und geschickt. Überläßt man sie jedoch sich selbst, werden sie immer langsamer und stellen die Arbeit bald ganz ein. Es wird dann voreilig der Schluß gezogen, der Patient sei faul und habe keine Lust. Die therapeutische Aufgabe ist es, dem Kranken solche Aufgaben zu vermitteln, die ihm Freude machen und ihm Gelegenheit zu Pausen bieten. Dann stellen sich Erfolge ein, die anerkannt werden sollen durch Lob.

Eine Antriebssteigerung äußert sich u. a. in einer planlosen Geschäftigkeit und leeren Geschwätzigkeit. Die ziellose Geschäftigkeit läßt sich dadurch kanalisieren, daß man die Patienten bei anfallenden Arbeiten mithelfen läßt und ihnen immer wieder körperliche Betätigungen anbietet, beispielsweise Spaziergänge, Turnen, Spiele im Freien u. a. m.

Äußert sich die Antriebssteigerung in Distanzlosigkeit, verhalten sich die Pflegenden gelassen und freundlich zurückhaltend, aber bestimmt. Es sollte den Patienten erklärt werden, daß und warum das Verhalten unangebracht ist und sie sich sowohl hier im Krankenhaus als auch nach der Entlassung dadurch Schwierigkeiten einhandeln werden.

Bei Hirngeschädigten können sich auch *Stimmungsschwankungen* in Form von Depressionen, euphorischen Verstimmungen, Angstzuständen und einer enormen Reizbarkeit äußern.

Über den Umgang mit **depressiven** Patienten wird an anderer Stelle berichtet (S. 590 ff)

Euphorische Patienten, die sorglos und manchmal fast albern wirken, erweisen sich meistens als umgänglich, soweit man nicht zuviel von ihnen fordert. Sie lassen sich in der Regel gut durch kontinuierliche Beschäftigung und körperliche Tätigkeit ablenken. Da euphorische Patienten ihr Selbstvermögen überschätzen, können sie durch Alkoholgenuß im Straßenverkehr oder durch finanzielle Sorglosigkeit leicht in Gefahren und Konflikte geraten. Hier ist es manchmal notwendig, den Freiraum des Patienten zu begrenzen und mit ihm den Sinn derartiger Maßnahmen zu besprechen.

Ängstlichen Patienten bringt es Erleichterung, wenn sie sich aussprechen können und man ihnen zuhört. Pflegerische Tätigkeiten, die zweifelsohne Angst auslösen können, müssen jedesmal erklärt werden.

Manche Patienten sind mürrisch, verdrießlich, ständig **gereizt** und überempfindlich. Selbst wenn das Pflegepersonal weiß, daß diese Empfindlichkeiten krankheitsbedingt sind, fällt ein affektfreier Umgang schwer. Zwar sollten sich alle Teammitglieder um ein gleichmäßig freundliches Verhalten gegenüber den Patienten bemühen, sonst werden diese noch mehr gereizt, doch muß man die Kranken deutlich auf ihr Fehlverhalten hinweisen. Sie leben mit anderen Patienten und dem therapeutischen Personal in einer Gemeinschaft und sollten darauf Rücksicht nehmen. Bei diesbezüglichen Meinungsverschiedenheiten muß von beiden Seiten nach einem Kompromiß gesucht werden.

Im Umgang mit **apathischen Patienten** wird von den Pflegenden viel Initiative, aber auch Ausdauer und Geduld gefordert, wenn die Patienten aus ihrer Gleichgültigkeit herausgeholt werden sollen. Beschäftigungen, denen sie früher gern nachgegangen sind, und Wissensgebiete, die sie interessieren, müssen herausgefunden werden. Dann kann es gelingen, sie – wenn auch nur für kurze Zeit – zum Gespräch oder zu einer Tätigkeit zu bewegen. Meist macht es ihnen genauso Spaß wie der Pflegeperson und spornt dazu an, sich das nächste Mal wieder zu beteiligen. Das Pflegepersonal soll lobend anerkennen, was anerkennenswert ist, muß jedoch die Worte sorgfältig abwägen, damit sich der erwachsene Kranke nicht wie ein kleines Kind vorkommt, welches heute mal wieder „so richtig brav" war.

Rehabilitation: Sie ist bei vielen Hirngeschädigten möglich und äußerst notwendig. Ziel der Therapie während des Klinikaufenthaltes ist es, den Patienten das Rüstzeug zur selbständigen Lebensbewältigung mitzugeben, sowohl im körperlichen als auch im psychischen Bereich. Dabei stehen zwei Aufgaben im Vordergrund:

1. Durch gezieltes und ausdauerndes Training werden die neurologischen Ausfälle auf ein Mindestmaß verringert.
2. Durch persönliche Aussprachen und verschiedenartige Gruppenaktivitäten muß der Patient seine Leistungsschwächen erkennen, damit er lernt, mit ihnen zu rechnen und zu leben.

Ein weiterer Schritt zur Rehabilitation ist das Informieren und die Beratung der Familie und des Arbeitgebers über nicht mehr rückgängig zu machende Schäden und evtl. auftretende Schwierigkeiten im Familienleben und im Beruf. Dadurch läßt sich verhindern, daß der Patient schon nach kurzer Zeit erneut stationär aufgenommen werden muß, weil sein Verhalten nicht verstanden und er deshalb als unerträglich empfunden wird.

Ist es dem Patienten nicht mehr möglich, die alte berufliche Tätigkeit aufzunehmen, kommt für ihn eine Umschulung oder das beschützende Milieu einer Werkstätte für Behinderte in Frage.

Pflege und Rehabilitation von Patienten mit epileptischen Wesensänderungen

Einige Merkmale der Wesensänderungen wie

– Pedanterie – Umständlichkeit-Verlangsamen – Haften an Meinungen und Gedanken – Reizbarkeit – Aggressivität – Distanzlosigkeit

können sich auf die Lebenssituation der Kranken sehr nachteilig auswirken. Sie erschweren den Umgang mit ihnen außerordentlich. Es gilt täglich erneut, mit Ruhe und Geschick auf die momentane Stimmungslage einzugehen. Anderenfalls verstärkt sich der Zustand der Aggressivität oder der Umständlichkeit und man wird den Patienten in ihrer Lage nicht gerecht.

Man kann z. B. Ordnungsliebe und Pedanterie nützen und den Patienten solche Arbeiten anbieten, welche Genauigkeit und Ausdauer erfordern (Räume schmücken, aufräumen, Blumen versorgen, Kuchen backen, malen, zeichnen, Kreuzworträtsel lösen u. a. m.). Da diese Arbeiten meistens zur größten Zufriedenheit ausgeführt werden, fällt es nicht schwer, die oft bei den Patienten vorhandene hohe Erwartung nach Lob und Anerkennung zu erfüllen.

Lassen sich die Patienten dazu motivieren, eine Beschäftigung außerhalb der Station aufzunehmen, ist darauf zu achten, daß die Umgebung des neuen Arbeitsplatzes keine Gefahren in sich birgt. So dürfen z. B. keine Maschinen in der Nähe sein, in die der Patient während eines Anfalles stürzen könnte.

Epilepsiekranke aus psychiatrischen Stationen sind in der Regel medikamentös so eingestellt, daß nur selten ein Anfall auftritt. Trotzdem müssen die Patienten genau beobachtet werden. Denn z. B. der Aufenthalt in Küche, Bad und Treppenhaus birgt die Gefahr von schweren Stürzen gegen kantige Gegenstände und auf harten Boden. Bei einem Anfall während eines Vollbades ist die Gefahr des Ertrinkens groß.

Die ständige Aufsicht sollte jedoch von den Patienten nicht als aufdringlich und distanzlos empfunden werden, sondern eher als Schutz. Das erfordert von den Aufsichtsführenden viel Takt.

Pflege und Umgang mit depressiven Patienten

Wenn auf psychiatrischen Stationen Menschen mit Depressionen behandelt und gepflegt werden, muß die quälende Einsamkeit und Verlassenheit bedacht werden, unter denen die Kranken neben dem Traurigsein leiden. Die Patienten sollen sich auf der Station geborgen fühlen. Dies kann nur sein, wenn sie von Anfang an in das Stationsleben mit einbezogen und nicht der traurigen Stimmung überlassen werden. Antriebs- und willensgehemmten Patienten fällt es außerordentlich schwer, an Aktivitäten teilzunehmen. Sie finden ihre Situation am erträglichsten im Bett. Dieses „Sich-Einigeln" wird von den Pflegenden bis zu einem gewissen Grad respektiert, da sonst den Patienten im akuten Stadium durch die Überforderung ihre Leistungsunfähigkeit noch deutlicher wird. Jedoch gilt für die Therapie von Depressiven, daß sie durch Bettruhe nicht gesund werden. Es ist allerdings nicht einfach zu erkennen, ab wann der Patient nicht mehr geschont, sondern aktiviert werden soll. Intensives Beobachten und häufige Besprechungen im Team werden es aber ermöglichen, den richtigen Zeitpunkt dazu zu finden. Bei zu langer Schonung besteht die Gefahr der Regression. Darunter versteht man das Zurückfallen auf eine kindliche Entwicklungsstufe, in der man gewöhnt ist, daß andere für einen sorgen.

Im akuten Stadium der Depression ist es vielen Patienten nicht möglich,

- das Essen einzunehmen und genügend zu trinken,
- die persönliche Körperhygiene durchzuführen,
- aus eigenem Antrieb die Toilette aufzusuchen.

Das Pflegepersonal übernimmt während dieser Zeit die Sorge für diese Aktivitäten des täglichen Lebens. Dabei darf nicht vergessen werden, daß Depressive besonders stark an ihrer Hilflosigkeit leiden. Unbedachte Äußerungen und ungeduldiger Umgang nehmen den Patienten vollends ganz das Selbstwertgefühl. Selbst bei stärkster Hemmung und Abwehrhaltung wird taktloses Verhalten registriert und verarbeitet.

Ist die schlimmste depressive Krise überwunden, gilt es für alle Teammitglieder, den Umgang und die Therapie so zu gestalten, daß Angst, Unruhe, Schlaflosigkeit und vegetative Beschwerden abgebaut und Eigenaktivität, Selbständigkeit und Selbstwertgefühle aufgebaut werden. Das Bezugspersonensystem bewährt sich hierbei. Die Schwester/der Pfleger als Bezugsperson soll Kontakt, Sicherheit und Wärme vermitteln. Dies geschieht durch Gespräche und häufiges gemeinsames Tun. Der Patient merkt dabei, daß ihm jemand zuhört, ihn ernstnimmt, und ihn nicht mit Appellen, er solle sich doch zusammenreißen, noch depressiver macht. Patienten mit einem depressiven Syndrom reagieren stärker auf emotionale Zuwendung als auf logische Argumente. Aufgabe der Bezugsperson – und auch des übrigen Pflegepersonals – ist es dann in der Folge,

- nicht depressives Verhalten zu belohnen, z. B. selbständiges Aufstehen, sich selbständig zurechtmachen, ohne Aufforderung an der Gymnastik teilnehmen u. a. m.
- auf typisch depressives Verhalten nicht einzugehen, z. B. Klagen, Jammern, Lustlossein u. a. m.

Die Anleitung der Patienten zu Eigenaktivitäten auf der Station und außerhalb des Hauses (Einkaufen, auf Behörden gehen, Ausflugsfahrt organisieren) soll ihnen die Eigenverantwortlichkeit zurückgeben. Es sollen selbständig Entscheidungen getroffen werden, vom Team werden keine guten Ratschläge erteilt. Es würde anderenfalls die Abhängigkeit von anderen nie ganz aufgehoben werden.

Suizidgedanken sind ein oftmals auftretendes Symptom bei Depressiven, Suizidversuche und Suizide in der psychiatrischen Klinik wird es immer geben. Hinter den meisten Selbstmorddrohungen steht ein Appell an die Umwelt, der Schrei nach Hilfe. Meistens sehen die Patienten ihr Verhalten als schuldhaft an und meinen, sie seien böse und schlecht. Sie meinen auch, niemand könne sie verstehen.

Das offene Ansprechen und Nachfragen nach Suizidgedanken und das gefühlsmäßige Eingehen auf die existentielle Krise bringen Hilfe und Erleichterung. Äußerungen, wie z. B. „So etwas tut man doch nicht, jetzt haben Sie mich aber sehr enttäuscht", müssen vermieden werden. Das Verständnis für die momentane Situation des Patienten ist ein Teil der Therapie zur Suizidverhütung. Oft kann es sinnvoll sein, mit dem Patienten einen „Vertrag" abzuschließen, der ihn verpflichten soll, bei drängenden Suizidgedanken auf die Pflegenden oder den Therapeuten zuzugehen und darüber zu reden. Die Aufgabe des Teams ist es dann, dem Patienten deutlich zu machen, daß es zur Bewältigung des Problems andere Lösungen gibt als den Suizid. Lösungsvorschläge werden mit ihm gemeinsam erarbeitet, ihm keinesfalls aufgezwungen (... ich fände es besser, wenn Sie...). Er soll die Vorschläge akzeptieren und sein Handeln danach richten können.

Nicht selten erlebt man, daß depressive Patienten mitteilen, sie fühlen sich wieder ganz in Ordnung, um freien Ausgang zu erreichen und um sich dann irgendwo außerhalb der Klinik das Leben zu nehmen. Diese Verheimlichung des tatsächlichen Krankheitszustandes (Dissimulation) muß erkannt werden, um die Folgen zu verhindern.

Jedoch ist es auch möglich, daß die Drohung als Erpressung dienen soll: „Wenn ich jetzt keinen Ausgang bekomme, bringe ich mich um." In diesem Falle hilft nur eine konsequente Reaktion: „Von einer solch banalen Sache (Genehmigung des Ausgangs) kann man so etwas Ernstes wie den Selbstmord nicht abhängig machen. Das vermag ich nicht auf einen Nenner zu bringen." Wenn man auf diese Art eine klare Position den Patienten gegenüber einnimmt, werden sie nicht mehr so schnell oder so oft durch Suiziddrohung erpressen wollen.

Nach einem Suizidversuch ist es leider noch häufig der Fall, daß der Patient abgelehnt wird vom Team und den Mitpatienten. Es ist für alle schwer zu verstehen, wie es zu derartigen Handlungsweisen kommen konnte, man ist enttäuscht. Man macht dem Betreffenden Vorwürfe und auch sich selbst.

Davon sollte man loskommen. Es muß jeder Selbstmordversuch im Team voll ausdiskutiert werden. Dabei ist es wichtig, die eigenen Gefühle und die eigene Einstellung zum Selbstmord zu reflektieren:

– Bin ich beleidigt, daß er mir meine Hilfsbereitschaft auf diese Weise belohnt?
– Bin ich dem Patienten böse, daß er so etwas versucht hat?
– Verbieten mir meine moralischen bzw. religiösen Empfindungen an Selbstmord zu denken?
– Habe ich meine eigene Todesangst noch nicht verarbeitet?

Der Patient darf keinesfalls für sein Handeln bestraft werden. Damit ist ihm weder im Moment noch in der Zukunft geholfen. Im Gespräch mit dem Therapeuten wird das Problem aufgearbeitet und vom Team wird er weiterhin als ernstzunehmende Persönlichkeit anerkannt.

In der Beschäftigungstherapie sollte man darauf achten, daß die Patienten anfangs nicht zu sehr aktiviert werden, da bei ihnen dadurch vermehrt Versagens- und Minderwertigkeitsgefühle aufkommen und das Depressivsein verstärkt wird. Es genügt zunächst, wenn sie einfach dabeisitzen und zusehen, wie andere etwas tun. Dabei können sie lernen, daß persönliche Anerkennung nicht nur auf Leistung beruht.

Pflege und Umgang mit manischen Patienten

Manische Patienten sind Menschen, die sich nicht krank fühlen. Im Gegenteil, sie erklären: „Ich bin so gesund wie nie, habe Schwung und könnte Berge versetzen." Dieses gesteigerte Selbstwertgefühl führt zu Schwierigkeiten schon bei der Aufnahme in die Klinik; denn wer wird schon in ein psychiatrisches Krankenhaus gehen, wenn er sich nicht krank fühlt. Man muß in solchen Fällen versuchen, sachlich mit den Patienten über ihre Verhaltensweisen zu reden; ihnen aufzuzeigen, daß sie doch sehr viel lebhafter und unruhiger seien als zu anderen Zeiten und sie so lange Behandlung brauchen, bis sich dieser Zustand wieder normalisiert habe.

Manische Patienten reden und singen viel und laut und suchen ständig irgendeine Beschäftigung. Da sie es nicht ertragen können, wenn man ihnen nicht zuhört oder gar den Redefluß stoppt, müssen die Pflegepersonen viel Zeit, Geduld und Einfallsreichtum aufbringen, um diese Betriebsamkeit zu dämpfen und in geordnete Bahnen zu lenken. Es ist hilfreich für die Patienten, wenn sie zunächst solche Beschäftigungen und Arbeiten durchführen, die schnell erledigt sind. Später muß mehr auf Ausdauer und Durchhaltevermögen bei der Auswahl von Arbeiten geachtet werden. Konsequentes, auch hin und wieder strenges Auftreten zeigt den Rahmen auf, innerhalb dessen sich die Patienten bewegen sollen, ohne anderen dabei auf die Nerven zu gehen.

Manchmal breitet sich kurze Zeit nach der Aufnahme eines manischen Menschen über die ganze Station eine Unruhe aus. Die Distanzlosigkeit und Enthemmung gegenüber anderen Mitpatienten und dem Pflegepersonal, das Lautsein und das geschäftige Nichtstun stören und verängstigen die Mitpatienten. Wenn es möglich ist, sollte man die Manischen so oft wie möglich am Tage kurz aus dem Stationsleben herausnehmen, z. B. zum Sport oder zur Gymnastik gehen, einen längeren Spaziergang machen, Besorgungen erledigen. So erhalten sie genügend Bewegungsraum, den sie benötigen, und es bietet eine gewisse Abwechslung, die vom geschäftigen Nichtstun abhält und ablenkt.

Meistens sind die Patienten nicht in der Lage, die Grenzen der Norm zu erkennen und die Realität richtig einzuschätzen.

- Es werden wertvolle persönliche Dinge verschenkt, auch Geld.
- Es werden Gegenstände mehrfach gekauft (Pelzmäntel, Autos).
- Personen des anderen Geschlechts werden häufiger am Tag eindeutig angesprochen, wobei die Personen öfter wechseln können.
- Es werden Geschehnisse erzählt, die absolut der Phantasie entspringen.
- Es werden Kleider, Schuhe und Hüte angezogen, die nicht dem Anlaß und auch nicht der Jahreszeit entsprechen usw.

Dies alles kann gebremst werden, wenn man deutlich, bestimmt und häufig erklärt, daß es so nicht gehe. Man muß an die mit dem Patienten besprochenen Regelungen und Konsequenzen erinnern.

Manische Patienten haben keine Zeit. Sie sind immer in Bewegung und fangen stets neue Tätigkeiten an, daher wird von ihnen die Körperpflege vernachlässigt. Das Essen und Trinken ist nicht wichtig und zur Toilette gehen sie nur nach wiederholter Aufforderung. Es ergeben sich für die Pflegepersonen die Aufgaben der ständigen diskreten Beobachtung und Einflußnahme.

Wenn die manische Phase abklingt und die Patienten ruhiger werden, erkennen sie oft klar und ernüchtert ihr vergangenes Tun und stehen diesem entsetzt gegenüber. Dann benötigen sie ganz besonders die Hilfe des therapeutischen Teams, das sachlich und ohne Wertung mit ihnen bespricht, was vorgefallen ist.

Umgang und Pflege von Patienten mit Erkrankungen aus dem schizophrenen Formenkreis

Pflege. Ist der Patient stuporös, sitzt er oft tagelang bewegungslos da. Er ist wach und bei vollem Bewußtsein, jedoch nicht in der Lage, zu seiner Umwelt Kontakt herzustellen. Auf seine körperlichen Bedürfnisse kann er nicht achten, so daß das Pflegepersonal während der Dauer dieses Zustandes die Verantwortung dafür übernimmt:

- die Körperpflege wird durchgeführt,
- die Ernährung (evtl. Magensonde oder parenteral) wird verabreicht,
- die Funktionen von Blase und Darm werden überwacht/unterstützt,
- die Vitalwerte werden gemessen,
- für Ruhe und Sicherheit wird gesorgt,
- bei länger dauernder Bettlägerigkeit müssen unbedingt Kontrakturen-, Dekubitus- und Pneumonieprophylaxen durchgeführt werden.

Zeitweise läßt der stuporöse Patient alle diese Maßnahmen bereitwillig an sich geschehen, ohne ein Wort dazu zu sagen und ohne selbst mitzuhelfen. Es kann jedoch gelegentlich vorkommen, daß er unvermittelt aus seiner Starre hochfährt, weil er sich bedroht fühlt. Er wehrt sich gegen diese Bedrohung und wirft z. B. die Waschschüssel um oder schlägt den Teller vom Tisch. Strenge Zurechtweisungen würden bei ihm das Gefühl der Bedrohung verstärken und das Vertrauensverhältnis zwischen Pflegendem und Patient wäre nachhaltig gestört. Hätte die Schwester/der Pfleger in solchen Situationen Angst vor dem Patienten, so würde dieser die Angst spüren und übernehmen. Hilfe würde er in diesem Fall durch das Pflegepersonal nicht erfahren.

Werden durch die Unberechenbarkeit des Patienten gefährliche Situationen für die Mitpatienten hervorgerufen, so ist es hie und da unumgänglich, den Kranken für kurze Zeit zu isolieren.

In der Krankenbeobachtung geübte und erfahrene Mitarbeiter sind in der Lage, die sich im Patienten anbahnenden inneren Spannungen zu erkennen und rechtzeitig an alle anderen Teammitglieder weiterzugeben. Der Arzt/ Psychotherapeut wird die notwendige Therapie einleiten. Das Pflegepersonal kann durch sicheres Auftreten, durch klare Aussagen und (nicht aufdringliche) Zuwendung auf den betroffenen Patienten beruhigend wirken.

Wenn der Patient das akute Stadium des Stupors überwunden hat, muß das pflegende und bemutternde Verhalten des Pflegepersonals in begleitendes und beratendes Verhalten übergehen. Dadurch können das Selbstvertrauen und die Unabhängigkeit des Patienten zurückgewonnen und die Verantwortung für sich selbst mehr und mehr übernommen werden.

Therapeutischer Umgang. Schizophrenie ist nicht gleichbedeutend mit Schwachsinn. Das heißt, daß die Patienten bis zum Ausbruch der Krankheit ihre Frau und ihren Mann im Leben gestanden haben, daß sie mit Fähigkeiten ausgestattet sind, die im Moment aufgrund der Erkrankung zugeschüttet und nicht einsatzfähig sind. Diese Fähigkeiten können jedoch wieder zum Einsatz gebracht werden, wenn das Umfeld so gestaltet wird, daß es genügend Übungs- und Lernmöglichkeiten hat. Die psychiatrische Klinik muß daher Möglichkeiten zum angstfreien, jedoch konsequenten Einüben und Lernen anbieten.

Grundsätzlich jedoch muß zunächst bei allen schizophrenen Patienten nach den noch vorhandenen Fähigkeiten und Fertigkeiten gefragt werden. Auf diesen *Ressourcen* wird dann der Therapie- und *Pflegeplan* aufgebaut. Das heißt, die Ansatzpunkte für eine wirksame Pflege bzw. den therapeutischen Umgang müssen bei den gesunden Anteilen der Patienten gesucht werden. Die Kranken lassen sich eher zur Mitarbeit motivieren, wenn sie Dinge tun können, zu denen sie in der Lage sind. Sie erleben sich dabei nicht als Versager. Dem Pflegepersonal gelingt es auf diese Weise auch eher, zu den in der Regel kontaktarmen und mißtrauischen Menschen eine Beziehung aufzubauen. Über den Weg einer vertrauensvollen Beziehung ist es dann möglich, mit den schizophrenen Menschen solche Fähigkeiten und Fertigkeiten einzuüben, die – noch zugeschüttet – für sie zur Bewältigung des Alltagslebens notwendig sind.

Unter dem Begriff „Milieutherapie" bzw. „therapeutisches Milieu" sind alle jene Gesichtspunkte zusammengefaßt, die im Hinblick auf die Wiedereingliederung der Patienten als Lern- und Übungsmöglichkeiten eine wichtige Rolle spielen. Da dieses therapeutische Milieu gleichermaßen für alle anderen psychisch Kranken wichtig ist, wird es an anderer Stelle dieses Buches beschrieben (S. 577 ff).

Jeder schizophrene Patient zeigt durch seine Individualität ein andersartig geprägtes Krankheitsbild. So können keine „Standardpflegemaßnahmen für Schizophrene" angeboten werden. Der pflegerisch-therapeutische Umgang richtet sich nach folgenden Punkten:

- Welche Fähigkeiten sind noch vorhanden?
- Welche alltagspraktischen Fähigkeiten sind für den Betroffenen notwendig (Einkaufen, Kochen, Putzen, Freizeitgestaltung, Umgang mit Ämtern und Behörden, planmäßiges Handeln u. a. m.)?
- Welche sozialen Fähigkeiten sind für den Betroffenen notwendig (Kontakte knüpfen können, Entscheidungen fällen können, Verantwortung übernehmen können, Probleme lösen können u. a. m.)?
- Welche beruflichen Fertigkeiten sind für den Betroffenen notwendig (pünktlich sein, durchhalten können, ausdauernd sein, spezielle berufliche Fertigkeiten beherrschen u. a. m.)?
- Welche Krankheitssymptome herrschen bei dem Betroffenen vor (Angst, Kontaktarmut, Halluzinationen, Wahnideen, Denkstörungen u. a. m.)?
- Welche Lebensform und Wohnmöglichkeit kommt für den Betroffenen nach dem stationären Aufenthalt in Betracht (Rückkehr in die eigene Familie, selbständiges Wohnen, Wohngemeinschaft, fremde Familie, Tages-/Nachtklinik u. a. m.)?

Damit die therapeutischen Angebote angenommen werden können, müssen diese überschaubar und konkret sein. Damit sie therapeutisch wirksam werden, müssen sich alle Teammitglieder an die Therapie- und Pflegepläne halten und konsequent vorgehen. Dabei sind die nachfolgend aufgeführten Gesichtspunkte wichtig.

- Beispiel geben, vorleben,
- nicht beaufsichtigen, sondern mitmachen,
- ehrlich sein, sich an Abmachungen halten, feste Regeln geben,
- Anweisungen und Wünsche klar formulieren, konsequent sein,
- Ereignisse klar ansprechen,
- die Patienten ernst nehmen, sie nicht wie Kinder behandeln,
- das fremdartige Verhalten akzeptieren,
- nicht über Wahninhalte diskutieren, weder ablehnen noch akzeptieren,
- nicht auf Halluzinationen reagieren,
- Zuwendung geben, jedoch nicht aufdringlich werden.

Ein gewisses Maß an Sensibilität für die Andersartigkeit und für die Not der kranken Menschen wird vom Pflegepersonal erwartet. Um alle zugeschütteten Fähigkeiten wieder einsetzen zu können, werden an die Patienten ständig Forderungen gestellt. Wer lernen soll, muß viel leisten, das ist anstrengend. Wer Anstrengung fordert, macht sich unbeliebt. Somit sind Disharmonien im Verhältnis Patient – Pflegepersonal unvermeidlich. Die Pflegepersonen haben bis zu einem gewissen Grad ihre Rolle als fürsorglich, mütterlich Dienende abgegeben und die der Pädagogen übernommen. Damit ist eher gewährleistet, daß durch pflegerisch-pädagogische Hilfe die Unabhängigkeit und Selbständigkeit der Patienten erreicht wird.

Pflegerisch-therapeutische Aufgaben bei Patienten mit Alkoholabhängigkeit

Alkoholkranke fühlen sich meist unverstanden und vereinsamt. Da sie ihren Alkoholkonsum entweder verharmlosen oder für ihren sozialen Abstieg die Gesellschaft verantwortlich machen, sehen sie oft die Notwendigkeit einer stationären Behandlung nicht ein. Sie stehen den Therapeuten und Pflegekräften dementsprechend zurückhaltend, wenn nicht gar ablehnend gegenüber. Diese Einstellung erfordert schon bei der Aufnahme viel Verständnis. Wenn der Patient merkt, daß man ihn und seine Probleme ernst nimmt, wird er in seiner Abwehrhaltung nicht fixiert. Dies ist für die späteren therapeutischen Maßnahmen von großer Bedeutung.

Dann gilt es, die Behandlungsbereitschaft der Patienten zu verstärken, indem man ihnen verdeutlicht, daß sie allein nicht mehr in der Lage sind, das Leben zu bewältigen. Weiterhin muß Krankheitseinsicht vermittelt werden, also die Erkenntnis, daß die vorhandenen Lebensschwierigkeiten nicht durch die Umwelt/Gesellschaft entstanden sind, sondern durch Gründe, die in den Patienten selbst liegen. Es muß den Abhängigen dabei klar werden, daß bei ihnen Schranken zerstört sind, die bei den Nichtabhängigen übertriebenen Alkoholkonsum verhindern. Die Menschen sind und bleiben Alkoholiker, auch nach erfolgreicher Behandlung. Schon ein einziges Glas Wein kann – selbst nach 20jähriger Abstinenz – die Sucht wieder auslösen.

Nach Vermittlung von Krankheitseinsicht wird den Patienten in persönlichen Gesprächen und durch Gruppenaktivitäten verdeutlicht, durch welche Persönlichkeitsstörungen die Sucht entstanden ist. Hier stößt man besonders häufig auf die Unfähigkeit, Enttäuschungen zu ertragen. Als letzter Schritt folgt das Üben neuer Verhaltensweisen, eine Art Härtetraining, das an den Wurzeln des Versagens ansetzt.

Zu den besonders wichtigen Punkten bei der Behandlung von Alkoholikern gehört die totale Alkoholabstinenz vom ersten Tag der Behandlung an, das klärende Gespräch mit den Angehörigen und nicht zuletzt die nachgehende Fürsorge durch Selbsthilfeorganisationen, wie beispielsweise die *Anonymen Alkoholiker*.

Zur Vervollständigung dieser Ausführungen sei noch erwähnt, daß Alkoholentziehungskuren auf gesonderten Stationen in der Psychiatrie oder in sog. Fachkliniken durchgeführt werden. Sie dauern je nach Art des Therapieprogramms unterschiedlich lange, von 8 Wochen bis zu 6 Monaten, wobei die Krankenkassen auch bereit sind, die Kosten für eine 3monatige Verlängerung zusätzlich zu übernehmen.

3. Medikamentenlehre

Einführung

Medikamente sind Arzneimittel, die im oder am menschlichen Körper Anwendung finden.

Die Arzneibehandlung erfolgt:

- prophylaktisch, d. h. zur Vorbeugung gegen Erkrankungen (z. B. Impfungen),
- diagnostisch, zur Erkennung bzw. zum Ausschluß von Erkrankungen,
- therapeutisch, zur Heilung von Krankheiten bzw. Linderung von Beschwerden.

Die *Pharmazie* ist die Wissenschaft der Arzneimittelherstellung.

Die *Pharmakologie* befaßt sich mit der Arzneimittelwirkung, dem Aufbau der Heilmittel und ihren Anwendungsgebieten.

Arzneimittel müssen vor ihrer Verabreichung vom Arzt schriftlich verordnet sein.

Herkunft der Arzneimittel

Seit Beginn der Menschheit werden Drogen (Substanzen zur Medikamentenherstellung aus der Pflanzen- und Tierwelt) zur Heilung von Krankheiten eingesetzt.

Arzneimittel werden hergestellt:

- aus Mineralien (z. B. Jod, Eisen),
- aus Pflanzenauszügen (z. B. Digitalispräparate, Atropin),
- aus tierischen/menschlichen Organen (z. B. Impfseren, Hormone),
- synthetisch, d. h., die Wirkstoffe werden auf chemischem Weg erzeugt.

Heilkräuter

Hierbei handelt es sich um Pflanzen, deren Anwendung sich bei bestimmten Krankheiten bzw. Beschwerden heilend oder lindernd auswirkt.

Die pflanzlichen Wirkstoffe werden bevorzugt als Tee, Pflanzenpreßsaft oder alkoholischer Pflanzenauszug verabreicht.

Die in Apotheken angebotenen Heilkräuter werden unter wissenschaftlicher Aufsicht gezüchtet und garantieren eine gewisse Wirkstoffkonzentration.

In Krankenhäusern werden Heilkräuter meist in Form von Teezubereitungen, z. B. bei Blähungen, Blasenentzündung, Obstipation usw., eingesetzt.

Die Teezubereitung erfolgt in Form von:

- *Infus (Aufguß);* Teebestandteile mit kochendem Wasser übergiessen, 5−10 Minuten ziehen lassen und abseihen;
- *Dekokt (Aufkochung);* Teebestandteile 5−20 Minuten kochen lassen, abseihen;
- *Mazeration (Aufweichung);* Teebestandteile mit zimmerwarmem Wasser übergießen, 8−12 Stunden ziehen lassen, abseihen;
- *Tuben- oder Pulvertee (Instant)* wird nach Herstellervorschrift zubereitet.

Beispiele für die Wirkungsweise und Zubereitung verschiedener Teesorten zeigt Tab. 3.**1**.

Werden vorhandene Beschwerden durch den Teegenuß nicht gebessert oder besteht der Verdacht auf eine ernsthafte Erkrankung, so muß ein Arzt konsultiert werden.

Tabelle 3.1 Wirkung von Heilkräutern und ihre Teezubereitung (Beispiele)

Name	Wirkung	Zubereitung
Anis/Fenchel	• krampflösend • hustenlösend • entblähend • appetitanregend	Dekokt
Baldrianwurzel	• beruhigend • krampflösend	Mazeration oder Dekokt
Kamille	• entzündungshemmend • schmerzlindernd • beruhigend • krampflösend	Infus
Lindenblüten	• schweißtreibend • schleimlösend • harntreibend • krampflösend	Infus
Melisse	• beruhigend • krampflösend	Infus
Pfefferminze	• verdauungsfördernd • appetitanregend • beruhigend	Infus
Sennesblätter	• abführend	Mazeration
Huflattich	• schleimlösend • hustenstillend • abschwellend	Dekokt
Zinnkraut	• harntreibend • entzündungshemmend	Dekokt
Bärentraubenblätter	• harntreibend	Mazeration und Dekokt

Arzneimittelformen

Arzneistoffe werden mit Hilfe von Zusatzstoffen in eine Form gebracht, die ihre Verabreichung ermöglicht. Solche Inhaltsstoffe sind, z.B. Lösungen, Bindemittel, Füllstoffe usw.

Von der Arzneiform (z.B. Tablette, Injektionslösung) sind die Verabreichungsart, der Wirkungseintritt und die Wirkungsdauer abhängig. Verschiedene Arzneimittelformen sind aus Tab. 3.2. zu ersehen.

Tabelle 3.2 Arzneimittelformen

Bezeichnung	Beschreibung
Tablette	Wirkstoff ist mit einem Bindemittel vermengt und in Tablettenform gepreßt. Die Tablette enthält eine genaue Wirkstoffdosis
Dragee	mit einer wohlschmeckenden Schicht überzogene Tablette oder Pille. Je nach erwünschter Wirkung löst sich der Bezug im Magen oder erst im Dünndarm
Kapsel	Der Arzneistoff (Pulver, Granulat oder Flüssigkeit) ist in eine zusammengesteckte oder geschlossene Gelatinekapsel abgefüllt. Oft ist die Kapsel magensaftresistent, so daß sie sich erst im Dünndarm löst
Granulat	gekörntes Pulver (Granula = Körnchen). Die Körnchen sind ebenfalls mit einer wohlschmeckenden Schicht überzogen
Brausetablette	Sie löst sich, unter Freisetzung von Kohlendioxid, in Wasser auf, so daß der Wirkstoff getrunken werden kann
Suspension	Aufschwemmung von unlösbaren Feststoffteilchen in einer Flüssigkeit. Suspensionen müssen vor Gebrauch geschüttelt werden
Zäpfchen	feste Arzneiform, die beim Einführen in den Enddarm oder in die Vagina rasch schmilzt
Puder	besteht z.B. aus Talkum oder Zinkoxyd (Füllstoff) und enthält einen medikamentösen Zusatz und/oder Duftstoffe
Salbe	halbfeste Arzneiform, die aus einer meist festen Salbengrundlage (z.B. Vaseline) und beigefügten Wirksubstanzen besteht
Gel	halbfeste, (gelierte) wäßrige, meist durchsichtige oder leicht trübe Arzneiform
Paste	Salbe mit einem höheren Gehalt an Pulversubstanz, wodurch die Konsistenz fester wird
Emulsion	Öl/Wassergemisch, das durch beigefügte Emulgatoren stabil bleibt. Je nachdem ob der Anteil an Öl oder Wasser in der Emulsion überwiegt, spricht man von Wasser-in-Öl- (W/O) oder Öl-in-Wasser-Emulsionen (O/W)

Verabreichungsarten (Applikationsarten)

Arzneimittel können innerlich (nur ins Körperinnere) und äußerlich (z. B. auf die Haut) verabreicht werden. Eine Übersicht der Verabreichungsmöglichkeiten ist in Tab. 3.3 dargestellt.

Tabelle 3.3 Verabreichungsarten von Medikamenten

In den Magen-Darm-Trakt	• oral (durch den Mund) • sublingual (unter die Zunge) • rektal (in den Enddarm)
In sonstige Körperöffnungen	• nasal (in die Nase) • ins Ohr • vaginal (in die Scheide)
In die Atemwege	• Inhalation durch Mund oder Nase
In das Gewebe	• s. c. Injektion (in die Subkutis) • i. m. Injektion (in den Muskel) • i. c. Injektion (in die Haut)
In die Blutbahn	• i. v. (in die Vene) • i. a. (in die Arterie)
In Körperhöhlen	• intraartikulär (ins Gelenk) • intraperitoneal (in die Bauchhöhle) • intrapleural (in die Pleurahöhle) • intrathekal (in den Rückenmarkskanal)
Äußerliche Verabreichungsarten	• perkutan (auf die Haut) • auf die Schleimhaut • ins Auge

Aufbewahrung der Medikamente

Medikamente werden im Medizinschrank aufbewahrt. Dieser ist stets verschlossen, um zu verhindern, daß Unbefugte an die Medikamente herankommen. Meist hat die jeweilige Schichtleitung den Medizinschrankschlüssel in Verwahrung. Für Betäubungsmittel (z. B. Opiate) muß ein gesondertes, abschließbares Fach vorhanden sein. Den Schlüssel für diesen Teil hat ebenfalls die Schichtleitung.

Allgemeine Grundsätze zur Aufbewahrung von Medikamenten

● Medikamente werden, nach Verabreichungsart getrennt, aufbewahrt (z. B. oral, parenteral, rektal zu verabreichende Medikamente).
● Die Einordnung erfolgt entweder in alphabetischer Reihenfolge oder in einzelne Wirkungsbereiche (z. B. Herzmittel, Schlafmittel, Abführmittel usw.).
● Neue bestellte Medikamente werden stets hinter die ältere Packung einsortiert.
● Alle Medikamente müssen in der Originalpackung aufbewahrt werden, d. h., die Außenpackung (Umkarton) ist zu belassen. Fläschchen und ähnliches sind gut zu verschließen.
● Besondere Lagerungsvorschriften sind aus dem Waschzettel zu ersehen und müssen Beachtung finden, z. B. Kühllagerung (2−6 °C) für Impfstoffe, Insuline, bestimmte Antibiotika, Suppositorien usw., trockene Lagerung für feuchtigkeitsempfindliche Medikamente (z. B. Brausetabletten) usw.
● Das Verfallsdatum ist stets zu berücksichtigen. Verfallene, verdorbene, veränderte oder nicht mehr benötigte Medikamente werden in die Apotheke zurückgegeben.
● Feuergefährliche Substanzen (z. B. Benzin, Äther) sind gut verschlossen und nicht in der Nähe von Wärmequellen aufzubewahren. Da sie Gefahrstoffe sind, dürfen sie niemals in ein Ausgußbecken oder in die Toilette geschüttet werden.
● Der Medizinschrank wird regelmäßig gereinigt. Die gelagerten Medikamente werden dabei überprüft (s. o).

Richten und Verteilen der Medikamente

Medikamente werden nach schriftlicher Arztverordnung (Name des Patienten, Medikament, Dosis, Verabreichungsart, Verabreichungszeitpunkt) gerichtet und verabreicht. In der Regel werden sie einmal täglich (möglichst nach der Visite, um Neuverordnungen zu berücksichtigen) zusammengestellt. Das Richten der Medikamente ist Aufgabe einer Krankenschwester/ eines Krankenpflegers. Wird diese Tätigkeit an eine Krankenpflegehelferin/ einen Krankenpflegehelfer übertragen, so gelten die auf S. ■■ erwähnten Ausführungen.

Die Pflegeperson sollte beim Richten der Medikamente ungestört bleiben, um Verwechslungen, falsche Dosierungen usw. durch gestörte Konzentration zu vermeiden.

Vorgehensweise beim Richten der Medikamente

- Händewaschung bzw. Händedesinfektion.
- Schaffung einer geeigneten Arbeitsfläche.
- Bereitstellung der mit Namen versehenen Medikamentenbehälter sowie des Dokumentationssystems.
- Kontrolle des Medikaments insgesamt 3mal, d. h.

  1. beim Herausholen,
  2. bei der Entnahme aus der Packung und
  3. beim Zurückstellen in den Schrank.

- Einfüllen des Medikamentes in den entsprechend bezeichneten Medizinbehälter (z. B. 3mal täglich: morgens – mittags – abends, 2mal täglich morgens und abends usw.).
- Tropfen werden genau abgezählt und nach Vorschrift verdünnt. Sie sind jeweils kurz vor der Einnahme frisch zu richten.
- Gerichtete Tabletts werden an einem sauberen und geschützten Platz aufbewahrt.
- Vor dem Verteilen werden die Medikamente nochmals kontrolliert, insbesondere wenn die Ausgabe von einer anderen Pflegeperson vorgenommen wird.

Verabreichung von Medikamenten

Zu den Verabreichungsarten siehe S. 603.

Zur Verabreichung von Medikamenten gilt folgender Merksatz:

- Wird die richtige Medizin
- dem richtigen Patienten
- in der richtigen Dosis
- zu der richtigen Zeit
- auf die richtige Art und Weise verabreicht?

Kooperative Patienten bekommen Anweisungen und Informationen über die Einnahmeart, Einnahmezeit sowie über Wirkung und Nebenwirkungen des Medikaments. Bei nicht kooperativen, verwirrten Patienten muß die Pflegeperson die Einnahme überwachen. Dies gilt besonders auch für selbstmordgefährdete (z. B. depressive) Patienten. Sie könnten sonst evtl. Medikamente sammeln und eine größere Menge in Selbstmordabsicht einnehmen.

Allgemeine Grundsätze zum Einnehmen von Medikamenten

- Die Medikamenteneinnahme erfolgt in der Regel, wegen der besseren Verträglichkeit, nach dem Essen.
- Andere Einnahmezeiten wie z. B. vor dem Essen (appetitanregende Medikamente), morgens nüchtern (salinische Abführmittel), während der Mahlzeit (enzymhaltige Medikamente), vor dem Schlafen (Schlafmittel) usw. sind auf dem Beipackzettel vermerkt.
- Tabletten, Kapseln, Dragees usw. können mit etwas Flüssigkeit oder Nahrung geschluckt werden. Bei Schluckschwierigkeiten können Tabletten evtl. gemörsert und in aufgelöster Form eingenommen werden.

Andere Applikationsformen von Medikamenten wie in die Augen (S. 340), Ohren (S. 341) sowie ins Gewebe (S. 465 ff) und in die Blutbahn (S. 477 ff) siehe jeweils dort.

Aufnahme/Wirkung von Medikamenten

Ein Arzneimittel wird nach der Aufnahme wirksam, sobald es den vorgesehenen Wirkungsort erreicht hat.

Bei der oralen Medikamenteneinnahme wird der Arzneistoff über die Magen- bzw. Dünndarmschleimhaut resorbiert, über die Pfortader zur Leber transportiert, dort durch Stoffwechselvorgänge umgebaut (metabolisiert), um dann über den Blutkreislauf an den gewünschten Wirkungsort (z. B. Organe, Gewebe) zu gelangen.

Zur Wirksamkeit muß das Medikament eine bestimmte Konzentration im Blut erreicht haben (Blutspiegel). Deshalb muß die Verabreichung in regelmäßigen Zeitabständen (z. B. 6stündlich, 3mal tägl.) erfolgen.

Abbau/Ausscheidung von Medikamenten

Der Abbau von Arzneistoffen geschieht in der Regel über die Leber. Von dort gelangen sie in den Blutkreislauf und werden größtenteils durch die Niere ausgeschieden. Manche Arzneistoffe werden dabei rasch abgebaut und ausgeschieden, andere hingegen verbleiben einige Zeit im Organismus und häufen sich bei regelmäßiger Einnahme im Blut an (Kumulation). Aus diesem Grund werden manche Medikamente mit Einnahmepausen verordnet.

Nebenwirkungen von Medikamenten

Nebenwirkungen sind unerwünschte Begleiterscheinungen bei der Verabreichung von Arzneistoffen. Bei neuen, noch nicht bekannten Medikamenten sind die zu erwartenden Nebenwirkungen auf dem Beipackzettel nachzulesen.

Toxische Nebenwirkungen. Sie sind für einen bestimmten Arzneistoff spezifisch und von der Dosis abhängig. Mögliche toxische Arzneimittelreaktionen sind z. B. Magenbeschwerden, Verdauungsstörungen, Schwindel, Kopfschmerzen, Nieren- und Leberschädigung, Anämien. Manche Arzneistoffe, z. B. Zytostatika, haben auch eine karzinogene (krebserzeugende) und/oder teratogene (Mißbildungen erzeugende) Nebenwirkung.

Allergische Nebenwirkungen. Sie entstehen durch Sensibilisierung (Überempfindlichkeit) des Organismus gegenüber einem Arzneistoff, der mehrmals verabreicht wurde. Auch nach langer Verabreichungspause kann schon eine geringe Menge des entsprechenden Arzneimittels (z. B. Antibiotikum) eine allergische Reaktion auslösen. Mögliche Arzneimittelreaktionen sind, z. B. Exantheme (meist juckender, roter Hautausschlag), Schwellungen der Haut und Schleimhaut (Ödembildung), Anämie (Zerstörung der Erythrozyten), Infektneigung (Verminderung der Leukozyten). Im schlimmsten Fall kommt es zum anaphylaktischen (allergischen) Schock, der eine akute, lebensbedrohliche Situation darstellt.

Viele Medikamente wirken nicht nur an dem gewünschten Wirkungsort, sondern beeinflussen auch andere Organfunktionen. So wirken, z. B. manche Spasmolytika (krampflösende Medikamente) nicht nur krampflösend, sondern verursachen auch eine Mundtrockenheit und eine Tachykardie.

Wechselwirkungen

Bei gleichzeitiger Einnahme von mehreren Medikamenten können Wechselwirkungen entstehen, die sich für den Patienten nachteilig auswirken.

Es kommt zu unterschiedlichen Wirkungsmechanismen, wobei es häufig z. B. zu einer verminderten Aufnahme eines Arzneimittels oder zu einem beschleunigten bzw. auch verminderten Abbau kommt.

Sofern Wechselwirkungen zwischen einzelnen Medikamenten bekannt sind, ist ein entsprechender Hinweis auf den Beipackzetteln vermerkt. Dies ist pflegerisch bei der Verabreichung von Medikamenten zu berücksichtigen.

Arzneimittelgruppen

Im folgenden werden beispielhaft einige häufig vorkommende Arzneimittelgruppen vorgestellt. Dabei finden neben der Wirkung des Medikaments hauptsächlich Einnahmebesonderheiten und typische Beispiele für zu erwartende Neben- sowie Wechselwirkungen Erwähnung.

Magen-Darm-Mittel

Laxanzien

Laxanzien (Abführmittel) bewirken eine Beschleunigung der Stuhlentleerung.

Die ärztliche Verordnung von Laxanzien erfolgt, z. B. bei Obstipation (nach Abklärung der Ursache), vor Untersuchungen bzw. operativen Eingriffen des Magen-Darm-Traktes, bei Einnahme von Giftstoffen usw. Eine Selbsttherapie mit Laxanzien ist zu unterlassen. Abführmittel haben verschiedene Wirkungsmechanismen.

Quellstoffe: Dies sind unverdauliche, nicht resorbierbare Mittel, die unter Flüssigkeitsaufnahme quellen, das Stuhlvolumen vergrößern und damit die Defäkation auslösen (z. B. Kleie, Leinsamen, Agar, Vollkornprodukte u. a.). Entsprechend dem Wirkungsmechanismus ist bei der Einnahme von Quellstoffen reichlich zu trinken!

Osmotische Mittel: Dabei handelt es sich um salinische Abführmittel (z. B. Glaubersalz, Karlsbader Salz, Cascara Salax). Sie binden größere Mengen Wasser im Darm und führen somit zu einer Vermehrung und Verflüssigung des Stuhlvolumens. Auch bei der Einnahme salinischer Abführmittel ist auf eine ausreichende Flüssigkeitszufuhr zu achten. Für Patienten mit Herz- oder Niereninsuffizienz sind salinische Abführmittel evtl. kontraindiziert.

Darmreizmittel: Sie wirken peristaltikanregend durch Reizung des Enddarmes und beeinflussen die Wasserresorption bzw. -sekretion im Darm (z. B. Rizinusöl, Sennesblättter und Sennesfrüchte, Aloe, Rhabarber, Dulcolax, Liquidepur u. a.). Darmreizmittel können Bauchschmerzen zur Folge haben.

Gleitmittel: Diese machen den Darminhalt gleitfähig (z. B. Glyzerin, Paraffinöl u. a.) und wirken damit defäkationsfördernd.

Nebenwirkungen: Bei der Laxanzientherapie treten hauptsächlich bei langandauernder Anwendung Nebenwirkungen auf. Es kann zum Flüssigkeits- und Elektrolytverlust kommen, wodurch beispielsweise Exsikkose, Muskelschwäche, Obstipation, Rhythmusstörungen und Müdigkeit (Kaliummangel) entstehen können. Bei dem Einsatz von Gleitmitteln (Paraffinöl) kann es zu Verdauungsstörungen und mangelnder Aufnahme fettlöslicher Vitamine kommen. Durch eine leichtfertige und unkritische Dauereinnahme entwickelt sich evtl. eine Medikamentenabhängigkeit.

Azida, Verdauungsfermente, Karminativa

Bei zu geringer Säureproduktion im Magen sowie bei mangelnder Bildung von Verdauungsfermenten der Bauchspeicheldrüse kommt es zu Verdauungsbeschwerden, Völlegefühl, Blähungen und Appetitlosigkeit.

Azida. Hierbei wird fehlende Magensäure ersetzt durch die Zufuhr stark verdünnter Salzsäure oder anderer Säurepräparate. Eine Stimulation der Säurebildung im Magen ist durch die Gabe von Koffein (Kaffee) und Bitterstoffe (z. B. Magenbitter) möglich.

Verdauungsfermente. Man führt sie medikamentös durch Gabe von, z. B. Pankreon, Panzynorm usw. zu.

Karminativa. Es sind entblähende Medikamente. Häufig helfen bereits leichte Arzneimittel, z. B. Kamille, Fenchel und Anis als Tee zubereitet. Sonstige entblähende Mittel sind, z. B. Lefax, Sab und Paractol.

Azida und Verdauungsfermente werden stets zu den Mahlzeiten eingenommen.

Nebenwirkungen: Bei diesen Medikamenten sind keine bekannt.

Wechselwirkungen: Sie sind selten zu beobachten.

Antazida

Antazida sind Arzneimittel, die bei übermäßiger Säureproduktion im Magen (Sodbrennen, Gastritis, Ulkuskrankheit usw.) verordnet werden.

Alkalische Verbindungen (z. B. Maaloxan, Gelusil-lac) neutralisieren und binden die überschüssige Säure und führen somit zu einer Beschwerdebesserung.

Antazida werden, z. B. 1 und 3 Stunden nach Nahrungsaufnahme sowie vor dem Schlafengehen eingenommen.

Nebenwirkungen: Antazida führen gelegentlich zu Obstipation oder Durchfall.

Wechselwirkungen: Des weiteren kann die Wirkung anderer Arzneimittel (z. B. Eisenpräparate, Tetrazykline) stark beeinträchtigt werden.

Herzmittel

Herzglykoside

Medikamente dieser Gruppe werden zur Stärkung der Herzkraft (z. B. Herzinsuffizienz) verordnet. Sie bewirken eine Verbesserung der Pumpleistung des Herzens sowie eine Verlangsamung der Herzfrequenz.

Digitalispräparate (z. B. Lanitop, Novodigal, Digimerck) können kumulieren (S. 606) und haben eine geringere therapeutische Breite, d. h., bereits ein geringer Wirkstoffspiegel im Blut ist ausreichend, bei ansteigendem Wirkstoffspiegel kommt es zu Vergiftungssymptomen als Zeichen der Überdosierung. Der Patient muß deshalb über die Einnahmevorschriften informiert sein. Sofern erlaubt, muß er ausreichend trinken, damit das Medikament über die Nieren optimal ausgeschieden werden kann. Erste Anzeichen einer Überdosierung müssen sofort weitergegeben werden.

Nebenwirkungen/Zeichen der Überdosierung: Herzrhythmusstörungen, vor allem Extrasystolen als Bigeminus auftretend (S. 419), Übelkeit, Erbrechen, Schwindel, Ohrensausen, Sehstörungen, vor allem Farbensehen, Kopfschmerzen, Verwirrtheit.

Wechselwirkungen: Wirkungsverstärkung oder -abschwächung können in Verbindung mit der Einnahme anderer Arzneimittel auftreten (z. B. Kalzium, Insulin, Nebennierenrindenhormone, Laxanzien, Antazida u. a.).

Antihypertonika

Darunter versteht man blutdrucksenkende Medikamente. Der Bluthochdruck ist eine weit verbreitete Erkrankung. Er steht in engem Zusammenhang mit der Ernährung, dem Körpergewicht und der körperlichen Betätigung. Sofern keine schwerwiegende Erkrankung zugrundeliegt (z. B. Nierenerkrankung), kann er oftmals durch Gewichtsreduktion, kochsalzarme Ernährung und körperliche Betätigung (z. B. regelmäßige Gymnastik usw.) reguliert werden.

Blutdrucksenkende Medikamente haben unterschiedliche Wirkungsmechanismen, die vorwiegend über die Beeinflussung des vegetativen Nervensystems (z. B. durch Betablocker) oder über Volumenveränderungen des Plasmas (z. B. durch Diuretika) zu dem erwünschten therapeutischen Ziel führen. Die Therapie mit Antihypertensiva erfordert eine ständige, ärztliche Überwachung.

Nebenwirkungen: Kopfschmerzen, Schwindel, Übelkeit, Obstipation, Durchfall, Müdigkeit, Verstimmung, Mundtrockenheit, Kollapsneigung, Antriebsstörungen. Eine Beeinträchtigung im Straßenverkehr ist möglich

Wechselwirkungen: Bei gleichzeitiger Einnahme anderer Arzneimittel (z. B. Herzglykoside, Schilddrüsenhormone u. a.) ist mit einer Wirkungsveränderung zu rechnen.

Koronarmittel

Dabei handelt es sich um Arzneistoffe, die den Sauerstoffverbrauch des Herzmuskels senken und das Sauerstoffangebot verbessern.

Sie werden verordnet bei Herzkranzgefäßverkalkung (Koronarsklerose), Angina pectoris und drohendem Herzinfarkt.

Nitroverbindungen (z. B. Nitrolingual, Nitro Mack, Isoket u. a.). Rasch wirksame Nitroverbindungen (z. B. bei pektanginösen Beschwerden) werden sublingual als Zerbeißkapsel oder in Form von Spray eingenommen.

Zur Prophylaxe können Nitropräparate über die Haut (z. B. als Salbe oder Pflaster wie Nitroderm) durch fortlaufende Aufnahme des Wirkstoffes eingesetzt werden.

Patienten mit häufig auftretenden Angina-pectoris-Anfällen sind über die bedarfsgerechte Anwendung der Nitropräparate zu unterrichten (Arztverordnung).

Nebenwirkungen: Kopfschmerzen (Nitratkopfschmerz), Schwindel, Übelkeit, Blutdruckabfall, Schwäche, Gesichtsrötung, Wärmegefühl.

Wechselwirkungen: Bei gleichzeitiger Einnahme von blutdrucksenkenden Mitteln wird deren Wirkung verstärkt, Heparine dagegen werden in ihrer Wirkung abgeschwächt.

Plasmaersatzmittel (Plasmaexpander)

Sie dienen dem Volumenersatz, z. B. bei schweren Verletzungen, nach Operationen, bei schweren Durchfallerkrankungen usw.

Körpereigene Plasmaersatzmittel (z. B. Humanalbumin, PPL = Plasmaproteinlösung) werden aus menschlichem Albumin, Globulin (Spenderblut) gewonnen. Sie sind antikörperfrei und deshalb ohne Blutgruppenbestimmung zu infundieren.

Körperfremde Plasmaersatzmittel. Dies sind hochmolekulare Lösungen, die längere Zeit im Kreislaufsystem verbleiben (z. B. Rheomacrodex, HAES, Macrodex u. a.).

Plasmaflüssigkeiten werden infundiert. Es gelten die auf S. 483 ff angeführten Pflegerichtlinien.

Nebenwirkungen: allergische Reaktionen, die in den ersten Minuten nach Infusionsbeginn evtl. sehr massiv auftreten können.

Wechselwirkungen: Ergebnisse klinisch-chemischer Untersuchungen können beeinflußt werden.

Antikoagulanzien

Das sind Medikamente, die die Blutgerinnung hemmen. Sie werden zur Prophylaxe und Therapie von Thrombose, Herzinfarkt und Embolie angeordnet. Äußerlich kommen sie bei Blutergüssen, Prellungen usw. zur Anwendung.

Heparin (z. B. Liquemin) wird zur Thromboseprophylaxe s. c. (S. 470 f) verabreicht. Zur Vermeidung weiterer Thrombenbildungen, z. B. bei Herzinfarkt, wird die i. v. Verabreichung bevorzugt.

Kumarin (z. B. Marcumar) wird ausschließlich oral eingenommen. Die Dosis richtet sich nach dem Quick-Wert (Prothrombinzeit), der regelmäßig zu kontrollieren ist.

Nebenwirkungen: Blutungen an Haut und Schleimhäuten, bei langfristiger Heparingabe evtl. auch Haarausfall

Wechselwirkungen: Sie sind, z. B. mit Antibiotika, Antirheumatika, Analgetika usw. möglich.

Diuretika

Diuretika sind harntreibende Mittel, die beispielsweise zur Ausschwemmung von Ödemen sowie zur Bluthochdruckbehandlung verordnet werden.

Es gibt verschiedene Wirkstoffgruppen, von denen zwei hauptsächlich eingesetzt werden.

Stark wirksame Diuretika (Schleifendiuretika) fördern die Chlorid-, Natrium-, Kalium- und Wasserausscheidung an der Henleschen Schleife (S. 84).

Kaliumsparende Diuretika (Saluretikagruppe) fördern die NaCl-Ausscheidung und hemmen die Kaliumausscheidung (z. B. Aldactone-Saltucin).

Nebenwirkungen: Bei längerandauernder Diuretikatherapie kann es zu Störungen im Wasser-Elektrolyt-Haushalt kommen. Eine Hypokaliämie (Kaliummangel) führt zu Schwächegefühl, Übelkeit, Müdigkeit, Obstipation und Rhythmusstörungen. Ferner können eine Exsikkose mit Thrombosegefahr, erhöhter Blutzuckerspiegel und Gicht auftreten.

Wechselwirkungen: Sie sind vielfältig möglich, vor allem, z. B. mit Antihypertensiva, Antidiabetika Herzglykosiden, Laxanzien und bestimmten Antibiotika.

Hypnotika (Schlafmittel)

Hypnotika werden bei Einschlaf- und Durchschlafstörungen verordnet. Je nach Wirkungseintritt und -dauer unterscheidet man *Einschlaf-* und *Durchschlafmittel*. Vor der Verordnung eines Schlafmittels sollte die Ursache der Schlafstörung sorgfältig abgeklärt und möglichst behoben werden (S. 277 f).

Als Schlafmittel kommen, z. B. Barbiturate (Luminal, Itridal) oder Benzodiazepine (Dormicum, Rohypnol) in Frage. Sie können bei längerer Einnahme zur Gewöhnung und Abhängigkeit (Sucht) führen. Selbstmordversuche werden häufig durch Schlafmitteleinnahme durchgeführt.

Nebenwirkungen: Müdigkeit, Antriebslosigkeit, Verlangsamung der Reaktionsfähigkeit (Straßenverkehr!)

Wechselwirkungen: Sie entstehen mit Antikoagulanzien, Antirheumatika, Antihypertensiva, Antihistaminika, Herzglykosiden, bestimmten Antibiotika und anderen Medikamenten. Alkohol verstärkt die Schlafmittelwirkung erheblich.

Psychopharmaka

Es sind auf die Psyche wirksame Medikamente, die seelische Vorgänge beeinflussen und zur Therapie von psychischen Störungen eingesetzt werden.

Neuroleptika. Sie wirken dämpfend, beruhigend und antipsychotisch. Sie werden bei Psychosen (z. B. Schizophrenie) verordnet (z. B. Haldol, Truxal u. a.).

Nebenwirkungen: Schläfrigkeit, Antriebsverlust, allergische Reaktionen, Tachykardie, Parkinson-Symptome, Bewegungsstörungen.

Wechselwirkungen: Sie entstehen bei gleichzeitiger Einnahme von Hypnotika, Analgetika, anderen Psychopharmaka, Anticholinergika (das vegetative Nervensystem beeinflussende Medikamente), Antihistaminika (gegen allergische Reaktionen wirksame Medikamente) u. a.

Antidepressiva. Diese sind stimmungsaufhellend, antriebssteigernd (oder antriebshemmend) und angstlösend. Sie werden zur Therapie von Depressionen (S. 231 ff) eingesetzt (z. B. Laroxyl, Tofranil).

Nebenwirkungen: Je nach Wirkstoffgruppe entweder Verminderung des Reaktionsvermögens oder Antriebssteigerung und Suizidgefahr, Tachykardie, Rhythmusstörungen, Mundtrockenheit, Sehstörungen, Harnsperre, Verstopfung, Schlafstörungen, Zittern, Allergie, Unruhe.

Wechselwirkungen: Hypnotika, Neuroleptika, Antihistaminika, Anticholinergika und Alkohol werden in ihrer Wirkung verstärkt.

Tranquilizer, z. B. Valium, Lexotanil, Tavor wirken entspannend, angstlösend, schlaffördernd und ausgleichend. Sie werden bei streßbedingten Erkrankungen, nervösen Spannungs- und Angstzuständen u.dgl verordnet.

Nebenwirkungen: Benommenheit, Müdigkeit, Verminderung der Reaktionsfähigkeit, Schwindel bei älteren Menschen, evtl. Verwirrtheit und Unruhe. Außerdem besteht die Gefahr von Gewöhnung und Sucht.

Wechselwirkungen: Sie führen zu einer Wirkungsverstärkung von Neuroleptika, Analgetika, Hypnotika und Alkohol.

Analgetika/Antirheumatika

Dabei handelt es sich um Medikamente, die eine Besserung oder Beseitigung
von Schmerzzuständen herbeiführen. Schmerzen sind ein Warnsignal
(S. 442 ff) und dürfen deshalb nicht ohne vorherige Abklärung ihrer Ursache
medikamentös unterdrückt werden.

Stark wirksame Analgetika. Dies sind, z. B. Opiate, deren Verordnung dem
Betäubungsmittelgesetz unterliegt. Sie müssen unter Verschluß sein. Bestellung und Abgabe sind in einem Betäubungsmittelbuch genau zu dokumentieren. Opiate (z. B. Morphin, Dolantin, Eukodal) werden bei stärksten
Schmerzzuständen (z. B. Herzinfarkt, nach Operationen usw.) verordnet.

Nebenwirkungen: Pupillenverengung, Obstipation, Miktionsstörungen, Re-
aktionsminderung, Übelkeit und Erbrechen, Verminderung der Atemfunktion. Ferner besteht die Gefahr der Abhängigkeit (Sucht).

Wechselwirkungen: Sie sind besonders in Zusammenhang mit Alkoholkonsum und Hypnotika in Form von Atemdepression zu beobachten.

Medikamente mit opiatähnlicher Wirkung (z. B. Tramal, Valoron) oder
Kombinationspräparate (Gelonida) sind ebenfalls bei stärkeren Schmerzen
hilfreich.

Nebenwirkungen: s. o. sowie Blutbildveränderungen, Allergien

Wechselwirkungen: Sie treten in Verbindung mit Alkohol, Hypnotika und
Psychopharmaka in Form einer Wirkungsverstärkung in Erscheinung.

Schwächer wirksame Analgetika. Sie haben oft neben der analgetischen,
auch eine fiebersenkende (antipyretische) und entzündungshemmende (an-
tiphlogistische) Wirkung.

Häufig verordnete Wirkstoffgruppen sind, z. B. *Salizylate* (z. B. Aspirin),
Paracetamol (z. B. Benuron) und *Pyrazole* (z. B. Novalgin)

Nebenwirkungen: Magenbeschwerden, Schleimhautblutungen, Ohrensausen, Asthmaanfälle, Neigung zu Ulzera bei Salizylaten, Leberschädigungen
bei langandauernder Paracetamolgabe, Blutbildveränderungen (Agranulo-

zytose), Allergien, Magen-Darm-Störungen bei langfristiger Gabe von Pyrazolen.

Wechselwirkungen: Sie treten in Zusammenhang mit Antikoagulanzien auf, die in ihrer Wirkung verstärkt werden.

Antirheumatika, wie z. B. Amuno, Felden, Voltaren, sind den Analgetika in ihrer Wirkungsweise ähnlich. Sie werden bevorzugt bei rheumatischen Schmerzzuständen verordnet.

Nebenwirkungen: Allergien, Blutbildveränderungen (Thrombozytopenie, Agranulozytose), Magen-Darm-Beschwerden, Sehstörungen. Bei Dauertherapie ist außerdem mit Leber- und Nierenschädigung zu rechnen.

Wechselwirkungen: Sie treten besonders gehäuft auf im Zusammenhang mit Digoxin (Spiegelerhöhung), Antihypertonika (blutdrucksenkende Wirkung abgeschwächt), Diuretika (Wirkung vermindert) usw.

Antitussiva, Expektorantia, Antiasthmatika

Antitussiva. Dies sind hustenreizstillende Medikamente, die bei trockenem Reizhusten angewandt werden. Es handelt sich dabei hauptsächlich um *Morphinabkömmlinge* (z. B. Codein, Paracodein, Codipront).

Nebenwirkungen: Sie sind ähnlich wie bei den Opiaten (S. 614), wobei die Suchtgefahr nicht ganz so ausgeprägt ist.

Wechselwirkungen: Bei gleichzeitiger Gabe von Alkohol und Psychopharmaka wird die sedierende und atemdepressive Wirkung verstärkt.

Expektorantia. Sie fördern die Verflüssigung und das Aushusten von vorhandenem Bronchialsekret. Ihre Verordnung erfolgt bei allen Erkrankungen, die mit einer vermehrten Sekretbildung in den Atemorganen einhergehen (z. B. Bronchitis, Pneumonie). Um eine optimale Wirkung dieser Medikamente zu erreichen, muß der Patient zur Verflüssigung seines Bronchialsekrets ausreichend trinken.

Expektoranzien werden chemisch und aus ätherischen Pflanzenölen hergestellt (z. B. Ozothin, Fluimucil).

Nebenwirkungen: Sie sind kaum vorhanden , evtl. kommt es zu geringfügigen Magen-Darm-Beschwerden.

Wechselwirkungen: Die Wirkung von Antibiotika kann vermindert werden, deshalb wird eine Einnahme um mindestens 2 Std. zeitverschoben empfohlen.

Antiasthmatika. Sie werden zur Therapie bei Bronchialasthma eingesetzt. Sie wirken abschwellend, bronchienerweiternd (Erschlaffung der Bronchialmuskulatur) und sekretolytisch (z. B. Berotec, Euphyllin, Alupent, Zaditen). Bei der Anwendung von Dosier-Spray-Aerosolen ist die Herstellervorschrift genau zu beachten, da es sich um stark wirksame Medikamente handelt.

Nebenwirkungen: Herzrhythmusstörungen (Tachykardien), Übelkeit, Schwitzen, Stenokardien, Unruhe, Magen-Darm-Beschwerden.

Wechselwirkungen: Sie sind auf vielerlei Art möglich, z. B. mit Antidiabetika (Blutzuckersenkung vermindert), oralen Kontrazeptiva (Spiegelerhöhung), Barbituraten (Spiegelerniedrigung).

Antibiotika

Antibiotika sind Medikamente, die in den Körper eingedrungene Mikroorganismen abtöten oder deren Wachstum hemmen. Ihre Verordnung erfolgt bei bakteriellen Infektionen bzw. infektiösen Erkrankungen.

Gegen viele Krankheitserreger wirksame Arzneistoffgruppen sind Breitspektrumantibiotika.

Durch häufigen und ungezielten Einsatz von Antibiotika können Bakterien resistent, d. h. unempfindlich (gegenüber Antibiotika) werden. Diese Eigenschaft wird weitervererbt, so daß es im Laufe der Zeit zu einer Vielzahl von resistenten Keimen im Krankenhaus kam, die als Hauptursache für das Auftreten von nosokomialen Infektionen (S. 423) in Frage kommen.

Es gibt eine Vielzahl von antibiotisch wirksamen Arzneistoffen. Solche sind, z. B.:

- Sulfonamide (z. B. Bactrim),
- Penizillin (z. B. Megacillin),
- Zephalosporine (z. B. Mefoxitin),
- Tetrazykline (z. B. Vibramycin),
- Aminoglykoside (Refobacin),
- Chloramphenikol (z. B. Leukomycin) usw.

Nebenwirkungen: Sie sind bei den einzelnen Wirkstoffgruppen jeweils auf dem Beipackzettel zu ersehen. Im allgemeinen kann es zu Allergien (Exantheme), Nierenfunktionsstörungen, Leberschädigung, Übelkeit, Brechreiz, Durchfall, Kopfschmerzen und Schwindel kommen. Bestimmte Tetrazykline können eine Sensibilisierung der Haut gegen UV-Strahlen verursachen (Photodermatose) sowie bei Kindern unter 8 Jahren eine Gelbfärbung der Zähne.

Wechselwirkungen: Bei gleichzeitiger Einnahme von Milch, Antazida, Kalzium- und Eisenpräparaten kommt es zu Wechselwirkungen. Sulfonamide können eine Wirkungsverstärkung von Antidiabetika und Kumarinen hervorrufen.

4. Ernährungs- und Diätlehre

Ernährungslehre

Einführung

Die richtige Ernährung ist eine wichtige Voraussetzung für die Erhaltung der Gesundheit, der Leistungsfähigkeit und des Wohlbefindens. Wesentlich ist, daß alle Nährstoffe (Eiweiß, Fett, Kohlenhydrate), Vitamine und Mineralien bedarfsgerecht und in richtiger, schmackhafter Zubereitung aufgenommen werden. Es handelt sich dann um eine vollwertige Ernährung.

In der Behandlung kranker Menschen ist die Ernährung bei vielen Krankheiten von zentraler Bedeutung. So werden, z.B. durch Adipositas bedingte Erkrankungen (Hypertonie, Arteriosklerose usw.) oftmals allein durch Gewichtsreduktion beseitigt oder gebessert. Für Patienten mit einer auszehrenden Erkrankung hingegen (Tumorkrankheit, schwere, langwierige Infektionskrankheiten usw.) ist die nährstoffbilanzierte, vitaminreiche, kalorisch angemessene Ernährung unabdingbar zur Gewinnung notwendiger Körper- und Abwehrkräfte.

Grundlagen der Ernährungslehre

Der Mensch benötigt zum Lebenserhalt pflanzliche und tierische Nahrungsmittel. Sie dienen dem Aufbau und Erhalt der Körpersubstanz, der Energiebildung, der Aufrechterhaltung bzw. Regelung von Körperfunktionen und dem Schutz vor Krankheiten.

Die Nahrungszufuhr wird durch Hunger- und Durstgefühl (S. 349) gesteuert. Verdauungsvorgänge im Magen-Darm-Trakt ermöglichen die Spaltung und Resorption der aufgenommenen Nahrungsmittel, die dann im Organismus ihre spezifische Aufgabe erfüllen (Aufrechterhaltung des Stoffwechsels, des Wasser- und Elektrolythaushaltes u. dgl).

Energiebedarf

Die im Körper umgesetzte Energiemenge wird in Wärmeeinheiten (Kalorien) oder Joule gemessen. Eine Kilokalorie (kcal) ist die Energiemenge, die 1 l Wasser von 14,5 auf 15,5 °C erwärmt. Sie entspricht 4,186 Kilojoule (kJ).

An Energiezufuhr liefern 1 g Fett = 9,3 kcal, 1 g Kohlenhydrate (KH) = 4,1 kcal, 1 g Eiweiß (EW) = 4,1 kcal.

Grundumsatz. Er ist definiert als die Energiemenge, die der Organismus zur Aufrechterhaltung von Lebensfunktionen (Zellstoffwechsel, Atmung, Herztätigkeit usw.) in völliger Ruhe benötigt. Er ist abhängig von Alter, Geschlecht, Größe und Gewicht des Menschen und liegt bei 1500−1600 kcal/Tag. Zur Erhöhung des Grundumsatzes kommt es während der Schwangerschaft, bei Sportlern, bei verschiedenen Erkrankungen (z. B. Hyperthyreose, hohes Fieber u. a.).

Arbeitsumsatz. Hierunter versteht man die Energiemenge, die für körperliche Betätigung notwendig ist. Sie schwankt je nach Beruf und Freizeitbeschäftigung sehr stark. Außerdem spielt die Umgebungstemperatur eine Rolle. So benötigt man, z. B. bei Kälte zur Wärmeregulation eine größere Energiemenge.

Gesamtumsatz. Dieser ergibt sich aus dem Grund- und dem Arbeitsumsatz. Beispiele für den Gesamtkalorienbedarf bei unterschiedlicher körperlicher Betätigung zeigt Tab. 4.**1**.

Tabelle 4.1 Gesamtkalorienbedarf

Beschäftigungsart	Kalorienbedarf/Tag
Leichtarbeit (z. B. Bürotätigkeit, Autofahren)	um 2000 kcal/Tag
Mittelschwere Arbeit (z. B. Verkäuferin, aufwendige Hausarbeit usw.)	2400−3000 kcal/Tag
Schwerarbeit (z. B. Bauarbeiter, landwirtschaftliche Arbeiten usw.)	3100−3600 kcal/Tag
Schwerstarbeit (z. B. Holzfäller, Bergarbeiter, Stahlarbeiter u. a.)	3600−4200 kcal/Tag oder mehr

Bestandteile der Nahrung

Die Bestandteile der Nahrung sind Tab. 4.**2** zu entnehmen.

Eiweiß

Eiweiß setzt sich aus den chemischen Elementen Kohlenstoff, Wasserstoff, Sauerstoff und Stickstoff zusammen. Es ist Bestandteil der Körperzellen, von Hormonen, Fermenten und Antikörpern. Jedes Leben ist an Eiweiß gebunden, da es durch keinen anderen Nährstoff ersetzt werden kann.

Aufbau der Eiweißstoffe. *Aminosäuren* sind die kleinsten Bausteine der Eiweißstoffe. Es gibt 20 verschiedene Aminosäuren, 8 davon sind für den Aufbau des körpereigenen Eiweißes essentiell, d. h. lebenswichtig. Sie müssen mit der Nahrung aufgenommen werden, weil sie im menschlichen Organismus nicht gebildet (synthetisiert) werden können. Eiweißstoffe, aus de-

Tab. 4.2 Bestandteile der Nahrung

Bestandteil	Funktion
Nährstoffe	● Baustoffe (Eiweiß, Mineralstoffe, Wasser) zum Aufbau und Ersatz von Körperzellen ● Brennstoffe (Fette, Kohlehydrate) zur Energiegewinnung
Wirkstoffe	● Vitamine ⎫ ● Mineralstoffe ⎬ Anregung/Beteiligung an fast allen Lebensvorgängen ● Spurenelemente ⎭
Ballaststoffe	● Zellulose zur Anregung der Darmperistaltik
Duft-, Farb- und Geschmacksstoffe	● Blattgrün ⎫ ● Röststoffe ⎬ Anregung des Appetits

nen zu einem hohen Anteil körpereigenes Eiweiß aufgebaut werden kann, sind biologisch hochwertig (z. B. Ei, Milch, Rindfleisch).

Proteine sind Eiweißstoffe, die nur aus Aminosäuren aufgebaut sind (z. B. Albumine, Globuline).

Proteide sind zusammengesetzte Eiweißstoffe, die neben Aminosäuren noch andere Baustoffe enthalten (z. B. Glykoproteide = Eiweiß und Kohlenhydrate, Phosphorproteide = Eiweiß und Phosphorsäure u. a.).

Eiweißhaltige Nahrungsmittel. Dies sind, z. B. Fleisch, Fisch, Milch und Milchprodukte, Ei, Sojabohnen, Getreide, Hülsenfrüchte, Nüsse.

Ernährungsphysiologisch günstig ist die Kombination von tierischem und pflanzlichem Eiweiß, z. B. Getreide mit Milch, Fleisch, Ei oder Fisch und Kartoffeln. Manche eiweißreichen Nahrungsmittel enthalten viel Fett (z. B. Fleisch, Käse, Nüsse, Ei usw.) was bei der Kalorienberechnung oder bestimmten Diäten Berücksichtigung finden muß.

Eiweißhaltige Nahrungsmittel sind leicht verderblich (z. B. Fleisch, Wurst, Fisch) und können dann eine Nahrungsmittelvergiftung verursachen.

Aufgaben des Eiweißes. Eiweiß liefert die Bausteine zum Zellaufbau und Zellersatz. Es kann nicht im Organismus gespeichert werden und muß deshalb regelmäßig zugeführt werden.

Eiweißbedarf. Der tägliche Eiweißbedarf des Menschen ist aus Tab. 4.**3** zu ersehen.

Überflüssiges Eiweiß kann vom Körper zu Brennstoff umgebaut und zur Energiegewinnung herangezogen werden. Pro 1 g Eiweißzufuhr sollten ca. 30 kcal an Brennstoff mit aufgenommen werden, da sonst das Eiweiß zur Verbrennung und nicht als Baustoff verwendet wird.

Tabelle 4.3 Täglicher Eiweißbedarf des Menschen

Alter	Eiweißbedarf je kg Körpergewicht/Tag
Säuglinge	3,5−3 g
Kinder 1−6 Jahre	2,4 g
Kinder 7−9 Jahre	2,0 g
Jugendliche	1,5 g
Erwachsener	1,0 g
Alte Menschen	1,2 g
Schwangere und Stillende	1,5−2 g

Kohlenhydrate

Die Kohlenhydrate (Saccharide) sind Zuckerstoffe, die in der Pflanze unter Ausnutzung der Sonnenlichtenergie gebildet werden. Sie bestehen aus den Elementen Sauerstoff, Kohlenstoff und Wasserstoff.

Kohlenhydratgruppen. *Monosaccharide* (Einfachzucker) sind Traubenzucker (Glukose) Schleimzucker (Galaktose), Fruchtzucker (Lävulose, Fruktose). Es handelt sich um kleinste, nicht mehr spaltbare Kohlenhydratgruppen. Monosaccharide werden im Darm resorbiert und dienen der Energiezufuhr.

Disaccharide bestehen aus 2 Monosacchariden („Zweifachzucker"). Hierzu gehören Rohr- und Rübenzucker (Saccharose), Milchzucker (Laktose) und Malzzucker (Maltose). Verbindungen von 3−10 Monosacchariden nennt man *Oligosaccharide*. Sie kommen, z. B. in Pflanzen vor (Raffinose). Di- und Oligosaccharide werden vor der Resorption in Monosaccharide gespalten (S. 60 f).

Die Süßkraft der erwähnten Mono- und Disaccharide ist sehr unterschiedlich.

Polysaccharide enthalten mehr als 10 Monosaccharide (Mehrfachzucker). Pflanzliche Stärke (Getreideprodukte, Kartoffeln, Mais, Reis), tierische Stärke (Glykogen = Speicherform der Glukose im Organismus) und Zellulose (unverdauliche Bestandteile der Zellwände = Ballaststoffe) sind Polysaccharide.

Aufgaben der Kohlenhydrate. Für den menschlichen Organismus sind Kohlenhydrate Brennstoffe, die Wärme und Energie liefern. Die Gehirnzellen benötigen zum Energiestoffwechsel Glukose. Eine Energiegewinnung aus Fett ist nicht möglich. Ebenso ist die vollständige Fettverbrennung nur im Zusammenhang mit der Kohlenhydratverbrennung möglich. Bei fehlender Kohlenhydratzufuhr kommt es deshalb zu lebensbedrohlichen Fettstoffwechselstörungen mit einer Übersäuerung des Blutes (Azidose). Kohlenhydrate werden in Form von Glykogen in der Leber und den Muskeln gespeichert (ca. 300−400 g).

Bei Bedarf wird das Glykogen wieder zu Monosacchariden abgebaut. Überschüssige Kohlenhydrate werden nach dem Auffüllen der Glykogenspeicher in Fett umgebaut („Dickmacher!").

Kohlenhydratbedarf. Die Kohlenhydrate sollten 50−65% des täglichen Energiebedarfs decken. Der durchschnittliche Tagesbedarf liegt bei 5−7 g Kohlenhydrate pro kg Körpergewicht, d. h. für einen Erwachsenen ca. 300−400 g.

Kohlenhydrate sollten in Form von ballaststoffreichen Polysacchariden, z. B. Vollkornprodukte, Kartoffeln, Reis usw., eingenommen werden.

Eine übermäßige Zufuhr von Süßigkeiten (Mono- und Disacchariden) führt zu Karies, zu Übergewicht und evtl. zu Vitamin-B_1-Mangel, weil bei der Zuckerverwertung im Körper Vitamin B_1 verbraucht wird.

Fett und fettähnliche Stoffe

Fette bestehen aus den Elementen Kohlenstoff, Wasserstoff und Sauerstoff. Sie sind aus Glyzerin und Fettsäuren aufgebaut.

Fettarten. *Pflanzliche Fette* sind Öle, wie z. B. Leinöl, Sonnenblumenöl, Sojaöl, Olivenöl u. a.

Tierische Fette sind Schmalz, Talg, Fischöl und Butter.

Pflanzliche Fette (z. B. Leinöl, Keimöl, Sonnenblumenöl) enthalten einen hohen Anteil an ungesättigten Fettsäuren, die für den Organismus lebenswichtig (essentiell) sind. Die wichtigste ungesättigte Fettsäure ist die Linolsäure.

Tierische Fette haben vorwiegend gesättigte Fettsäuren, die weniger bekömmlich und, in größerer Menge genommen, gesundheitsschädlich sind.

Lipoide sind fettähnliche Stoffe, die vorwiegend am Aufbau der Gehirn- und Nervenzellen mitbeteiligt sind (z. B. Lezithin).

Cholesterin ist ein Fettbegleitstoff, der in tierischen Fetten enthalten ist. In geringer Menge wird Cholesterin vom Organismus gebraucht (z. B. zum Aufbau von Hormonen). Ein erhöhter Cholesterinspiegel im Blut ist jedoch gesundheitsschädlich.

Aufgaben der Fette. Fette sind für den menschlichen Körper durch ihren hohen Brennstoffgehalt (9,3 kcal/1 g Fett) ein wichtiger Energielieferant.

Essentielle Fettsäuren haben eine fettstoffwechselregulierende Wirkung.

Die Fette sind Träger für fettlösliche Vitamine (A, D, E, K), die nur unter Anwesenheit von Fett im Darm resorbiert werden.

Geringe Mengen Depotfett im Körper dienen als Wärmeschutz, Schutz vor Stoß und als Polsterung für Organe (z. B. Niere, Augen).

Fettbedarf. Etwa 30% des täglichen Energiebedarfs kann von Fetten gedeckt werden. Der tägliche Fettbedarf richtet sich vorwiegend nach der Tätigkeit des Menschen. Schwerarbeiter benötigen demzufolge mehr Fett als Menschen mit leichter körperlicher Arbeit. Bei durchschnittlicher Arbeitsbelastung werden ca. 1 g Fett pro kg/Körpergewicht täglich benötigt (70−80 g/ Tag). Mindestens 10% der Fettmenge sollte durch essentielle Fettsäuren aufgenommen werden.

Das Nahrungsfett setzt sich aus Streichfett, Kochfett und verstecktem Fett zusammen, welches in anderen Nahrungsmitteln enthalten ist (z.B. Wurst, Käse, Eier, Quark usw.).

Häufig wird der tägliche Fettbedarf erheblich überschritten, so daß im Lauf der Zeit Depotfett zu Gewichtszunahme und gesundheitlichen Beeinträchtigungen führt (z.B. Herz- und Kreislaufbeschwerden, Arteriosklerose).

Wasser

Der menschliche Organismus besteht zu ⅔ (60%) aus Wasser. Davon befinden sich ca. 70% im Intrazellulärraum (in der Zelle), die restlichen 30% sind extrazellulär (außerhalb der Zelle), z.B. als Blut- und Lymphflüssigkeit, Gewebsflüssigkeit und Verdauungssäfte.

Aufgaben des Wassers. Das Wasser dient als *Lösungs-* und *Transportmittel.* Nährstoffe, Salze usw. werden nach dem Verdauungsprozeß in wasserlöslicher Form durch die Darmwand resorbiert und mittels Körperflüssigkeiten (Blut) zum Wirkungsort (Zelle) transportiert. Ferner werden Schlackenstoffe, überschüssige Salze usw. über die Nieren und die Haut ausgeschieden. Außerdem hat Wasser die Funktion der Wärmeregulation durch Schweißbildung (Entstehung von Verdunstungskälte auf der Haut) bei Fieber, heißem Wetter oder schwerer, körperlicher Arbeit.

Wasserbedarf. Der Flüssigkeitsbedarf des Menschen ist je nach Tätigkeit, Witterung, Alter u.dgl. unterschiedlich. Bei verschiedenen Erkrankungen (z.B. Fieber, Erbrechen, Durchfall usw.) kann er stark erhöht sein. Die Flüssigkeitsaufnahme wird durch das Durstgefühl gesteuert.

Der gesunde erwachsene Mensch sollte täglich 2−2,5 l Flüssigkeit zu sich nehmen, d.h. durch Speisen ca. 1 l und durch Getränke ca. 1,5 l.

Die Wasserausscheidung erfolgt über die Urinausscheidung (ca. 1,4 l/Tag), die Stuhlausscheidung (ca. 0,1 l/Tag) sowie durch die Atemluft und über Verdunstungsvorgänge der Haut, der Perspiratio insensibilis (ca. 1 l/Tag).

Bei zu geringer Flüssigkeitsaufnahme kommt es zur Exsikkose (S. 328).

Mineralstoffe

Mineralstoffe sind anorganische Bestandteile der Nahrung. Sie sind in unterschiedlichen Mengeneinheiten im Körper vorhanden und werden dementsprechend als Mengen- oder Spurenelemente bezeichnet.

Mengenelemente: Dies sind, z. B. Natrium, Chlorid, Kalium, Kalzium, Phosphor, Magnesium.

Spurenelemente: Hierzu gehören Eisen, Kupfer, Jod, Zink, Kobalt u. a.

Die Bedeutung der wichtigsten Mengen- und Spurenelemente für den menschlichen Körper sowie ihr Vorkommen in den Nahrungsmitteln sind aus Tab. 4.4 zu ersehen.

Tabelle 4.4 Bedeutung der Mineralstoffe für den menschlichen Organismus

Mineralstoff	Aufgabe (Funktion)	Vorkommen (Beispiel)
Kalzium (Ca)	• Aufbau von Knochen und Zähnen • Beteiligung an der Blutgerinnung, der Herztätigkeit, der Muskel- und Nervenerregbarkeit	Mehl, Käse, Quark, Eier, Nüsse, grünes Gemüse
Natriumchlorid (NaCl)	• Regelung des osmotischen Druckes im Gewebe • Bildung von Magensäure • Regelung des Säure-Basen-Haushaltes u. a.	in fast allen Nahrungsmitteln (wird als Würzmittel bzw. Geschmacksverbesserer benützt)
Kalium (K)	• Aufrechterhaltung des osmotischen Druckes in der Zelle • Regelung der neuromuskulären Erregbarkeit • Steuerung der Vorgänge im Eiweiß-, Zucker- und Mineralstoffwechsel u. a.	Sojabohnen, Gemüse, Pilze, Früchte (Banane, Aprikose), Salat, Käse, Milch, Nüsse
Phosphor (P)	• Aufbau von Knochengewebe • Baustein von Eiweißkörpern • Steuerung von Stoffwechselvorgängen • Regelung des Säure-Basen-Haushaltes	Milch, Milchprodukte, Fleisch, Hülsenfrüchte

Tabelle 4.4 (Fortsetzung) Bedeutung der Mineralstoffe für den menschlichen Organismus

Mineralstoff	Aufgabe (Funktion)	Vorkommen (Beispiel)
Magnesium (Mg)	• Aktivierung des KH- und Proteinstoffwechsels • Regulierung der Herztätigkeit • Hemmung der Nervenerregungsübertragung an der Muskelendplatte	Hülsenfrüchte, grünes Gemüse, Milch, Fleisch
Eisen (Fe)	• Bestandteil von Hämoglobin (Beteiligung an der Blutbildung) und von Enzymen u. a.	Fleisch, Leber, grünes Gemüse Eigelb, Obst
Kupfer (Cu)	• Bestandteil von Enzymsystemen (zusammen mit Fe) • Bildung von Hämoglobin	Fisch, Eigelb, Leber
Jod (J)	• Bildung von Schilddrüsenhormonen	Meersalz, Seefisch, Ei, Milch, Fleisch

Mineralstoffbedarf. Der Bedarf wird für den Menschen mit einer normalen Mischkost gedeckt.

Bestimmte Bedingungen können eine vermehrte oder reduzierte Mineralstoffaufnahme erfordern.

Beipiele hierfür sind:

• vermehrte Kalziumaufnahme während Schwangerschaft/Stillzeit, Wachstumsphase,
• vermehrte Eisenaufnahme bei Schwangerschaft (Eisenmangelanämie),
• vermehrte NaCl- und K-Aufnahme bei Erbrechen, Durchfall, Schwitzen und sonstigen Flüssigkeitsverlusten,
• verminderte NaCl-Aufnahme bei Hypertonie, Ödemneigung und bestimmten Nierenerkrankungen.

Vitamine

Vitamine sind organische Verbindungen, die als lebensnotwendige Nahrungsbestandteile dem Organismus zugeführt werden müssen. Sie haben wichtige Aufgaben bei allen Lebensvorgängen (z. B. Sehen, Blutbildung, Knochenbildung, Stoffwechselvorgängen usw.) zu erfüllen und gelten daher als Wirk- oder Reglerstoffe.

Vitaminträger und Aufgaben einiger Vitamine sind in Tab. 4.5 aufgeführt.

Tabelle 4.5 Vitamine und ihre Aufgaben

1. Fettlösliche Vitamine

Vitamin	Aufgabe/Funktion	Vorkommen (Beispiele)
A	• Hautschutzstoff • erhöhte Widerstandskraft gegen Infekte • Aufbau des Sehpurpurs im Auge *Mangelerscheinungen:* Nachtblindheit, Haut- und Schleimhautveränderungen	Karotten, Milch, Spinat, Butter, Eigelb, Leber
D	• Regelung des Calcium-Phosphatstoffwechsels • Mineralisation der Knochen *Mangelerscheinungen:* Rachitis bei Kindern, Osteomalazie (Knochenerweichung) bei Erwachsenen	Milch, Butter, Eigelb, Leber, Lebertran, Pilze
E	• Keimdrüsenschutzstoff • Beteiligung am Muskelaufbau *Mangelerscheinungen:* evtl. Sterilität, Abort	Getreidekeimlinge, Fleisch, Eigelb, Milch
K	• Beteiligung an der Blutgerinnung *Mangelerscheinung:* Blutungsneigung an Haut und Schleimhäuten	grünes Gemüse, mageres Fleisch, Leber

2. Wasserlösliche Vitamine

Vitamin	Aufgabe/Funktion	Vorkommen
B_1	• Beteiligung am Zellstoffwechsel • Abbau von Kohlenhydraten *Mangelerscheinungen:* Beriberi-Krankheit (Wachstums-, Nerven-, Gedächtnisstörungen, Erbrechen, Depression)	Vollkorn, Hefe, Schweinefleisch, Leber, Keimlinge, Hirn
B_2	• Beteiligung am Zellstoffwechsel *Mangelerscheinungen:* Wachstumsstörungen, Gewichtsabnahme, Haut- und Schleimhautschäden, Entzündungen, Nervenstörungen	Spinat, Hefe, Vollkornmehl Schweinefleisch, Leber Weizenkeime, Eigelb, Pilze

Tabelle 4.5 (Fortsetzung) Vitamine und ihre Aufgaben

Vitamin	Aufgabe/Funktion	Vorkommen (Beispiele)
B_6	● Beteiligung am Aminosäurestoffwechsel *Mangelerscheinungen:* Hautschädigungen, Nervenstörungen, Entzündungen in Mund und Augen	Schweinefleisch, Hefe, Weizenkeime
B_{12}	● Beteiligung an der Erythrozytenbildung ● Beteiligung am Eiweißstoffwechsel *Mangelerscheinungen:* Perniziöse Anämie, verminderte Zellvermehrung, Nervenstörungen	Milch, Eier, Leber, Fleisch, Fisch
C	● Anregung von Stoffwechsel und Zellatmung ● Beteiligung an der Bindegewebsbildung ● Stärkung der Immunabwehr *Mangelerscheinungen:* Skorbut, Blutungen an Haut, Schleimhaut, Gelenken und inneren Organen, Zahn- und Knochenveränderungen, Infektneigung, Anämie	frisches Obst und Gemüse, z. B. Zitrusfrüchte, Sanddorn, Hagebutte
H	● Beteiligung am Zellstoffwechsel *Mangelerscheinungen:* Müdigkeit, Schwäche, Appetitlosigkeit, Haut- und Schleimhautveränderungen	Hefe, Leber, Sojaprodukte, Blumenkohl

Vitaminbedarf. Er wird mit einer normalen Mischkost gedeckt. Vitamine sind flüchtig und können durch falsche Behandlung der Nahrungsmittel zerstört werden (z. B. durch Hitze, Luft- und Lichteinwirkung, langes Lagern u. dgl.).

Bei der vitaminschonenden Nahrungszubereitung ist deshalb folgendes zu beachten:

● Obst- und Gemüse möglichst frisch verwenden, sonst in kühlen, dunklen Räumen aufbewahren.

● Obst, Gemüse und Salat unzerkleinert kurz waschen, aber niemals im Wasser liegen lassen. Vitamine und Mineralien werden dadurch ausgeschwemmt.

● Frischkost (Salate, Müsli, Preßsäfte usw.) sofort nach der Zubereitung verzehren. Salate, die ziehen müssen, sollen luftdicht abgedeckt und kalt gestellt werden.

- Gemüse und Kartoffeln mit wenig Wasser kurz garen (dünsten). Bei Dampfkochtöpfen soll eine niedrige Druckeinstellung gewählt werden.
- Speisen nicht warmhalten, sondern rasch abkühlen und bei Bedarf erneut aufwärmen.
- Vitamin A wird durch Metall zerstört. Deshalb keine Metallgeräte (z. B. Reibe) zur Gemüseverarbeitung verwenden (Karotten!).
- Kleingehackte Kräuter sofort verwenden, nicht offen stehen lassen.

Ein erhöhter Vitaminbedarf ist vorhanden bei:

- einseitiger, obst- und gemüsearmer Ernährung oder bei falscher Speisenzubereitung (s. o.),
- Schwangeren, stillenden Müttern, Kindern und älteren Menschen,
- langandauernder Durchfallerkrankung (Resorption im Darm gestört)
- langandauernder Antibiotikatherapie (Veränderungen der Bakterienflora im Darm führen zu verminderter Vitaminaufnahme),
- Leber- und Gallenerkrankungen sowie bei allen schweren Krankheiten, z. B. Karzinomen, Fieberzuständen, Verbrennungen, Polytrauma usw.

Genußmittel

Genußmittel sind Nahrungsmittel, die nicht wegen ihres Nährwertes aufgenommen werden. Bei mäßigem Genuß steigern sie kurzfristig die körperliche und geistige Leistungskraft und fördern das Wohlgefühl. Im Übermaß genossen können sie erhebliche Gesundheitsschäden verursachen.

Kaffee. Durch Rösten der Kaffeebohne entwickelt sich das typische Kaffeearoma. Der Kaffee wird in unterschiedlichen Zubereitungen genossen, z. B. als Pulverkaffee, Filterkaffee, Espresso, Mokka usw. Säurearmer Kaffee ist magenschonend. Entkoffeinierter Kaffee enthält noch die Aromastoffe, wirkt aber nicht mehr anregend.

Kaffeewirkung: Das Koffein bewirkt eine Kreislaufanregung (Blutdruckerhöhung) sowie eine kurzfristige Leistungssteigerung und Belebung.

Bei übermäßigem Genuß von starkem Kaffee gewöhnt sich der Körper an den belebenden Wirkstoff, was zur weiteren Steigerung des Kaffeekonsums führt. Es kann zu Herzklopfen, Blutdruckanstieg, Muskelzittern und Schweißausbruch kommen. Schwangere Frauen sollten Kaffee nur in mäßiger Menge und nicht zu stark konzentriert zu sich nehmen. Bei Bluthochdruck wird der Kaffeegenuß evtl. untersagt.

Tee. Schwarzer Tee besteht aus den Blättern des Teestrauches. Diese sind fermentiert (Gärungsprozeß) und getrocknet.

Die Wirkstoffe im Tee sind Koffein (Tein) und Gerbsäure. Durch die Bindung des Teins an die Gerbsäure wird dieses langsam resorbiert und hat damit eine weniger intensive Wirkung.

Teewirkung: Zur Wirkung von Koffein siehe S. 628. Im allgemeinen ist Tee bekömmlicher als Kaffee, weil er keine Röstprodukte enthält und die Koffeinwirkung nicht so ausgeprägt ist. Die Gerbsäure wirkt bei Durchfallerkrankungen heilend.

Alkohol. Er entsteht durch Gärung von zuckerhaltigen Flüssigkeiten. An alkoholischen Getränken unterscheiden wir: Bier, Wein, Branntwein und Liköre (Spirituosen).

1 g Alkohol hat einen Energiegehalt von 7 kcal.

Alkoholwirkung: In kleinen Mengen genossen wirkt Alkohol anregend und fördert das Wohlbefinden. Er stimuliert die Magensaftproduktion und wirkt damit auch appetitanregend (Aperitif!).

Größere Alkoholmengen wirken vor allem auf das Gehirn. Es kommt zu Gedächtnisstörungen, Reaktionsverlangsamung, euphorischer Stimmungslage („Sorgenbrecher") und schließlich zu Störungen in der Bewegungskoordination. Der Rauschzustand ist auf S. 280 beschrieben. Häufiger Alkoholgenuß kann zu Abhängigkeit und Sucht führen. Bei chronischem, übermäßigem Alkoholkonsum kommt es im Lauf der Zeit zur Leberzirrhose (Alkohol ist ein Zellgift, besonders für Leberzellen) und zu Persönlichkeitsveränderungen, die häufig soziale und psychische Probleme mit sich bringen.

Fremdstoffbelastung der Nahrung

Fremd- und Schadstoffe in der Nahrung sind, z. B. Mikroben, Schwermetalle, Düngemittel, Insektizide und Medikamente. Lebensmittelzusatzstoffe wie, z. B. Konservierungsstoffe, Farbstoffe, Antioxidanzien und Emulgatoren dienen dem guten Aussehen und der Haltbarkeit der Nahrungsmittel.

Mikroben. Eine mikrobielle Verunreinigung entsteht durch falsche bzw. unhygienische Lebensmittelverarbeitung, unsachgemäße Lagerung (z. B. Unterbrechung der Kühlkette usw.).

In eiweiß- und kohlenhydratreichen Nahrungsmitteln können sich Mikroorganismen unter für sie günstigen Bedingungen rasch vermehren.

Durch mikrobiell verunreinigte Nahrungsmittel kann es beispielsweise zu Salmonelleninfektion kommen, die mit schweren Durchfällen einhergeht. Bestimmte Schimmelpilze (vor allem in Nüssen, Nußprodukten, Getreideprodukten) erzeugen Giftstoffe (Aflatoxine), die stark gesundheitsschädlich (leberkrebserzeugend) sind.

Frische Nahrungsmittel, vor allem Fleisch, Fisch, Wurst usw., sollten nur kurz im Kühlschrank gelagert werden. Bei Veränderungen des Aussehens (z. B. Farbveränderungen/Schimmel) oder des Geruchs (z. B. sauer oder faulig) darf das Nahrungsmittel nicht genossen werden.

Schwermetalle. Eine Umweltbelastung durch Schwermetalle (z. B. Blei, Kadmium, Quecksilber) wird durch die Müllverbrennung verursacht, durch Autoreifenabrieb, Klärschlammdüngung, Auto- und Industrieabgase usw. Sie gelangen über verunreinigtes Obst und Gemüse (z. B. bei Anbaugebieten, die an stark befahrenen Straßen liegen) oder durch belastetes Fleisch, vor allem Innereien, in den menschlichen Organismus. Fische aus abwasserbelasteten Gewässern enthalten, z. B. oftmals hohe Quecksilberkonzentrationen. Nieren und Leber von Rindern und Schweinen können stark mit Kadmium belastet sein.

Schwermetalle reichern sich im Menschen an (kumulieren). Sie führen bei bestimmten Konzentrationen zu Nierenerkrankungen, Leistungsknick, Schädigung ungeborener Kinder, Knochenschäden usw.

Insektizide/Pestizide. Dies sind Chemikalien, die im Rahmen der Schädlingsbekämpfung bessere Ernteerträge erzielen sollen.

Die angewandten Substanzen gelangen über Futtermittel in den tierischen Organismus und sind deshalb in Fleisch, Milch und Milchprodukten nachzuweisen.

Insektizide und Pestizide können sich ebenfalls im menschlichen Körper anreichern und führen bei hoher Schadstoffaufnahme ggf. zu Vergiftungserscheinungen wie z. B. Erbrechen, Schwindel u. dgl.

Düngemittel. Sie führen als Mineralstoff- und Stickstoffdünger zu guten Ernteerträgen. Bei starker Düngung kommt es jedoch zur Nitratanreicherung in den Gemüsepflanzen, vor allem in Kopfsalat, Spinat, Kohlrabi, Rote Bete u. a., und im Grundwasser.

Nitrat wird im Körper durch die Wirkung von Mikroorganismen in Nitrit umgewandelt, was vor allem bei Säuglingen schwere gesundheitliche Beeinträchtigungen zur Folge hat. Nitrit stört den O_2-Transport erheblich, da es die Oxidation von Hämoglobin in Methämoglobin bewirkt. Die Kinder fallen dadurch als „blausüchtig" auf.

Arzneimittel. Sie werden in der Tierhaltung u. a. zum Schutz vor Infektionen und zur Wachstumsförderung eingesetzt. Verwendung finden hauptsächlich Antibiotika, Hormone und Psychopharmaka.

Arzneimittelrückstände in Fleisch, Milch und Eiern sind gesundheitsschädlich (z. B. Allergie- oder Resistenzentwicklung bei Antibiotika, tumorerzeugende Wirkung bei manchen Hormonen usw.).

Lebensmittelzusatzstoffe. Diese finden nach den Bestimmungen des Lebensmittelgesetzes Anwendung. Sie dürfen keine gesundheitlichen Schäden hervorrufen und müssen auf der Lebensmittelverpackung oder auch auf der Speisekarte deklariert sein, z. B. als Nummer, 1 = Sorbinsäure, 2 = Benzoesäure usw., oder namentlich ausgeschrieben sein.

Vollwerternährung

Unter Vollwerternährung versteht man die Aufnahme von möglichst natur-belassenen, wenig verarbeiteten Nahrungsmitteln. Sie bieten neben den notwendigen Nährstoffen reichlich Vitamine, Mineral- und Ballaststoffe und gewährleisten damit eine gesunde Ernährung.

Die Vollwertkost ist eine Alternative zu der heute überwiegend üblichen Ernährung, bei der die Nahrungsmittel durch Verarbeitungsprozesse häufig denaturiert sind (stark verändert).

Beispiel hierfür ist die häufige Verwendung von weißem Mehl für Gebäcke, hochkonzentrierten Süßigkeiten aus raffiniertem Zucker, geschältem Reis, Konserven, Fertigprodukten, raffinierten Fetten und Ölen usw.

Die durch Verarbeitungsprozesse veränderten Nahrungsmittel sind oft er-nährungsphysiologisch unbedeutend, weil Inhaltsstoffe fehlen.

Ernährungsrichtlinien

- Gemüse, Obst und Getreide stammen möglichst aus kontrolliert biolo-gisch-dynamischen Anbaugebieten zur Vermeidung einer Schadstoffbela-stung der Nahrung (S. 629 f). Ebenso werden Fleisch, Milch und Milch-produkte aus kontrolliert biologisch geführten Erzeugerbetrieben bevor-zugt.
- Getreide wird erst kurz vor der Verarbeitung gemahlen, um flüchtige Vitamine und Mineralstoffe zu erhalten. Für die Nahrungszubereitung findet stets das ganze Korn (mit Schalen!) Verwendung.
- Gemüse, Obst und Salat sind erntefrisch und werden erst kurz vor der Nahrungsaufnahme zubereitet. Nach Möglichkeit werden Schalen mitver-wertet.
- Neben gekochter Nahrung ist die tägliche Zufuhr von Rohkost in Form von Obst- und Gemüsesalaten, Müsli u. dgl. unabdingbar.
- Süßspeisen, Gebäck und Getränke werden mit Honig gesüßt.

Diätlehre

Bei der Ernährung von kranken Menschen sind nährstoff- und elektrolytdefinierte Diätformen von Bedeutung, d. h., die Nahrung wird dem individuellen Energiebedarf und Stoffwechselgeschehen angepaßt. Diätformen, z. B. zur Schonung einzelner Organe (Leberschonkost) oder solche mit extremer Nährstoffrelation (eiweißreich, fettreich u. dgl.) finden keine Anwendung mehr.

Die Ernährungswünsche des Kranken sind, sofern sie die Krankheit nicht verschlimmern, bestmöglich zu berücksichtigen.

Im folgenden werden einige häufiger vorkommenden Diätverordnungen vorgestellt. Bei der Auswahl wird die von Canzler u. Mitarb. (1990) vorgeschlagene Einteilung zugrunde gelegt.

Vollkost

Vollkost. Eine Vollkost deckt den Bedarf an essentiellen Nährstoffen sowie an Energie. Wissenschaftliche Erkenntnisse der Ernährungsforschung werden dabei beachtet.

Leichte Vollkost. Sie ist geeignet für Patienten, die Unverträglichkeiten gegen bestimmte Speisen oder Nahrungsmittel haben. Nahrungsmittel, die häufig Unverträglichkeitsreaktionen hervorrufen wie, z. B. Hülsenfrüchte, werden nicht verabreicht.

Energiedefinierte Diätformen

Reduktionskost

Sie wird verordnet zur Therapie der Adipositas. Um eine Gewichtsabnahme zu erreichen, muß die tägliche Energiezufuhr deutlich unter dem Energiebedarf liegen. Die Tageskalorienmenge beträgt je nach Verordnung ca. 1000−1500 kcal.

Die Reduktionskost ist kohlenhydrat- und fettarm sowie eiweißreich.

Diätrichtlinien

- Eiweißträger müssen fettarm sein (z. B. Magerquark, magere Käse-, Fleisch- und Wurstsorten usw.); sichtbares Fett stets entfernen.
- Kohlenhydrate sind ballaststoffreich wie, z. B. Vollkornbrot, Reis, Kartoffeln (ohne Fett zubereitet) auszuwählen.

- Die Gesamtfettmenge pro Tag darf 50 g nicht überschreiten. Günstig sind Keimöl und Diätmargarinen.
- Der Vitaminbedarf wird durch Obst und Gemüse abgedeckt. Sehr süßes Obst wie, z. B. Trockenfrüchte, Bananen, Datteln, Feigen sind zu meiden.
- Getränke müssen kalorienarm (z. B. Mineralwasser, Tee, Kaffee, Buttermilch, ungesüßte Säfte usw.) sein. Alkohol ist nicht erlaubt.
- Die Nahrung wird auf 4–5 Mahlzeiten täglich verteilt.
- Die Nahrungszubereitung soll schonend und fettarm sein (z. B. grillen, dämpfen, Mikrowelle usw.).

Es gibt industriell hergestellt, flüssige, kalorienarme Formula-Diäten, die alle Nahrungsbestandteile einer normalen Mischkost enthalten und die Selbstzubereitung der Diät unnötig machen.

Eine *Nulldiät* wird unter ärztlicher Aufsicht durchgeführt. Die Patienten nehmen dabei über einen definierten Zeitraum hinweg 2–3 l kalorienarme Flüssigkeit täglich (z. B. Gemüsebrühe, Tee, Mineralwasser, ungesüßte Säfte) sowie Vitamine und Mineralstoffe zu sich.

Therapeutische Diät bei Diabetes mellitus

Die Diabetesdiät orientiert sich am Körpergewicht, dem individuellen Kalorienbedarf und an der Stoffwechselsituation des Patienten (S. 142, 533 ff).

Sie ist in der Regel relativ fettarm (bei übergewichtigen Diabetikern), reich an langsam abbaubaren Kohlenhydraten und sollte auf 5–6 Mahlzeiten pro Tag verteilt werden zur Vermeidung von starken Blutzuckerschwankungen. Übergewichtige Diabetiker bekommen eine Reduktionskost.

Diätrichtlinien

- Die Kohlenhydratzufuhr wird in Broteinheiten (BE) berechnet, die auf 6 Mahlzeiten verteilt werden. 1 BE entspricht 10 g Kohlenhydraten. Die BE- Menge wird dem individuellen Bedarf angepaßt.
- Zur Erstellung von Diätplänen gibt es Tabellen, die den Kohlenhydratanteil der einzelnen Nährstoffe angeben. Mit Hilfe von Waage, Meßbecher und sonstigen Maßeinheiten (z. B. Eßlöffel, Tasse) lassen sich Mahlzeiten problemlos zusammenstellen.
- Für den Diabetiker eignen sich langsam abbaubare, zellulosereiche Kohlenhydrate wie dunkles Brot, Reis, Kartoffeln, Nudeln, Haferflocken, Obst. Die Nahrungsmittel sollen wenig verarbeitet sein, d. h. Vollkornbrot anstatt Weißbrot, Obst anstatt Obstsaft usw. Der Blutzuckerspiegel steigt dann weniger stark an.

● Beim Verzehr von Nahrungsmitteln, die reichlich Mono- und Disaccharide enthalten (z. B. Süßigkeiten, süße Getränke, Kuchen, Eis u. dgl.) steigt der Blutzuckerspiegel sehr rasch an. Sie sollten deshalb möglichst gemieden werden. Anderenfalls muß zwischendurch eine dosis- und zeitangepaßte Insulininjektion erfolgen.

● Bei der Eiweißzufuhr ist auf magere Eiweißträger zu achten. Solche sind, z. B. mageres Fleisch (Lende), magerer Schinken, magere Fische (Kabeljau, Rotbarsch, Schellfisch), magere Käsesorten mit weniger als 30% Fett in der Trockenmasse, Magerquark usw. Schlanke Diabetiker ohne Fettstoffwechselstörung können so wie Nichtdiabetiker Fett zu sich nehmen.

● Die Fettzufuhr sollte zur Hälfte aus mehrfach ungesättigten Fettsäuren bestehen (S. 622 f).

● Beim Obst ist eine BE-Anrechnung erforderlich. Gemüse hingegen kann weitgehend ohne Anrechnung gegessen werden. Kohlenhydratreiche Gemüsesorten wie, z. B. Schwarzwurzeln, Karotten, Zuckermais und Hülsenfrüchte müssen – beim Verzehr größerer Mengen – ebenfalls angerechnet werden.

● Zum Süßen von Speisen und Getränken können Zuckeraustauschstoffe (Fruktose, Xylit, Sorbit) oder chemische Süßstoffe verwendet werden.

Die Einhaltung einer angepaßten Diabetesdiät in Verbindung mit der Antidiabetika- bzw. Insulintherapie ist zur Vermeidung von Akut- und Spätkomplikationen (S. 141, 535) unumgänglich.

Therapeutische Diät bei Hyperlipidämie

Bei der Hyperlipidämie sind die Gesamtlipide im Blut erhöht (erhöhter Blutfettspiegel). Die Patienten sind evtl. durch Adipositas und Veränderungen an den Blutgefäßen (Atheromatose) gesundheitlich gefährdet, z. B. durch ein stark erhöhtes Herzinfarktrisiko. Manche Fettstoffwechselstörungen gehen auch mit einer verminderten Glukosetoleranz (erhöhter Blutzuckerspiegel) einher.

Diätrichtlinien

● Die Gesamtkalorienzufuhr ist bedarfsgerecht (S. 618 f). Bei Adipositas wird bis zur Erreichung des Normalgewichts eine Reduktionskost verordnet.

● Die Energiezufuhr durch Fette sollte unter der Normgrenze von $30-35\%$ liegen, z. B. bei 25%.

● Das Nahrungsfett soll aus mehrfach ungesättigten Fettsäuren bestehen (S. 622 f). Die Aufnahme von tierischem Fett ist stark einzuschränken (cholesterinarme Kost).

● Die Kohlenhydratzufuhr sollte 40% der Gesamtkalorienzufuhr nicht überschreiten. Ballaststoffreiche Kohlenhydrate (S. 621 f) haben eine cholesterinsenkende Wirkung und sind deshalb zu bevorzugen.

- Die Zufuhr von Mono- und Disacchariden (Süßigkeiten) ist stark einzuschränken, besonders auch bei verminderter Glukosetoleranz.
- Alkohol darf nur in geringen Mengen genossen werden.

Nach Erreichung des Normalgewichts muß die Diät kalorisch so eingestellt werden, daß keine Gewichtszunahme mehr erfolgt.

Therapeutische Diät bei Hyperurikämie und Gicht

Eine Hyperurikämie ist ein erhöhter Harnsäurespiegel im Blut, der durch eine Harnsäurestoffwechselstörung entsteht. Dies kann zu Gichtanfällen (Arthritis urica) führen, welche anfangs am Daumen- und Großzehengelenk, später auch an den anderen Gelenken auftreten.

Aus den Nukleinsäuren tierischer und pflanzlicher Nahrungsmittel werden Purinkörper freigesetzt und zu Harnsäure abgebaut. Bei Harnsäurestoffwechselstörungen sind deshalb stark purinhaltige Nahrungsmittel verboten.

Diätrichtlinien

- Bei Adipositas ist eine Reduktionskost bis zur Erreichung des Normalgewichts notwendig. Übergewicht ist unbedingt zu vermeiden.
- Es sind vorwiegend purinarme oder purinfreie Lebensmittel zu verwenden. Solche sind, z. B. Milch- und Milchprodukte, Eier, Brot (vor allem Weißbrot), Teigwaren, Kartoffeln, Reis, Früchte, Gemüse.
- Lebensmittel mit sehr hohem Puringehalt wie, z. B. Innereien, bestimmte Fischsorten (Sardellen, Ölsardinen, Kabeljau) sind verboten. Fleisch und Hülsenfrüchte sind in kleiner Menge erlaubt.
- Alkohol darf nur in geringen Mengen getrunken werden (z. B. 1 Glas Bier oder Wein zum Essen).
- Zur ausreichenden Harnsäureausscheidung ist eine reichliche Flüssigkeitszufuhr (sofern erlaubt) notwendig.

Die purin-, kalorien- und alkoholarme Diät ist eine wichtige Ergänzung zur medikamentösen Therapie bei Gicht.

Protein- und elektrolytdefinierte Diäten

Therapeutische Diät bei Hypertonie

Die Hypertonie ist eine weitverbreitete Erkrankung. Sie kann essentiell, d. h. ohne erkennbare Grunderkrankung, oder sekundär, infolge einer anderen Erkrankung wie z. B. chronische Niereninsuffizienz auftreten (S. 36f).

Neben der diätetischen und medikamentösen Therapie spielen auch Gewichtsreduktion bei Adipositas, ausreichend körperliche Bewegung (Sport,

Gymnastik) sowie die Beseitigung von ständigen Spannungen und Streßsituationen eine wichtige Rolle bei der Behandlung von Hypertoniepatienten.

Diätrichtlinien

- Die Nahrungszufuhr ist kochsalzarm (z.B. 6g NaCl/Tag oder weniger)
  und kaliumreich. Demzufolge sind stark gesalzene Nahrungsmittel wie,
  z.B. Pökelfleisch, Wurst, Salzgebäck, gesalzene Nüsse usw. verboten.
  Kaliumhaltiges Obst und Gemüse ist reichlich zu verzehren (S. 624).
- Bei Adipositas ist eine Reduktionskost bis zur Erreichung des Normalge-
  wichts notwendig.
- Ballaststoffreiche Nahrungsmittel sind zu bevorzugen.
- Die Nahrungsfette sollen ca. 25−30% der Energiezufuhr decken, dabei
  sind hauptsächlich essentielle Fettsäuren (S. 622f) aufzunehmen.
- Kaffee, schwarzer Tee und Alkohol sind nur in geringer Menge erlaubt.

Bei stark eingeschränkter Kochsalzzufuhr sind die Speisen evtl. fad. Durch
Zugabe von frischen Kräutern und Gewürzen ist dennoch eine schmackhafte
Nahrungszubereitung möglich.

Therapeutische Diät bei chronischer Niereninsuffizienz

Die Nahrungszufuhr bei chronischer Niereninsuffizienz ist entsprechend der
Nierenleistung elektrolyt-, wasser- und proteinbilanziert. Im Verlauf einer
chronischen Nierenerkrankung kann die Nierenleistung unterschiedlich
sein, wodurch evtl. eine mehrmalige Diätanpassung notwendig/erforderlich
wird.

Diätrichtlinien

- Die Kalorienzufuhr ist bedarfsgerecht. Sie wird zu ca. 40% von den
  Nahrungsfetten und zu 55−60% von Kohlenhydraten gedeckt.
- Bei Anstieg der harnpflichtigen Substanzen im Blut (Kreatinin, Harn-
  stoff, Harnsäure) wird die Eiweißzufuhr zur Vermeidung einer Harnver-
  giftung (Urämie) reduziert, z.B. auf 35−40 g/Tag. Das Nahrungseiweiß
  ist biologisch hochwertig, d.h. reich an essentiellen Aminosäuren
  (S. 619f).
- Bei Hypertonie und starker Ödemneigung wird die Kochsalzzufuhr reduziert (S. 635f).
- Die Flüssigkeitszufuhr orientiert sich an der Urinausscheidung. Als Bi-
  lanzregel gilt: Urinmenge des Vortags plus 500 ml = Trinkmenge. Bei
  Flüssigkeitsverlusten durch Schwitzen, Durchfall, Erbrechen usw. entsprechend mehr.
- Bei dialysepflichtigen Patienten muß die Kalium- und Phosphatzufuhr
  stark reduziert und die Kochsalzzufuhr eingeschränkt werden. Die Ei-
  weißaufnahme erhöht sich auf ca. 1−1,2 g/kg Körpergewicht, weil bei der

Dialyse ein erheblicher Verlust an Aminosäuren vorliegt. Des weiteren sind Vitamine und evtl. Spurenelemente, wie z. B. Eisen zur Blutbildung, zuzuführen.

Sonderdiäten

Diättherapie bei Durchfallerkrankungen

Durchfallerkrankungen können vielerlei Ursachen haben, z. B. Infektionen, Nahrungsmittelunverträglichkeit, Erkrankungen der Verdauungsdrüsen usw. Die diätetische Behandlung dient der Schonung und Entlastung des Darmtraktes.

Diätrichtlinien

- Die Nahrungszufuhr wird abgesetzt. Der Kranke bekommt eine Teepause mit schwarzem oder Kräutertee, dem jeweils wenig Zucker (5 %) und eine Prise Salz zugesetzt ist. Bei starken Durchfällen ist auf eine ausreichende Flüssigkeits- und Elektrolytzufuhr zu achten.
- Der Verbesserung des Stuhlvolumens und der Giftbindung im Darm dienen die Aufnahme von frisch geriebenen Äpfeln und Karottensuppe. Diese wird wie folgt zubereitet: 500 g Karotten würfeln und ca. 1,5 Stunden in Wasser kochen. Anschließend pürieren, auf 1 l Flüssigkeit auffüllen und mit Salz abschmecken.
- Der Kostaufbau beginnt, z. B. mit Hafer- oder Reisschleim und geschlagener Banane.
- In Apotheken, Drogerien und Reformhäusern gibt es für Durchfallerkrankungen Heilnahrungen in Pulverform, die meist mit abgekochtem Wasser angerührt werden.
- Je nach Befindlichkeit und Stuhlbeschaffenheit erfolgt der weitere Kostaufbau über eine Schonkost (z. B. Zwieback, Weißbrot, fettarme Suppen u. dgl.) zur Normalkost.

Bei schweren Durchfallerkrankungen ist unbedingt ein Arzt aufzusuchen, der nach Abklärung der Ursache eine entsprechende Therapie verordnet.

5. Umwelt und Gesundheit

Einführung

Unter Gesundheit verstehen die meisten Menschen „das Freisein von Krankheit". Die Weltgesundheitsorganisation (WHO) definiert jedoch: „Gesundheit ist körperliches, seelisches und soziales Wohlbefinden."

Diese Definition schließt die seelische Gesundheit und ein intaktes soziales Umfeld unabdingbar mit ein. Die WHO will damit ausdrücken, daß in allen 3 Bereichen für *Wohlbefinden* gesorgt werden muß, damit der Mensch über Spannkraft, Ausdauer und Leistungsfähigkeit verfügt. Nur so kann er mit Freude und Interesse am Leben teilnehmen. Er kann *erleben*, was in ihm und um ihn geschieht, und kritisch erkennen, was um ihn zerstört wird und somit schädigend auf ihn wirkt.

Der Mensch lebt nach gewissen Lebensrhythmen, die für ihn eine gesundmachende Ordnung darstellen. Diese Abläufe werden zum einen von der Natur vorgegeben (Tages-/Jahreszeiten), zum andern sind sie im menschlichen Organismus begründet (Wachsein/Schlafen, Arbeit/Erholung, Essen/Ausscheiden). Die Regelmäßigkeit der Abläufe gewährleistet dem Menschen Wohlbefinden. Kleinere Störungen und Abweichungen fordern vom Körper zusätzliche Kraft. Diese hat er in der Regel zur Verfügung, er kann „verkraften". Für längeres Abweichen vom Rhythmus und für massive Störungen in der Regelmäßigkeit reicht die Kraft nicht lange aus, der Mensch wird krank.

Jahrtausendelang waren die Menschen im Lebensrhythmus abhängig von den Tages- und Jahreszeiten, und ihr Leben war auf die Beschaffung von Nahrung, Kleidung und Wohnung ausgerichtet. Sie mußten tagsüber schwer arbeiten. Freizeit hatten sie in den zum Arbeiten nicht geeigneten dunklen Abendstunden, die Nacht gab ihnen Ruhe.

Seit 200 Jahren ungefähr werden an die Menschen geringere körperliche Anforderungen durch die Arbeit gestellt. Seit der Einführung der Elektrizität hat sich der Tagesrhythmus verändert. Die Menschen sind durch Hektik bei der Arbeit, durch vielseitige Freizeitangebote und durch Lärm aller Art Unregelmäßigkeiten und Reizüberflutungen ausgesetzt. Dadurch sind sie überlastet und können krank werden.

Um gesund zu bleiben, müssen sie daher nach alternativen Lebensweisen suchen, die ihnen Regelmäßigkeit und lebenserhaltende Ordnung gewährleisten.

„Die Kunst der gesunden Lebensweise liegt im richtigen Verhältnis des Menschen zu seiner Umwelt" (*Hippokrates,* griech. Arzt).

Dem richtigen Verhältnis zu

– Licht, Luft, Wärme, Wasser und Boden –
– Speise und Trank – Ausscheidungen –
– Arbeit und Ruhe – Schlaf und Wachen –
– Harmonie des Gemütes –

muß die größte Sorge der Menschen in gesunden wie auch in kranken Tagen gelten. Ist das Verhältnis ausgeglichen und ausgewogen, wird der Mensch weder sich selbst noch den Mitmenschen zum Streßfaktor.

Umweltproblematik/Umwelteinflüsse

Umweltproblematik

Bei Überlegungen, die der Erhaltung der Gesundheit dienen, muß man die Auswirkungen menschlichen Tuns auf die Umwelt auch betrachten. Schon immer griff der handelnde Mensch in das ökologische System der Erde ein. In der Zeit vor der Industrialisierung, die Welt war noch dünn besiedelt, konnte die Erde die Belastungen noch problemlos verkraften (Nahrungsmittel beschaffen durch Tier und Pflanze, Kleidung aus Naturprodukten herstellen, Wohnmöglichkeiten bauen, Wärme erzeugen, Abfall produzieren).

Im Zuge der Erfindungen, die den Menschen halfen, das tägliche Leben zu erleichtern, kam das Industriezeitalter. Man wandte sich mehr und mehr ab vom Leben auf dem Lande und von der Landwirtschaft und strebte den Wohnsitz in Fabriknähe (Arbeitsplatz) an. Dazu wurden Wälder abgeholzt, Auen gerodet und in Wasserläufe wurde eingegriffen. Nun leben wir in Großstädten und streben nach Wirtschaftswachstum und nach zunehmend höherem Lebensstandard. Das jedoch verschlingt nicht regenerierbare Rohstoffe und belastet die Umwelt durch Abfälle.

Wirtschaftswachstum und Wachstum des Lebensstandards bedeutet auch Wachstum der Umweltbelastung.

Lange Zeit hörte man die mahnenden und warnenden Stimmen nicht, man wollte nicht wahrhaben, daß der Belastung der Ökosphäre Grenzen gesetzt sind. Inzwischen jedoch spüren die Menschen, daß die Belastbarkeit der Umwelt in vielen Bereichen schon überschritten ist:

– Luftverschmutzung zerstört Gebäude, läßt Wälder sterben, vernichtet Pflanzen,
– Überdüngung von Feldern und Wiesen für besseren Ertrag beeinträchtigt das Grundwasser und die Fortpflanzungsfähigkeit der Tiere,
– Schädlingsbekämpfungsmittel werden von den Vögeln aufgenommen, die diese Schädlinge fressen, nützliche Tiere des Ökosystems fehlen.
– Abholzen der Wälder bewirkt eine Versteppung der Landschaft, die Ausbreitung der Wüsten und Bodenerosionen erzeugt,
– Flußbegradigungen und Zubetonieren von Bächen zerstören wertvolle Auen und damit nützliche Tiere und Pflanzen.

Diese Aufzählung ist unvollständig.

Jedoch nicht nur die **Produktion** bewirkt eine Umweltbelastung, sondern auch der **Konsum** (gefördert durch mehr Freizeit) trägt dazu bei. Am Beispiel Auto und Flugzeug erkennt man das deutlich.

Auto und Flugzeug

verbrauchen   Rohstoffe zur Herstellung und Treibstoff für den Betrieb,
produzieren   Schadstoffe durch den Betrieb, Abfallstoffe bei Verschrottung.

Jeder frage sich nach dem tatsächlichen Sinn des Wirtschaftswachstums.

Mehr ist nicht gleichbedeutend mit *besser*. Lebensstandard ist nicht gleichzusetzen mit Lebensqualität.

Da die wachsende Industrieproduktion auch verkauft werden muß, werden mit Erfolg beim Verbraucher Bedürfnisse geweckt, die nicht notwendig sind und als Luxus bezeichnet werden müssen. Die Müllhalden unserer Wegwerfgesellschaft geben ein beredtes Zeugnis davon.

Umwelteinflüsse

Klima. Das Klima ist abhängig u. a. von der geographischen Breite, der Höhe über dem Meeresspiegel, der Lage zu den Weltmeeren. So gibt es auf der Erde verschiedene Klimazonen mit unterschiedlicher Vegetation und Tierwelt. Pflanzen, Tiere und auch die Menschen haben sich den klimatischen Gegebenheiten vor Ort angepaßt.

Mitteleuropa hat ein gemäßigtes Klima, das durch die Meeresnähe im Westen, die Nordsee und die Ostsee geringen Schwankungen unterworfen ist. Es übt auf den menschlichen Organismus wenig extreme Reize aus. Es ist nicht belastend, selbst wenn die Durchschnittstemperaturen und der Luftdruck in den Mittelgebirgen niedriger sind und in Küstennähe stärkere Winde wehen. Dieses milde Reizklima dort wird zur Vorbeugung und Behandlung von Erkrankungen der Atemwege genützt.

In den Flußtälern ist es schwül und daher für den Kreislauf belastend. In Gebirgsnähe kennt man die Fallwinde (Föhn), die ebenfalls wegen der starken Kreislaufbelastung nicht von allen Menschen gut vertragen werden.

In den Städten speichern Stein- und Asphaltmassen Wärme. Emissionen (Ausstoß von Gasen und festen Stoffen) durch Verbrennung und Abwärme bewirken höhere Temperaturen und Lufttrübungen. Das Klima der Städte wird dadurch verändert.

Absichtlich greift der Mensch in klimatische Verhältnisse ein, um z. B. Gewitter zu vertreiben oder Tornados abzuschwächen.

Unabsichtlich (gedankenlos) greift der Mensch in klimatische Verhältnisse durch Abgase, Waldrodung, Landkultivierung und Kanalisierung der Flüsse ein.

Luftbewegungen – Winde. Der Wind ist eine Luftbewegung innerhalb der Atmosphäre, der Motor aller Luftbewegungen ist die Sonne. Warme Luft steigt auf und bewirkt eine zum wärmsten Gebiet hin gerichtete Luftströmung, die als Wind spürbar wird.

Im Winter ist das Meer um Europa deutlich wärmer als das Land, starke Winde (Sturm) sind die Folge. Im Sommer wärmt sich der Kontinent auf, die Luftzirkulation schwächt sich ab.

In tropischen Gebieten kommt es zu jahreszeitlichen Verschiebungen der Tiefdruckzonen und somit zu monatelang gleichbleibenden Winden (Monsun). Es gibt auch Zonen mit gleichbleibendem Luftdruck, in denen die Winde fast beständig in dieselbe Richtung blasen (Passatwindregionen).

Örtlich auftretende Luftbewegungen, unabhängig von der Großwetterlage, nennt man *„Lokalzirkulationen"*. Sie entstehen durch lokal unterschiedliche Erwärmung der Erdoberfläche. Sie sind flach und schwach und können deshalb durch Baumaßnahmen behindert werden. Für die Städte haben diese Lokalzirkulationen eine wichtige entlastende lufthygienische Funktion. Bei übermäßiger Luftverschmutzung wird die Wirksamkeit vermindert, die verunreinigte Luft wird nur hin und her geschoben.

Luftdruck: Erwärmte Luft dehnt sich aus und drängt darüberliegende Luft in die Höhe. Dort wird die Luft verdichtet, der Druck steigt (Hochdruck). Von da aus fließt die Luft nach allen Seiten in kältere Regionen ab. Durch dieses Abfließen wird über dem stärker erwärmten Gebiet der Luftdruck an der Erdoberfläche vermindert (Tiefdruck). Die Luft bewegt sich vom Hoch zum Tief: das Tief versucht, den Luftdruck auszugleichen und saugt Luft vom Hoch an.

Niedriger Luftdruck kann sich gesundheitsstörend auswirken: Müdigkeit, Schwindel, Kopfschmerz, Energielosigkeit, Herzbeschwerden.

In großen Höhen mit niedrigem Luftdruck kann auch geübte Bergsteiger die Bergkrankheit befallen. Sie entsteht durch Sauerstoffmangel (= mangelhafte Sauerstoffsättigung des Hämoglobins).

Luftverunreinigung. Industrie, Flugzeuge, Heizungen und Autos geben laufend Abgase und Schmutzpartikel an die Luft ab, die vom Wind weitergetragen werden und als Niederschlag wieder auf die Erde zurückfallen. Durch gesetzliche Bestimmungen wurde die Industrie in der Bundesrepublik Deutschland gezwungen, mit Spezialfiltern ihre Emissionen weitmöglichst zu reinigen. Hauseigentümer sollen durch steuerliche Entlastung dazu gebracht werden, alte uneffektive Heizanlagen gegen neue schadstoffärmere auszutauschen. Die Autoindustrie bietet Abgaskatalysatoren an. Flugzeuge jedoch verbreiten weiterhin ungehindert ihre Schadstoffe in großen Höhen. Es wird noch viel zu wenig getan, um den Schadstoffgehalt der Luft zu drosseln.

Jeder Privatmann kann ohne Einschränkung:

- Auto fahren, so viel und so schnell er will,
- heizen, wie und so viel er will,
- Strom verbrauchen, so viel er will,
- das Flugzeug benutzen, so oft er will,

- Hauptsache, er bezahlt!

Schäden, die durch Luftverunreinigung hervorgerufen werden können:

- Bronchitiden, Lungenkrebs, Hautkrebs, Allergien, Müdigkeit, Schlaflosigkeit, beeinträchtigtes Reaktionsvermögen kommen in der weiteren Umgebung von Industrie- und Ballungsgebieten häufiger vor als anderswo. Verkehrspolizisten an Kreuzungen ohne Ampel sind gefährdet.
- Waldsterben. Die Bäume sind neben den Algen der Meere die Hauptsauerstofflieferanten.
- Vergrößerung des Ozonlochs und massive CO_2-Belastung bewirken den sog. Treibhauseffekt, d. h., die Welt wird wärmer. Außerdem verringert sich der Schutz vor UV-Strahlen, die Haut wird geschädigt.
- Verminderung von Wärmeabstrahlung der Erde und damit ebenfalls Erhöhung der Erdtemperatur. Dadurch schmelzen die polaren Eismassen, die Meeresspiegel steigen, Land wird überflutet.

Wasser. Wasser ist wie Luft ein lebenswichtiges Element, das nicht vermehrbar ist. Knapp 3% des auf der Erdoberfläche vorhandenen Wassers sind auf der Landfläche verfügbar, der größte Teil davon ist im Eis der Pole gebunden.

Daß das Wasser lebensnotwendige Bedeutung hat, sieht man daran, daß in früheren Kulturen die Besiedlung stets in Wassernähe an Flüssen und Seen stattfand. Nicht nur als Trinkwasser, auch für den Ackerbau, als Verkehrsweg (Schiffahrt) und Transportmittel (Flößerei), später als Energiequelle (Stauseen) wurde es benötigt.

Heute ist die Wasserwirtschaft ein sehr wichtiges Gebiet der Wissenschaft. Um das lebensnotwendige Wasser auch für die Zukunft zu erhalten, müssen die vielfältigen Nutzungen des Wassers zum Wohl der Allgemeinheit gegeneinander abgewogen werden. Jedermann sollte für sich überlegen, wo und wie er Wasser einsparen kann. Eine strenge Gesetzgebung müßte den Umgang mit dem Wasser regeln.

Die Niederschläge fallen auf der Erde sehr unterschiedlich, man denke an die Dürregebiete, wo hohe Temperaturen mit geringen Niederschlägen zusammentreffen. In Deutschland gibt es Gegenden mit viel, und solche mit wenig

Niederschlag. Etwa die Hälfte der Niederschläge gelangt durch Verdunstung (Boden, Pflanzen, Gewässer) wieder in die Atmosphäre. Knapp 40% gehen über Seen und Flüsse ins Meer zurück. Gut 10% gelangen ins Grundwasser. So sind wir darauf angewiesen, unser Wasser nicht nur aus Brunnen (Grundwasser), sondern auch aus Flüssen und Seen zu holen. Mehrzweckspeicher dienen der Trinkwasserversorgung, dem Hochwasserschutz und der Wasserkraftnutzung.

Alle Oberflächengewässer haben die Fähigkeit, organische Stoffe unter Sauerstoffverbrauch abzubauen, d. h. sich selbst zu reinigen. Diese Selbstreinigung hängt wesentlich von der Konzentration der Schmutzstoffe, der Wassertemperatur und der Wasserbewegung ab. Die Wasserbewegung durchmischt das Gewässer bis in tiefe Regionen mit Sauerstoff. Die Schmutzstoffe werden mit Hilfe des Sauerstoffes von Mikroorganismen zersetzt. Die Endprodukte davon sind Phosphate und Nitrate. Sind diese beiden Stoffe im Übermaß im Gewässer vorhanden, kommt es zu einer Wucherung von unerwünschten Pflanzenarten und durch Sauerstoffmangel zum Absterben von erwünschten Pflanzenarten und Tieren.

Der See (das Gewässer) kippt um, d. h., das Verhältnis von organischen Substanzen zum Sauerstoff ist nicht mehr im Gleichgewicht. Da zuviel Nährstoffe im Wasser sind, wachsen mehr Pflanzen, diese sterben ab, sinken nach unten und verfaulen. Es entstehen Fäulnisblasen, das Wasser wird giftig.

Die Selbstreinigung eines Gewässers kann außerdem durch Einleiten von größeren Giftstoffmengen ausfallen.

Gewässerbelastungen:

- ungereinigte Abwässer über die Kanalisation,
- Produktionsabwässer der Industrie,
- Sickerwasser aus der Landwirtschaft (Dünger, Pestizide),
- Niederschläge von Luftverschmutzung, saurer Regen,
- abwärmebelastete Kühlwässer (z. B. auch von Kernkraftwerken),
- bleihaltige Rohrsysteme.

Diese Aufzählung ist unvollständig.

Man unterscheidet zwischen Trinkwasser und Brauchwasser.

Trinkwasser wird mit großem Arbeitsaufwand und hohen Kosten zu gesundheitlich unbedenklicher Qualität aufgearbeitet. Es ist frei von unangenehmem Geruch und Geschmack, klar, farblos, gleichmäßig kühl. Es enthält keine Krankheitskeime und keine gesundheitsschädlichen Gifte.

Brauchwasser muß keine Trinkwasserqualitäten aufweisen. Industrie, Landwirtschaft und Haushalte verbrauchen **für alle Zwecke** ausschließlich kostbares Trinkwasser. Dabei würde in allen genannten Bereichen für manche Zwecke Brauchwasser genügen.

Boden. Der kostbare Boden, der weltweit zunehmend mehr Menschen ernähren soll, wird nicht seiner Kostbarkeit entsprechend gepflegt und erhalten, sondern durch Menschenhand zerstört:

- Wälder werden abgeholzt,
- Feuchtgebiete werden trockengelegt,
- Naturlandschaften (Biotope) werden umgepflügt,
- Naturlandschaften werden durch Freizeitsport übermäßig genutzt, zerstört,
- Grasflächen werden überweidet,
- landwirtschaftliche Nutzflächen werden überdüngt,
- Giftstoffe in der Luft fallen mit dem Regen nieder und belasten den Boden,
- Straßen und Städte werden gebaut und dadurch Boden asphaltiert,
- Abfall aus unverrottbarem Kunststoff vergrößert die Müllhalden und verkleinert die Bodennutzflächen.

Alle diese Maßnahmen stören und zerstören die ökologischen Regelkreise, z. B.

- durch das Aussterben von Pflanzen und Tieren entstehen Lücken in der Nahrungskette, diese müssen künstlich geschlossen werden;
- fehlen insektenfressende Vögel, nehmen die Insekten überhand. Sie müssen mit Pestiziden vernichtet werden. Die Pestizide töten Regenwürmer und Humusbakterien des Bodens, der dadurch unfruchtbar wird;
- fehlen Raubtiere, nimmt das Schalenwild überhand, der Baumbestand wird vernichtet und das Wild muß verstärkt abgeschossen werden;
- werden Wälder abgeholzt, versteppt und verkarstet der Boden dadurch werden z. B. Bodenerosionen bewirkt.

Diese Aufzählung ist nicht vollständig.

Immer wieder wird die Bevölkerung durch katastrophale Auswirkungen der Umweltsünden aufgeschreckt (ganze Dörfer werden durch Erd- und Gesteinslawinen verschüttet). Dieser Schreck reicht jedoch bei vielen Menschen nicht zum Überdenken der Lage und zum Umdenken aus. Solange sie nicht unmittelbar und persönlich betroffen sind, verharren sie in ihren gewohnten Lebensweisen. Dabei ist es die vordringlichste Aufgabe des Menschen, zu seinem Wohle und zum Wohle der kommenden Generationen die Schöpfung zu bewahren.

Lärm: „Eines Tages wird der Mensch den Lärm ebenso unerbittlich bekämpfen müssen wie die Cholera und die Pest" (Robert Koch 1910).

Moderne Lebensbedingungen haben das Gehör zu dem am stärksten gefährdeten Sinn gemacht. Mit Beginn des Industriezeitalters begann der Lärm, erst viel später wurde er als Problem erkannt.

Wir sind ständig von einer Geräuschkulisse umgeben. Der auf uns einwirkende Lärm ist nicht gleichbleibend stark, aber auch nie verstummend. Alltagslärm wird häufig nicht wahrgenommen, wirkt dennoch störend. Geräusche, von anderen verursacht, stören mehr als die selbst verursachten. Straßen- und Verkehrslärm sowie der Lärm an den Arbeitsstätten ist manchmal fast unerträglich. Ständige Musikberieselung, selbst im Freien durch Radiokassettenrecorder und Walkmen, ist zwar selbsterwählt, wirkt jedoch unterschwellig sehr belastend (kann zu Kontaktarmut und Introvertiertheit führen). Der hohe Lärmpegel in den Diskotheken kann frühzeitige Hörschäden verursachen.

Früher dachte man, an Lärm könne man sich gewöhnen. Dann meinte man, der Lärm wirke sich nur auf das Hörvermögen aus. Heute weiß man, daß Lärm das zentrale und vegetative Nervensystem stört und unterschwellig eine psychische Belastung darstellen kann.

Lärmschäden:
- Schädigung des Innenohres mit allmählichem Hörschwund. Zunächst werden leise Geräusche nicht mehr wahrgenommen, dann verschwinden die Konsonanten der gesprochenen Wörter, zuletzt die Vokale. Taubheit führt oft zur Einsamkeit.
- Schlafstörungen: durch Lärm verzögertes Einschlafen, zwischenzeitliches Aufwachen, Störung des Schlafes ohne Aufwachen. Dem durch Lärm gestörten Schlaf fehlen die zur Erholung und Regenerierung notwendigen Schlafphasen. Der Mensch kann dadurch krank werden.
- Psychosomatische Störungen wie Bluthochdruck, Beschleunigung von Stoffwechsel und Atmung, Verlangsamen von Verdauung und Kreislauf, Kopfschmerz, Müdigkeit, Nervosität.
- Unfallrisiko am Arbeitsplatz oder im Auto durch Dauerlärm, der das Ohr daran hindert, andere Geräusche (Warnsirenen) wahrzunehmen.

Lärm wird gefährlich, wenn er 55 Dezibel (Dezibel [dB] = Meßeinheit für Geräuschpegel) überschreitet.

Beispiele:	Blätterrauschen	10 dB
	Radio (Zimmerlautstärke)	50 dB
	normales Gespräch	55 dB
	PKW	80 dB
	Disko	120–135 dB
	Walkman	96 dB

Lärmschutz: Zum Schutz vor Geräuschen und Lärm im häuslichen Bereich gibt es Baurichtlinien und Normen, die ein Mindestmaß an Schalldämmung garantieren. Darüber hinaus gibt es genügend Baustoffe und Konstruktionsmöglichkeiten, die eine sehr gute Schalldämmung gewährleisten. Der Schutz vor Außenlärm ist vor allem von der Güte der eingebauten Fenster abhängig. Bei ungünstiger Wohnungslage in der Nähe von vielbefahrenen Straßen z. B.

werden Lärmschutzwälle oder -mauern gebaut, die den Lärmpegel reduzieren. Zum Schutz vor Geräuschen und Lärm in den Betrieben werden von den Berufsgenossenschaften und Unfallverhütungsverbänden vielerlei Lärmschutzmaßnahmen *vorgeschrieben.*

Gesundheit und Suchtmittel/Drogen

Ursprünglich bedeutete Droge „Wirkstoff pflanzlicher oder tierischer Herkunft". Inzwischen versteht man darunter Substanzen natürlicher oder synthetischer Herkunft, die Körper und Seele beeinflussen. Drogen können geschluckt, gespritzt, inhaliert, geraucht, geschnupft und durch die Haut absorbiert werden. Drogen wirken auf das zentrale Nervensystem, indem sie

– die Wahrnehmung verändern, z.B. Rausch- und/oder Schwebezustände hervorrufen,
– die Gefühle und die Stimmungslage beeinflussen, z.B. Heiterkeit auslösen, Angst nehmen, Nervosität abbauen.

Einige Substanzen müssen nach mehrmaligem Gebrauch höher dosiert werden, um weiterhin gut zu wirken. Viele Drogen bewirken eine psychische oder physische Abhängigkeit = Sucht.

Immer häufiger setzt der Mensch suchtmachende Drogen als Hilfsmittel zur Erzeugung von Wohlbefinden ein. In Streßsituationen verspürt er vorübergehend ein Gefühl der Leichtigkeit und des Wohlbehagens. Er verliert seine Hemmungen und kann besser auf andere Menschen zugehen. Er fühlt sich leistungsfähiger und leidet weniger an Minderwertigkeitskomplexen.

Unbemerkt und sehr rasch hat er sich jedoch an diese Hilfsmittel gewöhnt, d.h. nur noch „mit Hilfe dieser Mittel" geht es ihm gut, ohne dieselben fühlt er sich elend. Er ist abhängig geworden von dem Mittel, die Sucht (die Suche danach) hat begonnen.

Abhängige oder süchtige Menschen sind kranke Menschen, die fachliche Hilfe benötigen, da sonst der seelische, körperliche und soziale Zerfall unumgänglich ist.

Abhängigkeit von Rauschgift

Haschisch und Marihuana:

Die Ursprungsdroge ist indischer Hanf:
– aus dem Harz stellt man Haschisch her,
– aus den Blüten und Blättern wird Marihuana.

Wirkungsweise: Es wird gekaut, geraucht, als Tee getrunken, als Plätzchen gegessen, inhaliert.

Beim Rauchen tritt die Wirkung schnell ein:

- die Stimmung wird angehoben, die Geselligkeit wird gefördert,
- das Konzentrationsvermögen und die Verkehrstüchtigkeit sind herabgesetzt,
- es entstehen Trugwahrnehmungen (Halluzinationen).

Abhängigkeit: Bei manchen Menschen kann durch Haschisch das Verlangen nach härteren Drogen ausgelöst werden (Schrittmacherfunktion).

Opiate:

Die Ursprungsdroge ist Schlafmohn.

- aus Schlafmohn stellt man Opium her   = Wirkung schwach,
- aus Opium stellt man Morphium her   = Wirkung mittelstark,
- aus Morphium stellt man Heroin her   = Wirkung stark.

Wirkungsweise: Opiate werden geraucht, geschluckt, gespritzt. Sie wirken:

- schmerzstillend – beruhigend,
- von der Realität loslösend,
- das Selbstbewußtsein und die Sinneseindrücke reduzierend.

Abhängigkeit:

- Sie erfolgt rasch,
- bei Heroin oft schon nach der ersten Spritze.
- um die Wirkung (Glücksgefühl) zu erhalten, muß die Dosis gesteigert werden.
- Überdosis führt zu Herzschwäche, Atemlähmung, Tod.
- Urteilskraft und Leistungsvermögen nehmen ab.
- Süchtige leiden an Magen-Darm-Störungen, es kommt zum körperlichen Zerfall.

Kokain:

Die Ursprungsdroge ist der Kokastrauch. Aus den Blättern wird ein weißes Pulver (Schnee) gewonnen.

Wirkungsweise: Kokain wird gekaut, geschnupft und gespritzt. Danach fühlt der Süchtige sich:

- kräftig, gut gelaunt, glücklich, stark enthemmt.
- Er hat oft optische Halluzinationen, kann dabei Läuse, Flöhe und Käfer sehen.
- Das Glücksgefühl kann in Verfolgungswahn mit Gewalttätigkeit umschlagen.

Abhängigkeit:

- Es entsteht eine psychische Abhängigkeit mit dem Verlangen nach erneutem Genuß.
- Der Dauergebrauch führt zu Leberschäden und körperlichem Zerfall.

Der illegale Umgang mit z. B. den o. a. Drogen (Betäubungsmitteln) ist in der Bundesrepublik Deutschland strafbar. Die Rechtsgrundlage für den legalen Handel und die entsprechenden Strafandrohungen für illegales Verhalten ist das „Gesetz über den Verkehr mit Betäubungsmitteln = Betäubungsmittelgesetz" (s. S. 722).

Umgang mit Alkohol

Der Alkohol stellt ein gesellschaftliches Problem dar. Der Alkoholismus ist das weitestverbreitete Suchtleiden, das wir kennen, und es ist ständig im Zunehmen begriffen.

Als kulinarisches Genußmittel in kleinen Mengen genossen, wirkt der Alkohol wie ein Lebenselexier. Jedoch besteht in unserer Gesellschaft bei vielen Anlässen schon beinahe ein Alkoholkonsumzwang. Wer ablehnt, wird belächelt, als Schwächling betrachtet, er ist Außenseiter.

Nach Feierabend wird Alkohol als Entspannungs- und Beruhigungsmittel getrunken. Der Tagesstreß wird hinuntergespült, Alkohol ist Ersatzbefriedigung für nicht erfüllbare Wünsche.

Von den Eltern, den Erwachsenen im Freundeskreis oder im Vereinsleben lernen Jugendliche, daß Alkohol zum Erwachsensein gehört (Vorbildfunktion). Die euphorisierende und enthemmende Wirkung (sich stark fühlen) empfindet man als angenehm.

Zunehmend mehr Frauen fühlen sich im Alltag überfordert. Sie suchen im Alkohol Ersatz für ihr unbefriedigendes Leben und empfinden den Alkohol als Stimulanz. Oft benützen sie ihn als Schlaftrunk.

Wirkungsweise:

- Alkohol wirkt lähmend auf die Gehirnzellen und bewirkt Euphorie, Bewußtseinstrübung, Denk-, Gleichgewichts- und Koordinationsstörungen, später Verlangsamung der Reflexe, der Atmung, des Kreislaufs.
- Alkohol gelangt rasch in die Leber, wo er abgebaut werden muß. Dabei werden Leberzellen zerstört. Dies kann zur Leberzirrhose führen.
- Die Bauchspeicheldrüse kann mit chronischen Entzündungen reagieren.
- In der Herzwand lagern sich Fettsubstanzen ab, die Herzleistung wird beeinträchtig.
- Alkohol bedeutet zusätzliche Joule-Zufuhr. Alkohol, anstelle von ausgewogener Nahrung getrunken, führt zu Mangelernährung.

– Bei Schwangeren geht der Alkohol über die Nabelschnur in den fetalen Kreislauf über, es kommt zur Alkoholkonzentration im Fetus, der dann schwer geschädigt geboren werden kann (Alkoholembryopathie).

Abhängigkeit:

– Hochprozentige Alkoholgetränke (Schnaps, Whisky, Weinbrand usw.) können in kurzer Zeit – einigen Jahren – zur Abhängigkeit führen.

– Niedrigprozentige Alkoholika (Bier, Wein usw.) in großen Mengen getrunken (15−20 Flaschen Bier oder 1−2 Liter Wein am Tag), führen ebenfalls in relativ kurzer Zeit zur Abhängigkeit.

– Doch auch schon mäßiger aber regelmäßiger Alkoholgenuß kann zur Abhängigkeit führen (abends 2−3 Flaschen Bier, 2−3 Gläser Wein, einige Schnäpse).

„Es ist bekannt, daß der Alkoholkranke aufgrund seiner Persönlichkeitsstruktur Konflikte viel stärker fühlt und erlebt als andere Menschen. Angst, Störungen im Familienbereich oder im Beruf werden von ihm als unerträglich empfunden. Eine von Jugend an vorhandene Ich-Schwäche, ein Gefühl der Lebensunsicherheit, der geringe Spannungsbogen im Konfliktbereich begünstigen eine Fehlentwicklung, die durch Trinksitten und Alkoholreklame gefördert wird" (Klein 1984).

Alkoholkranke Menschen müssen – wenn sie eine Entziehungskur gemacht haben – für immer auf den Alkoholgenuß verzichten. Selbst kleinste Alkoholmengen – auch 20 Jahre nach der Kur – zu sich genommen, wecken in ihnen wieder die Abhängikkeit, so daß sie rückfällig werden können.

Die soziale Bedeutung des übermäßigen Alkoholkonsums wirkt erdrückend, wenn man an die zahlreichen Verkehrsunfälle unter Alkoholeinfluß denkt, an die Frühinvalidisierung wegen körperlicher Alkoholschäden, an tragische Szenen in Trinkerfamilien und die Auswirkungen auf die Kinder. Daß sich dennoch der Alkoholkonsum erhöht und damit der eigenen Person und fremden Personen viel Schaden zugefügt wird, beruht zum einen auf der falschen Einschätzung der eigenen Trinkfestigkeit und zum anderen auf der falschen Einschätzung der Alkoholwirkung auf Körper und Seele. Umfassende und konsequente Aufklärung tut daher Not.

Gesundheit und Rauchen

Drei verschiedene Schadstoffe sind es, die beim Rauchen von Tabak entstehen und gefährlich auf den menschlichen Körper einwirken:

Nikotin – Kohlenmonoxid – Teer.

Wirkungsweise und Gesundheitsschäden:

– *Nikotin* ist ein Gefäßgift. Zunächst erweitert es die Blutgefäße, dann
  kommt es zu Gefäßverengung mit Blutdrucksteigerung und beschleunig-
  tem Herzschlag. Kalkablagerungen an den Gefäßwänden werden begün-
  stigt, dadurch entsteht chronischer Bluthochdruck mit der Gefahr von
  Gefäßverschluß oder Gefäßwandaussackung. Die Gefäßsklerose durch
  Nikotin betrifft häufig die großen Arterien der Beine → Durchblutung
  wird gedrosselt → Sauerstoffmangel der Beinmuskulatur entsteht → Beschwerden beim Gehen stellen sich ein → Endstadium: Gefäßverschluß,
  Nekrose, Amputation (Raucherbein).
– *Kohlenmonoxid,* das bei der Verbrennung des Tabaks entsteht, bindet
  sich 245mal stärker an die roten Blutkörperchen als Sauerstoff. Der
  Kohlenmonoxidgehalt im Blut erhöht sich, das Blut wird giftgashaltig und
  der Körper erfährt insgesamt einen Sauerstoffmangel. Bei höherem Sauerstoffbedarf (Herz-Kreislauferkrankungen) kann dies gefährliche Folgen haben, z. B. Herzinfarkt, Gangrän an den Beinen. Dies betrifft leider
  nicht nur aktive, sondern auch passive Raucher. Höhere CO-Konzentra-
  tion im Blut führt zu Müdigkeit und verlangsamten Reaktionen.
– *Teer* (Kondensat) des Tabakrauches wird beim Lungenzug tief in die
  Atemwege befördert. Die Lungenbläschen werden mit einer Teerschicht
  überzogen, die dünnen Trennwände der Lungenbläschen werden vom
  Teer zerstört. Dadurch wird die Gasaustauschfläche kleiner und der Betroffene leidet an Kurzatmigkeit und Atemnot. Durch Teer verkleben
  auch die Flimmerhärchen, so daß sie Staubkörnchen und Schadstoffe
  nicht mehr nach außen transportieren können. Der Körper versucht durch
  „Raucherhusten" die angesammelten Fremdstoffe auszustoßen → chronische Bronchitis → Schleimhautveränderungen bis hin zum Krebs.

Abhängigkeit:

Die Weltgesundheitsorganisation hat Nikotin nicht in die Liste der Rausch-,
Betäubungs- und Aufputschmittel aufgenommen. Dennoch kann man bei
Rauchern von einem süchtigen Verhalten durch Nikotin sprechen. Sie müssen bei Streßsituationen mehr rauchen, um sich der Lage gewachsen zu
fühlen, und es treten bei Nikotinentzug sog. Entzugserscheinungen auf:

– allgemeine Unruhe, Nervosität, Tremor,
– Schlaflosigkeit, nächtliches Schwitzen.

Raucherentwöhnung:

– Gruppenpsychotherapie zur Persönlichkeitsstärkung,
– autogenes Training,
– medikamentöse Entwöhnung unter ärztlicher Aufsicht,
– Willensakt.

Der Wunsch nach Entwöhnung tritt bei solchen Rauchern auf, die sich im Hinblick auf ihre eigene Gesundheit, die Gesundheit und Zukunft ihrer Familie verantwortlich fühlen.

Mißbrauch von Arzneimitteln

Schmerz-, Schlaf-, Beruhigungs- und Anregungsmittel sind keine Heilmittel im eigentlichen Sinne, da sie nur dazu eingesetzt werden, um Symptome zu beseitigen. Sie beheben nicht die Ursachen der Störungen. Diese Mittel sind Gebrauchsgegenstände geworden, derer sich viele Menschen regelmäßig bedienen, um die lästigen Beschwerden loszuwerden. Durch den Griff zur Tablette jedoch nimmt man sich die Möglichkeit, die zugrundeliegenden Konflikte zu erkennen und zu bewältigen. Unschädlichkeit der Mittel und Leistungszunahme durch deren Konsum wird von den Werbefachleuten suggeriert. Etwa 70% davon wird von den Ärzten verschrieben. Sie haben weder Zeit noch die Möglichkeit, die verborgenen seelischen Konflikte bei den Patienten aufzudecken und zu bearbeiten und setzen daher diese Arzneimittel therapeutisch ein.

Wirkungsweise:

Diese Heilmittel werden geschluckt, gespritzt oder als Suppositorien in den Darm eingeführt. Sie wirken nach kurzer Zeit (20−40 Min.):

- schmerzstillend,
- schlaffördernd, beruhigend, angstlösend,
- appetitzügelnd,
- anregend, leistungssteigernd.

Abhängigkeit: Einige der Substanzen führen bei Dauergebrauch zur Sucht (Hinweise der Arzneimittelfirmen beachten, mit dem Arzt darüber reden).

Der Gesetzgeber hat einige dieser Stoffe mit Rezeptpflicht belegt, andere hat er verboten.

Jeder Mensch hat gelegentlich das Bedürfnis, Konflikten auszuweichen, abzuschalten und alle Sorgen zu vergessen. Die gesellschaftlich tolerierte Form der Konfliktverdrängung durch Medikamenteneinnahme jedoch hat beängstigende Ausmaße angenommen. Sie wird weiter zunehmen, da die Art und Weise des menschlichen Miteinanders krankmachend ist.

Die Jagd nach Luxus und nach Geld, die Angst, den gestellten Anforderungen in Beruf und Familie nicht gewachsen zu sein, und das passive Konsumieren der Unterhaltungsangebote (Medien z. B.) macht die Menschen unruhig und unzufrieden, gehetzt, gestreßt und einsam. Sie geraten in den Konflikt, nutzlos, wertlos und überflüssig zu sein.

Die angebotenen Mittel werden gerne verwendet, da sie jederzeit und leicht anwendbar sind und auch von ärztlicher Seite empfohlen werden. Hier, genauso wie bei der Droge Alkohol, ist einerseits eine umfassende Aufklärung über drohende Gefahren notwendig, andererseits ist jedermann aufgefordert, darüber nachzudenken, wie dem Leben mehr Sinn gegeben und andere Wertvorstellungen gefunden werden können. Nur so kann diese zerstörende Spirale – ungelöste Konflikte → Betäubungsmittel/Aufputschmittel → zusätzliche Konflikte – durchbrochen werden.

6. Berufs- und Gesetzeskunde, Staatsbürgerkunde

Berufskunde

Kurze geschichtliche Einführung

Die Einleitung zu diesem Kapitel soll einen kurzen Einblick in die Geschichte der Krankenpflege geben, da das heutige Pflegewissen durch Jahrtausende gewachsen ist. Man darf die Krankenpflege nicht nur so sehen, wie sie heute praktiziert wird, man muß sie in Verbindung mit der Vergangenheit betrachten und kann dann feststellen, daß die Geschichte der Jahrtausende die Lehrmeisterin unseres Berufes ist.

Seit es Menschen gibt, gibt es auch Krankheiten. Ob Wunden aufgrund von Unfällen im Kampf mit Mensch und Tier entstanden, ob die Menschen durch das feucht-kalte Höhlenleben an Tuberkulose oder Rheumatismus erkrankten, meist wurden zweckmäßige Maßnahmen ergriffen, um Verwundeten und Kranken zu helfen. (Wunden wurden ausgesaugt, Frakturen wurden mit Ästen geschient.) Bei den primitiven Völkern, die den Naturerscheinungen wie z. B. Sturm, Blitz, Kälte, Hitze, Dunkelheit hilflos ausgesetzt waren, herrschte die Vorstellung, die Natur sei von guten und bösen Geistern beseelt. Auch für das plötzliche Auftreten von Krankheiten wurden Dämonen verantwortlich gemacht. Es galt daher, die Dämonen aus dem erkrankten Körper zu treiben bzw. sie in den gesunden Körper erst gar nicht eindringen zu lassen (Medizinmänner sprachen Beschwörungsformeln, Amulette wurden getragen usw.).

Jedoch entwickelten sich aus der Naturverbundenheit auch Kenntnisse über die Wirkung der verschiedenen Kräuter. Zu Tee aufgegossen oder getrocknet zu Pulver zerrieben und als wärmendes oder kühlendes Kataplasma angewendet, empfand man diese Heilkräuter als wirksame Medizin.

Von den Kulturen der vorchristlichen Epoche (Ägypten, Indien, Griechenland, Römisches Weltreich) ist überliefert, daß durch konkretes Beobachten der Patienten die verschiedenen Krankheiten diagnostiziert und Behandlungen festgelegt werden konnten. Durch diese wissenschaftliche Arbeitsweise gelangte man zu hohen medizinischen Kenntnissen. Die Ärzte spezialisierten sich (z. B. gab es Augenärzte, Kinderärzte, Chirurgen). Die Hygiene wurde als wichtiger Faktor im Kampf gegen Krankheiten erkannt (z. B. kochbare Kleidung, Abwasserkanäle, Trinkwasserzuleitungen, Schlachthofbeaufsichtigung). Eine vernünftige Lebensweise sah man als Voraussetzung für gute Gesundheit an (z. B. das richtige Verhältnis des Menschen zu Licht – Luft, Speise – Trank, Arbeit – Ruhe, Bewegung – Meditation).

Vorläufer unserer Krankenhäuser gab es nur vereinzelt, den Beruf der Krankenpflege ebenfalls (Indien). Die Krankenpflege wurde ausgeübt, ohne ein erlernter Beruf zu sein. Medizinmänner, Priesterärzte, Ärzte und deren

Schüler haben die Pflege übernommen, aber auch die Familienangehörigen der Kranken, vor allem die Frauen. Beweise dafür finden wir in alten Inschriften und Ausgrabungen und in Büchern (Bibel – Bücher Moses, Ayurveda – heilige Schriften Indiens, Bücher des Hippokrates).

Glaube und Liebe der Christen schufen in der frühchristlichen Zeit ein ganz neues (christliches) Verhältnis zum Mitmenschen. Im Kranken und Bedürftigen, im Pilger und Gefangenen sah man Christus. Ihm zu dienen war christlicher Lebenssinn. Herbergen und Zufluchtstätten (Xenodochien) für Pilger, Greise, Kinder, Elende und Kranke wurden gebaut. Sie entwickelten sich rasch zu Krankenhäusern. Vornehme Frauen und Männer widmeten sich mit christlicher Hingabe dem Krankendienst. Noch mehr vom Pflege-„beruf" kann man aber sprechen, wenn man an die Klöster der frühchristlichen Zeit denkt. Die Mönche – des Lesens und Schreibens kundig und vielseitig gebildet – planten in jede Klosterneugründung einen Krankentrakt ein. Sie pflanzten Heilkräuter an und stellten Medikamente her. Sie pflegten die Kranken, die bei ihnen Schutz suchten, mit selbstverständlicher Nächstenliebe. Im Anschluß an die Klostergründungen des Hl. Benedikt von Nursia (480–543) entstanden im Abendland zahlreiche Klöster für Frauen und Männer. Es waren dies nicht nur Stätten der christlichen Krankenpflege und Liebestätigkeit, sondern sie hatten auch großen Anteil am Aufschwung der medizinischen Schulen (Hildegard von Bingen 1098–1179).

Mit der Reformation wurden zahlreiche Klöster aufgelöst und damit ging die klösterliche Krankenpflege verloren und wurde vergessen. Der Verlust von Pflege und Pflegekenntnissen war für die Zeit der unhygienischen Verhältnisse in den immer dichter besiedelten Städten mit den verheerenden Infektionskrankheiten und Seuchen tragisch. Die Unwissenheit der Menschen führte zu Krankheit, zu Verlust der Arbeit und Wohnung, Armut war die Folge. Mit der Angst vor dem Tod kam auch der Verfall von Bildung, Sitte und Moral.

Gelegentlich kam es zu christlichen Neugründungen von krankenpflegerischen Vereinigungen, wie z. B. unter dem katholischen Priester Vinzenz von Paul (1581–1660) in Paris. Die von ihm gegründete Frauenorganisation der „Töchter der Barmherzigkeit" oder „Vinzentinerinnen" hatte das Ziel, unverheiratete, fromme und fleißige Frauen in Lesen, Schreiben, Rechnen zu unterweisen, um ihnen dann eine Ausbildung in Krankenpflege, Ethik und Religion zu ermöglichen. Nach der Ausbildung waren die Schwestern an kein Kloster und kein Hospital gebunden, sollten jedoch bereit sein, dort zu arbeiten, wo man sie benötigte. Ihr Arbeitseinsatz wurde vom „Mutterhaus" organisiert, diesem unterstanden sie weiterhin. Es bot ihnen Schutz, den unverheiratete, „berufstätige" Frauen damals dringend benötigten; auch konnten sie nach einem ausgefüllten Berufsleben im Alter in das Mutterhaus zurückkehren. Bis zum heutigen Tage sind die „Vinzentinerinnen" in der Krankenpflege tätig. Ihre Mutterhäuser und Arbeitsplätze sind weit über Frankreich und Deutschland hinaus zu finden.

Von dem Beginn der neuzeitlichen Krankenpflege kann man jedoch erst um die Mitte des 19. Jahrhunderts reden. Der evangelische Pfarrer *Theodor Fliedner* (1800–1864) gründete in Kaiserswerth bei Düsseldorf das erste Diakonissenkrankenhaus. In einem Haus, das er kaufte, richtete er ein Schulkrankenhaus ein, nahm arme Kranke auf, stellte einen Arzt an und bildete Krankenschwestern aus. Die Ausbildung dieser Schwestern war gut fundiert, das betraf die Krankenpflege genauso wie den seelsorgerischen und beschäftigungstherapeutischen Sektor.

Es war dies zu einer Zeit, die es den Frauen nicht erlaubte, ohne männlichen Begleiter das Haus zu verlassen und damit gegen die guten Sitten zu verstoßen. Es gab für unverheiratete Frauen keinen Beruf, den sie ausüben durften. Es war notwendig, diese Frauen zu schützen. Das geschah zum einen, indem diese gut organisierte Pflegegemeinschaft im evangelischen Bereich hohe Anforderungen an den Nachwuchs stellte, zum anderen gab Pastor Fliedner seinen „Diakonissen" die Tracht und Haube der verheirateten Bürgerin. Nur so konnte er der Diakonisse Ansehen in der Bevölkerung verschaffen und den Frauen einen Weg zu befriedigender Berufstätigkeit sichern.

Der Bedarf an guten Krankenschwestern war groß, auch das Ausland zeigte Interesse an den Diakonissen. In allen Erdteilen wurden Mutterhäuser gegründet. Heute tragen neben den Schwestern und Brüdern der katholischen Pflegeorden die Diakonissen mit zur Sicherung der Krankenpflege in den Kliniken und Sozialstationen bei.

Viele bedeutende Männer und Frauen jener Zeit standen mit Fliedner in Verbindung und ließen sich in Fragen der Schwesternausbildung beraten.

Eine der berühmtesten Schülerinnen von Kaiserswerth war *Florence Nightingale* (1820–1910). Ihr Name ist heute untrennbar mit dem Begriff der modernen Krankenpflege verbunden. Was machte sie so berühmt, welche umwälzenden Gedanken und Neuerungen führte sie in die Krankenpflege ein?

Florence Nightingale gab dem Krankenpflegeberuf eine neue Richtung dahin, daß er in selbständigen Krankenpflegeschulen zunächst mit einjähriger Ausbildung erlernt werden konnte. Die Schülerinnen waren genauso wie die ausgebildeten Schwestern religiös nicht gebunden und finanziell unabhängig. Das Mutterhaus-System lehnte sie ab. Um jedoch diesen „freien" Schwestern öffentliche Anerkennung zu verschaffen, legte sie auf eine hervorragende Ausbildung in Zucht und Ordnung allergrößten Wert.

Pflegerische Erfahrung sammelte Florence Nightingale wie schon erwähnt in Kaiserswerth. Die menschliche und geistige Haltung der Diakonissen beeindruckte sie sehr. Sie sprach von Kaiserswerth als von ihrer geistigen Heimat. Aber auch bei den katholischen Pflegeorden Frankreichs arbeitete sie praktisch mit und sammelte wertvolle Erfahrungen. Das entscheidende Ereignis in ihrem Leben war der Krimkrieg (Kampf zwischen England und Rußland um die Durchfahrt zum Mittelmeer 1854). Der englische Kriegsminister berief sie dorthin zur Reorganisation der englischen Kriegslazarette. Sie leistete dort mit einer Gruppe von Schwestern über 2 Jahre lang fast Übermenschliches im Kampf gegen unhygienische Verhältnisse und mangelhafte Pflege. Ärzte und Sanitätsoffiziere machten ihr das Leben schwer, doch die verwundeten Soldaten verehrten sie als den „Engel der Barmherzigkeit". So ist es nicht verwunderlich, daß sie nach ihrer Rückkehr von der Bevölkerung wie auch von der Regierung gefeiert wurde. Mit einer Spende des englischen Volkes gründete sie dann am St. Thomas-Hospital in London eine Krankenpflegeschule nach ihren modernen Vorstellungen.

Das Nightingale-System wurde nicht nur von Amerika, den englischen Kolonien und den skandinavischen Ländern übernommen, auch der preußische König, mit der englischen Königstochter verheiratet, rief gegen Ende des vorigen Jahrhunderts Schwestern aus der Florence-Nightingale-Schule in sein Land.

Die Ärzteschaft erkannte in der damaligen Zeit mehr und mehr die Bedeutung der geschulten Krankenpflege als Therapiemittel. Je mehr wissenschaftliche Entdeckungen gemacht wurden, desto größer wurde der Bedarf an Pflegepersonen, die imstande waren, Kranke zu beobachten und bei der ärztlichen Behandlung mitzuhelfen. Man befaßte sich auf Ärztekongressen und Frauenversammlungen mit der Stellung der Krankenpflege innerhalb der naturwissenschaftlichen Medizin. Die Pflege sollte nicht mehr allein „christliche Liebestätigkeit" sein, sondern auch bürgerliche Wohlfahrtspflege (*Rudolf Virchow* 1821–1902). Als Ideal galt: die Krankenpflege – ein interkonfessioneller, finanziell gesicherter, in der Gesellschaft geachteter Frauenberuf mit geregelter Ausbildung und freier Arbeitsplatzwahl.

Inzwischen war ein weiterer Zweig der Krankenpflege entstanden. *Henry Dunant* (1828–1910), Gründer des *Roten Kreuzes*, hatte die Notwendigkeit betont, bereits in Friedenszeiten gute Krankenschwestern auszubilden, damit sie im Kriegsfall sofort bereitstünden und mit dem Militär zusammen mobil gemacht werden könnten. Die nationalen Rotkreuzgesellschaften der verschiedenen Länder nahmen sich dieser Aufgabe in unterschiedlicher Form an und beeinflußten dadurch auch die Krankenpflege in ihrem Lande.

In Deutschland wurde 1861 in Karlsruhe das erste Rotkreuz-Mutterhaus gegründet, eine Besonderheit, die sich nirgendwo im Ausland wiederholte. 1914, zu Beginn des Ersten Weltkrieges, gab es 52 Mutterhäuser mit ca. 5000 Schwestern. Die Grundzüge dieser Mutterhäuser sind denen der konfessionellen Häuser nachgebildet, jedoch sind die Schwestern nicht glaubensgebunden. Das Mutterhaus sorgt für den gesamten Werdegang der Schwester:

- Es ist verantwortlich für die Aus-, Fort- und Weiterbildung.
- Es bestimmt das Arbeitsfeld, ja ist sogar verpflichtet, im Kriegs- oder Katastrophenfall Schwestern in die Kriegslazarette und Katastrophengebiete zu senden; damit muß jede Schwester rechnen und einverstanden sein.
- Es versorgt die Schwester im Fall der Krankheit und im Alter.

Die Zahl der Rotkreuzschwestern wächst ständig. Zusätzlich zur gesetzlich geregelten Krankenpflegeausbildung werden heute auch Kurzkurse für Schwesternhelferinnen durchgeführt. Diese Kurse dauern in der Regel 28 Tage. Die kurzausgebildeten Helferinnen sollen die Krankenpflege in der eigenen Familie und in der Nachbarschaft verbessern. Sie können aber auch in Krankenhäusern und Pflegeheimen arbeiten, dort natürlich nicht den Umfang von Tätigkeiten verantwortlich übernehmen wie Krankenpflegehelfer mit einjähriger Ausbildung.

Die Organisation des Internationalen Roten Kreuzes wurde von dem Schweizer Henry Dunant gegründet. Ausschlaggebend für seine Idee, im Kriege die eigenen und die feindlichen Verwundeten zu bergen und zu retten, war das Erlebnis auf dem Kriegsschauplatz nach der Schlacht bei Solferino. In seinem Buch „Erinnerungen an Solferino" beschreibt er seine erschütternden Erlebnisse und grauenhaften Eindrücke, wie Tausende von Verwundeten und Sterbenden ärztlich und pflegerisch unversorgt auf dem Schlachtfeld lagen. Er rüttelte mit diesem Buch das Gewissen der Regierenden der ganzen Welt auf und warb für seine Idee, solche Tragödien in Zukunft zu vermeiden. Sein Vermögen und seine Lebenskraft setzte er dafür ein. Im Jahr 1864 kamen daraufhin Vertreter von 12 Staaten in Genf zur Unterzeichnung der *1. Genfer Konvention* zusammen. Durch diese Übereinkunft sollte das Los der Verwundeten im Kriege verbessert werden und die Neutralität der Lazarette und der militärischen wie auch der zivilen Helfer gewährleistet sein. Als weithin sichtbares Erkennungs- und Schutzzeichen wurde zu Ehren des Gründers die Schweizer Flagge mit umgekehrten Farben bestimmt: ein rotes Kreuz auf weißem Grund.

Die Wirksamkeit dieser Organisation bewies sich in den bald folgenden Kriegen (z. B. 1870/71 Deutschland/Frankreich) bis zum heutigen Tage. Heute ist das Rote Kreuz die größte Freiwilligenhilfsorganisation der Welt. Sie hat inzwischen durch internationale Vereinbarungen weit mehr Aufgaben übernommen als zur Gründerzeit:

- Ausbildung in der Krankenpflege und ersten Hilfe bei Unfällen und Katastrophen,
- Krankentransport und Rettungswesen zu Lande, zu Wasser und in der Luft in Kriegs- und Friedenszeiten,
- Versorgung der Kriegsgefangenen und Zivilinternierten,
- Vermißtensuchdienst und Familienzusammenführung,
- Schutz und Betreuung der Zivilbevölkerung im Kriege,
- Pflege und Versorgung besonders Hilfsbedürftiger, Kinder, alter Menschen

und vieles mehr.

Das Werk von Henry Dunant gewann immer mehr an Bedeutung, er selbst jedoch verarmte und wurde fast vergessen. In Heiden am Bodensee fand ihn ein Journalist im Armenasyl. Nun wurden ihm Ehren und Auszeichnungen zuteil, 1901 erhielt er als erster den Friedensnobelpreis.

Um die Jahrhundertwende waren in Deutschland diejenigen Schwestern, die keinem Mutterhaus beitreten wollten und sich somit kein Krankenhaus als Arbeitsplatz aussuchen konnten, in der Privatpflege tätig. Viele soziale Nachteile waren damit verbunden, da der Schutz des Mutterhauses fehlte: unsicherer Arbeitsplatz, keine soziale Absicherung bei Krankheit, Arbeitslosigkeit im Alter, minimaler Verdienst, unbegrenzte Arbeitszeit. Auch das Ansehen in der Bevölkerung war gering, man nannte sie die „wilden Schwestern".

Zum einen bemühten sich in dieser Zeit die immer einflußreicher werdenden Gewerkschaften um bessere Verhältnisse für die freien Schwestern. Eine eigene Gewerkschaft „Gesundheitswesen" wurde gegründet und nach 1945 in die ÖTV eingegliedert. Zum andern machte eine Frau aus den Reihen dieser „wilden Schwestern" den Staat und die Bevölkerung auf die Probleme aufmerksam. Agnes Karll (1868–1927), eine vom Roten Kreuz ausgebildete, jedoch aus familiären Gründen aus dem Mutterhaus ausgetretene Schwester, erlebte die Schwierigkeiten der ungesicherten sozialen Lage einer freiberuflich tätigen Schwester. Sie machte es sich zur Aufgabe, die soziale Stellung dieser Schwestern zu heben. In Zusammenarbeit mit damals bestehenden Frauenverbänden gründete sie 1903 eine „Berufsorganisation der freien Krankenpflegerinnen Deutschlands (B.O.)". Um der Versorgung der Patienten willen und um den Ruf der freien Schwestern auf ein hohes Niveau zu bringen, stellte sie höchste Ansprüche an die Verbandsmitglieder. Dieser 1. Fachverband deutscher Krankenschwestern bot den Mitgliedern Hilfe in Arbeits- und Rechtsfragen. Er vermittelte gutbezahlte Stellen. Er ermöglichte günstige Abschlüsse bei Privatversicherungen für den Krankheits- und Ernstfall. Es wurde regelmäßig eine Verbandszeitschrift zur Fortbildung an die Mitglieder herausgegeben. Dafür wurde ein Mitgliedsbeitrag erhoben, das Gehalt jedoch stand den Schwestern voll zur Verfügung.

Die Bemühungen von Agnes Karll hatten einen Teilerfolg: 1907 wurde das 1. Krankenpflegegesetz durch den Preußischen Staat herausgegeben. Dieses entsprach nicht ganz ihren Plänen, sie hatte eine 3jährige Ausbildung gefordert, diese nun wurde aber auf 1 Jahr festgelegt. Es sollte noch über 50 Jahre dauern, bis ihre Vorstellungen in ganz Deutschland gesetzlich verankert wurden.

Agnes Karll gewann auch an internationaler Bedeutung als Mitbegründerin des „Weltbundes der Krankenschwestern (International Council of Nurses)". Sie war mehrmals dessen Präsidentin und konnte 1904 ihre Berufsorganisation dieser internationalen Vereinigung anschließen.

Während der Hitler-Diktatur wurde die „Berufsorganisation" von ihrer damaligen Leiterin aufgelöst. Der Verband wollte sich parteipolitisch nicht binden. Nach dem Krieg wurde er unter dem Namen „Agnes-Karll-Verband" neu gegründet. Nach Umorganisation und zusammen mit anderen Krankenpflegeverbänden entstand 1973 der „Deutsche Berufsverband für Krankenpflege".

Viele weitere wichtige Krankenpflegeverbände gab und gibt es in Deutschland. Jeder hat seine eigene Geschichte, seinen Stil und seine Bedeutung sowie seine wichtigen Aufgaben in der pflegerischen Versorgung Kranker, Alter und Hilfsbedürftiger. Die meisten haben internationale Verbindungen. Die wichtigsten Gruppen der heute in Deutschland krankenpflegerisch Tätigen gehen aus der Tab. 6.1 hervor.

Die Mitgliedschaft in Berufsverbänden ist für die Entwicklung der Krankenpflege in fachlicher, sozialer und arbeitsrechtlicher Beziehung wichtig. „Einigkeit macht stark"; dieses Wort der Sozialisten gilt auch für den Krankenpflegeberuf. Ein einzelner erreicht nichts, seine Mahnungen werden kaum gehört. Nur große Verbände können sich Gehör verschaffen und wirksam für die Verbesserung des Berufes kämpfen. Die Mitarbeit jedes einzelnen ist dazu nötig.

Berufshaltung

Wer einen Beruf erlernen will, muß eine Reihe von Eigenschaften mitbringen, damit er seine Aufgaben auch bewältigen kann. Wer, wie das Pflegepersonal, bereit ist, Verantwortung für kranke Menschen zu übernehmen, muß nicht nur fingerfertig und geschickt sein, sondern er muß sich auch mit den Grundprinzipien des mitmenschlichen Verhaltens auseinandersetzen. In diesem Beruf geht es zum einen um die bestmögliche (optimale) Pflege, zum anderen um humanes und angemessenes Verhalten dem Kranken und Gebrechlichen gegenüber. Das ist eine hohe menschliche Aufgabe, die dem Pflegenden viel abverlangt.

Jeder Mensch bringt von Natur aus ein Reihe von guten Eigenschaften und Fähigkeiten mit, aber auch andere, die in der Arbeit stören oder über die sich die Mitarbeiter ärgern. Es gilt nun, während der Ausbildung und nachfolgenden Berufstätigkeit einzelne erwünschte Fähigkeiten zu fördern und andere störende Faktoren zu bekämpfen. Das ist Aufgabe eines jeden Menschen, ganz gleich, in welchem Beruf er arbeitet und in welcher menschlichen Gesellschaft er lebt.

Was wird nun besonders von der Krankenpflegehelferin, vom Krankenpflegehelfer erwartet?

Es soll hier nicht eine „Liste von guten Eigenschaften" aufgeführt werden, einige ethische Grundsätze jedoch seien näher beleuchtet. Zum Erwerb von beruflichem Wissen und Können während der Ausbildung gehört eine gute *Lernfähigkeit* und *Interesse* an der Arbeit. Da das erlernte Wissen stets dem

Tabelle 6.1 Krankenpflegegruppen in Deutschland, ihre internationalen Verbindungen

Vereinigungen	Internationale Verbindungen
1. Arbeitsgemeinschaft Deutscher Schwesternverbände	
– Katholische Pflegeorden	Internationale Ordensvereinigungen
– Caritas	Missionsgesellschaften
– Diakonissen-Schwesternschaften	Kaiserswerther Generalkonferenz
– Diakonie-Schwesternschaften	Missionsgesellschaften
– Schwesternschaften vom Deutschen Roten Kreuz	Internationales Komitee vom Roten Kreuz
	Liga der Rot-Kreuz-Gesellschaften
2. Deutscher Berufsverband für Pflegeberufe (ehemals Deutsche Schwesterngemeinschaft) Fachverband für	Weltbund der Krankenschwestern und Krankenpfleger („International Council of Nurses")
– Krankenschwestern	
– Krankenpfleger	
– Kinderkrankenschwestern	
– Krankenpflegehelfer(innen)	
– Altenpfleger(innen)	
– Altenpflegehelfer(innen)	
3. Städtische Schwesternverbände	keine
4. Krankenschwestern, -pfleger, Kinderkrankenschwestern, Krankenpflegehelferinnen und -helfer ohne Zugehörigkeit zu einem Berufsverband	keine

neuesten Stand angepaßt und laufend vermehrt werden muß, ist *Engagement* und *Disziplin* vonnöten. Die Kranken haben ein Recht auf ein gut ausgebildetes Pflegepersonal, welches nicht durch gefährliche Unkenntnis Leiden vermehrt, sondern fachkompetent Leiden lindern und Gesundheit fördern kann.

Der *gewissenhaft* Arbeitende wird sich immer wieder fragen, habe ich heute auch alles richtig gemacht, alles „nach bestem Wissen und Gewissen" für den Patienten und den gesamten Arbeitsablauf erledigt? Es ist klar, die anderen müssen sich auf uns verlassen können, darauf verlassen, daß wir tun, was die anderen versprochen haben, daß wir weitergeben, was uns aufgetragen wurde, daß wir genau berichten, was wir beobachtet haben. Man muß mit uns rechnen können, ob morgens rechtzeitig zum Dienstbeginn oder dann, wenn Not am Mann ist.

Der Beruf, kranken Menschen zu helfen, verlangt von uns auch, *Verantwortung* zu übernehmen. Die Patienten sind uns anvertraut, wir haben die Verantwortung für sie, für die richtige Pflege, für die richtige Ausführung der Verordnungen, für ihr Wohlbefinden und ihr Leben. Wir tragen auch die Verantwortung dafür, daß die Patienten ihre Krankheit überwinden und ihre Gesundheit zurückerhalten können. Unsere Stellung gibt uns Macht. Diese Macht müssen wir verantwortlich gebrauchen, bei jeder Tätigkeit, bei jedem Gespräch. Diese Verantwortung kann belastend sein, uns jedoch auch froh machen und uns bei der Arbeit beflügeln.

Ordnungssinn ist eine Forderung, die beinhaltet, daß wir die Umgebung des Kranken in Ordnung halten, aber auch außerhalb des Krankenzimmers jedes Ding an seinen Platz zurückstellen müssen. Zum einen fühlt der Patient sich nicht wohl, wenn das Zimmer unaufgeräumt ist, zum anderen finden wir ganz schnell unsere Pflegeutensilien nicht mehr, was sich besonders schwerwiegend bei Notfallsituationen auswirken kann. Umsichtig – und mit einem Blick für Ordnung – ist nicht jeder Mitarbeiter, darum führt ständiges Bemühen zum Erfolg.

Wer mit kranken Menschen umgeht, dem muß man *vertrauen* können. Die Patienten müssen sicher sein können, daß wir das Richtige für sie tun, daß wir für sie da sind, wenn sie uns brauchen. Sie müssen sich darauf verlassen können, daß wir Stillschweigen bewahren werden über Dinge, die sie uns anvertraut haben und daß wir nichts gegen sie verwenden werden, was wir von ihnen wissen. In gewisser Weise sind sie uns hilflos ausgeliefert und dürfen in ihrem Vertrauen zu uns nicht enttäuscht werden.

Für die Patienten sind die Pflegenden oft wichtige Bezugspersonen. Wir sollen ihnen gegenüber *aufgeschlossen* sein und ihre Probleme und Sorgen, ihre Schmerzen und Klagen nicht zurückweisen und unwichtig finden. Vielfach meint man zwar, daß besonders „Mitleid" zur Ausübung des Berufes notwendig wäre. Mit-Leiden hieße aber, Schmerzen mitzuleiden, Tränen mitzuweinen, beim Klagen mitzujammern. Damit wäre den Patienten sicherlich in den meisten Fällen wenig geholfen. Aufgeschlossen sein, zuhören können, unser Wissen und Können einsetzen, das ist eine positive Form von „Mitleid".

Kranksein ist kein Vergnügen. Aber deshalb muß im Krankenhaus oder Altenheim keine traurige oder gar mürrische Atmosphäre herrschen. *Freundlichkeit* ist keine schwierige Kunst. Ein freundliches Gesicht, ein freundlicher Gruß, ein freundliches Gespräch können so viel bewirken. Ob Patienten oder Kollegen gegenüber, eine freundliche Begegnung baut Mißtrauen, Angst und Unzufriedenheit ab.

Patienten und Mitarbeiter haben ihre eigenen Angewohnheiten, Sitten und Meinungen. Wir sollten sie deshalb nicht ablehnen, sondern dies *tolerieren*. Es darf niemand wegen seiner Andersartigkeit, wegen seiner Denkweise abgelehnt oder gemieden werden. Im Umgang mit kranken Menschen gilt dies erst recht. Auf Eigenheiten von Patienten sollten wir jedoch dort pädagogisch einwirken, wo diese die Gesundheit negativ beeinflussen könnten.

Jedes Ausbildungs- und Arbeitsverhältnis bringt es mit sich, daß Leistung und Führung beurteilt werden. Nur dann können Fähigkeiten und Fertigkeiten verbessert und am richtigen Arbeitsplatz eingesetzt werden, wenn wir uns der *Kritik* stellen und sie als positiv und konstruktiv betrachten. Wir müssen uns auch selbst laufend prüfen: warum tun wir dies, und warum tun wir dies gerade so und nicht anders. Was nur aus Gewohnheit geschieht, muß noch lange nicht richtig sein.

Auch unsere Einstellung sollten wir stets *kritisch* betrachten: warum denken wir so, hängen wir vielleicht einer veralteten Denkweise an? Wertvorstellungen und Regeln der Gesellschaft sind ständig der Veränderung unterworfen. Es ist unsere Pflicht, kritisch zu sein. Bequemlichkeit oder Angst vor Kritik wären gefährlich.

Krankenpflegegesetz von 1985

Das Krankenpflegegesetz und die hierzu erlassene Ausbildungs- und Prüfungsverordnung regelt die Ausbildung in der Krankenpflege, Kinderkrankenpflege und Krankenpflegehilfe.

1. Schulen für Krankenpflegehilfe werden staatlich anerkannt, wenn sie von einer Unterrichtsschwester oder einem Unterrichtspfleger allein oder gemeinsam mit einem Arzt/einer Ärztin oder gemeinsam mit einer Pflegedienstleitung geleitet werden. Außerdem müssen sie über eine ausreichende Anzahl geeigneter Unterrichtskräfte, Räume und Einrichtungen für den Unterricht verfügen und mit einem zur Ausbildung geeigneten Krankenhaus verbunden sein.

2. Voraussetzung für die Zulassung zum Lehrgang ist
   – die Vollendung des 17. Lebensjahres,
   – die gesundheitliche Eignung zur Ausübung des Berufes und
   – der Hauptschulabschluß oder eine gleichwertige Schulbildung oder eine abgeschlossene Berufsausbildung. Hiervon kann die zuständige Behörde Ausnahmen zulassen.

3. Die Ausbildung schließt mit der staatlichen Prüfung ab und dauert unabhängig vom Prüfungstermin 1 Jahr. Auf die Dauer der Ausbildung werden angerechnet
   – Unterbrechungen wegen Urlaubs bis zu 6 Wochen und
   – Unterbrechungen wegen Schwangerschaft, Krankheit oder anderer von der Schülerin oder dem Schüler nicht zu vertretenden Gründe bis zur Gesamtdauer von 4 Wochen. Auf Antrag können darüber hinausgehende Fehlzeiten berücksichtigt werden, wenn eine besondere Härte vorliegt und das Ausbildungsziel dadurch nicht gefährdet wird.

4. Der Träger der Ausbildung muß mit der Schülerin/dem Schüler einen Ausbildungsvertrag schließen, in dem alle wesentlichen ausbildungsrechtlichen Daten enthalten sind, z.B.
   - Ziel der Ausbildung, Gliederung der Ausbildung,
   - Arbeitszeit,
   - Probezeit (3 Monate),
   - Kündigungsrecht,
   - Urlaubsrecht,
   - Ausbildungsvergütung,
   - Ausbildungsmittel,
   - Beginn und Ende der Ausbildung.

5. Die praktische Ausbildung in der Krankenpflegehilfe soll die Kenntnisse, Fähigkeiten und Fertigkeiten für die Versorgung der Kranken sowie die damit verbundenen hauswirtschaftlichen und sonstigen Assistenzaufgaben in Stations-, Funktions- und sonstigen Bereichen des Gesundheitswesens vermitteln. Es sind praktische Ausbildungsabschnitte in mindestens einem konservativen und einem operativen Fach durchzuführen.
   Die praktische Ausbildung muß mindestens 1100 Stunden betragen.

6. Die theoretische Ausbildung umfaßt mindestens 500 Stunden, davon in den Fachgebieten
   - Berufs-, Gesetzes- und Staatsbürgerkunde   40 Std.,
   - Hygiene einschließlich Ernährungslehre   40 Std.,
   - Grundlagen der Biologie, Anatomie und Physiologie   40 Std.,
   - Arzneimittellehre   20 Std.,
   - Krankheitslehre   60 Std.,
   - Krankenpflegehilfe   230 Std.,
   - Erste Hilfe   20 Std.,
   - weitere auf diese Fachgebiete zu verteilende   50 Std.

7. Die staatliche Prüfung besteht aus einem mündlichen und einem praktischen Teil.
   a) Der mündliche Teil erstreckt sich auf die folgenden Fächer:
      - Krankenpflegehilfe unter Einbeziehung der Krankheitslehre (Prüfungsdauer nicht mehr als 15 Minuten für jeden Prüfling);
      - Anatomie, Physiologie und Hygiene (Prüfungsdauer bis zu 10 Minuten pro Prüfling).
      Die Prüflinge werden einzeln oder in Gruppen bis zu fünf geprüft.
   b) Der praktische Teil der Prüfung erstreckt sich auf die grundpflegerische Versorgung eines Patienten, die der Prüfling im Stationsalltag zu übernehmen hat. Die Auswahl des Patienten erfolgt durch die Fachprüfer im Einvernehmen mit dem Patienten, dem für diesen Bereich verantwortlichen Arzt/der Ärztin und der an diesem Tag für den Patienten zuständigen Krankenpflegekraft.
   Der praktische Teil der Prüfung soll für den Prüfling in der Regel in 2 Stunden abgeschlossen sein.

8. Der Prüfungsausschuß besteht aus folgenden Mitgliedern:
   - einem Medizinalbeamten/einer Medizinalbeamtin,
   - der leitenden Unterrichtsschwester/dem leitenden Unterrichtspfleger,
   - mindestens einer Ärztin/einem Arzt,
   - mindestens einer Unterrichtsschwester/einem Unterrichtspfleger,
   - weiteren Unterrichtskräften entsprechend den zu prüfenden Fächern.

   Die zuständige Behörde kann Sachverständige und Beobachter zur Teilnahme an allen Prüfungsvorgängen entsenden. Der Vorsitzende bestimmt auf Vorschlag der Schulleitung die Fachprüfer und deren Stellvertreter für die einzelnen Fächer.

9. Die Prüfung ist bestanden, wenn jeder Teil mindestens mit der Note „ausreichend" bewertet wurde.

   Jeder Teil der Prüfung kann einmal wiederholt werden, wenn die Leistung mit der Note „mangelhaft" oder „ungenügend" bewertet wurde. Der Prüfungsvorsitzende bestimmt Dauer und Inhalt der weiteren Teilnahme am Lehrgang vor der Zulassung zur Wiederholungsprüfung. Diese muß spätestens 12 Monate nach der letzten Prüfung abgeschlossen sein.

10. Auf Antrag erhält der Absolvent der Ausbildung die Erlaubnis zur Führung der Berufsbezeichnung „Krankenpflegehelferin" oder „Krankenpflegehelfer" von der zuständigen Behörde, wenn er die durch dieses Gesetz vorgeschriebene Ausbildung absolviert hat, die staatliche Prüfung bestanden und sich nicht eines Verhaltens schuldig gemacht hat, aus dem sich die Unzuverlässigkeit zur Ausübung des Berufes ergibt.

    Außerdem muß er frei von körperlichen Gebrechen, geistiger Schwäche und Sucht sein, um den Beruf ausüben zu können. Die Erlaubnis zur Führung der Berufsbezeichnung kann unter bestimmten Bedingungen von der zuständigen Behörde widerrufen oder zurückgenommen werden.

11. Ordnungswidrig handelt, wer ohne Erlaubnis die Berufsbezeichnung „Krankenpflegehelferin" oder „Krankenpflegehelfer" führt. Die Ordnungswidrigkeit kann mit einer Geldbuße bis zu 5000 DM geahndet werden.

Der Hauptteil des Krankenpflegegesetzes und der Ausbildungs- und Prüfungsverordnung von 1985 gilt der Ausbildung in der Krankenpflege und der Kinderkrankenpflege.

Hiervon ist für Krankenpflegehelfer und Krankenpflegehelferinnen besonders wichtig zu wissen:

1. Voraussetzung für die Zulassung zum Lehrgang in einer Krankenpflege- oder Kinderkrankenpflegeschule sind:
   - Mindestalter von 17 Jahren,
   - gesundheitliche Eignung zur Ausübung des Berufes,

- Realschulabschluß oder eine gleichwertige Schulbildung oder eine andere abgeschlossene Schulbildung oder der Hauptschulabschluß, wenn der Bewerber eine Berufsausbildung von mindestens 2jähriger Dauer abgeschlossen hat oder die Erlaubnis zur Führung der Berufsbezeichnung „Krankenpflegehelfer" oder „Krankenpflegehelferin" besitzt.
2. Die Ausbildung dauert 3 Jahre.
   Sie wird verkürzt u. a. für Krankenpflegehelfer/innen nach mindestens 12 Monaten Tätigkeit in diesem Beruf um 6 Monate, nach mindestens 18 Monaten Tätigkeit um weitere 6 Monate.
3. Die Ausbildung umfaßt
   - mindestens 1600 Stunden theoretischen Unterricht und
   - mindestens 3000 Stunden praktische Ausbildung.
4. Die staatliche Prüfung besteht aus einem schriftlichen, einem praktischen und einem mündlichen Teil.
5. Die Erlaubnis zur Führung der entsprechenden Berufsbezeichnung ist wie die der Krankenpflegehelfer geregelt und geschützt.

Krankenpflegehelfer und Krankenpflegehelferinnen, die sich für eine dieser Ausbildungen interessieren, sollten sich hierüber bei den Krankenpflege- und Kinderkrankenpflegeschulen eingehend beraten lassen. Diese Ausbildungen erfordern ein hohes Maß an Lernfähigkeit und Abstraktionsvermögen sowie Durchhaltekraft, um neben der vielfältigen praktischen Ausbildung den Umfang an theoretischem Wissen zu bewältigen.

Berufliche Aufgaben der Krankenpflegehelfer/innen

Während in vielen Ländern die Aufgabenbereiche der Krankenpflegehelfer genau umrissen und gegenüber denen der Krankenschwestern und Krankenpfleger genau abgegrenzt sind, entscheidet sich in Bundesrepublik Deutschland der Umfang der Aufgaben „nach dem jeweiligen Zustand des Patienten". Die deutsche Krankenhausgesellschaft hat eine Empfehlung herausgegeben, nach der Krankenpflegehelfer/innen bei chronisch Kranken, Gebrechlichen, Rekonvaleszenten und Leichtkranken selbständig arbeiten dürfen. Bei Akut und Schwerkranken arbeiten sie unter Verantwortung von Krankenschwestern und Krankenpflegern. Hiernach richtet sich auch der Inhalt und Umfang der Ausbildung; auf diese Arbeitsaufgaben bereitet der Lehrgang vor.

Daraus ergibt sich auch die Antwort auf die Frage, wo Krankenpflegehelfer/innen nach abgeschlossener Ausbildung tätig werden können. Sie haben die Wahl zwischen Arbeitsgebieten aller Fachkliniken, in denen sowohl Akut- und Schwerkranke als auch Genesende behandelt und gepflegt werden:

- medizinische Kliniken
- geriatrische Abteilungen

- chirurgische Kliniken einschließlich Operationssaal mit besonderer Zusatzqualifikation,
- orthopädische Kliniken,
- urologische Kliniken,
- gynäkologische und geburtshilfliche Kliniken,
- psychiatrische und neurologische Kliniken

und andere Spezialabteilungen.

In diesen Fachkliniken sind Krankenpflegehelfer/innen in der Zusammenarbeit mit Krankenschwestern und Krankenpflegern bereits zu wichtigen und angesehenen Mitarbeitern geworden. Die pflegerische Stationsleitung (Krankenschwester, Krankenpfleger) entscheidet dabei stets, wann ein Patient von Krankenpflegehelfern selbständig gepflegt werden darf und wann dieser als Mitarbeiter der umfassender ausgebildeten Krankenschwester arbeitet.

Selbständige Tätigkeiten ergeben sich für Krankenpflegehelfer besonders in:

- Altenheimen und Altenpflegeheimen (Bundessozialhilfegesetz BSHG, s. S. 711 f.).
- Geriatrischen Kliniken (Spezialkliniken für Alterskrankheiten),
- Sanatorien und Genesungsheimen,
- Kurkliniken,
- Kliniken für Langzeitkranke, in denen beispielsweise Gelähmte, Arm- und Beinamputierte und andere Schwerbehinderte behandelt werden.

Fort- und Weiterbildung

Es ist eine unabdingbare Forderung für alle in der Pflege Tätigen, sich fortzubilden und somit beruflich auf dem neuesten Stand zu sein. Zum einen machen dies die rasche Entwicklung in der Medizin und die damit verbundenen umfangreichen Behandlungs- und Pflegemethoden notwendig. Zum andern hat sich das Pflegeverständnis in den pflegerischen Berufen gewandelt. Professionell ausgeübte Krankenpflege ist weder Heilhilfsberuf noch medizinischer Assistenzberuf, sondern ein eigenständiger Bereich im Gesundheitswesen. Jeder beruflich Pflegende trägt Verantwortung für seine pflegerische Arbeit. Verantwortung setzt fachspezifisches Wissen und Können voraus. Dieses Wissen und Können muß ständig vertieft und verbessert werden, dazu bedarf es lebenslanger Fort- (und Weiterbildungs-)Maßnahmen.

Es gibt umfangreiche Möglichkeiten der Fortbildung für die Pflegenden:

- Fachvorträge,
- Seminare und Tagungen von einem bis zu mehreren Tagen,
- Fachliteratur: Bücher und Zeitschriften, einzelne Artikel,
- Pflegerisch-medizinische Filme und Diaserien,

– Besichtigungen von pflegerisch-medizinischen Einrichtungen,
– Mitgliedschaft in einem Berufsverband oder in einer Gewerkschaft und damit Fachberatung durch diese Organisationen.

Unter fachbezogener **Fortbildung** versteht man:

– lebenslang das Wissen und Können zu vertiefen und zu verbessern, um beruflich auf dem neuesten Stand der Wissenschaft zu sein.
– Fortbildungsveranstaltungen unterliegen keinem Reglement und schließen ohne Prüfung ab, es wird kein Zertifikat erworben.

Unter fachbezogener **Weiterbildung** versteht man:

– Durch Lehrgänge mit genau festgelegten Richtlinien für die Durchführung, den Inhalt und die Abschlußprüfung erwirbt man sich innerhalb seines Berufes weitere Qualifikationen.
– Diese berechtigen zur Übernahme spezieller Funktionen (z. B. Leitungsfunktionen) mit größerer Verantwortung, und damit verbunden berechtigen sie zur Einstufung in eine höhere Gehaltsgruppe.

Staatsbürgerkunde

Jeder Mensch gehört nicht nur zu einem Familien- und Freundschaftsverband oder evtl. zu einer Berufsgruppe, sondern ist auch gleichzeitig Mitglied des größeren Verbandes, den wir Staat nennen. Es seien hier einige staatsbürgerliche Begriffe und Zusammenhänge erklärt, die ein Staatsbürger wissen muß, damit er seine Pflichten und Rechte kennt.

Wir sprechen von einem Staat, wenn ein Gebilde über ein

– Staatsgebiet – Staatsvolk – und eine Staatsregierung –

verfügt.

Das Staatsgebiet der Bundesrepublik Deutschland

Es umfaßt 357042 Quadratkilometer, hat 79 Millionen Einwohner und besteht aus folgenden Bundesländern, deren Hauptstädte sind:

1. Baden-Württemberg   Stuttgart
2. Bayern   München
3. Berlin
4. Brandenburg   Potsdam
5. Bremen
6. Hamburg
7. Hessen   Wiesbaden
8. Mecklenburg-Vorpommern   Schwerin
9. Niedersachsen   Hannover
10. Nordrhein-Westfalen   Düsseldorf
11. Rheinland-Pfalz   Mainz
12. Saarland   Saarbrücken
13. Sachsen   Dresden
14. Sachsen-Anhalt   Magdeburg
15. Schleswig-Holstein   Kiel
16. Thüringen   Erfurt

Grundgesetz

Das Grundgesetz (GG) regelt die Organisation des Staates. Es beschreibt

- die Aufgaben des Staates und
- das Verhältnis zwischen Staat und Bürger/Innen (= verfassungsrechtliche Stellung derselben)

Die dort festgeschriebene Ordnung wird als freiheitlich-demokratische Grundordnung bezeichnet, die Gewalt- und Willkürherrschaft ausschließt und somit die Grundlage der Selbstbestimmung des Volkes darstellt.

Das GG war ursprünglich als Provisorium gedacht. Seit dem 3. 10. 1990 gilt es – mit einigen Einschränkungen – auch in den neuen Bundesländern. Die Einschränkungen und abweichenden Regelungen gelten bis längstens 31. 12. 1995 (Art. 143 GG). Das Grundgesetz verliert seine Gültigkeit an dem Tage, an dem eine Verfassung in Kraft tritt, die von dem deutschen Volk in freier Entscheidung beschlossen worden ist (Art. 146 GG).

Die ersten Artikel des GG befassen sich mit den staatsbürgerlichen **Grundrechten**, z. B.

- Die Würde des Menschen ist unantastbar, der Staat verpflichtet sich, sie zu schützen.
- Die Freiheit der Person ist unverletzlich. Sie kann nur eingeschränkt werden, wenn jemand gegen die Rechtsordnung verstößt.
- Alle Menschen sind vor dem Gesetz gleich; Mann und Frau sind gleichberechtigt.
- Jeder hat das Recht auf freie Meinungsäußerung, Bekenntnis- und Gewissensfreiheit.
- Jeder hat das Recht auf freie Unterrichtsmöglichkeiten, freie Berufswahl, freies Kunstschaffen, freie Wissenschaft.
- Jeder hat das Recht auf Versammlungs- und Vereinigungsfreiheit.
- Jeder hat das Recht auf Leben und körperliche Unversehrtheit, Freizügigkeit.
- Jeder hat das Recht auf privates Eigentum, Erbrecht, Unverletzlichkeit der Wohnung.

Die sozialen Grundrechte schließen u. a. ein:

- Recht und Schutz der Ehe und Familie,
- Recht der Eltern auf Pflege und Erziehung der Kinder,
- Recht auf private Schulen,
- Recht auf Beibehaltung der deutschen Staatsangehörigkeit,
- Asylrecht.

Pflichten: Die wichtigsten im Grundgesetz verankerten Pflichten sind:

- Beachtung der Gesetze des Bundes und der Länder,
- Wehrpflicht, z. Zt. für Männer zwischen 18 und 45 Jahren,

- Steuerpflicht,
- Nothilfepflicht,
- Anzeige- und Zeugnispflicht,
- Erziehungspflicht der Eltern,
- Schulpflicht ab dem 6. Lebensjahr 9 Jahre lang.

Außerdem sind in der Bundesrepublik Deutschland eine Fülle von Einzelgesetzen (= Pflichten) gültig. Wenn diese geändert oder wenn neue Gesetze verabschiedet werden, dürfen sie in ihrem Inhalt oder Ziel nicht einem im Grundgesetz verankerten Artikel widersprechen.

Das **Bundesverfassungsgericht** ist für die Bearbeitung solcher Fragen zuständig.

Politische Willensäußerung

Unterschiedliche politische Meinungen und Argumente gehen auf unterschiedliche Interessen der Menschen zurück. Menschen mit gleicher oder ähnlicher Überzeugung schließen sich zu *Parteien* zusammen. Große Parteien können durch Wahlen die Mehrheit in der Landes- oder Bundesregierung erlangen und damit die Politik beeinflussen.

Jede politische Partei hat ihr eigenes innen- und außenpolitisches Programm, das immer wieder auf den Parteitagen überarbeitet und den Gegebenheiten angepaßt und dann veröffentlicht wird. Jeder wahlberechtigte Bürger sollte sich über die Parteiprogramme umfassend informieren, damit er derjenigen Partei seine Stimme geben kann, die vom Programm her seinen Vorstellungen am nächsten kommt und seine Interessen im Parlament vertritt. Informationen über Parteiprogramme bekommt man auf Wahlversammlungen, aus Zeitungen und politischen Diskussionen im Fernsehen und Rundfunk und durch persönliche Gespräche mit Parteimitgliedern.

Die bedeutendsten Parteien der Bundesrepublik Deutschland:

- die Christlich-Demokratische Union (CDU),
- die Christlich-Soziale Union in Bayern (CSU),
- die Sozialdemokratische Partei Deutschlands (SPD),
- die Freie Demokratische Partei (FDP),
- Die Grünen.

Quellen zur politischen Information

Die Freiheit der Meinungsäußerung und die Pressefreiheit sind im Grundgesetz garantiert. Dadurch ist es möglich, daß die verschiedenen Meinungen öffentlich und frei diskutiert werden können. Auch Nachteiliges über Politiker und Personen des öffentlichen Lebens wird ausgesagt. Wer sich angegriffen fühlt, kann sich durch eine Gegendarstellung verteidigen oder eine gerichtliche Klärung der Wahrheit herbeiführen. Es gehört zur demokratischen Lebensform, daß Auseinandersetzungen sachlich geführt werden.

Staatsbürger/Innen bekommen nur dann einen Einblick in die verschiedenen vorherrschenden Meinungen in Politik und Wirtschaft, wenn sie sich nicht nur auf eine Informationsquelle verlassen. Die wichtigsten Quellen sind:

– Zeitungen und Zeitschriften.
Viele Tages- und Wochenzeitungen/Zeitschriften auf regionaler und überregionaler Basis sind im Handel. Vergleicht man über einen längeren Zeitraum die Artikel mehrerer Zeitungen, lernt man verschiedene Meinungen und Argumente der verschiedenen politischen Strömungen kennen.

– Fernsehen und Hörfunk.
Die Nachrichtenübermittlung geht auf diesem Wege schneller als über den Zeitungsdruck, so daß die Sendungen aktuell sein können. Neben den Nachrichten geben auch andere politische Sendungen und Kommentare einen Überblick und ein besseres Verständnis, sie ergänzen die knapp dargestellten Nachrichtensendungen.

– Vorträge und Versammlungen.
Politische Versammlungen finden häufig statt. Besonders vor politischen Wahlen häuft sich das Angebot. Der Tagespresse und den Plakaten kann man Zeit, Ort und Thema der anberaumten Versammlung entnehmen. Dem Teilnehmer solcher Versammlungen erweitert sich der Blick für das Wesentliche und das Nebensächliche der politischen Richtung.

– Bücher.
Eine Fülle guter Bücher werden im Buchhandel angeboten. Je mehr man über Politik liest, desto besser versteht man die Zusammenhänge und desto interessanter wird die Politik.

Aufbau des Staates

Die kleinste Einheit jedes Gemeinschaftslebens ist die Familie, die kleinste politische Einheit ist die *Gemeinde*. Mehrere Gemeinden schließen sich zu einem *Kreis* zusammen. Mehrere Kreise bilden einen *Regierungsbezirk*, mehrere Regierungsbezirke bilden ein *Land*.

Die 16 Bundesländer bilden zusammen den *Bundesstaat*.

Die Bundesrepublik Deutschland ist nach dem Grundgesetz ein sozialer Rechtsstaat mit demokratischer Lebensform. Alle Macht geht vom Volke aus, das seine Vertreter in die Regierung wählt.

Gemeinde

Die Selbstverwaltung der Gemeinde ist in der Verfassung garantiert. Die Aufgaben sind unter Beachtung der bestehenden Gesetze zum Wohl und im

Auftrag des einzelnen durchzuführen. Aufgaben, die der einzelne nicht bewältigen kann, die aber in Gemeinschaft durchführbar sind:

- Feuerwehr,
- Einrichtung von Friedhöfen,
- Straßenreinigung und Müllabfuhr, Straßenbeleuchtung,
- Bauplanung und Wohnungsbau,
- Förderung der Gesundheit – Einrichtung einer Sozialstation,
- Jugendschutz,
- Unterhaltung von Schulen und Volkshochschulen.

Als Pflichtaufgaben im Staatsauftrag kommen hinzu:

- Führung des Personenstandregisters,
- Einwohnerregister,
- Durchführung der Landes- und Bundestagswahlen,
- Fürsorge für arme und alte Menschen, für Waisen.

Kreis

Die Aufgaben des Kreises sind denen der Gemeinde sehr ähnlich. Manche Gemeinde ist finanziell nicht in der Lage, alle anfallenden Aufgaben befriedigend zu lösen; dies gilt besonders für vorwiegend landwirtschaftliche Gemeinden. Durch den Zusammenschluß mit anderen Gemeinden, z. Teil reicheren und z. Teil städtischen Gemeinden, kann zum Wohle aller ein Ausgleich geschaffen werden.

Land

Nach dem Grundgesetz (Verfassung) der Bundesrepublik Deutschland sind die Länder in vielen Bereichen selbständig. Nur die Aufgaben werden vom Bund übernommen, die unbedingt zentral geregelt werden müssen. So hat jedes Bundesland die Kulturhoheit und erläßt eigene Schul- und Hochschulgesetze. Manche Länder haben eigene Funk- und Fernsehstationen. Solange auf Bundesebene für einen bestimmten Bereich kein Gesetz erlassen wurde, kann das Land ein Gesetz verabschieden. Man nennt dies die „konkurrierende Gesetzgebung". Ein kurzes Wort macht dies verständlich: „Bundesrecht bricht Landesrecht." Sobald das Bundesgesetz erlassen ist, wird das Landesgesetz ungültig.

Wichtige Aufgaben des Landes sind:

- Gesundheit, einschl. Einrichtung von Gesundheitsämtern,
- Arbeiter-Rentenversicherung (Landesversicherungsanstalt),
- Verkehrseinrichtungen,
- Energie-, Wasser-, Abwasserversorgung,
- Wirtschaftsförderung,
- Eingliederung von Vertriebenen und Flüchtlingen.

Die Landesverfassung

Der *Landtag* ist die Vertretung des Volkes und wird alle 4 Jahre gewählt.

Seine Hauptaufgaben sind:

- Gesetzgebung im Land und Überwachung der Landesregierung
- Wahl des Landtagspräsidenten und Wahl der Ausschüsse

Der Landtag bestätigt die vom Ministerpräsidenten vorgeschlagenen Minister.

Die **Landesregierung** besteht aus dem Ministerpräsidenten und den Ministern, sie bilden zusammen den Ministerrat.

In der Regel wird die Landesregierung durch die als stärkste Partei aus den Wahlen hervorgegangene Gruppierung gebildet. Die Verbindung mehrerer kleinerer Parteien zu einer Koalition ist möglich. Die Parteien, die nicht an der Regierung beteiligt sind, bilden die Opposition.

Die sachlichen Aufgaben der Landesregierung werden in Fachausschüssen bearbeitet, an deren Spitze jeweils ein Minister in eigener Verantwortung steht. Die Minister berichten der Landesregierung über ihre Arbeit.

Die Landesregierung beschließt

- über Vorlage von Landesgesetzen,
- Stimmabgabe im Bundesrat und
- andere gesetzlich vorgeschriebenen Angelegenheiten.

Die Rechtssprechung

Bis hin zu den Oberlandesgerichten untersteht die gesamte Gerichtsbarkeit den Ländern. Die Richter haben im Namen des Volkes für die Einhaltung der Rechtsordnung zu sorgen und durch Urteilsverkündung Recht zu sprechen. Die Rechtsgrundlage ist in den Ländern die gleiche wie beim Bund:

- jeder hat das Recht angehört zu werden;
- die Todesstrafe ist abgeschafft;
- nur die Taten, die vor ihrer Ausführung bereits unter Strafe gestellt waren, dürfen bestraft werden;
- jeder ist vor dem Recht gleich, es gibt bei der Verfolgung von Straftaten keine Ausnahme für bestimmte Personengruppen;
- jede Tat darf nur einmal bestraft werden.

Man unterscheidet verschiedene Bereiche der Gerichtsbarkeit:

- Strafgerichtsbarkeit: Verstöße gegen das Öffentliche Recht werden immer mit einer Strafe belegt (s. StGB, S. 681 f).

– Zivilgerichtsbarkeit: Streitigkeiten zwischen Arbeitgebern und Arbeitnehmern werden im Arbeitsgericht, solche zwischen Tarifpartnern vorwiegend im Landesarbeitsgericht verhandelt.
– Sozialgerichtsbarkeit: Regelung von Streitfällen aus den Sozialversicherungen und den Versorgungsgesetzen für Kriegsopfer und Hinterbliebene.
– Finanzgerichtsbarkeit: Entscheidungen über steuerrechtliche Klagen der Bürger/Innen.
– Der Bundesgerichtshof ist die oberste Instanz aller Gerichte.
– Das Bundesverfassungsgericht hat darüber zu wachen, daß kein Gesetz – sei es ein älteres oder neu verabschiedetes – der Verfassung (dem GG) der Bundesrepublik Deutschland widerspricht.

Bund

Aufbau und Arbeit entsprechen im Bund weitgehend der der Länder. Der **Bundestag** (Parlament) wird alle 4 Jahre als Vertretung des Deutschen Volkes gewählt, und zwar über die Listen der Parteien. Je mehr Stimmen eine Partei erhält, desto mehr Sitze erhält sie im Bundestag. Der Bundestag ist die gesetzgebende Körperschaft des Bundes. Weitere Aufgaben:

– Wahl des Bundestagspräsidenten,
– Wahl des Bundeskanzlers,
– Bestimmung der Fachausschüsse und ihrer Aufgaben,
– Kontrolle der Regierungsarbeit (kleine und große Anfragen, Kritik während der Gesetzesberatungen und bei Haushaltsdebatten, Einsetzen von Untersuchungsausschüssen bei Mißständen).

Der Bundestag besteht aus 656 Abgeordneten. Die Hälfte der Bundestagsabgeordneten (MdB) wird nach der Persönlichkeitswahl mit „relativer Mehrheit" gewählt: Die von den Parteien des Bundesgebietes aufgestellten Bewerber mit den meisten Erststimmen erhalten einen Sitz im Parlament. Die andere Hälfte der Sitze wird nach den Zweitstimmen verteilt: Die Bundesbürger/Innen wählen mit dieser eine bestimmte Partei.

Damit der Bundestag nicht durch die Mitarbeit von zu vielen kleinen Splitterparteien regierungsunfähig wird, besteht die „5%-Klausel": eine Partei, die weniger als 5% der Wählerstimmen auf sich vereinigt, darf keinen Vertreter in den Bundestag entsenden.

Der **Bundesrat** ist die Vertretung der Länder. Durch den Bundesrat wirken die Länder bei der Gesetzgebung und Verwaltung des Bundes mit. Er besteht aus Mitgliedern der Länderregierungen oder deren Stellvertretern, für die Anzahl der Mitglieder ist die Einwohnerzahl der Länder maßgeblich. Dem Bundesrat steht ein Präsident vor, der jeweils für 1 Jahr gewählt wird. Dieser vertritt auch den Bundespräsidenten.

Der **Bundespräsident** repräsentiert den Staat, er hat jedoch eine geringe Machtposition. Jeder Deutsche, der das 40. Lebensjahr vollendet hat, kann zum Bundespräsidenten gewählt werden. Die Amtszeit beträgt 5 Jahre, er kann einmal wieder gewählt werden.

Aufgaben des Bundespräsidenten:

– völkerrechtliche Vertretung vor dem Ausland,
– in seinem Namen Abschluß von Verträgen mit dem Ausland,
– Empfang ausländischer Botschafter und Gesandter,
– Beglaubigung deutscher Diplomaten im Ausland,
– Verkündigung des Verteidigungsfalls bei bewaffnetem Angriff auf die Bundesrepublik; hierüber muß jedoch vorher der Bundestag beschließen.

Innenpolitische Aufgaben:

– Ernennungen und Entlassungen von Beamten und Richtern des Bundes, von Offizieren und Unteroffizieren;
– Begnadigung bei Urteilen, die vom Bundesgericht für Hoch- oder Landesverrat ausgesprochen wurden;
– Ausfertigung aller im Bundestag beschlossenen Gesetze und Auftrag zur Veröffentlichung im Bundesgesetzblatt;
– Auflösung des Bundestages und Auftrag zu neuer Wahl, falls sich der Bundestag nach 3 Wahlgängen nicht mit Mehrheit für einen Bundeskanzler entscheiden konnte;
– Vorschlag eines Bundeskanzlers vor dem Bundestag;
– Ernennung und Entlassung von Bundesministern auf Vorschlag des Bundeskanzlers.

Die **Bundesregierung** (Kabinett) setzt sich aus dem *Bundeskanzler* und den *Bundesministern* zusammen.

Der **Bundeskanzler** wird vom Bundestag gewählt und vom Bundespräsidenten zur Regierungsbildung beauftragt. Er leitet die Geschäfte der Bundesregierung und bestimmt die Richtlinien der Politik, dafür trägt er vor dem Bundestag die Verantwortung.

Die **Bundesminister** werden auf Vorschlag des Bundeskanzlers vom Bundespräsidenten ernannt. Innerhalb ihrer Geschäftsbereiche (Ministerien) sind sie selbständig.

Der Bundesregierung obliegt die oberste Führung und Leitung der inneren und äußeren Politik des Bundes. Die wichtigsten Aufgaben sind:

– Vorbereitung von Gesetzesvorschlägen
– Erlassen von Rechtsverordnungen
– Vorbereiten von Abkommen mit anderen Staaten
– Verhandlungen mit ausländischen Regierungen über Streitfragen
– Sorge für Schutz und Hilfe der Deutschen im Ausland.

Mitglieder der Bundesregierung dürfen kein anderes besoldetes Amt, kein Gewerbe und keinen Beruf ausüben.

Gesetzgebung des Bundes

Die Gesetzesinitiative kann ausgehen von

- Bundesrat,
- Bundestag,
- Bundesregierung.

Im Bundestag werden alle Gesetze in drei „Lesungen" beraten.

In der ersten Lesung wird die Notwendigkeit des Gesetzes begründet. Bei der Abstimmung hierüber kann das Gesetz bereits abgelehnt werden. Geschieht dies nicht, so geht es nun zur zweiten Beratung an den zuständigen Ausschuß, der alle Einzelheiten des Gesetzes zu bearbeiten hat. Dann kommt es zur zweiten Lesung vor dem Bundestag. Erscheint es aber bereits gründlich genug vorbereitet, so daß keine weiteren Fragen gestellt werden, kann die dritte Lesung sofort anschließen. In der dritten Lesung erfolgt die Schlußabstimmung, das Gesetz wird entweder abgelehnt oder verabschiedet, verkündet und in Kraft gesetzt. Unterzeichnet wird das neue Gesetz vom Bundespräsidenten, vom Bundeskanzler und von dem zuständigen Minister, zu dessen Ressort es gehört. Es wird in Druck gegeben und kann von jedermann eingesehen werden.

Das Wahlrecht

In einem demokratischen Staat erfolgt die Bestellung der Regierung durch Wahl. Die Staatsämter werden nur befristet übertragen.

Jeder mündige deutsche Staatsbürger (s. BGB S. 686f) besitzt das aktive Wahlrecht, wenn er mindestens 3 Monate seinen Wohnsitz in der Bundesrepublik Deutschland hat. Er wählt seine Vertreter auf Gemeinde-, Landes- und Bundesebene.

Folgende Grundsätze sind für die Wahl in der Bundesrepublik Deutschland besonders wichtig:

- *frei:* die Teilnahme an der Wahl ist freiwillig; unerlaubte Wahlbeeinflussung (z. B. Pflegepersonal gegenüber Patienten) ist strafbar, die Parteien haben gleiche freie Wettbewerbschancen im Wahlkampf,
- *gleich:* alle Stimmen haben das gleiche Gewicht, die Stimme des 18jährigen Lehrlings gilt genauso viel wie die eines Politikers oder Fabrikbesitzers,
- *allgemein:* jeder darf wählen, unabhängig von Geschlecht, Rasse, Bildungsstand oder Weltanschauung,
- *geheim:* es darf nur in sichtgeschützten Wahlzellen und auf amtlichen Wahlzetteln gewählt werden. Die Wahlzettel werden verdeckt (in amtli-

chen Briefumschlägen in versiegelten Wahlurnen) bis zur Auszählung aufbewahrt,
- *direkt:* jeder Wähler wählt seine Vertreter direkt in die Regierung (nicht wie z. B. in den USA über „Wahlmänner").

Die „Drei-Gewalten-Teilung"

Alle Gewalt geht vom Volke aus. Das Volk übt die Staatsgewalt durch Wahlen aus. Die Staatsgewalt ist groß. Damit diese Macht nicht in einer Hand zusammengeballt und mißbraucht werden kann, teilt das GG die Gewalt unter verschiedenen Organen auf:

- Die gesetzgebende Gewalt (Legislative) = Bundestag. Sie ist an die verfassungsmäßige Ordnung gebunden.
- Die vollziehende Gewalt (Exekutive) = Regierung und Verwaltung. Sie ist an Gesetz und Recht gebunden.
- Die rechtsprechende Gewalt (Judikative) = Gerichte. Sie ist an Gesetz und Recht gebunden.

Diese drei Gewalten stehen nicht isoliert nebeneinander. Sie haben vielfältige Beziehungen untereinander, und zwar derart, daß sie sich gegenseitig kontrollieren und im Gleichgewicht halten.

Föderalismus

Die Bundesrepublik Deutschland ist ein Bundesstaat, d. h. mehrere Mitgliedstaaten (16 sich selbstregierende Länder) bilden einen Gesamtstaat (Bund). Föderalismus ist ein anderer Ausdruck für diese Bundesstaatlichkeit. In der Bundesrepublick Deutschland haben daher sowohl der Bund als auch die Länder einen eigenen politischen Gestaltungsraum und eigene Verantwortung. Der Gesamtstaat soll für diejenigen Dinge zuständig sein, die im Interesse des Volkes einheitlich geordnet werden müssen (z. B. Währung, Verteidigung usw.). Die übrigen Angelegenheiten sollen die Gliedstaaten jeweils für sich regeln (z. B. Kultur und Bildung, Polizeirecht, Organisation der Städte und Gemeinden usw.). Das föderalistische System der Bundesrepublick Deutschland ist im GG verankert (Art. 79 Abs. 3).

Damit ist eine weitere Teilung der staatlichen Gewalt in die des Gesamtstaates und die der Gliedstaaten garantiert.

Europäische Gemeinschaft (EG)

Nach dem Zweiten Weltkrieg (1939–1945) entwickelte sich in langem Bemühen um friedliche Zusammenarbeit früherer Feinde die „Europäische Wirtschaftsgemeinschaft (EWG)". Zunächst schlossen sich hierzu 6 Länder zusammen: die Bundesrepublik Deutschland, Frankreich, Italien, die Niederlande, Belgien und Luxemburg. Weitere Mitgliedsländer folgten, so daß es jetzt die Gemeinschaft der 12 Länder ist mit Dänemark, Großbritannien, Griechenland, Irland, Spanien und Portugal. Aus der Wirtschaftsgemeinschaft entwickelt sich heute zunehmend die „Europäische Gemeinschaft (EG)". Bis Ende 1992 sollen zwischen den EG-Ländern alle Zoll- und Handelsschranken fallen und die Freizügigkeit von Handel und Dienstleistungen mit freier Arbeitsplatzwahl aller Bürger der EG-Länder erreicht sein. Probleme der Post, des Verkehrs, der Umwelt u. a. sollen gemeinsam gelöst werden.

– Die *Präsidentschaft* wechselt alle 6 Monate zwischen den Regierungschefs der 12 Länder.
– Der *Europäische Rat* besteht aus den Regierungschefs und den Außenministern. Er bestimmt die Richtlinien der Politik der EG.
– Der *Ministerrat* besteht aus Ressortministern und Mitgliedern der Kommission. Er legt die Leitlinien für Vertragsverhandlungen (auch mit Drittländern, Nicht-EG-Ländern) fest.
– Die *Kommission* besteht aus 14 unabhängigen Mitgliedern, die für 4 Jahre von ihren Regierungen benannt werden. Sie ist von den Regierungen unabhängig und erarbeitet Vorschläge für Gemeinschaftspolitik und -gesetze.
– Das *Europäische Parlament* (Sitz in Straßburg und Brüssel) besteht aus 518 Mitgliedern, die in allen 12 Ländern nach dem dort geregelten Wahlrecht gewählt werden. Das Parlament bearbeitet den Haushaltsplan der EG und wirkt mit bei Gesetzgebung und Verträgen untereinander und mit Drittländern.
– Der *Europäische Gerichtshof* (Sitz in Luxemburg) besteht aus 11 Richtern. Er ist zuständig für Streitsachen, die sich aus Gemeinschaftsbeschlüssen ergeben.
– Der *Ecu* ist eine künstlich geschaffene Währungseinheit in der EG, bisher als gültiges Zahlungsmittel nur in Belgien eingeführt.

Strafgesetzbuch (StGB) vom 15. 11. 82

Wenn im Grundgesetz der Bundesrepublik Deutschland verankert ist, daß der Staat die Grundrechte des Menschen schützen wird, so hat der Gesetzgeber hier festgelegt, welche Taten die Rechte des Staates oder eines Bürgers verletzen und „von Staats wegen" verfolgt und unter Strafe gestellt sind.

Das StGB ist seit 1871 mehr als 60mal geändert und erneuert worden. Das jetzt gültige Strafrecht besteht aus dem *Schuldausgleich* und der *Wirkung der Strafe auf den Täter*.

Einige Straftaten werden nur dann verfolgt, wenn der Geschädigte oder seine Angehörigen Strafantrag stellen. Wir nennen sie „Antragsdelikte". Andere werden auch dann verfolgt, wenn zunächst kein Kläger vorhanden ist; der Staatsanwalt stellt den Strafantrag. Dies trifft zu bei Verdacht auf Mord, Raubüberfall, Einbruch, Geldfälschung u. a. m.

Einige wichtige Paragraphen seien hier aufgeführt.

Keine Strafe ohne Gesetz (§ 1):

Eine Tat kann nur bestraft werden, wenn die Strafbarkeit gesetzlich bestimmt war, bevor die Tat begangen wurde.

Verbrechen und Vergehen (§ 2):

– *Verbrechen* sind Taten, die mindestens mit Freiheitsstrafe von einem Jahr bedroht sind,
– *Vergehen* sind Taten, für die die Mindeststrafe weniger als ein Jahr Freiheitsentzug oder Geldstrafe beträgt.

Vorsätzliches und fahrlässiges Handeln (§ 15):

Strafbar ist nur vorsätzliches Handeln, wenn nicht durch das Gesetz ausdrücklich auch fahrlässiges Handeln mit Strafe bedroht ist (z. B. Körperverletzung).

Schuldunfähigkeit (§§ 17–21):

– Kinder unter 14 Jahren sind schuldunfähig.
– Täter, die z. Z. der Tat wegen krankhafter seelischer Störungen, Bewußtseinsstörung, Schwachsinns oder seelischer Abartigkeit (s. Psychiatrie S. 207 f) unfähig sind, das Unrecht ihres Tuns einzusehen oder nach dieser Einsicht zu handeln, sind schuldunfähig.

Notwehr (§ 32):

Wer in Notwehr eine mit Strafe bedrohte Handlung begeht, handelt nicht rechtswidrig.

Notstand (§§ 34–35):

Wer in einer gegenwärtigen Gefahr für Leben, Leib, Freiheit, Ehre, Eigentum oder ein anderes Rechtsgut eine Tat begeht, um die Gefahr für sich oder einen anderen abzuwehren, handelt ohne Schuld. (Die Tat muß aber in einem vernünftigen Maß zum geschützten Rechtsgut stehten. Zur Verteidigung der eigenen Ehre eine schwere Körperverletzung zu begehen, ist kein angemessenes Mittel.)

Strafbemessung (§ 46):

Die Schuld des Täters ist Grundlage für die Zumessung der Strafe. Das Gericht wägt die Umstände, die für und gegen den Täter sprechen, gegeneinander ab, besonders

– die Ziele des Täters, seine Gesinnung, die aus der Tat spricht,
– die Art der Ausführung der Tat und ihre Auswirkungen,

- Vorleben und persönliche Verhältnisse des Täters,
- Verhalten nach der Tat, besonders die Bemühungen, den Schaden wiedergutzumachen.

Das Gericht kann Strafen zur Bewährung aussetzen und dem Täter einen Bewährungshelfer beigeben, dem Verurteilten auch besondere Auflagen erteilen. (Beispiel: nach schwerem Verkehrsunfall dem Schuldigen die Auflage erteilen, einen oder mehrere Tage in einer Unfallabteilung eines Krankenhauses mitzuarbeiten).

Maßregeln zur Besserung und Sicherung (§§ 61–72):

Diese Maßregeln werden vom Gericht angeordnet, wenn jemand eine strafbare Handlung begangen hat und eine solche Maßnahme für den Täter oder die Gesellschaft erforderlich erscheint (vgl. §§ 17–21).

Es handelt sich um die Unterbringung

- in einem psychiatrischen Krankenhaus,
- einer Entziehungsanstalt (für Suchtkranke),
- in einer sozialtherapeutischen Anstalt,
- zur Sicherungsverwahrung.

Ferner kann angeordnet werden

- eine Führungsaufsicht,
- die Entziehung der Fahrerlaubnis,
- Berufsverbot.

Nichtanzeige geplanter Straftaten (§§ 138–140):

Wer von Vorhaben oder Ausführung einer strafbaren Tat erfährt und diese nicht anzeigt, wird bestraft (vgl. § 203).

Straftaten gegen sexuelle Selbstbestimmung (§§ 174–184c):

In diesem Teil des StGB werden sexueller Mißbrauch von Schutzbefohlenen, Kranken, Kindern sowie Homosexualität mit Jugendlichen, Vergewaltigungen, Prostitution, Menschenhandel und Pornographie unter Strafe gestellt.

Verletzung von Privatgeheimnissen (§ 203):

Wer unbefugt ein fremdes Geheimnis offenbart, wird bestraft, wenn es ihm in folgender Tätigkeit oder Eigenschaft anvertraut oder bekannt gemacht wurde:

- Arzt, Zahnarzt, Tierarzt, Apotheker oder Angehöriger eines anderen Heilberufes, dessen Ausbildung staatlich geregelt ist (z. B. Krankenpflegehelfer, MTA, Masseur u. a. m.),
- Berufspsychologe,
- Rechtsanwalt, Patentanwalt, Notar, Verteidiger in Strafsachen, Buchprüfer, Steuerberater,

- Ehe-, Erziehungs-, Jugendberater, Berater für Suchtfragen,
- Berater einer Beratungsstelle gegen Schwangerschaftsabbruch,
- Sozialarbeiter, Sozialpädagoge,
- Angehöriger eines Unternehmens privater Kranken-, Unfall- und Lebensversicherung,
- Amtsträger,
- für den Öffentlichen Dienst Verpflichteter,
- Personen, die Aufgaben des Personalvertretungsgesetzes wahrnehmen,
- Mitglied eines Gesetzgebungsorgans.

Diesen Personen stehen Lernende in der Vorbereitung auf die Berufe gleich, ebenso ihre Gehilfen.

Die Schweigepflicht wird mit dem Tod des Betroffenen nicht aufgehoben.

Ergänzend hierzu sind die §§ 201, 202 und 204 zu sehen, in denen die unerlaubte Verwendung von nichtöffentlich gesprochenen Worten oder Daten sowie die Verletzung des Briefgeheimnisses unter Strafe gestellt werden.

Die Höhe der Strafen gehen aus dem Bereich derer für Vergehen (§ 12) bis zu denen für Verbrechen mit mehreren Jahren Freiheitsentzug.

Straftaten gegen das Leben (§§ 221–222):

Mord, Totschlag, Tötung auf Verlangen, Kindstötung, Abbruch der Schwangerschaft, Aussetzung, fahrlässige Tötung und Völkermord werden mit hohen Freiheitsstrafen bedroht.

Der **Abbruch der Schwangerschaft** (§§ 218–219b) kann unter gesetzlich geregelten Umständen ausnahmsweise erlaubt werden. Diese Erlaubnis kann nur von mehreren unabhängig voneinander arbeitenden Ärzten und anderen Berufsträgern ausgesprochen werden, wenn hierfür wichtige medizinische oder soziale Gründe vorliegen. In jedem Fall ist die umfassende Beratung und Hilfe für eine Schwangere einzusetzen, um den Schwangerschaftsabbruch zu vermeiden.

Körperverletzung (§§ 223–226a):

Jede rechtswidrige Körperverletzung eines anderen ist mit Strafe bedroht. Es wird zwischen einfacher und schwerer Körperverletzung, solcher mit Todesfolge und fahrlässiger Körperverletzung unterschieden.

Operationen, Injektionen, viele Untersuchungsmaßnahmen und pflegerische Handlungen sind an sich „Körperverletzungen". Sie sind aber nur dann rechtswidrig, wenn der „Verletzte" sie nicht erlaubt hat oder sie gegen die guten Sitten verstoßen.

Straftaten gegen die persönliche Freiheit (§§ 234–241)

Menschenraub, Entführung, widerrechtliche Freiheitsberaubung, Geiselnahme und Androhung einer dieser Taten werden mit hohen Freiheitsstrafen bedroht.

Deshalb darf auch kein Patient in der geschlossenen Abteilung eines psychiatrischen Krankenhauses gegen seinen Willen festgehalten werden, wenn dies nicht ein Amtsrichter anordnet.

Eigentumsdelikte (§§ 242−266):

In diesen Paragraphen sind unter Strafe gestellt:

Diebstahl, Unterschlagung, Entziehung elektrischer Energie, Raub, Erpressung, Hehlerei, Betrug, Untreue und Erschleichen von Leistungen.

Urkundenfälschung (§§ 267−281):

Fälschung von Urkunden, technischen Aufzeichnungen, amtlichen Ausweisen, Gesundheitszeugnissen, Veränderung von Grenzbezeichnungen sind mit hohen Strafen bedroht.

Gemeingefährliche Straftaten (§§ 306−330c):

Neben Brandstiftung, Anwendung von Sprengstoff- und Kernenergieexplosion, Mißbrauch ionisierender Strahlen, Herbeiführen von Überschwemmungen, Gefährdung des Verkehrs auf Bahn, Schiff, im Luftverkehr, auf der Straße ist auch mit hohen Freiheitsstrafen bedroht, wenn sich jemand mit Alkohol oder anderen berauschenden Mitteln in Rausch versetzt hat und in diesem Zustand eine strafbare Handlung begeht (§ 330a).

Straftaten im Amt (§§ 331−357):

Aktive und passive Bestechung, Verletzung des Dienstgeheimnisses, Verletzung des Post- und Fernmelde- sowie des Steuergeheimnisses und Parteiverrat sind hier mit unterschiedlich hohen Strafen bedroht.

Bürgerliches Gesetzbuch (BGB)

Das Bürgerliche Gesetzbuch (BGB), das am 1. Januar 1900 in Kraft getreten ist, regelt das Privatrecht, d. h. die Rechtsverhältnisse der Bürger untereinander. Es ist das Recht des täglichen Lebens. Es will dem Interesse des Bürgers, dem einzelnen dienen. Dabei läßt es soweit wie möglich die Gestaltung der Rechtsbeziehungen in der freien Entscheidung der Bürger. Man spricht hier von „Gestaltungsfreiheit". Beispiele für Rechtsverhältnisse aus dem Privatrecht, die für jeden Bürger bedeutsam sein können, sind Kauf-, Miet-, Dienstvertrag, Eigentum und Besitz, Verwandtschaft, Verlöbnis und Eheschließung, rechtliche Stellung ehelicher und nichtehelicher Kinder, Erbrecht und vieles andere mehr. Das Gesetzeswerk ist in 5 Bände eingeteilt.

1. Der *allgemeine* Teil bringt die Grundlagen für die folgenden Teile und regelt das Recht der „Rechtssubjekte" (Personen), „Rechtsobjekte" (Sachen) und die Willenserklärungen (z.B. Verträge).

2. Das *Schuldrecht* bringt allgemeine Vorschriften über die schuldrechtlichen Verpflichtungen und regelt spezielle Schuldverträge (z.B. Kauf, Schenkung, Miete, Pacht).

3. Das *Sachenrecht*, in dessen Mittelpunkt das Eigentum steht, regelt die Herrschaftsarten über bewegliche und unbewegliche Sachen.

4. Das *Familienrecht* regelt Verlöbnis, Eheschließung, Eheführung, eheliches Güterrecht, Ehescheidung, Verwandtschaft, Vormundschaft und Pflegschaft. Hier ist auch die Unterhaltspflicht Verwandter untereinander zu finden (s. BSHG S. 711 f).

5. Das *Erbrecht* regelt die vermögensrechtlichen Verhältnisse eines Menschen nach seinem Tode, besonders die Erbfolge.

In einer solchen Rechtsordnung können nicht alle persönlichen Verhältnisse ganz gleich behandelt werden: ein 5jähriges Kind kann z.B. nicht wie ein Erwachsener handeln und behandelt werden. Deshalb hat das BGB den verschiedenen Lebensaltern ihre Bedeutung beigemessen. Der Mensch soll in das Rechtsleben hineinwachsen.

Rechtliche Bedeutung der Lebensalter

- Das gezeugte, noch nicht geborene Kind ist *erbfähig*.
- Sofort nach der Geburt erlangt der Mensch die *Rechtsfähigkeit*. Er ist noch geschäftsunfähig, kann keine Geschäfte tätigen.
- Mit Vollendung des 7. Lebensjahres ist der Mensch *beschränkt geschäftsfähig*. Er kann nun etwas kaufen, braucht hierfür aber die Einwilligung des gesetzlichen Vertreters.
- Mit 14 Jahren wird der Mensch *religionsmündig*, er kann entscheiden, zu welchem religiösen Bekenntnis er sich halten will.
- Mit 16 Jahren erlangt man die *Testierfähigkeit*: man kann ein rechtsgültiges Testament abfassen.
- Mit Vollendung des 18. Lebensjahres tritt die *volle Geschäftsfähigkeit* ein. Der 18jährige kann unbeschränkt Geschäfte tätigen und Verträge abschließen, er muß aber auch die volle Verantwortung hierfür auf sich nehmen.
- Mit dem Tode endet die Rechtsfähigkeit des Menschen.

Der Vertrag:

Der Vertrag ist ein wichtiger Bestandteil unseres Rechtslebens. Wir schließen täglich viele Verträge ab, ohne uns dessen bewußt zu sein (Straßenbahnfahrt, Kauf einer Zeitung, Aufnahme ins Krankenhaus). Das BGB überläßt in liberaler Grundhaltung die Ausgestaltung, das „Aushandeln" der Verträge dem Bürger und gibt nur den rechtlichen Rahmen.

Der Vertrag ist die übereinstimmende Willenserklärung zweier oder mehrerer Personen. Er kommt durch das Angebot des einen und der Annahme des anderen zustande. Er ist rechtswirksam, wenn beide Vertragspartner voll geschäftsfähig sind und keine Mängel vorliegen (z. B. arglistige Täuschung über Mängel an einem gebrauchten Pkw).

Der wirksam abgeschlossene Vertrag begründet für beide Vertragspartner Rechte und Pflichten.

– Kaufvertrag: der eine muß den Kaufgegenstand herausgeben, der andere den Kaufpreis entrichten.
– Mietvertrag: der eine muß den Mietgegenstand, z. B. die Wohnung, zum Gebrauch überlassen, der andere den Mietzins zahlen.

Verletzt der eine Teil seine Pflichten, so kann der andere unter Umständen Schadenersatz verlangen.

Das Schadenersatzrecht

Das Schadenersatzrecht ist sehr schwierig. Am Beispiel des Krankenhausvertrages soll ein Teil davon gezeigt werden. Bei der Krankenhausaufnahme schließt der Patient einen Aufnahmevertrag (Dienstleistungsvertrag) ab. Das Krankenhaus verpflichtet sich, dem Patienten eine ordnungsgemäße ärztliche Untersuchung und Behandlung, Unterbringung, Beköstigung und Pflege zu sichern. Darüber hinaus kann der Patient verlangen, daß alle vermeidbaren Schäden von ihm ferngehalten werden. (Er muß beispielsweise über nachteilige Folgen einer Behandlung aufgeklärt werden.)

Der Patient ist verpflichtet, die Krankenhauskosten (Pflegesatz) zu zahlen – entweder als Selbstzahler oder von seiner Krankenversicherung (S. 702 f) – und sich an die Hausordnung und die Aufnahmebestimmungen zu halten. Auch dieser Vertrag ist eine freie Willensentscheidung: Der Patient kann nicht gezwungen werden, sich in das Krankenhaus zu legen, das Krankenhaus kann unter bestimmten Voraussetzungen auch die Aufnahme eines Patienten verweigern.

Werden im Rahmen dieses Vertrages die Leistungen für den Patienten nicht richtig erbracht, so daß ihm ein Schaden daraus entsteht, ist das Krankenhaus zum Schadenersatz verpflichtet. Ein Schaden kann durch falsches Handeln oder eine Unterlassung entstehen. Das Krankenhaus muß Schadenersatz leisten, wenn der Schaden vorsätzlich oder fahrlässig entstanden ist. Die Schadenersatzpflicht für das Krankenhaus besteht auch, wenn ein Angestellter des Krankenhauses (Arzt, Krankenpflegehelfer) den Schaden „schuldhaft" verursacht hat. Der Patient muß also nicht nach dem Schuldigen suchen *(Haftung aus Vertrag)*.

Daneben kann aber der Patient noch einen Schadenersatzanspruch an den Mitarbeiter des Krankenhauses stellen:

Haftung aus unerlaubter Handlung: Wer vorsätzlich oder fahrlässig das Leben, den Körper, die Gesundheit, die Freiheit, das Eigentum oder ein sonstiges Recht des anderen widerrechtlich verletzt, muß den entstandenen Schaden ersetzen. Das ist wichtig, wenn ein Schmerzensgeld gefordert wird.

Auch das Krankenhaus kann Schadenersatzansprüche gegen den Patienten besitzen, z. B. wenn der Patient das Eigentum des Krankenhauses beschädigt oder die Pflegekosten nicht bezahlt. Bei Streitigkeiten zwischen Patient und Mitarbeitern um Gefälligkeiten, die nicht zu den Vertragsleistungen des Krankenhauses gehören, kann sich Patient und Krankenhausangestellter nicht an das Krankenhaus wenden. In diesen Fällen muß sich der Geschädigte an den Schädiger selbst halten.

Das Familienrecht

Ehe und Familie genießen in der Bundesrepublik Deutschland verfassungsmäßigen Schutz (Grundgesetz Artikel 6). Obwohl die Beziehungen zwischen den Familienmitgliedern zum Privatrecht gehören, haben sie auch öffentlich-rechtliche Seiten. So wirkt der Standesbeamte bei der Eheschließung mit; nur ein Gericht kann eine Ehe aufheben oder scheiden; Verwaltungsbehörden können Vormundschaften übernehmen u. a. m.

Der Eheschließung geht das *Verlöbnis* voraus. Darunter versteht man ein ernsthaftes Eheversprechen zwischen Mann und Frau. Beide müssen geschäftsfähig sein.

Die *Ehe* ist die rechtlich anerkannte Verbindung von Mann und Frau zu dauernder Lebensgemeinschaft. Sie muß vor dem Standesbeamten geschlossen werden, sonst ist sie nicht gültig. Wenn beide Verlobten vor dem Standesbeamten erklären, daß sie die Ehe miteinander eingehen wollen, so handelt es sich auch um einen Vertrag.

Für die Erziehung besitzen die Eltern das im BGB festgelegte „elterliche Sorgerecht". Das BGB unterscheidet zwischen ehelichen und nichtehelichen Kindern. Ehelich ist ein Kind, wenn es einer rechtskräftig abgeschlossenen Ehe entstammt.

Vormundschaft:

Die Vormundschaft bietet einen Ersatz für fehlende elterliche Fürsorge. Zuständig für die Anordnung der Vormundschaft ist das Vormundschaftsgericht. Die Jugendämter als Jugendwohlfahrtsbehörden wirken hierbei mit. Sie schlagen dem Gericht geeignete Personen als Vormund vor, beraten alleinstehende Elternteile, überwachen den Vormund, sie können aber auch selbst Vormund sein.

Die Vormundschaft endet mit dem Eintritt der Volljährigkeit, dem Eintritt der elterlichen Gewalt (die minderjährige Mutter wird volljährig) oder mit dem Tod des Mündels.

Erbrecht

Beim Erbrecht unterscheidet das BGB 2 Arten der Erbfolgeregelung: die selbst festgelegte („gewillkürte") aufgrund eines Testaments und die gesetzliche Erbfolge.

Gesetzliche Erben sind – nach dem überlebenden Ehegatten – die Blutsverwandten. Sind durch ein Testament nahe Angehörige enterbt oder in der Erbfolge zurückgesetzt, steht ihnen dennoch das Pflichtteilsrecht zu.

Personenstandsrecht (Personenstandsgesetz von 1957)

Zum Beweis des Personenstandes, der Geburt und Abstammung, der Eheschließung und Verwandtschaft, des Todes und anderer wichtiger Vorgänge dienen die Personenstandsbücher. Deren Führung ist Aufgabe des Staates, wurde jedoch den Gemeinden übertragen. Jede Gemeinde bildet einen Standesamtsbezirk. Standesbeamter ist der Bürgermeister, es können aber auch besondere Standesbeamte bestellt werden, wie es in großen Städten üblich ist. Der Standesbeamte führt

– ein Geburtenbuch,
– ein Heiratsbuch,
– ein Sterbebuch,
– ein Familienbuch.

Aus den in allen Standesamtsbezirken gemachten Eintragungen entstehen auf Gemeinde-, Landes- und Bundesebene Übersichten über die Bevölkerungsbewegungen. Sie werden in Bevölkerungsstatistiken umgewandelt und können für die staatlichen Organe von großem Nutzen werden. Nach der Zahl der Geburten läßt sich rechtzeitig vorplanen, wie viele Kindergarten- und Schulplätze in den nächsten Jahren benötigt werden, die gesamte Stadtplanung kann sich darauf stützen. Aus den Sterbebüchern läßt sich ablesen, wie hoch die durchschnittliche Lebenserwartung ist – Hinweise auch für Versicherungen.

Meldung von Geburten:

Innerhalb einer Woche ist die Geburt eines Kindes beim Standesamt mündlich anzuzeigen. Dabei wird im Geburtenbuch festgehalten:

– Namen, Berufe, akademische Grade, Wohnort und Straße sowie (auf Antrag) Religionszugehörigkeit der Eltern,
– Ort, Tag und Stunde der Geburt,
– Geschlecht und Vorname des Kindes sowie

die Personalien des Anmeldenden.

Zur Meldung sind in folgender Reihenfolge verpflichtet:

- der eheliche Vater,
- die Hebamme,
- der Arzt,
- jede andere Person, die bei der Geburt zugegen war,
- die Mutter, sobald sie dazu in der Lage ist. (Sie ist nicht an die 7-Tage-Frist gebunden.)

Bei Geburten im Krankenhaus oder Entbindungsheim ist der Verwaltungsleiter zur Anzeige verpflichtet. Hier genügt die Schriftform.

Meldung von Sterbefällen:

Spätestens am nächsten Werktag ist der Tod eines Menschen beim Standesamt anzuzeigen. Im Sterbebuch werden eingetragen:

- Name, Vorname, Beruf, Geburtsort, Geburtstag, Todestag, Todesstunde und Todesort des Verstorbenen;
- Name und Vorname des Ehegatten sowie

die Personalien des Anzeigenden.

Zur Anzeige sind verpflichtet:

- das Familienoberhaupt,
- der Wohnungsinhaber, in dessen Wohnung sich der Todesfall ereignet hat,
- jede andere Person, die beim Tod zugegen war.

Bei Sterbefällen in Krankenhäusern, Pflegeheimen und ähnlichen Einrichtungen ist der Verwaltungsleiter zur Anzeige verpflichtet.

Die Bestattungsordnungen der Ländern verlangen, daß der Totenschein von einem approbierten Arzt ausgestellt sein muß.

Bestehen Zweifel daran, daß es sich um einen „natürlichen" Todesfall handelt, muß die Todesursache durch einen Gerichtsarzt geklärt werden (z. B. bei Verdacht auf Selbstmord oder Mord).

Arbeitsrecht

Die Grundlagen des Arbeitsrechts finden wir im Grundgesetz der Bundesrepublik Deutschland und in den großen Gesetzeswerken Bürgerliches Gesetzbuch (BGB), Handelsgesetzbuch (HGB), Strafgesetzbuch (StGB). Darüber hinaus sind eine Reihe von Einzelgesetzen erlassen (Mutterschutzgesetz, Jugendarbeitsschutzgesetz u. a. m.).

Es handelt sich beim „Arbeitsrecht" vor allen Dingen um Schutzgesetze und Rechtsgrundlagen für alle Menschen, die gegen „Entgelt" (Lohn, Gehalt,

Sachwerte wie Wohnung und Verpflegung) arbeiten und dadurch von ihrem *Arbeitgeber* abhängig sind. Sie werden als *Arbeitnehmer* bezeichnet. Zu ihnen gehören Arbeiter, Angestellte, Hausgewerbetreibende u. a., aber auch Auszubildende und Anlernlinge.

Bevor es die Schutzgesetze gab, entstanden oft durch schwere Arbeit und extrem lange Arbeitszeiten (in manchen Berufen bis zu 16 Stunden täglich!) gesundheitliche Schäden. Wurde der Arbeitnehmer dann krank, verlor er sofort seine Stellung. Eine Krankenversicherung gab es nicht, so daß die Familien in unvorstellbare Not gerieten, wenn der Ernährer kein Einkommen mehr hatte. Es ist das Verdienst einiger vorbildlicher Arbeitgeber, besonders aber der „Sozialisten", seit dem 19. Jahrhundert für immer bessere Arbeitsbedingungen gesorgt zu haben. Auch die Gewerkschaften haben einen hervorragenden Anteil an den verbesserten Lebens- und Arbeitsbedingungen, die wir heute kennen.

Grundbegriffe des Arbeitsrechts sind *„Arbeitgeber"* und *„Arbeitnehmer"*. Wer einen anderen Menschen gegen Entgelt für sich arbeiten läßt, ist ein Arbeitgeber; dies kann ein Unternehmer sein, der viele Arbeiter beschäftigt, aber auch die Hausfrau, die nur eine Hausgehilfin einstellt.

Zwischen Arbeitgeber und Arbeitnehmer wird ein *Vertrag* abgeschlossen, der das *Arbeitsverhältnis* begründet. Solche Verträge heißen *Arbeitsvertrag* oder *Ausbildungsvertrag*.

In diesen Verträgen müssen alle bestehenden Gesetze beachtet werden, sonst sind sie ungültig. Besonders wichtig sind dabei die „Arbeitszeitordnung", Kündigungsschutzgesetz, Jugend- und Mutterschutzgesetz.

Der Arbeits- oder Ausbildungsvertrag legt für beide Seiten, für Arbeitgeber und Arbeitnehmer die Rechte und Pflichten fest. – Auch der Ausbildungsvertrag für den Krankenpflegehelfer ist ein solcher Vertrag.

Wenn ein *Arbeitgeberverband* mit einem *Arbeitnehmerverband* (Gewerkschaft) einen Vertrag für seine vielen Mitglieder abschließt, spricht man von einem *Tarifvertrag*. Alle Mitglieder, Arbeitgeber und Arbeitnehmer dieser Verbände, haben sich dann an den gemeinsamen Vertrag zu halten. Wer seinen vertraglichen, schriftlich festgelegten Pflichten nicht nachkommt, bricht den Vertrag. Die Folgen davon sind entweder Strafen (z. B. Schadenersatzleistungen lt. BGB § 823 s. S. 687) oder Kündigung.

Jeder Arbeitsvertrag und jeder Tarifvertrag kann von beiden Vertragspartnern gekündigt werden. Hierbei ist es wichtig, sich an die vereinbarten Kündigungsfristen zu halten (s. S. 693).

Tarifverträge werden gekündigt, wenn neue Arbeitsbedingungen ausgehandelt werden sollen, wie z. B. höhere Löhne, kürzere Arbeitszeit, verlängerter Jahresurlaub. Nach der Kündigung einer Tarifvertrages verhandeln Arbeitgeberverband und Arbeitnehmerverband; während dieser Zeit gelten die bisherigen Arbeitsbedingungen, bis ein neuer Vertrag abgeschlossen werden konnte. Können sich die Vertragspartner nicht einigen, so kann der Arbeitnehmerverband (Gewerkschaft) seine Mitglieder zum Streik aufrufen: Die Arbeitnehmer legen dann die Arbeit nieder, sie arbeiten nicht zu den alten Bedingungen weiter. Das einzige Gegenkampfmittel der Arbeitgeber ist „Aussperrung"; arbeitswillige, evtl. nicht in einer Gewerkschaft organisierte Arbeitnehmer dürfen nicht arbeiten. Für sie gibt es dann weder Streikgeld von der Gewerkschaft noch Lohn.

Während der Einzelarbeitsvertrag nur gültig ist, wenn er nur mündlich abgesprochen wurde, muß der Tarifvertrag immer schriftlich verankert werden, z. B. Bundesangestelltentarif (BAT).

Inhalt eines Tarifvertrages

Wir unterscheiden zwischen *Lohntarif* und *Manteltarif*.

Im Lohntarif sind alle Geldsummen aufgeführt, auf die der Arbeitnehmer Anspruch haben kann:

– Tages-, Wochen-, Monatslohn (Gehalt),
– Ortszuschlag, Kinderzuschlag, Gefahrenzulage,
– Nacht- und Bereitschaftsdienstvergütung,
– Überstundenvergütung,
– Akkord- und Stücklohn u. a. m.

Alle übrigen Vertragspunkte sind im Manteltarif festgelegt:

– Tätigkeitsmerkmale (d. h., für welche Arbeit welcher Lohn, welche Zuschläge usw. gezahlt werden),
– Arbeitszeit pro Woche,
– Urlaubsanspruch pro Jahr, Gründe für Sonderurlaub,
– Kündigungsfristen.

Besondere Pflichten des Arbeitgebers:

– pünktliche Lohnzahlung zum festgesetzten Termin,
– Maßnahmen zur Verhütung von Unfällen und Berufskrankheiten,
– Stellung von Schutz- und Dienstkleidung,
– Einrichtung von Unterkünften, Aufenthaltsräumen,
– sonstige Sozialleistungen.

Besondere Pflichten des Arbeitnehmers:

– Wahrung des Betriebsfriedens,
– Einhaltung der Schweigepflicht,
– Dienst- und Gehorsamspflicht, Gelöbnis,
– Einhaltung der Arbeitszeit,
– Meldung bei Krankheit (ärztliches Attest).

Lohn- und Manteltarif können unabhängig voneinander gekündigt werden. Wollen die Vertragspartner lediglich die Höhe des Entgeltes ändern, so wird nur der Lohntarif gekündigt und über die neue Lohntabelle verhandelt. Will man dagegen die Arbeitszeit oder Urlaubsdauer ändern, so wird der Manteltarif gekündigt.

Kündigungsrecht (Kündigungsschutzgesetz)

Jedes Arbeitsverhältnis kann vom Arbeitgeber oder vom Arbeitnehmer gekündigt werden. Die im Arbeitsvertrag vereinbarte Kündigungsfrist ist einzuhalten. Wenn nichts anderes vereinbart wurde, sind die üblichen Fristen

- während der Probezeit 2 Wochen zum Monatsende;
- im ersten Beschäftigungsjahr 4 Wochen zum Monatsende;
- danach 6 Wochen zum Quartalschluß, d. h., Sie könnten z. B. am 15. Februar zum 31. März kündigen, am 15. Mai zum 30. Juni.

Je länger man in einem Betrieb beschäftigt ist, desto länger sind die Kündigungsfristen. Gleichzeitig erhöht sich der Kündigungsschutz. So ist beispielsweise im Bundesangestelltentarif verankert, daß dem Arbeitnehmer nach 15 Jahren des Dienstes im gleichen Betrieb nicht mehr gekündigt werden darf, wenn seine Kräfte altersbedingt geringer werden und er nicht mehr den gleichen Umfang an Arbeit bewältigen kann.

Der Arbeitgeber muß im Kündigungsschreiben an seinen Arbeitnehmer nach der beendeten Probezeit immer den Kündigungsgrund schriftlich angeben; der Arbeitnehmer braucht dies nicht zu tun.

Ein Ausbildungsvertrag nach dem Berufsbildungsgesetz kann nach beendeter Probezeit nur noch aus einem wichtigen Grund gekündigt werden. Der Auszubildende muß den Grund seiner Kündigung schriftlich angeben.

Wenn der Arbeitnehmer die Kündigung als ungerecht empfindet, kann er innerhalb der nächsten *3 Wochen* beim Arbeitsgericht Klage erhaben. Spätere Klagen werden nicht mehr angenommen. Gleichzeitig sollte er seinen Einspruch gegen die Kündigung beim *Betriebsrat* melden. Der Betriebsrat muß jeder Kündigung ohnehin zustimmen, ehe der Arbeitgeber kündigen darf.

Bei jedem Arbeitsgericht erhält man kostenlos Beratung.

Muster für ein Kündigungsschreiben des Arbeitnehmers:

Karl Schulte   2970 Emden, den 14. 8. 1992
                                                Krankenanstalten
                                                Wiesenweg 2

An die
Verwaltung der Krankenanstalten
im Hause

Über die
Pflegedienstleitung

Betr.: Kündigung

Hiermit kündige ich mein Arbeitsverhältnis als Krankenpflegehelfer
fristgerecht zum 30. September 1992

Unterschrift

Neben der fristgerechten oder *ordentlichen* Kündigung kann das Arbeitsverhältnis auch durch fristlose oder *außerordentliche* Kündigung beendet werden. Schwerwiegende Gründe müssen dafür vorliegen und beweisbar sein:
strafbare Handlungen, grobe Verletzung des Betriebsfriedens, unentschul-
digtes Fehlen bei der Arbeit, aktive Arbeitsverweigerung.

Wenn der Arbeitgeber seine Pflichten verletzt, kann selbstverständlich auch
der Arbeitnehmer einmal fristlos kündigen. Die Gründe dafür können sein:
Mißhandlung des Arbeitnehmers, grobe Verletzung der Unfallverhütungsvorschriften, anhaltende Verzögerung der Lohnzahlung u. a. m.

Bei Streitigkeiten zwischen Arbeitnehmer und Arbeitgeber sollte zunächst
der Betriebsrat um Klärung gebeten werden.

Kommt eine Einigung im Betrieb nicht zustande, so gibt es beim *Arbeitsgericht* zunächst die Möglichkeit des *Schlichtungsverfahrens*, dann die der
Klage. Es kommt nach Prüfung der Streitigkeiten zum Prozeß.

Für den Arbeitnehmer entstehen in der Regel keine Prozeßkosten. Revisionsverhandlungen oder Streitigkeiten um hohe Werte werden bei der
nächsthöheren Instanz, dem *Landesarbeitsgericht* behandelt.

Vor dem Landesarbeitsgericht werden Revisionsverhandlungen geführt.
Diese müssen auch von Arbeitnehmern bezahlt werden.

Das *Bundesarbeitsgericht* ist für Grundsatzfragen zuständig und übernimmt
Prozesse, die von weitreichender, allgemeiner Bedeutung sind.

Unter besonderem Kündigungsschutz stehen lt. Gesetzen folgende Personengruppen:

1. Betriebs- und Personalräte,
2. Frauen von Beginn der Schwangerschaft bis 4 Monate nach der Entbindung (S. 697 f),
3. Schwerbehinderte,
4. langjährig Beschäftigte.

Betriebs- und Personalrat

In jedem Betrieb mit mehr als 5 Beschäftigten muß ein Betriebsrat gewählt werden, der mit der Betriebsleitung zusammen alle Belange der Arbeitnehmer regelt. Handelt es sich um einen Betrieb, in dem neben den Arbeitern und Angestellten auch Beamte tätig sind, wie in vielen Krankenanstalten, so nennt man das Gremium Personalrat.

Der Betriebs- oder Personalrat wird alle 4 Jahre neu gewählt. Die Größe des Rates richtet sich nach der Zahl der Betriebsangehörigen. Die von allen Mitarbeitern gewählten Vertreter wählen aus ihrer Mitte dann den Vorsitzenden.

Seine Aufgaben sind:

- Mitwirkung bei geplanten Verbesserungen, Veränderungen, Umstellungen im Betrieb, auch bei der Besetzung wichtiger Arbeitsplätze;
- Regelung von Streitigkeiten zwischen Arbeitgeber und Arbeitnehmer.
- Der Betriebs- und Personalrat muß informiert werden, wenn einzelne Mitarbeiter in Außenabteilungen abgeordnet werden sollen;
- er muß über jede Kündigung sofort informiert werden.
- Beauftragte des Betriebsrates können besondere Aufgaben zur Kontrolle des Schutzes vor Unfällen und Berufserkrankungen zugewiesen erhalten.

Solange sie im Amt sind und darüber hinaus haben sie eine erhöhte Schweigepflicht. Für sie besteht ein erhöhter Kündigungsschutz.

Jugendarbeitsschutzgesetz

Die körperliche und seelische Entwicklung von Kindern und Jugendlichen kann gestört werden, wenn sie Arbeiten verrichten müssen, die über ihre Kräfte hinausgehen. Um Gesundheit und Entwicklung von Kindern und Jugendlichen zu schützen, ist das Jugendarbeitsschutzgesetz, jetzt gültig in der Fassung vom 1. 5. 1976, erlassen worden.

1. Kinderarbeit ist generell verboten.
   Ausnahmegenehmigungen wie z. B. für Filmaufnahmen, Theater- und Zirkusvorstellungen u. a. müssen beim Gewerbeaufsichtsamt beantragt werden.

2. Kinder über 12 Jahre dürfen gelegentlich im elterlichen landwirtschaftlichen Betrieb beschäftigt werden, jedoch nicht regelmäßig und nicht vor dem Schulunterricht.

3. Jugendliche zwischen 15 und 18 Jahren dürfen einschließlich des Schul- oder Berufsschulunterrichts bis zu 40 Stunden pro Woche beschäftigt werden. Dabei gilt grundsätzlich die 5-Tage-Woche.

4. Die tägliche Arbeitszeit darf 8 Stunden, unter besonderen Umständen 8½ Stunden, nicht überschreiten.

Während der Arbeitszeit sind Pausen vorgeschrieben, die allerdings nicht auf die Arbeitszeit angerechnet werden, und zwar bei einer Arbeitszeit von

4½ bis 6 Stunden Arbeit: 30 Minuten Pause,
mehr als 6 Stunden Arbeit: 60 Minuten Pause.

Als Ruhepausen gelten nur Arbeitsunterbrechungen von mehr als 15 Minuten.

5. Zwischen Dienstende und dem nächsten Dienstbeginn muß der Jugendliche eine ununterbrochene Ruhepause von mindestens 12 Stunden bekommen.

6. Jugendliche dürfen nicht in der Nacht zwischen 20 Uhr und 7 Uhr beschäftigt werden. Ausnahmen sind für verschiedene Berufe vorgesehen, auch für die Krankenpflege.

7. Im allgemeinen dürfen Jugendliche am Samstag nur bis 14.00 Uhr und sonntags nicht beschäftigt werden; hiervon gibt es jedoch eine Reihe von Ausnahmebestimmungen, u. a. auch für die Krankenpflege. Mindestens jeder zweite Sonntag muß für Jugendliche jedoch beschäftigungsfrei bleiben.

8. Der Erholungsurlaub beträgt bei Jugendlichen
   – unter 16 Jahren 30 Werktage
   – unter 17 Jahren 27 Werktage
   – unter 18 Jahren 25 Werktage.

   In dieser Zeit darf der Jugendliche keine andere Arbeit annehmen, damit der Zweck der gesundheitlichen Erholung auch erreicht wird.

9. Jeder Arbeitgeber, der Jugendliche beschäftigt, muß vor der Einstellung ein ärztliches Zeugnis über die Berufseignung verlangen und aufbewahren; er hat für regelmäßige ärztliche Kontrollen zu sorgen. Die Gesundheitsatteste müssen vom Arbeitgeber aufbewahrt werden. Wenn er Jugendliche in die häusliche Gemeinschaft aufnimmt, hat er für gesundheitliche und sittlich einwandfreie Unterkunft und gesunde Ernährung zu sorgen, bei Erkrankung des Jugendlichen auch für ärztliche Behandlung und Pflege.

10. Weiter ist verankert, daß in besonderen, dringenden Notfällen Mehrarbeit erlaubt ist. Diese muß innerhalb der folgenden 3 Wochen durch

Freizeit ausgeglichen werden oder, wenn dies nicht möglich ist, als Überzeitarbeit vergütet werden. Das Gewerbeaufsichtsamt muß darüber sofort informiert werden.

Mutterschutzgesetz

Das Gesetz ist zum Schutz von Leben und Gesundheit der erwerbstätigen Mutter und des Kindes erlassen, die durch Berufsarbeit geschädigt werden könnten. Es ist Teil der Arbeitsschutzgesetzgebung und gilt für alle im abhängigen Arbeitsverhältnis stehenden Frauen, also auch für Anlernlinge, Auszubildende, Hausgehilfinnen, Beamtinnen.

Damit der Arbeitgeber für alle Schutzmaßnahmen sorgen kann, muß die Arbeitnehmerin ihm die Schwangerschaft melden. Dies geschieht am besten durch ein Zeugnis des Arztes oder der Hebamme, aus dem gleichzeitig der errechnete Geburtstermin des Kindes hervorgeht. Die meisten Arbeitgeber schreiben heute im Arbeitsvertrag vor, daß die Schwangere ein ärztliches Zeugnis vorlegen muß; die mündliche Mitteilung, daß eine Schwangerschaft besteht, reicht jedoch grundsätzlich schon aus, daß viele Schutzbestimmungen in Kraft treten.

1. Schwangere dürfen nicht mit Arbeiten beschäftigt werden, die ihre oder ihres Kindes Gesundheit besonders gefährden. Dazu gehört die Arbeit in besonderer Hitze oder Kälte, Dampf, chemischen Dämpfen, Arbeit mit gefährlichen Strahlen (Röntgenabteilung, Strahlenklinik) oder Gasen, z. B. im Operations- oder Anästhesiedienst. Verboten ist auch die Arbeit, bei der sie besonderen Erschütterungen ausgesetzt sind (Traktor, Maschinen), bei der sie ständig stehen oder sich strecken oder bücken müssen (Verkäuferin).

   Akkordarbeit und Fließbandarbeit sind verboten.

   Die Schwangere darf nicht zu Arbeiten eingesetzt werden, bei denen sie ständig über 5 kg heben oder mehr als 10 kg schieben oder ziehen muß (Vorsicht in der Krankenpflege beim Betten von Schwerkranken und bei der Pflege kleiner Kinder).

2. Die Nachtarbeit ist generell verboten.

3. Schwangere unter 18 Jahren dürfen nicht mehr als 8 Stunden täglich und 80 Stunden in der Doppelwoche, über 18 Jahre nicht mehr als 8½ Stunden täglich und 96 Stunden in der Doppelwoche beschäftigt werden.

4. Während der Schwangerschaft und bis 4 Monate nach der Entbindung darf der Frau nicht gekündigt werden. Erhält sie die Kündigung, bevor sie dem Arbeitgeber von der Schwangerschaft Mitteilung gemacht hat, so kann sie eine Bescheinigung über die bestehende Schwangerschaft noch innerhalb der nächsten 14 Tage nachreichen. Dadurch wird die Kündigung rechtsunwirksam.

5. In den letzten 6 Wochen vor der Niederkunft besteht eine generelle Schutzfrist, in der die Frau nicht arbeiten soll. Sie kann hierauf freiwillig verzichten und weiter arbeiten, diesen Verzicht aber jederzeit fristlos widerrufen. Solange sie weiter arbeitet, erhält sie den normalen Lohn. Mit Beginn der Schutzfrist hat sie Anspruch auf Schwangerengeld von ihrer gesetzlichen Krankenkasse, wenn sie zum Kreis der Pflichtversicherten gehört (s. Krankenversicherung, S. 704 f). Anderenfalls muß der Arbeitgeber weiter Gehalt zahlen.

6. Nach der Niederkunft besteht ein absolutes Beschäftigungsverbot, auf das die Mutter nicht verzichten kann. Der Arbeitgeber macht sich strafbar, wenn er sie beschäftigt. Die Schutzfrist dauert nach normaler Geburt 8 Wochen, nach Früh- und Mehrlingsgeburten 12 Wochen.

   In dieser Zeit erhält die Mutter von der gesetzlichen Krankenkasse Wochengeld (S. 704 f) oder, wenn sie nicht versichert ist, Gehalt.

7. Wenn der Arzt es zum Schutz der Schwangeren oder ihres Kindes für notwendig hält, kann er besondere Einschränkungen für die Arbeit verordnen oder Arbeitsunfähigkeit bescheinigen.

8. Wenn die Schwangere bestimmte Arbeiten nicht ausführen darf, kann sie vom Arbeitgeber einen anderen, leichteren Arbeitsplatz zugewiesen bekommen. Sie darf diese andere Arbeit nicht verweigern, ein Lohnausfall darf jedoch dadurch nicht eintreten.

9. Auf Verlangen muß der stillenden Mutter bei zusammenhängender Arbeitszeit eine Stillzeit von zweimal 45 Minuten oder einmal 90 Minuten gewährt werden.

   Dauert die Arbeitszeit 8 Stunden, so hat sie Anspruch auf zweimal 45 Minuten Stillzeit, wenn die tägliche Arbeit nicht durch eine Unterbrechung von 2 Stunden geteilt wird. Sie braucht diese Stillzeit nicht nachzuarbeiten.

Bundeserziehungsgeldgesetz vom 6. 12. 1985

1. Anspruch auf Erziehungsgeld hat, wer seinen gewöhnlichen Aufenthalt in der Bundesrepublik Deutschland hat, mit einem nach dem 31. 12. 1991 geborenen Kind in einem Haushalt lebt, dieses Kind selbst betreut und keine oder keine volle Erwerbstätigkeit ausübt.

2. Erziehungsgeld wird vom Tag der Geburt bis zum Ende des 18. Lebensmonats gewährt. Es muß beantragt werden.

3. Das Erziehungsgeld beträgt 600 DM monatlich. Vom 7. Lebensmonat an vermindert sich das Erziehungsgeld, wenn eine bestimmte Einkommensgrenze überschritten wird. Laufend zu zahlendes Mutterschaftsgeld und Dienstbezüge werden auf das Erziehungsgeld angerechnet. Der Bund trägt die Ausgaben für das Erziehungsgeld. Nach dem 18. Lebensmonat treten Bestimmungen der einzelnen Bundesländer in Kraft.

4. Arbeitnehmer haben Anspruch auf Erziehungsurlaub nach Ablauf der gesetzlichen Mutterschaftsfristen, sie müssen ihn 4 Wochen vor Ablauf der Schutzfrist beantragen. Stirbt das Kind während des Erziehungsurlaubs, so endet dieser 3 Wochen nach dem Tod des Kindes.

5. Der Arbeitgeber darf den Erholungsurlaub für jeden Monat des Erziehungsurlaubs um ein Zwölftel des Urlaubsanspruchs kürzen.

6. Der Arbeitgeber darf das Arbeitsverhältnis während des Erziehungsurlaubs nicht kündigen; hiervon gibt es jedoch Ausnahmen. Der Erziehungsurlaubsberechtigte kann jedoch sein Arbeitsverhältnis unter Einhaltung einer Kündigungsfrist von einem Monat zum Ende des Erziehungsurlaubs kündigen.

Schwerbehindertengesetz von 1974

Ziel des Gesetzes: Eingliederung der Schwerbehinderten in das Erwerbsleben.

Geschützter Personenkreis:

– körperlich, geistig und seelisch Behinderte, die in der Bundesrepublik Deutschland leben und mindestens 50 Grad erwerbsgemindert sind,
– Behinderte mit mindestens 30 Grad Erwerbsminderung, die wegen der Art der Behinderung besonders schwer einen Arbeitsplatz erhalten oder besonders leicht den Arbeitsplatz verlieren könnten.

Zuständige Institution:

Das Bundesversorgungsamt beauftragt das Versorgungsamt der Gemeinde mit der Feststellung der Erwerbsminderung. Die Durchführung aller weiteren Schutzaufgaben haben die Hauptfürsorgestelle, der Arbeitgeber und Betriebs- und Personalrat. Der Hauptfürsorgestelle muß jede Einstellung oder Anerkennung von Schwerbehinderten gemeldet werden.

Pflichten des Arbeitgebers:

– Alle Arbeitgeber, private ebenso wie öffentliche, die mehr als 15 Arbeitsplätze haben, müssen mindestens 6% der Arbeitsplätze mit Schwerbehinderten besetzen.
– Nicht als Arbeitsplätze gelten z. B. Behandlungsplätze in der Beschäftigungs- und Arbeitstherapie.
– Solange Arbeitgeber nicht die vorgeschriebene Anzahl von Arbeitsplätzen mit Behinderten besetzen, müssen sie für jeden Pflichtplatz eine monatliche Ausgleichsabgabe zahlen. Dies soll dazu dienen, neue Arbeitsplätze für Behinderte zu schaffen.
– Die Arbeitgeber müssen die Arbeitsplätze für Schwerbehinderte so ausstatten, daß diese auch gut dort arbeiten können (spezielle Schutzvorrichtungen, behindertengerechte Maschinen, erforderliche Pausenräume

u. a. m.). Hierzu kann die Hauptfürsorgestelle Gelder aus der Ausgleichsabgabe bewilligen.
– Bestellung eines besonderen Beauftragten für die Schwerbehinderten im
Betriebs- oder Personalrat, der sich besonders der im Betrieb beschäftigten Schwerbehinderten anzunehmen hat.

Kündigungsschutz:

Die Kündigung eines Schwerbehinderten muß vorher von der Hauptfürsorgestelle genehmigt werden, die Kündigungsfrist beträgt mindestens 4 Wochen.

Vorteile für den Behinderten:

– Anspruch auf zusätzliche 6 Arbeitstage Urlaub über den normalen Urlaubsanspruch hinaus (ab 50 Grad Behinderung).
– Schwerbehinderte mit amtlichem Ausweis (ausgestellt von der Hauptfürsorgestelle) haben Vergünstigungen in öffentlichen Verkehrsmitteln und
im Bereich des kulturellen Lebens.
– Auf Antrag müssen sie von jeder Mehrarbeit, von Überstundenleistungen
im Betrieb freigestellt werden.

Wenn Schwerbehinderte von einer Stelle Rente oder Versorgungsbezüge
erhalten, darf dies nicht auf den Arbeitsverdienst angerechnet und dadurch
evtl. das Gehalt gekürzt werden.

Schwerbehinderte im Sinne dieses Gesetzes sind nicht nur Unfallopfer und
chronisch Kranke, wie wir sie zu pflegen haben, sondern z. B. auch Menschen mit stärkerer Sprechbehinderung (Wolfsrachen, Zustand nach Kiefer-
und Kehlkopfkrebsoperation), mit großen Muttermalen im Gesicht, für eine
bestimmte Zeit nach großen Operationen u. a. Da der Umfang des gesetzlichen Schutzes in der Bevölkerung noch wenig bekannt ist, müssen Pflegekräfte manchmal die Betroffenen darauf aufmerksam machen, daß sie sich
an die zuständigen Stellen wenden und damit einen höheren Schutz im
Arbeitsleben erhalten können.

Die Entwicklung der gesetzlichen Sozialversicherungen

Im 19. Jahrhundert entstanden immer mehr „Manufakturen", Fabriken zur Herstellung vieler Waren. Die nötigen Arbeitskräfte kamen in großer Zahl von den Dörfern in die aufblühenden Städte in der Hoffnung, dort leichter und besser Geld verdienen zu können als auf den Bauernhöfen. Sie fanden in den schnell und oft nachlässig gebauten Mietshäusern Unterkunft. Den Fabrikbesitzern war die Fürsorge für die Arbeitnehmer meist gleichgültig. Wurde ein Arbeiter in der ungesunden Wohnung, durch die anstrengende, oft 11–12 Stunden täglich dauernde Arbeit krank, so erhielt er keinen Lohn. Für ihn konnte sofort ein neuer Arbeiter eingestellt werden.

Je größer die Zahl dieser ausgebeuteten Menschen wurde, desto größer wurde jedoch auch die Zahl der einsichtigen Bürger, Wissenschaftler und Politiker, die sich „Sozialisten" nannten und für größere Rechte aller Menschen eintraten. Ihrer Arbeit ist es zu verdanken, daß die bisher rechtlosen Arbeiter 1854 erstmals die „Koalitionsfreiheit" erhielten, d. h. das Recht zur Vereinsgründung. Es dauerte danach noch mehrere Jahre, bis bedeutende Vereine ins Leben gerufen wurden. Zu den ersten gehörte 1865 der „Allgemeine deutsche Frauenverein" und der „Tabakarbeiterverein". Dieser war der erste von vielen sog. „Werkvereinen" oder „Gewerkschaften".

„Einigkeit macht stark", lernten die Arbeiter jetzt, und es begannen gemeinsam vorgebrachte Forderungen nach gerechtem Lohn und begrenzter Arbeitszeit. Viele Fabrikbesitzer fühlten sich von der wachsenden Macht der Arbeiter bedroht. Sie erreichten bei der Regierung, daß der Reichskanzler *Otto von Bismarck* 1878 das „Sozialistengesetz" mit Verbot der Sozialistengruppen erließ. Die Gewerkschaften wurden aufgelöst. Da die Arbeiter jedoch den Wert der gemeinsamen Arbeit einmal erkannt hatten, wurden sie nun unruhiger, als sie vorher gewesen waren, und die allgemeine Unzufriedenheit wuchs zu einer Bedrohung des 1871 neu gegründeten Zweiten Deutschen Reichs (*Wilhelm I.*, deutscher Kaiser). Um Arbeiteraufstände zu verhüten, wurde deshalb 1881 die „Kaiserliche Botschaft" verkündet, in der den Arbeitern zum Schutz gegen die Wechselfälle des menschlichen Lebens neue gesetzliche Versicherungen zugesagt wurden.

1883 kam es zur Gründung der ersten deutschen *Krankenversicherung* für
     Arbeiter,
1884 wurde die *Unfallversicherung* und
1889 die *Rentenversicherung* (Invalidenversicherung) gegründet.

Diese ersten gesetzlichen Sozialversicherungen verpflichteten die Arbeitgeber, alle Arbeiter bei den Kassen anzumelden und die Hälfte der Pflichtbeiträge zu bezahlen.

Nachdem einige Jahre lang in den drei Versicherungszweigen nebeneinander Erfahrungen gesammelt wurden, faßte ein neues Gesetz diese zusammen: die *Reichsversicherungsordnung* (RVO) von 1911. In diesem Gesetz wurden nun neben den Arbeitern erstmals auch die Angestellten Pflichtmitglieder. Die Mitversicherung der Familienangehörigen wurde gleichzeitig gesetzlich verankert, die Arbeitsweise der Versicherungen in Form der Selbstverwaltung neu geordnet.

Die *Selbstverwaltung der gesetzlichen Sozialversicherungen*: Aus den Reihen der Mitglieder werden in gleicher, geheimer und direkter Wahl Vertreter in die *Vertreterversammlungen* gewählt. Die Vertreterversammlung wählt einen *Vorstand*, der zu gleichen Teilen aus Arbeitgebern und Arbeitnehmern bestehen muß. Unter Beachtung der bestehenden Gesetze beschließt der Vorstand z. B. den Umfang der Leistungen, die Veränderung der Beitragshöhe und die günstigste Anlage des Geldes, das als Rücklage vorhanden ist.

Gesetzliche Krankenversicherung

Gegr. 1883 für Arbeiter, seit 1911 (RVO) auch für Angestellte.

1. *Versicherungsträger:*
   - Allgemeine Ortskrankenkasse (AOK),
   - Betriebskrankenkasse (BKK),
   - Innungskrankenkasse (IKK),
   - Landeskrankenkasse (LKK),
   - Seekrankenkasse (SKK),
   - Knappschaftskasse.

   Gleichberechtigt daneben: gesetzlich zugelassene Ersatzkassen: z. B. Barmer Ersatzkasse (BEK), Deutsche Angestelltenkrankenkasse (DAK), Kaufmännische Krankenkasse Halle (KKH).

2. *Versicherungsnehmer:*
   - Alle Arbeiter und Angestellten bis zu einem monatlichen Arbeitsentgelt von 4.875,– DM in den alten Bundesländern und DM 2.550,– in den neuen Bundesländern (Stand 1991). Der Arbeitgeber zahlt auch dann 50% des Beitrages, wenn sich der nicht mehr Pflichtversicherte freiwillig weiterversichert. Wird in eine Privatversicherung übergewechselt, dann ist eine spätere Rückkehr in die gesetzliche Krankenkasse nicht mehr möglich.
   - Anlernlinge, Auszubildende, Studenten, Heimarbeiter, Hausgewerbetreibende, Bühnenangestellte u. a.
   - Rentner, Arbeitslose.

   Versicherungsfrei sind in der gesetzlichen Krankenversicherung:
   - Beamte, Rechtsanwälte, Selbständige,
   - alle anderswo Versorgten: bei Ehegatten Beschäftigte, Ordensfrauen, Diakonissen.

3. *Beiträge:*

Arbeitgeber 50%,
Arbeitnehmer 50%.

Bei den verschiedenen Krankenversicherungsträgern gibt es Unterschiede in der Beitragshöhe.

Freiwillig Versicherte können unter mehreren Klassen die Beitragshöhe wählen – je nach gewünschtem Leistungsumfang.

4. *Versicherungsfälle, in denen die KV zuständig ist:*

a) Krankheit,
b) Mutterschaft

5. *Voraussetzungen für die Leistungen:*

Eintritt eines Versicherungsfalles.

Mitgliedschaft (wer noch nicht bei der Krankenkasse angemeldet ist und noch keinen Beitrag gezahlt hat, kann ebensowenig Leistungen erwarten wie derjenige, der nach langen Jahren der Mitgliedschaft nicht mehr durch die Beitragszahlung die Anrechte erhält, z. B. eine Pflegeperson, die einen längeren unbezahlten Urlaub nimmt und sich für diese Zeit nicht freiwillig versichert).

Antrag: Als Antrag gilt der Behandlungsschein, den man beim Arzt vor der Behandlung abgeben muß und auf dem dieser der Kasse die Abrechnung schreibt;
  – der Verordnungsschein des Arztes für Apothekerwaren oder Hilfsmittel oder Überweisungsschein zur Krankenhausbehandlung;
  – die Bescheinigung des Arbeitgebers auf besonderem Vordruck über die Lohnhöhe zur Berechnung des Krankengeldes.

6. *Leistungen:*

a) Krankheit:
  – Barleistung: Krankengeld (nur für Versicherte) bis zur Dauer von 78 Wochen. Es wird nach dem Durchschnitts-Bruttolohn der letzten 3 Monate berechnet.
  – Sachleistungen: alle ärztlichen Untersuchungen (einschl. Röntgen-, Laboruntersuchungen) und Bestrahlungsmaßnahmen (Medikamente, Operationen, Bestrahlung, Verbandmittel, Bäder, Massage), Krankenhauspflege;
  – Versorgung mit kleinen Hilfsmitteln wie Bruchband, Korsett, Brille, orthopädische Einlagen, Erholungskuren.

Das Gesetz über die Kostendämpfung im Gesundheitswesen von 1988 legt fest, welche Beträge für Krankenhausbehandlung, Medikamente u. a. Leistungen vom Versicherten selbst zu bezahlen sind.

Während das Krankengeld nur der Versicherte selbst, nicht seine mitversicherten Angehörigen erhalten kann, werden alle Sachleistungen auch für diese bezahlt.

b) Mutterschaft:
– Barleistung (nur für Versicherte):
ab 6 Wochen vor der Entbindung Schwangerengeld,
8–12 Wochen nach der Entbindung (je nach Dauer des gesetzlichen Arbeitsverbots nach dem Mutterschutzgesetz) Wochengeld in Höhe des letzten Nettolohnes bis zu 25,- DM täglich/750,- DM im Monat. Wird damit die Höhe des Nettolohnes nicht erreicht, erhält die Frau den Differenzbetrag vom Arbeitgeber.

Beispiel: letzter Nettolohn   1300,– DM
                Mutterschaftsgeld   750,– DM
                Rest vom Arbeitgeber   550,– DM

Dies gilt jedoch nur für die gesetzlichen Schutzfristen, nicht für den Erziehungsurlaub (S. 699 f).

Auch für mitversicherte Angehörige: Stillgeld.

– Sachleistungen:
Alle Untersuchungen während und nach der Schwangerschaft, Haus- oder Klinikentbindung, Nachsorge der Hebamme, Behandlungsmaßnahmen, kleine Hilfsmittel; Erholungskuren.

Gesetzliche Unfallversicherung

Gegr. 1884 für Arbeiter; seit 1911 (RVO) auch für Angestellte.

1. *Versicherungsträger:*
Berufsgenossenschaften,
Gemeindeunfallversicherungsverbände.

2. *Versicherungsnehmer:*
a) alle Arbeiter, Angestellten und Beamten ohne Rücksicht auf die Höhe des Entgeltes,
b) Anlernlinge, Auszubildende, Praktikanten, Hausgewerbetreibende, Heimarbeiter,
c) Rentner, Arbeitslose,
d) alle im Gesundheitsdienst Tätigen (z. B. auch Sonntagshelfer im Krankenhaus, freiwilliger Bereitschaftsdienst und Rettungsdienst des RK, der Lebensrettungsgesellschaft u. a.),
e) Unterstützer der Staatsgewalt (z. B. Laienhelfer bei der Verfolgung eines Verbrechers).
– Kinder, Jugendliche, Studenten

3. *Beiträge:*
100%ig vom Arbeitgeber zu zahlen!
Die Berechnung der Beiträge erfolgt nach
– Kopfzahl der Beschäftigten eines Betriebes,
– Durchschnittslohn aller Beschäftigten und
– Gefahrentarif. Betriebe, deren Arbeit besonders gefährlich ist (Baugewerbe, Hochöfen), zahlen wesentlich mehr Beiträge als z. B. ein Bürobetrieb.

Die Beiträge müssen die Leistungen decken. Wird mehr Geld verbraucht, als von den Arbeitgebern an Beiträgen einkam, müssen diese nachzahlen.

Für Rentner zahlen die Rentenanstalten die Beiträge,
für Arbeitslose das Arbeitsamt,
für Kinder, Schüler und Studenten der Staat (Aufgabe des Landes) aus Steuergeldern.

4. *Versicherungsfälle:*
   – Berufskrankheiten,
   – Unfälle im Betrieb oder auf dem direkten Weg zur oder von der Arbeit.
   Für Rentner: Weg zur Rentenstelle;
   für Arbeitslose: Weg zum Arbeitsamt und auf den Wegen zur Vorstellung bei der Arbeitssuche;
   für Kinder, Jugendliche und Studenten: Weg und Aufenthalt in der Bildungsstätte.

5. *Voraussetzungen für die Leistungen:*
   – Eintritt des Versicherungsfalles
   – Antrag auf besonderem Formular. Dieser Antrag ist in der Regel beim Arbeitgeber einzureichen, der ihn dann an Unfallversicherungsverband weiterleitet.

6. *Leistungen:*
   a) Barleistungen:
      Krankengeld (Berechnung wie bei Krankenversicherung); Renten auf Zeit, Teilrenten, Vollrenten, Hinterbliebenenrenten.
   b) Alle ambulanten und klinischen Untersuchungen und Behandlung ohne Rücksicht auf die Dauer; Behandlungskuren; Erholungskuren.
      Versorgung mit Prothesen und Hilfsmitteln (z. B. Krankenstühlen, Spezialapparaten);
      bei Berufsunfähigkeit: Umschulung auf einen neuen Beruf. Während dieser Zeit werden neben den Ausbildungskosten auch Unterhaltsgeld für den Versicherten und seine Angehörigen gezahlt.
      Grundsatz der Unfallversicherung ist, alle Maßnahmen zur Erhaltung, Besserung und Wiederherstellung der Erwerbsfähigkeit durchzuführen. Hierzu gehört auch die Verhütung von Unfällen und Berufskrankheiten durch Anordnung spezieller Schutzvorrichtungen, unfallsicherer Arbeitskleidung und umfassende Aufklärung der Arbeitnehmer über die Gefahren
      Für das Krankenpflegepersonal z. B.: Beachtung der Sicherheitsmaßnahmen in der Röntgenabteilung, Tragen geschlossener, gleitsicherer Arbeitsschuhe, Tragen eines Schutzkittels in Infektionsstationen u. v. a. m.

Da die Unfallversicherungsbeiträge ganz vom Arbeitgeber zu zahlen sind und Fehlbeträge im Umlageverfahren nachgefordert werden können, ist dieser Versicherungszweig besonders leistungsfähig.

Verhütung von Unfällen und Berufskrankheiten im Krankenhaus

Nicht nur im Straßenverkehr kommt es zu Unfällen, sondern auch im Krankenhaus. Viele Unfälle können verhütet werden, wenn jeder Mitarbeiter an die Gefahren denkt und Gefahrenquellen meldet. Betriebs- und Wegeunfälle zu verhüten ist eine wichtige allgemeine Aufgabe und verhindert schwere Einzelschicksale, es erhält auch Arbeitskraft und damit das Vermögen der Allgemeinheit. Das gleiche gilt für die Verhütung von Berufskrankheiten.

Unfälle im Krankenhaus: Wer die Unfallursachen kennt, die eintreten können, kann bereits viel zur Unfallverhütung beitragen.

Unfallquelle: unzweckmäßiges Schuhwerk mit Sohlen, die nicht gleitsicher sind; Schuhwerk, in dem der Fuß keinen Halt hat und die Zehen nicht geschützt sind (Sandalen).
Unfälle: Ausgleiten, Fallen, Arm- und Beinbrüche.

Unfallquelle: Kleidung: Lange Ärmel, dadurch Hängenbleiben an Türklinken, Geräten.
Unfälle: Brüche, Schürfwunden.

Unfallquelle: Kunstfasergewebe der Oberbekleidung.
Unfälle: elektrostatische Aufladung und als Folge davon Entzündung durch Dämpfe leicht brennbarer Stoffe, wie sie besonders im Operationssaal verwendet werden (z. B. Äther). Die Kleidung schmilzt brennend am Körper fest und verursacht sehr schwere, ausgedehnte Brandwunden.

Unfallquelle: elektrische Geräte – schadhafte Steckkontakte, Zuleitungen und Geräte.
Unfälle: Kurzschluß – Brandausbruch – Verbrennungswunden. Elektrischer Schlag, u. U. Todesfolge durch Schock.

Unfallquelle: Steckenbleiben des Aufzugs.
Unfälle durch ausbrechende Panik der eingeschlossenen Benutzer. (Hilfe: Schalter auf „Not-Halt" stellen und Alarmknopf betätigen.) In der Regel besteht keine echte Gefahr: heute ist jeder Aufzug so abgesichert, daß die Eingeschlossenen genügend Atemluft behalten und kein Brand entsteht (wichtig: Beruhigung der mitfahrenden Patienten).

Unfallquelle: offenes Feuer wie z. B. brennende Kerzen und Zigaretten.
Unfälle: Zimmerbrand, Brandwunden und Panik mit Unfallfolgen; u. U. Explosion eines Sauerstoffapparates oder -zeltes, Explosion von Dämpfen im Operationssaal.
(Rauchen streng verboten; Verwendung offener Kerzen streng verboten! Aufsicht!)

Unfallquelle: Fußboden
Unfälle: Ausgleiten auf unzweckmäßigem oder falsch gepflegtem Fußboden-belag; Wunden, Knochenbrüche.
(Besonders auf Fußmatten ist zu achten. Sie müssen unbedingt deutlich sichtbar liegen, am besten in den Boden eingelassen sein oder sinnvoll fixiert werden, damit sie nicht zur „Menschenfalle" werden.)
Wassertropfen oder Verschmutzungen des Fußbodens müssen sofort gründlich beseitigt werden, damit niemand darüber ausgleitet.

Unfallquelle: beschädigtes Mobiliar, schadhafte Türen und Fensterrahmen sowie zerbrochenes Fensterglas, Pflegehilfsmittel und Instrumentarium.
Unfälle: Verletzungen aller Art (Reparaturnotwendigkeit sofort melden!).

Unfallquelle: scharfe Instrumente (Skalpell, Wundhaken, Injektionsnadeln, zerbrochene Glasgegenstände).
Unfälle: Verletzungen, Infektionen der Wunden.

Unfallquelle: schadhafte Leiter oder Hilfsmittel (Stuhl o. ä.).
Unfälle: Sturz mit dadurch entstehenden schweren Verletzungen.

Berufskrankheiten im Krankenhaus: Ob eine Erkrankung, z. B. eine Infektionskrankheit beim Pflegepersonal, als Berufskrankheit vom Unfallversicherungsträger anerkannt werden kann, richtet sich

– nach der Art der Erkrankung und den Umständen des Ausbruchs,
– ob von der erkrankten Pflegeperson Patienten mit der gleichen ansteckenden Erkrankung gepflegt worden sind.

Zur Klärung dieser Fragen müssen die vorgeschriebenen Formulare sorgfältig ausgefüllt werden.

– Infektionsquellen sind Ausscheidungen von Patienten, Wäsche, Möbel, Eßgeschirr (S. 423f).

– Erkrankungsquelle Desinfektionsmittel und Medikamente.
  Berufskrankheiten: Überempfindlichkeit (Allergie) mit Haut- und Schleimhauterkrankungen oder Erkrankungen der Atemwege.

Bei Vorliegen einer Berufserkrankung oder eines Betriebsunfalles übernimmt der Unfallversicherungsträger die Kosten für Behandlung und – sobald der Mitarbeiter kein Gehalt mehr vom Arbeitgeber bekommt – die finanzielle Versorgung.

Gesetzliche Rentenversicherung

Gegr. 1889 für Arbeiter, seit 1911 (RVO) auch für Angestellte.

1. *Versicherungsträger:*
   Landesversicherungsanstalten für Arbeiter (LVA),
   Bundesversicherungsanstalt für Angestellte (BfA) – Sitz in Berlin.

2. *Versicherungsnehmer:*
   a) alle Arbeiter ohne Rücksicht auf die Höhe des Entgeltes,
   b) alle Angestellten ohne Rücksicht auf die Höhe des Einkommens,
   c) Anlernlinge, Auszubildende, Praktikanten, Hausgewerbetreibende, Heimarbeiter,
   d) Teilzeitarbeiter ab einem bestimmten Einkommen.

Versicherungsfrei sind in der gesetzlichen Rentenversicherung Beamte, Rechtsanwälte, selbständige Ärzte, Künstler und alle anderswo Versorgten wie z. B. bei Ehegatten Beschäftigte, Ordensleute, Diakonissen; darüber hinaus alle, die nur gelegentlich und geringfügig Geld verdienen. Der versicherungsfreie Gelegenheitsverdienst ändert sich stets mit der Höhe der Lebenshaltungskosten. Pflegekräfte, die gelegentlich stundenweise im Krankenhaus helfen, brauchen deshalb nicht versichert zu werden.

3. *Beiträge:*
   Arbeitgeber 50%,
   Arbeitnehmer 50%.

   Es ist möglich, sich freiwillig höher zu versichern. Für Arbeitnehmer, die wegen zu kurzer Versicherungsdauer keinen Anspruch auf eine Altersrente erwerben können, ist die „Nachversicherung" möglich.

4. *Versicherungsfälle:*
   a) Alter über 65 Jahre:
      Frauen können eine vorgezogene Altersrente schon mit 60 Jahren erhalten, dürfen dann aber nicht mehr so viel nebenher verdienen, daß sie damit in den Kreis der Versicherungspflichtigen gehören. Verdienen sie zuviel, wird ihnen die Rente gesperrt. Das gleiche gilt für Männer und Frauen, die sich im Rahmen der neuen „flexiblen" Altersrente vor Ablauf des 65. Lebensjahres berenten lassen.
      Wer über das 65. Lebensjahr hinaus weiterarbeitet, erhält neben dem vollen Lohn die ungekürzte Altersrente!
   b) Berufsunfähigkeit,
   c) Erwerbsunfähigkeit; erwerbsunfähig ist, wer weder im erlernten noch in einem anderen Beruf seinen Lebensunterhalt selbst erwerben kann.

5. *Voraussetzungen für die Leistungen:*
   – Eintritt des Versicherungsfalles,
   – Erfüllung der Wartezeiten,
   – rechtzeitige Antragstellung und Einreichen sämtlicher Aufrechnungsbescheinigungen, die der Versicherte regelmäßig von LVA oder BfA erhält.
   – Altersruhegeld erhält, wer das 65. Lebensjahr vollendet und mindestens 60 Kalendermonate Beiträge gezahlt hat.
   – Frauen können ab Vollendung des 60. Lebensjahres Rente beziehen, wenn sie mindestens 180 Kalendermonate Beiträge gezahlt haben und in den letzten 20 Jahren vor Rentenbeginn überwiegend versicherungspflichtig waren.

- Mit 63 Jahren kann Rente beziehen, wer 35 anrechnungsfähige Versicherungsjahre nachweist (flexibles Altersruhegeld). Schwerbehinderte, Berufs- und Erwerbsunfähige können dies bereits mit 60 Jahren beantragen.
- Arbeitslose Männer und Frauen, die in den letzten eineinhalb Jahren mindestens 52 Wochen arbeitslos waren, in den letzten 10 Jahren vor Beginn der Rente für 8 Jahre Pflichtbeiträge gezahlt und insgesamt 180 Kalendermonate Beiträge entrichtet haben, können ebenfalls mit 60 Jahren in Rente gehen.

Grundlage für die Rentenberechnung ist nicht die Höhe der absoluten Beitragszahlen, sondern der relative der ihr zugrunde liegenden *individuellen* Arbeitsleistung zur Arbeitsleistung *aller* Versicherten.
Neben den Beitragszeiten spielen Ersatz- und Ausfallzeiten eine Rolle. Zu den Ersatzzeiten zählen Zeiten des Kriegsdienstes oder der Gefangenschaft, des Wehrdienstes und Wehrersatzdienstes. Ausfallzeiten entstehen durch Arbeitslosigkeit, Krankheit, Schwangerschaft, Ausbildung oder Studium. Für die Erziehung von Kindern können ebenfalls Versicherungsjahre gutgeschrieben werden. Die Bescheinigung über die erwähnten Ersatz- und Ausfallzeiten müssen sehr sorgfältig aufbewahrt und mit dem Rentenantrag eingereicht werden.

6. *Leistungen:*
   - Barleistungen:
   Altersrente;
   Berufs- und Erwerbsunfähigkeitsrente; je nach Behinderung als Rente auf Zeit, Teil- oder Vollrente;
   Hinterbliebenenrente.
   - Sachleistungen:
   Kranken- und Unfallversicherung der Rentner;
   alle Maßnahmen zur Erhaltung, Besserung oder Wiederherstellung der Erwerbsfähigkeit wie z. B. Versorgung mit großen Hilfsmitteln (Krankenfahrstühlen u. ä.), Prothesen (auch Zahnprothesen), Umschulung; Behandlungskuren, auch vorbeugende Kuren wie z. B. Kneippkuren zur Erhaltung der Gesundheit und Arbeitskraft (auf die Sachleistungen hat der Versicherte schon nach 3 Versicherungsjahren einen Anspruch),
   Als Gemeinschaftsaufgabe mit Kranken- und Unfallversicherung: Bauvon Krankenhäusern, Erholungs- und Kurheimen, Altersheimen und Alterspflegeheimen.
   Durch die Bewilligung von Sachleistungen vermindert sich die spätere Rente nicht!

Mit diesen 3 Versicherungszweigen wurden in Deutschland die größten Schwierigkeiten der Arbeitnehmer tatsächlich behoben. Für jeden Arbeitnehmer heute ist es wichtig, daß er seine Pflichten (Beitragszahlung, Meldung von Versicherungsfällen, Beachtung der Vorschriften bei Krankheit usw.) und seine Rechte auf Leistungen kennt.

Gesetzliche Arbeitslosenversicherung

Gegr. 1927: „Arbeitsvermittlungs- und Arbeitslosenversicherungsgesetz" (AVAVG),
geändert 1969: Arbeitsförderungsgesetz (AFG)

Die Versicherung gegen Arbeitslosigkeit in Wirtschaftskrisenzeiten wurde notwendig, weil viele Arbeitnehmer in große Not gerieten, wenn sie ihren Arbeitsplatz verloren. Es ist das besondere Verdienst der Gewerkschaften, die nach der Aufhebung des Sozialistengesetzes 1891 neu gegründet worden waren und viele Verbesserungen im Arbeitsrecht für ihre Mitglieder erreichen konnten.

Im Rahmen der gesetzlichen Bestimmungen arbeitet die Versicherung ebenfalls nach dem Prinzip der Selbstverwaltung, jedoch sind im Vorstand nicht nur Arbeitgeber und Arbeitnehmer vertreten, sondern auch Vertreter der Regierung, weil die gesamte Wirtschaftspolitik eine besondere Rolle für die Beschaffung von Arbeitsplätzen spielt.

1. *Versicherungsträger:*
   – Bundesanstalt für Arbeit;
     ausführende Organe:
   – Landesarbeitsamt,
   – Arbeitsamt.

2. *Versicherungsnehmer:*
   – alle Arbeiter und Angestellten wie in der Rentenversicherung.
   – Anlernlinge, Auszubildende, Hausgewerbetreibende, Heimarbeiter. Nicht versichert werden Schüler, Studenten u. ä.: Wenn sie ihre Ausbildung beendet haben, werden sie damit nicht „arbeitslos".
     Schüler/innen der Krankenpflegehilfe gehören wie Auszubildende zum Kreis der Versicherungsnehmer.

3. *Beiträge:*
   Arbeitgeber 50%
   Arbeitnehmer 50%

4. *Versicherungsfälle:*
   Arbeitslosigkeit;
   bei Auftragsmangel im Betrieb: Kurzarbeit (Verdienstminderung); Stillegung des Betriebes auf Zeit.

5. *Voraussetzungen für die Leistungen:*
   – Anwartschaft: Beschäftigungsdauer von 360 Kalendertagen, für die Beiträge entrichtet wurden;
   – sofortige Meldung beim zuständigen Arbeitsamt und
   – Antragstellung auf Arbeitslosengeld.

6. *Leistungen:*
   – Arbeitslosengeld mit Zuschlägen für die mitversicherten Familienangehörigen; Höhe richtet sich nach der Versicherungszeit. Wer Arbeitslo-

sengeld bekommt, muß sich stets am angegebenen Tag im Arbeitsamt melden und bereit und fähig sein, sich eine neue Arbeit vermitteln zu lassen. Berufsfremde oder für ihn ungünstige, evtl. schlecht bezahlte Arbeit darf er unter bestimmten Voraussetzungen ablehnen.

– Kurzarbeiter- und Stillegungsgeld;
– Beiträge zur Kranken- und Unfallversicherung der Arbeitslosen;
– Fahrscheine für den Weg zwischen Wohnung und Arbeitsamt.

Über die direkten Leistungen für den Arbeitslosen hinaus gibt es eine Vielzahl von Aufgaben nach dem AFG, die von den Arbeitsämtern wahrgenommen werden und nicht nur denen zugute kommen, die einmal zur Arbeitslosenversicherung Beiträge bezahlt haben. Hierzu gehören besonders

– Berufsberatung und Vermittlung von Ausbildungsstellen,
– Arbeitsvermittlung,
– Umschulung, wenn im erlernten Beruf keine geeignete Arbeit mehr gefunden werden kann,
– Beihilfezahlungen zur Fortbildung innerhalb des eigenen Berufes,
– Schaffung von Arbeitsplätzen.

(Auch zur Umschulung können Unterhaltsbeihilfen bewilligt werden, wenn Frauen und Männer die Krankenpflegehilfe erlernen wollen.)

Zeiten der Umschulung oder der Arbeitslosigkeit gelten als Ausfallzeit im Sinne der gesetzlichen Rentenversicherung und sollten bei der Stellung eines Rentenantrages immer mitbelegt werden.

Besteht kein Anspruch (mehr) auf Arbeitslosengeld, kann „Arbeitslosenhilfe" bewilligt werden. Die Bedingungen hierfür entsprechen der Sozialhilfe.

Bundessozialhilfegesetz (BSHG) von 1964

Das BSHG hat die vorher bestehenden Fürsorgegesetze von 1927 und 1957 abgelöst. Dadurch wurde zweierlei erreicht:

– Anstelle der als „Almosen" empfundenen und von den meisten nur ungern angenommenen Hilfe hat jetzt jeder Mensch in der BRD einen Rechtsanspruch auf soziale Hilfe.
– Die gewährten Hilfen können zweckmäßiger, umfassender und wirksamer geplant und durchgeführt werden.

Grundsätzlich soll nach dem BSHG alles getan werden, um den Hilfsbedürftigen solange wie möglich selbständig sein zu lassen oder ihn selbständig und unabhängig zu machen.

Die ausführende Stelle für alle diese Hilfsmaßnahmen ist das Sozialamt, in dem besonders ausgebildete „Sozialarbeiter" ihren Dienst tun. Die nötigen finanziellen Mittel für die gesamte Arbeit werden aus den Steuergeldern bezahlt.

Die Maßnahmen sind gegliedert in
- Hilfe zum Lebensunterhalt und
- Hilfe in besonderen Lebenslagen.

„Hilfe zum Lebensunterhalt":

- Taschengeld oder eine einmalige Zahlung, wenn Verdienst oder Krankengeld oder Arbeitslosenunterstützung nicht ausreichen,
- dauernde Ergänzung kleiner Renten,
- Ausbildungs- oder Umschulungsmaßnahmen.

„Hilfe in besonderen Lebenslagen":

- Aufbau oder Sicherung der Lebensgrundlagen, Ergänzung mangelhafter Wohnungseinrichtung,
- vorbeugende Gesundheitshilfe,
- Krankenhilfe,
- Hilfe für werdende Mütter und Wöchnerinnen,
- Eingliederungshilfe für Behinderte,
- Hilfe zur Weiterführung des Haushalts,
- Hilfe zur Pflege,
- Hilfe für Gefährdete, Suchtkranke u. a.,
- Altenhilfe.

Die Kosten werden vom Sozialamt übernommen, wenn

- der Hilfesuchende sich nicht aus eigener Kraft und mit eigenen Mitteln helfen kann,
- keine Versicherung zuständig ist, die Versicherungsleistungen nicht ausreichen und
- keine unterstützungspflichtigen und unterstützungsfähigen Angehörigen in gerader aufsteigender Linie der Verwandtschaft vorhanden sind.

Hiernach besteht die Pflicht zur Unterstützung zwischen Großeltern, Eltern und Kindern gegenseitig, nicht jedoch für Geschwister, Tanten, Vettern untereinander.

Sind *unterhaltspflichtige* Angehörige vorhanden, wird von Sozialarbeitern sehr genau geprüft, ob diese auch *unterstützungsfähig* sind. Kleine Vermögen bleiben erhalten und auch z. B. Hausbesitz oder andere Mittel werden nicht vom Sozialamt in Anspruch genommen, wenn das Haus selbst bewohnt wird. Mieteinnahmen aber werden angerechnet. Die Pflegekräfte sollten die Patienten oder ihre Angehörigen an das Sozialamt verweisen, wenn sie vermuten, daß Hilfe erforderlich wäre. In den meisten Krankenhäusern haben Sozialarbeiter ihre Sprechstunden zur Beratung.

Im Bereich der Gesundheits-, Kranken-, Alten- und Körperbehindertenhilfe arbeitet das Sozialamt besonders eng mit dem Gesundheitsamt und den freigemeinnützigen Institutionen zusammen: mit dem Roten Kreuz, der

Inneren Mission und der Caritas, den freien Pflegeverbänden und besonderen Hilfsorganisationen.

Altenhilfe

Da es immer mehr alte Menschen bei uns gibt, nimmt der Bereich der Altenhilfe in der Arbeit des Sozialamtes einen besonders großen Raum ein. Wir unterscheiden hier bei den Maßnahmen zwischen der offenen und geschlossenen Altenhilfe.

1. Unter der offenen Altenhilfe verstehen wir alle Maßnahmen, die dem alten Menschen helfen können, in seiner Wohnung oder im Kreis seiner Angehörigen wohnen zu bleiben. Oftmals lebt der alte Mensch allein und kann bei nachlassender Körperkraft nicht mehr alle Verrichtungen des täglichen Lebens selbst bewältigen.

   Um ihm dabei zu helfen, kann das Sozialamt Haushalts- oder Pflegehilfe besorgen und bezahlen oder die Gemeindeschwester benachrichtigen, diese Hilfe zu organisieren. Wenn die Rente zu klein ist, den Lebensunterhalt zu bestreiten und die Miete zu bezahlen, kann das Sozialamt Beihilfen bewilligen. Regelmäßige Besuche der Sozialarbeiter gewährleisten die zweckmäßige Form der Hilfe. Oft wird das Sozialamt erst auf Hilfsbedürftige aufmerksam gemacht, wenn Nachbarn die Hilfsbedürftigkeit melden. Neben der materiellen Not ist häufig die Vereinsamung der alten Menschen das größte Problem. Deshalb werden die alten Menschen zu Klub-Nachmittagen oder zu Bastelabenden eingeladen, es werden Erholungsfahrten, Theater- und Musikveranstaltungen angeboten, verbilligte Nachmittagsvorstellungen im Kino u. a. m. Kirchliche Jugendgruppen, Jugend-Rotkreuzgruppen und Pfadfindergruppen helfen oft mit, die alten Menschen zu unterstützen und ihnen ein wenig Freude zu bereiten. Darüber hinaus gibt es in einigen Großstädten auch besondere Organisationen, die fertig gekochte, warme Speisen ins Haus bringen oder gelegentliche Pflege vermitteln können.

2. Die **geschlossene Altenhilfe** wird – je nach Hilfsbedürftigkeit des Betroffenen – in 3 Stufen eingeteilt:

   Altenwohnheim: Hierunter sind speziell für alte Menschen gebaute zweckmäßige Wohneinheiten zu verstehen, in denen die Menschen trotz geringerer körperlicher Kräfte sich und ihren Haushalt noch vollständig selbst in Ordnung halten können. Ein Hausmeister sorgt für Funktionieren der technischen Hilfsmittel, jedoch ist eine Pflege dort nicht anders zu sichern als in allen anderen normalen Wohnungen, z. T. durch Nachbarschaftshilfe oder durch die Gemeindeschwester.

   Altenheim: Hierunter verstehen wir eine Einrichtung, wo alte Menschen meist in Einzelzimmern und mit ihren eigenen Möbeln wohnen. Die Zimmer werden in der Regel durch das Hauspersonal gereinigt; die Mahlzeiten werden gemeinsam eingenommen oder den Bewohnern in ihre Zimmer gebracht. Geringere oder kurzdauernde Pflege bei Erkrankungen kann durch Pflegepersonal übernommen werden. Darüber hinaus sind die alten Menschen dort freie Bewohner, die ihre Zeit nach eigenem Ermessen verbringen können. Vorteil dieses Altenheims ist es neben der materiellen Versorgung, daß sie mit Gleichaltrigen zusammenleben und nicht so leicht vereinsamen. Die gegenseitige Hilfeleistung ist ein wichtiger Bestandteil ihres Lebens und erhält ihnen das Bewußtsein, noch gebraucht zu werden.

Altenpflegeheim: Diese Form der geschlossenen Altenhilfe wird dann notwendig, wenn sich der Mensch nicht mehr selbst sauberhalten und anziehen kann, ggf. nicht mehr allein aus dem Bett kommen kann.

Gebrechlichkeit oder chronische Erkrankungen, Lähmungen u. a. können die Aufnahme im Altenpflegeheim vorübergehend oder dauernd erforderlich machen. Die Aufnahme in einem Altenpflegeheim ist für den Patienten in der Regel ein besonders schwer zu ertragendes Geschehen, denn hier hat er nicht die Möglichkeit, einige persönliche, geliebte Gegenstände seines Lebens mitzunehmen, einige Bilder aufzustellen, um sich seine Umgebung wohnlich zu gestalten.

Bei den vollständig pflegeabhängigen Menschen müssen die betreuenden Personen neben der sorgfältigen, fachgerechten Pflege und der Gestaltung einer freundlichen Umgebung die Menschenwürde achten. Diese Patienten haben einen ganz besonderen Anspruch auf Menschlichkeit und Verständnis.

Ein besonderes Problem ist noch die Finanzierung. Ein Platz im Pflegeheim ist sehr teuer. Das Geld muß vom Pflegling selbst oder seinen Angehörigen aufgebracht werden, denn keine Sozialversicherung ist hierfür zuständig! Deshalb muß der Sozialarbeiter meistens eingeschaltet werden, wenn ein alter Mensch aus dem Krankenhaus in ein Pflegeheim verlegt werden soll.

Das Problem wächst mit der Zahl der Hochbetagten und Pflegebedürftigen. Eine *Pflegeversicherung* wird von Fachleuten und Politikern z. Zt. diskutiert.

Die Weltgesundheitsorganisation

Die WHO = World Health Organization wurde am 7. April 1948 als technische Sonderorganisation der Vereinten Nationen gegründet. Sie hat das Ziel, den bestmöglichen Gesundheitszustand aller Völker herbeizuführen.

Das Hauptquartier befindet sich in Genf.

Regionalbüros für

– Afrika mit südlicher Sahara	in Brazzaville
– Amerika	in Washington
– Europa einschl. Türkei, Algerien und Marokko	in Kopenhagen
– östliche Mittelmeerstaaten	in Alexandrien
– westlicher Pazifik	in Manila
– Südostasien	in Neu Delhi

Die Weltgesundheitsorganisation bearbeitet alle Fragen des Gesundheitswesens von internationaler Bedeutung. Sie berät und unterstützt alle Regierungen bei Aufbau und Weiterentwicklung des nationalen Gesundheitswesens.

Besondere Einrichtungen und Maßnahmen:

– Seuchenwarndienst: Unterrichtung aller Länder über Auftreten und Ausbreitung von Seuchen;
– Information über gefährliche Heilmittel: internationale Rauschgiftkontrolle;
– internationale Standardisierung von Heilmitteln;
– Schulung von Personal für das Gesundheitswesen: Förderung von Aus- und Weiterbildung durch Lehrgänge, Stipendien, Ausbau von Ausbildungsstätten;
– besondere Bekämpfungsmaßnahmen: z.B. gegen Malaria, Tuberkulose, Geschlechtskrankheiten, Lepra.

Zwischen der Weltgesundheitsorganisation und den nationalen Gesundheitsbehörden besteht eine enge Zusammenarbeit, an ihr sind auch die nationalen Krankenpflegeverbände beteiligt – in der Regel durch den International Council of Nurses (Weltbund der Krankenschwestern und Krankenpfleger).

Das öffentliche Gesundheitswesen

Die Organisation des Gesundheitswesens in der Bundesrepublik Deutschland

1. *Bundesebene*
Die Gesetzgebung erfolgt durch Bundestag und Bundesrat. Die ausführenden Organe sind:

a) *Bundesministerium für Gesundheit (BMG)*.
   Aufgaben
   – Vorbereitung von Gesetzen,
   – Zulassung zu den Heil- und Hilfsberufen
   – Maßnahmen der Seuchenbekämpfung an Mensch und Tier,
   – Verkehr mit Arznei- und Betäubungsmitteln,
   – Lebensmittelhygiene,
   – Schlachtvieh- und Fleischbeschau,
   – gesundheitliche Ernährungsberatung,
   – Grundsatzfragen der Prävention und Rehabilitation,
   – Hygiene,
   – Strahlenschutz,
   – wirtschaftliche Sicherung der Krankenhäuser,
   – internationales Gesundheitswesen.
b) *Bundeszentrale für gesundheitliche Aufklärung*.
   Erarbeitet z.B. Grundsätze und Richtlinien für die praktische Gesundheitserziehung im Bundesgebiet und Zusammenarbeit mit dem Ausland (AIDS-Bekämpfung, Förderung des Nichtrauchens usw.)
c) *Bundesgesundheitsrat*.
   Aufgabe: Beratung des BMG. Er besteht aus ca. 80 Mitgliedern aus allen Bereichen des Gesundheitswesens und bildet Ausschüsse z.B. für
   – Heilberufe und Krankenhauswesen,
   – Seuchenbekämpfung und Hygiene,
   – Gesundheitsvorsorge, Gesundheitsfürsorge,
   – Arzneimittel-, Gift- und Apothekenwesen,
   – Strahlenschutz und Strahlenbelastung,
   – Lebensmittelwesen,
   – Veterinärwesen,
   – Wasser und Abwasser,
   – Reinhaltung der Luft, Lärmbekämpfung,
   – Gesundheitsstatistik.
d) Das *Bundesgesundheitsamt* mit Sitz in Berlin, wird vom BMG beaufsichtigt und hat folgende Aufgaben:

- Forschung auf dem Gebiet der öffentlichen Gesundheitspflege,
- Erhebungen auf dem Gebiet der Medizinalstatistik,
- Aufsicht über den Verkehr mit Betäubungsmitteln einschließlich Durchführung der internationalen Verpflichtungen, Bundesopiumstelle und Rauschgiftbekämpfung,
- Führung des Registers für Arzneispezialitäten.

Dem Bundesgesundheitsamt sind angegliedert:

- Robert-Koch-Institut: Parasitologie, Virologie, Bakteriologie, Seuchenbekämpfung,
- Institut für Wasser-, Boden- und Lufthygiene,
- Max-von-Pettenkofer-Institut,
- Institut für Veterinärmedizin,
- Institut für Sozialmedizin und Epidemiologie,
- Institut für Arzneimittel,
- Deutsches AIDS-Zentrum.

2. *Länderebene:*
Die Gesetzgebung erfolgt durch den Landtag für Bereiche, in denen keine Bundesgesetze vorhanden sind.

Die ausführenden Organe sind:

a) *Gesundheitsabteilungen in den Landesministerien.* Sie stellen die oberste Gesundheitsbehörde des Landes dar. Landesgesundheitsbeiräte beraten sie.
   Aufgaben:
   - Durchführung der Bundesgesetze,
   - Fachaufsicht über das Gesundheitswesen,
   - Dienstaufsicht über die Gesundheitsämter.
b) In großen Bundesländern erfolgt eine Aufteilung in *Regierungsbezirke*, die von Regierungspräsident und Medizinaldezernenten geleitet werden.
   Aufgaben:
   - Überwachung des Vollzugs von Bundes- und Landesgesetzen,
   - Aufsicht über die Gesundheitsämter,
   - Aufsicht über Krankenhäuser, Medizinaluntersuchungsämter,
   - Nahrungsmitteluntersuchungsämter,
   - Aufsicht über Medizinalpersonen,
   - Überwachung der Apotheken und des Arzneimittelverkehrs,
   - Prüfungsvorsitz bei staatlichen Prüfungen für Berufe des Gesundheitswesens (z. B. Krankenpflege/-hilfe).
3. Ebene der Landkreise und kreisfreien Städte = untere Gesundheitsbehörde *Gesundheitsamt.*
   Aufgaben:
   - Gesundheitspolizei,
   - Erbgesundheitspflege mit Eheberatung,

- gesundheitliche Volksbelehrung,
- Schulgesundheitspflege,
- Mutter-und-Kind-Beratung,
- Fürsorge für Tuberkulosekranke, Geschlechtskranke, Behinderte, Suchtkranke,
- Amts-, Gerichts- und vertrauensärztliche Tätigkeit.

Die wichtigsten Seuchengesetze

Bundesseuchengesetz von 1979

Dieses Gesetz ist vor allen Dingen zur Verhütung und Bekämpfung übertragbarer Krankheiten erlassen worden und bietet für alle Maßnahmen bei den verschiedenen ansteckenden Krankheiten eine einheitliche Grundlage. Neben dem Gesundheitsamt, das für die Durchführung der jeweils erforderlichen Maßnahmen verantwortlich ist, müssen alle Mediziner und Pflegepersonen das Wichtigste darüber wissen. Ärzte und Pflegepersonen erfahren am schnellsten, wenn ein Mensch an einer ansteckenden Krankheit leidet. Sie haben es dann dem Gesundheitsamt mitzuteilen, damit von dort aus alle Maßnahmen ergriffen werden können, die erforderlich sind, um andere Menschen vor der Ansteckung zu schützen.

Besonders gefährliche Krankheiten wie z. B. Pocken, Cholera, Kinderlähmung, Typhus u. a. müssen dem Gesundheitsamt besonders schnell gemeldet werden, auch dann, wenn zunächst nur der Verdacht einer solchen Krankheit besteht. Bei anderen Krankheiten sind nur Meldungen erforderlich, wenn ein Kranker daran verstorben ist; dies gilt für Grippe, Masern, Keuchhusten.

Wenn ein gesunder Mensch – ohne selbst daran zu erkranken – Krankheitskeime ausscheidet und darum seine Mitmenschen gefährdet, muß er dem Gesundheitsamt gemeldet werden und ständig unter Gesundheitskontrolle bleiben. Er wird vom behandelnden Arzt oder vom Gesundheitsamt genau belehrt, wie er andere Menschen davor schützen muß, sich bei ihm anzustecken. Auf jeder Krankenstation und in jedem Gesundheitsamt liegen Informationen aus, wann Meldepflicht besteht.

Die Meldung ist gesetzliche Pflicht und muß erfolgen durch:

1. den behandelnden oder zugezogenen Arzt,
2. die Pflegeperson,
3. die Hebamme,
4. das Familienoberhaupt
- in dieser Reihenfolge!

In Krankenhäusern und Entbindungsheimen erfolgt die Meldung durch den leitenden Arzt der Abteilung. Wenn eine Pflegeperson oder Hebamme den

Verdacht hat, daß einer ihrer Patienten an einer ansteckenden Krankheit leiden könnte, muß sie den Arzt darauf aufmerksam machen.

Zur **Verhütung** ansteckender Krankheiten gehören besonders die Impfungen. Um rechtzeitig zu erkennen, ob ein Mensch Krankheitserreger ausscheidet, werden durch das Gesundheitsamt Reihenuntersuchungen durchgeführt. Von allen, die mit Lebensmitteln beruflich umgehen, werden die Ausscheidungen (Stuhl und Urin) in regelmäßigen Abständen untersucht. Vertreter des Gesundheitsamtes kontrollieren die hygienischen Verhältnisse in Gemeinschaftsräumen von Schulen und öffentlichen Einrichtungen sowie großen Fabriken, um hierdurch einer evtl. Ausbreitung von Krankheiten vorzubeugen.

Ebenso wird die Herstellung von Lebensmitteln und ihre Verarbeitung in Großküchen gesundheitlich überwacht.

Zur **Bekämpfung** ansteckender Krankheiten gehört an erster Stelle die Feststellung, um welche Krankheit es sich handelt. Dies erfolgt meistens in Speziallaboratorien. Danach kann die gezielte Krankenbehandlung ambulant oder in der Klinik erfolgen. Das Gesundheitsamt kann anordnen, daß der Patient mit der ansteckenden Krankheit isoliert werden muß, entweder zu Hause oder – wenn dies nicht ausreicht – in einer Spezialabteilung eines Krankenhauses. Oft wird seine bisherige Wohnung durch einen staatlich geprüften Desinfektor desinfiziert. Das Gesundheitsamt kann anordnen, daß Familienangehörige und Arbeitskollegen („Kontaktpersonen") ihrer Arbeitsstelle oder Schule fernbleiben müssen, bis feststeht, ob sie sich nicht bereits angesteckt haben oder Krankheitserreger ausscheiden.

Wenn viele Menschen in kurzer Zeit an einer ansteckenden Krankheit erkrankt sind, spricht man von einer Epidemie. Um diese zu verhüten oder, wenn sie bereits besteht, ihre weitere Ausbreitung zu verhindern, kann das Gesundheitsamt Schulen und Fabriken schließen und alle Gemeinschaftsveranstaltungen (Versammlungen, Kino, Theater usw.) verbieten.

Umstritten ist noch die Einordnung der Immunschwächekrankheit AIDS (S. 115 f). Hier gibt es z. Zt. einige Ländergesetze.

Gesetz zu Bekämpfung der Geschlechtskrankheiten

Die Bekämpfung der Geschlechtskrankheiten umfaßt Maßnahmen zur Verhütung, Erkennung und Heilung der Krankheiten sowie vorbeugende und nachgehende Fürsorge. Die Pflichten aus diesem Gesetz gehen weit über die aus dem Bundesseuchengesetz hinaus.

Geschlechtskrankheiten im Sinne dieses Gesetzes sind

– Syphilis (Lues) (S. 114),
– Gonorrhö (Tripper) (S. 113),

- Ulcus molle (weicher Schanker),
- Lymphogranulomatosis inguinalis Nicolas u. Favre (venerische Lymph-
  knotenentzündung),

ohne Rücksicht darauf, an welchem Körperteil die Krankheitserscheinungen
auftreten und ob sie durch Geschlechtsverkehr erworben worden sind.

Wer geschlechtskrank ist oder es den Umständen nach annehmen muß,
untersteht Geboten und Verboten.

Gebote:

- Geschlechtskranke müssen sich behandeln lassen. Die Behandlung darf
  nur durch Ärzte/Zahnärzte vorgenommen werden.

Die klinische Behandlung kann angeordnet werden, um die Verbreitung der
Ansteckung zu verhindern.

- Geschlechtskranke müssen die Behandlungstermine einhalten,
- dem Arzt jeden Wechsel von Wohnung und Arbeitsstelle melden,
- dem Arzt wahrheitsgetreue Angaben über die vermutete Ansteckungsquelle mache.

Verbote:

- Erkrankte haben sich des Geschlechtsverkehrs zu enthalten.
- Sie dürfen kein Blut spenden (auch nicht nach der Heilung).
- Geschlechtskranke Frauen dürfen nur ihr eigenes Kind stillen, keine
  Milch spenden.
- Wer ein geschlechtskrankes Kind in Pflege gibt, muß den Pflegenden
  davon Mitteilung machen.
- Geschlechtskranke dürfen nicht heiraten, bevor der Arzt ein Ehe-Unbe-
  denklichkeitszeugnis ausgestellt hat. Ist dies noch nicht möglich, muß der
  Arzt den Ehepartner über die Art der Erkrankung, Gebote und Verbote
  aufklären.

Pflichten des Arztes:

- Belehrung des Kranken schriftlich und mündlich (ggf. Dolmetscher).
- Ermittlung der Ansteckungsquelle.

Kommt hierfür eine Person mit häufig wechselndem Geschlechtspartner in
Frage, muß sofort das Gesundheitsamt informiert werden.

- Meldung eines Falles ansteckungsfähiger Geschlechtskrankheit an das
  Gesundheitsamt (Bundesstatistik).
- Namentliche Meldung des Kranken
  - wenn der Kranke die Behandlung verweigert,
  - bei Übertragungsgefahr,
  - bei offensichtlich falschen Angaben über die Ansteckungsquelle,

– bei Jugendlichen, wenn die ordnungsgemäße Behandlung nicht gesichert erscheint oder der Jugendliche zu verwahrlosen droht.
– Krankenbehandlung und Kontrollen bis zur Heilung.

Pflichten des Gesundheitsamtes:

– Verwahrung der namentlich gemeldeten Geschlechtskranken.
– Überwachung der HWG.
– Mithilfe bei der Forschung nach Ansteckungsquellen.
– Mithilfe an der Bundesstatistik.
– Ggf. Zwangseinweisung in eine geschlossene Abteilung für Geschlechtskranke, die sich der Behandlung entziehen.
– Einrichten besonderer Beratungsstellen.
– Aufklärung der Bevölkerung.

Arznei- und Betäubungsmittelgesetze

Apothekengesetz 1982

Eröffnung und Betrieb von Apotheken sind durch Gesetz besonderen Vorschriften unterworfen. Jede Apotheke muß von der Gesundheitsbehörde (Regierungspräsidium) genehmigt werden. Die Leitung darf nur von einem approbierten Apotheker übernommen werden. Vor der Erteilung der Genehmigung wird überprüft, ob alle Vorschriften über Räume und Anlagen beachtet wurden. Krankenhausapotheken werden ebenfalls besonders genehmigt, der Krankenhausträger muß zur Leitung einen Apotheker einstellen. Arzneimittel aus der Krankenhausapotheke dürfen nur an Patienten des Krankenhauses – auf Verordnung der Krankenhausärzte – abgegeben werden.

Arzneimittelgesetz 1984

Im Arzneimittelgesetz sind die Herstellung, Prüfung und der Vertrieb von allen Mitteln geregelt, die zur Untersuchung und Behandlung von Menschen und Tieren verwendet werden können. Allgemeine Anforderungen: sie dürfen – über ein bestimmtes, vertretbares Maß hinaus – keine schädlichen Wirkungen hervorrufen; sie dürfen keine radioaktiven Stoffe enthalten, nicht verdorben oder verfälscht in den Verkehr gebracht werden. Arzneispezialitäten müssen genau gekennzeichnet sein. Für viele Arzneimittel bestehen Vorschriften für die Verpackung. Alle Arzneispezialitäten müssen beim Bundesgesundheitsamt in Berlin gemeldet und dort registriert werden. Sie dürfen nur in genehmigten Apotheken abgegeben werden (Ausnahmen bilden Stärkungs- und Vorbeugemittel, medizinische Tees u. a., die auch in Drogerien abgegeben werden dürfen). Rechtsverordnungen, die dauernd ergänzt werden müssen, bestimmen, welche Arzneimittel „verschreibungspflichtig" sind, d. h. nur auf ärztliches Rezept abgegeben und vom Apotheker nicht frei verkauft werden dürfen.

Ein ergänzendes Gesetz regelt und beschränkt die Werbung für Arzneimittel. Verboten ist jede Heilmittelwerbung, wenn sie

- irreführend ist,
- zusätzliche Werbegaben verspricht,
- für Fernbehandlung wirbt,
- auf Erwerb und Versand abzielt, wenn es sich um apothekenpflichtige Mittel handelt.

Opiumgesetz 1984

Das Gesetz über den Verkehr mit Betäubungsmitteln dient der Vorbeugung und Bekämpfung der Suchtgefahren. Bereits bekannte suchtmachende Mittel wie Opium, Morphium und Morphinabkömmlinge, Kokain, Indischer Hanf und Zubereitungen aus diesen Stoffen sowie in ähnlicher Form süchtig machende synthetische Mittel sind hier aufgezählt. Durch Rechtsverordnung wurden weitere Mittel diesen Betäubungsmitteln gleichgestellt (Weckamine, „LSD").

Betäubungsmittel dürfen nur auf besondere ärztliche Verschreibung abgegeben werden. Über eine bestimmte Höchstdosis hinaus darf die Verschreibung nicht gehen. Die Rezepte sind vom Apotheker sorgfältig aufzubewahren und werden sorgfältig kontrolliert (Rauschgiftzentrale). Im Krankenhaus muß auf jeder Station gesondert über Bestellung und Abgabe der Betäubungsmittel an einzelne Patienten Buch geführt und immer von Arzt und Krankenschwester/-pfleger unterschrieben werden. Die Bücher werden in Abständen amtlich kontrolliert. Die Betäubungsmittel sind auf den Krankenstationen in einem besonders verschlossenen Schrank aufzubewahren, der Bestand ist regelmäßig von der für die Station verantwortlichen Pflegeperson zu kontrollieren.

Literatur

1. Allgemeine medizinische Grundlagen

Arnold, W., U. Ganzer: Checkliste Hals-Nasen-Ohren-Krankheiten, Thieme, Stuttgart 1990

Benninghoff, A., K. Orttler: Lehrbuch der Anatomie des Menschen, 11. Aufl. Urban & Schwarzenberg München 1977

Gross, R., P. Schölmerich: Lehrbuch der Inneren Medizin, 7. Aufl. Schattauer, Stuttgart 1987

Häring, R., H. Zilch: Diagnose und Differentialdiagnose in der Chirurgie, 1. Aufl. Edition Medizin, VCH Weinheim 1990

Hollwich, F.: Augenheilkunde, 11. Aufl. Thieme, Stuttgart 1988

Juchli, L.: Krankenpflege, 7. Aufl. Thieme, Stuttgart 1989

Kahle, W., H. Leonhardt, W. Platzer: Taschenatlas der Anatomie, 5. Aufl. Thieme, Stuttgart 1986

Paetz, B.: Chirurgie für Krankenpflegeberufe, 17. Aufl. Thieme, Stuttgart 1990

Roitt, I. M., J. Brostoff, D. K. Male: Immunologie, 2. Aufl. Thieme, Stuttgart 1991

Schäublin, C.: Aids Kompendium Höchst 1987, Medizinisch-wissenschaftliche Dokumentation, Basel/Schweiz

Sefrin, P.: Notfalltherapie, 4. Aufl. Urban & Schwarzenberg, München 1988

Siegenthaler, W.: Differentialdiagnose innerer Krankheiten, 16. Aufl. Thieme, Stuttgart 1988

Silbernagl, S., A. Despopoulos: Taschenatlas der Physiologie, 4. Aufl. Thieme, Stuttgart 1992

Stegner, H.-E.: Gynäkologie und Geburtshilfe, 4. Aufl. Enke, Stuttgart 1986

Tusch, D.: Roche Lexikon Medizin, 2. Aufl. Hoffmann La Roche AG und Urban & Schwarzenberg, München 1987

2. Krankenpflegehilfe

Arbeitsgruppe Altenpflege DBfK Landesverband Bayern: Pflegerischer Umgang mit desorientierten alten Menschen Krankenpflege. 9 (1989) 464

Bachmann-Mettler, I.: Die Verantwortung des Pflegepersonals bei der Anwendung zytostatischer Therapien. Dtsch. Krankenpfl.-Z. 2 (1987) 2

Bauer, M.: Der desorientierte Mensch im Alten- und Pflegeheim. Krankenpflege 3 (1989) 104

Baumgart-Fütterer, I.: Umgang mit Schamgefühlen der Patienten. Krankenpflegejournal 29 (1991) 296

Bender, W.: Der schwerhörige Patient. Dtsch. Krankenpfl.-Z. 4 (1988) 249

Bienstein, C.: Hautpflege bei Inkontinenz. Krankenpflege 11 (1989) 566

Bienstein, C. u. Mitarb.: Dekubitus, 2. Aufl. Deutscher Berufsverband für Pflegeberufe, Frankfurt 1991

Burisch, M. und Mitarb.: Das Burn-out-Syndrom. Dtsch. Krankenpfl.-Z. 10 (1987) 2

Döring, M. u. Mitarb.: Die Pflege Sterbender. Dtsch. Krankenpfl.-Z. 1 (1988) 17

Fiechter, V., M. Meier: Pflegeplanung, 5. Aufl. Recom, Basel 1987

Foerste, A.: Diätfibel, 5. Aufl. Fresenius, Bad Homburg 1986

Gehrmann, U.: Vorbereitungsmaßnahmen für Untersuchungsmethoden im Tätigkeitsbereich der Krankenpflege, 1. Aufl. Bertelsmann, Bielefeld 1979

Gnuse, C. u. Mitarb.: ATL Schlaf. Dtsch. Krankenpfl.-Z. 3 (1990) 174

Grundmann, U., J. Simon: Punktions- und Infusionstechnik. Bibliomed, Melsungen 1986

Heckl, R. W., G. Ade, W. Schell: Rehabilitation und Krankenpflege. Thieme, Stuttgart 1991

Hege, E. M.: Wie führe ich ein (helfendes) Gespräch?, Manuskript unveröffentl., Heilbronn 1992.

Henderson, V.: Grundregeln der Krankenpflege. Deutsche Schwesterngemeinschaft, Frankfurt 1963.

Hoffmann, G.: Inkontinenz und Toilettentraining. Krankenpflege 4 (1991) 222

Hollo, A.: Probleme mit der Blasen- und Darmkontrolle. Thieme, Stuttgart 1984

Jecklin, E.: Arbeitsbuch Krankenbeobachtung als Teil der Krankenpflege. Fischer, Stuttgart 1988

Jochheim, K. A., J. F. Scholz: Rehabilitation, Bd. I. Thieme Stuttgart 1975

Jörgens, V., M. Grüßer, P. Kronsbein: Mit Insulin geht es mir wieder besser. Kirchheim, Mainz o. J.

Jörgens, V., P. Kronsbein, M. Berger: Wie behandle ich meinen Diabetes? 4. Aufl. Kirchheim, Mainz 1989

Juchli, L.: Krankenpflege, 6. Aufl. Thieme, Stuttgart 1991

Jungi, E.: Wenn die Freude am Essen fehlt. Soins infirmiers. Krankenpflege 4 (1984) 137

Kämmer, K.: Beziehungspflege, Hilfe zur Inkontinenzvermeidung. Krankenpflege 11 (1989) 572

Koch, F.: Zum Umgang mit Sterbenden. Krankenpflege. 2 (1990) 84

Koch, N.: Sexualität – ein Unterrichtsthema, 1. Teil. Schwester Pfl. 12 (1990) 1080

Koch, N.: Sexualität – ein Unterrichtsthema, 2. Teil. Schwester Pfl. 2 (1991) 145

Koch, N.: Sexualität – ein Unterrichtsthema, 3. Teil. Schwester Pfl. 4 (1991) 339

Kraus, W.: Kompendium der sensitiven Krankenbeobachtung, 1. Aufl. Fresenius Bad Homburg 1986

Kristel, H.: Pflege in Diagnostik und Therapie – Injektionen. Schwester Pfl. 10 (1989) 820

Kübler-Ross, E.: Interviews mit Sterbenden, Kreuz, Stuttgart 1971

Melchior, H.: Harn- und Stuhlinkontinenz, ein medizinisches, hygienisches, soziales und psychologisches Problem. Krankenpflege 11 (1989) 558

Ossege, H.: Hat Kontinenztraining einen Sinn? Krankenpflege 11 (1989) 574

Paetz, B.: Chirurgie für Krankenpflegeberufe, 17. Aufl. Thieme, Stuttgart 1990

Panknin, H. T.: Transurethrales Katheterisieren. Altenpflege 1 (1988) 29

Panknin, H. T.: Prophylaxe transurethraler katheterinduzierter Harnwegsinfektionen. Pflegejournal 9 (1988) 363

Panknin, H. T.: Verhüten von transurethralen katheterbedingten Harnwegsinfektionen. Krankendienst 3 (1990), Sonderdruck

Roche Lexikon Medizin, 2. Aufl. Urban und Schwarzenberg, München 1987

Roper, N.: Die Elemente der Krankenpflege. Recom, Basel 1987

Royal Marsden Hospital: Stationshandbuch klinische Krankenpflege – intravenöse Verabreichung von Medikamenten. Schwester Pfl. 10 (1991) 282

Streubelt, M.: Der alte Patient. Schwester Pfl. 1 (1986) 4

Ströter, M., L. Fichtner: Religiöse Bedürfnisse von Patienten verschiedener Glaubensbekenntnisse und ihre Pflege im Krankenhaus. Dtsch. Krankenpfl. Z. 2 (1987) Beilage

Verein für internationale Jugendarbeit: Ausländische Patienten – Informationen für Mitarbeiter im Krankenhaus, Diakonie und Sozialstation. Verein für internationale Jugendarbeit, Stuttgart o. J.

Wichmann, V.: Kinderkrankenpflege, 3. Aufl. Thieme, Stuttgart 1991

Zimmermann, I.: Leitfaden Becken-bodentraining. Krankenpflege 11 (1989) 609

3. Medikamentenlehre

Bundesverband der Pharmazeutischen Industrie: Rote Liste 1992. Cantor, Aulendorf 1992

Fick, F. J.: Arzneimittelkunde für Krankenpflegepersonal. Beecham-Wülfing o.J.

Schmid, B., Chr. Bannert: Arzneimittellehre für Krankenpflegeberufe, 2. Aufl. Wissenschaftliche Verlagsgesellschaft, Stuttgart 1987

4. Ernährungs- und Diätlehre

Canzler, H. und Mitarb.: Rationalisierungsschema 1990 der Deutschen Arbeitsgemeinschaft für klinische Ernährung und Diätetik geV für die Ernährung und Diätetik in Klinik und Praxis. Akt. Ernähr.-Med. 15 (1990) 97

Foerste, A.: Diätfibel, 5. Aufl. Fresenius, Bad Homburg 1986

Holtmeier, H. J.: Ernährungslehre für Krankenpflegeberufe. 4. Aufl. Thieme, Stuttgart 1990

Huth, K., R. Kluthe: Lehrbuch der Ernährungstherapie. Thieme, Stuttgart 1986

Katalyse-Umweltgruppe: Chemie in unseren Lebensmitteln, 36. Aufl. Zweitausendundeins, Frankfurt 1986

Schlieper, C. A.: Ernährung heute, 6. Aufl. Handwerk und Technik, Hamburg 1981

5. Grundlagen der Psychiatrischen Krankenpflege

Barz, H.: Praktische Psychiatrie, 3. Aufl., Huber, Bern, 1987

Rave-Schwank, M., Winter-v. Lersner, C., Psychiatr. Krankenpflege, Fischer Stgt. 1990

6. Grundlagen der Berufs- und Gesetzeskunde

Arbeitsgesetze – Beck-Texte im dtv – 1991

Bürgerliches Gesetzbuch – Beck-Texte im dtv – 1991

Strafgesetzbuch – Beck-Texte im dtv – 1989

Bundesangestelltentarif, Werner-Verlag, Düsseldorf 1990.

Grundgesetz für die Bu.Repl.Deutschl. Bundeszentrale f. politische Bildung, Bonn, Okt. 1990

Beske, F.: Lehrbuch f. Krankenpflegeberufe, Bd. I–II, 6. Aufl. 1990, Thieme Stuttgart

Henderson, V.: Grundlagen der Krankenpflege, 3. Aufl. 1977, ICN

Höfer-Schade: Der Staat sind wir, Gehlen, Bad Homburg, 2. überarb. Auflage

Kurtenbach/Golombeck/Siebers: Krankenpflegegesetz, 2. überarb. Aufl. 1987, Kohlhammer Stuttgart

Schell, W.: Staatsbürger- u. Gesetzeskunde f. d. Krankenpflegeberufe in Frage u. Antwort. 9. Aufl. 1991. Thieme Stuttgart

Erklärung der Fremdwörter

Abkürzungen

ATL	Aktivitäten des täglichen Lebens
BSHG	Bundessozialhilfegesetz
BGB	Bürgerliches Gesetzbuch
CO_2	Kohlendioxid
EEG	Elektroenzephalogramm, Aufzeichnung des Verlaufs der Hirnaktionsströme
EKG	Elektrokardiogramm Aufzeichnung des Verlaufs der Herzaktionsströme
FSH	follikelstimulierendes Hormon
HOPS	hirnorganisches Psychosyndrom
i. v.	intravenös
mm^3	Kubikmillimeter
MS	multiple Sklerose
LSD	Lysergsäurediäthylamid
O_2	Sauerstoff
ROT	realitätsorientiertes Training
RVO	Reichsversicherungsordnung
StGB	Strafgesetzbuch
WHO	World Health Organization (Weltgesundheitsorganisation)
ZVD	zentraler Venendruck

A

abdominell: zum Bauch gehörend
Ablatio retinae: Netzhautablösung
Abort: Abstoßen der Leibesfrucht innerhalb der ersten 28 Schwangerschaftswochen
Absence: flüchtige Bewußtseinstrübung
Abszeß: eingeschmolzener, von der Umgebung abgegrenzter Eiterherd
Abusus: Mißbrauch
Adipositas: Fettleibigkeit, Übergewicht
adipös: fettleibig
Adventitia: äußerste Schicht der Arterien und Venen
Aerosol: feinst verteilte feste oder flüssige Teilchen in der Luft
Affekt: Gemütsbewegung
Agglutination: Zusammenballung, Verklebung

Agglutinine: Antikörper, die artfremde Zellen bzw. Bakterien zur Verklebung und Verklumpung bringen
aggressiv: angreifend, angriffslustig
Agnosie: Störung des Erkennens trotz normaler Funktion der entsprechenden Sinnesorgane (akustische, optische, taktile Agnosie) bei Krankheitsherden im Parietalbereich des Gehirns
Agranulozytose: schweres Krankheitsbild mit starker Verminderung oder Fehlen von weißen Blutkörperchen im strömenden Blut
AIDS: Acquired immune deficiency syndrome = erworbener Immunmangel durch Virusinfektion (HIV)
Akkommodation: Anpassungsfähigkeit (z. B. des Auges an nahe gelegene Objekte)

alimentär: durch Nahrung hervorgerufen

Alveole: Lungenbläschen

Aminosäuren: einfachste Bausteine der Eiweißkörper

Amnesie: zeitlich begrenzte Erinnerungslücke

Amnion: Eihaut, auch Schafshaut oder Wasserhaut genannt. Haut, die die Leibesfrucht umgibt, enthält das Fruchtwasser. Embryonalhülle

Amputation: operative Abtrennung eines endständigen Körperteils

Anämie: Blutarmut

Anästhesie: Betäubung, Ausschaltung der Schmerzempfindung

Anastomose: operativ hergestellte durchgängige Verbindung zwischen zwei Hohlorganen (z. B. Magen-Darm) oder Gefäßen

Anazidität, anazid: Fehlen „freier" Salzsäure im Magensaft

Aneurysma: krankhafte Ausbuchtung einer Arterie

Angina: „Halsentzündung". Entzündung im Bereich der Gaumenmandeln und des Rachens

Angina pectoris: Herzenge

Angiographie: röntgenologische Darstellung des Herzens und der großen Gefäße mit Hilfe injizierter Kontrastmittel

Anomalie: Abweichung von der Regel

Antagonisten: gegensinnig arbeitende Muskeln, Gegenspieler

Antazida: Medikamtente, die die Magensalzsäure neutralisieren

anti: gegen, wider

Antibiotika: Medikamente zur Bekämpfung von Infektionen, hergestellt aus bestimmten Pilzen

Antidiabetika: Medikamente, die für die Behandlung des Diabetes mellitus geeignet sind

Antiepileptika: Medikamente zur Behandlung der Epilepsie

Antigene: Stoffe, die die Bildung von speziellen Antikörpern bewirken

Antikörper: immunisierende Blutstoffe

Antitoxine: Gegengifte

Anurie: fehlende Harnabsonderung

Anus naturalis: After mit normaler Öffnung

Anus praeternaturalis: künstlich angelegter Darmausgang

Aorta: große Körperschlagader, Hauptschlagader

Apathie: Teilnahmslosigkeit

Apgar-Schema: Punktesystem zur Beurteilung von Neugeborenen unmittelbar nach der Geburt

Aphasie: Störung des Sprechvermögens infolge Erkrankung von Sprachzentren im Gehirn bei erhaltener Funktion des Sprechapparates

Aphthen: entzündliche Schleimhautveränderungen im Mund, kleine linsengroße schmerzende Herde

Apoplexie: Gehirnschlag, Schlaganfall

Appendektomie: operative Entfernung des Wurmfortsatzes

Appendix: Wurmfortsatz

Appendizitis: Entzündung des Wurmfortsatzes

Apraxie: Unfähigkeit, bewegliche Körperteile zweckmäßig zu bewegen.

Arachnoidea: Spinnengewebshaut

Arrosion, arrodieren: Annagen, Anfressen, bes. von Gefäßwänden durch Entzündungsvorgänge, Geschwüre oder bösartige Geschwülste

Arterie: mit sauerstoffreichem Blut gefülltes Blutgefäß

arteriell: sauerstoffhaltiges Blut führend

Arteriolen: kleinste Schlagadern, in die Haargefäße übergehend

Arteriosklerose: „Arterienverkalkung", krankhafte Veränderung der Arterien mit Verhärtung, Elastizitätsverlust und Einengung der Gefäßlichtung

Arthrose: degenerative Gelenkveränderung

Asepsis: Keimfreiheit aller Gegenstände, die mit einer Wunde in Berührung kommen

Askariden: Spulwürmer, Eingeweidewürmer des Menschen

aspirieren: ansaugen, verschlucken

Asthma bronchiale: Anfälle von hochgradiger Atemnot durch Krampf der kleinen Bronchien

Astigmatismus: nicht punktförmige Abbildung. Brennpunktlosigkeit der auf das Auge fallenden Strahlen infolge abnormaler Wölbung der Hornhaut

Aszites: Ansammlung seröser Flüssigkeit in der Bauchhöhle

Atlas: 1. Halswirbel

Atonie: Schlaffheit, Erschlaffung der Muskulatur, herabgesetzter Spannungszustand der Muskeln

atrioventrikular: Vorhof und Herzkammer betreffend

Atrioventrikularknoten: knotenförmige Anhäufung besonderen Muskelgewebes in der Scheidewand der Herzvorhöfe, das der Reizübermittlung dient

Atrophie: Schwund (z. B. Muskelatrophie – Muskelschwund)

Aura: einem epileptischen Anfall unmittelbar vorangehende Vorboten in Form von Geruchs- oder optischen Sinnesempfindungen

Auskultation: Abhören von Körpergeräuschen

Auswurf: ausgehusteter Schleim und Sekrete aus Luftröhre und Lunge

Autismus: Kontaktsperre zur Umgebung durch Versunkenheit in die eigene Ideenwelt

autonom: selbständig, unabhängig, eigengesetzlich

axillar: unter der Achsel

Axis: 2. Halswirbel

Azida: Medikamente, die fehlende Magensäure ersetzen

Azidose: „Säuerung des Blutes"

B

Bakterien: Spaltpilze, Keime

Basaltemperatur: diejenige Körpertemperatur der Frau, die morgens unmittelbar vor dem Aufstehen rektal gemessen wird

Basedowsche Erkrankung: Überfunktion der Schilddrüse

Bazillen: stäbchenförmige Bakterien

Bigeminus: Zwillingspuls durch Reizleitungstörung am Herzen

Biskuspidalklappe: oder Mitralklappe: zweizipflige Sehnenklappe zwischen linkem Herzvorhof und linker Herzkammer

Bilirubin: Gallenfarbstoff

Bisexualität: Doppelgeschlechtigkeit. Bereitschaft zu sexuellen Kontakten beiderlei Geschlechts

Bowman-Kapsel: becherförmige Einstülpung der Harnkanälchen

Bradykardie: langsame Herztätigkeit

Bradypnoe: verlangsamte Atmung

Briden: Verwachsungsstränge

Brideniileus: durch Verwachsungsstränge verursachter Verschluß des Darmes

Bronchieektasie: dauerhafte Ausweitung der Bronchialäste, häufig mit Sekret oder Eiter angefüllt

Bronchien: Aufzweigungen der Luftröhre

Bronchiole: feinste Verzweigungen der Luftröhrenäste

Bronchitis: Entzündung der Bronchialschleimhaut

Bronchographie: röntgenologische Darstellung der Bronchien und ihrer Aufzweigungen

Bronchopneumonie: herdförmige Lungenentzündung

Bronchoskopie: direkte Betrachtung der Bronchien durch ein Instrument (Bronchoskop)

Burn-out-Syndrom: Ausgebrannt-, Aufgebrauchtsein

Bypass: Umgehungsoperation einer Engstelle (z. B. bei Herzkranzverengung)

C

Chemikalien: industriell hergestellte chemische Stoffe

Chemotherapeutika: Wirkstoffe, die Krankheitserreger oder Zellen von bösartigen Tumoren möglichst ohne Schädigung des Wirtsorganismus am Wachstum hemmen oder abtöten

Chemotherapie: Behandlung mit Chemotherapeutika (s. o.)

Cholangitis: Entzündung der Gallen-
gänge
Cholelithiasis: Gallensteinleiden
Cholera: schwere epidemische Infektionskrankheit mit Brechdurchfall
Cholezystektomie: operative Entfernung
der Gallenblase
Cholezystokinin: Hormon der Darmschleimhaut, ruft Kontraktionen der
Gallenblase hervor
Chondrin: Zwischenzellsubstanz des
Knorpels
Chorion: Zottenhaut, entsteht aus den
äußeren Zellen der Morula
Choriongonadotropin: β-HCG, Hormon, das das Funktionieren des Gelb-
körpers, bes. in den ersten Schwangerschaftswochen bewirkt und schon früh
von den Zellen der Zottenhaut gebildet wird. Auf seiner Anwesenheit beruhen die biologischen und immunologischen Schwangerschaftstests
Chromosomen: schleifenförmige Bestandteile des Zellkerns, auf denen die
Erbanlagen (Gene) linear angeordnet
sind
chronisch: langwierig, langsam verlaufend
Clearance (Reinigung): Einheit der Blut-
plasmamenge, die beim Durchfluß
durch die Niere in einer Minute vollständig von der harnpflichtigen Test-
substanz befreit wird
Commotio cerebri: Gehirnerschütterung
Contusio cerebri: Gehirnquetschung
Corpus luteum: Gelbkörper
CT, Computertomographie: Mit einem
dünnen, fächerartigen Röntgenstrah-
lenbündel wird die zu untersuchende
Körperregion schichtweise aus allen
Richtungen und in gegeneinander ver-
setzten Schichten abgetastet. Die jeweilige Strahlenabsorption wird mit
Strahlendetektoren gemessen. Die
Meßdaten werden an einen ange-
schlossenen Computer weitergegeben,
der daraus ein Fernsehbild aufbaut

D

Darmmotilität: Bewegungsabläufe und
Bewegungsmuster des Darmes
Debilität: Grad des Schwachsinns
Defäkation: Stuhlgang
Defibrillation: Beseitigung des Herz-
kammerflimmerns durch Stromstöße
degenerativ: aus der Art schlagend, ent-
artend
Dekubitus: Druckgeschwür
Delirium: krankhaft veränderte Bewußt-
seinslage mit Verwirrtheit, Halluzina-
tionen und unruhiger und erregter
Grundstimmung
Demenz: erworbener Schwachsinn
Dendrit: Protoplasmafortsatz der Ner-
venzelle
Depression: seelische Verstimmtheit und
Niedergeschlagenheit
depressiv: traurig gestimmt
Dermatitis: Hautentzündung
Dermatomykosen: durch Hautpilze ver-
ursachte Hauterkrankungen
Desensibilisierung: Unempfindlichma-
chen gegen Allergene
Desinfektion: Entkeimung
Desorientiertheit: Zustand, in dem ein
Patient nicht über die örtlichen, zeitli-
chen oder persönlichen Verhältnisse
Bescheid weiß
Desquamation: Abstoßung
Diagnose: Erkennung und systematische
Bezeichnung einer Krankheit
Dialyse: Verfahren zur Trennung gelö-
ster Teilchen mit unterschiedlicher
Molekularmasse. Es wird u. a. bei der
künstlichen Niere genutzt. Harnpflich-
tige Substanzen, bzw. Gifte werden
aus dem Blut entfernt, lebenswichtige
Eiweißstoffe des Blutserums werden
zurückgehalten. Das mit Stoffwechsel-
giften beladene Blut wird durch ein
Membransystem geleitet. Durch die
Membranporen können die Stoff-
wechselschlacken in die Spülflüssigkeit gelangen und somit aus dem Blut
entfernt werden
Diaphyse: Knochenschaft
Diarrhö: Durchfall

Diastase (Amylase): Enzym, das Stärke und Glykogen spaltet

Diastole: Zeitraum, in dem der Herzmuskel erschlafft ist

diffus: ausgebreitet, ohne Abgrenzung

Dilatation: Erweiterung z. B. des Herzens

dilatieren: erweitern

Diphtherie: Infektionskrankheit, hervorgerufen durch Diphtheriebazillen

Diskus: Scheibe, in eine Gelenkhöhle hineinragende Scheibe aus Faserknorpel

Dislokation: Verschiebung der Bruchenden gegeneinander (bei Knochenbrüchen)

disponiert: empfänglich

Dissimulation: Ableugnen oder Verbergen von Krankheitszeichen

Distanz: Abstand

Distorsion: Verstauchung

Diurese: Urinausscheidung

Diuretika: harntreibende Medikamente

DNA, Desoxyribonukleinsäure: Riesenmolekül aus Ribose, Phosphorsäure und 4 Aminosäuren. Die DNA liegt im Zellkern und ist bei den meisten Lebewesen Träger der Erbsubstanz. Sie liegt meist als Doppelstrang (Doppelhelix) vor

Doppler: s. Ultraschalldiagnostik

Dotter: Die Rekanalisation nach Dotter ist ein Verfahren, das bei arteriellen Verschlußkrankheiten die Verschlüsse beseitigt oder Stenosen aufdehnt. Eine Metallspirale oder ein Ballonkatheter wird in die betroffene Arterie eingeführt

Douglas-Raum: tiefste Stelle der Bauchhöhle im kleinen Becken zwischen Gebärmutter und Mastdarm

Drainage: Ableitung von Flüssigkeitsansammlungen aus dem Körper

DSA, digitale Subtraktionsangiographie: röntgenologisch diagnostisches Verfahren zur Darstellung von Gefäßen mittels Kontrastmittelfüllung

Ductus Botalli: Verbindung zwischen Lungenarterie und Aorta beim Fetus

Ductus cysticus: Ausführungsgang der Gallenblase

Duodenum: Zwölffingerdarm

Dura mater: harte Hirnhaut

Dyspepsie: Verdauungsstörung durch Veränderung der Enzymproduktion bzw. Darmmotilität

Dyspnoe: Atemnot

Dysurie: schmerzhaftes Wasserlassen

E

EEG Elektroenzephalogramm: Ableiten und Aufzeichnen von Gehirnströmen

Eichel: vorderster Teil des männlichen Gliedes

Ejakulation: Ausspritzung der Samenflüssigkeit aus der Harnröhre

Eklampsie: lebensbedrohende, plötzlich auftretende Krämpfe gegen Ende der Schwangerschaft und während der Geburt mit Blutdrucksteigerung, Eiweißausscheidung im Urin, Ödemen und Konvulsionen

Elektrokauter: Instrument, das mit Hilfe von Hochfrequenzströmen zerschneidet. (Zerstörung krankhafter Gewebewucherungen, Blutstillung)

eliminieren: beseitigen, ausscheiden

ELISA-Test: Antikörpernachweis bei AIDS durch Bindung an das Virusantigen. Die Technik unterscheidet sich vom Western-blot-Test, der ebenfalls auf einer Antigen-Antikörper-Reaktion beruht.

Embolie: plötzlicher Verschluß von Blutgefäßen durch Blutgerinnsel, Fett (Fettembolie) oder Luftblasen (Luftembolie)

Embryo: Frucht in der Gebärmutter während der ersten 3 Schwangerschaftsmonate

emotionell: gefühlsmäßig

Emphysem: „Aufgeblasensein". Hautemphysem: Ansammlung von Luft oder Gasen in dem unter der Haut gelegenen Gewebe. Lungenemphysem: Überblähung der Lungen bzw. der Alveolen

Empyem: Eiteransammlung in einer vorgebildeten Körperhöhle

endogen: im Körper selbst entstanden, nicht von außen zugeführt

Endokard: innerste Schicht der Herzwand, Herzinnenwand

Endokarditis: Entzündung der Herzinnenhaut

endokrin: mit innerer Sekretion

Endoskop: dünnes, teils starres, meist biegsames Röhreninstrument, das mit Hilfe eines optischen Systems die direkte Betrachtung von Hohlorganen oder Körperhöhlen ermöglicht

Endoskopie: diagnostische Untersuchung von Körperhöhlen oder Hohlorganen mit einem Endoskop

Enteritis: Entzündung des Dünndarmes

Enterogastron: Hormon der Duodenalschleimhaut, unterdrückt Magensekretion und Darmbewegungen

Enterokinase: Enzym der Darmschleimhaut, aktiviert die Vorstufen der Pankreasenzyme in aktive Enzyme

Enzephalitis: Gehirnentzündung

Enzym: Ferment, Wirkstoff, der als Katalysator Stoffwechselvorgänge beeinflußt

Epidemie, epidemisch: gehäuftes Auftreten einer Infektionskrankheit in örtlicher und zeitlicher Begrenzung

Epididymitis: Nebenhodenentzündung

epidural: auf bzw. über der Hirnhaut

Epikard: das dem Herzen unmittelbar aufliegende Blatt des Herzbeutels

Epilepsie: Fallsucht

Epiphyse: 1. Knochenende, 2. Zirbeldrüse

Episiotomie: Scheiden-Damm-Schnitt (zur Vermeidung eines Dammrisses während der Entbindung)

Epithelgewebe: Zellverband, der innere oder äußere Körperoberfläche bedeckt

ERCP: endoskopisch retrograde Cholangiopankreatikographie; Kontrastmitteluntersuchung des Gallen- und Bauchspeicheldrüsengangsystems mit Hilfe des Endoskops

Erektion: Steifwerden des männlichen Gliedes

Erepsin: Enzym des Darmsaftes, das am Eiweißaufbau beteiligt ist.

Erysipel: Wundrose, durch Streptokokken verursachte Entzündung der Haut und des Unterhautgewebes

Erythrozyten: rote Blutkörperchen

essentiell: wesentlich, ohne eine zu erkennende Ursache

Euphorie: Zustand gehobenen Wohlbefindens und unkritischer Heiterkeit

Exanthem: Hautausschlag

Exkrete: Ausscheidungen

exogen: von außen entstanden (vgl. endogen)

exokrin: mit äußerer Sektretion

Exophthalmus: Verdrängung des Augapfels

Extension: Streckung, Ausdehnung

extrahieren: herausziehen

Extrakt: Auszug aus festen oder flüssigen Stoffgemischen mit entsprechenden Lösungsmitteln

Extrasystole: durch gestörte Erregungsbildung am Herzen vorzeitige Kontraktion des Herzmuskels

Extrauteringravidität: Entwicklung der Leibesfrucht außerhalb der Gebärmutter (Bauchhöhlenschwangerschaft)

Extremitäten: Gliedmaßen (Arme und Beine)

Extrinsic factor: Bezeichnung für den mit der Nahrung zugeführten Wirkstoff (Vitamin B_{12}), der zusammen mit dem sog. Intrinsic factor den lebenswichtigen Wirkstoff für die normale Erythrozytenentwicklung bildet

Exzision: Ausschneidung

F

Faszie: bindegewebige Hülle, die einzelne Organe und besondere Muskeln umgibt

Fäkalkollektoren: Klebebeutel, die zur Ableitung von Stuhl oder Harn um den Anal- bzw. Genitalbereich geklebt werden

Fäzes: Kot

Fellatio: hetero- oder homosexueller Koitus durch Einführen des Penis in den Mund des Partners

Ferment: s. Enzym

Fetus: Bezeichnung für die Frucht im Mutterleib nach dem 3. Schwangerschaftsmonat bis zur Geburt

Fibrin: Faserstoff, Endprodukt des Blutgerinnungsvorganges

Fibrinogen: Vorstufe des Fibrins

Fibrinolyse: Auflösung des Fibrins

Fibrinolytika: Substanzen, die Fibrinolyse aktivieren, z. B. Streptokinase, Urokinase, usw.

Fibromyositis: Muskelrheumatismus

fibrös: aus derbem Bindegewebe bestehend

Fibula: Wadenbein

Filtration: Flüssigkeiten von darin enthaltenen ungelösten Bestandteilen trennen

Fimbrien: finger- oder fransenförmige Fortsätze (z. B. am Anfangsteil des Eileiters)

Finnen: Jugendzustand des Bandwurmes; geschlechtsloser Blasenbandwurm

Fissur: Riß (Knochenriß)

Fistel: röhrenförmiger Gang

Fixateur externe: Außenspanner. Spezielles Gestänge zur Stabilisierung von Knochenbrüchen

Fixation (Fixierung): Festigung, Befestigung

fixieren: befestigen, festhalten

Follikel: Bläschen

Fontanelle: Knochenlücke am kindlichen Schädel

Foramen ovale: Öffnung in der Vorhofscheidewand des Herzens beim Fetus

Fragmente: Bruchstücke

Fraktur: Knochenbruch

Frustration: Enttäuschung

Fundus: Grund, Boden eines Hohlorgans

Fundus uteri: oberster gewölbter, in die Bauchhöhle hineinragender Teil der Gebärmutter

Furunkel: örtlich begrenzte eitrige Entzündung mit zentralem Eiterpfropf

G

Gangrän: Gewebebrand

Gastrin: im Magen gebildetes Gewebshormon, das die Säuresekretion des Magens fördert

Gastritis: Magenschleimhautentzündung

Gastritis erosiva: Magenschleimhautentzündung mit oberflächlichen Defektbildungen und Blutungen in das Magenlumen

Gastroenteritis: Entzündung der Magen-Darm-Schleimhaut

Gastroskopie: Magenspiegelung; Untersuchung des Magens mit dem Endoskop

generalisiert: auf den ganzen Körper oder ein ganzes Organsystem ausgebreitet

Genese: Entstehung, Entwicklung

Genetik: Vererbungslehre im weitesten Sinne, auch Entwicklungsgeschichte

genetisch: die Vererbung betreffend, erblich bedingt, auch entwicklungsgeschichtlich

Geschlechtsmerkmale: primäre: vor der Geburt angelegte, direkt der Fortpflanzung dienende Organe, die charakteristisch für das männliche und weibliche Geschlecht sind; sekundäre: während der Pubertät entstehende Geschlechtsmerkmale. (Mann: Bart, tiefe Stimme, Behaarung. Frau: Brüste, hohe Stimme usw.)

Gestose: durch Schwangerschaft ausgelöste oder begünstigte Erkrankung bei Schwangeren

Glandula suprarenalis: Nebenniere

Globuline: Proteine, die neben den sog. Albuminen in den meisten Zellen und Körperflüssigkeiten vorkommen. Es werden Alpha-, Beta- und Gamma-Globuline unterschieden. Letztere sind u. a. die Träger der Antikörper

Glomerulonephritis: klinisch bestimmte Form einer Nierenentzündung

Glomerulus: „Wunderknäuel", knäuelförmig gewundene Gefäße im Nierengewebe

Glukagon: ein in der Bauchspeicheldrüse

gebildetes Hormon, das Glykogen in der Leber mobilisiert und damit den Blutzucker erhöht

Glykogen: tierische Stärke, Speicherungsform des Traubenzuckers

Glykosurie: Ausscheidung von Zucker im Urin

Gonokokken: Kugelbakterien, die die Gonorrhö verursachen

Gonorrhö: Tripper (Geschlechtskrankheit)

Grand mal: großer Anfall bei Epilepsie

Granulationsgewebe: gefäßreiches Bindegewebe, das bei der Wundheilung entsteht

Granulozyten: weiße Blutkörperchen mit Körnelung

Gyrus: Windung (Hirnwindung)

H

Halluzination: Sinnestäuschung

Hämatothorax: Ansammlung von Blut im Brustfellraum

Hämatemesis: Erbrechen von Blut

Hämaturie: Blut im Urin

Hämoglobin: roter Blutfarbstoff

Hämolyse: Auflösung roter Blutkörperchen, wobei Hämoglobin freigesetzt wird

Hämophilie: Bluterkrankheit, an ein X-Chromosom gebundenes, erbliches Leiden, bei dem ein Defizit des Gerinnungsfaktors VIII besteht

hämorrhagisch: bluthaltig

Hämorrhoiden: Gefäßerweiterungen im Bereich des Mastdarms und des Afters

Headsche Zone: umschriebene Hautgebiete, in denen sich über nervale Querverbindungen innere Organe zuordnen lassen (z. B. Herz – li. Arm)

Hemisphäre: Halbkugel (Gehirnhälfte)

Hepar: Leber

Hepatitis: Leberentzündung

Hernia femoralis: Schenkelhernie

Hernie: „Bruch", Eingeweidebruch

Herpes simplex: virusbedingte Hautbläschen. Sie entstehen durch Juckreiz und Spannungsgefühl und treten meist an den Lippen und am Genitale auf

Herpes zoster (Gürtelrose): virusbedingte Erkrankung, die sich entlang von Nervenbahnen halbseitig, segmental ausbreitet.

Heterosexualität: auf das andere Geschlecht gerichtete Sexualität

Hilus: Vertiefung an der Oberfläche eines Organs, wo Gefäße, Nerven und Ausführungsgänge ein- bzw. austreten (Nierenhilus usw).

Hissches Bündel: Teil des Reizleitungssystems

HIV, Human immunodeficiency virus: seit 1986 einheitlicher Name für die AIDS-Viren

Hodgkin-Erkrankung: Lymphogranulomatose, eine von Lymphknoten ausgehende Erkrankung, deren Ursache noch unbekannt ist

Hohlvene: größtes venöses Blutgefäß

Homosexualität: gleichgeschlechtliche Liebe

Hormone: Wirkstoffe, die von bestimmten Organen (endokrine Drüsen) gebildet und direkt ins Blut abgesondert werden

Humerus: Oberarmknochen

humoral: die Körperflüssigkeiten (Blut, Lymphe) betreffend

Hygiene: Gesundheitslehre

hygienisch: gesundheitsdienlich

Hymen: Jungfernhäutchen

Hypazidität (Subazidität): verminderter Gehalt an (freier) Salzsäure im Magensaft

Hyperämie: Blutfülle

Hyperazidität (Superazidität): Magensaft mit übermäßig hohem Säuregehalt

Hyperemesis: häufiges, heftiges Erbrechen

Hyperemesis gravidarum: abnorm heftiges Erbrechen bei Frauen während der Schwangerschaft

Hyperglykämie: erhöhter Zuckerwert im Blut, Überzucker

Hypernephrom: bösartige Geschwulst der Niere

Hyperorexie: Heißhunger

Hyperthermie: Überhitzung, hohes Fieber, Wärmestauung

Hypertonie: Hochdruckkrankheit, hoher Blutdruck

Hypertrophie: Vergrößerung eines Organs

Hypoglykämie: Unterzucker

Hypophyse: Hirnanhangdrüse

Hypotonie: niederer Blutdruck

I

Idiotie: höchster Grad des Schwachsinns, Bildungsunfähigkeit

Ig, Immunglobulin: Proteine, die als Antikörper der spezifischen körpereigenen Abwehr dienen

Ignoranz: Unwissenheit

Ikterus: Gelbsucht

Ileum: Krummdarm, Teil des Dünndarms

Ileus: Darmverschluß, Darmlähmung

Illusion: in der Psychiatrie: falsche Wahrnehmung infolge falscher Deutung wirklicher Sinneseindrücke. Im täglichen Leben: auf Wünschen beruhende Einbildung

Imbezillität: mittlerer Grad des Schwachsinns

Immunität: Unempfindlichkeit gegenüber Infektionen

Immunkörper: Antikörper, die im Organismus als Reaktion auf Antigene gebildet werden

Immunsystem: Organe, Zellen und Eiweißkörper, die im Organismus an verschiedenen Stellen lokalisiert sind. Ihre Aufgabe ist der Abwehr körperfremder Substanzen (Antigene) zur Erhaltung der individuellen Struktur

Impressionsfraktur: eingedrückter Knochenbruch (z. B. des Schädels)

Inappetenz: Appetitlosigkeit

Index: Anzeiger, Kennzeichen

Indikation: Heilanzeige; Umstand, aus dem die Anwendung bestimmter Heilmittel oder Behandlungsmethoden angezeigt erscheinen

Infarkt: durch Verschluß einer Arterie abgestorbener Gewebebezirk

Infektion: Ansteckung

infiltrieren: eindringen, durchsetzen

Infraktion: unvollständiger Knochenbruch

Infusion: Einführung größerer Flüssigkeitsmengen in den Organismus (intravenös, subkutan oder rektal)

Inkarzeration: Einklemmung

Inkontinenz: Unvermögen, Harn oder Stuhl willkürlich im Körper zurückzuhalten

Inkret: Hormon

Inkubationszeit: Zeit zwischen Anstekkung und Ausbruch einer Infektionskrankheit

Innervation: Nervenversorgung

Institution: öffentliche Einrichtung

Insuffizienz: ungenügende Leistung, Schwäche

Insulin: im Pankreas gebildetes Hormon, das Glykogen aufbaut und damit den Blutzucker herabsetzt

interdigital: zwischen den Fingern oder Zehen

Interzellularsubstanz: zwischen den Zellen der Binde- und Stützgewebe liegende Grundmasse, die ihnen ihre besonderen Eigenschaften verleiht (dem Knochen die Härte).

Intima: Gefäßinnenhaut

intravenös: in die Vene

Intrinsic factor: wird in der Magenschleimhaut gebildet, aktiviert die Resorption des Extrinsic factor

Invagination: Einstülpung eines Darmteils in einen anderen.

irreversibel: nicht umkehrbar, bleibend

Isotope: Atome eines chemischen Elementes, deren Kerne gleich viele Protonen, aber unterschiedlich viele Neutronen enthalten (z. B. Jod, Natrium, Kupfer, Selen usw.). Sie kommen als stabile oder als radioaktive Isotopen vor (Radioisotope). Diese senden eine ionisierende Strahlung an die Umgebung aus. Aufgrund dieser Strahlung kann das Isotop im Kreislauf leicht meßbar verfolgt werden

Isthmus: schmale Verbindung, enge Stelle

J

Joule: Maßeinheit für die Bewegungs-
energie (ab 1978 anstelle der Kalorie
zu verwenden):
1 J (Joule) = 0,23892 cal,
1 cal (Kalorie) = 4,1855 J,
1 kcal = 4,1855 kJ

K

Kachexie: Kräftezerfall, Auszehrung
kallös: schwielig
Kalorie: Wärmeeinheit. Kilokalorie =
die Wärmemenge, die nötig ist, 1 kg
Wasser um 1 Grad zu erwärmen
Kalzium: Mineralstoff
Kapillaren: Haargefäße (kleinste Blutge-
fäße)
Kaposi-Sarkom: 1. Bei älteren Männern
selten vorkommende bösartige Hautveränderungen, die besonders an den
Unterschenkeln auftreten. Chronischer Verlauf, Metastasierung relativ
spät. 2. Bei jungen AIDS-Kranken tre-
ten obige Veränderungen auf, meist
mit besonders bösartigem Verlauf.
Erstlokalisation häufig im Bereich der
Mundhöhle und des Magen-Darm-
Traktes. Frühe Metastasierungen.
Karbunkel: Ansammlung mehrerer Fu-
runkel
Kardia: Mageneingang
Karzinom: bösartige Geschwulst (Krebs)
karzinomatöse Degeneration: Entartung
eines Gewebes in eine bösartige Ge-
schwulst
Karzinommetastasen: Tochtergeschwül-
ste einer bösartigen Geschwulst
Kataplasmen: Warm bis heiß angelegte
Brei- bzw. Pastenumschläge
Katarakt: grauer Star, Trübung der Au-
genlinse
Katarrh: seröse Entzündung an Schleim-
häuten
Kathepsin: eiweißspaltendes Enzym
(Ferment)
Katheter: röhrenförmiges Instrument
zum Einführen in Hohlorgane, z. B.

die Blase, um den Inhalt zu entleeren
oder Substanzen einzubringen
Katheterismus: Urinentnahme aus der
Harnblase mit Katheter
Kaverne: tuberkulöse Zerfallshöhle
Keimträger: Lebewesen, das krankma-
chende Keime beherbergt, ohne selbst
zu erkranken
Keloid: wulstförmige Narben
Klysma: Einlauf zur Enddarmentleerung
Klimakterium: Wechseljahre der Frau
Klitoris: Kitzler
Kochlea: Schnecke des Innenohres, ei-
gentliches Hörorgan
Kohlendioxid: CO_2, Anhydrid der Koh-
lensäure, oft fälschlicherweise als
Kohlensäure bezeichnet
Kohlenhydrat: organische Verbindung,
Nährstoff
Kokken: Kugelbakterien
Kolibakterien: Darmbakterien
Kolik: krampfartige Leibschmerzen
durch schmerzhaftes Zusammenzie-
hen eines Hohlorgans
Kolitis: Entzündung des Dickdarmes
kollabieren: zusammensinken, zusam-
menfallen
Kolon: Dickdarm mit aufsteigendem,
querverlaufendem und absteigendem
Ast
Koloskopie: Dickdarmspiegelung; Un-
tersuchung des Dickdarms mit dem
Endoskop
Kolostrum: Sekret der weiblichen Brustdrüse, das schon vor der Entbindung
nachweisbar ist; Vormilch
Koma: tiefe Bewußtlosigkeit
Kommensalen: Kleinlebewesen, die von
der Nahrung des Wirtes leben, ohne
diesen zu schädigen. Unter bestimmten Bedingungen können sie pathogen
werden
kompakt: dicht, fest
Komplikation: Verschlimmerung eines
Krankheitsbildes durch neu hinzu-
kommende Krankheit
Kompression: Zusammenpressung
konfabulieren: Ausfüllen von Erinnerungslücken durch erfundene Geschichten

konkav: nach innen gewölbt
konservativ: erhaltend
konservative Behandlung: Behandlung
möglichst mit Erhaltung auch verletzter Körperteile ohne Operation
Konsistenz: Festigkeit, Dichte eines Gewebes oder eines Stoffes
Kontagiosität: Ansteckungsfähigkeit, In-
fektiosität
Kontraktion: Zusammenziehung
Kontraktur: Zusammenziehen von Geweben, z. B. an Gelenken usw., dadurch Verkürzung
Kontrakturenprophylaxe: Maßnahmen
zur Verhinderung von Kontrakturen
konvex: nach außen gewölbt
Konvulsionen: Schüttelkrämpfe
koordinieren: aufeinander abstimmen
Koronarsklerose: sklerotische Veränderungen an den Herzkranzgefäßen
Kortison: Nebennierenrindenhormon
Kortikosteroide: Hormone, die in der
Nebennierenrinde gebildet werden
Kotyledonen: 1. Zottenbüschel des Cho-
rions; 2. Teil des Mutterkuchens, der
sich aus einer Vielzahl solcher Lappen
zusammensetzt
Krämpfe, klonische: rasch aufeinanderfolgende kurzdauernde Zuckungen
antagonistischer Muskeln
Krämpfe, tonische: Muskelzusammen-
ziehungen von großer Intensität und
langer Dauer
Kreativität: schöpferische Kraft
Kretinismus: Kleinwuchs mit Schwachsinn, hervorgerufen durch Unterfunktion der Schilddrüse vor der Geburt
Krupp: Kehlkopfdiphtherie
kumulieren: anhäufen
Kurvatur: Krümmung
Kyphose: Verkrümmung der Wirbelsäule nach hinten (Buckelbildung)

L

labil: unsicher, schwankend, veränder-
lich
Labyrinth: (Wörtlich: vielfach verschlun-
gener Irrgang.) Innenohr, bestehend

aus knöchernem und häutigem Labyrinth mit Vorhof, Bogengängen und
Schnecke
Laktase: kohlenhydratspaltendes Ferment im Dünndarmsaft, spaltet Milchzucker
Laparoskopie: Spiegelung der Bauchhöhle zur Untersuchung und zur
Durchführung von operativen Eingriffen
Lanugohaare: Wollhaar, Flaum, Haar-
kleid des Fetus in der 2. Schwanger-
schaftshälfte
latent: verborgen, versteckt, ohne Symptome verlaufend
Laxanzien: Medikamente, die Stuhlentleerung fördern
Leberzirrhose: Schrumpfleber, chronisch entzündliche Lebererkrankung
Leukämie: Erkrankung der blutbilden-
den Organe, die zu einer Überproduktion von unreifen, weißen Blutkörperchen führt
Leukozyten: weiße Blutkörperchen
Liquor: Flüssigkeit (spez. Hirn- und
Rückenmarksflüssigkeit)
Lochien: Wochenfluß. Absonderungen
aus der Gebärmutter während der ersten Tage nach der Entbindung
lokal: örtlich
Lokalanästhesie: örtliche Betäubung
Lordose: nach vorn konvexe Verbiegung
der Wirbelsäule; in geringem Maße
normal im Bereich der Hals- und Len-
denwirbelsäule
Lues: s. Syphilis, Geschlechtskrankheit
Lumbalpunktion: Punktion des Wirbel-
kanals bzw. des Liquorraumes zur
Entnahme von Rückenmarksflüssig-
keit oder zur Einspritzung von Medi-
kamenten
Lumen: hohler Raum bei röhrenförmi-
gen Körperorganen
Luxation: Verrenkung
Lymphadenopathie: Erkrankung der
Lymphknoten bzw. generalisierte Wu-
cherung des lymphatischen Gewebes
Lymphadenopathiesyndrom LAS: sog.
Prä-AIDS. Stadium vor Auftreten des
Vollbildes AIDS

lymphatisches Gewebe: Gesamtheit der Lymphknoten und des lymphknotenähnlichen Gewebes (Milz, Tonsillen und Lymphfollikel in den verschiedenen Organen)

Lymphe: Flüssigkeit der Lymphorgane

Lymphom: gut- oder bösartige Schwellung eines Lymphknotens

Lymphozyten: Lymphzellen, besondere Formen der weißen Blutkörperchen

Lysetherapie: Auflösung von Blutgerinnseln

Lysine: Antikörper, die Bakterien aufzulösen vermögen

M

Makrohämaturie: sichtbares Blut im Urin

maligne: bösartig

Maltase: in der Bauchspeicheldrüse und im Darmsaft vorkommendes, kohlenhydratspaltendes Enzym

Mamma: weibliche Brust, Brustdrüse

Manie: besondere Form des Wahnsinns, Raserei; Gemütszustand mit Antriebssteigerung und gehobener Stimmungslage

manisch: zur Manie gehörig

Mastitis: Brustdrüsenentzündung

maximal: sehr groß, höchstens

mazerieren: Gewebe durch Flüssigkeit oder Fäulnisprozesse zum Zerfall bringen

Medulla oblongata: verlängertes Rükkenmark

Mekonium: „Kindspech", erste Darmentleerung des Neugeborenen, sieht fast pechschwarz aus

Membran: zarte, dünne Haut

Meningen: Gehirnhäute

Meningitis: Hirnhautentzündung

Meningitis cerebrospinalis: Entzündung von Hirn- und Rückenmarkshäuten

Menisken: halbmondförmige Zwischenscheiben aus Faserknorpel in den Kniegelenken

Menopause: Aufhören der Regelblutung

Metastasen: Tochtergeschwülste

Meteorismus: Blähsucht; übermäßige Gasansammlung im Magen-Darm-Trakt

MIC, Minimal-Invasiv-Chirurgie: laparoskopische Operationen (z. B. Gallenblasen-, Wurmfortsatzentfernung)

Mikrobe: kleinstes Lebewesen

Mikrohämaturie: Blut im Urin, aber nicht sichtbar, nur durch spezifische Laboruntersuchungen nachweisbar

Mineral: anorganische, natürlich gebildete Stoffe, die am Stoffwechsel und Körperbau beteiligt sind

Miserere: Erbrechen von Kot

Mitochondrien: Zellorganelle, in der die Energiegewinnung der Zelle abläuft (Atmungskette)

Mitralklappe: s. Bikuspidalklappe

Molaren: Mahlzähne

Molekül: aus Atomen bestehender Baustein einer Substanz

Monozyten: besondere Form der weißen Blutkörperchen. Sie sind die größten Zellen des normalen Blutes

Morbilli: Masern

Morphologie: Lehre von Gestalt und Bau der Organismen und ihrer Organe

Mortalität: Sterblichkeitsziffer

Morula: kugeliger, durch Furchungsteilung des befruchteten Eies entstandener Zellhaufen im Frühstadium der embryonalen Entwicklung

Motorik: Funktion der Bewegungsnerven in ihrer Gesamtheit

motorisch: bewegungsvoll

multiple Sklerose: organische Nervenerkrankung

Mutismus: psychogene Stummheit

myeloisch: das Knochenmark betreffend

Mykose: allgemeine Bezeichnung für eine durch niedere Pilze hervorgerufene Krankheit (s. auch Dermatomykosen)

Myokard: Herzmuskulatur

Myokarditis: infektiös oder toxisch bedingte Herzmuskelentzündung

Myom: gutartige Muskelgeschwulst (z. B. der Gebärmutter)

Myometrium: Muskelschicht der Gebärmutter

Myxödem: Erkrankung, hervorgerufen durch Unterfunktion der Schilddrüse, sulzige Verdickung der Haut

N

Narkose: medikamentös herbeigeführter Schlafzustand (Allgemeinbetäubung)

Nekrose: abgestorbenes Gewebe, Gewebstod

nekrotisch: abgestorben

Nephritis: entzündliche beidseitige Nierenerkrankung, s. Glomerulonephritis

Neurit: langer Fortsatz der Nervenzellen

Neuroleptika: auf die Psyche wirkende Medikamente; sie wirken beruhigend und dämpfend

neutralisieren: eine Lösung durch Zusatz von sauren oder basischen Stoffen neutral machen

Nidation: Einnisten des befruchteten Eies in die Gebärmutterschleimhaut

Nikotin: stark giftiges Hauptalkaloid der Tabakpflanze

nm, Nanometer: Längenmaßeinheit. 1 nm ist ein millionstel Millimeter, entsprechend 10^{-9} Meter

Nukleus: Zellkern

Nykturie: nächtliches Wasserlassen

Nystagmus: Augenzittern, unwillkürliche, rhythmische, schnell aufeinanderfolgende Zuckung der Augäpfel

O

objektiv: tatsächlich

Obstipation: Verstopfung

Ödem: wäßrige Durchtränkung von Weichteilen bzw. Geweben

Oligurie: verminderte Harnausscheidung (weniger als 500 ml/Tag)

Opiate: opiumhaltige Arzneimittel (z. B. Morphium)

Opisthotonus: Starrkrampf im Bereich der Rückenmuskulatur, wobei der Rumpf nach hinten bogenförmig überstreckt ist

opportunistische Keime: Erreger, die nur bei Immunschwäche Krankheiten verursachen, z. B. bei AIDS, Diabetes, Tbc, schweren Verbrennungen, Karzinomen, nach schweren Operationen

Opsonine: Plasmabestandteile, die die Phagozytierbarkeit (Auffressen) von Bakterien und anderen Zellen durch Adsorption (physikalische Bindung) fördern

oral: durch den Mund

Orchitis: Hodenentzündung

Organ: verschiedenartige Gewebe, die zu einer einheitlichen Funktion zusammengefügt sind

Organismus: tierisches oder pflanzliches Lebewesen

Ösophagus: Speiseröhre

Ossein: Zwischenzellsubstanz des Knochens

Osteomyelitis: Knochenmarkseiterung

Osteoporose: Mangel an Knochengewebe

Osteosynthese: Vereinigung von Knochenbruchstücken mit Hilfsmitteln (Schrauben, Platten, Nägeln)

Östrogen: Follikelhormon, weibliches Keimdrüsenhormon

Otitis: Entzündung des Ohres

Ovar: Eierstock

Ovulation: Ausstoßung eines geschlechtsreifen Eies aus dem Eierstock am 12.–14. Tag des weiblichen Zyklus

Ovulationshemmer: Hormonpräparate, die die Reifung eines befruchtungsfähigen Eies unterdrücken. Sie spielen für die Empfängnisverhütung (Konzeptionsverhütung) eine große Rolle (Antibabypille)

Oxalat: Salz der Oxalsäure

Oxidation: chemischer Vorgang, bei dem einem Element oder seiner Verbindung Sauerstoff zugeführt oder Wasserstoff entzogen wird.

Oxytozin: Hypophysenhinterlappenhormon, bewirkt Kontraktion am wehenbereiten Uterus, bringt Laktation in Gang

Oxyuren: Madenwürmer

P

palpieren: abtasten

Panaritium: eitrige Entzündung an Fingern oder Zehen (Umlauf)

Pankreas: Bauchspeicheldrüse

Pankreozymin: Hormon der Schleimhaut des oberen Dünndarms, regt Pankreas zur Sekretion an

Papel: Hautknötchen

Papillom: warzenförmige, meist gutartige Geschwulst der Haut oder Schleimhaut

paralytisch: gelähmt

paralytischer Ileus: Darmlähmung

Parathyreoidea: Nebenschilddrüse

Paratyphus: dem Typhus ähnliche aber leichter verlaufende Krankheit

Parotitis: Entzündung der Ohrspeicheldrüse

Parotitis epidemica: Mumps

pasteurisieren: schonendes Erhitzen hitzeempfindlicher Flüssigkeiten zwischen 60−85 °C zur Abtötung der vegetativen Formen von Bakterien

passiv: untätig, teilnahmslos

pathogen: krankmachend

pathologisch: krankhaft

Pedanterie: Umständlichkeit, Kleinlichkeitskrämerei

Penetration: Durchwanderung, Durchdringung

Penis: männliches Glied

Pepsin: eiweißspaltendes Enzym des Magensaftes

Perforation, perforieren: Durchbruch, durchbrechen

Perikard: Herzbeutel

Perikarditis: Entzündung des Herzbeutels

Periost: Knochenhaut

peripher: am Rand (im Gegensatz zu zentral)

Peristaltik: fortgeleitete Kontraktionen, z. B. des Magens und Darmes, des Harn- und Samenleiters

Peritoneum: Bauchfell

Peritonitis: Entzündung des Bauchfells

Perkussion: Organuntersuchung durch Beklopfen der Körperoberfläche

perniziös: bösartig, verderblich

Pertussis: Keuchhusten

Petechien: punktförmige Haut- oder Schleimhautblutungen

Petit mal: kleiner epileptischer Anfall

mit Bewußtseinseintrübung; Krampferscheinungen fehlen oder sind nur angedeutet

Phagozyten: Freßzellen, die die Fähigkeit haben, Bakterien, Fremdkörper, Zellen und Gewebstrümmer aufzunehmen und durch Verdauung zu zerstören. Sie gehören zum Immunsystem

phagozytieren: fressen

Pharynx: Rachen, Schlund

Phlebitis: Venenentzündung

Phlebographie: röntgenologische Darstellung von Venen durch Kontrastmittelinjektionen

Phlegmone: flächenhafte Gewebsentzündung

Phosphat: Salz der Phosphorsäure

Pia mater: weiche Hirnhaut

Pipette: Glasröhrchen zum Abmessen kleiner Flüssigkeitsmengen

Placenta praevia: falscher Sitz des Mutterkuchens, wobei die Öffnung des inneren Muttermundes ganz oder teilweise bedeckt wird

Plasma: gerinnungsfähige Blutflüssigkeit

Plasmaexpander: Plasmaersatzmittel zur Auffüllung des Kreislaufes nach starken Blutverlusten

Plasmodien: Gattungsname der Malariaerreger

Plazenta: Mutterkuchen

Pleura: Rippenfell

Pleuritis: Entzündung des Rippenfells

Pneumonie: Lungenentzündung

Pneumothorax: Ansammlung von Luft in einem Brustfellraum

Poliomyelitis: „spinale Kinderlähmung"

Pollakisurie: häufiges Wasserlassen

Polyarthritis: Entzündung zahlreicher Gelenke

Polytrauma: Mehrfachverletzung

Polyurie: stark gesteigerte Urinausscheidung (mehr als 2000 ml/Tag)

Pons: Brücke (Hirnanteil oberhalb des verlängerten Marks)

Portio: in der Scheide gelegener Teil des Gebärmutterhalses

Präzipitine: Antikörper, die mit den entsprechenden Antigenen einen unlöslichen Antigen-Antikörper-Komplex bilden. In den Lösungen wird dies als Niederschlag sichtbar

primär: zuerst, an erster Stelle

Primärfollikel: unentwickelte Eizelle im Eierstock

Progesteron: weibliches Keimdrüsenhormon, das vom Gelbkörper gebildet wird

Prognose: Vorhersage (eines Krankheitsverlaufs)

Prolaktin: Hormon des Hypophysenvorderlappens, das die Milchsekretion auslöst

Proliferation: Wucherung

Promiskuität: häufiger Wechsel des Geschlechtspartners

Prophylaxe: Vorbeugung

Prostata: Vorsteherdrüse

Prothese: künstlicher Ersatz verlorengegangener Körperteile

Prothrombin: Vorstufe des Thrombins

Protoplasma: Zellplasma, halbflüssige Masse mit feinkörnigen Einlagerungen, bildet den Zelleib

Protozoen: einzellige Organismen, niedrigste Lebewesen, Urtierchen

Psyche: Seele

Psychiatrie: Lehre von den seelischen Erkrankungen

Psychomotorik: psychische Beeinflussung der dem Willen unterworfenen Bewegungen

Psychopathometrie: Verfahren zur Bestimmung des Ausmaßes von seelischen Störungen

Psychopharmaka: Medikamente, die auf die Psyche wirken

Psychose: seelische Krankheit

Psychotherapie: Heilbehandlung durch geistig-seelische Einwirkung

Ptyalin: säureabbauendes Enzym im Speichel

Pubertät: Zeit der eintretenden Geschlechtsreife mit ihren körperlichen und geistigen Veränderungen

Puerperalfieber: Kindbett-, Wochenbettfieber

Puerperium: Kindbett, Wochenbett

Pulmo: Lunge

Pulsdefizit: Differenz zwischen Herz- und peripherer Pulsfrequenz

Punktion: Entnahme von Flüssigkeiten bzw. Gewebe aus Organen oder Körperhöhlen

Purkinje-Fasern: letzte Ausläufer des Hisschen Bündels. Erregungsfasern des Herzens

Pustel: Eiterbläschen der Haut

Pyelonephritis: Form einer Nierenentzündung mit Beteiligung des Nierenbeckens

Pyelum: Nierenbecken

Pyknolepsie: Anfallskrankheit bei Kindern (4—14 J.), oft mit Absencen und rhythmischen Körperbewegungen verbunden

Pylorus: Schließmuskel am Magenausgang

Q

Quick-Test: Laboruntersuchung zur Bestimmung der Prothrombinzeit (Überwachung der Marcumartherapie)

R

Rachitis: durch Vitamin-D-Mangel hervorgerufene Knochenerkrankung

Radiopharmaka: Arzneimittel, in deren Molekularverband eine Atomart durch ihr radioaktives Isotop ersetzt ist. Diese bewirken eine Strahlung, die in der Nuklearmedizin Anwendung findet

Radius: Speiche

Reflex: unwillkürliche Reaktion eines Muskels auf einen von außen kommenden Reiz

regionär: eine bestimmte Körper- oder Körperteilgegend betreffend

Regression: Ausweichen auf frühere (kindliche) Verhaltensweisen

Rehabilitation: Summe von Maßnahmen, die geistig oder körperlich Behinderte in die Lage versetzt, sich wieder in die Gesellschaft einzugliedern

rektal: zum Enddarm gehörend

Rektoskopie: Enddarmspiegelung

Rektum: Enddarm

Relaxanzien: muskelentspannende Medikamente

Reposition: Wiedereinrichten (z. B. Knochenbrüche)

Resektion, resezieren: Herausschneiden von Teilen eines Organs oder Knochens

Resistenz: Widerstandsfähigkeit

Resorption: Aufsaugung, Aufnahme von Stoffen in die Blut- oder Lymphbahnen

Respiration: Atmung

Ressource: in der Pflege Bezeichnung für die Selbsthilfefähigkeit des Patienten

Retroflexio: Rückwärtsabknickung des Gebärmutterkörpers gegen den Gebärmutterhals

retrograd: rückläufig

retrograde Amnesie: Erinnerungslücke für die Zeit vor dem Eintreten einer Bewußtlosigkeit

retroperitoneal: hinter dem Bauchfell gelegen

Retroviren: sog. RNA-Viren; zu ihnen gehören u. a. die HIV-Viren (AIDS)

Rezeptoren: allg.: Empfangsapparate; spez.: auf der Zelloberfläche oder im Plasma einer Zelle lokalisierte Moleküle

Rezeptorenblocker: Substanzen, die die erregende Wirkung bestimmter Stoffe, z. B. Adrenalin, auf die Rezeptoren der Zellen verhindern (blockieren). Sie werden zur Behandlung etwa von Bluthochdruck eingesetzt

Rezidiv: Wiederauftreten einer bereits durchgemachten Erkrankung

Rhagaden: Schrunden, Hautriß

Rhesusfaktor: bestimmte, vererbbare Eigenschaft der roten Blutkörperchen

RF, Rheumafaktor: Autoantikörper gegen menschliches Gamma-Immunglobulin, nachweisbar durch verschiedene Tests. Er ist vorhanden v. a. bei Erkrankungen des rheumatischen Formenkreises

Rheumatismus: schmerzhafte Erkrankung der Gelenke, Muskeln, Nerven, Sehnen

Rickettsien: einzellige Lebewesen zwischen Bakterien und Viren stehend.

Parasiten in lebenden Zellen, Erreger zahlreicher Infektionskrankheiten

RNA Ribonukleinsäure: Zur Realisierung der in der DNA verankerten genetischen Baupläne muß die DNA in RNA umkopiert werden. Sie veranlaßt die Synthese spezieller Eiweißkörper

Rubeola: Röteln

Ruptur: Zerreißung

S

sakral: zum Kreuzbein gehörend

Salmonellen: Bakterien, die zur Thyphus-Ruhr-Gruppe gehören

sanitäre Maßnahme: gesundheitliche Maßnahme

Scharlach: akute, durch Streptokokken hervorgerufene Infektionskrankheit

Schizophrenie: Geisteskrankheit, sog. Spaltungsirresein

Schock: schwerer Gefäß- und Kreislaufkollaps

Seborrhö: krankhaft gesteigerte Absonderung der Talgdrüsen

Sekret: Ausscheidung von Drüsen

Sekretin: Gewebshormon, regt die Sekretion der Bauchspeicheldrüse an

Sekretion: 1. äußere Absonderung von Drüsen mit Ausführungsgängen, 2. innere Absonderung von Drüsen direkt ins Blut (Hormone)

sekundär: an zweiter Stelle

Semilunarklappen: Taschenklappen, halbmondförmige, dreiteilige Klappen am Abgang der großen Körperschlagader und der Lungenarterie vom Herzen

senil: alt, greisenhaft

Sensibilität: Fähigkeit des Organismus, Gefühls- und Sinnesreize aufzunehmen

Septum: Scheidewand

Sequester: abgestorbenes Knochen- oder Gewebestück

Serum: ungerinnbare Blutflüssigkeit

Shunt: Kurzschlußverbindung zwischen Blutgefäßen

Sigmoid: S-förmiger Teil des Dickdarms zwischen absteigendem Dickdarm und Enddarm

Simultanimpfung: zu gleicher Zeit durchgeführte aktive und passive Impfung gegen eine bestimmte Krankheit

Sinusknoten: Teil des Reizleitungssystems des Herzens

Sklerose: krankhafte Verhärtung von Geweben und Gefäßen

Skoliose: seitliche Verbiegung der Wirbelsäule

Skorbut: durch Vitamin-C-Mangel verursachte Erkrankung

Skrotalhernie: Leistenbruch, dessen Bruchsack bis in den Hodensack reicht

Skrotum: Hodensack

Soma: Körper

Somnolenz: Schläfrigkeit

Sonographie: Impulsechoverfahren der Ultraschalldiagnostik

Soor: Pilzerkrankung, hervorgerufen durch Candida albicans

Spasmolytika: krampflösende Mittel

Spasmus: Verkrampfung

Spastik: unter Einwirkung sensibler Reize krankhaft gesteigerte Muskelspannung bei Ausfall der übergeordneten nervalen Steuerung

Spermien: Samenfäden, Samenzellen

spezifisch: artgemäß

spezifisches Gewicht: Gewicht von 1 ml einer Substanz = das auf die Volumeneinheit bezogene Gewicht einer Substanz (z. B. das Volumen von 1 ml Wasser bei 4 °C hat das Gewicht von 1 g)

spinal: zur Wirbelsäule, zum Rückenmark gehörend

Spirochäten (Treponema): Gattungsbegriff für aktiv bewegliche spiralförmige Mikroben

Sputum: Auswurf

Staphylokokken: in traubenförmigen Kolonien wachsende Kugelbakterien

Steapsin: in der Bauchspeicheldrüse gebildetes fettspaltendes Enzym

Stenose, Stenosierung: Einengung, Verengung

Sterilisation: Keimfreimachung

Sterkobilin: Umwandlungsprodukt des Bilirubins im Darm, gibt dem Stuhl die braune Farbe

Stethoskop: Hörrohr

Stomatitis: Mundschleimhautentzündung

Strangurie: Drang zum Wasserlassen

Streptokokken: in kettenförmigen Kolonien wachsende Kugelbakterien

Striae: Streifen; Dehnungsstreifen der Haut an Stellen, wo sie stark gedehnt wurde, z. B. bei Schwangeren am Bauch, auch bei Fettleibigkeit usw.

Stridor: pfeifendes Atemgeräusch bei Verengung der oberen Luftwege

Striktur: Verengung eines Kanals durch Narbengewebe

Stupor: Zustand geistiger und körperlichen Erstarrung

subdural: unter der Hirnhaut

Subileus: nicht ganz vollständiger Darmverschluß

subjektiv: einseitig, parteiisch, unsachlich

sublingual: unter der Zunge

Suggerieren: seelisch beeinflussen; etwas einreden

Suizid: Freitod, Selbstmord.

Sulfonamide: Heilmittel gegen bakterielle Infektionen.

Sulkus: Furche

suprapubisch: oberhalb des Schambeins

suprapubische Blasenfistel: Urinableitung durch einen dünnen Katheter, der nach Punktion der Blase oberhalb des Schambeines aus der Bauchwand herausgeleitet wird

Symbionten: Kleinlebewesen, die in Symbiose leben

Symbiose: Zusammenleben zweier Lebewesen zu gegenseitigem Nutzen

Sympathomimetika: Arzneimittel, die im Organismus dieselben Erscheinungen hervorrufen, wie sie durch Erregung des N. sympathicus ausgelöst werden. Beispiel: Adrenalin, Ephedrin

Symptome: Krankheitszeichen

Synergisten: gleichsinnig arbeitende Muskeln

synthetisch: künstlich hergestellt
Syphilis (Lues): durch Spirochaeta pallida verursachte chronisch verlaufende Geschlechtskrankheit
Systole: Zeitraum, in dem sich der Herzmuskel zusammenzieht
Szintigraphie: nuklearmedizinisches Untersuchungsverfahren: möglichst kurzlebige (mit kurzer Halbwertszeit) gammastrahlende Radionuklide bzw. Radiopharmaka werden dem Körper i. v. oder oral zugeführt

T

Tachykardie: stark beschleunigte Herztätigkeit
Tachypnoe: sehr schnelle Atmung
Taenia: Bandwurm
Tamponade: Ausstopfung
Tenesmus: schmerzhafter Drang zur Stuhlentleerung
Testis: Hoden
Testosteron: männliches Keimdrüsenhormon
Tetanie: Erkrankung durch Schädigung oder Entfernung der Nebenschilddrüsen, Krampfneigung
Tetanus: Wundstarrkrampf
Tetrachlorkohlenstoff (CCl₄): Lösungsmittel
thermisch: die Wärme betreffend
Thrombin: Blutgerinnungsfaktor
Thrombokinase: Blutgerinnungsfaktor
Thrombose: teilweiser oder völliger Verschluß eines Gefäßlumens durch ortsständige Blutgerinnsel
Thrombozyten: Blutplättchen
Thrombus (Plur. Thromben): Blutgerinnsel, Blutpfropf
Thymus: lymphoepitheliales Organ im mittleren Brustraum, hinter dem Brustbein gelegen, nimmt bis zur Pubertät an Größe zu und bildet sich dann langsam zurück
Thyreoidea: Schilddrüse
Thyroxin: Schilddrüsenhormon
Tibia: Schienbein

Tinktur: flüssiger, mit Alkohol oder Äther hergestellter Auszug pflanzlicher oder tierischer Drogen
Tonsillen: Gaumenmandeln
Tonsillitis: Entzündung der Gaumenmandeln
Tonus: Spannungszustand von Geweben, besonders von Muskeln
Toxine: Giftstoffe
Toxoide: durch bestimmte Verfahren entgiftete Toxine, die ihre immunisierende Wirkung behalten
Toxoplasmose: durch Toxoplasmen (Sporentierchen) hervorgerufene und von Tieren übertragene Krankheit, die zu einer starken Durchseuchung der Bevölkerung geführt hat
Trachea: Luftröhre
Tracheitis: Entzündung der Luftröhre
Tracheotomie: Luftröhrenschnitt
Tranquilizer: psychisch entspannende Mittel
transferieren: umlagern
transfundieren: Übertragen von Blutflüssigkeit in das Gefäßsystem
Trauma: Verletzung, Gewalteinwirkung
Trichomonaden: geißeltragende Kleinlebewesen (Protozoen), die im Darm und in der Scheide leben und dort Krankheiten hervorrufen können
Trikuspidalklappe: dreizipflige Segelklappe zwischen dem rechten Herzvorhof und der rechten Kammer
Trypsin: eiweißspaltendes Enzym
Tubargravidität: Eileiterschwangerschaft
Tube: Eileiter
Tuberkulostatika: Medikamente, die wegen ihrer Wirkung auf Tuberkulosebakterien in der Therapie dieser Krankheit angewandt werden
Turgor: Spannungszustand des Körpergewebes, abhängig von der eingelagerten Flüssigkeit
Typhus: Infektionskrankheit des Verdauungstraktes

U

Ulcus: Geschwür
Ulcus duodeni: Zwölffingerdarmge-
    schwür
Ulcus ventriculi: Magengeschwür
Ulna: Elle
Ultraschalldiagnostik: ein schmerzloses
    und risikoarmes Untersuchungsver-
    fahren mit Anwendung von Ultra-
    schallwellen nach dem Echolotprinzip
Urographie (Urogramm): Darstellen des
    ableitenden Harnwegssystems mit
    Kontrastmittel, das in eine Vene ver-
    abreicht und über die Nieren ausge-
    schieden wird
Urometer: Harnwaage, Instrument zur
    Bestimmung des spezifischen Gewich-
    tes des Harns
Uterus: Gebärmutter

V

Vagina: Scheide
Vagotomie: Durchtrennung der Vagus-
    nerven
Variola: Pocken
Varizellen: Windpocken
Varizen: Krampfadern
Venae sectio: operative Freilegung und
    Eröffnung einer Vene.
Vene: Blutgefäß, zum Herzen führend
Ventrikel: Kammer, Hohlraum (z. B.
    Herz)
Vernix caseosa: „Käseschmiere", Belag
    auf der Haut des Neugeborenen, be-
    steht aus Talg, Epithelzellen, Woll-
    haaren und Cholesterin
Vesica fellea: Gallenblase
Vestibularapparat: Gleichgewichtsorgan
    im Ohr, bestehend aus Vorhofsäck-
    chen und hautigen Bogengängen
Viren (Sing. Virus): kleinste Krankheits-
    erreger, die auf künstlichen Nährbö-
    den nicht züchtbar sind
Virulenz: Giftigkeit, Infektionskraft und
    Vermehrungsfähigkeit von Krank-
    heitserregern
Virushepatitis: infektiöse Leberentzün-
    dung, durch Viren verursacht

Vitamin: organische Verbindungen, die
    als Wirkstoffe für die Aufrechterhal-
    tung der Lebensvorgänge unentbehr-
    lich sind
Volvulus: Darmverschlingung, Darm-
    verschluß durch Drehung einer Darm-
    schlinge

Z

Zäkum (Zökum): Blinddarm, blind endi-
    gender Dickdarmteil mit dem Wurm-
    fortsatz
Zellorganelle: strukturell abgegrenzter
    Raum von charakteristischem Bau und
    Funktion innerhalb einer Zelle
zentrifugieren: mit der Zentrifuge tren-
    nen, ausschleudern
zerebrospinales Nervensystem: Gehirn-
    Rückenmark-System
Zerebrum: Gehirn
Zervix: Gebärmutterhals
Zirkulation: Kreislauf (z. B. des Blutes)
Zirrhose: Gewebsumwandlung, die zur
    Verhärtung und zur Verkleinerung ei-
    nes Organs führt
Zyanose: blaurote Verfärbung beson-
    ders der Lippen, Wangen und Finger-
    nägel, infolge mangelnder Sauerstoff-
    sättigung des Blutes
Zyklothymie: Gemütsleiden, dessen
    Verlauf gekennzeichnet ist durch zeit-
    lich abgegrenzte Phasen mit extremen
    Stimmungslagen, die einmal zur heite-
    ren Seite (Manie), ein andermal zur
    traurigen Seite (Depression) ausge-
    richtet sind
Zylinder: Bezeichnung für die im Harn
    auftretenden geformten Substanzen
Zyste: mit Flüssigkeit gefüllter Hohl-
    raum im Gewebe
Zystitis: Blasenentzündung
Zystoskopie: Blasenspiegelung, Unter-
    suchung der Blase mit dem Endoskop
Zytoplasma: s. Protoplasma, Zellsub-
    stanz
Zytostatika: Medikamente, die das Zell-
    wachstum vornehmlich bösartiger Ge-
    schwülste hemmen sollen

Sachverzeichnis